Laser, Lights and other Technologies

激光、超声波、强脉冲光和射频在皮肤美容中的应用

主　编　（巴西）玛丽亚 · 克劳迪娅 · 阿尔梅达 · 伊萨　（Maria Claudia Almeida Issa）
Department of Clinical Medicine – Dermatology
Fluminense Federal University
Niterói, RJ, Brazil
（巴西）布尔塔 · 塔穆拉（Bhertha Tamura）
Clínicas Hospital of São Paulo of the University of Sao Paulo
Sao Paulo, SP, Brazil

主　译　田艳丽　孙林潮

北方联合出版传媒（集团）股份有限公司
辽宁科学技术出版社
· 沈　阳 ·

First published in English under the title
Lasers, Lights and Other Technologies
edited by Maria Claudia Almeida Issa and Bhertha Tamura, edition：1

图书在版编目（CIP）数据

激光、超声波、强脉冲光和射频在皮肤美容中的应用 /（巴西）玛丽亚·克劳迪娅·阿尔梅达·伊萨，（巴西）布尔塔·塔穆拉主编；田艳丽，孙林潮主译. — 沈阳：辽宁科学技术出版社，2023.1
ISBN 978-7-5591-2446-3

Ⅰ. ①激… Ⅱ. ①玛… ②布… ③田…④孙… Ⅲ. ①皮肤—美容术 Ⅳ. ① R622 ② R751

中国版本图书馆 CIP 数据核字（2022）第 036719 号

出版发行：辽宁科学技术出版社
（地址：沈阳市和平区十一纬路 25 号　邮编：110003）
印 刷 者：辽宁新华印务有限公司
经 销 者：各地新华书店
幅面尺寸：210mm × 285mm
印　　张：31
插　　页：4
字　　数：700 千字
出版时间：2023 年 1 月第 1 版
印刷时间：2023 年 1 月第 1 次印刷
责任编辑：凌　敏
封面设计：刘　彬
版式设计：袁　舒
责任校对：黄跃成

书　　号：ISBN 978-7-5591-2446-3
定　　价：300.00 元

联系电话：024-23284363
邮购热线：024-23284302
E-mail:lingmin19@163.com

序

我非常高兴接受 Maria Claudia Almeida Issa 博士和 Bhertha Tamura 博士的邀请，为这本不寻常的书编写一个章节。后来，我更荣幸受邀为这本书作序，因为这本书的编辑们在皮肤美容学领域出版了众多出版物，为巴西皮肤病学争了光。

来自巴西和全球的一些顶尖医生和学者在这本书里呈现了他们在皮肤美容学领域的经验。皮肤美容学在不断发展，如今，人们在积极寻求恢复皮肤年轻化的方法。随着皮肤学成为一个专业，越来越多的皮肤科医生将精通于不同的治疗方法。即使那些不做美容治疗的医生，也必须精通治疗细节以便指导他们的患者。

皮肤科医生和整形外科医生促进并强化了皮肤美容学领域的许多重大进展，包括肉毒毒素注射、组织填充、化学换肤、皮肤激光及其他光的治疗，以及先进的皮肤病学发展和美容处方的应用。

激光、其他光以及相关的能量设备通常被用于皮肤美容科。这些都是非常重要的皮肤科治疗设备。在治疗光老化、酒渣鼻、瘢痕和妊娠纹等方面，这些治疗都能获得非常好的结果；然而，在其治疗的准确性以及可能的并发症的管理上还不够细致。在本书中，作者们详细讨论了不同类型的设备。

我很高兴能与这么多著名的专家一起为这本独特的书撰稿。

对那些希望加强自身皮肤美容学知识的读者来说，这本书有着不可估量的价值。

希望你能从这本书中学到很多！

Mônica MaRla Azulay, M.D., Ph.D.

前　言

如今，随着寿命的增加，为了有更好的生活质量，人们追求更美、更健康。从事皮肤美容学的皮肤科医生和整形外科医生可以帮助患者保持健康和年轻的皮肤。局部和口服药物、面部化学换肤、激光治疗、组织填充和肉毒毒素注射等治疗也成功地取代或推迟了整形手术的实施。

与其他已出版的图书比较而言，此书是非常特殊的，因为它几乎涵盖了皮肤科领域的所有方面。本书所有作者都是皮肤美容学领域的专家。文献综述及其与作者经验的相关性是这本书的不同之处。

在过去的几十年里，激光技术有了很大的进步。这本关于激光、超声波、强脉冲光和射频的书旨在为皮肤病学中激光、超声波和相关能量设备的使用提供一个基本的结构框架。在这里，Maria Claudia Almeida Issa 教授、Bhertha Tamura 教授以及其他合作者讨论了不同类型设备及其适应证、能够达到更好效果的参数和可能出现的并发症的处理。

作者们也描述了一些特殊情况，如不同类型皮肤和身体的治疗。作为皮肤美容学治疗的指南，本书探讨了皮肤美容学治疗的临床方法和程序。本书可被视为皮肤美容学领域的百科全书，因此，对皮肤美容学从业者以及此领域的初学者来说，都是一些新的参考内容，我们很高兴你能加入这一领域的学习。

（巴西）Maria Claudia Almeida Issa, M.D., Ph.D.

（巴西）Bhertha Tamura, Ph.D.

致谢

当被编辑邀请写一本关于皮肤美容学的书时，我们无法想象这个工作项目的规模。

在确定了大纲内容之后，我们意识到这本书的编写已经成型了。没有我们受邀伙伴的努力和他们分享经验，这是不可能的。他们值得我们的承认和赞赏。

对所有的合作者，我们表示非常特别感谢。

（巴西）Maria Claulia Almeida Issa

（巴西）Bhertha Tamura

刚刚看到这部书的时候，其实是被里面的总结（take the message home）所吸引，书中除了系统的声、光、电技术的基础知识外，更有使用的操作细节的分享，对于皮肤美容医生系统地掌握声、光、电技术很有裨益。对于超声技术和光电技术的其他适应证，比如玫瑰痤疮，在本书中都有涉及，这些实用的内容需要被看到！在翻译本书的过程中，我发现了一些困惑之处，但仍尽可能如实地翻译了原书内容，在此，需要提醒看到此书的同道，在临床中要区别不同肤色、肤质，对书中内容斟酌借鉴。我一直坚持分享与成长，希望声、光、电技术可以助力医疗美容的发展，深深牢记“用医学塑造美学，用专业赢得尊重”的初心。

感谢众多译者不辞辛劳地翻译与审校，感谢众多企业的支持和帮助！

田艳丽

主编简介

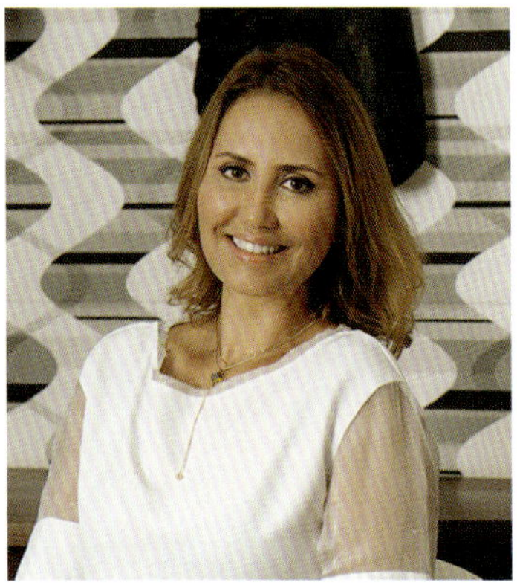

Maria Claudia Almeida Issa 是巴西和拉丁美洲卓越的皮肤科医生之一，尤其是在美容皮肤科方面有着丰富的经验。Issa 博士拥有弗卢米嫩塞联邦大学皮肤学硕士学位（1997 年）和里约热内卢联邦大学皮肤病学博士学位（2008 年），目前是巴西弗卢米嫩塞联邦大学临床医学－皮肤病学系的副教授。她的主要研究方向为光动力疗法、非黑色素瘤皮肤癌的治疗、激光治疗、光老化疾病的治疗和皮肤重塑。Issa 博士在美容皮肤学方面拥有丰富的临床经验，自 1995 年起成为巴西皮肤病学会皮肤科注册医生，并且是美国皮肤病学会会员。

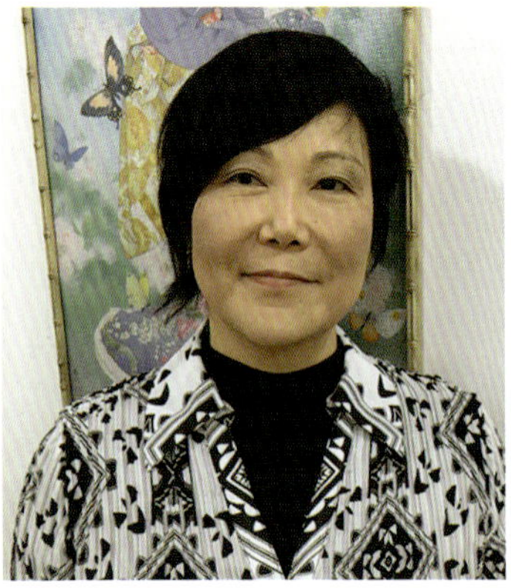

Bhertha Tamura 拥有圣保罗大学硕士学位和博士学位，圣保罗圣城医院普通外科和皮肤科专家，巴西皮肤病外科学会和巴西皮肤病学会顾问，巴西皮肤病学会科学委员会委员，巴西圣保罗赫利奥波利斯·克姆普莱西奥医院（巴西圣保罗）皮肤科主任，是多个国际皮肤病学学会的成员。

作者名单

Felipe Aguinaga Instituto de Dermatologia Professor Rubem David Azulay – Santa Casa de Misericórdia do Rio de Janeiro, Rio de Janeiro, RJ, Brazil

Diego Cerqueira Alexandre Fluminense Federal University, Niterói, RJ, Brazil

Roberta Almada e Silva Brazilian Society of Dermatology, Clínica de Dermatologia Paulo Barbosa – Centro Odontomédico Louis Pasteur, Itaigara, Salvador, BA, Brazil

Guilherme Almeida Department of Dermatology, Hospital Sirio Libanes, Brazil – Private office: Clinica Dermatologica Dr Guilherme de Almeida, Sao Paulo, Brazil

Alexandre de Almeida Filippo Santa Casa de Misericórdia do Rio de Janeiro (Laser Sector), Rio de Janeiro, Brazil

Leticia Almeida Silva Brazilian Society of Laser in Medicine and Surgery, Rio de Janeiro, RJ, Brazil

Maria Angelo-Khattar Aesthetica Clinic, Dubai, UAE

João Roberto Antonio Faculdade Estadual de Medicina, Hospital de Base de São José do Rio Preto, São Paulo, Brazil

Carlos Roberto Antonio Faculdade de Medicina Estadual de São José do Rio Preto – FAMERP, São José do Rio Preto, SP, Brazil
Hospital de Base de São José do Rio Preto, São Paulo, Brazil

Vanderlei Salvador Bagnato São Carlos Institute of Physics, University of São Paulo, São Paulo, SP, Brazil

Paulo Roberto Barbosa Brazilian Society of Dermatology, Clínica de Dermatologia Paulo Barbosa – Centro Odontomédico Louis Pasteur, Itaigara, Salvador, BA, Brazil

Alexandria Bass Center for Clinical and Cosmetic Research, Aventura, FL, USA

Paula Amendola Bellotti Schwartz de Azevedo Brazilian Society of Dermatology and Brazilian Society of Dermatology Surgery, Rio de Janeiro, Brazil

Roberta Bibas Brazilian Society of Dermatology, Rio de Janeiro, Brazil

Sergio Bittencourt-Sampaio Department of Histology and Embryology, UFRJ, Souza Marques School of Medicine, Rio de Janeiro, RJ, Brazil

Álvaro Boechat BLB Fotomedicina LTDA, Sao Paulo, Brazil

Shirlei Schnaider Borelli Brazilian Society of Dermatology, Private Office in São Paulo, São Paulo, Brazil

Bruna Backsmann Braga Brazilian Society of Dermatology, Private Office in São Paulo, São Paulo, Brazil

Meire Brasil Parada Universidade Federal de São Paulo, São Paulo, Brazil

Bruna Souza Felix Bravo Instituto de Dermatologia Prof. Rubem David Azulay – Santa Casa da Misericórdia do Rio de Janeiro, Rio de Janeiro, RJ, Brazil

Bianca Bretas de Macedo Silva Brazilian Society of Dermatology, Rio de Janeiro, Brazil

Alex Britva Laser and Ultrasound Laboratory, Alma Lasers Ltd., Caesarea, Israel

Alexandra Cariello Mesquita Brazilian Society of Dermatology, Rio de Janeiro, Brazil

Gabriela Casabona Clinica Vida – Cosmetic, Laser and Mohs Surgery Center, São Paulo, Brazil

Jonathan Chan Center for Clinical and Cosmetic Research, Aventura, FL, USA

Maria Letícia Cintra Pathology Department, Medical Sciences School, Unicamp, Campinas, SP, Brazil

Luciana Archetti Conrado São Paulo, SP, Brazil

Gustavo S. M. de Carvalho Department of Dermatology, University of Pernambuco – UPE, Recife, PE, Brazil

Kleber Thiago de Oliveira Department of Chemistry, Federal University of Sao Carlos, São Carlos, SP, Brazil

Guilherme Bueno de Oliveira Faculdade de Medicina Estadual de São José do Rio Preto – FAMERP, São José do Rio Preto, SP, Brazil

Marco Antônio de Oliveira A. C. Camargo Cancer Center, São Paulo, Brazil

Luciana Gasques de Souza Mogi das Cruzes University, São Paulo, Brazil

Lilian Mathias Delorenze Hospital Universitário Antonio Pedro, Universidade Federal Fluminense – Niterói, RJ, Brazil

Michelle dos Santos Diniz Santa Casa de Belo Horizonte, Belo Horizonte, MG, Brazil

Andrés Már Erlendsson Department of Dermatology, Bispebjerg Hospital, University of Copenhagen, Copenhagen, Denmark

Ana Lúcia Ferreira Coutinho Instituto de Dermatologia Professor Rubem David Azulay do Hospital da Santa Casa da Misericórdia do Rio de Janeiro, Rio de Janeiro, Brazil

André Vinícius de Assis Florentino Department of Gynecology, Faculdade de Ciências Médicas de Campina Grande, Campina Grande, PB, Brazil
Brazilian Federation of Gynecology and Obstetrics, São Paulo, SP, Brazil

Andréia S. Fogaça Dermatology/Medicine, University Santo Amaro (UNISA), São Paulo, São Paulo, Brazil

Michael H. Gold Gold Skin Care Center, Nashville, TN, USA

David J. Goldberg Skin Laser and Surgery Specialists of New York and New Jersey, New York, NY, USA
Department of Dermatology, Icahn Mount Sinai School of Medicine, New York, NY, USA

Rachel Golovaty Clinica Dermatologica Dr Guilherme de Almeida, Sao Paulo, Brazil

Beni Moreinas Grinblat Department of Dermatology, Hospital das Clínicas da Faculdade de Medicina da Universidade de São Paulo, São Paulo, Brazil

Claudia Maria Duarte de Sá Guimarães Rio de Janeiro, Brazil

Merete Haedersdal Department of Dermatology, Bispebjerg Hospital, University of Copenhagen, Copenhagen, Denmark

Alzinira S. Herênio Neta Department of Dermatology, University of Sao Paulo, Sao Paulo, SP, Brazil

Maria Claudia Almeida Issa Department of Clinical Medicine – Dermatology, Fluminense Federal University, Niterói, RJ, Brazil

Sílvia Karina Kaminsky Jedwab Escola Paulista de Medicina, Universidade Federal de São Paulo, São Paulo, Brazil
Skinlaser Brasil, São Paulo, Brazil

Juliana Merheb Jordão Skin and Laser Center of Boom, Boom, Belgium Department of Hospital Universitário Evangélico de Curitiba, Curitiba, PR, Brazil

Abdo Salomão Júnior Universidade de São Paulo, MG, Brazil

Ana Carolina Junqueira Ferolla Medical Ambulatory of Specialties, Barradas, São Paulo, Brazil

João Paulo Junqueira Magalhães Afonso Universidade Federal de São Paulo, São Paulo, Brazil

Ziv Karni Laser and Ultrasound Laboratory, Alma Lasers Ltd., Caesarea, Israel

Melina Kichler São Paulo, SP, Brazil

Raymond E. Kleinfelder Center for Clinical and Cosmetic Research, Aventura, FL, USA

Cristina Kurachi São Carlos Institute of Physics, University of São Paulo, São Paulo, SP, Brazil

Thales Lage Bicalho Bretas Universidade Federal Fluminense, Niterói, RJ, Brazil

Joseph Lepselter Laser and Ultrasound Laboratory, Alma Lasers Ltd., Caesarea, Israel

Marcia Linhares Brazilian Society of Dermatology, Rio de Janeiro, RJ, Brazil

Maria Fernanda Longo Borsato Brazilian Society of Dermatology, Private Office in São Paulo, São Paulo, Brazil

Jackson Machado-Pinto Dermatology, Santa Casa de Belo Horizonte, Belo Horizonte, Brazil

Paula Barreto Marchese Clinica Vida – Cosmetic, Laser and Mohs Surgery Center, São Paulo, Brazil

Elaine Marques Clinica Dermatologica Dr Guilherme de Almeida, Sao Paulo, Brazil

Carolina Martinez Torrado Instituto de Dermatologia Prof. Rubem David Azulay – Santa Casa da Misericórdia do Rio de Janeiro, Rio de Janeiro, RJ, Brazil

Roberto Mattos Mogi das Cruzes University, São Paulo, Brazil

Tania Meneghel Clínica Renaissance, Americana, SP, Brazil

Juliana Neiva Brazilian Society of Dermatology (SBD) and American Academy of Dermatology (AAD), Rio de Janeiro, Brazil

Mark S. Nestor Center for Clinical and Cosmetic Research, Center for Cosmetic Enhancement, Aventura, FL, USA
Department of Dermatology and Cutaneous Surgery, University of Miami, Miller School of Medicine, Miami, FL, USA
Department of Surgery, Division of Plastic Surgery, University of Miami, Miller School of Medicine, Miami, FL,

USA

Livia Roale Nogueira Universidade Federal Fluminense, Niterói, RJ, Brazil

Paulo Notaroberto Serviço de Dermatologia, Hospital Naval Marcílio Dias, Rio de Janeiro, Brazil

Patricia Ormiga Rio de Janeiro, RJ, Brazil

Célia Luiza Petersen Vitello Kalil Department of Dermatology, Santa Casa de Misericórdia de Porto Alegre Hospital, Porto Alegre, Brazil
Brazilian Society of Dermatology, Porto Alegre, Brazil

Marianna Tavares Fernandes Pires Universidade Federal Fluminense, Niterói, RJ, Brazil

Luiza Pitassi Division of Dermatology, Department of Medicine, State University of Campinas (UNICAMP), Campinas, SP, Brazil

Clarissa Prieto Herman Reinehr Brazilian Society of Dermatology, Porto Alegre, Brazil

Celso Alberto Reis Esteves Jr. Brazilian Society of Dermatology, Porto Alegre, Brazil

Emmanuel Rodrigues de França Department of Dermatology, University of Pernambuco – UPE, Recife, PE, Brazil

Caio Roberto Shwafaty de Siqueira Faculdade de Medicina de Botucatu, Universidade Estadual Paulista, São Paulo, Brazil

Kelly Cristina Signor Mogi das Cruzes University, São Paulo, Brazil

Fabiolla Sih Moriya Brazilian Society of Dermatology, Clínica de Dermatologia Paulo Barbosa – Centro Odontomédico Louis Pasteur, Itaigara, Salvador, BA, Brazil

Priscilla Spina São Paulo, SP, Brazil

Isis Suga Veronez São Paulo, SP, Brazil

Aline Tanus Brazilian Society of Dermatology, Rio de Janeiro, RJ, Brazil

Paulo Santos Torreão Hospital dos Servidores do Estado do Rio de Janeiro, RJ, Brazil

Tais Valverde Brazilian Society of Dermatology, Clínica de Dermatologia Paulo Barbosa – Centro Odontomédico Louis Pasteur, Itaigara, Salvador, BA, Brazil

Neal Varughese Skin Laser and Surgery Specialists of New York and New Jersey, New York, NY, USA

Taissa Vieira Machado Vila Laboratory of Cell Biology of Fungi, Carlos Chagas Filho Institute of Biophysics, Federal University of Rio de Janeiro, de Janeiro, Brazil

Emily Wenande Department of Dermatology, Bispebjerg Hospital, University of Copenhagen, Copenhagen, Denmark

Ann-Marie Wennberg Larkö Department of Dermatology and Venereology, Institute of Clinical Sciences, Sahlgrenska Academy, University
of Gothenburg, Gothenburg, Sweden

主译简介

田艳丽（医学博士，副主任医师）

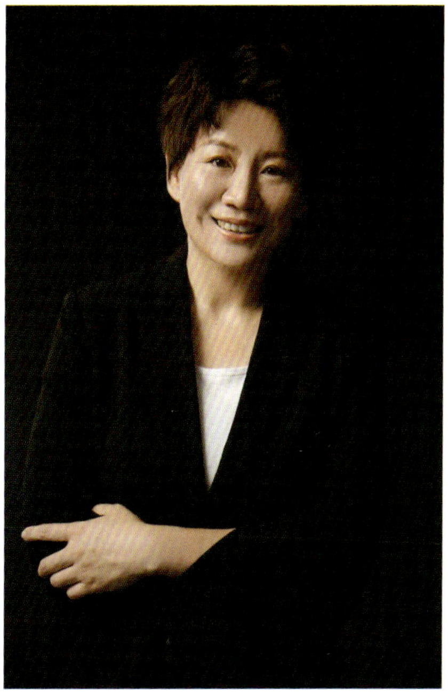

安加医疗美容联合创始人

学术团队及社会兼职

WRG祛斑抗衰联盟创始成员

北京中西医结合学会医学美容专业委员会　常委

中国非公立医疗机构协会美容与整形专业委员会 常委

亚洲医学美容协会激光美容分会 委员

中国非公立医疗机构协会整形与美容专委会激光美容分委会　常委兼总干事

中国整形美容协会线技术分会　常委

中国整形美容协会激光美容分会　委员

发表SCI文章5篇、国内核心期刊论文20余篇，主研并参与国家省部级科研项目5项，主编/主译《美容美塑图谱》、《Plewig & Kligman 痤疮与玫瑰痤疮（第4版）》，参与编写、翻译《皮肤外科学.第2版》、《敏感肌肤保养与诊疗》、《线技术面部年轻化与形体塑造》、《面部容量填充术——解剖学路径》、《Lever皮肤组织病理学图谱与概要.第3版》等多部书籍。

擅长领域：激光光电美容、美塑疗法及化学换肤治疗痤疮、黄褐斑等面部损容性皮肤疾病，面部年轻化的综合评估、（光电、注射、线雕）整合年轻化治疗等。

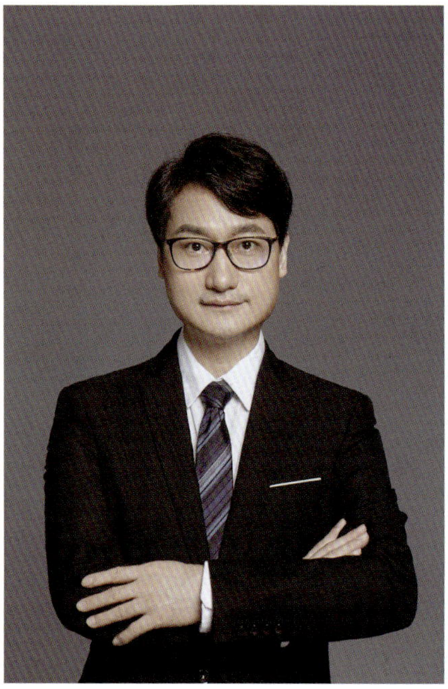

孙林潮，博士，副主任医师，橙蝶医美集团联合创始人，杭州艺星医疗美容医院皮肤科院长，WRG祛斑抗衰联盟发起人。曾在第四军医大学和西京医院皮肤科学习和工作20余年，1997年作为主要创始人之一创建了西京医院皮肤科激光美容中心，并任技术负责人10余年，主编全国美容医学教材《美容激光医学》，主译《肉毒杆菌毒素注射美容实用指南》和《真皮充填注射美容实用指南》，并参编参译医学美容类著作20余部。

兼任中国非公立机构协会整形与美容专业委员会激光美容分会副主任委员、中国整形美容协会医学美学文饰分会副会长、中国中西医结合学会医学美容分会西北专家委员会副主任委员、中国整形美容协会激光美容分会常务委员、中国整形美容协会面部年轻化分会常务委员、中国医师协会美容与整形医师分会激光整形亚专业委员会常务委员，以及《中国美容医学》杂志编委等职。

译者名单

田艳丽 安加医疗美容（北京国贸诊所）

付　俊 橙蝶医美集团上海中心

齐显龙 西安齐显龙医疗美容诊所

郑力强 陆军第八十一集团军医院皮肤科

孙林潮 西安橙蝶医疗美容诊所

韩秀峰 北京市顺义区妇幼保健院皮肤科

邢育华 北京万柳美中宜和妇儿医院

李　凯 德医皮肤医疗美容

马小莹 空军军医大学附属第986医院

周澜华 北京京城皮肤医院

牛军州 昆明橙蝶医疗美容诊所

李　淼 沈阳浑南李淼医疗美容诊所

林　励 首都医科大学附属北京友谊医院皮肤科

郑雪梅 安加医疗美容（沈阳长白万象汇诊所）

刘美杉 安加医疗美容（沈阳长白万象汇诊所）

黄小凤 安加医疗美容（北京海淀中关村诊所）

施安宇 安加医疗美容（北京国贸诊所）

殷丽楠 安加医疗美容（北京海淀中关村诊所）

万彬华 安加医疗美容（北京国贸诊所）

目　录

第一部分

生物光子学，强脉冲光，剥脱和非剥脱激光

第 1 章　生物光子学

Álvaro Boechat

摘要

光是最美丽的单纯能量形式之一。我们已知它的一些治疗特性，但关于光仍有许多未知领域值得探索。本章的目的是为了更好地理解现代医学中已经被广泛应用的光学工具，包括光和射频两大类，如激光、强脉冲光、点阵系统、射频和光混合系统等。本章将介绍它们的工作原理，如何在治疗时选择合适的设备，以及光和射频如何与皮肤相互作用等。掌握这些知识，将有助于我们理解及应用现有的治疗技术，并拓宽这些设备应用的适应证。

关键词

激光类型、脉冲光、强脉冲光、治疗平台、光与组织的相互作用、选择性光热解、点阵激光、穿透深度、剥脱激光、非剥脱激光、射频、点阵射频、光电协同技术

目录

Á. Boechat (✉)
BLB Fotomedicina LTDA, Sao Paulo, Brazil
e-mail: alvboechat@gmail.com; alvaro.boechat@skintec. com.br

M.C.A. Issa, B. Tamura (eds.), Lasers, Lights and Other Technologies, Clinical Approaches and Procedures in Cosmetic Dermatology 3, https://doi.org/10.1007/978-3-319-16799-2_1

1 简介

激光和强脉冲光都属于自然光。日常生活中，我们能够看到的可见光仅是物理现象——电磁辐射的一部分。

如图 1-1-1 所示，电磁频谱中有些现象我们比较熟悉，如传递电视和广播信号的无线电波、微波、红外线、紫外线、X 射线，以及其他光谱。然而，我们的眼睛只能看到非常窄的光谱范围，从紫外线到红色的可见光。需要强调，每种可见光的颜色或每种发射光谱都有对应的频率或波长。

例如，蓝色光和绿色光之间的区别与它们的频率有关。这类似于音乐中的音律，音律“do”（C）与音律“sol”（G）或“fa”（F）的差异在于它们的频率不同；一个是低音，另一个是高音。与之类似，在光谱中，较高频率对应于蓝色光和紫色光；而在光谱的另一侧，较低频率对应于红色光。由于光频率非常高，大约为数百万赫兹，因此它们的特征可以用波长，即如图 1-1-2 所示波中两个相邻峰之间的距离来表示。

光辐射可以定义为空间中点对点的能量传输，而不管其传播的介质如何。光或电磁辐射在开放的空间中，不依赖于传播介质而以波的形式高速传播。波可以在真空中或物质空间中传播，例如气体、液体或固体。但是，当它从一种介质向另一种介质传播时，传播方向和速度会产生变化。

激光也是电磁辐射或光源的一种，但具有一些与其他光源（例如汽车的照明灯或白炽灯等）不同的特性。

LASER（激光）由多个英文单词的首字母缩写组成，本意是指“受激发射并进行光放大”。要准确理解激光的内涵，需要明确激光的两个部分：受激发射现象和光放大。

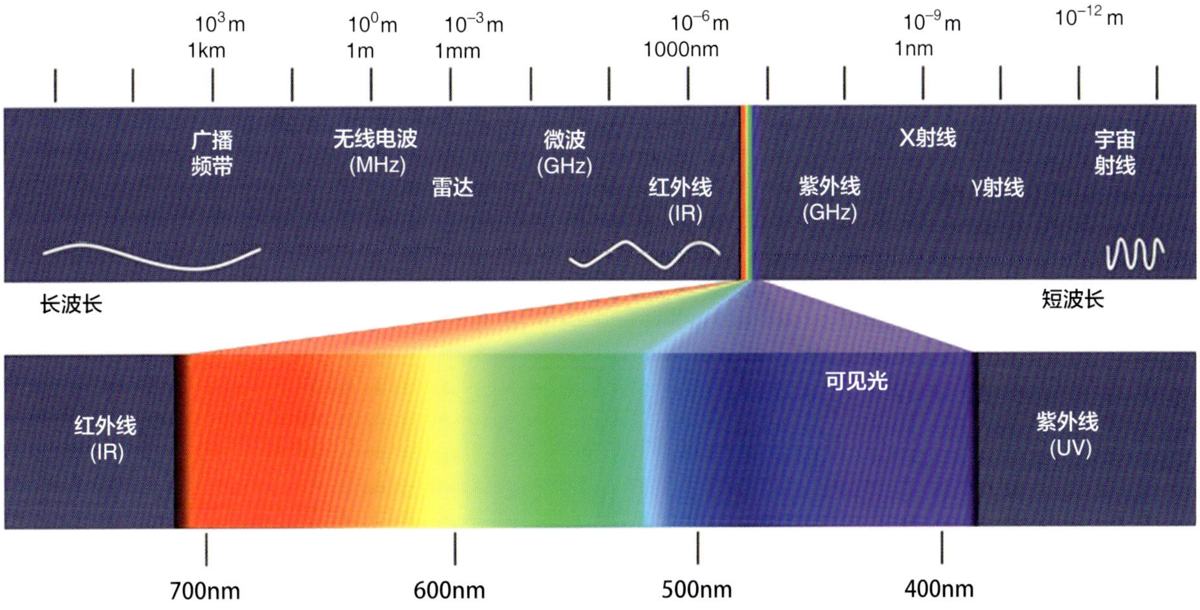

图 1-1-1　电磁频谱

图 1-1-2　光子传播能量的电磁波

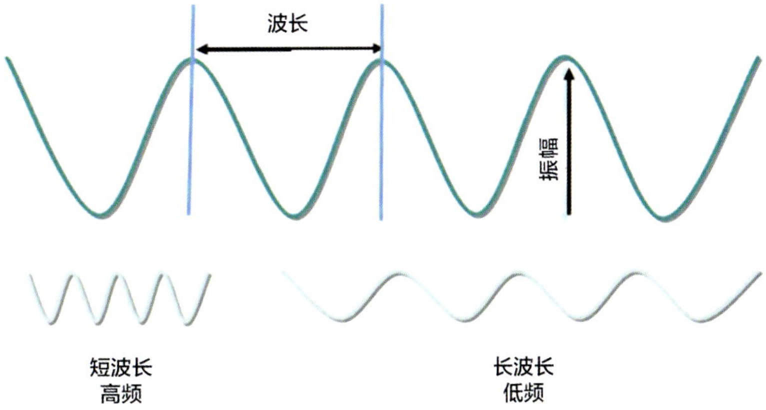

2 受激发射

光是由原子或分子产生、发射或吸收能量的一种形式。为了发射能量，原子或分子跃升到激发能级，高于其自然静止状态（其中有多余的能量被释放）。原子不能长时间保持这种激发状态。它们具有将多余能量以消除粒子或光波包（称为光子）的方式发射出去的自然趋势（图 1-1-3a），这种现象被称为光的自发辐射。波长（λ）或发射光子的频率与光子能量（E）之间的相互关系如下：

$$E_{photon} = hc/\lambda$$

h—— 普朗克常数 = $6.626\,069\,3 \times 10^{-34}$ J·s

c—— 光速 = 300 000 km / s

λ—— 光的波长（nm）

我们可以从这个等式中得出一个重要结论：相对而言，波长长的光比波长短的光携带的能量少。例如，红色光的波长比蓝色光的波长长，它的能量相对低。

自然界中的每个原子或分子具有不同的激光能量水平。因此，每个元件发射具有不同能量和不同波长（频率）的光子。所有这些主要辐射都是单色的。太阳光是多色的，这一事实表明它是由几种不同元素的混合物组成的。

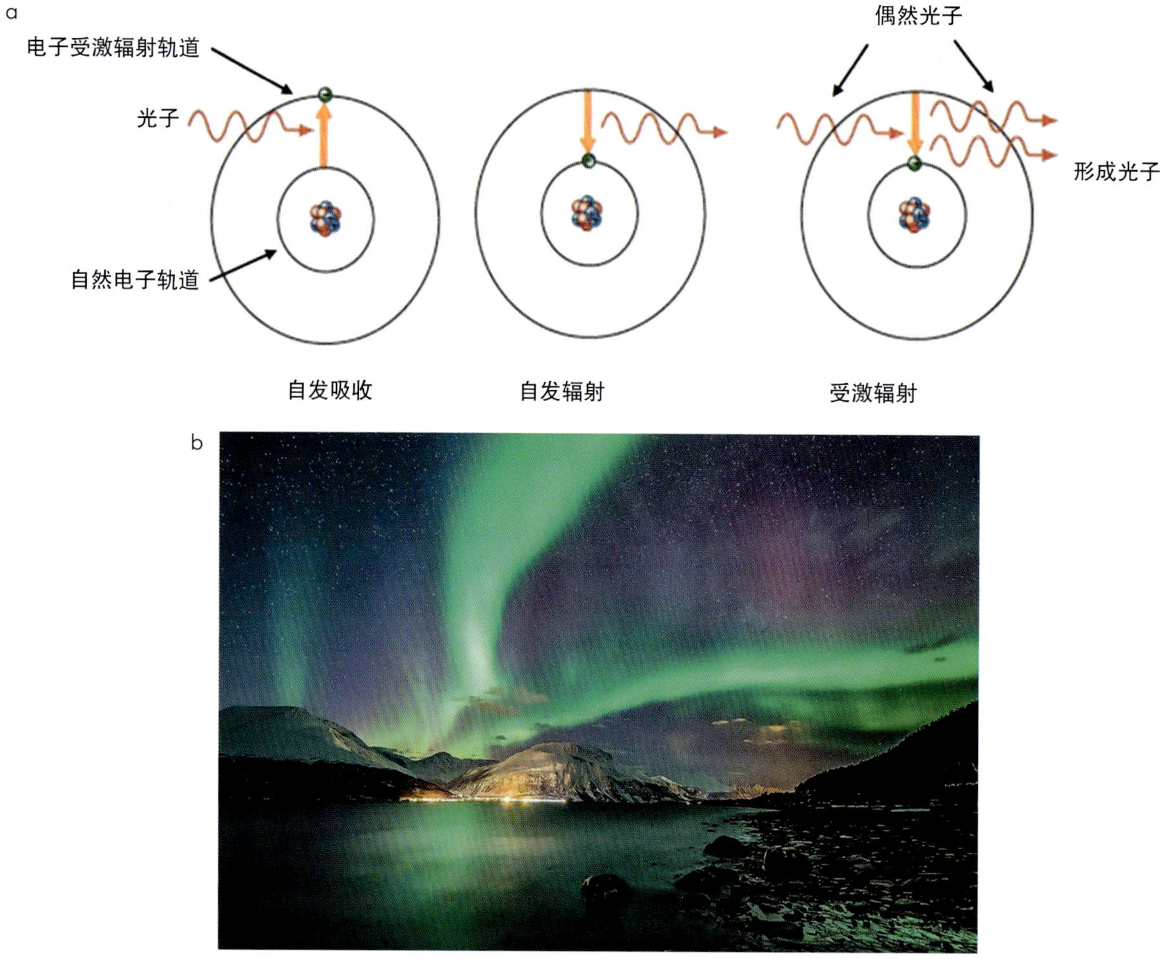

图 1-1-3 （a）光的自发辐射。（b）北极光，是自发光的一个例子

另一个波长和频率之间的重要的关系如下：

$$f = c / \lambda$$

f—— 光波频率（Hz）

c—— 光速 = 300 000 km / s

λ—— 光的波长（nm）

我们看到这两个量是呈反比的。也就是说，频率越高，波长越小。例如，可见光的频率非常高，是太赫兹级的，因此，它的波长非常小，只有分子的大小。相比而言，FM 无线电波频率比较低，是兆赫兹级的，它的波长要超过两层楼的高度。

原子可以通过不同的机制激发：热量，与其他粒子的机械冲击作为放电（与电子碰撞），或者当它们选择性地吸收来自其他光子的电磁辐射能量时发出激光。这是一个在我们周围不断发生的自然现象，但是在可见光的范围内是非常窄的波段，我们肉眼无法识别。在地球的其他地域，我们可以很容易地观察到这种现象的存在，例如，在北极附近，著名的北极光或极光，就是由空气分子受到来自太阳的宇宙粒子的冲击而产生的，宇宙粒子不断轰击，在地球高层大气中产生了发光的现象（图 1-1-3b）。

然而，原子也可以衰变产生受激形式的光辐射。1917 年，Albert Einstein 推测并证明了这种机制的存在。 当一个被激发的原子与一个光子碰撞时，它立即发出一个与第一个光子相同的光子（图 1-1-3a）。这种受激发射遵循以下基本规律：

（1）受激光子沿入射方向传播。

（2）受激光子使其波与入射光同步；换句话说，两个光子的波将它们的峰值与它们的大小相加，从而增加光的强度。具有对齐峰值的光子产生相干（有组织）光。在相干光束中，光以相同的方向、相同的时间和相同的能量传播。

受激发射的最终结果是一对光子，它们是相干的，并且沿相同方向传播。受激发光是激光的工作原理，是在 Einstein 发现光受激辐射 50 多年后发明的。

3 光放大

为了说明激光内部光的产生，让我们首先想象一个矩形盒子或圆管形成一个通道，通道里面有大量相同的原子或分子，就像带有气体的荧光灯管一样。在通道的两端我们各放置一面镜子，由于通道的结构特征可以使镜子相互平行。在通道的一端，放置的镜子是全反射的（100%反射镜），而在另一端，作为光输出耦合器的出射窗口，镜子是部分反射的（80%部分反射镜），也就是说部分光线会反射回通道，部分光线会通过镜子传递到通道以外。

让我们假设通道内的原子被外部光源（或放电）激发到更高能级，就好像我们打开电灯的开关一样。通过完全随机发生的自发发射机制，原子发射的光子开始在管内的各个方向上传播。撞击到管壁的那些光子被吸收并作为热量流失，也就从管道中消失了。就像灯泡一样，光子留在环境中，照亮房间。另一方面，平行于管道直径行进的光子很可能遇到其他受激原子，发生碰撞后产生附加光子的发射，这些光子与刺激光子一致并沿相同方向行进——即沿管道的纵轴行进。这两个光子继续行进，有可能再次通过类似的过程刺激产生两个额外的光子，同样也沿纵轴行进。此过程反复发生，就会产生 8 个光子、16 个光子、32 个光子、64 个光子……而且所有光子都沿同一方向传播，如图 1-1-4 所示。

由此，便建立了一个清晰的光放大过程，其在管道的纵轴方向上产生大的光通量。垂直于管轴的反射镜反射光子，增强了这种效果，往相反方向沿纵轴行进的这些反射光子中的每一个有助于产生相干光子流的链式反应效应。当它们到达部分反射镜时，80%的光子返回管道继续放大效应。剩下的 20%用于形成激光束（图 1-1-5a、b）。它们就是由放大效应产生的非常强的光子束。除了激发源之外，管道及其激发介质与镜子一起被称为谐振器（或振荡器），它是激光器的基本组件。

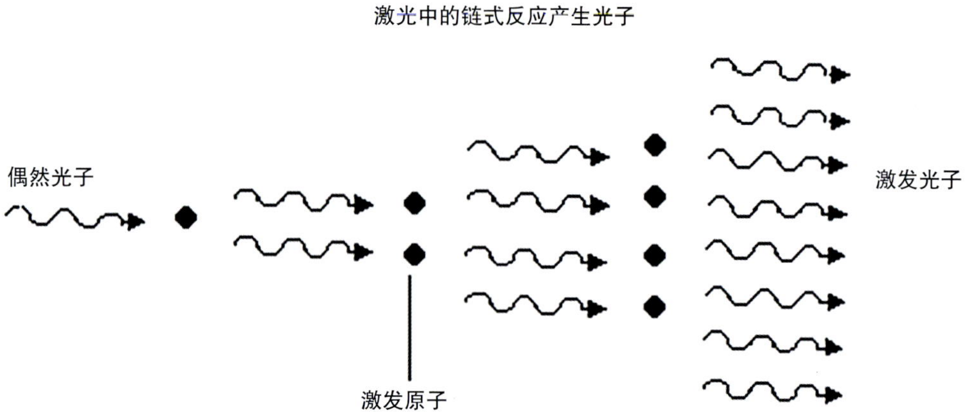

图 1-1-4　激光在谐振器内发生链式反应产生光子

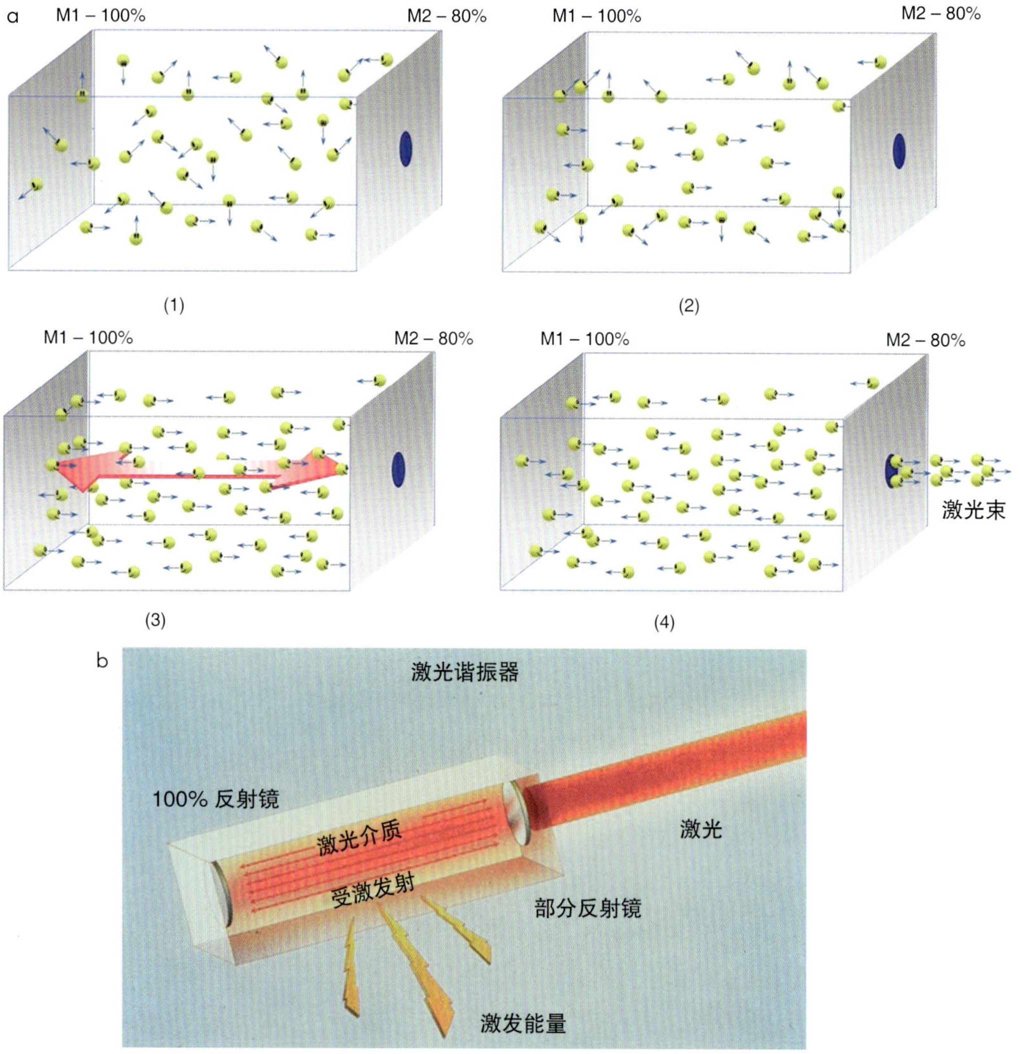

图 1-1-5　（a）激光谐振器内部的光放大和激光束形成。M1 是 100%反射镜，M2 是 80%部分反射镜。（1）和（2）表示激发的原子，它们产生的光子开始沿着镜子之间的谐振器纵轴传播。（3）和（4）表示平行于谐振器轴行进的光子，它们激发新的光子，产生激光束。（b）激光操作的示意图

4 激光的特征

如上所述，激光具有独特的性质，使它们与其他光源不同：

（1）单色：由一系列相同的原子或分子产生；因此，所有发射的光都具有相同的波长，具有同一个频率。由于人体组织的选择性吸收，这一特征很重要，这将在下一节中介绍。

（2）相干：由于受激发射和光被放大的方式（仅在谐振器内部的纵轴方向上），光子被组织起来，就像在阅兵式中受阅的队伍一样，这称为空间和时间相干性。在激光束上的任何一点，光子（或光）：

（a）能量相同。

（b）同向而行。

（c）同时而行。

因为有相干现象存在，所以激光具有准直特性。之所以称之为准直，是因为激光束平行于管道纵轴行进时，激光束的光虽然不扩散，但会产生一个非常小的发散角。小的发散可以使透镜系统以精确的方式将激光的所有能量集中在小焦点（光斑尺寸）上，从而实现更高的光能或亮度集中。光学定律告诉我们，发散度越小，焦点越小。当我们把诸如普通光源（如白炽灯）的非相干光汇聚时，焦点会太大且不精确；而使用激光时，它的焦点就非常精准且微小，这对于人体组织的影响会更大。

5 能量、功率和频率

温度的升高或治疗对组织的影响取决于它接收的能量。能量、功率和频率（能量密度）是控制治疗效果和确定最终温度的物理参数。

能量	单位为焦耳（J）
功率	单位为瓦特(W)

能量和功率的物理意义并不一样，它们之间的关系如下：

$$能量（J）= 功率(W) \times 时间（s）$$

因此，能量等于输送到组织的功率乘以激光脉冲持续时间。激光的热效应是高度局部化的。以此类推，控制组织热效应的物理量是指传递到特定区域的能量大小，特定区域可以是应用区域的总尺寸或由激光手持件产生的“光斑尺寸”。因此，能量密度或能量流以 J/cm^2 为单位测量：

$$能量密度（J/cm^2）=能量（J）/面积（cm^2）$$

能量密度越高，组织中温度升高越快，作用效果越强。通过在组织应用区域改变激光输出能量和激光脉冲持续时间来实现治疗的效果。所有商用激光器都可以让我们轻松持续地改变能量。

对于固定的操作功率，我们可以通过改变应用区域的大小（光斑尺寸，改变将激光束聚焦在手具中的镜头），或通过改变手具与组织的距离来改变组织的能量密度。

当我们处理聚焦光时（图 1-1-6），当激光的所有能量都集中在一个小焦点（通常为直径 0.1~1mm）

上时，它的功率密度达到最大值，这个焦点被称为“光斑尺寸”。在激光的焦点上，可以精确地切割组织，以达到最佳效果。当我们将手具远离组织移动到远离焦点的位置或者让光线发散时，作用区域会变大，也会降低能量密度（功率密度）并增加组织的温度。在这个位置，效果变得较为温和，形成蒸发和凝固的表面效应（用于皮肤再生——皮肤表面重修）。

另一种广泛使用的激光手持件被称为准直手具。根据激光的准直性特点，治疗光束无论离组织多远，都始终保持平行（准直），它用于脱毛和各种类型的皮肤治疗，如去除文身和花纹（图 1–1–7）。

要特别注意控制激光切割时的效果。以外科医生操作为例，他们通过控制施加在刀片上的压力，来控制切口的深度。但在使用激光时，因为没有与组织直接接触，那么切割的效果主要由下列两个因素决定：

（1）手部移动速度。

（2）激光能量。

手部移动速度与组织暴露时间有关。如果我们保持激光无限期地作用于一个点，它就会逐层蒸发组织，增加切割的深度。与之类似，假设外科医生保持恒定的力量，那么当他们手的移动速度减慢时，也会产生较深的切口。当然，如果速度相对恒定，要想切割得更深，也可以使用更大的能量。

激光的曝光时间也决定了可能受到影响的相邻组织的数量。现代激光系统具有快速向组织传递能量的机制，使相邻区域中的热效应最小化。这些机制可以通过超快脉冲（“超脉冲”）激光或计算机化快速激光束扫描系统（点阵扫描仪）用于皮肤再生治疗，最近用于点阵治疗系统。“扫描”对激光束进行分割的同时高速移动激光束，使其定位在皮肤上，最大限度地减少对邻近组织的损伤。它们由计算机控制，可以执行不同类型的扫描，具有较高的精度和对蒸发组织数量的控制能力。

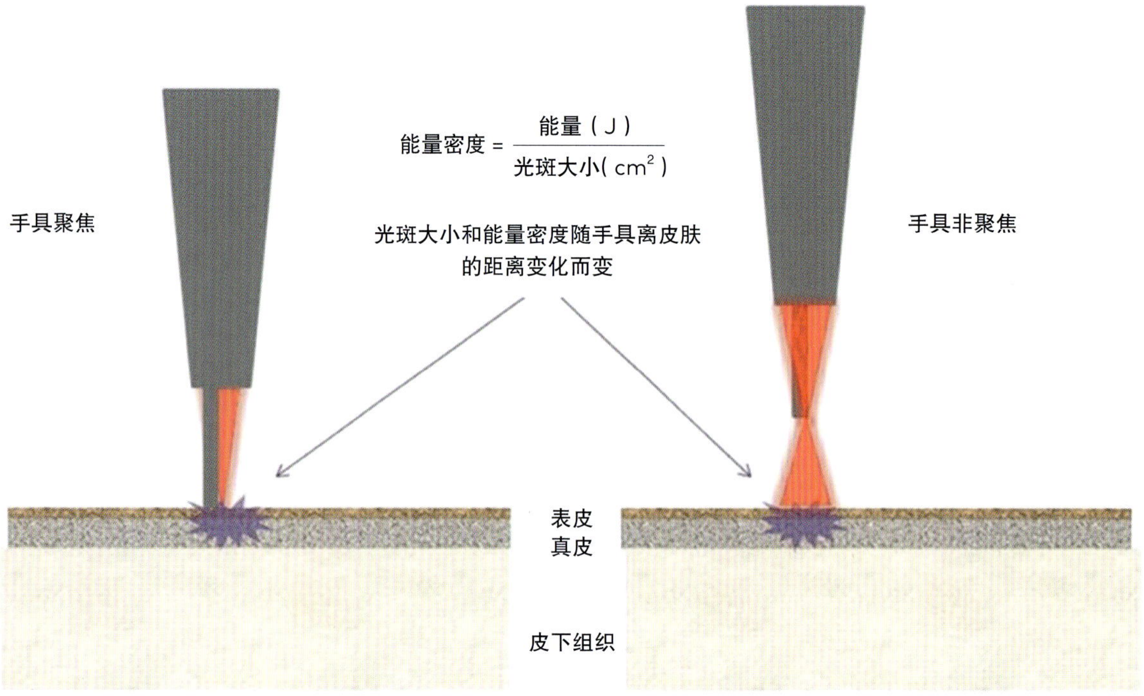

图 1–1–6 聚焦模式。激光聚焦：功率密度达到最大值（蒸发，切割）。离开焦点：功率密度降低（凝固，温和处理）

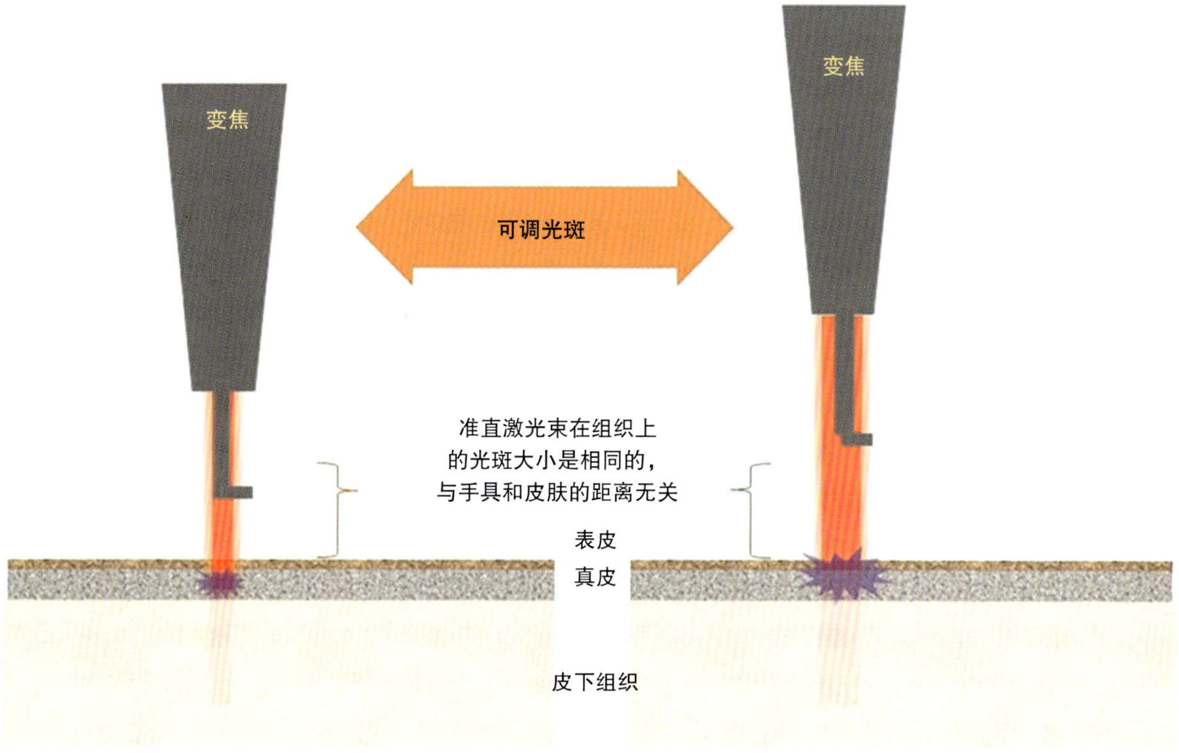

图 1-1-7 准直手具。无论选择哪个功率，手具距离保持不变，可以调整光斑大小，治疗深度会有不同

6 激光的工作模式

根据我们想要在组织上获得的治疗效果，可以选择不同的激光工作模式，主要有如下模式：

（1）连续模式（CW）：在这种操作模式（也称为连续波）中，激光保持开启状态，就像普通灯一样，只要我们用脚踏开关或手机上的电源按钮（某些设备上可用）保持系统供电，就会发出恒定能量的光束。它广泛用于外科手术中，用于组织的凝固或汽化。

（2）脉冲模式：此模式就像我们打开和关闭灯一样工作；激光器通过电子脉冲，脉冲之间的时间和间隔由设备计算机控制并通过面板进行选择。也可以编程激光脉冲的重复率或频率（以 Hz 为单位）。皮肤科使用的激光大多是超快脉冲激光，它可以让组织的蒸发速度快于向邻近组织进行热扩散的速度，以此减少对邻近组织的损伤，实现安全有效的治疗（图 1-1-8）。

根据激光脉冲持续时间，脉冲系统可分为：

（a）长脉冲：0.001s，毫秒（ms），10^{-3}s，用于脱毛、静脉曲张的治疗。

（b）准连续模式：0.000 001s，微秒（μs），10^{-6}s，用于皮肤再生、甲真菌病、炎性痤疮的治疗。

（c）Q-Switch：0.000 000 001s，纳秒（ns），10^{-9}s，用于治疗黄褐斑、去除文身。

（d）锁定模式：0.000 000 000 001s，皮秒（ps），10^{-12}s，用于去除文身和色素沉着病变。

（e）飞秒：0.000 000 000 000 001s，飞秒（fs），10^{-15}s，用于眼科的屈光手术。

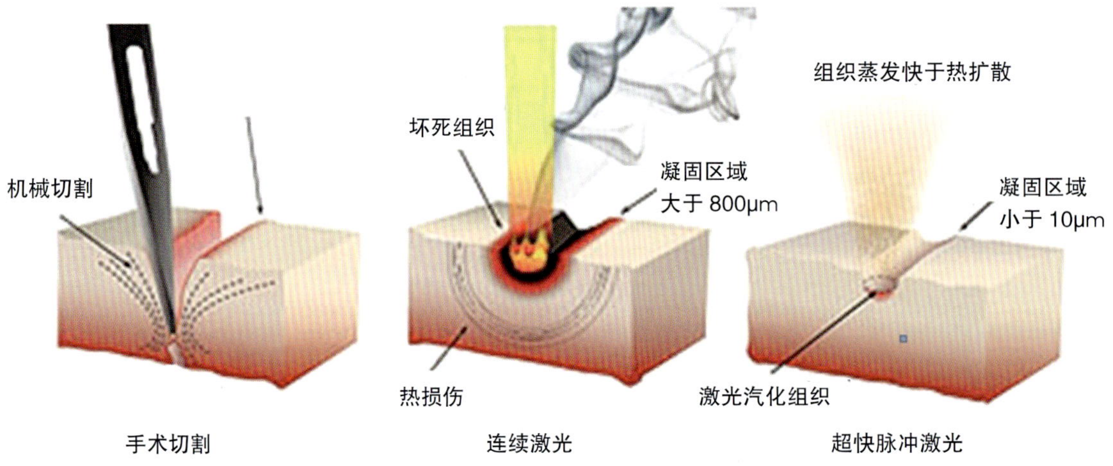

图 1-1-8　手术切割、连续激光和超快脉冲激光对组织损伤情况的比较。超快脉冲可以最大限度减少对邻近组织的热损伤

6.1 Q-Switch：纳秒激光

这种模式是通过在谐振器内部的激光晶体一侧放置特殊的光学附件来实现的，目的是产生光学脉冲。它通常用于晶体激光器，如红宝石激光器、翠绿宝石激光器和掺钕钇铝石榴石激光器等激光器，下面将详细描述。这种模式可以积累非常高水平的激光能量，并以极快的脉冲释放它。结果会形成一个非常高峰值功率（通常高于普通脉冲）的激光脉冲，深入到组织中，而且副作用最小。而后，激光脉冲会因为冲击波引起的机械作用，通过直接撞击目标组织而导致其碎裂。在准 CW 脉冲模式中，效果纯粹是热的效应。

当使用被称为“可饱和吸收体”的晶体产生快速脉冲时，Q-Switch 是被动的；当使用被称为“普克尔斯盒”的电子调制器晶体时，Q-Switch 是主动的。

使用“可饱和吸收体”被动的系统通常更简单和更紧凑，更容易安装到小型便携式装置或整合到操作平台的手持件中。当然，它也有局限性，比如：不太容易有效地控制快速脉冲的稳定性；晶体对高能量敏感，限制了最大工作能量；应用点尺寸限制在几毫米（1~3mm）内；它们也无法实现高重复频率的脉冲（高频），最高工作频率为 2~3Hz。

主动的 Q-Switch 激光使用“普克尔斯盒”，它是一种能够经受高电频率的晶体，并通过电子控制产生非常快速和稳定的光切换效果。它具有极高峰值功率的更快脉冲，这是被动的 Q-Switch 激光系统无法实现的。因此，主动的 Q-Switch 可以处理高能量，作用更大的光斑尺寸（10mm），以及具备更快的 2~20Hz 的重复频率。配备有源 Q-Switch 的设备可以关闭设备，因此激光器也可以在准 CW 模式下工作，具有微脉冲，为系统提供了更好的灵活性（图 1-1-9）。

经典的应用是去除文身和治疗色素性皮肤病变，如黑眼圈、炎症后色素沉着和黄褐斑（图 1-1-10）。

6.2 锁定模式：皮秒激光

为了实现皮秒脉冲，需要应用所谓的“锁模”技术。它是基于上述的 Q-Switch 系统建立的，其中 Q-Switch 晶体的非线性效应是在谐振器内被激发和调制的，以便只使用它们的扩大效应而产生更快的脉冲。它更常用于晶体激光器中，如翠绿宝石激光器和掺钕钇铝石榴石激光器。

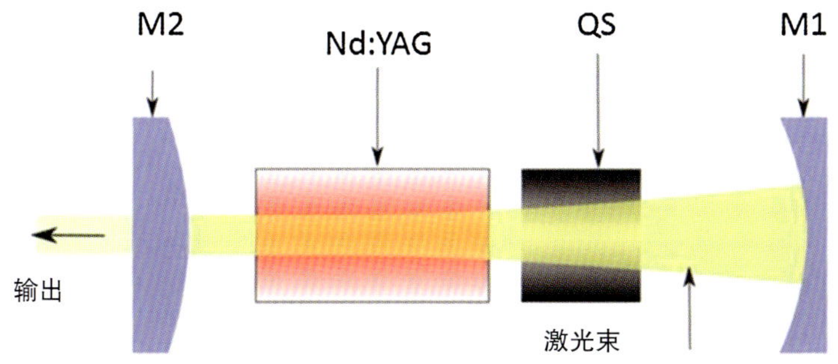

图 1-1-9　Q-Switch（QS）的 Nd:YAG 激光器示意图，M1 是 100% 反射镜，M2 是输出耦合器

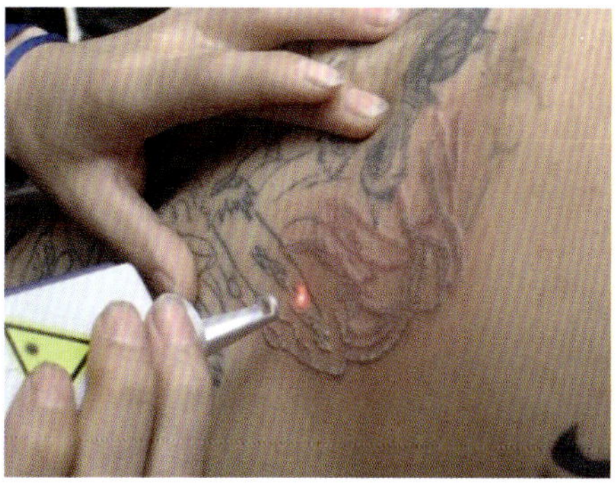

图 1-1-10　激光去除文身

皮秒激光可以是无源性、可饱和吸收体的，或者有源锁模和有电子控制 Pockels 单元的。每种方法的缺点和优点与 Q-Switch 系统相同。

皮肤科使用的皮秒激光提供的脉冲范围为 375~760ps。

为了理解皮秒激光器相对于纳秒激光器的优势，需要再回顾一下上面提到的能量、功率和脉冲持续时间之间的关系。我们发现，峰值功率与脉冲持续时间呈反比。换句话说，能量相同的激光器，如果它的作用时间，即脉冲更快更短，则产生的功率更高：

功率（W）=能量（J）/作用时间（s）

皮秒激光会产生非常高的峰值功率，还会对目标进行机械效应，从而使治疗更有效。它也不需要高能量水平，使用非常低的能量就可以实现更温和的治疗和更快的恢复时间。例如，在去除文身时，皮秒激光需要的治疗间隔少于纳秒系统，可以每 15 天进行 1 次治疗，而在纳秒系统中，治疗间隔一般为 45~60 天。系统越快，治疗越温和，越有效。这就是医美激光行业一直在投资开发超快设备的根本原因（图 1-1-11）。

下一章我们将阐述，脉冲持续时间决定了光与组织相互作用的方式（选择性光热解），并且通过改变脉冲持续时间，我们可以完全改变皮肤病学中的激光应用。

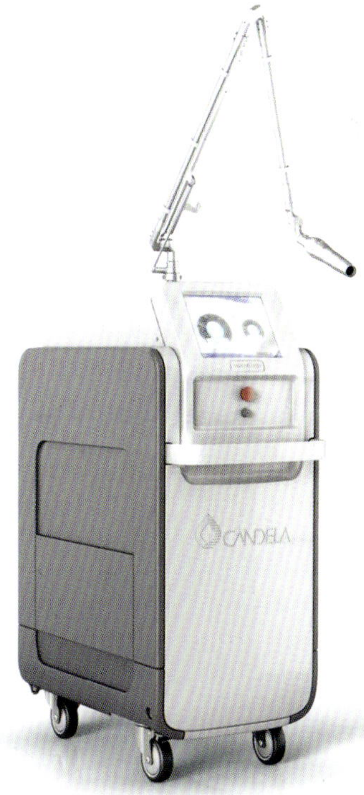

图 1-1-11　皮秒激光

7 激光类型

所有激光设备由以下几个部分组成：

（1）谐振器 / 振荡器 ：带镜子（全反射器和

部分反射器）和有源介质，激发后产生光，从而确定波长。

（2）激发源（也称为泵浦）：向产生光子的活性介质提供能量。

（3）从光源传递到手具的光束传导系统。

（4）治疗手具，带聚焦镜头或扫描系统。

制造商在激光源的制造中使用各种元件以覆盖不断增长的电磁波长范围。如今，已经有了紫外激光、可见光激光和红外激光。由此，也运用了气体、液体、晶体、光纤和半导体（电子元件）等器件。

每种元素的泵送也各不相同，区分为放电、射频和光源诸如闪光灯甚至其他激光的光源。

为了将从谐振器中产生的激光传送至正在进行应用的用户身上，仪器部件根据设备的波长和能量大小进行区分，最常见的是：

导光臂：由一组镜子组成，镜子位于导光臂的转角处，可以使导光臂在各个方向上自由移动（图 1-1-12）。

光纤：是一种很细的光波传导部件，其芯由石英制成，外面覆盖一层被称为包层的薄层，薄层的材料可以有所差异，最外层用塑料和金属涂层包裹，使其具有柔韧性。它通过多次内部反射提供激光束，即光进入光纤，在纤芯 / 包层界面上反射，并不断移动，直到离开光纤。请注意，在光纤的输出处，激光束具有较大的发散度，不再是准直的。换句话说，光束扩散，失去了部分相干性（图 1-1-13、图 1-1-14）。

在光束传输系统的末端放置一个手具，或者连接在铰接臂上，或者连接在光纤上。手具包含一套透镜系统，可以将激光聚焦在工作区域，以便于在治疗期间进行激光操作。在下文所述的分式激光装置中，除了透镜外，手具还装有扫描系统或扫描仪。

图 1-1-12 导光臂图

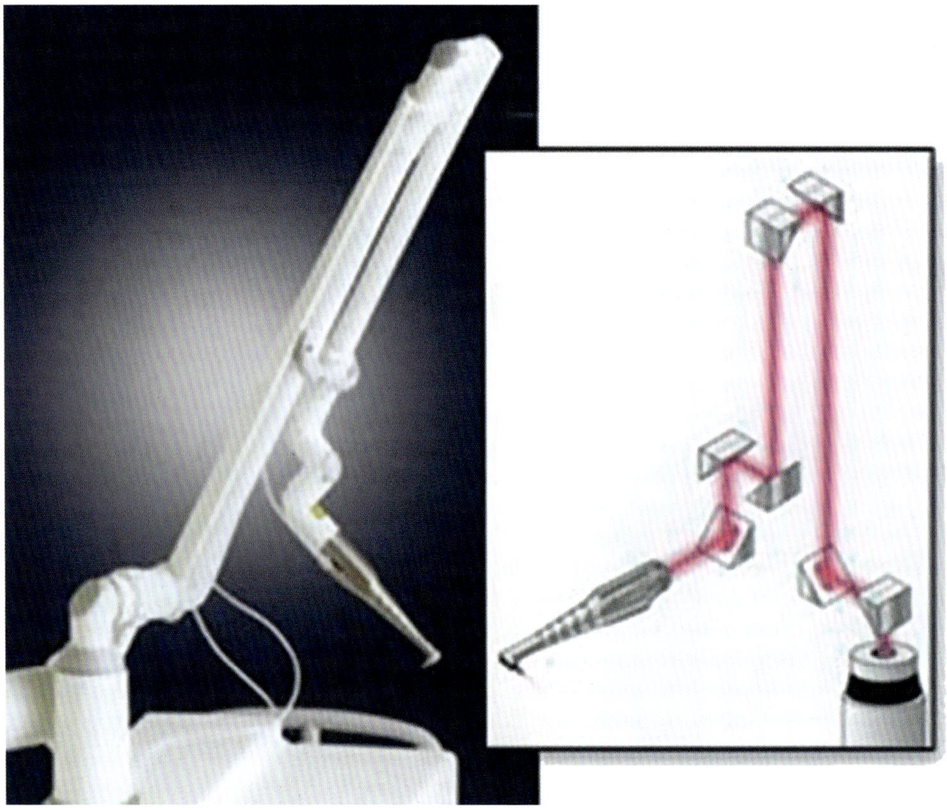

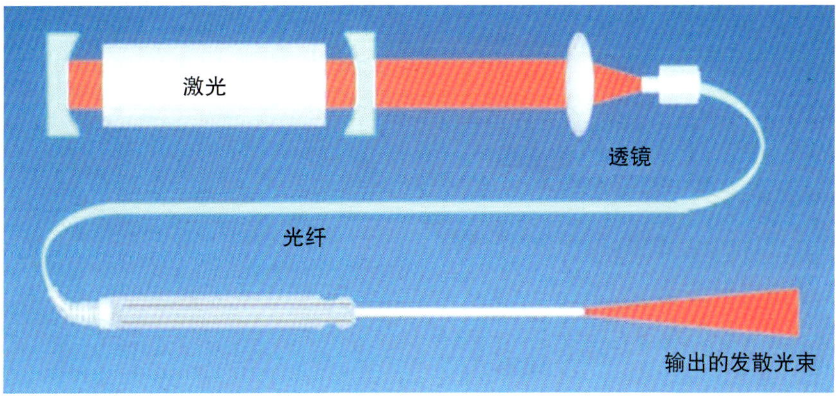

图 1-1-13　光纤输出光束发散的示意图

下面，我们将介绍一些用于医学的典型商业激光系统，根据激光介质进行分组。

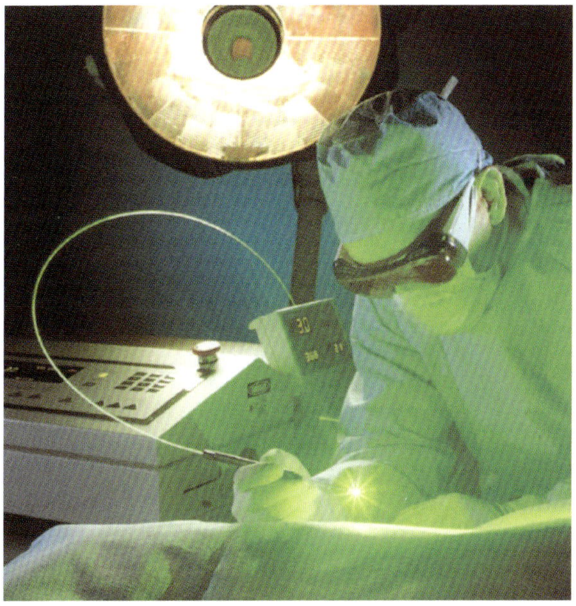

图 1-1-14　光纤手术激光器

7.1 气体激光器

7.1.1 准分子激光

处于激发态的气体分子被称为“二聚体”，由它形成激发介质，例如卤素和稀有气体（ArF、KrF、XeCl、Xef）等分子。“准分子（excimer）”这一术语其实是“激发的二聚体（Excited Dimer）”的缩写。该激光发射覆盖紫外线范围内的一些波长，例如 193nm ArF 激光、222nm KrCl 激光、248nm KrF 激光和 308nm XeCl 激光。泵送通常通过放电或电子与气体分子的冲击来进行。石英光纤用作光束传输系统。由于波长非常小，能量非常高，因此这些激光器广泛用于高精度切口或组织消融，例如眼科的屈光手术（近视）。在皮肤科，主要用于治疗银屑病和白癜风，效果非常好。

7.1.2 氩离子激光

激发的电离氩气 Ar^+ 形成激光介质。通过电气放电进行泵送。波长为 488nm（蓝色）~ 514nm（绿色）。它使用石英光纤作为输送系统。

7.1.3 氦-氖（He-Ne）激光

激发介质是氦气和氖气的混合物。它也通过电气放电进行泵送。波长在可见光范围内，为 632.8nm，即红色光。这些系统通常用于低功率输出的应用中，如细胞刺激和激光指针或红外不可见光激光的瞄准系统。它使用石英光纤传输。

7.1.4 二氧化碳（CO_2）激光

CO_2 激光仍然是手术、皮肤病和工业应用中最常用的激光之一。它的能量可以是连续模式或脉冲模式。激光介质是气体的混合物，包括 N_2（13%~45%）、He（60%~85%）和 CO_2（1%~9%）。通过高压电气放电或射频（RF）实现泵送。CO_2 分子被电子、N_2 分子和He分子的机械冲击激发。波长（10 600nm）在红外光谱范围内。这是一种相对高效的激光器（电光转换率为 30%），因此，它具有低功耗和低维护性。它使用导光臂和特殊的介质涂层柔性空心波传导（图 1-1-15）。

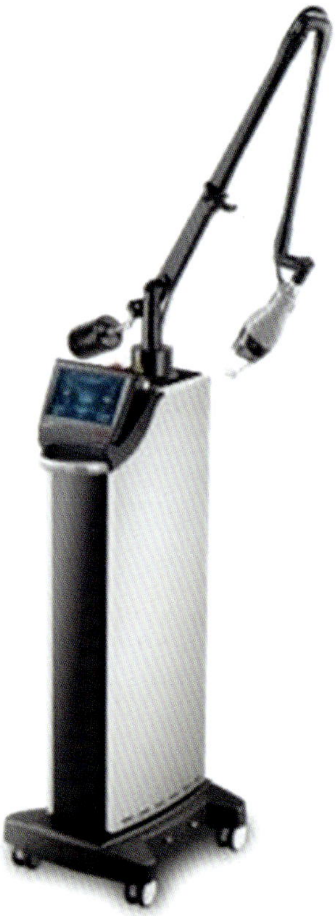

图 1-1-15　带有导光臂的射频泵浦 CO_2 激光器，eCO_2^{TM}（Lutronic Inc.）

7.2 液体激光器

染料激光

它使用荧光染料罗丹明溶液（R6G）作为激光介质。由闪光灯或其他激光泵送。波长可以在 300~1000nm 之间连续变化，并且可以通过谐振器调谐。它被应用于黄色光（585~600nm）。临床上用于治疗血管病变和皮肤炎症。它使用石英光纤传输（图 1-1-16）。

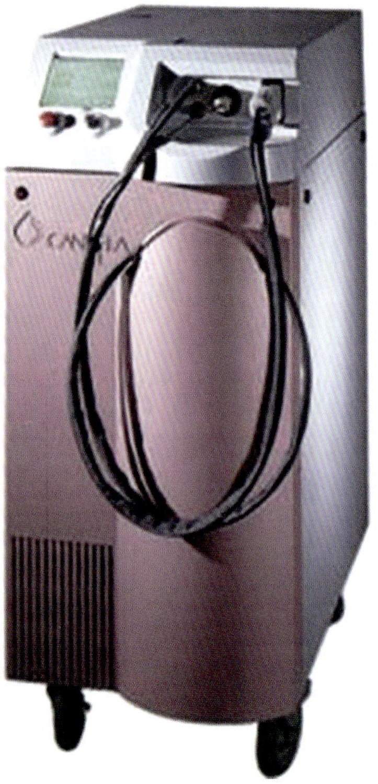

图 1-1-16　闪光灯泵浦染料激光器，Vbeam Perfecta™（Syneron Candela）

7.3 固体（水晶）激光器

图 1-1-17 显示了市场上最常见的固体激光器系统的原理图。反射镜、激光棒（晶体）和闪光灯组成了谐振腔。它使用一个有涂层的椭圆反射材料（通常是陶瓷或金等大电阻金属）制成的腔体进行泵送。

7.3.1 红宝石激光：Cr^{3+}：Al_2O_3 激光

它是 Maiman 在 1961 年开发的第一种激光器，但这个系统开始用于医疗的时间比较晚。介质是电离的红宝石晶体。它由闪光灯进行泵送。波长（694nm）在红色光范围内。晶体的性质要求泵送光或闪光灯具有高能量。它通过光纤和导光臂进行传输。通常用于治疗色素性病变、去除毛发和文身等（图 1-1-18）。

7.3.2 紫翠玉宝石激光：$Cr:BeAl_2O_4$ 激光

激发介质是铬掺杂翠绿宝石，进行电离。它由闪光灯进行泵送。波长（755nm）在红色光范围的末端。它使用柔性光纤或导光臂。这种晶体具有更好的光学特性，这使得其可在比红宝石更小的设备上进行更快、更有效的操作。它广泛用于脱毛和治疗色素性病变（图 1-1-19）。

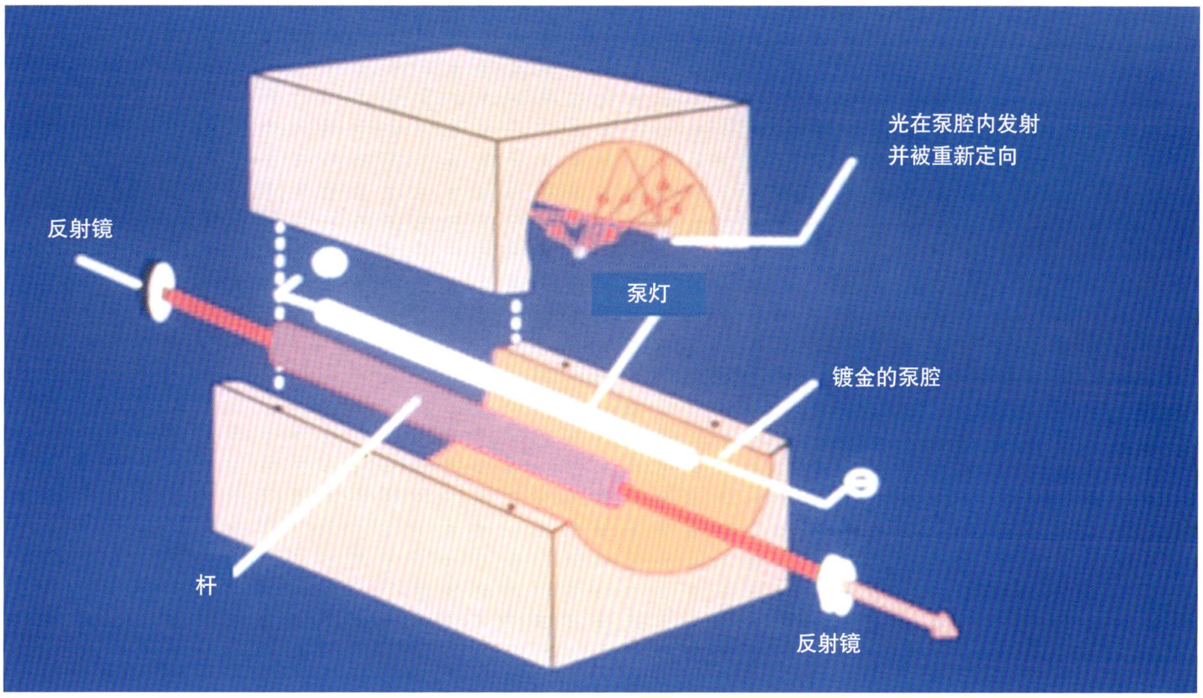

图 1-1-17 固体激光器使用晶体原理图

7.3.3 YAG 激光

YAG 是钇铝石榴石的缩写，钇铝石榴石是一种合成晶体结构，以它作为离子主体产生所需波长的辐射。它由激光二极管或闪光灯进行泵送，并在近红外光谱中工作。它主要使用光纤，在某些情况下使用导光臂（高能脉冲激光：Q-Switch）作为光束传输系统。最常见的有如下几种：

Nd:YAG 激光 ——它使用钕离子进行作用，波长为 1064 nm 和 1320 nm，用于非剥脱性皮肤再生。

Nd:YAG / KTP 激光——通过在激光谐振器中放置第二个晶体进行作用，使用常用的磷酸钛钾（KTP），它产生了倍频的 Nd:YAG 激光，波长为 532nm 的绿光。主要用于去除浅表性色素沉着和血管病变（图 1-1-20、图 1-1-21）

Nd:YAG / KTP + 装有晶体染料的手具——通过增加固态晶体染料手具来获得不同输出波长的激光，如 595nm 的黄色光和 650nm 的红色光，从而使激光设备能够

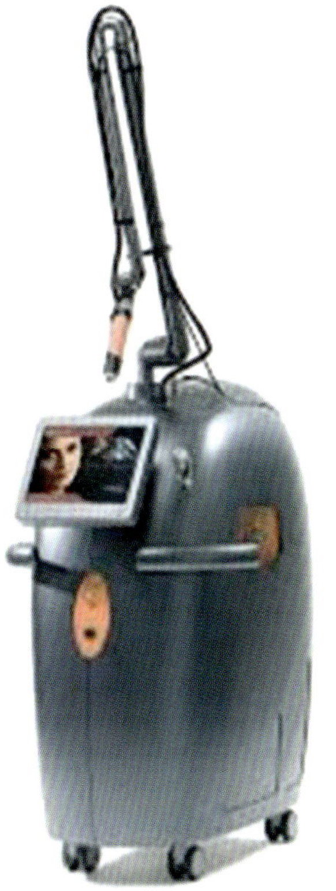

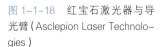

图 1-1-18 红宝石激光器与导光臂（Asclepion Laser Technologies）

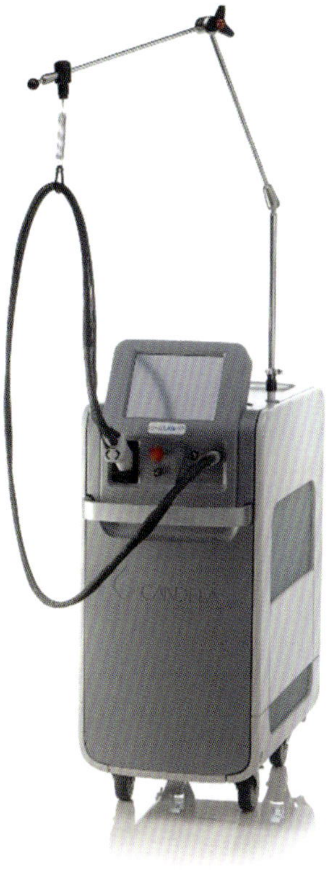

图 1-1-19 亚历山大石激光器，GentleLASE™（Syneron Candela）

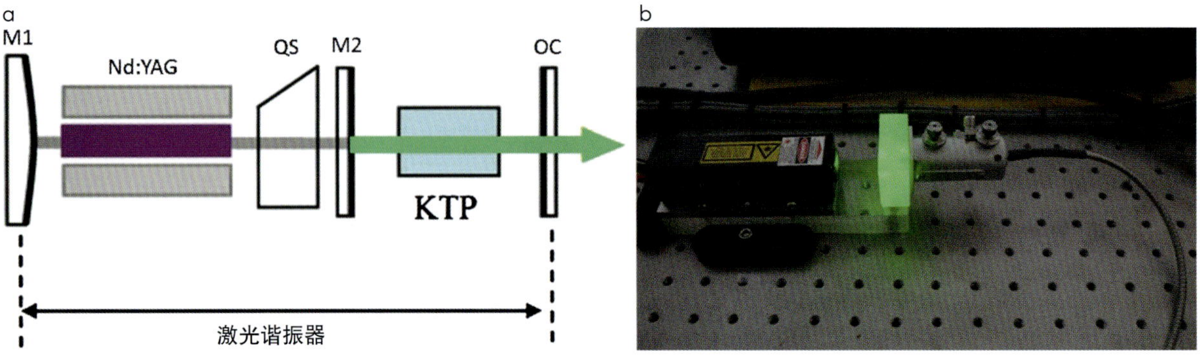

图 1-1-20 （a）由 Q 开关 Nd:YAG 激光器泵浦的 KTP 激光器的示意图。M1 是 100% 反射镜；M2 是 Nd:YAG 泵浦激光器的部分反射器输出耦合器；QS——Q-Switch；KTP——KTP 水晶；OC——输出耦合器和波长选择器，适用于 1064nm 和 532nm。（b）具有光纤输出连接的 Nd:YAG 泵浦 KTP 激光器的实验室原型

更适合用于治疗不同深度的色素性病变和去除浅色文身（图 1-1-22）。

Ho:YAG 激光——它使用钬离子进行作用，波长为 2100nm，非常适用于骨骼和软骨的治疗以及肾结石的碎裂。

Er:YAG 激光——它使用铒离子进行作用，波长为 2940nm，主要用于皮肤的重建和年轻化（图 1-1-23）。

Tm:YAG 激光——它使用铥离子，波长为 1927nm，主要用于非剥脱性皮肤再生，可进行更浅层的治疗。

7.3.4 Nd:YAP 激光

它在钇铝钙钛矿晶体中使用钕离子进行作用，波长为 1340nm，主要用于剥脱性皮肤再生和慢性炎症性疾病，如汗腺炎。

7.3.5 铒：玻璃激光

发射激光的晶体主要是玻璃晶体，铒离子作为增益介质。在近红外波长端，波长移至 1540nm，用于更深层的皮肤再生，也用于点阵激光系统（图 1-1-24）。

7.3.6 铒铬钇铝石榴石激光

介质接近于 YAG 晶体，它在钇钪镓石榴石（YSGG）主体中使用铒。波长为 2790nm，主要应用于部分皮肤再生，是 Er:YAG 激光皮肤表面重建的替代品之一。

7.3.7 半导体激光器

二极管激光——激光介质是半导体，即电子元件。它由电流泵送。半导体能够产生的波长范围较宽，从 450nm 的可见光到 1400nm 的近红外光。最常见的是铝砷化镓（AlGaAs），其波长为 620~900nm，为红色至近红外，砷化镓（GaAs）的近红外波长为 830~920nm。它们具有非常高效的电光转换率（大于 50%）；因此，设备的体积比较小，也比较简单。它使用光纤或简单的手持

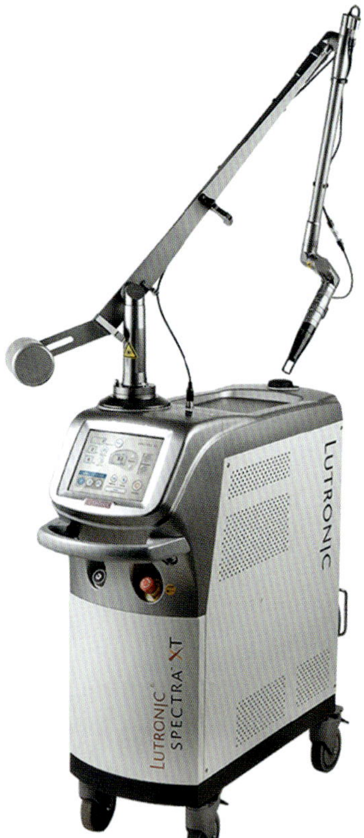

图 1-1-21 激光系统 Spectra XT™ 具有两种波长：Nd:YAG 激光（1064nm）和 KTP 激光（532nm）（Lutronic Inc.）

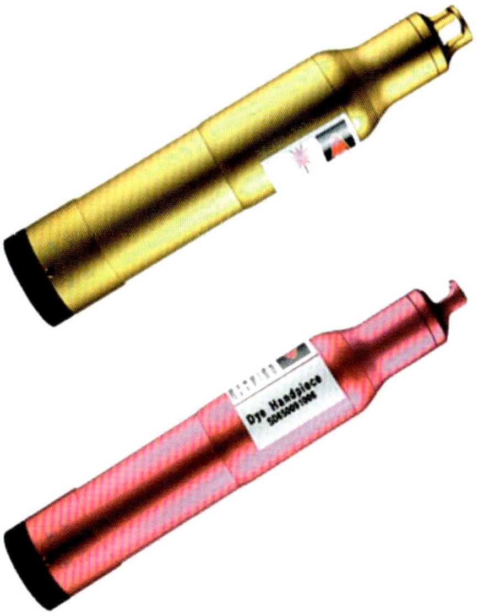

595nm 晶体染料手具用于黄色和浅蓝色文身的去除。
660nm晶体染料手具用于浅绿色染料文身的去除。

图 1-1-22　晶体染料手具，Laser Spectra XT™（Lutronic Inc.）

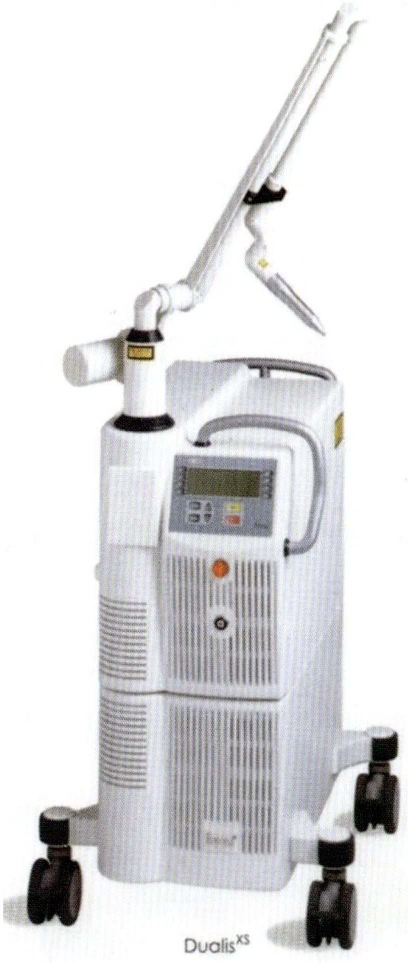

图 1-1- 23　Er:YAG 激光系统，铒激光器，采用导光臂传输，用于剥脱性皮肤年轻化治疗（Fotona）

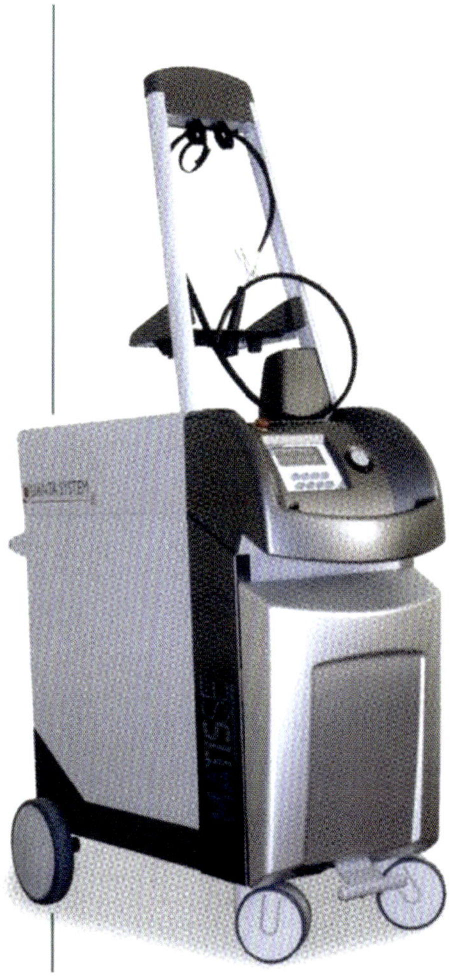

图 1-1-24　点阵铒 : 玻璃激光系统，Matisse™（Quanta System）

设备。一些设备制造商为系统提供一个或多个具有不同波长的激光二极管，从而提高了系统的灵活性。它广泛用于脱毛、非剥脱性皮肤再生和血管病变的治疗。它也用于泵送其他激光器，如 Nd:YAG 激光、Nd:YAG / KTP 激光和光纤激光器，我们将在下文进行介绍（图 1–1–25）。

7.3.8 光纤激光器

这种用于海底光通信电缆的技术具有极强的稳定性、持久性和高度可靠性，已在医学上应用于点阵激光器的开发。

Er:YAG 光纤激光 —— 增益介质是直径仅 150μum 的石英光纤，含有铒和钇离子。它由激光二极管进行泵送。 波长为 1550nm。该系统不需要光学组件，如镜子、输出耦合器、闪光灯和冷却系统，这大大降低了维护的需要和成本。这项新技术在皮肤上产生大约 100μm 的微观焦点（大约是人类头发的粗细），因为光也可被视为微纤维，由此产生了皮肤点阵治疗（图 1–1–26、图 1–1–27））。

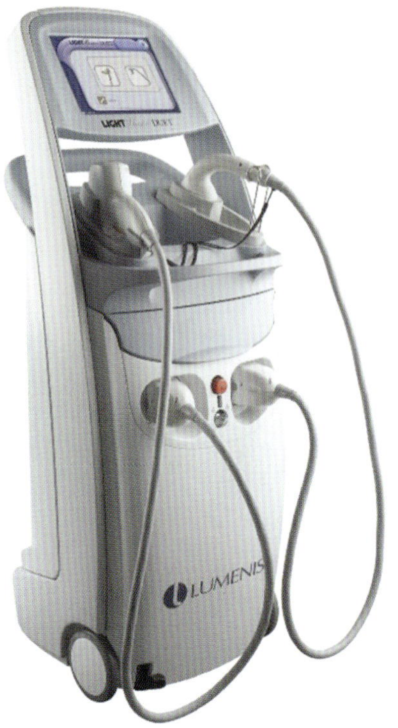

图 1–1–25 LightSheer 二极管激光，810 nm (Lumenis)

8 LED：发光二极管

LED 为电子元件或半导体二极管，在电流刺激下发光。因为它们是用与 GaAs、GaAlAs、GaInPAs 相同的材料制造的，能够产生相同的波长，所以也被认为与激光二极管相关。然而，它们不具有由激光谐振器系统产生的光放大效应。通过这种方式产生的非相干单色光，在各个方向上发散，就像低强度的灯一样。

为了集中和引导发出的光线，制造商会在表面制造一个抛物面的塑料外壳，作为小镜头（图 1–1–28）。

LED 处理系统使用由 1000 ~ 2000 个组件制成的面板扩展和优化应用领域。根据应用或治疗需要，可以通过面板更改波长。一些制造商在同一面板上集成了不同波长的 LED，因此无须更换（图 1–1–29）。一些最常见的应用是细胞的生物调节，例如抗感染作用和促进伤口愈合。它还可用于光动力疗法和牙齿美白。

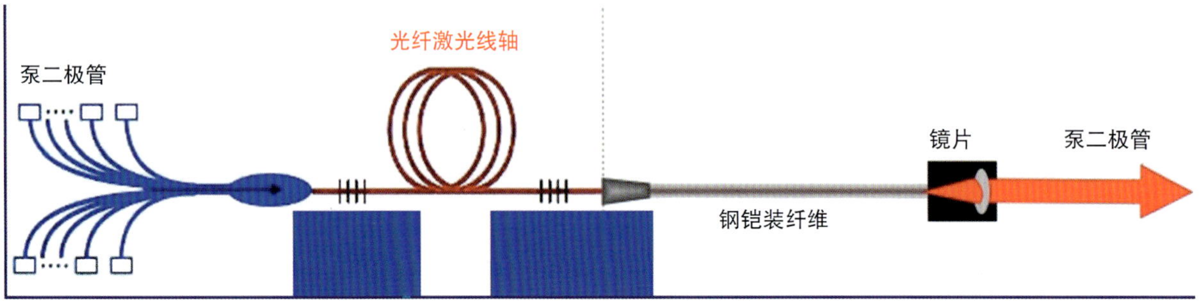

图 1–1–26 激光二极管阵列泵浦光纤激光器的原理图

9 强脉冲光

该系统为闪光灯模式的应用，并不是激光光源。脉冲光或强脉冲光（IPL）的概念是以色列 ESC 医学院的 Shimon Eckhouse 博士在 20 世纪 90 年代提出的。

它使用电控的强光闪光灯，与激光的主要不同特性有：

（1）**多色**：它能发出广谱波长，一般在 400~1200nm 之间。它使用放置在灯前面的带通滤波器来选择波长。这些滤波器可以去除特定的波长带，通常是阻止滤波器设定规格以下的波长，会通过设定规格以上的所有波长。一些设备会使用更复杂的滤波器，它可以将波长控制在较小的范围内，如图 1-1-30 所示。即使在受滤光片限制的窄发射光谱中，发射的能量也会分散在几个波长内，这样就会使那些待治疗的组织吸收光波，而其他组织则不会吸收。因此，与能量 100% 集中在单一波长（单色）的激光器相比，治疗的选择性和有效性会有所下降。

（2）**非相干**：与激光源不同，IPL 能量向各个方向发射；它是扩散性的。放置在灯后面的镜面，有些类似于汽车前灯中使用的反射器，集中并引导灯光。它会对组织产生更浅、更温和的影响。它没有激光强烈，痛感也比较轻。

发射波长的多样性使得强脉冲光非常通用，能够通过简单地改变滤波器和脉冲持续时间来进行多种治疗，例如脱毛、非剥脱性皮肤再生、色素沉着病变和血管病变的治疗（图 1-1-31）。

这些系统通常有固定的脉冲持续时间，多由制造商根据应用设定。为了改变脉冲持续时间，通常需要更换整个手具。由于灯的特性，脉冲持续时间被限制在毫秒范围内；它适合用于大多数皮肤治疗。

图 1-1-32 显示了带有多种应用过滤器的 IPL。要改变光斑尺寸，必须更换应用面积较小的手具，或使用相应的物理滤光器，例如在灯前放置一个带不同尺寸孔的板，如图 1-1-33 所示。该板限制了应用范围，显著降低了处理能量。这种方式与激光器的使用完全不同，激光系统可以通过手具中的透镜系统来改变光斑尺寸，从而保持激光束的总能量不变。

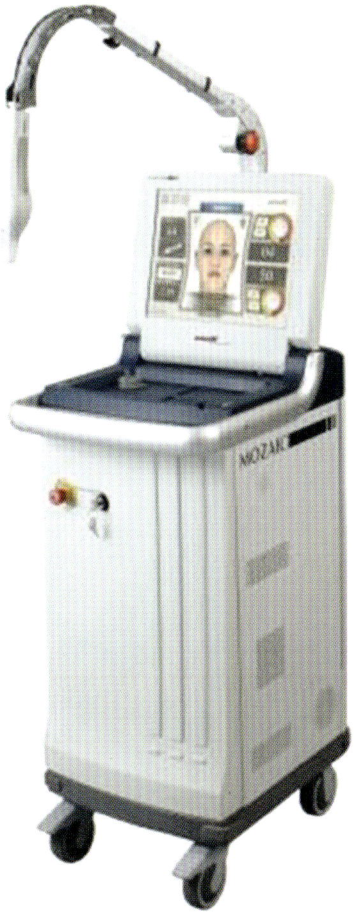

图 1-1-27 光纤激光器，Mosaic™（Lutronic Inc.）

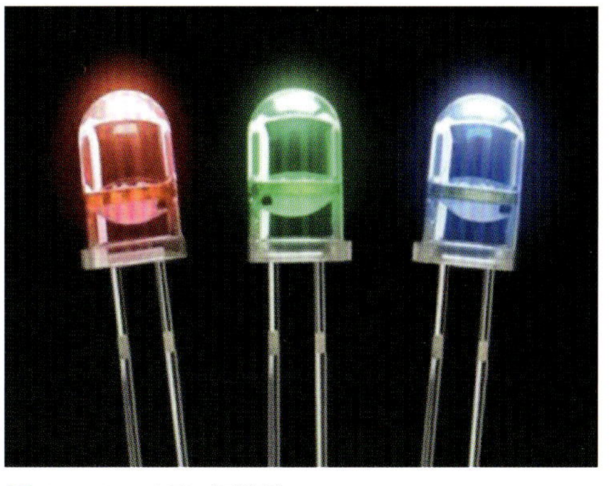

图 1-1-28 LED 灯举例

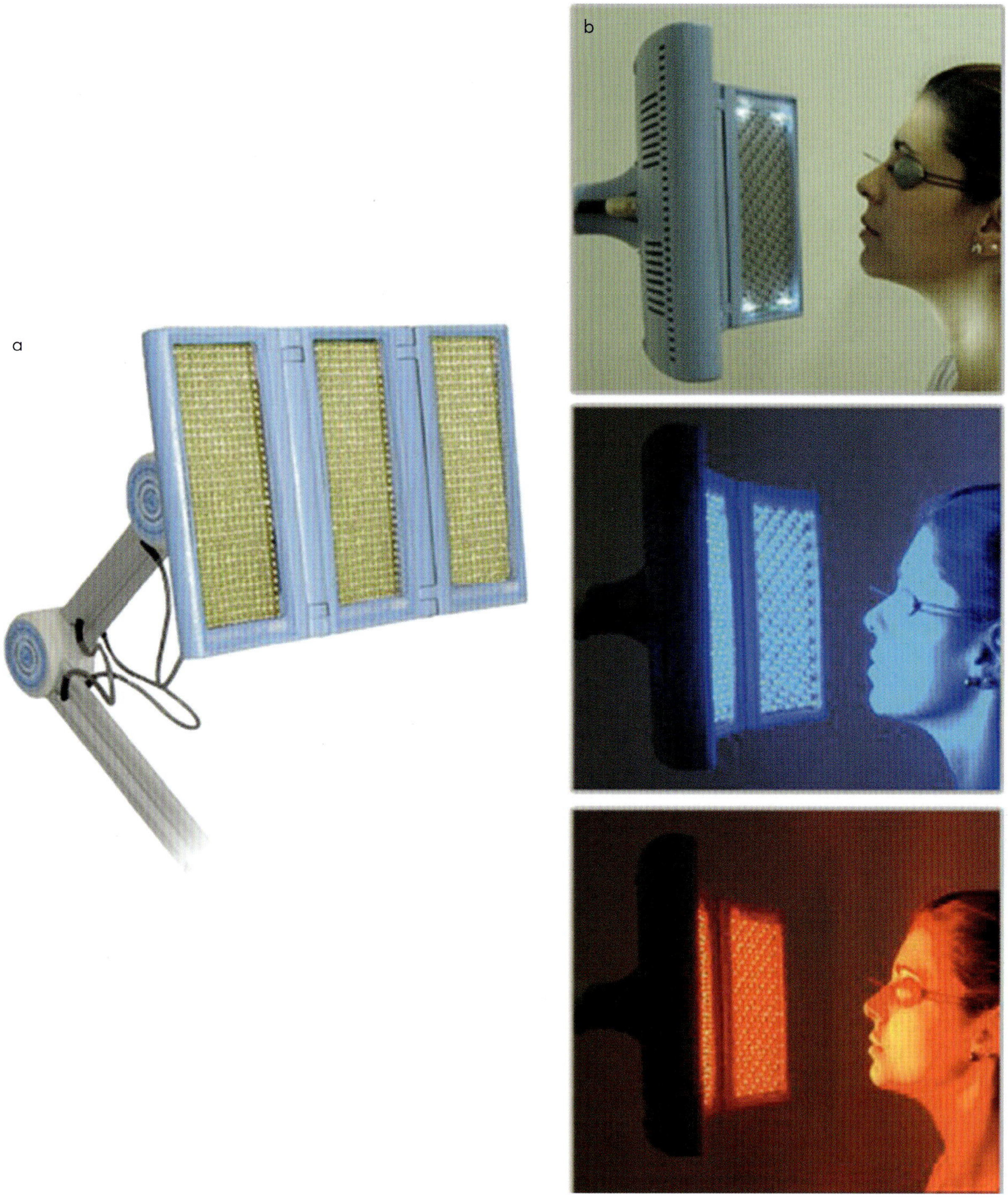

图 1-1-29 （a）LED 面板，Hygialux™（KLD）。（b）具有不同波长（KLD）的 LED 面板

10 治疗平台

随着市场上对于小巧精密系统的需求越来越多，激光行业产生了多应用平台的概念。这些系统包括一个承载能源和冷却系统的基座（平台）。然后可以将几个手具连接到基座上，以满足不同的应用。不同的手具可能运用的是 IPL 或激光系统。最常见的应用是毛发的治疗，还包括脱毛、皮肤再生、色素和血管病变的治疗、文身去除等。

这些治疗平台之所以受欢迎，是因为在同一台设备中，强脉冲光和激光具有优异的成本效益和多功能组合。也有一些平台只有激光，或者只有 IPL，还有一些平台增加了一个用于收紧皮肤的 RF 手具。

另一方面，这种设计也是有局限性的，其中一个局限性就是不能同时进行不同的处理。例如，我们需要完成脱毛治疗后，才能够进行皮肤再生。如果诊所业务量大，需要实施多种不同的治疗，建议还是选择单独应用的设备。

还有一点也很重要，当使用激光作为平台手具时，它会受到能量和多功能性的限制。例如，具有导光臂的 Er:YAG 激光设备可以产生比安装在平台上的手具更大的功率、更多的功能、不同的光斑尺寸和脉冲持续时间。使用 Q-Switch 激光器的情况也相同，因为很难在简单的手具中调整主动的 Q-Switch。因此，在平台上，Q-Switch 设备通常仅限于被动的设计（图 1-1-34）。

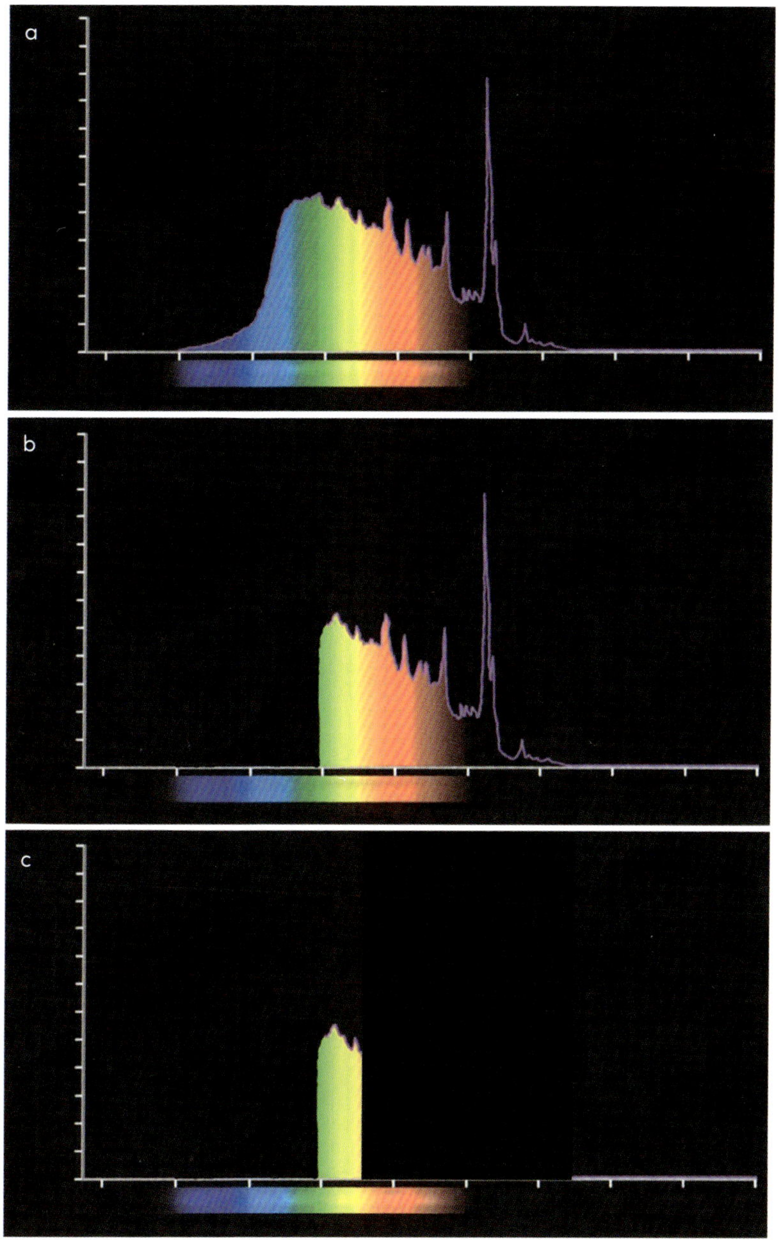

图 1-1-30　（a）IPL 的一般输出光谱。（b）具有单个 570nm 切割滤波器。（c）带通滤波器，进一步限制了输出光谱

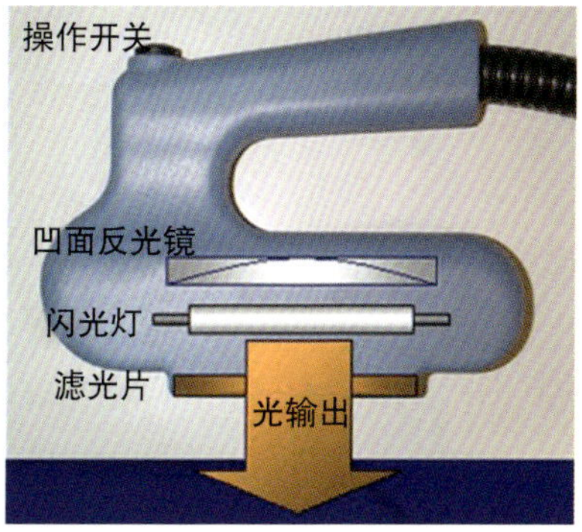

图 1-1-31　强脉冲光的示意图 —— IPL（Lumenis）

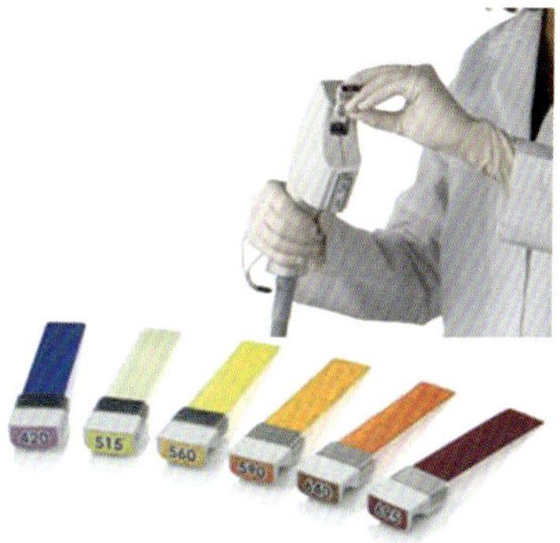

图 1-1-32　带有多种滤光片的治疗手具

在熟悉了这些技术及其操作原理之后，我们会想到一个问题：何时以及如何使用这些系统？

皮肤病学中的每种激光，IPL 或 LED 的应用将取决于组织对所用波长的反应。

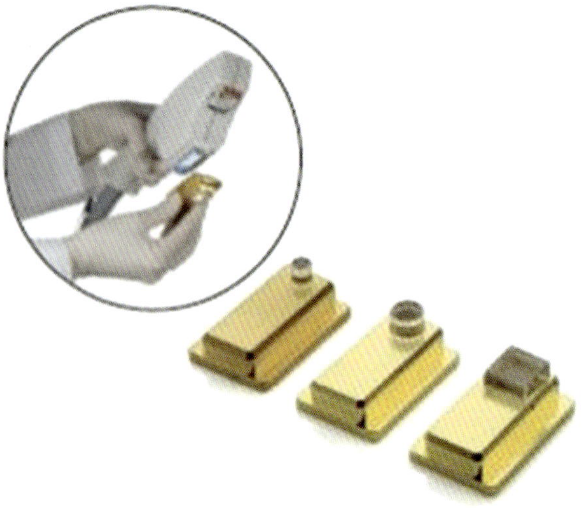

图 1-1-33　根据皮肤与治疗头的接触面大小而设定的不同的适配器

11 光与组织的相互作用

光可以与活组织产生相互作用，主要形式有如下几种：

光热效应：光能被目标组织（靶色基）吸收并转化为热量，引起凝固或汽化。

光机械效应：通过机械效应使组织破碎，如上文 Q-Switch 相关内容中所述。

光化学效应：

（1）直接破坏化学键。例如，在切割角膜时，由紫外线准分子激光器产生的分子、原子具有很高的精确度。

（2）光激活所产生的反应性自由基化学反应，如光动力疗法（PDT），这将在下一章进行讲述。

光生物调节效应：光被用来调节细胞内和细胞间活动。主要采用低功率激光和 LED 面板，具有抗感染作用、促进伤口愈合和组织再生的作用。

选择性光热解效应：它是将波长、脉冲持续时间和能量结合在一起的治疗技术，可以在治疗目标组织的同时保护相邻区域的组织。当一束光照射到组织上时，如图 1-1-35 所示，产生了透射、反射、扩散（散射）或吸收。

只有当目标组织与正在使用的能量“调谐”时，激光才能发挥治疗效果。这同使用移动电话一样：在任何特定时间内，都会有成千上万的手机波在我们周围，但电话是不会响的，只有当发射的波与设备的波一致时才会触发。类似的，我们可以在皮肤上放置几种不同波长的光，但目标组织只会吸收特定波长的光。特别是，医学中最常用的是将激发产生的能量转化为热量，从而使靶色基温度升高。

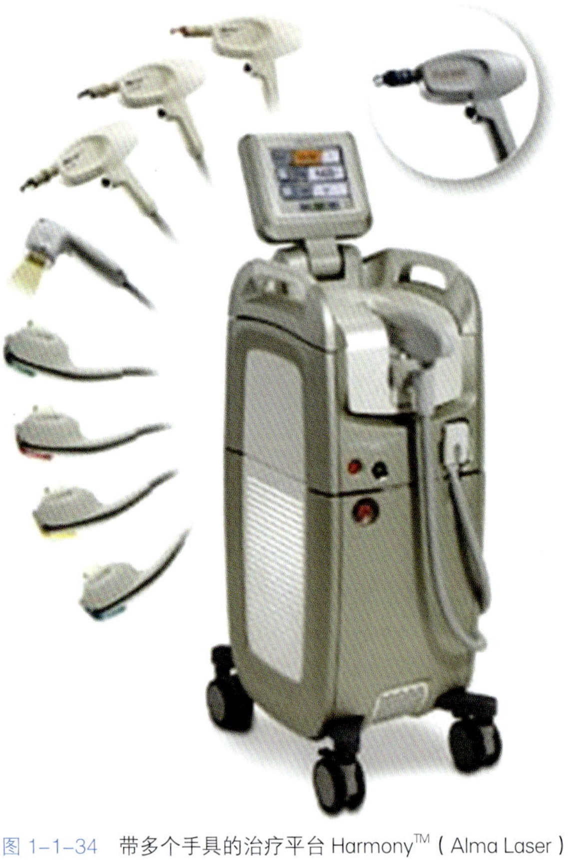

图 1-1-34　带多个手具的治疗平台 Harmony™（Alma Laser）

我们总结一下不同温度对组织的影响：

（1）37~43℃：加速细胞的新陈代谢，刺激弹性纤维收缩和促进皮肤紧致，影响较小，且可逆。

（2）44~45℃：随着温度增加，细胞代谢速度呈指数级增加，刺激蛋白质和胶原发生变化，时间延长

图 1-1-35　光与组织的交互作用

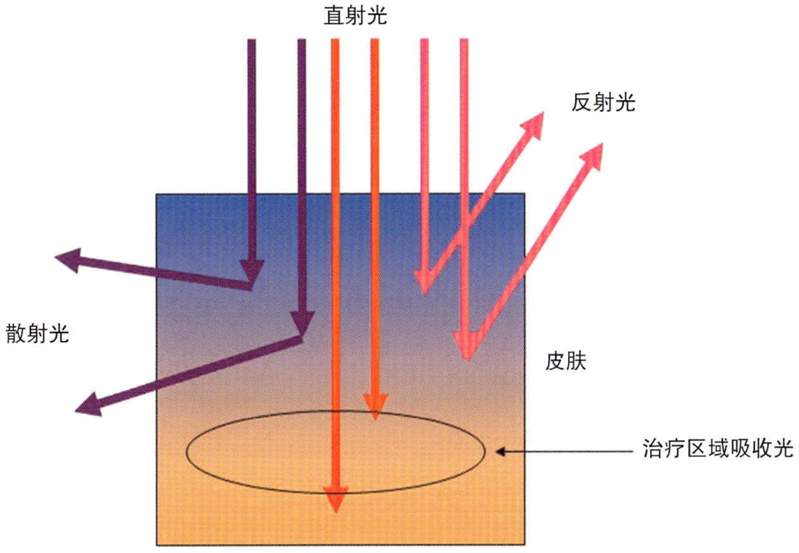

不会引发细胞凋亡。

（3）50~70℃：蛋白质变性，胶原凝固（被替换，再生），细胞膜和血红蛋白凝固，胶原纤维永久性收缩。

（4）90~100℃：形成细胞外空泡，液体蒸发。

（5）高于 100℃：组织汽化、炭化。

影响吸收系数的激光参数也被称为"调谐"效应，为光的波长（也就是颜色或频率）。我们皮肤的不同组织或成分对特定波长的反应是不同的，它们只对特定波长的光有反应。某些组织对特定波长的激光是完全不反应的，即"透明"的；而对另一波长的激光则会完全吸收。因此，我们可以诱导必要的热效应，在不影响周围组织的情况下，对特定的区域进行选择性地处理，这就是美国波士顿的 Rox Anderson 博士等提出的"选择性光热解"理论。

图 1-1-36 的曲线图显示了 Anderson 等研究的基本结果。它显示某些皮肤成分（如黑色素、血红蛋白和水分子）的吸收系数波长的变化。可以看到，黑色素对可见光范围内的激光具有高吸收性，例如绿色光（KTP），可用于治疗色素性病变等。血红蛋白在黄色光（染料激光）范围内有吸收峰，是治疗血管病变的良好选择。在红色光范围内的红宝石激光能很好地被皮肤中的黑色素吸收。另一方面，它被定位在血红蛋白吸收的最小值，这在一定程度上解释了这些系统在治疗文身和血管病变中难以去除色素的原因（低凝固效应）。

当这些激光以快速脉冲或更理想的脉冲进入皮肤时，它能够穿过皮肤而不会造成任何损伤，并且仅被与其具有亲和力的目标组织吸收。这些在文献中被称为"靶色基"。

我们从图 1-1-36 中还可以看出，黑色素在可见光和近红外（不可见）中的吸收非常广泛，因此，治疗色素病变和脱毛可选择的激光范围较广，如 810nm 二极管激光和 1064nm Nd:YAG 激光。Nd:YAG 激光的波长较长，可以渗透到皮肤深处，但与可见光（例如绿色光）相比，黑色素对它的吸收系数较低。这些特性使得这些激光的治疗应用比较多样，它们能够降低皮肤表面损伤，又能够被黑色素吸收，因此，对真皮层的治疗效果比较好，如对于深部血管病变和黄褐斑。

在红外波段，水分子对 Er:YAG 激光（2940nm）和 CO_2 激光（10 600nm）具有高吸收系数。由于水是细胞结构的主要成分，它与这些波长的光相互作用占主导地位。因此，第一层细胞迅速吸收来自这些激光

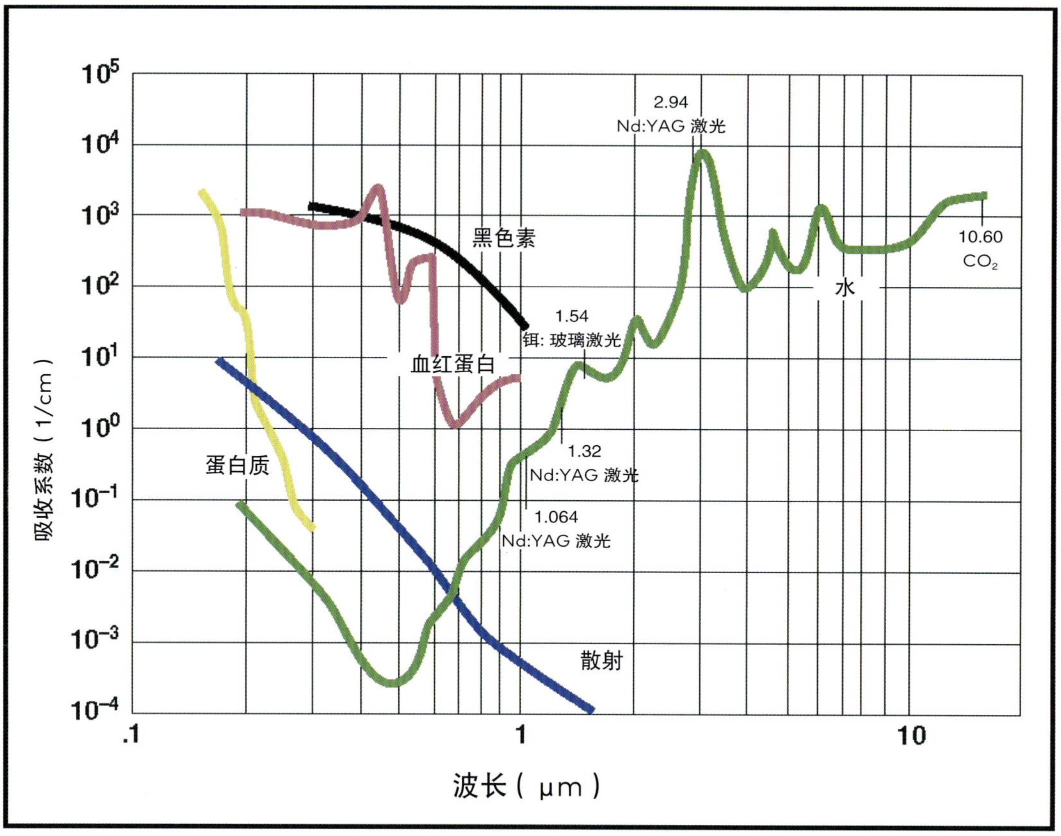

图 1-1-36　一些组织成分的吸收系数随波长变化的曲线，图中显示出了最流行的激光系统

器的能量，将其温度提高到蒸发水平，使其成为精确切割或去除表面组织的极佳工具，例如激光皮肤表面重塑或激光皮肤皱纹处理。Er:YAG 激光波长处于水吸收峰值，其系数至少比 CO_2 激光高 10 倍。由于其光被更快地吸收，能量渗透较少，这使得它与 CO_2 激光相比具有更表浅的作用。对表皮有较少的热作用。

光组织相互作用的另一个重要方面是激光脉冲持续时间（脉冲长度或曝光时间）。这必须使得能量产生的温度最大限度地施加（或被浓缩）到目标组织，并最小限度地分散到周围区域。换句话说，激光脉冲持续时间必须足够长以将目标组织温度升高到其破坏水平，同时又要足够短而不向周围组织传递或辐射热量。当我们想要验证熨斗的温度是否可以熨烫衣服时，我们将手指放在熨斗上保持足够长的时间来检查它是否很热，同时又要非常快速地将手指抽回来避免被烫伤。

为了获得正确的脉冲长度，我们需要观察靶组织的热弛豫时间（TRT）。

TRT 是组织在被强烈加热后冷却所需的时间。根据相应的物理原理，体积大或横截面大的靶色基需要更长的时间来冷却，因此具有更高的 TRT。例如，粗毛发的平均 TRT 为 40ms，而细毛发的 TRT 为 1~3ms。

对于扁平状物质，例如黑色素病变，可以通过比率来估计 TRT：

$$TRT=d^2/4a$$

其中，d为材料的厚度，a为材料的导热性。

对于圆柱形物质，如毛发或静脉：

$$\mathrm{TRT}=d^{2}16a$$

其中d为物体的直径。

因此，为了限制目标组织中的能量或热量，我们需要施加小于或等于靶色基 TRT 的脉冲。

我们可以从中得出一个重要结论：通过使用相同的波长（相同的激光），简单地改变激光脉冲持续时间来实施不同的治疗。例如，使用长脉冲 Nd:YAG 激光，在几毫秒内，我们可以治疗静脉曲张或进行脱毛。安装具有纳秒脉冲的 Q-Switch 可以去除文身或黑变病，因为黑色素体的 TRT 大约为 100ns。

从上面讨论的内容来看，选择性光热解的基本原理如下：

（1）理想的波长光只被目标组织或靶色基吸收。

（2）理想的脉冲持续时间应足够长以对目标组织产生所需效果，但又要足够短以对周围组织产生最小影响，即将能量限制在靶色基中。

（3）能量足以达到治疗效果。

总之，绝大多数治疗方法在光学医学上表现为：

（1）光被目标组织或靶色基吸收。

（2）光的吸收导致目标的选择性加热，同时保护周围组织。

（3）靶色基选择性加热引起其凝固或蒸发，达到治疗目的。

12 黑色素“帷幕”

图 1-1-36 的吸收曲线表明，皮肤黑色素可以在可见光和近红外范围内吸收大多数激光。因此，必须记住，在目标组织低于真皮乳头状组织下方（毛发、血管病变、色素沉着病变等）或位于黑色素层下方的治疗中，则需要更大的光穿透性，能量总是会减弱，从而降低治疗效果。存在于皮肤顶层的黑色素起着“帷幕”的作用。皮肤较深的患者或 Fitzpatrick 量表皮肤类型处于较高类别的患者，黑色素吸收能量的“帷幕”作用会相应增加。吸收的能量会产生局部热量，当热量过多时会产生令人不快的副作用，如烧伤、色素脱失或刺激黑色素细胞增生产生更多的色素。

因此，使用更高能量的激光器和 IPL 时要采用保护表皮的冷却措施。有的比较简单，例如用冷凝胶或冰袋冷却治疗区域；有的比较复杂，如使用连接到手具的冷却系统。所有这些对于消除皮肤第一层光吸收产生的热量都非常有必要。

表皮冷却系统可以为如下几种：

（1）恒定的：手具上有一个天蓝色的开口，通过水或低温气体冷却。它们直接作用于皮肤，去除多余的热量。

（2）动态的：也是连接到手具上，系统触发低温气体射流，在激光脉冲之前先冷冻皮肤，然后迅速使皮肤温度恢复正常。在该系统中，可以改变气体喷射的持续时间（根据照射类型和患者的不同），以及低温喷雾和激光脉冲之间的间隔。

（3）连续/独立的：这是一种独立装置，可在手术过程中冷却组织，它与激光或脉冲光的操作是分开的。

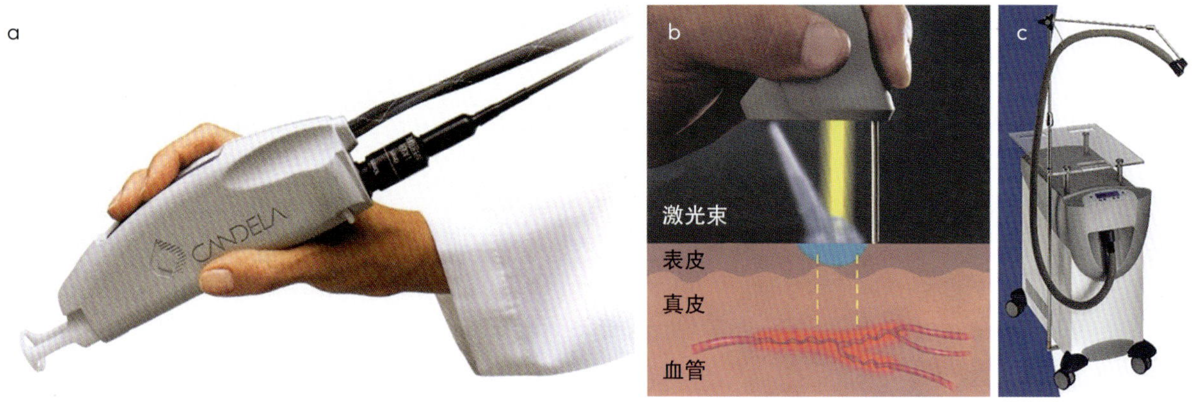

图 1-1-37 （a）耦合到激光手具，DCD™（Syneron Candela）的动态冷却装置示例。（b）动态冷却装置的工作原理图。一股低温气体喷雾在激光脉冲到来之前冷冻了皮肤。（c）冷空气喷射系统，Cryo6™，在治疗中一个单独的皮肤冷却系统（Zimmer Medizin Systeme）

使用这些设备的优点是：

（1）可以使用更高的能量，提高治疗效果。

（2）减少患者的不适和出现不良反应的风险。

（3）可以治疗较深肤色的患者（图 1-1-37）。

13 光穿透深度

就治疗效果的重要性而言，光的穿透深度除主要受波长的影响外，还取决于以下因素：

（1）光谱中可见光部分的散射。

（2）皮肤细胞中水的吸收，特别是表皮细胞对近红外波长范围内的吸收。

（3）对于给定的波长，能量越高，能量到达的深度就越深。

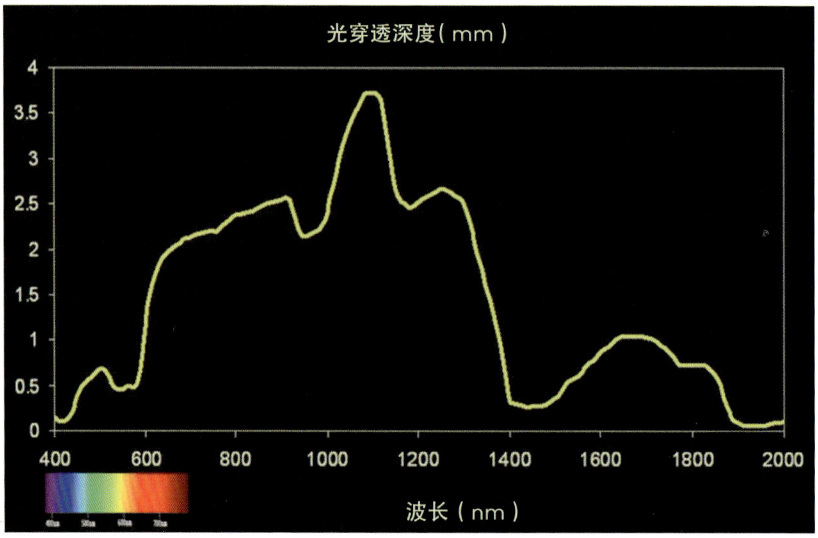

图 1-1-38 波长对于光穿透深度的影响

回看图 1–1–36 的吸收系数图，我们可以看出可见光范围内的波长越小，光散射（蓝色曲线）越强。因此，对于这部分光谱，无论使用何种能量，穿透程度通常都非常小，如图 1–1–38 所示。散射效应在红光（700nm）处开始减少，在近红外范围（900~1100nm）几乎消失，使得这些波长能够深入组织中。在 1200nm 之后，皮肤细胞中靶色基中的水吸收现象开始变得显著，再次降低了光穿透能力。

当光穿透皮肤时，光能被吸收并沿途散射，强度降低直至消失。当光穿透皮肤时，光会沿着组织内部行进并逐渐减少。组织表面的能量总是高于组织内部的任何一点。因此，对于给定波长的光，如果在组织表面产生的能量较高，它将容易穿透表面到达组织深层。

总之，可见光是治疗浅表病变的理想选择，如斑点或葡萄酒色斑。在浅表色素性病变的治疗中，常见的现象是有些斑点不能完全清除。这表明部分光斑位于光线无法到达的较深层组织上。

波长范围为 900~1100nm 的近红外光，可以应用于治疗深部病变，如静脉曲张或血管瘤和真皮色素问题。

还有一种控制光穿透深度的机制。对于给定的波长和流畅性（能量 / 应用区域），可以通过增加光斑尺寸来实现更大的能量穿透。图 1–1–39 显示了光斑尺寸对穿透深度的影响。使用小光斑尺寸，由于散射，不可能实现深入皮肤的光线集中。对于较大的光斑尺寸，散射是相同的，但它通过在皮肤深处获得更大的能量来补偿散射效应。因此，光斑尺寸越大，能量越集中，穿透越深。这种效果很重要，在激光脱毛、皮肤黄褐斑的治疗和文身的去除中常常用到。

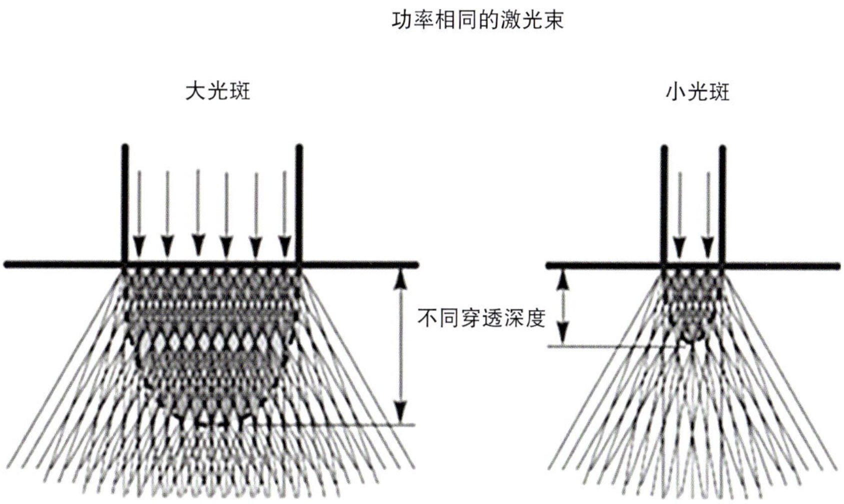

图 1–1–39　功率相同的激光束，不同光斑尺寸对穿透深度的影响

14 “剥脱”和“非剥脱”激光嫩肤

近红外激光和中红外激光，也就是 900~10 000nm 和强脉冲光（IPL）激光器的广泛应用彻底改变了皮肤再生技术。根据定义，剥脱激光是去除皮肤表层并使表层下组织受控凝固的激光。非剥脱激光可保持皮肤表面完整，仅产生组织凝固。

在近红外范围内，黑色素的光吸收效应急剧减少。然而，水的吸收呈指数级增长。因此，通过适当选择波长和脉冲持续时间，可以改变皮肤中产生的热量的强度，实现非剥脱与剥脱的相互作用。

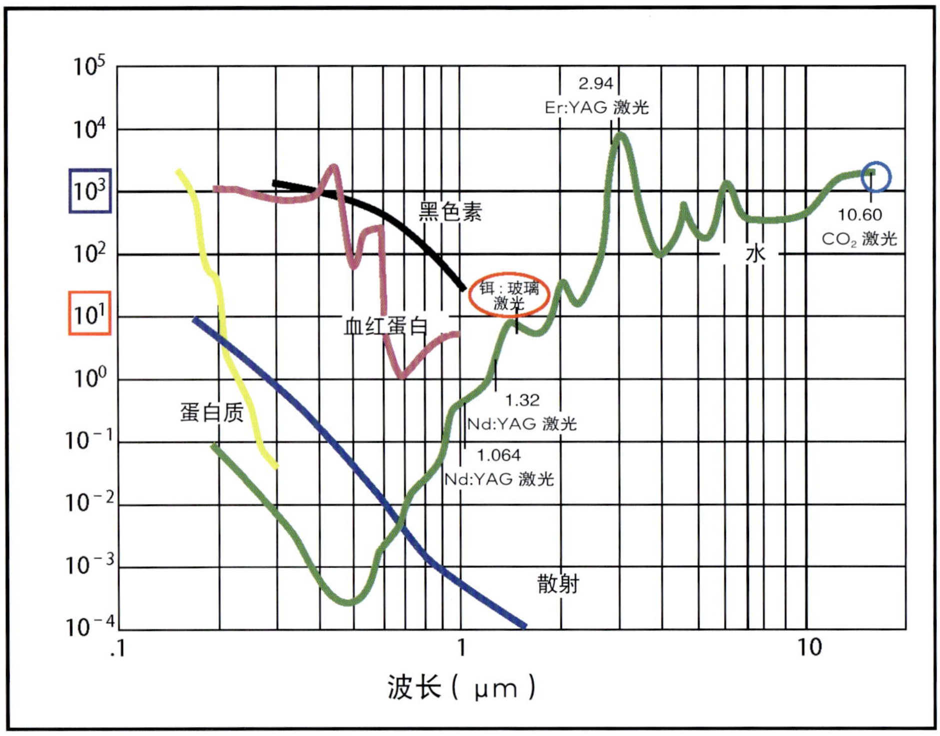

图 1-1-40 不同波长激光的水吸收热量曲线图（铒：玻璃激光，非剥脱激光；CO_2 激光，剥脱激光）

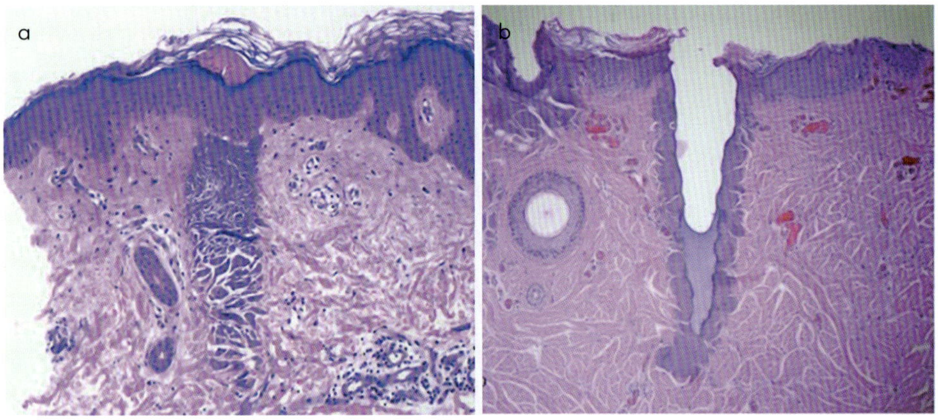

图 1-1-41 皮肤组织学显示的影响：（a）非剥脱点阵激光铒：玻璃激光（1540nm）治疗，仅有凝固柱和完整的皮肤表面。（b）剥脱点阵激光 CO_2 激光治疗，组织在“柱”的中心蒸发并在其周围凝结

因此，从非剥脱激光到剥脱激光的差异仅仅是波长不同，以及激光同靶色基中的水相互作用的强度不同。图 1-1-40 的曲线图显示了用于皮肤再生的两种激光，即铒：玻璃激光（1540nm）和 CO_2 激光（10 600nm）的靶色基中水的吸收曲线。

铒：玻璃激光波长处的水吸收系数约为 10，而在 CO_2 激光波长处，水吸收系数约为 3000，相差 300 倍。因此，对于具有相同能量密度的两个激光器，铒：玻璃激光可以将皮肤平均加热至 60℃，仅发生凝固（细胞死亡），而 CO_2 激光可以将组织温度升高至 180℃，导致汽化，这个值远高于水的沸腾温度。图 1-1-41 的组织学显示了这两种激光对皮肤组织产生的不同影响。

非剥脱治疗促进深层组织再生，促进胶原蛋白重塑，促进皮肤的自然再生效果。它的恢复时间短，对患者日常生活几乎没有干扰。治疗上需要一个疗程 4~5 次，每个疗程间隔 1 个月，便可以改善细纹，毛孔粗大，抚平皮肤纹理和提高皮肤的整体质量。

剥脱治疗因为温度高，且通过激光蒸发作用去除了一定比例的表层皮肤，所以能够促进皮肤表面去除（表面重塑）、下层组织再生（与非剥脱效果相同）和皮肤收紧。它要比非剥脱治疗的效果更全面，但恢复时间更长。治疗需要 2~3 次，每次间隔 45~60 天。它对于去除深皱纹、瘢痕，紧致皮肤，改善皮肤质地和提升皮肤整体质量有良好的效果。

IPL 系统采用了从可见光到近红外线的波长范围，能够同时治疗多种类型的皮肤损伤。它可以改善波长在近红外范围内的皮肤质量，同时光谱的可见部分还可以去除表面色素沉着病变和毛细血管扩张。它比激光更温和，对于皮肤浅层的治疗效果更好。

一些制造商生产了一些类似的激光系统和脉冲光，包括：

CO_2 激光（10 600nm）——实现组织剥脱和凝固的平衡，恢复皮肤活力。这是市场上激光设备的金标准。

Er:YAG 激光（2940nm）——水的吸收系数是 CO_2 激光器的 10 倍，因此产生的剥脱比凝固更多。剥脱较浅，较温和，对真皮胶原的重塑影响少。

Nd:YAG 激光（1064nm 和 1320nm）——Nd:YAG 激光器的一个系列，通常可产生 1064nm 的光波，它的谐振器经过设计后可以发射这种新的波长，它仅在真皮凝固时具有非剥脱作用。

Tm:YAG 激光——铥激光器，工作波长 1927nm，非剥脱作用。

二极管激光——波长为 1450 nm 的紧凑系统，非剥脱作用。

铒：光纤或铒：玻璃激光——使用铒离子，但两者的材料不同，有的是光纤，有的是玻璃晶体，波长为 1550nm 或 1540nm，两者都为非剥脱作用。

强脉冲光——这些设备功能多样、治疗温和、性价比高，近些年发展很快，在非剥脱皮肤再生领域占据主导地位，当然它们的作用效果通常在浅层。

15 点阵激光系统

为了理解点阵激光技术引发的革新，让我们想象一下，寻求医疗美容的求美者的皮肤就像一张需要最后润色的家庭照片。今天，照片可以逐个像素地进行数字美化，以改善图像中物体的外观。同样，受损的画作也可以一次在一个小区域内轻轻修复。

与之类似，点阵激光热解技术系统中也采用了相同的概念。激光产生微小热损伤，称为微热损伤带或显微治疗区（MTZ），直径为 100~150μm，相当于人类毛发的厚度，深度为 0.2~2.4mm（IPL 设备通常作用于表面下方，最深可达 0.3mm）。这些 MTZ 被健康组织包围，不受影响，有助于微损伤区域的恢复，也将在整个皮肤再生过程中动员周围组织。由此产生的再生效果可与深层化学换肤或真皮机械剥脱相媲美，且副作用小，恢复时间也很

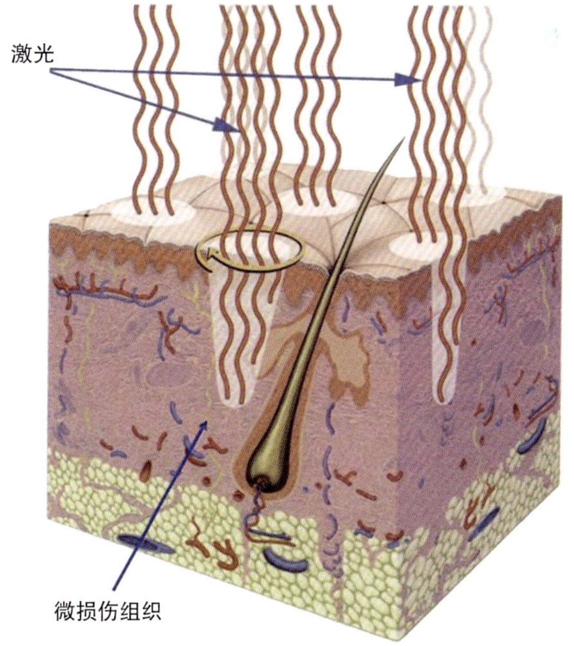

图 1-1-42　点阵激光的理论科学

短（图 1–1–42）。

位于手具上的智能扫描系统（光学扫描仪）可确保 MTZ 的均匀分布。操作者可以直接在激光面板中选择照射到皮肤上的 MTZ 量，或者选择照射面积占总治疗面积的百分比，以此控制治疗的损伤度。更多的 MTZ 意味着更大的刺激、更积极的治疗，也会产生更明显的效果。目前为止，点阵激光还没有明确的治疗限制。

该方法由选择性光热解的创始人 Rox Anderson 博士和 Dieter Manstein 博士在美国波士顿的 Wellman 实验室研发。第一个点阵激光系统 Fraxel SR 由 Reliant 技术公司于 2004 年 4 月在美国激光学会（ASLMS——美国医学和外科激光学会）大会上进行了展示。

该系统遵循选择性光热解的原理，波长在 1550nm 范围内，其中靶色基的水存在于皮肤细胞中。在最初设计中，点阵系统遵循的是非剥脱治疗，保留皮肤表面，组织内的温度仅增加至凝固点温度，产生 MTZ。一个疗程需要 3~5 次，每个疗程间隔 1 个月。

除了最短的恢复时间之外，点阵激光治疗的优点还包括可以治疗面部以外的身体其他部位，能去除深色素病变，而且对于皮肤肤质的改变和消除痤疮、瘢痕都有良好的治疗效果。后面章节将会详细讨论非剥脱点阵激光。

一些商业非剥脱点阵激光系统包括：

Fraxel（飞梭点阵）：1550nm 波长，铒：光纤激光器。 它带有一个智能连续扫描系统的手具，可以测量操作员的操作速度，使 MTZ 在皮肤上均匀分布。

Palomar Lux1540：它有一个 Palomar StarLux 平台的点阵手具，采用铒：玻璃激光。它在输出端使用固定滤波器来分割光束并产生点阵效果。 因此，MTZ 的数量和应用区域是固定的。

Lutronic mosaic：它是韩国 Lutronic 公司研发的一个点阵系统，也采用波长为 1550nm 的铒：光纤激光器。 它的手具上有智能扫描仪； 因此，可以选择 MTZ 的数量（处理的密度），并且可以选择静态模式或连续扫描两种模式，如 Fraxel（图 1–1–27）。

点阵技术的巨大成功促进了剥脱激光点阵模式方法和样式的改进。 激光在皮肤上打出深度可控的微孔，周围组织会形成薄薄的一层凝固区。表面受损后会产生小结痂和维持一段时间的红斑。恢复时间较长，对皮肤类型和身体区域有限制。 图 1–1–41 的组织学清楚地显示了非剥脱技术和剥脱技术的差异。

剥脱激光的点阵模式使 CO_2 激光器得到复兴，因为它给以前有效的 CO_2 激光皮肤重铺提供了控制，安全和限制更少。

剥脱点阵治疗使 CO_2 激光风光再现，因为它使 CO_2 激光的皮肤修复作用得到了更好的控制，安全性提高了，而且局限性也小了，仍然是皮肤再生的金标准。另一个优点是它还可以用于小手术中的精确切割和蒸发。

目前常见的商业剥脱点阵激光器有：

Lutronic eCO_2：它是一种带有静态和动态扫描系统的 CO_2 点阵激光器（图 1–1–7）。可以对 MTZ 的直径和密度进行编程。

Fraxel re:pair：它是一种 CO_2 激光器，使用与非剥脱 Fraxel re 相同的点阵技术，具有智能连续扫描储存系统。

Lumenis Total Active FX：它也使用带有智能扫描的 CO_2 激光器，可实现静态和动态扫描模式。可以编程设置 MTZ 的直径和密度。

DEKA SmartXide DOT / RF：它是一种 CO_2 激光器，在手具中集成有扫描仪和射频（RF）技术。

Alma Pixel CO_2：它是一种 CO_2 激光器，在尖端有一系列微透镜，可以分离光束并产生点阵效果。

MTZ 的数量和直径是固定的，但它提供不同尺寸的手具。

Alma Pixel 手具： 它是多平台融合的点阵手具，采用 2940nm 的 Er:YAG 波长和分离激光束，能够产生点阵的滤光效果。由于系统的波长和能量，MTZ 比其他装置产生的大，直径为毫米级，并且更浅表，仅到达表皮层。

16 射频技术

射频（RF）是由兆赫兹（MHz）量级的高频电流组成的，在医学上已经使用了好多年。与之相比，家用电器，如电视机和冰箱，工作频率仅为 50Hz 或 60Hz，是低频设备。

回到图 1–1–1 的电磁频谱图，可以看到射频占据了千赫兹（kHz）到吉赫兹（GHz）范围，主要用于无线电通信，也因此得名。医疗设备在不同应用中只使用一部分窄带（从 200kHz 到 40MHz）。在此频率范围内，对神经和肌肉的刺激作用比较弱，可以对不同组织产生热效应。

在皮肤上使用 RF 的基本原理是能够在深层产生热效果。RF 主要是通过电子（离子）的运动（电流）引起组织加热，这与激光不同，激光是通过组织吸收光子能量而使温度升高。射频没有选择性，即不管皮肤类型如何，高频电流都会加热整个组织；也没有像激光那样的反射或散射造成的损失。它对深色皮肤类型的皮肤安全，对透明靶色基有效。能量扩散仅取决于组织电阻。

正如我们前面所看到的，光的集中能量（功率）或功率密度控制着光对组织的影响。射频也是如此。使用大电极在大面积上施加高功率会温和地加热，但是当集中在小区域内时，作为针状电极，则会引起组织剥脱。RF 能量向组织中的渗透，或者能量在渗透至组织中时的衰减取决于以下因素：使用的功率，电极的配置（单极、双极），治疗区域的解剖结构，以及组织的电阻特性。

射频系统可以为“单极（有地线）”“双极”“多极”或“准单极（无地线）”等。

16.1 单极射频

单极（有地线）射频装置使用以手持治疗手具的形式将正电极用于治疗区域，而返回电极通常以具有大接触面积的接地垫的形式施加，该接地垫远离治疗区域（图 1–1–43）。

在正电极处产生高频电流，当电流穿透组织流向回流电极时，电流逐渐发散。因此，热量在正电极附近产生，返回电极的尺寸、形状或位置并不影响热量的大小。

射频电流迅速从电极发散，引起热效应下降。在电极周边的热量已经很小了，加热区大概为电极尺寸的一半。因此，通过控制射频功率、电极的几何形状和尺寸，就可以控制穿透深度和对组织的影响。

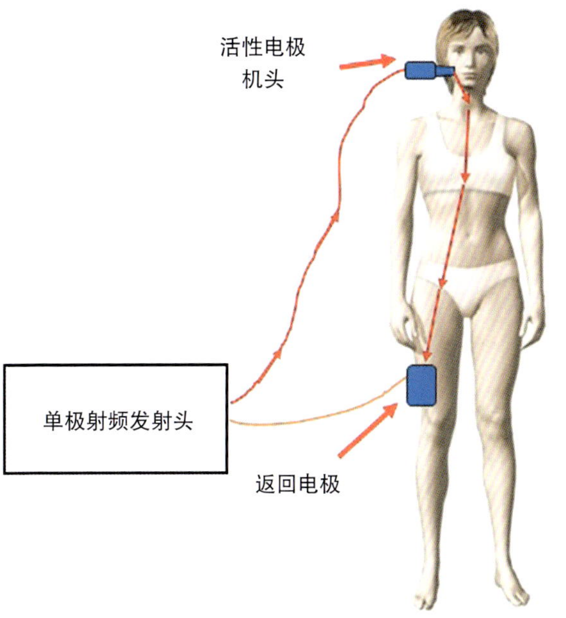

图 1–1–43　单极射频基本示意图

普遍的单极（有地线）射频在手术中主要用于

切割和凝结血管。在皮肤治疗中，大电极的几何形状是以真皮的深层组织为靶点的，因此应用于皮肤收紧和胶原蛋白重塑（图 1-1-44）。

16.2 双极射频

这种配置使用两个电极，它们彼此靠近并与治疗区接触。射频电流在电极之间流动，不会像单极配置那样扩散到身体的其他部位。与单极装置相比，这种几何形状在治疗区产生了更均匀的加热（图 1-1-45）。

两个电极在电极附近产生相同的热效应，由于它们之间的距离很小，射频电流的发散减小。因此，大部分的热量集中在电极附近，可以更好地控制体积的大小。穿透深度是电极与电极之间的距离。通过增加电极间距，射频电流可以更深，但发散也会增加，从而降低所需的加热效果。如果与电极尺寸相比，间距太大，则加热曲线将类似于两个单极电极。当电极间距与电极尺寸相当时，穿透深度约为电极之间距离的一半。

穿透深度也可以通过改变系统的工作频率，从而可以在电极分离所施加的限制内的不同深度进行处理，如图 1-1-46 所示。这样，频率越高，加热效果越浅。

电极之间的皮肤折叠，例如，通过施加负压（以真空的形式）可以均匀加热体积大的组织，该组织体积可以达到几立方厘米。此技术用于处理人体

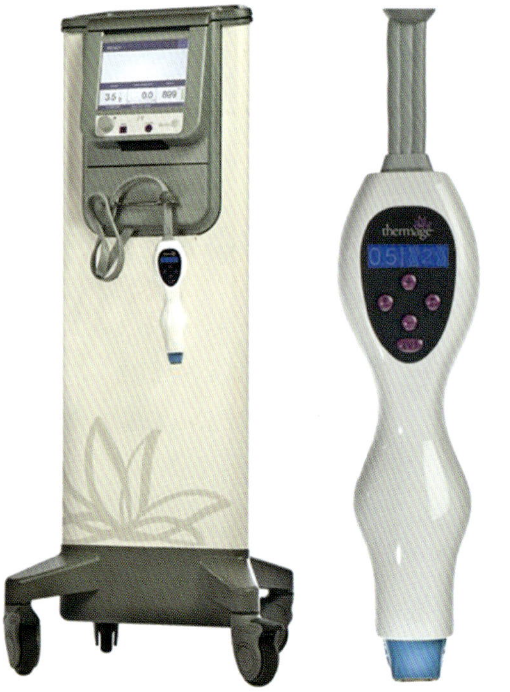

图 1-1-44 用于皮肤紧致的单极射频设备，Thermage ThermaCool, Solta Medical

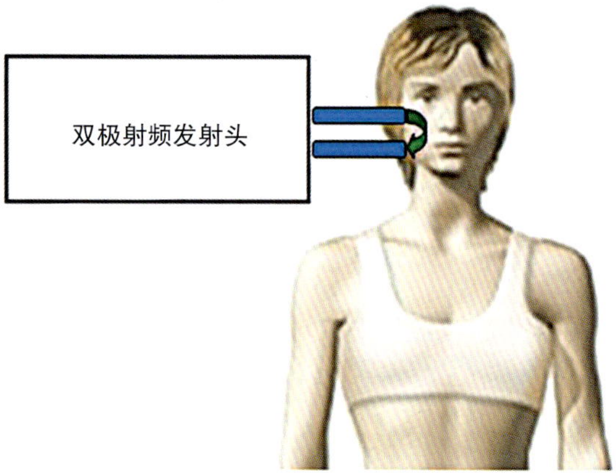

图 1-1-45 双极射频示意图

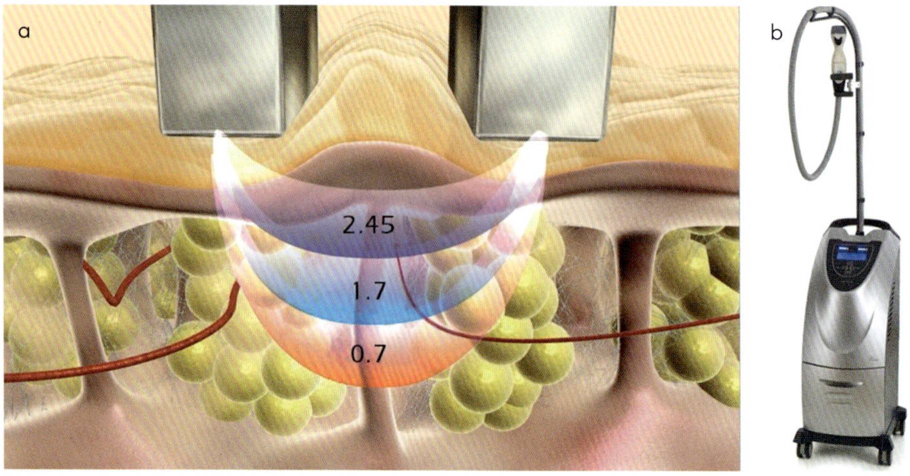

图 1-1-46 （a）通过改变系统的频率为 2.45MHz、1.7MHz 和 0.7MHz，而使热作用产生变化，Reaction™。（b）射频 + 负压吸引，VIORA-Reaction™

轮廓和橘皮组织的设备中，例如 Viora 的 Reaction™（图 1-1-46b）和 VelaShape™，它们使用了 Syneron Candela 开发的光电协同（ELŌS）技术，如下所述。双极射频还可以减少能量损耗，由于电极的接近以及在治疗区域的能量密度降低，因此降低了电极下方皮肤过热和灼伤的风险。该应用具有更好的耐受性，并且减轻了痛苦。正如我们在下面所描述的，它还允许发展点阵双极 RF 技术。

16.3 多极射频

这是一种有趣的双极射频的几何组合方式。在这种情况下，一系列双极性电极以圆形或线性配置使用。射频电流在它们之间流动，在较大的组织体积和可变的穿透深度上产生更均匀的加热效果，如图 1-1-47 所示。由于同时使用了更多的电极（图 1-1-48），它也能迅速达到所需治疗的终点温度。

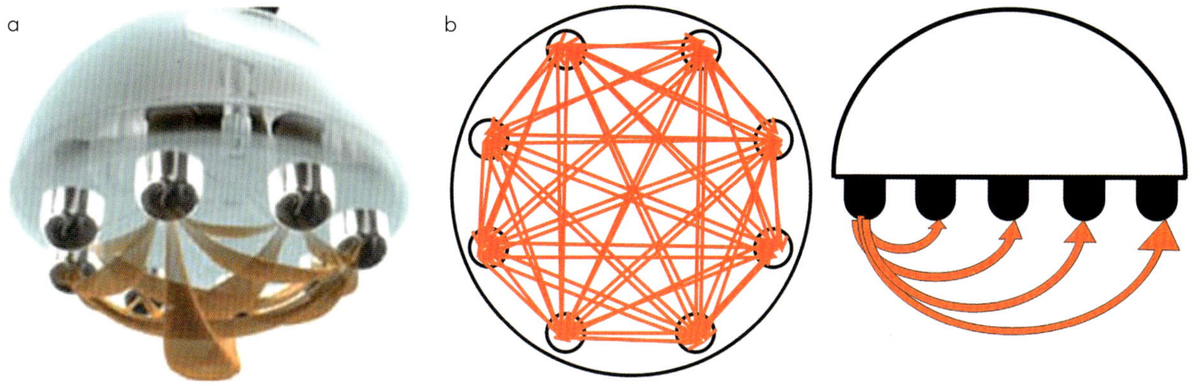

图 1-1-47　多极射频配置的示意图，显示了在不同穿透深度的电极之间的射频电流

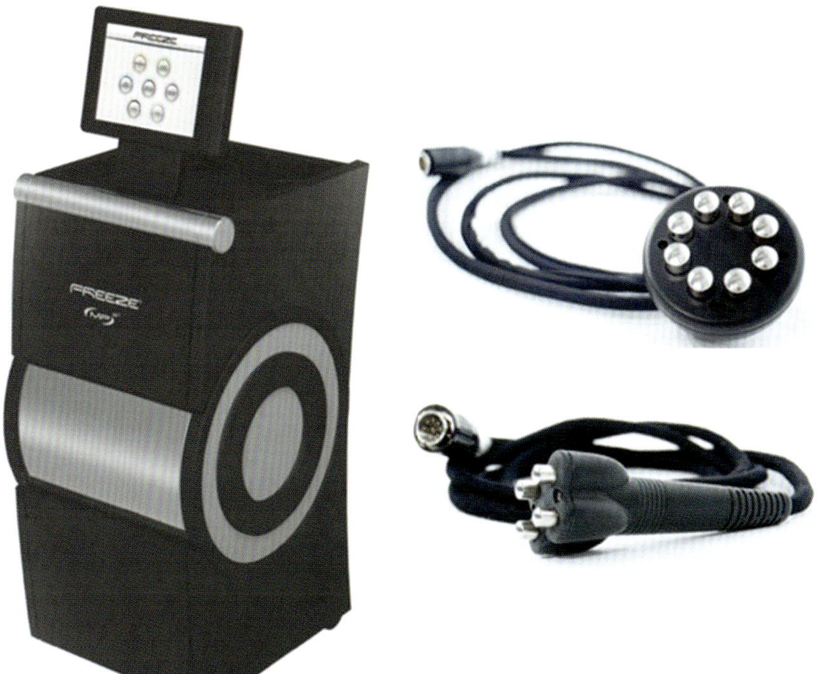

图 1-1-48　维斯多极射频及治疗头

16.4 准单极射频（Unipolar）

这种射频配置使用单个电极，该电极在某种程度上可以用作皮肤中电磁能量耦合的天线。它不同于单极 RF，后者使用一个有源电极和一个返回电极，在这种情况下，RF 电流流入皮肤（图 1–1–49）。人体内的电磁场耦合组织产生热量。射频加热效果取决于设备的工作频率。加热含水生物组织的机制有两种：通过移动带电粒子（电子）产生的离子电流和旋转水分子的偶极子。这两种相互作用形式导致生物组织的加热并因此升高温度。到目前为止，我们介绍的射频配置（单极，双极 / 多极）使用较低的频率（1~3MHz）。在这些情况下，射频作用的主要机制是离子电流撞击皮肤分子，进而振动产生热量。在大约 10MHz 及以上的频率下，水分子的旋转开始变得明显，并且在 30~40MHz 的频率下，这种机制是组织发热的主要原因。

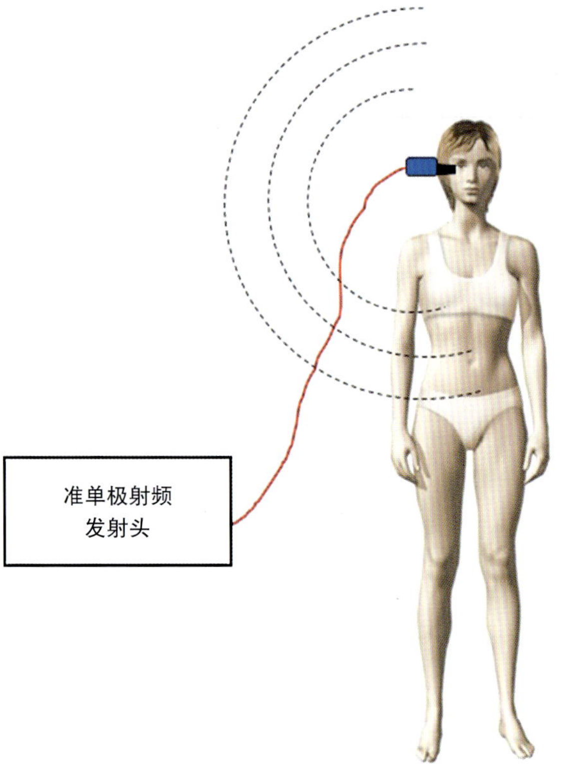

图 1–1–49　准单极射频发射头的示意图

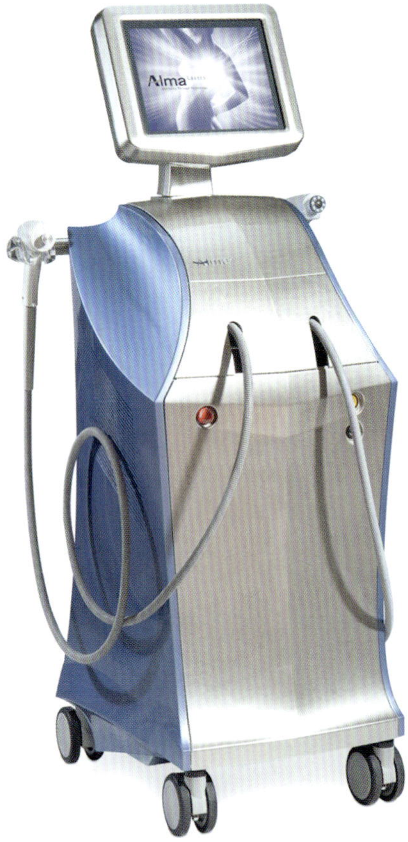

图 1–1–50　Alma Laser 的 Accent Ultra™ 平台，40MHz 准单极射频

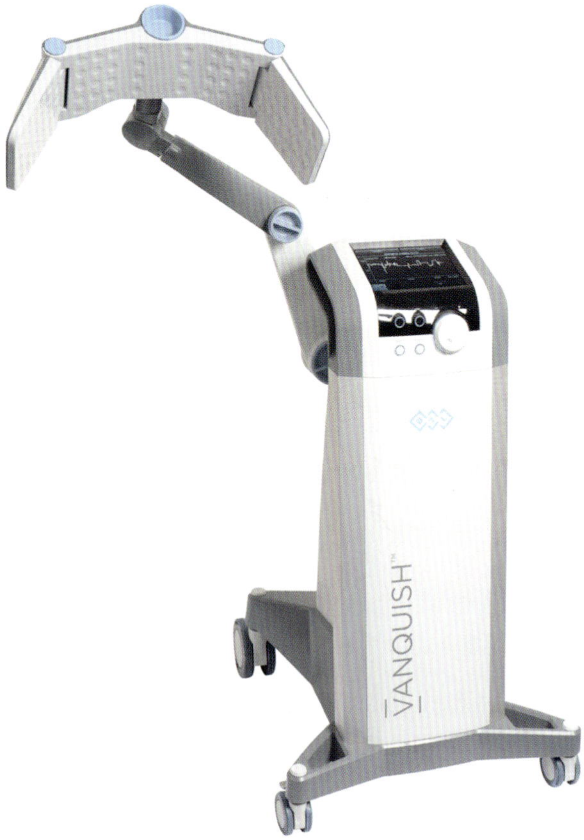

图 1–1–51　BTL Aesthetics 的 VANQUISH™ 使用 27 MHz 的频率、低功率和较长的暴露时间来减少脂肪和进行身体塑形

准单极设备使用高频射频，为 20~40MHz，因此电磁场会产生分子旋转，从而引起组织发热。这种情况下的穿透深度取决于电极的工作频率、几何形状和配置、输入功率以及治疗的时间和方式（包括：固定式的，在治疗区域上方放置带有电极的面板；移动式的，在皮肤上移动电极）。

在离子电流加热的情况下，准单极射频中能量的穿透深度也随着功率的增加而降低。因此，通过以不同的频率进行操作，可以将关键的能量集中在特定的皮肤层中。例如，通过以 40MHz 等高频率工作，能量主要集中在皮肤表层区域，主要作用是紧肤（图 1–1–50）。较低的频率（例如 27MHz）会将能量存储在更深的层中，有助于塑造轮廓和消除脂肪（图 1–1–51）。

需要注意的是，治疗效果（紧肤、胶原蛋白重塑和减脂）不仅取决于温度这一重要变量，同时也取决于施加该温度的时间或 RF 脉冲持续时间的函数。暴露于 70~90℃的温度中数毫秒就会导致组织凝结，施加较低的温度（例如 42℃的温度）数十分钟同样也会对敏感细胞造成不可逆转的损害，例如，脂肪细胞对温度变化特别敏感。通过使用正确的电极几何形状、较低的输入功率（以免使皮肤表面过热）和较长的施加时间（几分钟），可能会导致脂肪细胞在人体塑形过程中发生凋亡。

$$D = At\exp[-\triangle E/RT]$$

损伤程度（D）与暴露时间、脉冲时间（t）和组织温度（T）的指数函数呈线性关系。

16.5 点阵射频

双极点阵射频（FRF）的研发结合了射频原理与点阵激光技术，在皮肤治疗中使用非常普及。该程序是通过在皮肤上形成多个小区（MTZ）的加热或剥脱，剥脱范围大小为 100~400μm，从而改善皮肤质量，减少皱纹，治疗痤疮瘢痕和妊娠纹。

射频有可能从点阵激光的 MTZ 形状的相互作用中提供不同的能量和热量的分布模式。与点阵激光相比，热效应仅限于剥脱点位（剥脱治疗）或热凝结的圆柱体（非剥脱治疗）周围，RF 能量透过整个真皮，增加了加热体积，从而产生更有效的紧肤效果。点阵射频技术主要有两种：

（1）从皮肤表面施加射频能量的双极微电极矩阵。

（2）微针网格，可在真皮内传递射频能量。

表面电极提供了更表面的效果，可改善纹理和线条，治疗妊娠纹并抚平痤疮瘢痕。如图 1–1–52 所示，在双极 RF 上施加有源微电极矩阵。

如上所述，普通的双极型装置使用大面积的电极并且具有低功率密度，电流和随后的加热效果限于电极之间的组织。在 FRF 中，有效电极被转换为一系列微电极，通过增加能量密度，在电极附近产生了剥脱效果，并且当能量流向较大的返回电极时，热能会扩散，从而降低了热效应，仅产生皮肤凝结的效果，同时收紧皮肤（图 1–1–53）。这就像是喷水嘴喷水，如果我们接近喷嘴，喷出的水被压缩，我们可能就会被喷得很湿。而当我们远离喷嘴，水就会扩散，只有几滴可以洒到我们身上。

Syneron Candela 开发了有趣的双极点阵 RF 变体，即 Matrix RF 和 eMatrix™ 器件中使用的“剥脱 RF”，是将热能传递到皮肤的真皮层而对表皮的损害最小。通过控制 RF 电流能量和输送脉冲，可以实现减少表皮缺损并促进深层真皮的有效重塑。由于对表皮的影响极小，因此恢复时间较短，并且还减少了感染和色素沉着的发生风险（图 1–1–54）。

RF 微针方法基于在皮肤深处引入一组精细的有涂层的带电微针电极，然后激活该针电极以传递能量，从而产生强烈的皮肤重塑效果。由于能量直接传达到真皮深层，因此表皮没有任何不良作用，副作用较少和恢复时间极短。与表面点阵射频应用相比，微针可以在真皮深层产生更高的温度，从而使胶原蛋白收缩更强，改善深层皱纹。可通过调整微针的大小来控制射频能量的穿透深度，并且效果范围仅限于电极之间的皮肤（图 1–1–55）。

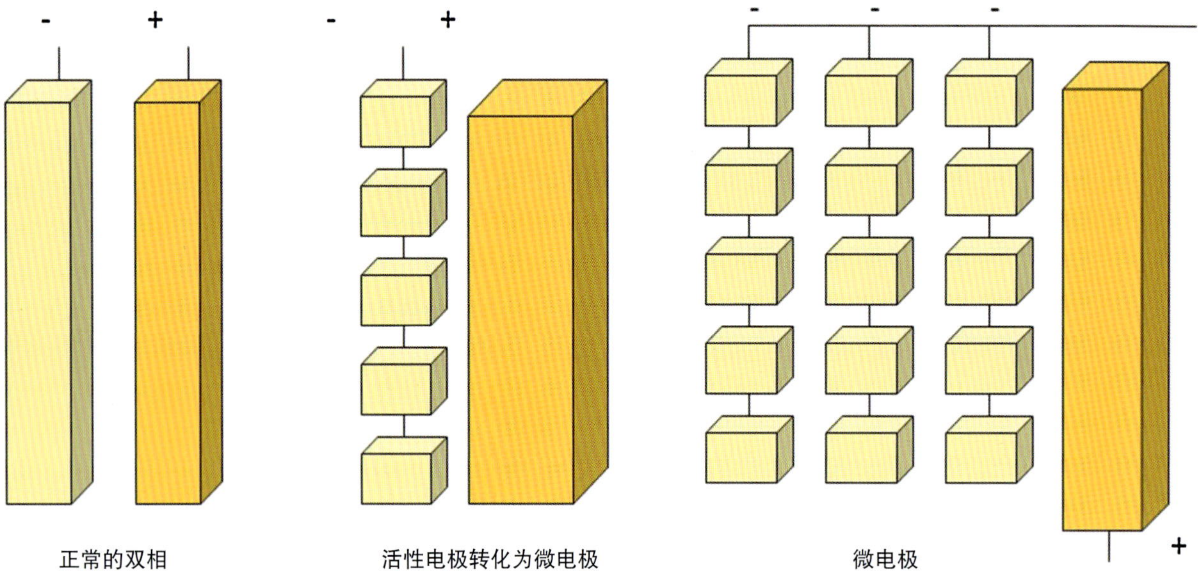

图 1–1–52　点阵射频设备的示意图

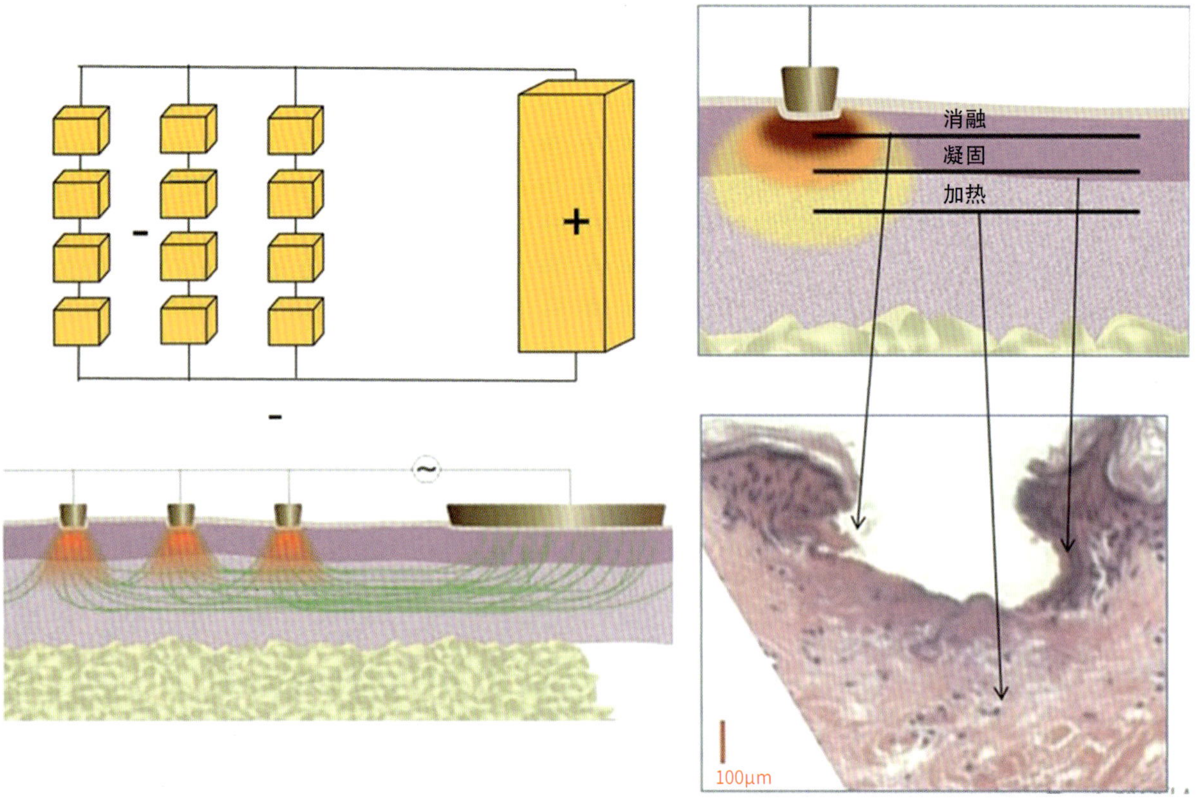

图 1–1–53　点阵射频对组织的影响示意图

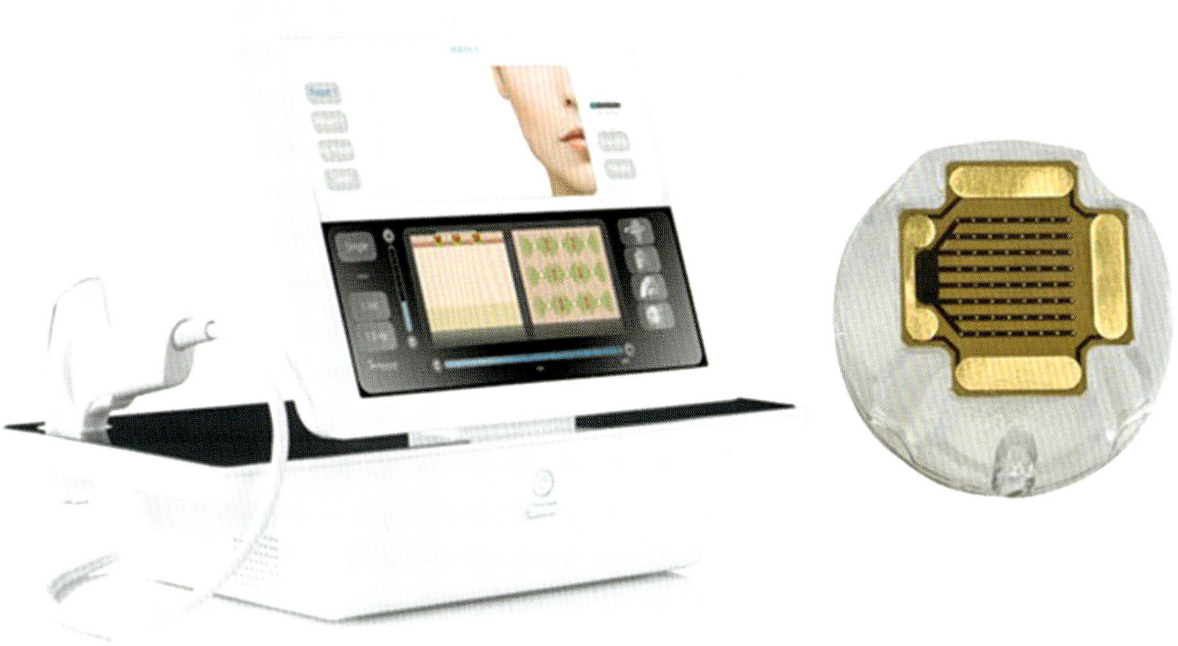

图 1-1-54 Syneron Candela 的 eMatrix™ 和 Sublative™ 接头

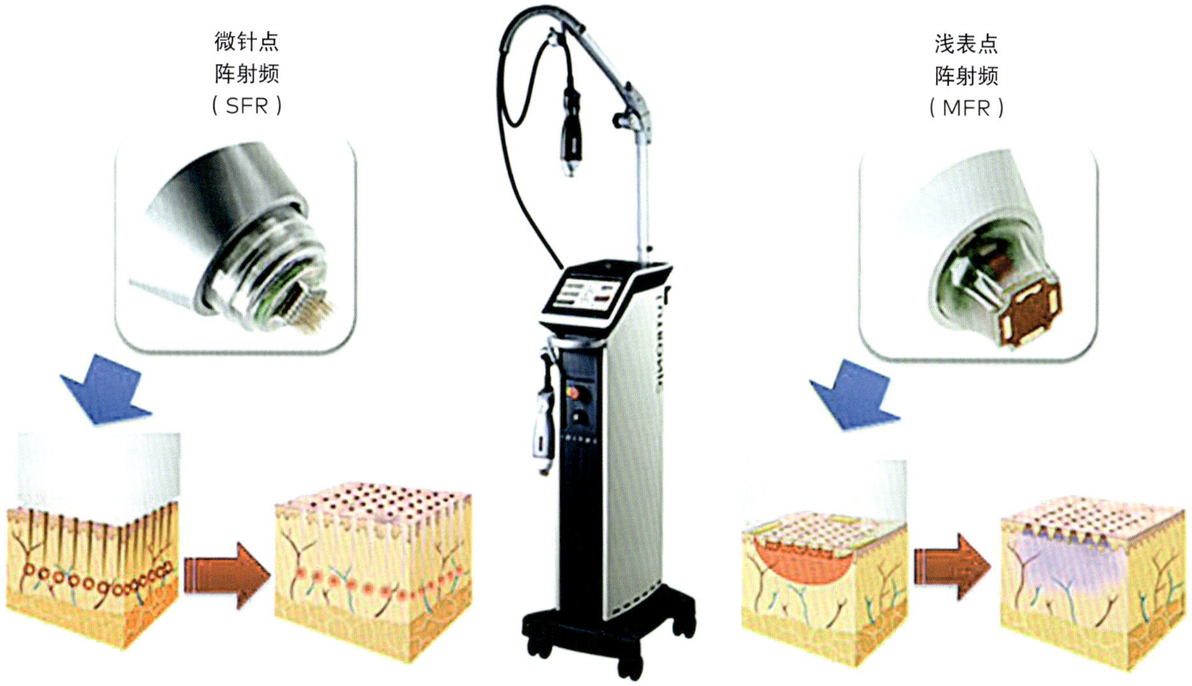

图 1-1-55 INFINI 射频微针，源自 Lutronics Inc.，可见微针点阵射频和浅表点阵射频

图 1-1-56 皮肤不同成分导电率随射频运行频率变化而变化

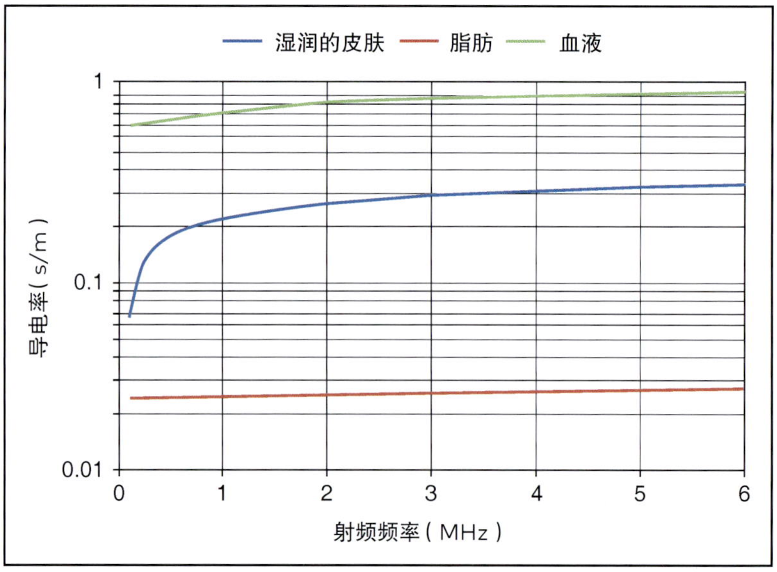

浅表点阵治疗（Sublative™）（改善表皮和真皮浅层的胶原重塑）与微针射频产生的真皮深层胶原重塑相结合，具有全层皮肤改善能力，同时具有最轻的不良反应和最短的恢复时间的优势。

人们常说，点阵射频具有“色盲”特性而对所有皮肤类型都是安全的。但是，应该注意的是，与皮肤的相互作用不取决于黑色素或其他靶色基，颜色较深的皮肤类型和晒黑的皮肤仍易产生炎症后色素沉着（PIH）。FRF 会对皮肤产生加热和诱发损伤修复过程，因此，谨慎对待这些高风险皮肤类型是明智的。

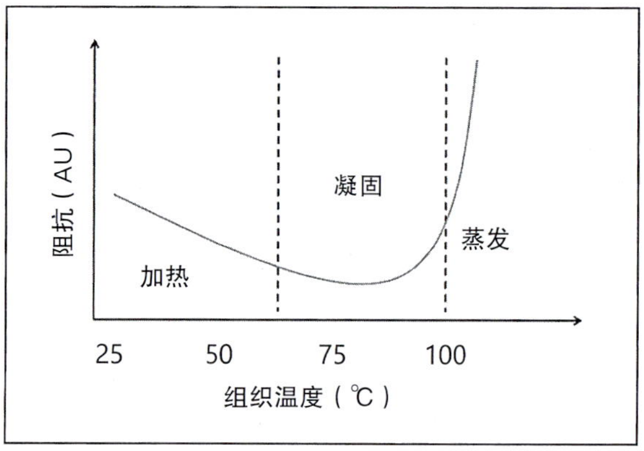

图 1-1-57 随着温度变化的不同组织的变化

皮肤的导电性或电阻（阻抗）是影响射频电流作用的另一个重要特征。射频电流的作用方式就像水一样，它会向阻力小的地方传导。例如，金属是电的良导体（低阻抗 / 电阻），低能量的电流也很容易流过，而且几乎没有散热。与之相反的极端，塑料不导电（高阻抗）。我们皮肤的导电性介于金属和塑料之间，某些特性会改变皮肤的阻抗。年轻的皮肤具有良好的血运和保湿性，是良好的导电体（更像是金属），而老化、干燥且血运较差的皮肤则表现得更像是塑料。在这种情况下，需要更高的能量才能使电流流动，并且存在散热问题。

图 1-1-56 的曲线图显示了皮肤某些成分的导电率随着 RF 工作频率的变化而变化的情况。从中可以看到，血液比湿润的皮肤导电性更好，脂肪细胞是不良的导电体。

温度也会改变皮肤的导电率或阻抗。如图 1-1-57 所示，RF 电流的流向更倾向于高温或加热的组织。

因此，我们可以通过改变组织的温度“引导”RF 电流。换句话说，我们可以迫使电流流动或集中于特定的部分或皮肤的不同层次中。例如，通过在皮肤表面使用冷却触点，RF 电流会更深地流入真皮。它还可以产生一定的选择性，因为 RF 电流将优先集中或流向温度较高的皮肤层或组织。此技术是 Syneron Candela 开发的光电协同（ELŌS）系统的基础，我们将在下文中介绍（图 1-1-58）。

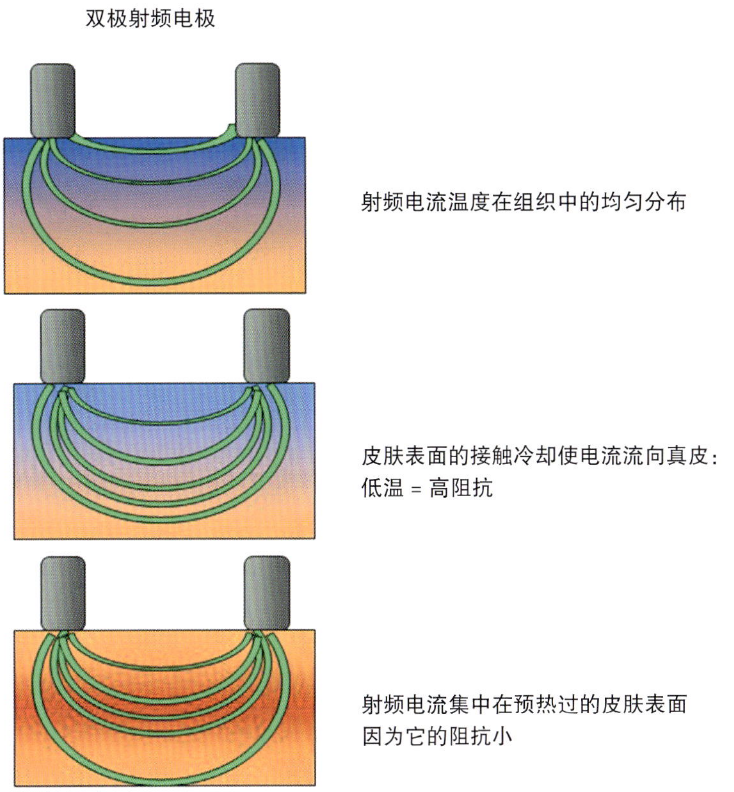

双极射频电极
射频电流温度在组织中的均匀分布
皮肤表面的接触冷却使电流流向真皮：
低温 = 高阻抗
射频电流集中在预热过的皮肤表面
因为它的阻抗小

图 1-1-58 冷却头对双极射频电流的影响

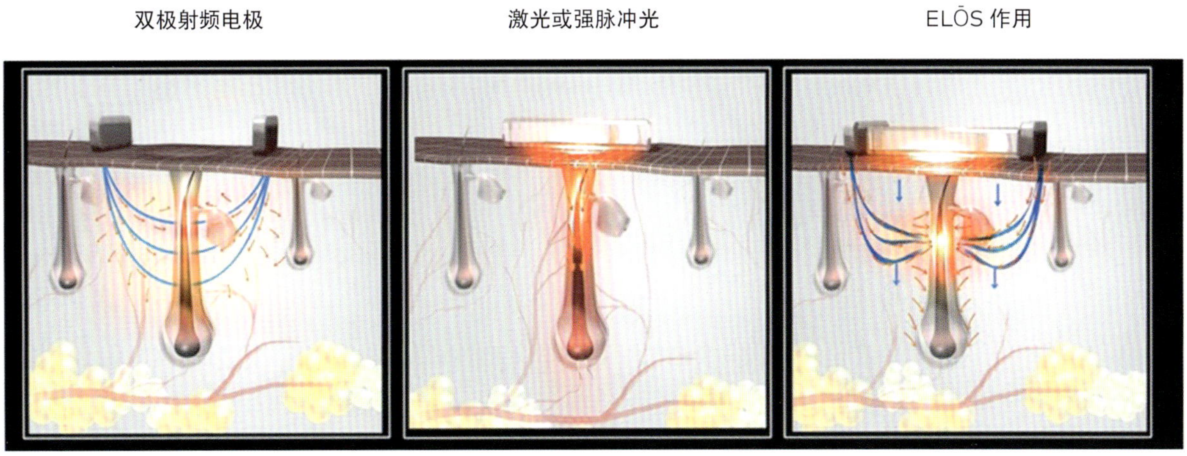

图 1-1-59 ELŌS 作用，赛诺龙的双极射频 + 去除毛发的光设备

17 混合光电系统

为了克服激光或强脉冲光的局限性并扩大其安全性和功效，业内已经采用新的技术将光和其他形式的能量整合起来，出现了所谓的混合能量系统。这种多元化治疗系统取得巨大成功的一个例子是光电协同（ELŌS）效应，即光与射频的技术协同作用。该技术的研发者是以色列 Syneron Candela 的 Shimon Eckhouse 博士。

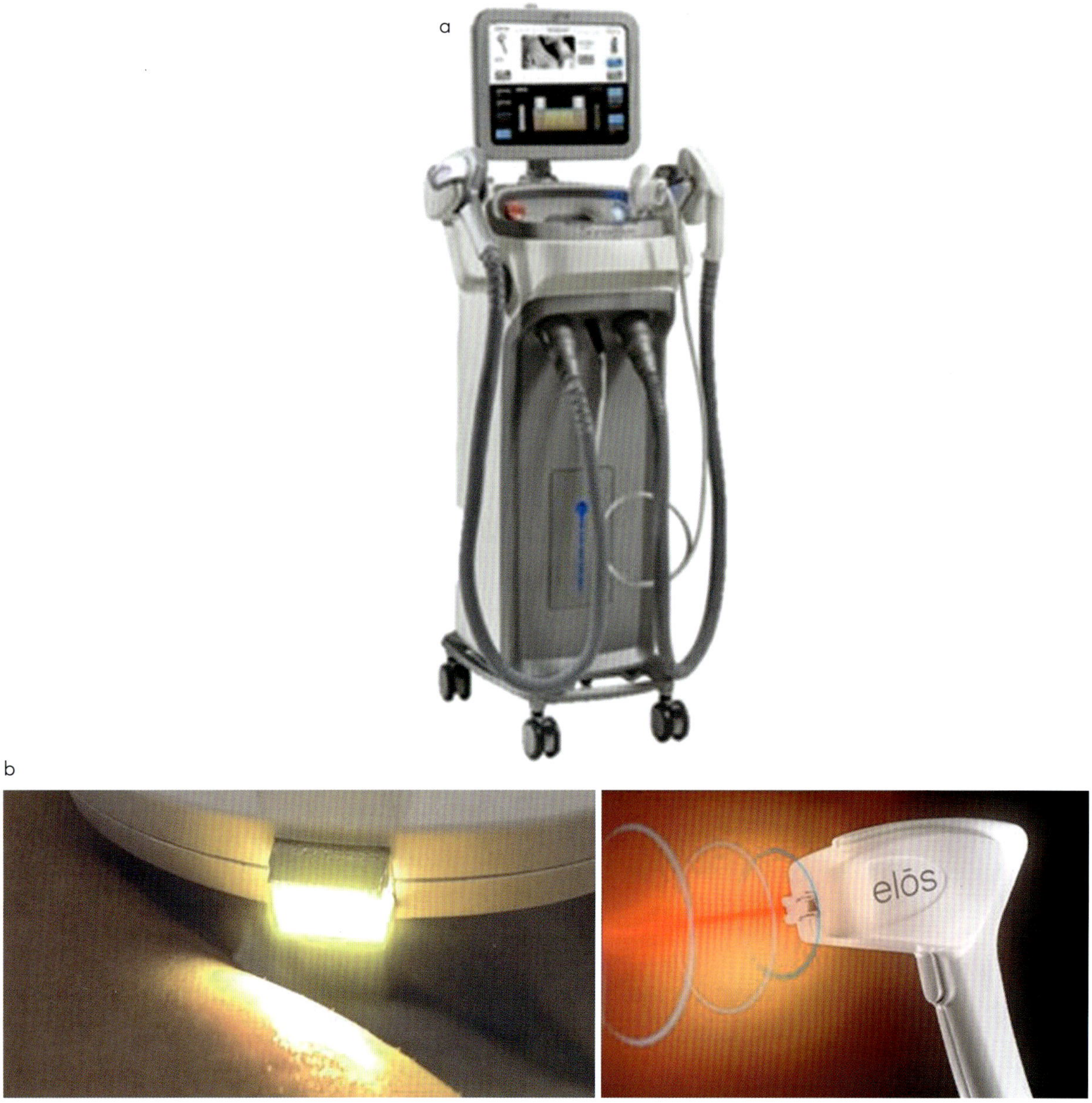

图 1-1-60 （a）ELŌS 系统，Syneron Candela 多种平台，具有多种手具，包括：激光、强脉冲光，红外线，双极射频和点阵射频。（b）ELŌS 手具，同时具有双极射频和强脉冲光

如图 1-1-59 所示，ELŌS 技术采用了带有水冷尖端的双极 RF 以及激光或 IPL 脉冲。

遵循选择性光热解的原理，光加热靶色基，保留周围组织。凉爽的尖端可保护皮肤表面，并将射频“推”至更深的层次。射频将集中在加热的组织中，因为它具有更好的导电性，这将导致靶色基过热，从而达到预期的治疗效果。

图 1-1-59 说明了在脱毛治疗中的这种协同效应，在色素和血管病变、皮肤年轻化和皮肤紧致的治疗中也有同样的效果（其中 700~2000nm 范围内的红外光源与双极射频一起使用）（图 1-1-60）。

ELŌS 的主要优点是降低了治疗所需的光学通量，从而最大限度地减少了患者在治疗中的不适感，并提高了对深色皮肤类型治疗的安全性。由于射频的作用，在治疗色素性问题的同时，还可以获得皮肤紧致等效果。该技术的其他应用包括周边收缩、脂肪团处理和皮肤紧致。在这种情况下，双极射频与红外光源相配合，该红外光源发出的光波段为 700~2000 nm，或者是大功率 LED（870nm），实现消脂和紧致皮肤的治疗效果。射频电极产生一个圆柱体的旋涡，形成的吸力使皮肤产生褶皱，这增加了 RF 和强脉冲光的渗透（图 1-1-61）。

射频治疗的目标是提高皮肤皮下组织的温度（高达 43℃），从而加速脂肪细胞的新陈代谢，减小维度。在更高温度（45℃）下暴露更长的时间，因为脂肪细胞比皮肤细胞更敏感，因此会出现细胞凋亡，从而减少局部脂肪。同时，由于热量会使弹性纤维拉伸和胶原蛋白重塑，产生皮肤紧致的效果，从而改善了整体皮肤质量。

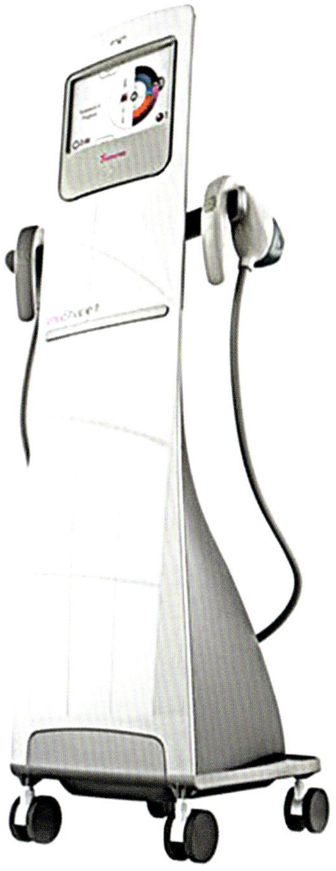

图 1-1-61 用于消脂和紧致皮肤的 ELŌS 系统：VelaShape Ⅲ，Syneron Candela

18 总结

激光和强脉冲光系统是具有重要属性的纯光源，可让我们准确而有选择地治疗不同类型的靶组织，从而最大限度保护周围的健康组织。激光和强脉冲光系统与射频的协同作用说明了该设备仍然安全、高效。随着点阵模式的应用，皮肤治疗趋向于更温和、更有效的新方向。

在许多应用中，光治疗似乎是唯一有效的解决方案，例如对于面部平坦的血管病变或鲜红斑痣。在治疗色素病变、去除文身时，不需要脱毛它就能带来快速且持久的效果。它也可用于紧肤、消脂治疗、环周减脂和局部减脂。在皮肤病学的许多应用中，光是对现有技术的重要补充，在整形外科中用于除皱也是如此。通过剥脱术或非剥脱点阵激光还可以改善无法通过手术治疗的身体部位，如颈部、胸部、手部和手臂。

未来人们必将研制出更高效、更轻便的设备，各种设备的应用也将更加广泛。制造商开发能够在细胞水平发挥作用的激光，刺激酶的产生，从而防止皮肤老化和皮肤癌。以皮下脂肪为靶色基的系统可以为环周减少、脂肪团治疗和改善皮肤质量开辟新的应用前景。诊断医学也将从这一发展中受益。

我们对光与组织相互作用的研究越多，就越了解如何理解这些关键相互作用的多样性和复杂性。这一成果必将为今后几年的大量应用打开“大门”。

我们只需要“调节”光的能量！

本章作者 Álvaro Boechat，理学硕士，博士，毕业于巴西圣保罗圣何塞多斯坎波斯航空技术学院（ITA），电子工程师，拥有苏格兰爱丁堡赫里奥瓦特大学（University of Heriot Watt）光电和激光设备硕士学位（理学硕士）和激光工程博士学位。他在以色列特拉维夫的激光工业专业学习医学激光课程，目前是一名光医学顾问。

19 重要信息

（1）我们每天所遇到的可见光只是被称为“电磁辐射”的更广泛的物理现象的一个方面。我们看到的每种激光或每种颜色的光之间的差异是因其波长或频率不同。

（2）所有的激光设备都由谐振器/振荡器以及有效介质组成，该介质产生光，从而确定波长；激发源（也称为泵浦）将能量输送到活性介质产生光子；激光束从源头传送给系统操作员和手具，手具中有聚焦镜头或扫描系统。

（3）确定哪种激光或 IPL 最适合特定应用的最佳方法是使用选择性光热解的原理：仅被靶组织吸收的波长、将热量限制在靶色基上的脉冲持续时间，产生足够的能量达到所需治疗效果。

（4）射频对皮肤的影响并不依赖于靶色基的吸收，对各型皮肤都安全。

（5）射频对皮肤的影响效果，与时间呈线性函数关系，与温度呈指数函数关系。处理温度的微小变化就成倍地改变对组织的治疗效果；另一方面，要达到相同的效果，则需要将治疗时间增加几分钟或几小时。

20 参考文献

[1] Alster TS. Manual of cutaneous laser techniques. Philadelphia: Lippincott-Raven; 1997.

[2] Alster TS, Apfelberg DB. Cosmetic laser surgery – a practitioner's guide. 2nd ed. New York: Wiley-Liss; 1999.

[3] Alster TS, Tanzi EL. Cellulite treatment using a novel combination radiofrequency, infrared light, and mechanical tissue manipulation device. J Cosmet Laser Ther. 2005;7 :81–85.

[4] Alster TS, Nanni CA, Williams CM. Comparison of four carbon dioxide resurfacing lasers a clinical and histopathologic evaluation. Dermatol Surg. 1999 ;25 (3):153–159 .

[5] Anderson R, Parrish J. The optics of human skin. J Invest Dermatol. 1981;77 :13.

[6] Anderson R, Parrish J. Selective photothermolysis: pricise microsurgery by selective absorption of pulsed radiation. Science. 1983;220:524.

[7] Antonio CR, Oliveira GB, Coura MGG, Trídico LA, Pereira LR, D'Ávila SCGP. The use of 1,340nm Nd: YAP laser to treat hidradenitis. Surg Cosmet Dermatol. 2015;7 (1):46 – 49.

[8] Arndt KA, Dover JS, Olbricht SM. Lasers in cutaneous and aesthetic surgery. Philadelphia: Lippincott-Raven; 1997 .

[9] Boechat AAP. Fotomedicina: Princípios, Efeitos e Aplicações. In: Osório N, Torezan L, editors. Laser em Dermatologia: conceitos básicos e aplicações., Chapter 1. 2nd ed. São Paulo: Rocca; 2009.

[10] Boechat AAP, Su D, Hall DR, Jones JDC. Bend loss in large core multimode optical fiber beam delivery system. Appl Opt. 1991;30:321–327 .

[11] Boechat AAP, Su D, Jones JDC. Dependence of the output near-field profile on launching conditions in graded index optical fibers used in delivery systems for Nd: YAG Lasers. Appl Opt 1993;4:72–75.

[12] Brightman L, Goldman MP, Taub AF. Sublative rejuvenation: experience with a new fractional radiofrequency system for skin rejuvenation and repair. J Drug Dermatol. 2009 ;8(11):s9 –13.

[13] Chan HH, King WW, Chan ES, Mok CO, Ho WS, Van Krevel C, Lau WY. In vivo trial comparing patient's tolerance of Q-switched alexandrite (QS Alex) and Q-switched neodymium:yttrium-aluminum-garnet (QS Nd:YAG) lasers in the treatment of nevus of Ota. Lasers Surg Med. 1999;24(1):24–28.

[14] Chang CJ, Nelson JS, Achauer BN. Q-Switched ruby laser treatment of oculodermal melanosis (nevus of Ota). Plast Reconst Surg. 1996; 98(5):784–790.

[15] Chernoff GW, Schoenrock RD, Cramer H, Wand J. Cutaneous laser resurfacing. Int J Facial Restor Surg. 1995;3(1):57 –68.

[16] Doshi SN, Alster TS. Combination radio frequency and diode laser for treatment of facial rhytides and skin laxity. J Cosmet Laser Ther. 2005;7 :11–15.

[17] Finkel B, Eliezri YD, Waldman A, Slatkine M. Pulsed alexandrite laser technology for noninvasive hair removal. J Clin Laser Med Surg. 1997; 15(5):225–229 .

[18] Fleming D. Controversies in skin resurfacing: the role of erbium. J Cutan Laser Ther. 1999 ;1:15–21.

[19] Geronemus RG. Fractional photothermolysis: current and future applications. Lasers Surg Med. 2006 ;38:169 –176.

[20] Goldberg DJ. Non-ablative subsurface remodeling: clinical and histologic evaluation of a 1320nm Nd:YAG laser. J Cutan Laser Ther. 1999; 1(3):153–157.

[21] Goldberg DJ. Smothbeam™, non-ablative dermal remodeling with 1450 nm diode laser in combination with DCD™. Candela Corporation Clin Appl Notes. 2000a;1(1):123–127.

[22] Goldberg DJ. Full-face nonablative dermal remodeling with a 1320 nm Nd:YAG laser. Dermatol Surg. 2000b;26 (10):915–918.

[23] Goldberg DJ, Whitworth J. Laser skin resurfacing with the Q-switched Nd:YAG laser. Dermatol Surg. 1997 ;23 (10):903–906.

[24] Goldman L. Laser treatment of tattoos. J Am Med Assoc. 1967 ;201:163.

[25] Goldman MP, Fitzpatrick RE. Cutaneous laser surgery – the art and science of selective phototermolysis. Boston: Mosby; 1994.

[26] Guttman C. Excimer laser system can safely target psoriatic plaques. Dermatol Times. 2000.

[27] Jeong SY, Chang SE, Park HN, et al. New melasma treatment by collimated low fluence Q-switched Nd:YAG laser. Korean J Dermatol. 2008; 46:1163–1170.

[28] Kaminsky Jedwab SK. Laser e outras tecnologias na dermatologia. São Paulo: Editora Santos; 2010.

[29] Khan MH, Sink RK, Manstein D, Eimerl D, Anderson RR. Intradermally focused infrared laser pulses: thermal effects at defined tissue depths. Lasers Surg Med. 2005;36 :270–280.

[30] Klavuhn KG. Epidermal protection: a comparative analysis of sapphire contact and cryogen spray cooling. Laser Hair Removal Tech Note. 2000;1:1–7.

[31] Kulick MI. Lasers in aesthetic surgery. New York: Springer; 1998.

[32] Lapidoth M, Halachmi S, editor. Radiofrequency in cosmetic dermatology. Basel: Karger; 2015. Aesthetic dermatology, vol. 2, David J. Goldberg, editor.

[33] Lapidoth M, Yaniv E, Ben-Amital D, Raveh E, Kalish E, Waner M, David M. Treatment of facial venous malformations with combined radiofrequency current and 9 00nm diode laser. J Dermatol Surg. 2005;31:1308–1312.

[34] Lask G. Laser resurfacing in pigmented skin. J Dermatol. December 1995.

[35] Laubach HJ, Tannous Z, Anderson RR, Manstein D. Skin responses to fractional photothermolysis. Lasers Surg Med. 2005;36 :1–8.

[36] Lopes LA. Análise in Vitro da Proliferação Celular de Fibrblastos de Gengiva Humana Tratados com Laser de Baixa Potência, Tese de Mestrado do Curso de Pós- Graduação em Engenharia Biomédica, Universidade Vale do Paraíba. 1999.

[37] Lou WW, Quintana AT, Geronemus RG, Grossman MC. Prospective study of hair reduction by diode laser (800nm) with long-term follow-up. Dermatol Surg. 2000;26 :428–432.

[38] Manstein D, Herron GS, Sink RK, Tanner H, Anderson RR. Fractional photothermolysis: a new concept for cutaneous remodeling using microscopic patterns of thermal injuries. Lasers Surg Med. 2004;34:426 – 438.

[39] Mcmillan K, et al. A 585nm pulsed dye laser treatment of laryngeal papillomas: preliminary report. Laryngoscope. 1998;108:968.

[40] Milanic M, Majaron B. Energy deposition profile in human skin upon irradiation with a 1,342 nm Nd:YAP laser. Laser Surg Med. 2013;45(1):8–14.

[41] Mordon S, Capon A, Creusy C, Fleurisse L, Buys B, Faucheux M, Servell P. In vivo experimental evaluation of non-ablative skin romodeling using an Er:Glass laser with contact cooling. Lasers Surg Med. 2000;27 (1):1–9.

[42] Muccini JA, O'Donnell FE, Fuller T, Reinisch L. Laser treatment of solar elastosis with epithelial preservation. Lasers Surg Med. 1998;23(3):121–127.

[43] Mun JY, Jeong SY, Kim JH, Han SS, Kim IH. A low fluence Q-switched Nd:YAG laser modifies the 3D structure of melanocyte and ultrastructure of melanosome by subcellular-selective photothermolysis. J Electron Microsc. 2010;0(0): 1–8.

[44] Munavalli GS, Weiss RA, Halder RM. Photoaging and nonablative photorejuvenation in ethnic skin. Dermatol Surg. 2005;31:1250–1261.

[45] Ogata H. Evaluation of the effect of Q-switched ruby and Q-switchedNd-YAGlaser irradiation onmelanosomes in dermal melanocytosis. Keio J Med. 1997 ;46 (4):188–195.

[46] Ono I, Tateshita T. Efficacy of the ruby laser in the treatment of Ota's nevus previously treated using other therapeutic modalities. Plast Reconst Surg. 1998;102(7):2352–2357.

[47] Pitanguy I, Machado BH, Carneiro Jr LVF. Peeling a laser de dióxido de carbono. Rev Bras Cir. 1996 ;86 (6):313–325.

[48] Raulin C, Karsai S. Tecnologias Laser e LIP em Dermatologia e Medicina Estética. Rio de Janeiro: Di Livros; 2011.

[49] Raulin C, Schonermark MP, Greve B, Werner S. Q-Switched ruby laser treatment of tattoos and benign pigmented skin lesions: a critical review. Ann Plast Surg. 1998;41(5):555–565.

[50] Reichert D. Evaluation of the long-pulse dye laser for the treatment of leg telangectasias. Am Soc Dermatol Surg. 1998;24:737.

[51] Reid R, Muller S. Tattoo removal by laser. Med J Aust. 1978;1:389.

[52] Reid WH, McLeod PJ, Ritchie A, Ferguson-Pell M. Q-Switched ruby laser treatment of black tattoos. Br J Plast Surg. 1983;36: 455.

[53] Reid WH, Miller ID, Murphy MJ, Paul JP, Evans JH. Q-Switched ruby laser treatment of tattoos; a 9 -year experience. Br J Plast Surg. 1990;43:663–669.

[54] Reyes BA, Geronemus RG. Treatment of port wine stains during childhood with the flash-lamp pumped dye laser. J Am Acad Dermatol. 1990;23:1142–1148.

[55] Rongsaard N, Rummaneethorn P. Comparison of fractional bipolar radiofrequency device and a fractional erbiumdoped glass 1,550-nm device for the treatment of atrophic acne scar: a randomized split-face clinical study. Dermatol Surg. 2014;40:14–21.

[56] Ross EV, Hardway CA. Sub-surface renewal by treatment with a 1450 nm diode laser in combination with dynamic cooling. Candela Corp Clin Appl Notes. 2000;1(2):1–4.

[57] Sadick NS, Trelles M. A clinical, histological, and computer-based assessment of the polaris LV, combination diode, and radiofrequency system, for leg vein treatment. Lasers Surg Med. 2005;36: 98–104.

[58] Sadick NS, Alexiades-Armenakas M, Bitter P, Mulholland RS. Enhanced full-face skin rejuvenation using synchronous intense pulsed optical and conducted bipolar radiofrequency energy (elos): introducing selective radiophotothermolysis. J Drugs Dermatol. 2005;4:181–186.

[59] Sardana K, Garg VK, editors. Lasers in dermatological practice. New Delhi: Jaypee Brothers Medical Publishers; 2014.

[60] Shimbashi T, Hyakusoku H, Okinaga M. Treatment of nevus of Ota by Q Switched ruby laser. Aesthetic Plast Surg. 1997 ;21(2):118–121.

[61] Siegman AE. Lasers. London: Oxford University Press; 1986.

[62] Stafford TJ, Lizek R, Boll J, Tian Tan O. Removal of colored tattoos with the Q-switched alexandrite laser. Plast Recont Surg. 1995;95(2):313–320.

[63] Waldorf HA et al. Effect of dynamic cooling on 585nm pulsed dye laser treatment of port-wine stain birthmarks. Am Soc Dermatol.Surg.

1997; 23:657–662.

[64] Wanitphakdeedecha R, Manuskiatti W. Treatment of cellulite with a bipolar radiofrequency, infrared heat, and pulsatile suction device: a pilot study. J Cosmet Dermatol. 2006; 5:284–288.

[65] Weinstein C. Computerized scanning with erbium:YAG laser for skin resurfacing. Dermatol Surg. 1998; 24:83–89.

[66] Wong SS, Goh KS. Successful treatment of traumatic tattoos with the Q-Switched neodymium:YAG laser: a report of two cases. J Dermatol Treat. 1998; 9:193–195.

[67] Wright VC, Fisher JC. Laser surgery in gynecology. Toronto: W. B. Saunders; 1993.

[68] Yang HY, Lee CW, Ro YS, Yu HJ, Kim YT, Kim JH. Q-switched ruby laser in the treatment of nevus of Ota. J Korean Med Sci. 1996; 11(2): 165–170.

[69] Zelickson BD, et al. Clinical and histologic evaluation of psoriatic plaques treated with a flashlamp pulsed dye laser. J Am Ac Dermatol. 1996; 35:64–68.

第 2 章　强脉冲光与光子嫩肤

Sílvia Karina Kaminsky Jedwab and Caio Roberto Shwafaty de Siqueira

摘要

强脉冲光 (IPL) 是一种非激光且用途广泛的光电技术，是皮肤科治疗的重要工具，广泛用于治疗光老化性皮肤疾病，同时还具有脱毛、治疗痤疮及血管病变的作用。IPL 主要通过选择性光热作用消除由慢性日光照射引起的病变，如黑斑、毛细血管扩张、皱纹和皮肤松弛，从而达到嫩肤的作用。本章将讨论关于 IPL 的物理技术、临床适应证、治疗方案及可能出现的并发症。

关键词

强脉冲光（IPL）、光子嫩肤、光老化、毛细血管扩张、皱纹、皮肤松弛

目录

S.K.K. Jedwab (✉)
Escola Paulista de Medicina, Universidade Federal de São Paulo, São Paulo, Brazil

Skinlaser Brasil, São Paulo, Brazil
e-mail: silvia@skinlaser.com.br

C.R. Shwafaty de Siqueira
Faculdade de Medicina de Botucatu, Universidade Estadual Paulista, São Paulo, Brazil
e-mail: caioshwafaty@me.com

M.C.A. Issa, B. Tamura (eds.), Lasers, Lights and Other Technologies, Clinical Approaches and Procedures in Cosmetic Dermatology 3, https://doi.org/10.1007/978-3-319-16799-2_2

1 简介

近年来就诊于皮肤科门诊的患者逐渐增多，不仅有美容方面的问题，也有咨询治疗及预防方案的。因此，使用激光及非激光设备提升皮肤质量的治疗方案也逐年增加。

本章的主要目的是讨论强脉冲光在光子嫩肤术中的应用，这种治疗方案广受患者的欢迎，因为不会导致表皮破损，所以可以最大限度地减少不良反应及停工时间。

2 基础知识

2.1 光老化生物学

皮肤的老化过程可以由多种内因及外因引起（表 1–2–1）。内因主要与真皮成纤维细胞的逐渐衰老有关，导致胶原纤维和透明质酸的产生减少，使得细胞外基质功能下降。外因主要与长期慢性紫外线照射（通常为日光）、污染和吸烟有关。各种内外因素联合作用后可产生活性氧和增强Ⅰ型激活蛋白活性，导致胶原纤维的分解和破碎，从而升高金属蛋白酶的表达，这是胶原纤维被破坏的主要原因。在正常皮肤中，转化生长因子 –β（TGF–β）上调胶原蛋白的生成增加。而在光损伤的皮肤中，TGF–β1 水平下降，导致胶原蛋白的产生减少，这些因素导致真皮基质的Ⅰ型胶原和Ⅲ型胶原水平较低。此外，长期暴露在紫外线下的慢性炎症反应会导致永久性的 DNA 损伤，紫外线对皮肤局部作用可能触发 DNA 产生光化学产物，如角质层中尿苷酸反式到顺式的异构化以及紫外线诱导的膜氧化还原电位的改变。所有这些因素导致紫外线诱导的免疫反应，产生免疫抑制效应、紫外线诱变和致癌作用。DNA 修复途径不能够再有效地检测和修复 DNA 缺陷，导致受损基因的复制和转录。这些机制除了有显著的致癌和诱变作用外，还可以改变表皮细胞的正常半衰期，分别导致基底细胞层及 Malpighian 层的黑色素细胞和角质形成细胞过度（甚至异常）增殖 。

表 1–2–1 皮肤老化的生物学因素

内因	外因
真皮成纤维细胞的衰老	慢性日光暴露
胶原蛋白和透明质酸的产生减少	环境污染
细胞外基质功能低下	吸烟
	产生活性氧和Ⅰ型激活蛋白
	金属蛋白酶的高表达
	胶原纤维脆度增加
	转化生长因子 –β1 水平下降
	慢性炎症反应
	DNA 修复系统缺陷

临床上，所有这些因素均能导致光老化，表现为皮肤松弛、晒黑、皱纹、毛细血管扩张、粗糙和皮肤下垂以及黑色素细胞病变（如雀斑样痣及雀斑）。

2.2 强脉冲光的生物物理学

强脉冲光设备是一种非激光、非剥脱的高强度光源。使用高输出氙闪光泵浦光源产生多色、非相干、非准直宽波长的漫射光，作用光谱为 500~1300nm，该设备可以同时发射绿色光、黄色光、红色光和红外线等波段。

1998 年，强脉冲光被美国食品药品监督管理局 (FDA – USA) 首次批准用于治疗皮肤老化。如今，市场上有超过 300 种不同的强脉冲光设备。最新一代设备的安全性更高，具有用蓝宝石或石英冷却系统来提高表皮安全性的功能，具有防止过热造成表皮损伤的功能。发射的脉冲通常是单脉冲，但根据设备的不同可以发出双脉冲甚至三脉冲，具有平稳传递能量、快速到达波峰及发射方形的脉冲等特点。强脉冲光不能像 Q 开关激光器那样在纳秒内传递能量，但这个系统可以防止表皮的长时间加热，且可以在短时间内通过单脉冲针对主要靶色基进行治疗。脉冲持续时间应等于或低于目标结构的热弛豫时间 (TRT)，以防止对周围组织造成非选择性损伤，但至少要达到 TRT 目标的 50% 以产生细胞死亡。正常皮肤的 TRT 平均为 10ms，直径为 0.1mm 的血管 TRT 为 10ms，较大的血管（直径为 0.3mm）的 TRT 为 100ms。

手柄可以使医生选择不同波长应用于不同病情，滤光片阻挡了治疗不需要的低波长波段并保留了较高波长的波段以进行治疗。市面上常见的滤光片波段规格有 400nm、515nm、540nm、550nm, 560nm、570nm、590nm, 595nm、615nm、650nm、695nm 和 750nm（图 1–2–1)，根据设备不同，能量在 8~100J 之间变化，脉冲时间在 5~100ms 之间变化。正常的皮肤包含的靶色基（即根据其颜色吸收能量并转为热量的物质）有血红蛋白、胡萝卜素、黑色素和水（图 1–2–2)。不同的物质有各自最大和最小的光吸收曲线，脱氧血红蛋白光吸收的波长为 550~560nm，氧合血红蛋白光吸收的波长为 540nm 和 575~580nm，血管病变和黑色素的为 400~755nm 。光损伤的皮肤中含有大量的靶色基，以不同的形式分布 (如局部斑点、扩散或多层次分布)。这些物质具有吸收光子并转化为热量，破坏靶色基并将热量消散到周围区域，通过细胞因子的激活和 TGF–β1 的上调，促进成纤维细胞胶原（Ⅰ型胶原和Ⅲ型胶原）生成的作用。强脉冲光可以同时作用于所有的靶色基上，特别是针对黑色素和血红蛋白。治疗终点反应为黑斑病变变暗、毛细血管扩张较治疗前消退及治疗部位的皮肤表面出现轻微红斑。

治疗血管病变为将血管温度提升到足够高使其凝固，导致其破坏并被纤维肉芽组织取代。氧合血红蛋白 (红色病变)、脱氧血红蛋白 (蓝色病变) 和高铁血红蛋白针对强脉冲光的吸收峰值分别为 418nm、542nm 和 577nm。因此治疗血管病变的最佳的 IPL 滤光片波段为 400~600nm，有些设备可以在手柄中调整

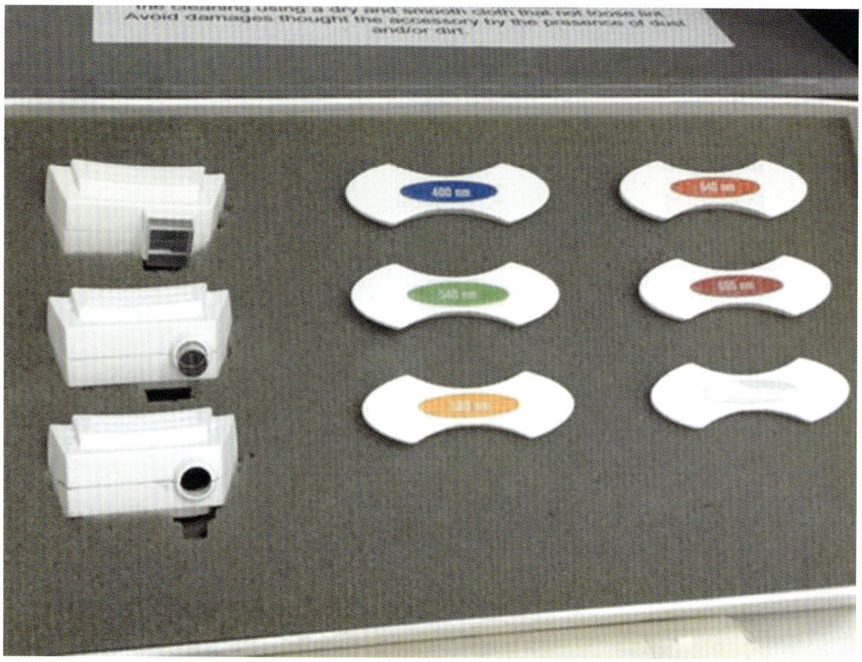

图 1–2–1 左边为特殊的小部件，右边为不同波长的滤光片

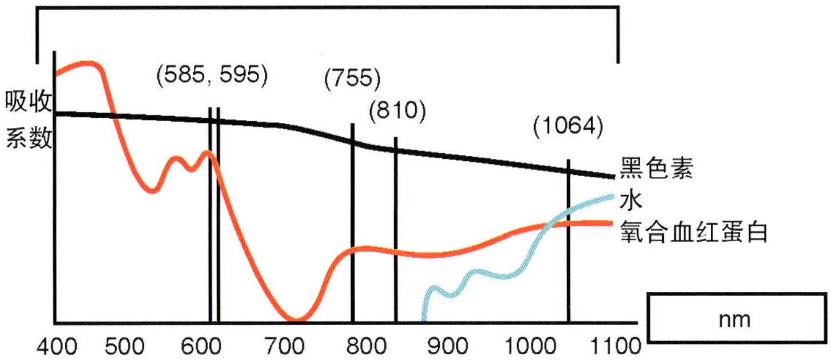

图 1-2-2 皮肤不同靶色基波长的吸收曲线

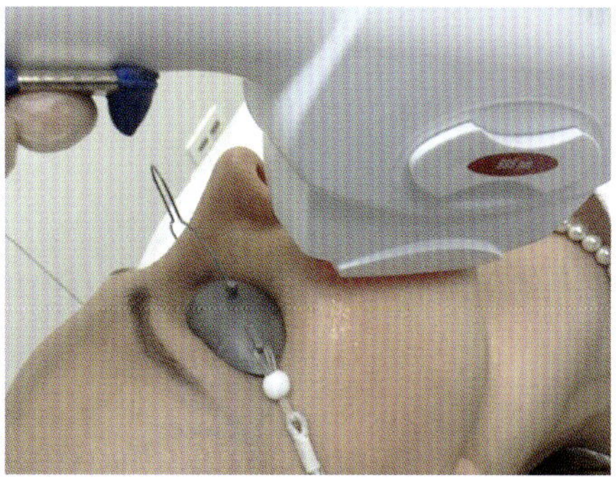

图 1-2-3 患者躺下，在皮肤表面放置一层薄薄的透明凝胶，使用 IPL 695 nm 滤光片和蓝宝石冷却系统进行 IPL 治疗

针对血管的部件以增加能量的传输（图 1-2-1）。

治疗色素性病变以黑色素为靶点，通过热作用提高角质形成细胞的快速分化，使得破坏及未破坏的黑色素小体沿着坏死的角质形成细胞向上转移，在治疗数天后形成结痂并脱落。较低波段的滤光片为治疗黑色素细胞病变的常用滤光片，波段为 400~540nm。

治疗皮肤松弛和皱纹以真皮水分为靶点刺激皮肤成纤维细胞，从而增加细胞外基质蛋白的合成，如Ⅰ型胶原蛋白和Ⅲ型胶原蛋白及弹性蛋白。较高波段的滤光片为治疗皱纹的常用滤光片，波段为 600 ~ 1200nm。组织病理学证实了胶原蛋白的紧致、增厚及密度增加与成纤维细胞的增多有关，也证实了胶原重构。此外，IPL 治疗后真皮乳头层和乳头间嵴的胶原蛋白沉积明显增多，且黑色素在基底层分布更均匀，约 1/3 的患者浅层血管数量减少和直径减小（图 1-2-3）。

3 强脉冲光（IPL）的临床实践

IPL 是治疗光老化性皮肤的重要工具。首先，医生应根据 Fitzpatrick 皮肤类型分类 (表 1-2-2) 确定光老化性皮肤的肤色类型，对于皮肤类型Ⅳ型和高度光损伤的皮肤要求采用更低能量、更高毫秒数、开启冷却系统和多次治疗（因为含有更多靶色基）的方案。治疗禁忌证包括妊娠、哺乳期、皮肤感染、使用光敏性药物或口服维 A 酸及具有光敏性的疾病、期望值过高的患者、瘢痕疙瘩、增生性瘢痕、晒黑皮肤和光诱发的皮肤疾病（表 1-2-3）。疗程的次数因人而异，取决于皮肤类型和光老化的程度，通常需要 4~6 个疗程才能达到皮肤的整体改善（图 1-2-4)。

在开始治疗前应请患者平躺在舒适的椅子上，用不含高浓度酒精的卸妆液卸去化妆品、防晒霜并清洁待治疗部位，拍照留档并签署知情同意书，告知可能出现的情况、预后及可能发生的并发症。没有必要外

表 1-2-2 Fitzpatrick 皮肤类型

皮肤类型	皮肤颜色	特性
Ⅰ	白色；非常白皙，红色或金色的头发；蓝色的眼睛；雀斑	总是被晒伤，但不晒黑
Ⅱ	白色；白皙，红色或金色的头发；蓝色、淡褐色或绿色眼睛	经常被晒伤，但难以晒黑
Ⅲ	奶油白色；任何眼睛或头发颜色的浅白 (常见)	有时轻度晒伤，逐渐晒黑
Ⅳ	棕色 ; 典型的地中海高加索皮肤	很少被晒伤，很容易晒黑
Ⅴ	深棕色 ; 中东的皮肤类型	很少被晒伤，很容易晒黑
Ⅵ	黑色	从不晒伤，很容易晒黑

用麻醉乳膏，因为麻醉剂会引起血管收缩，导致治疗部位的血红蛋白数量减少而影响疗效。在治疗过程中，患者和医护人员必须始终使用防光眼罩，在皮肤上覆盖一层薄薄的光耦合透明凝胶(就像超声波检查时用的那种)，可以选择使用冰镇的或常温的凝胶。在开始治疗前医生必须告知患者治疗过程中将会有光线射出，以减轻患者的焦虑(图 1-2-5)。正常情况下调整好参数后，从待治疗部位的边界开始覆盖整个治疗部位，以防止非治疗区域出现并发症。治疗的手柄应轻轻地垂直于皮肤表面，经过 3~4 次脉冲后停止治疗并观察皮肤情况。即刻反应应该是皮肤轻微发红，棕色斑点变暗，毛细血管扩张模糊(图 1-2-6)。每个治疗面积应覆盖前一治疗面积的 10%，当治疗孤立性皮损或治疗有风险的皮损时，可以选用不同孔径的塑料薄膜将治疗部位更好地暴露出来(图 1-2-7)或使用特殊的部件(图 1-2-1)，对靶部位提供更精准的治疗。如观察到皮肤出现荨麻疹、水疱或皮肤呈灰青色(图 1-2-4)，应立即停止治疗并检查治疗参数，同时应用冰或冷却物质和外用糖皮质激素霜，因为这些迹象代表皮温过高，严重时可能伴有灼伤。

表 1-2-3 IPL 的治疗禁忌证

怀孕
哺乳期
感染性皮肤病
口服光敏性药物 / 口服维 A 酸
光敏性皮肤
期望值过高的患者
瘢痕：增生性瘢痕、瘢痕疙瘩
晒黑的皮肤
光诱导的皮肤病

对于需要重点治疗的部位可以给予第 2 次脉冲，但要注意第 2 次脉冲的探头需垂直于第一次治疗的区

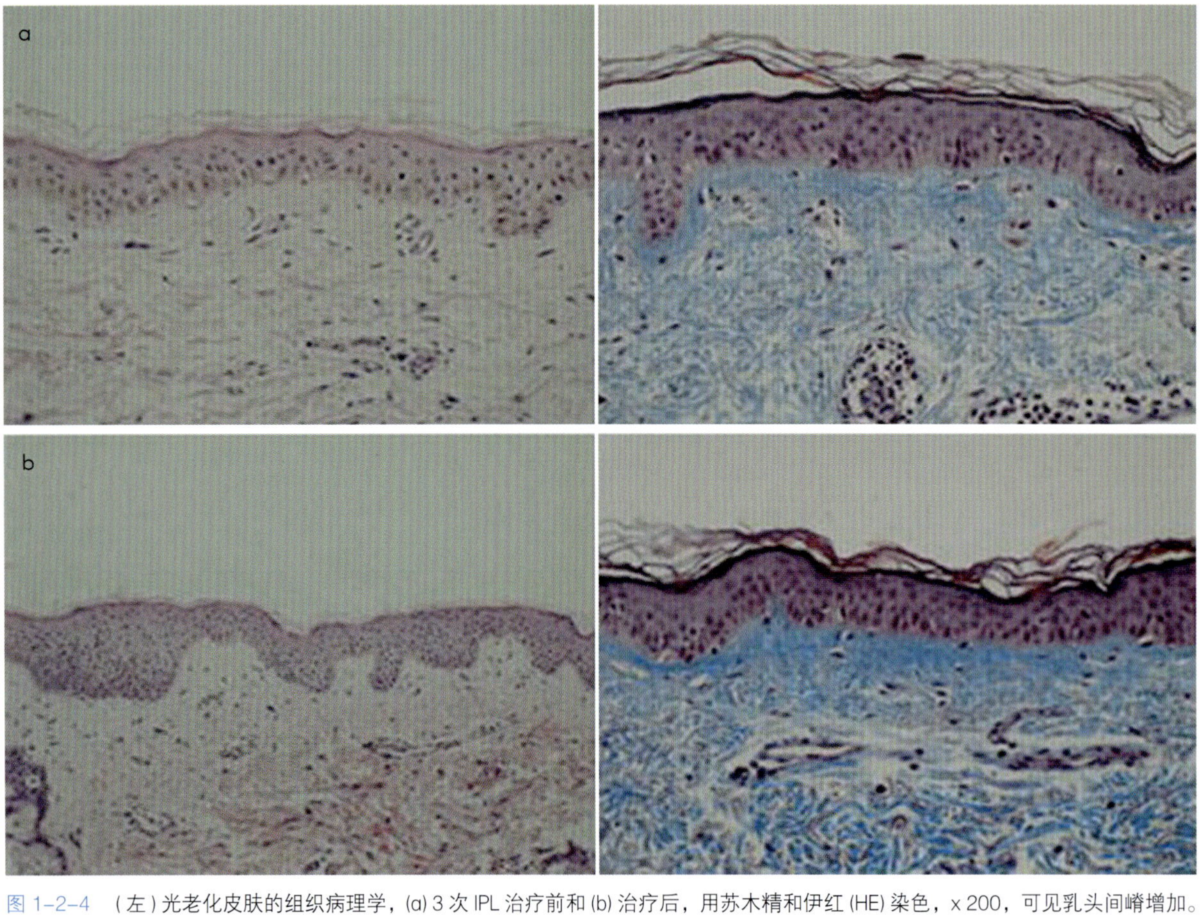

图 1-2-4 (左)光老化皮肤的组织病理学，(a) 3 次 IPL 治疗前和 (b) 治疗后，用苏木精和伊红 (HE) 染色，x 200，可见乳头间嵴增加。(右)与之前相同的标本，用 Masson 三色染色，x 200，(a) 治疗前和 (b) 3 次 IPL 治疗后对比，胶原纤维增厚、压实

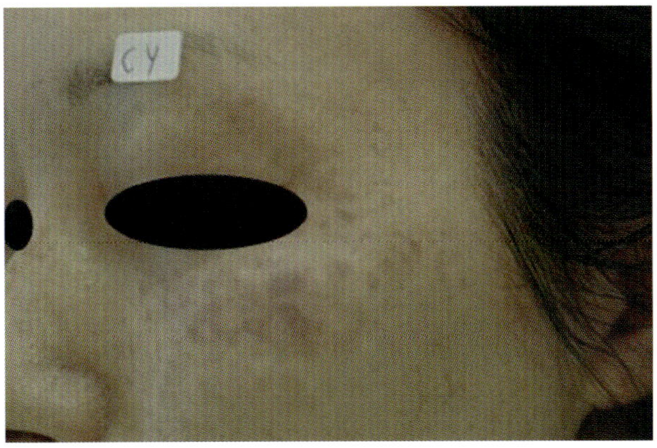

图 1-2-5　IPL 治疗后即刻反应：皮肤微红，棕色斑点变暗，毛细血管扩张模糊

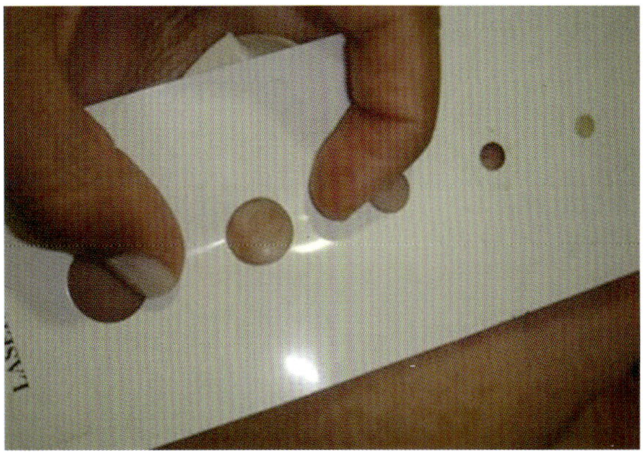

图 1-2-6　用不同孔径的穿孔塑料膜来隔离特定目标

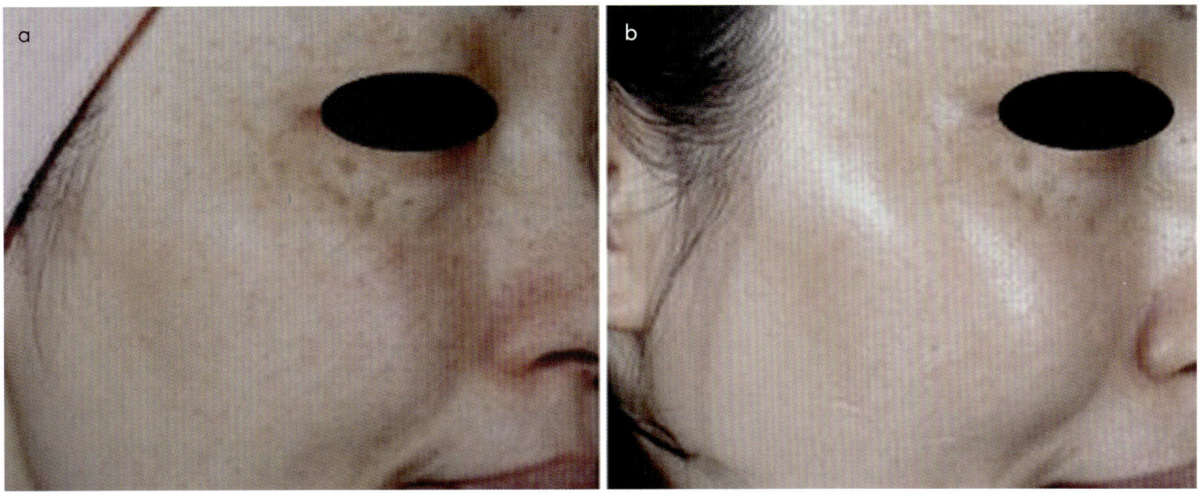

图 1-2-7　(a) 治疗前和 (b) 光子嫩肤治疗后 (Alma laser – Israel)；540 nm, 12 a 14 J/cm^2,12ms

域以避免出现“斑马纹征象”。大部分患者在治疗过程中可以感到轻微不适、发热及疼痛，任何与此不同的情况都应该提醒医生再次检查治疗参数，因为这可能意味着皮肤过度发热。

在治疗结束时，医护人员应将冷喷和舒缓霜涂抹在治疗部位以减轻皮肤发红和不适感，并给予防晒霜。总的来说，医生应牢记分阶段治疗，因为这正是过量的色素在皮肤上分布的模式。首先减少深褐色斑点和浅表毛细血管扩张，然后再刺激深层的胶原蛋白。大多数的并发症出现是因为短时间内给予过高能量，摧毁了所有的靶色基。另外需注意的是，当患者病损部位有过多的靶色基时，应适当调整参数（低能量、高脉冲持续时间），避免皮肤过度发热。

对于皮肤类型≤Ⅲ型的患者，开始可以选择 515~540nm 的滤光片和 10~20ms、10~15J/cm^2 的参数，如果有太多靶色基应该使用 15~20ms、8~13 J/cm^2 的参数(表 1-2-4)。随着治疗的进行，中间层的靶色基将减少，此时医生可以用低波段的滤光片，并提高脉冲能量及缩短脉冲持续时间来针对浅层剩余较浅的靶色基（如局部血管、较浅的暗斑）。此外，医生还可以通过更高波段的滤光片和更高的毫秒数来提高传递到深层皮肤的能量，从而刺激整体皮肤达到紧致效果。

对于皮肤类型≥Ⅳ型的患者，我们可以选择从 570~695nm 的滤光片开始，尽量避免在这类皮肤类型的表皮基底层出现自然高浓度的黑色素沉积，选用 20~100ms、 6~10J/cm^2 的参数 (表 1-2-4)。随着治疗的进行，靶基减少，医生可以提高能量(但保持长毫秒)，并使用更高波段的滤光片加深光线的穿透。

表 1–2–4　IPL 治疗的初始参数建议

靶色基数量	皮肤类型≤Ⅲ型	皮肤类型≥Ⅳ型
少量至中等量	波长：515~540nm	波长：570~695nm
	间歇时间：10~20ms	间歇时间：20~100ms
	能量：10~15 J/cm^2	能量：6~10J/cm^2
中等量至大量	波长：515~540nm	波长：570~695nm
	间歇时间：15~20ms	间歇时间：100ms
	能量：8~13J/cm^2	能量：6~8J/cm^2

面部皮肤的愈合过程不同于其他区域的皮肤，因为面部皮肤的皮脂腺密度较高，通过及时的细胞修复可以更快愈合。因此，在面部以外的皮肤应用 IPL，要求高度谨慎、降低治疗频率及增加脉冲时间，并在治疗部位重叠发射脉冲以避免“斑马纹效应”。通常面部的完全愈合需要 7~10 天，而面部以外部位的愈合时间可能需要增加 1 倍。

作者在临床工作中主要使用 540nm 和 695nm 的滤光片，因为这两种滤光片可以更全面地包含针对浅表层和深层的靶色基。在同一疗程中，IPL 可以与其他治疗联合使用，可以配合或不配合使用光电设备。但建议在多重治疗方案中参数应该更保守，因为在同一疗程中可结合不同的方法来治疗皮肤。作者曾有同一疗程中使用 IPL 和激光、化学剥脱和激光脱毛的治疗经验。翠绿宝石 755nm 激光可用于对 IPL 治疗返黑或未经激光治疗的面部脱毛患者，也可以用于血管瘤及面积广泛的毛细血管扩张。对于 IPL 和紫翠石激光治疗后疗效不佳的浅棕色斑点，可选用红宝石 694nm 调 Q (QS) 激光和 KTP 532nm QS 激光。长脉冲 Nd:YAG（掺钕钇铝石榴石）1064nm 激光可用于 0.1mm 以上的毛细血管扩张和深肤色患者面部的脱毛。Nd:YAG QS 激光可用于皮肤紧致及治疗较浅层的雀斑、黑斑和减少毛孔及皮脂。剥脱点阵激光 (10 600nm CO_2 激光和 2940nm 铒激光) 可用于皮肤紧致、减少皱纹及粉刺来改善粗糙的肤质。此外，IPL 可联合所有类型的化学剥脱换肤术，如应用维 A 酸、乙醇酸、Jessner 溶液 (间苯二酚、水杨酸和乳酸的组合) 水杨酸、三氯乙酸 (TCA)、苯酚酸、杏仁酸等。需特别注意的是，此联合治疗方法不适用于 IPL 治疗后已达到治疗终点和 / 或患者经 IPL 治疗后有强烈皮肤烧灼感者，必须特别注意因过度治疗后可出现并发症的情况。如联合进行注射肉毒毒素和透明质酸填充物等治疗，建议在 IPL 治疗后再进行。

治疗后患者在家中必须外用产品减少过度炎症反应，在正常情况下患者应使用广谱防晒霜、清洁凝胶、热喷以减轻灼痛感，可局部外用低效糖皮质激素乳膏(如有较强烈的烧灼或瘙痒感)以及预防单纯疱疹(如患者有既往病史)。如患者只使用 IPL 和 / 或非剥脱点阵激光治疗，可用含有 α – 双酚醇、维生素 C 和精油(葡萄籽、葵花籽)等成分的简单面霜或凝胶即可。如患者进行联合剥脱点阵激光和 IPL 治疗，则应使用含有抗生素及愈合物质(如铜、锌、三氯生、凡士林)的乳膏或软膏。在疗程结束后的 7 ~ 15 天内，治疗区域的皮肤会有轻微剥落，黑斑颜色变深并有小结痂，消失的毛细血管扩张灶可能再进一步变浅或呈蓝色。如患者想进一步行射频和微聚焦超声等紧致皮肤治疗，可在 IPL 治疗 7 天后开始新的疗程。

可能的不良反应有水疱，紫癜，结痂过度，持续性红斑，皮肤色变，刺激性接触性皮炎，萎缩性瘢痕、增生性瘢痕、瘢痕疙瘩，以及感染（细菌和病毒）（表 1–2–5）。上述不良反应均可以通过掌

表 1–2–5　IPL 治疗后可能出现的不良反应

水疱
紫癜
结痂过度
持续性红斑
皮肤色变
刺激性接触性皮炎
瘢痕：萎缩性瘢痕、增生性瘢痕、瘢痕疙瘩
感染

握正确适应证、调整个性化参数和充分了解不同的皮肤类型而减轻或避免。

我们可以将这些并发症分为两组：即刻并发症和晚期并发症。即刻并发症与能量过大有关，可能的原因是以下错误：过大的焦耳能量、热弛豫时间过短、皮肤晒黑或过多的靶色基在治疗部位和误判患者的皮肤类型。表现为治疗后立即出现急性灼烧疼痛感、荨麻疹、紫癜，皮肤呈灰褐色及出现水疱（图 1–2–8），当出现上述情况时，应立即停止操作并给予患者冷敷物，同时给予高效糖皮质激素乳膏外用。可每天联合使用低强度激光 (LIL) 于烧伤区域直到完全愈合，这种治疗方式可以阻止过度的炎症反应。患者在家应继续使用中至高效的糖皮质激素乳膏（每天 2 次）直到完全愈合 (通常为 7~10 天)，并通过物理遮挡和使用广谱防晒霜避免日光照射。晚期并发症包括瘢痕（萎缩性瘢痕、增生性瘢痕和瘢痕疙瘩）、感染、过敏、皮肤变色和炎症后色素沉着及色减，通常暂时性的并发症在 2~3 个月后可自愈。

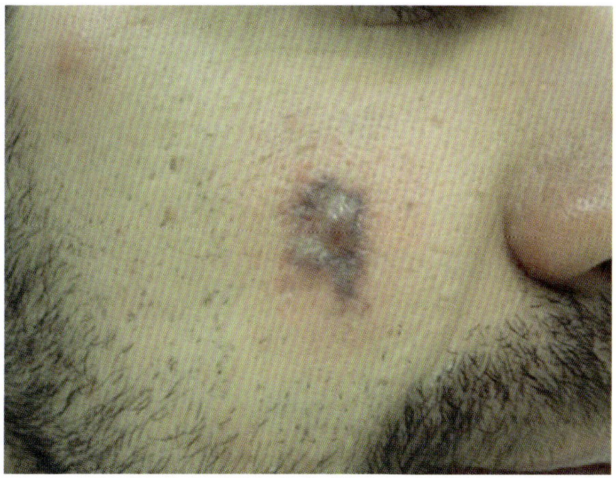

图 1–2–8　IPL 治疗后的即刻并发症：在一个男性患者面部的血管瘤病变上可见水疱和水肿性红斑

瘢痕（图 1–2–8）通常发生在灼伤后的皮肤上，特别是起水疱后，总的来说，瘢痕可发白伴萎缩。根据不同患者的体质，瘢痕疙瘩和增生性瘢痕可出现在特定的位置 (下颌线、耳垂、胸部、背部、颈部、上臂和腹部)。在即刻并发症刚愈合后皮肤可出现持续性红斑，这意味着存在过度的炎症反应，可能为瘢痕形成的诱因之一。为了预防形成持续性红斑及瘢痕，在治疗并发症的同时，联合每周进行 IPL 作为光动力疗法（非常低的能量 6 ~10J、滤光波段 540~695nm, 脉冲时间 100ms），每天应用低强度激光 (LIL) 于患处和外用有抗感染作用的乳膏（如中效糖皮质激素乳膏、玫瑰果油、硅油）。如在预防性治疗后仍出现瘢痕疙瘩或增生性瘢痕，医生可局部注射糖皮质激素或博来霉素（每月 1 次），直至完全消退。对于难治性的顽固瘢痕疙瘩，可能需要手术治疗如削除皮损配合 β 射线放疗。如果发生萎缩性瘢痕，可应用剥脱点阵激光和化学换肤术［如通过化学方法重建皮肤瘢痕（CROSS）或化学剥脱换肤］，每月 1 次分多个疗程进行治疗（图 1–2–9）。

感染是罕见但具有很强的破坏性的并发症，因为它能在没有任何征兆的情况下突然出现。最常见的是激活单纯疱疹病毒，导致治疗部位局部或广泛感染 (类似特应性皮炎基础上出现卡波西水痘样疹)。细菌

图 1–2–9　IPL 治疗后瘢痕处理流程图

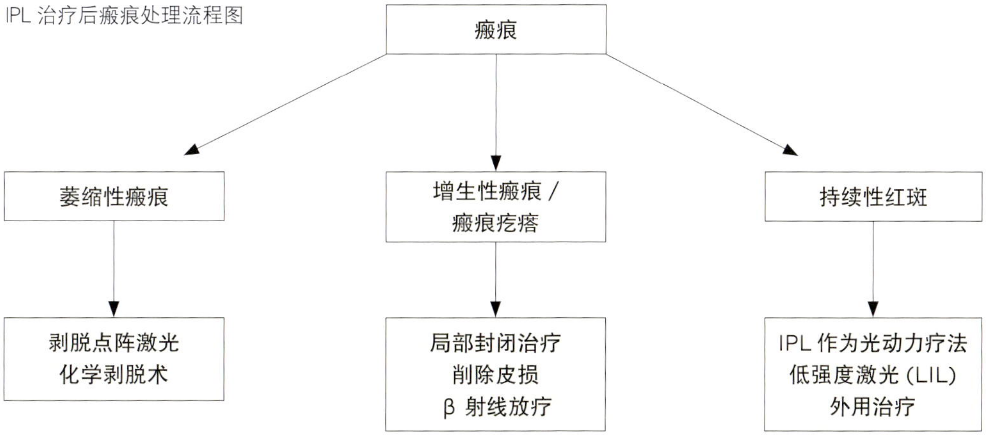

感染很少见，常发生在易污染的部位（口周、鼻旁、会阴部、手、脚、腋窝皮肤部位）的细菌性毛囊炎，或任何其他细菌皮肤感染，通常由革兰阳性细菌（链球菌、葡萄球菌）引起。高危因素有高能量剥脱点阵激光、高能量 IPL、灼伤并发症、中等强度的化学剥脱术（Jessner 溶液联合 TCA）和大面积治疗。最重要的预防方法为预判并干预，给予既往曾患单纯疱疹病毒的患者抗病毒药物来进行预防性治疗（治疗前 1 天开始），及治疗后给予口服或外用抗生素直至皮肤愈合。不建议在皮肤有感染的情况下行 IPL 治疗。

过敏情况很少见，当表皮有破损时可以导致过敏原或刺激性物质吸收更好。当出现这种情况时，应避免使用已知的过敏原并配合使用保湿面霜促进表皮加速愈合，最大限度地降低过敏接触性皮炎和 / 或刺激性接触性皮炎的发生风险。如出现过敏，应给予患者外用低至中效糖皮质激素乳膏（每天 2 次），7~10 天后停药。

皮肤变色为最常见的 IPL 晚期并发症。持续性炎症后色素沉着可用浅表化学剥脱术（如应用维 A 酸和 Jessner 溶液），可以配合 Nd:YAG QS 1064nm 激光进行辅助治疗。患者在家可外用 Kligman's 三联配方（0.05% 维 A 酸 +4% 氢醌 +0.05% 醋酸氟轻松乳膏）或类似产品，一般治疗 3~12 个月后可好转。当出现持续性炎症后色素减退时应行伍德灯检查，如灯下显著发白则表明色素减退为持续性的，每周窄谱 UVB 照射治疗直至皮疹复色。如灯下发白不显著则表明色素减退为暂时性的，可不干预继续观察或使用 IPL 和 / 或化学剥脱术使周围皮肤变浅。对所有的炎症后色素减退的患者，应避免日光直接照射、外用光谱防晒霜并在家应用 Kligman's 三联配方，大多数患者在 3~15 个月后可好转。

IPL 的治疗间隔一般为 30~45 天，通常需要治疗 3~6 次后才能得到整体改善，但必须强调因个体差异疗效有所不同。总的来说，治疗的效果是临床上观察到皮肤纹理细腻、色素不均改善、色斑和血管病变减少。

4 总结

（1）IPL 是皮肤光老化的关键治疗方法。

（2）IPL 设备具有多种功能，但要始终记住个体化的治疗方案才能实现皮肤年轻化和健康的目标。

（3）正确判断患者的皮肤类型是避免出现并发症和实现治疗主要目标的首要条件。

（4）和激光的原理一样，IPL 通过选择性光热作用，皮肤靶色基通过吸收光子导致热损伤。

（5）应强调治疗后的皮肤修复，有助于皮肤的快速愈合并减少出现并发症的概率。

5 参考文献

[1] Ali MM, Porter RM, Gonzalez ML. Intense pulsed light enhances transforming growth factor beta1/Smad3 signaling in acne-prone skin. J Cosmet Dermatol. 2013;12:195–203.

[2] Balibas P, Schreml S, Szeimies RM, Landthaler M. Intense pulsed light (IPL): a review. Lasers Surg Med. 2010;42:93–104.

[3] Bolognia JL, Jorizzo JL, Rapini RP. Dermatology. 2nd ed. London: Mosby; 2008. p. 1321–1331.

[4] El-Domyati M, El-Ammawi TS, Moawad O, Medhat W, Mahoney MG, Uitto J. Intense pulsed light photorejuvenation: a histological and immunohistochemical evaluation. J Drugs Dermatol. 2011;10(11):1246–1252.

[5] El-Domyati M, El-Ammawi TS, Moawad O, Medhat W, Mahoney MG, Uitto J. Expression of transforming growth factor- β after different non-invasive facial rejuvenation modalities. Int J Dermatol. 2015; 54:396–404.

[6] Friedmann DP, Fabi SG, Goldman MP. Combination of intense pulsed light, sculptra, and ultherapy for treatment of the aging face. J Cosmet Dermatol. 2014;13:109–118.

[7] Gold MH, Biron JA. Safety and cosmetic effects of photodynamic therapy using hexyl aminolevulinate and intense pulsed light: a pilot study conducted in subjects with mild-to-moderate facial photodamage. J Clin Aesthet Dermatol. 2013;6(10):27–31.

[8] Goldberg DJ. Current trends in intense pulsed light. J Clin Aesthet Dermatol. 2012;5(6):45–53.

[9] Mattos R, Filippo A, Torezan L, Campos V. Non-laser energy sources on rejuvenescence: part II. Surg Cosmet Dermatol. 2009;1(2):80–86.

[10] Railan D, Kilmer S. Treatment of benign pigmented cutaneous lesions. Goldman's cutaneousand cosmetic laser surgery. Elsevier; 2000. p. 93–108.

[11] Sasaya H, Kawada A,Wada T, Hirao A, Oiso N. Clinical effectiveness of intense pulsed light therapy for solar lentigines of the hands. Dermatol Ther. 2011;24:584–586.

[12] Scattone L, Alchorne MMA, Michalany N, Miot HA, Higashi VS. Histopathologic changes induced by intense pulsed light in the treatment of poikiloderma of civatte. Dermatol Surg. 2012;38:1010–1016.

第 3 章　强脉冲光治疗玫瑰痤疮和其他适应证

Juliana Merheb Jordão and Luiza Pitassi

摘要

对于有血管类疾病、色素性疾病和光老化的患者来说，强脉冲光（IPL）一直是最有效的治疗手段之一。因为其为非侵入性治疗，所以对于不愿意接受其他治疗后不良反应的患者来说，越来越多人选择施行 IPL 治疗。IPL 广泛应用于许多疾病，包括轻度的色素性疾病、炎性痤疮、增生性瘢痕、脱毛和各种血管类疾病（包括鲜红斑痣、血管瘤、毛细血管扩张、皮肤异色症等疾病）。过去几年，很多文章报道了 IPL 更广泛的适应证。这些报道证明了 IPL 是一种疗效确切、副反应少的可靠治疗方法。然而，需要强调的是，IPL 的疗效与操作医生的经验密切相关。

关键词

强脉冲光、IPL、玫瑰痤疮、血管类疾病

目录

J.M. Jordão (✉)
Skin and Laser Center of Boom, Boom, Belgium

Department of Hospital Universitário Evangélico de Curitiba, Curitiba, PR, Brazil
e-mail: dra.julianajordao@hotmail.com

L. Pitassi
Division of Dermatology, Department of Medicine, State University of Campinas (UNICAMP), Campinas, SP, Brazil
e-mail: luiza@luizapitassi.com.br; pitassi@yahoo.com

M.C.A. Issa, B. Tamura (eds.), Lasers, Lights and Other Technologies, Clinical Approaches and Procedures in Cosmetic Dermatology 3, https://doi.org/10.1007/978-3-319-16799-2_3

1 简介

强脉冲光 20 年前被应用于临床。IPL 使用氙气灯和滤光片针对不同的靶色基发射非相干性、非准直性的多色光。IPL 主要针对血管和色素类疾病，在一些文献报道中其对于色素性疾病的疗效优于皮肤质地改善。然而，在 IPL 是否能使胶原蛋白增生这一问题上，研究证明它确实有嫩肤效果。

选择性光热作用使得 IPL 用途广泛，如脱毛、血管类疾病、色素性疾病、寻常痤疮等的治疗，同时对于光动力治疗也是可以选择的光谱之一。

和激光类似，IPL 的治疗原理也是选择性光热作用原理。根据不同的皮肤选择不同的波长、能量、脉宽、脉宽间隔时间。大光斑的出现也是得益于 IPL 技术的进步。

IPL 起初在临床中应用于血管畸形的治疗。事实上，它现在已经广泛应用于治疗许多血管类疾病，包括鲜红斑痣、血管瘤、毛细血管扩张、皮肤异色症、玫瑰痤疮等。美国 FDA 批准 IPL 用于轻度色素性疾病和各种血管类疾病的治疗，但是 IPL 可以治疗的疾病种类现在越来越多。

2 历史

Muhlbauer 等在 1976 年首次报道了多色红外光治疗血管畸形的案例。其治疗原理是选择性光热作用，这个原理由 Anderson 和 Parrish 首次提出。这个原理就是光作用于组织上时，组织内特定靶色基会吸收光，对靶色基周围组织无影响或影响很小。这也是强脉冲光的主要作用原理。

1990 年，Goldman 和 Eckhouse 报道了一种高能量氙气灯可以作为治疗血管类疾病的新而有效的方法。在 1994 年，以色列工程师 Shimon Eckhouse 试图发明一种多光谱的仪器，这就是 IPL 的雏形。在 Raulin

等首次报道使用 IPL 成功治疗了 14 例面部或腿部的毛细血管扩张和皮肤异色症的患者后，美国 FDA 在 1997 年批准了 IPL 在皮肤科的应用。不久后，同一批作者又报道了 2 例 IPL 用于永久性脱毛的案例，同时又发表了很多正式的研究成果来证明其疗效和安全性。

第一代 IPL 设备的光源中含红外光谱，导致了术后表皮损伤和术后不良反应的高发。第二代 IPL 以水作为靶色基，去掉了红外光谱，波长为 515nm 和 950nm，这降低了副作用的发生率。同时接触皮肤的治疗头使用了水晶头，这个冷却系统可以保护表皮。对于 IPL 来说，其治疗原理与激光类似，即皮肤内源性或外源性的靶色基吸收光，产生热作用，破坏特定的结构。

在接下来几年，设备的改进主要致力于更便利的操作、安全性的提高和适应证的拓宽。IPL 的光谱为 400~1300nm，脉宽为 2~200ms。可以切换滤光片使得操作医生可以更容易地选择需要的波长，治疗更多样化。大多数 IPL 设备都有一段波长，能量由脉宽变化控制。一些 IPL 设备有多个波段，脉宽、能量都独立可调。其他改进包括筛选特定波长、脉宽和改变治疗头的大小。

3 基础概念

3.1 强脉冲光

传统的强脉冲光的主要适应证是色素性皮损和血管性皮损。对于色素性皮损，其靶色基是黑色素小体，内含黑色素。黑色素吸收特定波长的光，光能转化成热能，破坏黑色素。破坏的黑色素随着皮肤代谢到皮肤上层，伴随坏死角质形成细胞脱落 。在血管性皮损中，IPL 的靶色基有 3 个，即氧合血红蛋白（主要是红色）、去氧血红蛋白（主要是蓝色）和高铁血红蛋白。

血管中红细胞里的血红蛋白主要是氧合血红蛋白，其吸收光的最高峰值为 540nm，次高峰值为 580nm。氧合血红蛋白含量高的血管常分布于面颈部。腿部的血管通常位置更深，主要含去氧血红蛋白，这使得 IPL 的波长延长至 800~1200nm。红外治疗波段在治疗更深处的蓝色血管时更有效，而短波段治疗表浅毛细血管扩张更为有效。

越长的波长，越能穿透深层皮肤。虽然氧合血红蛋白的吸收峰值为 418~540nm，但是这个波段也是表皮黑色素竞争吸收光的波段。波长为 577nm，虽然吸收光波长短一些，但是穿透深度更深，同时黑色素吸收少，从而降低了色素沉着等不良反应的发生。因此，现在的设备通常使用更长的波段 (515~600nm) 来确保更深的穿透层次的同时使氧合血红蛋白吸收光（图 1–3–4）。对于光老化严重的患者来说，IPL 使用更长的波长可以确保患者的安全性。在这些波长中，患者的皮肤类型、皮肤情况和皮损类型共同决定了如何选择合适的波长，从而决定使用什么样的滤光片 。

3.2 脉宽

脉宽的设定通常在毫秒间波动（机器不同，参数不同）。与激光设备相似，脉宽的设定应该类似或者短于靶色基的热弛豫时间（TRT），以保证周围组织的安全 。对于 IPL 来说，通常脉宽为毫秒级（ms）。对更深的皮损，建议选择更长的脉宽；对于表皮皮损，推荐更短脉宽进行治疗。

4 选择性

皮肤的靶色基（血红蛋白、黑色素、水）吸光光谱较宽。光热作用并不要求单一波长。因此 IPL 通常发射一段波长，在这段波长中，皮肤中有 3 类靶色基都会吸收光。每一类靶色基都吸收光，削弱了选择性光热作用，这就是为什么治疗血管性皮损需要更长的周期。

治疗原则

- 小血管需要更短脉宽，大血管需要更长脉宽。
- 更深的血管需要光斑直径更大，波长更长，脉宽更长，同时要注意冷却装置可以保护表皮。
- 更黑的皮肤需要脉宽更长和波长更长。

5 作用机制

强脉冲光系统通常使用闪光灯发射高密度、非相干性的多色宽光谱。IPL 波长为 400~1200nm。不同设备的脉宽、间隔时间和光斑大小都不同（光斑大小 1~4cm）。

IPL 的主要作用原理是选择性光热作用原理 。主要机制是皮肤中的靶色基吸收光，产生热作用，选择性对特定色基和结构进行破坏。起初，选择性光热作用原理应用于血管中的血红蛋白或者色素沉着皮肤中的黑色素这类靶色基。

波长、能量、脉宽、脉冲延迟这一系列选择影响着疗效。

根据治疗靶色基的不同，治疗情况不同，选择不同的滤光片进行治疗。选择合适的波段作用于靶色基，能量可以更好作用于血管，预防了周围组织继发瘢痕的产生。

对于血管性皮损，作用机制主要是光选择性作用于血管中的血红蛋白（氧合血红蛋白、去氧血红蛋白、正铁血红蛋白），其吸收高峰值为 418nm（蓝色）、542nm（绿色）、577nm（黄色）。疗效取决于血管的类型、大小等。

短一些的波长更适用于表浅血管，比如面部毛细血管扩张。对于直径较小的血管，短波长更有效。比如真皮乳突的小血管直径为 0.1mm，IPL 疗效显著。对于红斑期的玫瑰痤疮患者，对其面部红斑和潮红的治疗也有效果。

6 适应证

IPL 主要治疗血管性皮损和色素性皮损，也可以用于皮肤年轻化、炎症性皮肤、寻常痤疮、汗腺炎、脱毛、增生性瘢痕和瘢痕疙瘩等治疗。

IPL 起初应用于治疗轻度血管性皮损，包括毛细血管扩张和腿部血管静脉曲张。很多案例都证明 IPL 可有效治疗皮肤血管性皮损。IPL 可治疗面部毛细血管扩张，红斑期玫瑰痤疮、蜘蛛痣、皮肤红变、血管瘤、静脉和毛细血管畸形、面部异色症等。

成功治疗的关键在于血管的类型和大小。Fodo 等发表了对比 IPL 和 Nd:YAG 激光疗效的文献，表明对于表浅血管和小血管，IPL 效果更好。

在 2012 年，Murray 等报道了 IPL 治疗系统性硬皮病伴发的毛细血管扩张的病例，疗效显著。然而，在随访中这些改善并未持续，这表明后续应该配合其他治疗。IPL 也可以应用于婴幼儿表浅血管瘤或者生长迅速且直径 >1 cm 的血管瘤。

7 玫瑰痤疮

强脉冲光可以安全和有效地治疗玫瑰痤疮的症状。一些文献报道，强脉冲光成功治疗红斑型玫瑰痤疮的毛细血管扩张，包括面部毛细血管扩张和丘疹 。玫瑰痤疮是慢性皮肤病，表现为面部潮红、持续红斑、毛细血管扩张、丘疹、脓疱等。红斑毛细血管扩张型玫瑰痤疮最常见，并且在 4 型（红斑毛细血管扩张型、丘疹型、鼻赘型、眼型）中血管问题最明显。IPL 治疗的优势在于停工期短，不良反应轻微，因为治疗头面积大所以治疗时间短等。

因为脉宽可以调整，所以 IPL 治疗玫瑰痤疮的方法有多样性。不同波长滤光片可以治疗各种类型的血管问题。 IPL 不但可以治疗血管问题，还可以通过胶原重塑达到嫩肤效果。

各种文献报道了 IPL 治疗玫瑰痤疮的不同功效，包括减少血流，治疗毛细血管扩张，减轻红斑严重程度等 (图 1–3–1) 。Taub 报道了 IPL 治疗后 83% 的患者红斑减少，75% 的患者持续性潮红好转和肤质得到改善 。

一项前瞻性研究报道了 60 例患者在 IPL 治疗后的效果，77.8% 的患者血管改善程度 >50%，在 3 年随访中改善效果持续存在。

Papageorgiou 及其同事报道了 IPL 在 Ⅰ 阶段玫瑰痤疮治疗中的有效性。治疗后红斑、毛细血管扩张、潮红都有改善。玫瑰痤疮严重程度改善 50% 以上，疗效持续 6 个月以上。对于玫瑰痤疮患者来说，IPL 是有效且能耐受的治疗方法（证据水平 2 级），疗效与脉冲染料激光相当。平均改善可以达 50% 以上，疗效持续 6 个月以上。

8 其他血管性皮损

8.1 血管瘤

对于新生儿表浅血管瘤患者来说，IPL 是安全且有效的治疗手段之一。对于早期血管瘤来说，IPL 的疗效在于控制血管内皮细胞增生。IPL 治疗深在，或者混合型血管瘤，或者 >5cm 的血管瘤时疗效有限，对于某些部位包括眼睑、嘴唇、鼻翼、外阴部的血管瘤疗效也有限 。 Angermeier 报道了使用 IPL 治疗不同血管类型的皮肤，表明 188 例患者中，在 1 次或者 2 次治疗后，75%~100% 的患者血管消失 (45 例为面部血管瘤)。

一项报道指出，在 62 例婴幼儿血管瘤患者中，用 IPL 治疗 4~5 次，每次间隔 4 周后，清除率达到 80%。研究指出，对于血管瘤直径 >1cm 或者在 6~8 个月内增长超过 0.5cm 的患者来说，建议进行 IPL 治疗以避免更严重的躯体或心理后遗症。血管瘤患者早期使用 IPL 治疗，3 次一个疗程可以阻断内皮细胞增生，从而阻止了不可预期的损容性改变 。

8.2 皮肤异色症

因为可以同时作用于血管和黑色素，所以 IPL 也常用于治疗皮肤异色症（图 1-3-2）。Weiss 及其同事报道了超过 100 例颈部和胸部皮肤异色症患者 5 年的治疗经验，75% 的患者毛细血管扩张和色素加深有改善，5% 的患者出现术后不良反应，包括色素改变。在 2008 年，Rusciani 等报道了使用不同 IPL 设备治疗 175 例颈部和胸部皮肤异色症患者，80% 的患者血管和色素沉着问题被解决，少于 5% 的患者出现不良反应，但都是轻微副反应，且是一过性的 。Weiss 等报道在 3 次治疗后，使用 PhotoDerm VL 检测，135 例患者中 75%~100% 的患者皮损治愈。Goldman 等报道在平均治疗 2.8 次后， 50%~75% 的患者毛细血管扩张和色素沉着会得到改善。Schroeter 甚至报道 15 例患者中血管清除率可达到 90% 以上。

IPL 是治疗皮肤异色症安全而有效的方法，因为其包含的一段波长对色素沉着和毛细血管扩张均有效果。对于肤色较深患者或在颈部治疗时，需要注意避免色素不均匀和瘢痕产生。当正确操作时，IPL 是安全和有效治疗皮肤异色症的“武器”，对血管和色素沉着的改善效果均明显，且不良反应少 。

8.3 鼻部毛细血管扩张

鼻部毛细血管扩张可以用 IPL 来治疗。对于持续性毛细血管扩张患者，需用高能量和多次治疗。对于小血管，建议采用较低波长和短脉冲进行治疗。对于增厚毛细血管，更长波长和更宽脉宽更有效。对于毛细血管扩张治疗，即刻血管消失或者是治疗区域有紫癜反应是治疗的终点反应（图 1-3-3)。推荐下一次治

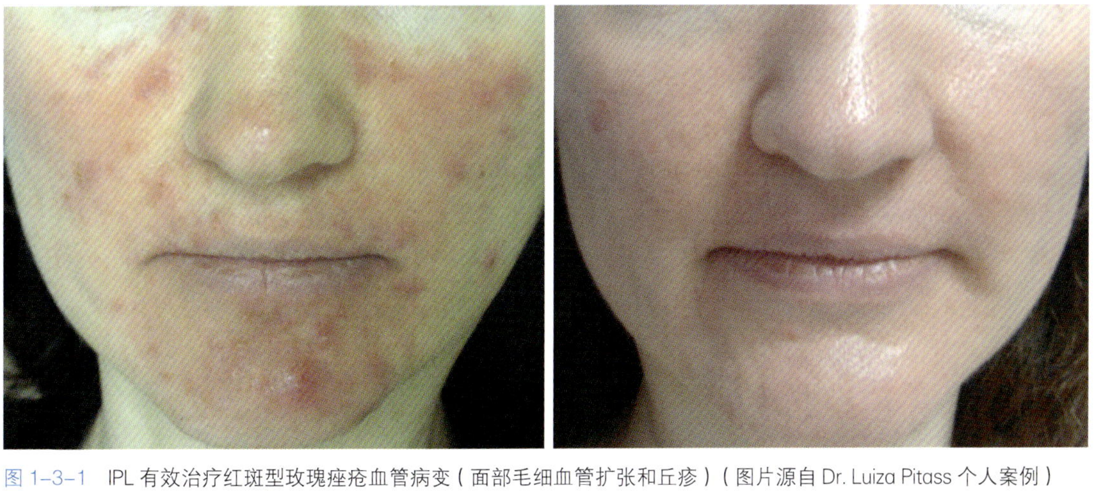

图 1-3-1 IPL 有效治疗红斑型玫瑰痤疮血管病变（面部毛细血管扩张和丘疹）（图片源自 Dr. Luiza Pitass 个人案例）

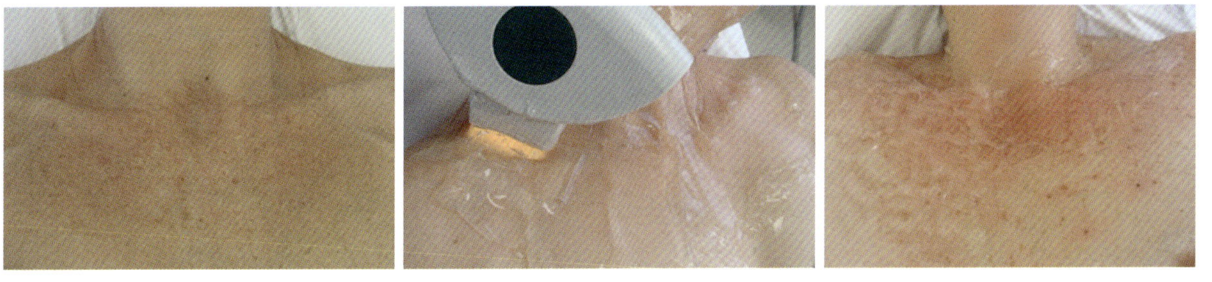

图 1-3-2 IPL 治疗西瓦特皮肤异色病同时作用于血管及黑色素的即刻效果(图片源自 Dr. Luiza Pitassi 个人案例）

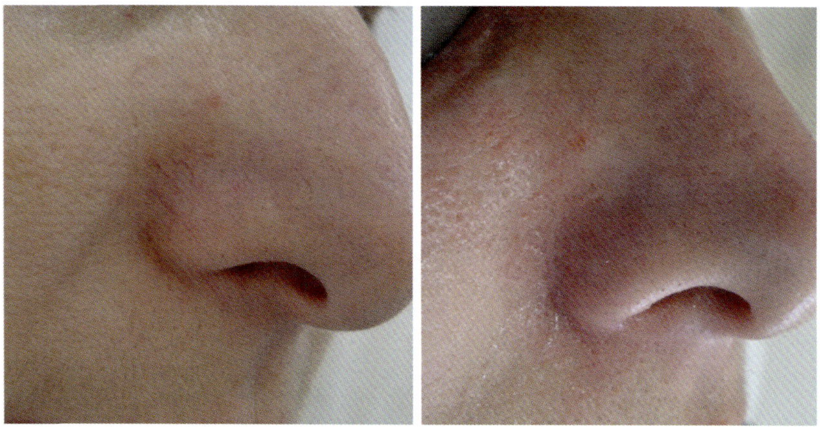

图 1-3-3 IPL 540nm 治疗后鼻部毛细血管扩张立即消失（图片源自 Dr. Juliana Jordão 个人案例）

疗间隔 3 个月。

8.4 腿部毛细血管扩张

一些研究报道，IPL 可以治疗不同类型的毛细血管扩张。然而，报道 IPL 治疗腿部毛细血管扩张的文献并不多。在一个包含 159 例患者的研究报道中，Goldman 报道血管直径 <0.2mm 的患者血管清除率达到 90%，血管直径 0.2~1mm 的患者血管清除率达到 80%。Schroeter 等报道 73.6% 的患者治疗后即刻血管消失，84.3% 的患者治疗 4 周后血管消失。医生治疗时必须根据皮肤类型进行治疗，以避免不良反应的发生。

8.5 妊娠纹

IPL 治疗妊娠纹的具体机制仍不清楚，但可能与真皮胶原重塑有关，在治疗中使得纤维细胞增生，从而刺激胶原细胞规律生长。过去研究报道 IPL 可促进胶原纤维增生，因此对于表皮萎缩或者皮肤弹性减弱患者有效。Pérez 等报道妊娠纹使用 IPL 治疗后，显微镜下疗效显著且不良反应轻微。一个对照研究表明，无论使用 650nm 还是 590nm 的 IPL 治疗妊娠纹，都能显著减少妊娠纹的数量、长度和最宽处的直径。在所有参数中，590nm 更有效。

8.6 鲜红斑痣

Raulin 和 Goldman 首次报道了使用 IPL 成功治疗鲜红斑痣成年患者的案例 。过去脉冲染料激光被认为是治疗 PWS 最有效的方法。IPL 现在也被报道是治疗 PWS 的有效方法。虽然 IPL 可以有效治疗粉红 PWS 和红色 PWS，但是一个直接比较 IPL 和 PDL 在 PWS 治疗中的效果的文献表明，PDL 治疗后有效率高（PDL 65%，IPL 30%）。然而，IPL 可以尝试治疗对 PDL 治疗抵抗的 PWS 患者。

Bjerring 及其同事报道 15 例曾经使用 PDL 治疗 PWS 的患者中，46.7% 的患者在使用 IPL 治疗后皮损清除率达到 75%~100%。

一个随机、对照、单盲试验对比了 PDL 和 IPL 治疗 PWS 的疗效，显示两种治疗均有效，但是有效率中值方面，PDL 更有效且患者更认可 PDL 的治疗。

最近，Wang 及其同事发表了 IPL 治疗中国患者面部和颅外部 PWS 有效的文章 。

也有证据表明 IPL 可以安全有效地治疗毛细血管畸形（2 级证据），对于皮肤颜色较深、血管面积大、结节少的患者尤其有效。

8.7 增生性瘢痕和瘢痕疙瘩

最近一个研究报道 109 例增生性瘢痕或者瘢痕疙瘩患者（瘢痕可能由于外伤、烧伤、手术引起）在 IPL 治疗后有效率为 92.5%。改善方面包括瘢痕的厚度、红斑、硬度等，同时患者满意度高(图 1–3–4）。外伤性瘢痕使用 540nm 波长 IPL 治疗 8 次后，疗效满意。色素沉着、红斑和增生性瘢痕在平均治疗 2.97 次后，50% 的患者有改善。几乎每个前瞻性研究都报道了拆线后使用 IPL 治疗有效。现在其治疗机制仍不完全清楚。但是其作用靶色基应该是增生性血管，抑制胶原增生，同时不会引起新瘢痕形成。Kontoes 等报道了 IPL 治疗后 75% 以上的患者增生性瘢痕的色素沉着有改变，“沥青”形成的瘢痕经过治疗后 50% 以上患者增生性瘢痕厚度减轻，这可能是由于 IPL 治疗封闭了增生性血管从而导致胶原增生减少所致。

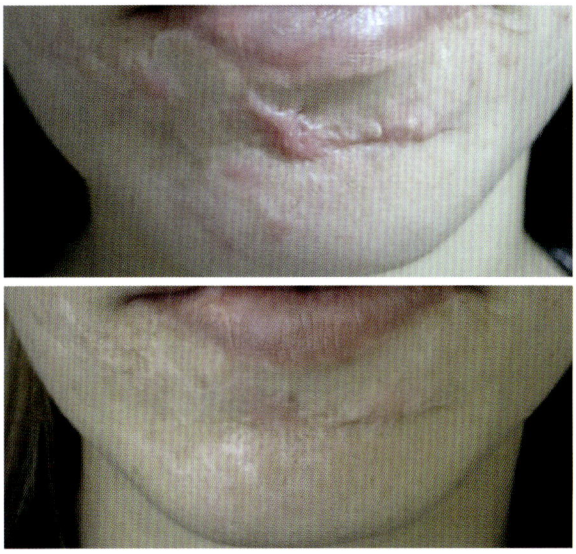

图 1–3–4 IPL 540nm 治疗创伤性瘢痕 8 次（图片源自 Dr. Juliana Jordão 个人案例）

9 禁忌证

妊娠、哺乳，口服类固醇药物或者光敏药物，疾病或者基因导致的光敏患者或者暴露于光线后疾病加重患者，或者暴晒后，是 IPL 的禁忌证。对于长期患有糖尿病、血友病或者其他凝血障碍性疾病的患者，治疗区域有植入物或者安装心脏起搏器的患者，治疗时需要格外小心。患有单纯疱疹病毒患者治疗全面部时需要口服抗病毒药，治疗时需要根据患者的 Fitzpatrick 皮肤类型调整治疗参数。建议治疗前不要暴晒，并使用高倍数的防晒霜。当治疗靠近文身域、化妆域、雀斑、痣等区域时，操作需谨慎，避免治疗后颜色改变或者瘢痕形成。最近，一系列家用 IPL 设备已经被发明出来。虽然这些设备被 FDA 批准应用了，但是很少有关于其安全性和有效性的研究。这些设备需要有详细的教导手册，指导不同人群在不同情况（如肤色过深、常日晒、口服药物）下如何使用。

10 不良反应及术后处理

在用高能量和短脉宽治疗后，会出现一过性或永久性色素沉着、红斑、紫癜、轻度感觉异常、水疱、结痂等改变。研究报道指出，这些不良反应常在术后 1~48h 出现，但有时也在术后 1 周才出现。在年龄较大患者中，使用第一代氙气灯发射高能量，波长含红外光谱时患者不良反应出现概率高。IPL 最常见术后不良反应是色素改变，可表现为色素减退或者色素沉着。在肤色较深患者或近期有暴晒史的患者中较常见。

在治疗过程中，一定要给皮肤进行足够的冷却降温以免表皮灼伤，冷却方法有使用冷却凝胶、冰冻凝胶、接触冷却喷雾或者使用特别的冷却模具。水疱和结痂是治疗过度的信号，有水疱和结痂患者，要严格避免搔抓，以免感染和瘢痕形成。使用抗生素软膏对于软化痂皮和预防细菌二次感染有效。潜在可能会持续很长时间的不良反应是色素改变，如色素沉着或者色素减退。判断患者皮肤类型，选择合适的波长和能量是预防不良反应最有效方法。对于不适合治疗（晒后或者皮肤类型不合适）的患者不应该治疗，或者术后不能或不愿意严格涂避免 UV 照射的防晒霜的患者也不应该治疗。瘢痕形成很少发生，大多数并发症发生是因为能量过高或者结痂后继发感染。总之，避免不良反应的发生最有效的方法就是使用任何一个能量前进行光斑测试，即使对一个人身体的不同部位的皮肤进行治疗也应该测试光斑能量。

安全有效地使用 IPL 治疗的关键在于选择合适参数和具有治疗足够多患者的经验 。

11 总结

- 皮肤中主要的靶色基是黑色素和血红蛋白。
- 对于暴晒患者推迟治疗。
- 治疗前拍照。
- 术前签署知情同意书。
- 使用防晒霜大大提高安全性。
- 对于肤色较深患者，测试光斑能量以保证能量增加的安全性。
- 无论是医生还是患者，都应该佩戴护目镜或者眼罩。
- 在安全范围内能量越高疗效越好。
- 瘢痕很少发生，除非使用过高能量。

12 参考文献

[1] Acarturk TO, Stofman GM. Treatment of the vascular lesions of the face and neck using selective vascular photothermolysis with intense pulse light. Eur J Plast Surg. 2003;26:319–323.

[2] Adamic M, Troilius A, Adatto M, Drosner M, Dahmane R. Vascular lasers and IPLS: guidelines for care from the European Society for Laser Dermatology (ESLD). J Cosmet Laser Ther. 2007;9(2):113–124.

[3] Adatto MA, Luc-Levy J, Mordon S. Efficacy of a novel intense pulsed light system for the treatment of port wine stains. J Cosmet Laser Ther. 2010;12:54–60.

[4] Al-Dhalimi MA, Abo Nasyria AA. A comparative study of the effectiveness of intense pulsed light wavelengths (650 nm vs 590 nm) in the treatment of striae distensae. J Cosmet Laser Ther. 2013;15:120–125.

[5] Anderson RR, Parrish JA. Selective photothermolysis: precise microsurgery by selective absorption of pulsed radiation. Science. 1983;220(4596):524–527.

[6] Angermeier MC. Treatment of facial vascular lesions with intense pulsed light. J Cutan Laser Ther. 1999;1:95–100.

[7] Babilas P. Light-assisted therapy in dermatology: the use of intense pulsed light (IPL). Med Laser Appl. 2010;25:61–69.

[8] Babilas P, Schreml S, Szeimies RM, Landthaler M. Intense pulsed light (IPL): a review. Lasers Surg Med. 2010;42:93–104.

[9] Bae YI, Yun SJ, Lee JB, Kim SJ,Won YH, Lee SC. Clinical evaluation of 168 korean patients with rosacea: the sun exposure correlates with the erythematotelangiectatic subtype. Ann Dermatol. 2009;21:243–249.

[10] Barikbin B, Ayatollahi A, Hejazi S, Saffarian Z, Zamani S. The use of intense pulsed light (IPL) for the treatment of vascular lesions. J Lasers Med Sci. 2011;2 (2):73–81.

[11] Bjerring P, Christiansen K, Troilius A. Intense pulsed light source for the treatment of dye laser resistant port-wine stains. J Cosmet Laser Ther. 2003;5:7–13.

[12] Campolmi P, Bonan P, Cannarozzo G, Bruscino N, et al. Intense pulsed light in the treatment of non-aesthetic facial and neck vascular lesions: report of 85 cases. J Eur Acad Dermatol Venereol. 2011;25:68–73.

[13] Chen JK, Ghasri P, Aguilar G, van Drooge AM, Wolkerstorfer A, Kelly KM, Heger M. An overview of clinical and experimental treatment modalities for port wine stains. J Am Acad Dermatol. 2012;67 (2):289–304.

[14] Clementoni MT, Gilardino P, Muti GF, Signorini M, et al. Facial teleangectasias: our experience in treatment with IPL. Lasers Surg Med. 2005;37:9–13.

[15] Crawford GH, Pelle MT, James WD. Rosacea: I. etiology, pathogenesis, and subtype classification. J Am Acad Dermatol. 2004;51:327–341.

[16] Dahan S. Laser and intense pulsed light management of couperose and rosacea. Ann Dermatol Venereol. 2011;138:S219–222.

[17] Erol OO, Gurlek A, Agaoglu G, Topcuoglu E, Oz H. Treatment of hypertrophic scars and keloids using intense pulsed light (IPL). Aesthetic Plast Surg. 2008;32(6):902–909.

[18] Faurschou A, Togsverd-Bo K, Zachariae C, Haedersdal M. Pulsed dye laser vs intense pulsed light for portwine stains: a randomized side-by-side trial with blinded response evaluation. Br J Dermatol. 2009;160:359–364.

[19] Goldberg DJ. New collagen formation after dermal remodeling with an intense pulsed light source. J Cutan Laser Ther. 2000;2:59–61.

[20] Goldberg D. Current trends in intense pulsed light. Clin Aesth. 2012;6:45–53. Goldman MP, Eckhouse S. Photothermal sclerosis of leg veins. Dermatol Surg. 1996;22(4):323–330.

[21] Goldman MP, Weiss MP. Treatment of poikiloderma of Civatte on the neck with an intense pulse light source. Plast Reconstr Surg. 2001;107:1376–1381.

[22] González-Rodríguez AJ, Lorente-Gual R. A current indications and new applications of intense pulsed light. Actas Dermosifiliogr. 2015;106(5):350–364.

[23] Ho WS, Ying SY, Chan PC, Chan HH. Treatment of port wine stains with intense pulsed light: a prospective study. Dermatol Surg. 2004;30:887–891.

[24] Ichikawa R, Furue M. Successful treatment of scrotal angiokeratomas (Fordyce type) with small-spot narrow-band intense pulsed light. Dermatol Surg. 2013;39(10):1547–1548.

[25] Kassir R, Kolluru A, Kassir M. Intense pulsed light for the treatment of Rosacea and Telangiectasias. J Cosmet Laser Ther. 2011;13:216–222.

[26] Kawana S, Ochiai H, Tachihara R. Objective evaluation of the effect of intense pulsed light on rosacea and solar lentigines by spectrophotometric analysis of skin color. Dermatol Surg. 2007;33:449–454.

[27] Kontoes PP, Marayiannis KV, Vlachos SP. The use of intense pulsed light in the treatment of scars. Eur J Plast Surg. 2003;25:374–377.

[28] Li DN, Gold MH, Sun ZS, Tang AR, et al. Treatment of infantile hemangioma with optimal pulse technology. J Cosmet Laser Ther. 2010a;12:145–150.

[29] Li G, Lin T,Wu Q, Zhou Z, Gold MH. Clinical analysis of port wine stains treated by intense pulsed light. J Cosmet Laser Ther. 2010b;12:2–6.

[30] Lim HS, Lee SC,Won YH, Lee JB. The efficacy of intense pulsed light for treating erythematotelangiectatic rosacea is related to severity and age. Ann Dermatol. 2014;26(4):491–495.

[31] Liu J, Ren Y, Li B, Lu S. Comparative efficacy of intense pulsed light for different erythema associated with rosacea. J Cosmet Laser Ther. 2014;16(6):324–327.

[32] Mark KA, Sparacio RM, Voigt A, Marenus K, Sarnoff DS. Objective and quantitative improvement of rosacea-associated erythema after intense pulsed light treatment. Dermatol Surg. 2003;29(6):600–604.

[33] McGill DJ, MacLaren W, Mackay IR. A direct comparison of pulsed dye, alexandrite, KTP and Nd: YAG lasers and IPL in patients with previously treated capillary malformations. Lasers Surg Med. 2008;40:390–398.

[34] Meesters AA, Pitassi LHU, Campos V, Dierickx C, Wolkerstorfer. Transcutaneous laser treatment of leg veins. Lasers Med Sci. 2014;29(2):481–492.

[35] Murray AK, Moore TL, Richards H, Ennis H, et al. Pilot study of intense pulsed light for the treatment of systemic sclerosis-related telangiectases. Br J Dermatol. 2012;167:563–569.

[36] Neuhaus IM, Zane LT, Tope WD. Comparative efficacy of nonpurpuragenic pulsed dye laser and intense pulsed light for erythematotelangiectatic rosacea. Dermatol Surg. 2009;35(6):920–928.

[37] Nymann P, Hedelund L, Haedersdal M. Long-pulsed dye laser vs. intense pulsed light for the treatment of facial telangiectasias: a randomized controlled trial. J Eur Acad Dermatol Venereol. 2010;24:143–146.

[38] Ozdemir M, Engin B, Mevlitoglu I. Treatment of facial port-wine stains with intense pulsed light: a prospective study. J Cosmet Dermatol. 2008;7:127–131.

[39] Papageorgiou P, ClaytonW, Norwood S, Chopra S, Rustin M. Treatment of rosacea with intense pulsed light: significant improvement and long-lasting results. Br J Dermatol. 2008;159(3):628–632.

[40] Paquet P, Caucanas M, Piérard-Franchimont C, et al. Intense pulsed-light in infantile hemangiomas. Open Access J Sci Technol. 2014;2:1–6.

[41] Pérez EH, Charrier EC, Ibiett EV. Intense pulsed light in the treatment of striae distensae. Dermatol Surg. 2002;28:1124–1130.

[42] Piccolo D, Di Marcantonio D, Crisman G, et al. Unconventional use of intense pulsed light. Biomed Res Int. 2014;2014:618206.

[43] Rafiq U, Shah AA, Rizwan M. Treatment of infantile hemangioma with intense pulsed-light: a case report. J Pak Assoc Dermatol. 2014;24(3):267–269.

[44] Raulin C, Greve B. IPL technology: a review. Lasers Surg Med. 2003;32(2):78–87.

[45] Raulin C, Goldman MT, Weiss MA, Weiss RA. Treatment of adult port-wine stains using intense pulsed light therapy (PhotoDerm VL): brief initial clinical report. Dermatol Surg. 1997;23(7):594–597.

[46] Roelandts R. The diagnosis of photosensitivity. Arch Dermatol. 2000;136(9):1152–1157.

[47] Rusciani A, Motta A, Fino P, Menichini G. Treatment of poikiloderma of civatte using intense pulsed light source: 7 years of experience. Dermatol Surg. 2008;34:314–319.

[48] Schroeter CA, Neumann M. An intense light source. The PhotoDerm VL-flashlamp as a new treatment possibility for vascular skin lesions.Dermatol Surg. 1998;24:743–748.

[49] Schroeter CA, Haaf-von Below S, Neumann HA. Effective treatment of rosacea using intense pulsed light systems. Dermatol Surg. 2005;31:1285–1289.

[50] Schroeter C, Wilder D, Reineke T, Thürlimann W, Raulin C, Neumann HAM. Clinical significance of an intense, pulsed light source on leg telangiectasias of up to 1 mm diameter. Eur J Dermatol. 2013;7(1):38–42.

[51] Taub AF. Treatment of rosacea with intense pulsed light. J Drugs Dermatol. 2003;2(3):254–259.

[52] Town G, Ash C. Are home-use intense pulsed light (IPL) devices safe? Lasers Med Sci. 2010;25(6):773–780.

[53] Vrijman C, van Drooge AM, Limpens J, Bos JD, van der Veen JPW, Spuls PI,Wolkerstorfer A. Laser and intense pulsed light therapy for the treatment of hypertrophic scars: a systematic review. Br J Dermatol. 2011;165 (5):934–942.

[54] Wang B, Wu Y, Zhu X, Xu XG, et al. Treatment of neck port-wine stain with intense pulsed light in Chinese population. J Cosmet Laser Ther. 2013;15:85–90.

[55] Wat H,Wu DC, Rao J, GoldmanMP. Application of intense pulsed light in the treatment of dermatologic disease: a systematic review. Dermatol Surg. 2014;40:359–377.

[56] Weiss RA, Goldman MP, Weiss MA. Treatment of poikiloderma of civatte with an intense pulsed light source. Dermatol Surg. 2000;26:823–829.

第 4 章　用于痤疮、瘢痕和光损伤性皮肤问题的半导体光疗

Luiza Pitassi

摘要

在 20 世纪 60 年代末，人们就发现了发光二极管可用于医疗，但近年才开始在皮肤科广泛应用于治疗皮肤疾病，包括光老化、瘢痕和痤疮。自从光生物调节作用引入医学，各种光的有效性和适用性已被研究者进行认真的研究。发光二极管的光调作用是一种非热性技术，利用光调节细胞活性，光子被皮肤细胞中线粒体靶色基吸收。用较低强度的发光二极管治疗的各种有益的影响已有报道，特别是在促进愈合、减轻疼痛和炎症、恢复功能、嫩肤方面。发光二极管治疗是安全的、无毒的、无创的，且在已发表的文献中没有相关的副作用报道。

关键词

发光二极管、光生物调节、光调作用、低强度激光治疗、非热技术、细胞活性、线粒体靶色基、炎症、痤疮、瘢痕、嫩肤、光损伤性皮肤

目录

L. Pitassi (✉)
Division of Dermatology, Department of Medicine, State University of Campinas (UNICAMP), Campinas, SP, Brazil
e-mail: luiza@luizapitassi.com.br; pitassi@yahoo.com

M.C.A. Issa, B. Tamura (eds.), Lasers, Lights and Other Technologies, Clinical Approaches and Procedures in Cosmetic Dermatology 3, https://doi.org/10.1007/978-3-319-16799-2_4

1 简介

数千年来，光疗法是在许多文化中被用作处理各种健康状况的治疗方式。光生物调节，也被称为低强度激光治疗 (LLLT)，是一种应用弱激光或发光二极管 (LED) 刺激细胞产生有益的临床效果的医学技术。发光二极管 (LED) 是一种波长范围从紫外线 (UV) 到可见近红外线 (NIR) 的二极管设备，其将电流转换成非相干窄带宽的电磁频谱。LED 被广泛地应用于皮肤科中。由于在皮肤中的穿透深及可被呼吸链成分吸收的双重因素，在 600~1300nm 的光谱范围内的光有利于促进伤口愈合、减少炎症、减轻疼痛和嫩肤。

LED 的工作机制不是一种剥脱或热机制，而是一种类似于植物光合作用的光化学效应。通过这种光化学效应，光被吸收并产生化学变化。光治疗的特点是它能诱导细胞中的光生物过程。光的有效组织穿透性和光受体吸收光的特定波长是光治疗中需要考虑的两个主要因素。

LED 比激光器具有额外的优点，因为它们具有将波长与不同尺寸的阵列结合的可能性，从而刺激更广泛的组织类型。LED 比大多数激光器分散在更大的表面积上，并且可用于大面积的目标区域，从而减少治疗时间。

LED 是在 20 世纪 60 年代末发明的，但最近才被广泛应用于皮肤科。在过去的 15 年里，随着人们对生物学的不断深入理解和对微创而有效的皮肤治疗的需求增加，导致更多人对 LED 感兴趣。

光调机制既可单独使用，又可与多种修复方法结合使用。在皮肤科，LED 有利于皱纹、痤疮瘢痕、增生性瘢痕及烧伤的治疗，既可作为减少紫外线损伤的治疗，也可作为预防措施。

LED 光生物调节是较新的非热光疗法，并且是多种医疗设备的有效替代品，未见文献报道正确使用时的副作用。

2 历史

在古埃及、古印度和古代中国，在治疗皮肤病时的阳光作用被用作最早的光治疗形式。在 1904 年，Niels Finsen 因使用弧光灯治疗皮肤结核和用红光预防天花瘢痕形成的研究而获诺贝尔生理学和医学奖。

低强度激光治疗（LLLT）也被称为光生物调节，在 20 世纪 60 年代末被匈牙利布达佩斯的外科医生 Endre Mester 研发。

Mester 开始进行一系列激光试验，利用低能量红宝石红色激光（694nm）对小鼠进行激光致癌能力的评估。让 Mester 吃惊的是，激光并没有致癌，却改善了动物背部剃毛区域的毛发生长。

这首次证明了光生物调节作用。

在 20 世纪 90 年代，美国国家航空航天局（NASA）研制出了非常窄的光波段的 LED，同时允许它们第一次应用于临床。

NASA LED 在光治疗中的应用将显著改善宇航员在长期太空任务中的医疗保健。NASA LED 刺激每个细胞的线粒体（能量室）中的基础能量代谢，特别是当近红外光被用来激活内部的颜色敏感的化学物质（靶色基，细胞色素系统）时。NASA LED 阵列已经布置在航天飞船上，用于研究植物的生长。

美国食品药品监督管理局（FDA）已批准 NASA LED 应用于人体试验。

在微重力环境中，使用 LED 的光治疗可帮助加快伤口愈合速度、减少治疗伤害引发不幸事件的风险。

Whelan 等在遗传性糖尿病小鼠模型中，已经使用最初为 NASA 在太空植物生长试验中开发的 LED 来评估近红外光治疗对伤口的影响，并且已经发现某些组织再生基因在 LED 治疗中显著上调。

美国宇航局研发的 LED 提供了一种有效的激光替代品。这些二极管可以配置成产生多个波长的、可以布置成大的平面阵列（用于治疗大伤口），并且不产生热量。同样重要的是，要注意 LED 光疗法已被 FDA 视为无风险治疗。

在 Mester 发现 LLLT 以来近 50 年的时间里，LLLT 能有效治疗的疾病和病症的数量呈指数级增长。不再局限于伤口愈合、疼痛和炎症，身体的许多主要器官、系统（如心脏、脑、眼、脊髓、消化道和呼吸道）均可通过光疗受益，只要使用正确的光源、参数和传输方法。

3 作用机制

LED 是将电流转换成非相干窄谱光的复杂半导体。光疗基于射入光子与细胞能量池之间的入射光子能量的直接转化，从而产生可行的临床反应，而不产生热和损伤。光疗的基本机制包括入射光子能量的吸收（光吸收），转化和在目标内的信号放大，继而产生光响应。

光生物调节被认为通过激活细胞线粒体的呼吸系统，可以刺激成纤维细胞增殖、胶原合成、生长因子和细胞外基质生成并增强皮肤微循环。

LED 光调节对人体皮肤具有非热效应，并且可能由线粒体细胞色素光吸收介导，特别是包含在呼吸链中的细胞色素 C 氧化酶 (CCO)。这种复合酶有两个不同的亚铁血红素中心和两个不同的铜中心，每个中心可以被还原或氧化，从而影响吸收光谱。因此，线粒体中出现了一连串的变化，引起各种生物刺激。

LLLT 的机制是位于线粒体中呼吸链的蛋白质组分中的靶色基吸收红光和近红外光。可见光的主要治疗目标是靶细胞中线粒体呼吸链中的细胞色素 C 氧化酶，导致光化学诱导的级联反应，引起三磷酸腺苷 (ATP) 的产生和最终的细胞光活化。

呼吸链激活是关键，其可以通过氧化还原性质的改变、电子传递的加速、活性氧物种的生成以及吸收靶色基的局部瞬态加热而发生。这导致靶细胞的细胞代谢活性增加，如 ATP 增加、活性氧的调节、转录因子的诱导、胶原合成的改变以及血管生成的刺激。

呼吸链组分的激活刺激与细胞迁移和增殖、细胞内稳态改变、ATP 或 cAMP 水平改变、DNA 和 RNA 合成的调节、膜通透性改变、细胞质碱化、细胞膜去极化相关基因的表达相关。它也改变了生长因子和细胞因子的产生。

LED 通过触发细胞内光生化反应而影响细胞代谢。人们观察到的作用包括增加 ATP、调节活性氧、诱导转录因子、改变胶原合成、刺激血管生成和增加血流量。LLLT 刺激细胞迁移和增殖相关基因的表达；它也改变了生长因子和细胞因子的产生。

皮肤和组织再生的主要细胞是成纤维细胞、角质形成细胞和免疫细胞 (肥大细胞、中性粒细胞和巨噬细胞)，它们可以被具有显著组织穿透特性的特定波长的光刺激。

LED 是一种小型、坚固的器件，能够发射从紫外线到可见光和红外线波长的窄谱电磁辐射。发射光的波长范围从紫外线（UV）到可见光到近红外线（NIR）带宽（247~1300nm）。LED 不同于其他类型的激光器，其因为低强度引起低温炭化改变。激光和 LED 之间的一个显著区别是光能传导的方式。LED 的峰值功率输出用毫瓦单位测定，而激光器的峰值功率用瓦特单位来测定。与激光相比，同样波长的光，LED 能提供相当温和的传导方式，并且能量输出大大降低。

激光治疗期间需要加强术后护理和延长停工期，并可能导致并发症，但 LED 治疗是一种有效、安全并且无痛苦的治疗。

其他优于激光的特点包括将波长与各种尺寸的阵列结合的可能性。LED 比激光器分散在更大的表面积上，并且可以用于大面积的靶目标，从而实现更快的治疗。

呼吸链中的光受体分子吸收红光和近红外光可引起细胞氧化还原状态的改变，并激活核酸合成，促进细胞增殖。

不同的波长具有不同的靶色基，并且可以对组织产生各种作用。通常用其相关颜色来表示波长，如蓝光（400~470nm）、绿光（470~550nm）、红光（630~700nm）和近红外光（700~1200nm）。组织穿透深度主要取决于光的波长。630~900nm 波长的光可以穿透到真皮乳头层并被吸收。

为了获得最佳效果，所选的波长应考虑光在靶细胞或组织中的最佳穿透深度。由于细胞色素 C 氧化酶是 LLLT 最可能的靶色基，所以考虑了在红光（~660nm）和近红外光（~850nm）光谱中的两个吸收峰。

对人成纤维细胞基因表达谱的分析揭示了 628nm 波长的低强度红光对 111 个不同基因的影响，这些基因涉及细胞增殖、细胞凋亡、应激反应、蛋白质、脂质和碳水化合物代谢，线粒体能量代谢，DNA 合成与修复，抗氧化相关功能，细胞骨架和细胞相互作用相关功能等细胞功能。

红光 (波长 620~770nm) 作为可见光光谱的一部分，具有激活成纤维细胞生长因子、增加Ⅰ型前胶原、增加基质金属蛋白酶 -9(MMP-9)、减少皮肤真皮基质金属蛋白酶 -1(MMP-1) 等作用。由于其能穿透皮肤约 6mm，因此，它在光动力疗法（PDT）中受到青睐。组织学显示光暴露后成纤维细胞数量增加和轻度炎性浸润。

二极管红光在可见光中具有最深的组织穿透，并证实可显著减少表皮厚度、弹性物质、真皮炎性浸润以及增加真皮上层胶原和Ⅰ型及Ⅲ型前胶原。TGF-β 是诱导成纤维细胞合成胶原生长的生长因子，PDT 后显著增加。

因在皮肤中具有较深的光穿透，红光在 PDT 中被广泛使用，可能还通过调节炎性因子的释放发挥抗炎作用。皮肤和组织再生的重要细胞类型是成纤维细胞、角质形成细胞和免疫细胞 (肥大细胞、中性粒细胞和巨噬细胞)，它们可以使用具有显著组织穿透特性的特定波长的光刺激。

PDT 通常涉及局部光敏剂的应用，例如氨基酮戊酸 (ALA) 或甲基氨基酮戊酸 (MAL)，其通过暴露于可见光源而被激活。在用适当波长的光激活光敏剂之后，产生活性氧（Reactive oxygen species, ROS），特别是单态氧。由于光、光敏剂和组织氧的结合，在病变组织中形成细胞毒性 ROS，诱导恶性和癌前细胞的坏死和凋亡。肿瘤学适应证、光化性角化病、结节性或浅表性 BCC 和 Bowen 病是被批准的应用于 ALA/MAL 的 PDT 的适应证。

PDT 在痤疮治疗中的应用是基于痤疮丙酸杆菌含有内源性卟啉，特别是粪卟啉Ⅲ。红光模块用于增加蓝光治疗促进新组织的生长、促进愈合及刺激胶原，从而减少皱纹（图 1-4-1）。

红光对创面愈合的有益作用可以通过几个基本生物学机制来解释，包括诱导表达细胞因子和生长因子等因素，如 VEGF 对创面愈合所需新生血管的影响。

近红外光（IR），也称为单色红外能量，被认为通过诱导鸟苷酸环化酶和一氧化氮的释放来刺激循环，这反过来又促进血管扩张和生长因子产生以及血管生成，引起随后的创伤愈合（图 1-4-2)。

二极管红外光由大于 760nm 的波段构成，可以穿透皮肤 5~10mm。近红外光(830nm)已用于创伤、疼痛、溃疡、顽固性病变、皮肤再生和寻常痤疮的治疗。

用 830nm 的 LED-LLLT 单次治疗正常皮肤，与未照射的对照组相比显示，在 48h 快速光介导肥大细胞脱颗粒中，超微结构显示伴有大量肥大细胞、巨噬细胞和中性粒细胞的炎症反应。

采用 630nm 或 660nm 结合 830nm 或 850nm 波长的 LED 照射，比单独使用任一波长处理的细胞数和Ⅰ型胶原表达增加更多，并降低 MMP-1 表达。

Lee 等进行 633nm 和 830nm 单独照射、830nm 和 633nm 联合照射组与对照组的疗效比较。尽管本研究中所有 LED 处理组与对照组相比显示出统计学上显著的大体和组织学结果，但 830nm 组在胶原形成、皮肤弹性、基质金属蛋白酶组织抑制因子 1 的表达与患者主观满意度等方面均优于其他 LED 组。

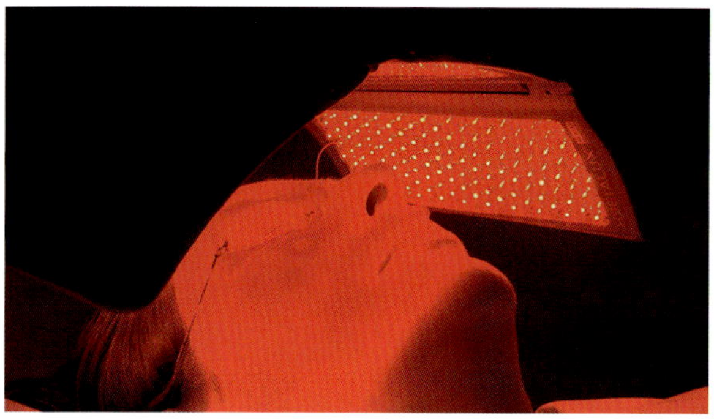

图 1-4-1 红光 LED 治疗光损伤皮肤（图片来源于 Dr. Luiza Pitass）

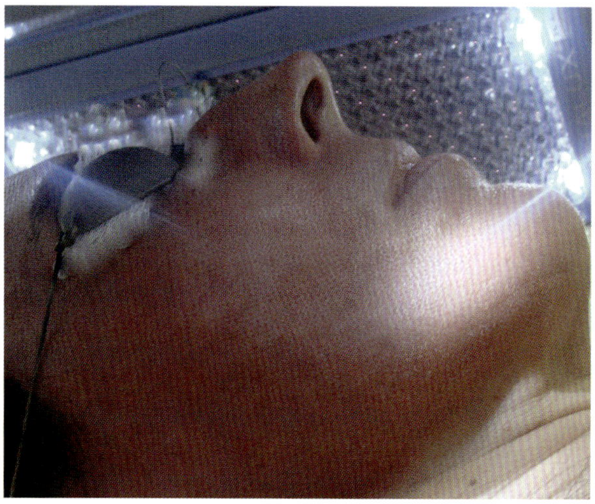

图 1-4-2 点阵激光后的近红外光（830nm）治疗（图片来源于 Dr. Luiza Pitassi）

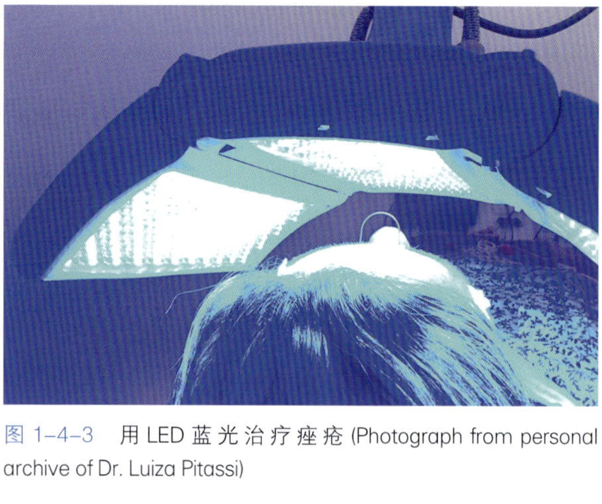

图 1-4-3 用 LED 蓝光治疗痤疮 (Photograph from personal archive of Dr. Luiza Pitassi)

蓝光（波长范围为 400~480nm）为无紫外线照射，似乎通过影响痤疮丙酸杆菌及其抗炎特性对痤疮发挥作用（图 1-4-3）。痤疮丙酸杆菌含有天然存在的卟啉，主要是粪卟啉和原卟啉Ⅸ。这些分子吸收蓝光，通过形成氧自由基破坏细菌而诱发自然的 PDT 效应。

光疗治疗痤疮的作用机制之一是通过卟啉吸收光（特别是蓝光），卟啉是痤疮丙酸杆菌正常代谢的一部分，起到内源性光敏剂的作用。由于蓝光具有抑制细胞增殖的作用，因此也有利于治疗增生性疾病和慢性皮肤炎症。

双波长（红光和蓝光）LED 光源的使用提升了痤疮和其他皮脂疾病 PDT 的疗效。红光波长 (630nm) 可到达皮脂腺，蓝光 (405nm) 漂白表皮中任何残留的原卟啉Ⅸ (PpⅨ)，降低了治疗后的光敏性。

局部 PDT 也是一种治疗非黑色素瘤皮肤癌（NMSC）和改善光老化的方法。PDT 通常涉及局部光敏剂的应用，例如氨基酮戊酸 (ALA) 或甲基氨基酮戊酸 (MAL)，其通过暴露于可见光源而被激活。由于光、光敏剂和组织氧的结合，在病变组织中形成细胞毒性 ROS，诱导恶性肿瘤和癌前细胞的坏死和凋亡。

许多研究表明，将患者暴露于发光二极管波长的组合中比单一治疗更有效。这种协同效应已经在各种皮肤疾病中进行了研究。

4 适应证

表 1-4-1　皮肤科最常应用 LED 的适应证

伤口愈合
嫩肤
增生性瘢痕与瘢痕疙瘩
痤疮
炎症后色素沉着
红斑
水肿
痛觉缺失
烧伤
脱发
光化性角化病、Bowen 病与基底细胞癌（光动力疗法）
白癜风
银屑病
玫瑰痤疮
单纯疱疹病毒

文献综述表明，不同波长的发光二极管设备用于皮肤病学对治疗多种皮肤疾病具有许多有益的疗效（表 1-4-1），包括痤疮、瘢痕和光损伤皮肤，副作用轻微或没有报道。对患有光敏性皮肤病或服用光敏药物的人仍需谨慎筛查，因为这些是治疗的禁忌证。必须特别注意癫痫和畏光患者，尤其是当 LED 脉冲发射时。

选择 600~700nm 波长的光用于治疗浅层组织，选择 780~950nm 波长的光用于治疗深层组织，这是因为通过组织的光学穿透距离较长。由于可能存在上面提到的双相剂量 - 响应曲线，对于任何特定的医疗条件，选择正确的光剂量（根据能量密度）都是很难的（表 1-4-2）。

表 1-4-2　用于皮肤科的发光二极管设备的 LED 波长

颜色	波长（nm）	皮肤治疗	治疗时间
红光	610~760	嫩肤、细纹、粗糙度、肤色、纹理、毛孔大小、色素脱失、伤口愈合、增生性瘢痕、瘢痕疙瘩、水肿和红斑	20~30min/ 次 每周 2 次
蓝光	450~500	痤疮、色素沉着、瘢痕疙瘩、纤维化性皮肤病	20~30min/ 次 每周 2 次
红外线	850~940	嫩肤、增生性瘢痕、瘢痕疙瘩	20~30min/ 次 每周 2 次

5 LED 光用于治疗痤疮、瘢痕和皮肤光老化

5.1 痤疮

可见光（主要是蓝光、红光或两者的结合）的光疗已被用作治疗寻常痤疮的替代治疗方法。光疗治疗痤疮的作用机制之一是通过卟啉吸收光（特别是蓝光），而卟啉是痤疮杆菌正常代谢的一部分，起到内源性光敏剂的作用。

蓝光（415nm）治疗能有效地激活粪卟啉Ⅲ和原卟啉Ⅸ，随后杀死痤疮杆菌（图 1-4-4）。在轻、中度炎症和脓疱性痤疮的研究中显示，当照射治疗超过 8 次时，可以显著减少痤疮的皮损。

蓝光治疗还通过降低细胞因子诱导的 IL-1α 和 ICAM-1 标记的产生而对角质形成细胞具有抗炎作用。蓝光 LED（400~470nm）的最大穿透率达 1mm。它最适合治疗较表浅的疾病，如针对寻常痤疮的痤疮丙酸杆菌。蓝光照射到痤疮杆菌菌落可诱导细菌卟啉的光激发，刺激单线态氧的产生，最后导致痤疮丙酸杆菌的内源性光动力杀伤。

Shalita 等使用蓝光（405~420nm）治疗痤疮，每周 2 次，每次 10min 的光照。总共 35 名面部和背部有皮损的受试者接受了为期 4 周的治疗；80% 的受试者显示非炎症、炎症和面部病变有显著改善，在最后

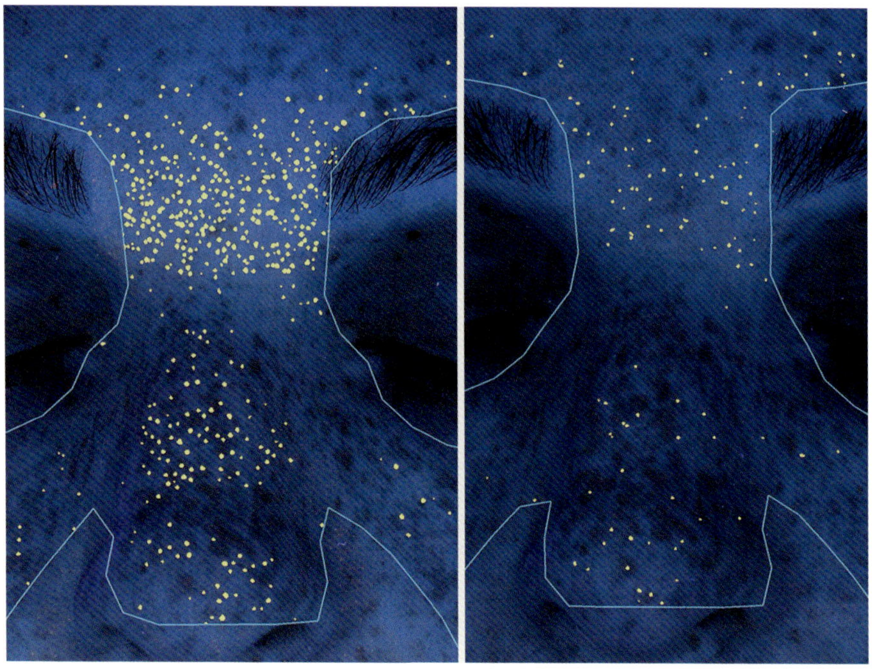

图 1-4-4 蓝光（405nm）照射30min 后，发现其内源性卟啉对痤疮丙酸杆菌有光灭活作用（图片来源于 Dr.Luiza Pitassi）

一次治疗 2 周后，炎症病变计数平均减少 70%。

Morton 等治疗 30 例轻度痤疮患者，应用蓝光 LED（415nm）照射 8min、10min 或 20min，为期 4 周的时间。炎性病变计数减少，对非炎性病变的作用最小。

Tremblay 给予轻度炎性痤疮患者每周两次 20min 的蓝光 LED（415nm）治疗，持续 4~8 周。90% 的患者对疗效满意。客观上，患者的病变数减少了 50%。

蓝光治疗可显著减少病灶大小、数量、严重程度、红斑，改善皮肤整体外观以及清晰度、亮度、色调、质地和平滑度等。

红光（633nm）在激活粪卟啉Ⅲ方面不如蓝光有效，但是是原卟啉Ⅸ的强有力的激活剂，原卟啉Ⅸ也在痤疮杆菌中发现。因为红光比蓝光穿透组织层次更深，所以红光可以更好地破坏皮脂腺下部的痤疮丙酸杆菌。

红光可以刺激包括巨噬细胞在内的各种细胞释放细胞因子，减少炎症。可见红光对局部血管的作用也是公认的。红光可促使更多的氧和营养进入这个区域，进一步帮助减少炎症和增强伤口修复。

LED 联合治疗痤疮也是有前景的。蓝-红混合光疗法，可能结合抗菌和抗炎作用，是治疗轻度寻常型痤疮的一种安全、有效、无痛苦的治疗方法，且没有明显的短期副作用。

Karu 证明，当痤疮丙酸杆菌在体内同时暴露于蓝光和红光中时，与单独照射红光和蓝光时相比，细胞活性受到明显抑制。

Lee 等用蓝光（415nm）和红光（640nm）LED 联合装置治疗中度痤疮患者。观察到粉刺计数改善 34% 和炎性病变数目改善 78%。大多数研究显示，炎性病变的改善优于粉刺的改善。Kwon 等使用家用蓝光和红光 LED 联合治疗后，炎性和非炎性痤疮皮损分别减少 77% 和 54%。

人们尝试蓝光联合 ALA 治疗痤疮患者 20 例，但是患者发生较严重的副作用，并且与单独使用蓝光 LED 相比，没有显著性的临床疗效。

红光可预防或治疗痤疮炎症后色素沉着（PIH）。根据照相分析和黑色素含量测量，大多数患者在

LED 治疗区可实现 PIH 病变的实质性减少或消退。

红光治疗通常使用来自可见光谱的波长 670nm 来进行，其为可被黑色素吸收的波长。在为患者设计光疗治疗方案时，应考虑皮肤色素（如黑色素）吸收的光能量。为了达到在表皮下结构同等的能量输送，在 Fitzpatrick 量表中皮肤类型在Ⅴ或Ⅵ范围内的患者将需要比皮肤类型在Ⅰ或Ⅱ范围内的患者更高的光剂量(光能量)。

多种波长的 LED 可以影响正常人黑色素细胞的黑色素生成。830nm、850nm 和 940nm 的 LED 照射可通过降低酪氨酸酶的表达减少黑色素的生成，而不产生任何细胞毒性作用。830nm 波长的 LED 也可减少黑色素的合成，并且可能是治疗色素沉着患者的有效治疗工具。

Papageorgiou 等对 107 例轻度痤疮患者进行蓝光和红光联合治疗的随机研究结果显示，联合组炎性病变减少 76%。这一结果显著优于蓝光单独照射的结果。

蓝光和红光联合 LED 光疗是治疗轻、中度寻常痤疮，特别是丘疹脓疱性痤疮的有效、安全且无痛苦的治疗方法。

5.2 瘢痕

瘢痕、增生性瘢痕和瘢痕疙瘩在美容上和心理上对患者造成影响，导致患者寻求各种治疗方法以解决瘢痕引起的美学和功能问题。增生性瘢痕和瘢痕疙瘩可在手术和创伤后形成，其特点是成纤维细胞增生和胶原过度沉积。

LED 可以刺激成纤维细胞活性并加速伤口愈合。研究表明，红光和红外线低光疗法对改善瘢痕可能具有益处。据报道，老年人胶原合成减少，参与正常皮肤胶原代谢的基质金属蛋白酶 -1（MMP-1）上调。

目前人们认为白细胞介素（IL）-6 信号通路在瘢痕形成过程中起着核心作用，因此抑制 IL-6 信号通路可能是预防瘢痕形成的一个有前景的治疗靶点。据报道，LED 治疗可降低 IL-6 mRNA 水平，因此它可能是防止异常愈合的潜在治疗方法。

用近红外 805nm 光的 LED 光疗是防止或减少手术切除或 CO_2 激光消融瘢痕疙瘩或增生性瘢痕的患者皮损进展的方法。

体外研究表明，红光和近红外波长的 LED 光疗可以抑制成纤维细胞增殖，并为瘢痕疙瘩的未来治疗提供了机制基础(图 1-4-5)。

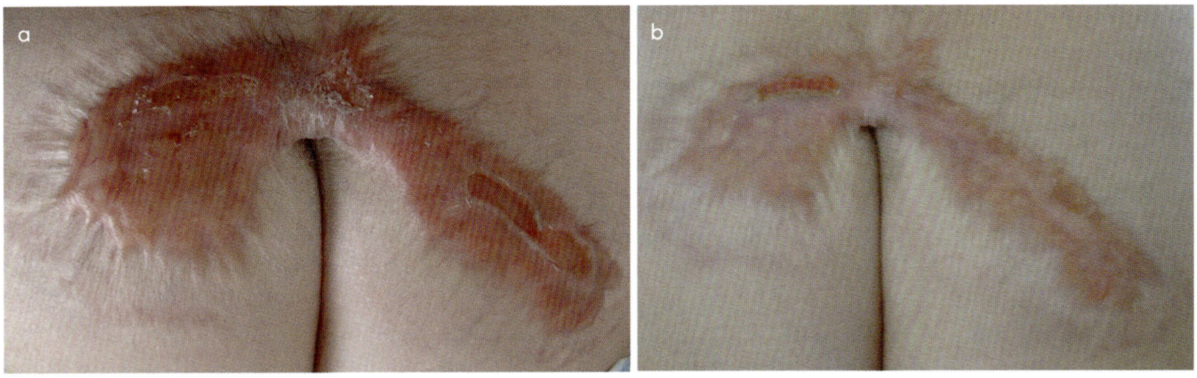

图 1-4-5　瘢痕疙瘩联合使用红光 LED(630nm)和红外线 LED(850nm)治疗，1 周 2 次，每次 30min，持续 60 天，6 个月后随访显示有明显改善(图片来源于 Dr. Luiza Pitassi)

用红外光 LED（805nm，30mW/cm^2）每天治疗 15min，持续 30 天的瘢痕，通过 VSS 评分（改善），通过定量皮肤地形测量瘢痕高度及盲目临床评估照片，显示瘢痕得到明显改善，且没有相关的副作用。

最近的研究表明，蓝光 LED 可以抑制成人真皮成纤维细胞的增殖和迁移速度，并且以剂量依赖的方式与增加的活性氧生成有关，而不改变存活率。蓝光 LED 有可能对瘢痕疙瘩和其他纤维化皮肤病的治疗做出贡献。

研究者之前已开展 PDT 对瘢痕组织的潜力的研究。体外研究表明，ALA-PDT 诱导真皮成纤维细胞胶原降解基质金属蛋白酶 (MMP)-1 和 MMP-3，同时降低 I 型胶原 mRNA 的表达。Sakamoto 等的回顾性双盲研究发现，氨基酮戊酸（ALA）或甲基氨基酮戊酸（MAL）联合红光 LED，经过两次或更多次治疗后，可改善瘢痕外观。

Nie 等报道了 PDT 在持续性瘢痕疙瘩患者中的积极作用，许多常规治疗对该患者无效。经过 5 次 MAL-PDT 治疗后，瘢痕颜色得到改善，瘢痕疙瘩缩小、变平，周围边缘红斑减少。

PDT 可减少瘢痕疙瘩中瘢痕的形成，其证据包括复发少、体征和症状的改善，以及血流量减少、柔韧性增加、胶原和血红蛋白水平降低。

5.3 光老化皮肤

LED 用于皮肤再生的独特之处在于它不会产生任何热损伤。在被称为光生物调节的过程中，特定的 LED 波长光在皮肤中被吸收，并用于调节光损伤组织的细胞功能、增殖和修复。

光生物调节可以刺激生长因子（即成纤维细胞生长因子、TGF、PDGF）的产生，细胞外基质的产生，增加胶原和前胶原的合成，并通过激活细胞的线粒体呼吸系统来增强皮肤微循环。

许多临床研究提供了使用各种发光二极管光源的 LED 疗法在光修复中的有效性证据。LED 可以改善紫外线损伤的皮肤状况，包括光老化，这表明 LED 和紫外线的作用机制是不同的。

Treles 认为 LED 疗法是一种潜在的预防衰老方法。通过照射具有特定波长的低水平光能，根据光生物学发现，可以刺激表皮和真皮细胞，从而实现预防衰老。

最近的研究表明，LLLT（特别是红光或近红外光照射）可以提供有效的防护，以防止紫外线引起的光损伤。这是由于以下事实，即在白天的早期或上午时间，太阳光谱的红光 / 近红外光波长占主导地位，并且使皮肤准备好应对白天晚些时候（中午 / 下午）占主导地位的潜在的有害的紫外线辐射。

红光照射增强光活化巨噬细胞合成成纤维细胞生长因子能力和促进肥大细胞变性。

在红光光谱中，LED 对胶原合成的诱导主要发生在真皮乳头层中。Barolet 等显示 LED 疗法反向胶原表达下调和 MMP-1 上调，这可以解释在 LED 治疗的个体中观察到的皮肤外观的改善。这些结果表明，660nm 的 LED 是一种安全有效的改善胶原的疗法。

红光用于增加新的组织生长，促进愈合，刺激胶原蛋白，从而减少皱纹。它还被用于改善皮肤粗糙、纹状体深度、肤色、质地、毛孔大小、色素沉着、水肿和红斑等状况。

红光 LED（633nm）在眼袋整形术和眼周整形术患者中的裂面研究显示，经治疗侧的面部水肿、红斑、瘀血和疼痛在统计学上有显著改善。

830nm（近红外）波长的光在细胞膜中被吸收，而不是在细胞器内被吸收，当使用可见光谱中的光时，细胞器仍然是靶目标。830nm 的辐射加速了成纤维细胞—肌成纤维细胞的转化和肥大细胞的脱颗粒。此外，白细胞和巨噬细胞的趋化性和吞噬活性通过该波长的光刺激细胞而增强。

用 LED 红外光波长 830nm 的光疗具有抗炎作用，对受损皮肤的再生是有益的。众所周知，830nm 的波长光可以显著增加伤口愈合细胞的动作电位，特别是那些处于炎症和重塑阶段的细胞，因此可以大大加快激光术后不良反应（如红斑和疼痛）的消退。

以前关于 633nm 和 830nm LED 联合治疗皮肤光老化的研究结果已经发表。红光（633nm）能促进皮肤成纤维细胞生长因子和胶原合成。

830nm 波长与创伤愈合细胞（肥大细胞、中性粒细胞和巨噬细胞）的光生物调节密切相关。随后 633nm 波长光的能量集中在成纤维细胞上，但在其他细胞中可维持反应水平。两种波长都与局部血流速度和血流量的增加密切相关，830nm 波长光还可刺激过渡性重塑阶段。

633nm 和 830nm 波长光的协同作用将结合这些作用来增强成纤维细胞的增殖，从而增加胶原的合成，以及刺激炎症细胞系，如肥大细胞和巨噬细胞。

Goldberg 等研究了红光（633nm）和红外光（830nm）LED 联合治疗光损伤皮肤，并报道 80% 的受试者眶周皱纹变淡，皮肤的柔软度、光滑度和硬度都有主观改善。组织学检查显示，胶原纤维的数量和厚度增加。

用红光 (630nm、633nm) 或红光联合红外光 (830nm) 进行全面部或半面部系列治疗后，老年 / 光老化个体的皮肤外观有所改善。

先前的发现能够将成纤维细胞活性和真皮基质重塑过程与真皮内胶原密度增加和老化迹象减少相关联。

研究所提出的可能机制包括电子传输链中末端分子的光刺激和随后的三磷酸腺苷 (ATP) 浓度增加，以及水分子的选择性光驱动激活，从而增强代谢交换，以及影响细胞膜中离子转运系统。

Lee 等的前瞻性、安慰剂对照、双盲、分面试验随机选择面部有皱纹患者接受红光 LED (640 nm)、红外光 (830nm) 两种治疗或安慰治疗。在所有治疗组中，患者的皱纹严重程度都有统计学上的显著改善：分别为 26%、33% 和 36%。皮肤弹性也有所改善。组织测定显示，高活性成纤维细胞附近胶原和弹性纤维增加。

一项应用结合窄谱蓝光 (420nm) 和近红外光 (850~890nm) 的光仪器的研究，使用照射 20min 和总剂量 60J/cm^2，研究显示，当与甘醇酸和局部维生素 C 联合应用时，皮肤光修复显著改善。LED 治疗在任何导致红斑和刺激的治疗后都有良好的效果，包括化学剥脱或剥脱激光具有极高满意度。

LED 光在体外试验中显示可改善细胞形状均匀化、细胞增殖以及参与愈合过程的主要蛋白质水平。LED 系统以其治疗和抗炎性能以及增强面部美化效果而闻名。

6 结论

LED 光疗是一种非剥脱性、非热性和非创伤性的治疗，它通过光生物调节效应刺激细胞的活性和功能。

光疗法是治疗痤疮、瘢痕和光损伤皮肤的安全、有效的替代方法，并且在 LED 治疗期间或之后各种医学治疗后没有不良反应或停工报道。

7 总结

LED 治疗是非剥脱和非热性的方法，这使其安全适用于所有皮肤类型。

光疗是一种解放双手、不需要操作者在场的治疗。
红外光谱，眼睛是看不见的。
眼睛的保护对于医生和患者都是强制性的。
LED 可作为所有激光的辅助治疗。
LED 治疗有助于手术后伤口愈合。
LED 在联合使用时效果更好。
LED 治疗是一种有效、无痛苦、无停工期的治疗方法。

8 参考文献

[1] Anderson RR, Parrish JA. The optics of human skin. J Invest Dermatol. 1981;77:13–19.

[2] Ash C, Harrison A, Drew S, Whittall R. A randomized controlled study for the treatment of acne vulgaris using high-intensity 414 nm solid state diode arrays. J Cosmet Laser Ther. 2015;17(4):170–176.

[3] Avci P, Gupta GK, Clark J, Wikonkal N, Hamblin MR. Low-level laser (light) therapy (LLLT) for treatment of hair loss. Lasers Surg Med. 2013;9999:1.

[4] Babilas P, Karrer S, Sidoroff A, Landthaler M, Szeimies RM. Photodynamic therapy in dermatology – an update. Photodermatol Photoimmunol Photomed. 2005;21(3):142–149.

[5] Baez F, Reilly LR. The use of light emitting diode therapy in the treatment of photoaged skin. J Cosmet Dermatol. 2007;6(3):189–194.

[6] Barolet D. Light-emitting diodes (LEDs) in dermatology. Semin Cutan Med Surg. 2008;27:227–238.

[7] Barolet D, Boucher A. Prophylactic low-level light therapy for the treatment of hypertrophic scars and keloids: a case series. Lasers Surg Med. 2010;42(6):597–601.

[8] Barolet D, Roberge CJ, Auger FA, Boucher A, Germain L. Regulation of skin collagen metabolism in vitro using a pulsed 660 nm LED light source: clinical correlation with a single-blinded study. J Invest Dermatol. 2009;129:2751–2759.

[9] Brondon P, Stadler I, Lanzafame RJ. Melanin density affects photobiomodulation outcomes in cell culture. Photomed Laser Surg. 2007;25(3):144–149.

[10] Calderhead RG. The photobiological basics behind lightemitting diode (LED) phototherapy. Laser Ther. 2007;16:97–108.

[11] Calderhead RG, Kubota J, Trelles MA, Ohshiro T. One mechanism behind LED phototherapy for wound healing and skin rejuvenation: key role of the mast cell. Laser Ther. 2008;17:141–148.

[12] Calderhead RG, Kim WS, Ohshiro T, Trelles MA, Vasily D. Adjunctive 830 nm light-emitting diode therapy can improve the results following aesthetic procedures. Laser Ther. 2015;24(4):277–289.

[13] Chabert R, Fouque L, Pinacolo S, Garcia Gimenez N, Bonnans M, Cucumel K, Domloge N. Evaluation of light-emitting diodes (LED) effect on skin biology (in vitro study). Skin Res Technol. 2015;21(4):426–436.

[14] Dai T, Gupta A, Murray CK, Vrahas MS, Tegos GP, Hamblin MR. Blue light for infectious diseases: propionibacterium acnes, Helicobacter pylori, and beyond? Drug Resist Updat. 2012;15(4):223–236.

[15] Dincer I. Renewable energy and sustainable development: a crucial review. Renew Sust Energ Rev. 2000;4(2):157–175.

[16] Evans DH, Abrahamse H. Efficacy of three different laser wavelengths for in vitro wound healing. Photodermatol Photoimmunol Photomed. 2008;24(4):199–210.

[17] Fournier N, Fritz K,Mordon S. Use of nonthermal blue (405-to 420-nm) and near-infrared light (850- to 900-nm) dualwavelength system

in combination with glycolic acid peels and topical vitamin C for skin photorejuvenation. Dermatol Surg. 2006;32(9):1140–1146.

[18] Ghazizadeh M, Tosa M, Shimizu H, et al. Functional implications of the IL-6 signaling pathway in keloid pathogenesis. J Invest Dermatol. 2007;127:98–110.

[19] Gold MH, Bradshaw VL, Boring MM, et al. Split face comparison of photodynamic therapy with 5-aminolevulinic acid and intense pulsed light versus intense pulsed light alone for photodamage. Dermatol Surg. 2006;32:795–803.

[20] Goldberg DJ, Russel BA. Combination blue (415 nm) and red (633 nm) LED phototherapy in the treatment of mild to severe acne vulgaris. J Cosmet Laser Ther. 2006;8:71–75.

[21] Goldberg DJ, Amin S, Russell BA, Phelps R, et al. Combined 633-nm and 830-nm led treatment of photoaging skin. J Drugs Dermatol. 2006;5:748–753.

[22] Hamblin MR, Demidova TN. Mechanisms for Low-Light Therapy. IN Hamblin MR, Waynant R and Anders J (eds), Proceedings of the SPIE. 2006;6140:1–12.

[23] Hamblin MR, Pires de Sousa MV, Arany PR, Carroll JD, Patthoff D. Low-level laser (light) therapy and photobiomodulation: the path forward. Proc SPIE. 2015;9309:930902.

[24] Huang YY, Sharma SK, Carroll J, Hamblin MR. Biphasic dose response in low level light therapy – an update. Dose-Response. 2011;9:602–618.

[25] Issa MCA, Piñeiro-Maceira J, et al. Immunohistochemical expression of matrix metalloproteinases in photodamaged skin by photodynamic therapy. Br J Dermatol. 2009;161:647–653.

[26] Joo Y, Kang H, Choi EH, Nelson JS, Jung B. Characterization of a new acne vulgaris treatment device combining light and thermal treatment methods. Skin Res Technol. 2012;18(1):15–21.

[27] Karrer S, Bosserhoff A, Weiderer P, Landthaler M, Szeimies RM. Influence of 5-aminolevulinic acid and red light on collagen metabolism of human dermal fibroblasts. J Invest Dermatol. 2003;120:325–331.

[28] Karrer S, Kohl E, Feise K, et al. Photodynamic therapy for skin rejuvenation: review and summary of the literature – results of a consensus conference of an expert group for aesthetic photodynamic therapy. J Dtsch Dermatol Ges. 2013;11(2):137–148.

[29] Karu TI. Photobiological fundamentals of low-power laser therapy. J Quantum Electron. 1987;23:1703–1717.

[30] Karu T. Primary and secondary mechanisms of action of visible to near-IR radiation on cells. J Photochem Photobiol B. 1999;49:1–17.

[31] Karu, T. Identification of the photoreceptors. In: Ten lectures on basic science of laser phototherapy. Grangesberg: Prima Books AB; 2007.

[32] Karu TI, Pyatibrat LV, Afanasyeva NI. Cellular effects of low power laser therapy can be mediated by nitric oxide. Lasers Surg Med. 2005;36:307–314.

[33] Kim JM, Kim NH, Tian YS, Lee AY. Light-emitting diodes at 830 and 850 nm inhibit melanin synthesis in vitro. Acta Derm Venereol. 2012;92(6):674–679.

[34] Kwon HH, Lee JB, Yoon JY, et al. The clinical and histological effect of home-use, combination blue-red LED phototherapy for mild-to-moderate acne vulgaris in Korean patients: a double-blind, randomized controlled trial. Br J Dermatol. 2013;168:1088–1094.

[35] Lam TS, Abergel RP, Meeker CA, Castel JC, Dwyer RM, Uitto J. Laser stimulation of collagen synthesis in human skin fibroblast cultures. Lasers Life Sci. 1986;1(1):61–77.

[36] Lee SY, Park KH, Choi JW, Kwon JK, Lee DR, Shin MS, et al. A prospective, randomized, placebo-controlled, double-blinded, and split-face clinical study on LED phototherapy for skin rejuvenation: clinical, profilometric, histologic, ultrastructural, and biochemical evaluations and comparison of three different treatment settings. J Photochem Photobiol B Biol. 2007a;88 (1):51–67.

[37] Lee SY, You CE, Park MY. Blue and red light combination LED phototherapy for acne vulgaris in patients with skin phototype IV. Lasers

Surg Med. 2007b;39:180–188.

[38] Lev-Tov H, Brody N, Siegel D, Jagdeo J. Inhibition of fibroblast proliferation in vitro using low-level infrared light-emitting diodes. Dermatol Surg. 2012;39:422–425.

[39] Mahmoud BH, Hexsel CL, Hamzavi IH, Lim HW. Effects of visible light on the skin. Photochem Photobiol. 2008;84(2):450–462.

[40] Mamalis AD, Lev-Tov H, Nguyen DH, Jagdeo JR. Laser and light-based treatment of keloids – a review. J Eur Acad Dermatol Venereol. 2014;28(6):689–699.

[41] Mamalis A, Garcha M, Jagdeo J. Light emitting diodegenerated blue light modulates fibrosis characteristics: fibroblast proliferation, migration speed, and reactive oxygen species generation. Lasers Surg Med. 2015;47:210–215.

[42] Mester E, Ludany G, Sellyei M, Szende B, Gyenes G, Tota GJ. Studies on the inhibiting and activating effects of laser beams. Langenbecks Arch Chir. 1968;322:1022–1027.

[43] Morton CA, Brown SB, Collins S, et al. Guidelines for topical photodynamic therapy: report of a workshop of the British photodermatology group. Br J Dermatol. 2002;146:552–567.

[44] Morton CA, Scholefield RD, Whitehurst C, Birch J. An open study to determine the efficacy of blue light in the treatment of mild to moderate acne. J Dermatol Treat. 2005;16:219–223.

[45] Nie Z, Bayat A, Behzad F, Rhodes L. Positive response of a recurrent keloid scar to topical methyl aminolevulinatephotodynamic therapy. Photodermatol Photoimmunol Photomed. 2010;26:330–332.

[46] Opel DR, Hagstrom E, Pace AK, Sisto K, Hirano-Ali SA, Desai S, Swan J. Light-emitting diodes: a brief review and clinical experience. J Clin Aesthet Dermatol. 2015;8(6):36.

[47] Papageorgiou P, Katsambas A, Chu A. Phototherapy with blue (415 nm) and red (660 nm) light in the treatment of acne vulgaris. Br J Dermatol. 2000;142:973–978.

[48] Park KY, Choi SY, Mun SK, Kim BJ, Kim MN. Combined treatment with 578/511 nm copper bromide laser and light-emitting diodes for postlaser pigmentation: a report of two cases. Dermatol Ther. 2014;27(2):121–125.

[49] Russell BA, Kellett N, Reilly LR. A study to determine the efficacy of combination LED light therapy (633 nm and 830 nm) in facial skin rejuvenation. J Cosmet Laser Ther. 2005;7(3–4):196–200.

[50] Sadick NS. Handheld LED array device in the treatment of acne vulgaris. J Drugs Dermatol. 2008;7:347–350.

[51] Sakamoto FH, Izikson L, Tannous Z, et al. Surgical scar remodeling after photodynamic therapy using aminolevulinic acid or its methyl ester: a retrospective, blinded study of patients with field cancerization. Br J Dermatol. 2012;166:413–416.

[52] Sauder DN. Light-emitting diodes: their role in skin rejuvenation. Int J Dermatol. 2010;49(1):12–16.

[53] Sawhney MK, Hamblin MR. Low-level light therapy (LLLT) for cosmetics and dermatology. Proc. SPIE 8932, Mechanisms for Low-Light Therapy IX, 89320X (February 18, 2014).

[54] Shalita AR, Harth Y, ElmanM, SlatkineM, Talpalariu G, Rosenberg Y, Korman A, Klein A. Acne phototherapy using UV-free high intensity narrow band blue light: a three-centers clinical study. Proc SPIE. 2001; 4244:61–73.

[55] Shnitkind E, Yaping E, Geen S, Shalita AR, Lee WL. Antiinflammatory properties of narrow-band blue light. J Drugs Dermatol. 2006;5:605–610.

[56] Szeimies RM, Torezan L, Niwa A, Valente N, Unger P, Kohl E, et al. Clinical, histopathological and immunohistochemical assessment of human skin field cancerization before and after photodynamic therapy. Br J Dermatol. 2012;167(1):150–159.

[57] Tian YS, Kim NH, Lee AY. Antiphotoaging effects of light emitting diode irradiation on narrow band ultraviolet B – exposed cultured human skin cells. Dermatol Surg. 2012;38(10):1695–1703.

[58] Trelles MA. Phototherapy in anti-aging and its photobiologic basics: a new approach to skin rejuvenation. J Cosmet Dermatol. 2006;5:87–

91.

[59] Tremblay JF, Sire DJ, Lowe NJ, Moy RL. Light-emitting diode 415 nm in the treatment of inflammatory acne: an open-label, multicentric, pilot investigation. J Cosmet Laser Ther. 2006;8:31–33.

[60] Ud-Din S, Thomas G, Morris J, Bayat A. Photodynamic therapy: an innovative approach to the treatment of keloid disease evaluated using subjective and objective non-invasive tools. Arch Dermatol Res. 2013;305(3):205–214.

[61] Uitto J. IL-6 signaling pathway in keloids: a target for pharmacologic intervention? J Invest Dermatol. 2007;127:6–8.

[62] Uitto J, Kouba D. Cytokine modulation of extracellular matrix gene expression: relevance to fibrotic skin diseases. J Dermatol Sci. 2000;24((suppl)):S60–69.

[63] Vecchio D, Pam Z, Pam N, Hamblin MR. Low-level laser (light) therapy (LLLT) in skin: stimulating, healing, restoring. Semin Cutan Med Surg. 2013;32:41–52.

[64] Weinstabl A, Hoff-Lesch S, Merk HF, von Felbert V. Prospective randomized study on the efficacy of blue light in the treatment of psoriasis vulgaris. Dermatology. 2011;223:251–259.

[65] Weiss RA, McDaniel DH, Geronemus RG, et al. Clinical experience with light emitting diode (LED) photomodulation. Dermatol Surg. 2005;31:1199–1205.

[66] Whelan HT, Houle JM, Whelan NT, et al. The NASA lightemitting diode medical program progress in space flight and terrestrial applications. Space Technol Appl Intell Forum. 2000;504:37–43.

[67] Whelan HT, Buchmann EV, Dhokalia A, Kane MP, Whelan NT, Wong-Riley MTT, et al. Effect of NASA light-emitting diode irradiation on molecular changes for wound healing in diabetic mice. J Clin Laser Med Surg. 2003;21(April):67–74.

[68] Wunsch A, Matuschka KA. Controlled trial to determine the efficacy of red and near-infrared light treatment in patient satisfaction, reduction of fine lines, wrinkles, skin roughness, and intradermal collagen density increase. Photomed Laser Surg. 2014;32(2):93–100.

[69] Zhang Y, Song S, Fong CC, et al. cDNA microarray analysis of gene expression profiles in human fibroblast cells irradiated with red light. J Invest Dermatol. 2003;120:849–857.

第 5 章　非剥脱激光嫩肤

Maria Angelo-Khattar

摘要

皮肤光老化主要取决于皮肤中黑色素的量和暴露于紫外线下的程度。日光对 DNA 的损伤导致皮肤胶原蛋白的含量减少，最终导致皮肤结构的完整性被破坏。这在临床上主要表现为皮肤萎缩、皱纹、色素改变，如毛细血管扩张、色素沉着等病变。光子嫩肤可以改善肤色、肤质和皮肤色素沉着。各种各样的激光技术可以通过皮肤表层换肤来嫩肤，并允许新的细胞再生。激光系统包括点阵、非点阵激光或者传统形式的剥脱、非剥脱激光。所有这些激光，在不同程度上都能治疗色素沉着病变、减轻（改善）皱纹、减轻瘢痕。尽管剥脱激光在减少光老化方面获得更好的效果，但非剥脱激光恢复更快，且并发症很少、停工期短。此外，非剥脱激光的临床适应证更广，因此，它们可用于治疗血管性病变，如与皮肤老化有关的毛细血管扩张、广泛红斑、酒渣鼻。

除了光子嫩肤外，非剥脱激光还有许多应用，包括减少痤疮的皮脂分泌、对各种瘢痕的治疗。本章旨在给出一个概述，并突出点阵和非点阵非剥脱激光平台在皮肤光损伤中的应用。

关键词

光老化、皮肤光损伤、皮肤萎缩、皮肤老化、皱纹、色素性病变、光子嫩肤、表皮（皮肤）重建、非剥脱激光、点阵激光

目录

M. Angelo-Khattar (✉)
Aesthetica Clinic, Dubai, UAE
e-mail: mkhattar@aestheticaclinic.com

M.C.A. Issa, B. Tamura (eds.), Lasers, Lights and Other Technologies, Clinical Approaches and Procedures in Cosmetic Dermatology 3, https://doi.org/10.1007/978-3-319-16799-2_5

1 简介

人类皮肤外观是健康和美丽感知不可或缺的一部分。因此，在绝大多数情况下，它对个人的整体健康、幸福指数和自尊有很大的影响。

老化是一个复杂的生物学过程，受多种因素的影响，可广泛分类(主要分为)为自然老化和光老化。自然老化是由个体的遗传因素决定的；不同于自然老化，光老化主要取决于日光暴露的程度和皮肤中黑色素的量。事实上，70% 以上的皮肤老化是由紫外线损伤引起的 。

在临床上很容易区分自然老化和光老化，两者都有重要的分子生物学特性。皮肤自然老化的临床特征包括细纹、松弛、干燥和良性病变，如雀斑、樱桃状血管瘤、脂溢性角化症。

光老化的特征有皮肤粗糙、皱纹、深沟、色素沉着、毛细血管扩张、皮肤异色病、日光性弹性纤维变性、癌前病变、皮肤癌。日光暴露部位，如面部、颈部、胸部、手、前臂，最常受到影响。此外，有光暴露史的浅肤色人更容易受到严重的光损伤。

2 紫外线损伤皮肤的机制

紫外线诱导皮肤发生许多变化，包括杀菌作用、血管生成、免疫抑制、结缔组织退化、DNA 突变、肿瘤的发生。

皮肤生物学的进步增加了我们对紫外线引起的皮肤光损伤、皮肤疾病机制的了解。

据研究报道，UVB (280~320nm) 对皮肤细胞可直接产生毒性和诱变作用，而 UVA (320~400nm) 主要通过产生活性氧 (ROS)。对皮肤产生损伤，许多转录因子和炎症细胞因子被释放出来，导致基质金属蛋白酶 (MMP) 的产生增加，最终加速真皮基质的降解。

被广泛接受的通路是上调活化蛋白 -1 (AP-1) 和核转录因子 B (NF-κB)。NF-κB 在炎症级联反应激活的信号通路中起着关键性作用，这种炎症级联反应刺激促炎性细胞因子的表达，如肿瘤坏死因子。此外，被激活的 NF-κB 上调 MMP-1 的表达，从而导致真皮胶原的降解。此外 ,NF-κB 下调 I 型胶原蛋白的合成(图 1-5-1)。紫外线辐射也可以下调 c-Jun, c-Jun 是 AP-1 的一个组成部分，能够下调视黄酸 (RA) 受体，从而降低了 RA 对 AP-1 的抑制作用。最终导致皮肤容积丧失和皮肤变薄。

在过去的几年里，AP-1 和 NF-κB 都是多余的。基于能量和非能量抗衰老策略已经发展成延缓和逆转

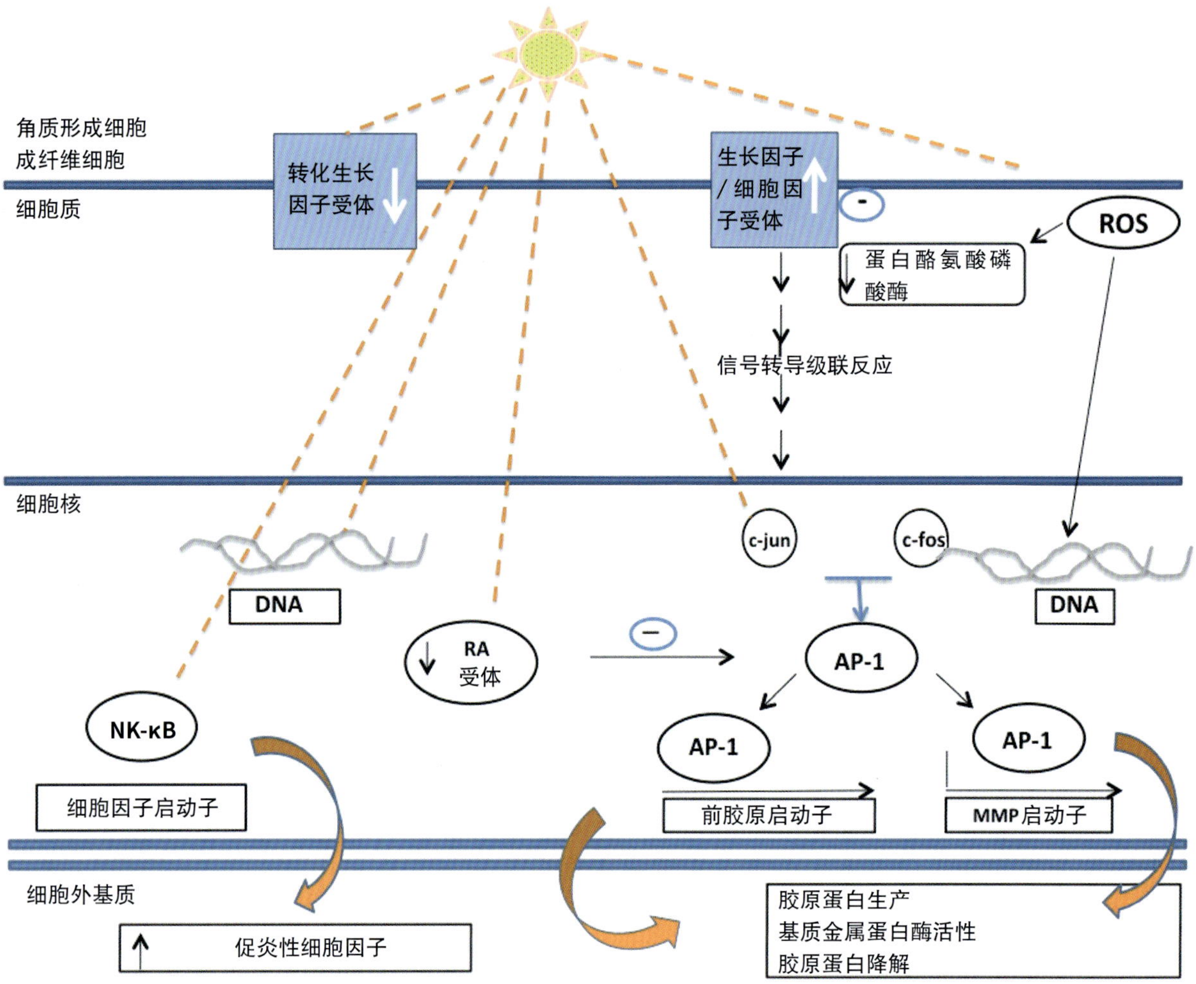

图 1-5-1　在紫外线下，AP-1、NF-κB 通道的皮肤分子级联反应（改编自 2006 年 Rabe 的文献）

皮肤老化。

这两种治疗方法都遵循“可控的损伤修复”的原则，即皮肤创伤引起的伤口愈合反应，并最终导致胶原蛋白重塑和皮肤修复。基于非能量治疗方法包括化学换肤、皮肤磨削术、自体富含生长因子的血小板血浆皮内注射、成纤维细胞以及最近流行的干细胞移植。然而，有选择性地针对皮肤靶色基基于能量的设备，已经成为治疗许多皮肤问题的首选方法，包括色素沉着病变、毛细血管扩张、皮肤松弛、皱纹和手术瘢痕、痤疮萎缩瘢痕和妊娠纹。基于能量的系统包括剥脱和非剥脱激光、强脉冲光系统、各种射频设备、高强度聚焦超声系统。

本章的重点是介绍用于嫩肤的多种非剥脱激光。

3 非剥脱激光的发展史

1983 年，随着 Anderson 和 Parrish 的具有里程碑意义的选择性光热解作用理论的发表，激光在皮肤科的应用被大量开发出来。

从那时起，在过去的 30 多年里，激光技术和设计有了巨大进步，能够更好地控制激光的参数，且激光治疗的安全性和有效性也得到了提升。

非剥脱激光有两种类型：①非点阵或传统激光作用于皮肤表面区域；②点阵技术仅产生小的阵列样热损伤，分布于整个皮肤。

从历史上看，激光在治疗光老化皮肤中的应用从完全非剥脱皮肤重建过程开始。20 世纪 90 年代中期，二氧化碳 (CO_2) 激光和铒 : 钇铝石榴石 (Er:YAG) 激光问世。这些高能脉冲装置产生较厚伤口，并产生令人印象深刻的临床结果。到目前为止，皮肤重建仍然是治疗皮肤光损伤的金标准。然而，这个过程与恢复期长和患者耐受性差有关。

20 世纪 90 年代末，Hsu 和他的同事们在使用传统的脉冲染料激光 (PDL) 治疗毛细血管扩张时，偶然发现治疗区域皱纹减少，他们首先描述了非剥脱皮肤重建。因此，这促进了微创手术的发展，许多非剥脱皮肤重建激光“产生”，如：1450nm 二极管激光，1064nm 和 1320nm 钕 : 钇铝石榴石（Nd:YAG）激光，1440nm、1540nm、1550nm 铒 : 玻璃激光。然而，第一代非剥脱系统疗效中等。2004 年，Manstein 和同事的局灶性光热解作用的引进，革新了激光皮肤重建领域，并导致了大量的非剥脱点阵与剥脱点阵激光设备的发展。这些技术的普及是因为它们操作简单、副作用风险低以及患者的耐受性好、恢复快。人们普遍认为，剥脱点阵激光在嫩肤方面具有较好的疗效，而温和的非剥脱点阵激光具有恢复快、停工期短的优点。非剥脱激光治疗次数的增加最终可能与剥脱激光的疗效相当。

4 非剥脱激光嫩肤的作用机制

光子嫩肤包括两个基本因素：

去除皮肤光损伤的选择性光热解作用

显微结构例如血管和色素细胞通过选择性吸收光，从而促使日光性黑子、雀斑、毛细血管扩张症状减轻。

氧合血红蛋白吸收激光能量后，红细胞凝固、扩张的血管被破坏。

这已经被脉冲染料激光治疗后的葡萄酒色（痣）的组织学检查证实。

在皮肤浅层血管中已发现纤维蛋白、凝血酶和凝集红细胞 。结果，新的血管代替了已经破坏的异常血管。

激光破坏黑色素小体的确切分子机制尚不清楚，但人们认为光热和光机械机制都有影响。温度突然升高，导致靶组织汽化和膨胀，从而破坏色素病变。临床上，脉冲激光后会立刻结霜。这是一个治疗终点，被认为是由于靶组织的温度突然升高后形成了气体。组织学上表现为，黑色素小体被破坏、空泡形成、色素从细胞中渗漏。

真皮显微热损伤引起的皮肤重塑

细纹和皱纹的减少、皮肤纹理的整体改善、皮肤紧致是由于新的胶原蛋白的形成和皮肤增厚。非剥脱激光皮肤重塑的机制主要是非剥脱重建激光波长光被皮内的水不同程度地吸收。因此，导致了真皮的热损伤，该热损伤取决于所提供的能量和曝光时间。有效的胶原蛋白变性和创面愈合反应需要皮内温度达到 60~80℃，高于这个范围的温度会导致胶原蛋白完全变性，并导致瘢痕。

非剥脱激光治疗光损伤皮肤，不是物理性去除或汽化皮肤，而剥脱激光可汽化部分或全部表皮层和真皮层。所有这些激光都选择性地利用冷却技术来保护表皮，同时对真皮结构形成可控的热损伤。

5 非剥脱非点阵激光

表 1-5-1 用于皮肤嫩肤的非剥脱非点阵激光

可见光激光	近红外激光	中红外激光
KTP 激光，532nm	1064nm 长脉冲激光	1320nmNd:YAG 激光
585nm/595nm 脉冲染料激光	Q 开关 Nd:YAG 激光	1450nm 二极管激光
694nm Q 开关红宝石激光		1540nm 铒：玻璃激光
755nm Q 开关紫翠宝石激光		

20 世纪 90 年代，第一代非剥脱传统激光进入市场，主要用于皮肤年轻化。其中包括可见光激光、近红外激光、中红外激光（表 1-5-1)。这组不同的激光技术包括磷酸钛氧钾 (KTP，532nm) 激光、脉冲染料 (PDL，585nm/595nm) 激光、Q 开关红宝石激光 (694nm)、Q 开关紫翠宝石激光 (755nm)、长脉冲和 Q 开关 Nd:YAG (1064 nm) 激光，长脉冲 Nd:YAG (1320nm) 激光、长脉冲二极管激光（1450nm）、铒：玻璃激光（1440nm、1540nm）。

可见光范围内的波长，尤其是调 Q 开关激光，主要用于皮肤色素异常，而波长较长的近红外激光和中红外激光更适合皮肤重塑。

虽然用于逆转表皮色素异常的非点阵设备是相对有效和可预测的，但是皮肤纹理的改善作用微小。因此，非剥脱非点阵激光皮肤重塑是轻中度光损伤和皮肤早期老化的理想治疗选择。

5.1 可见光激光

可见光激光包括 532nm KTP 激光、585/595nm 脉冲染料激光、694nm Q 开关红宝石激光、Q 开关 755nm 紫翠宝石激光。

这些可见光激光通常被用于治疗血管和色素病变，因为它们的波长光能被皮肤中各种各样的色素团吸收，如氧合血红蛋白和黑色素。激光通过减少日光性黑子、雀斑、毛细血管扩张、全身红斑的色素异常，来改善肤色。可见光激光应用于深肤色皮肤类型时要小心谨慎，因为这些较短波长的激光存在热损伤的风险。

可见光激光已被反复证明可以改善皮肤纹理。氧合血红蛋白吸收 585nm 波长光对微血管造成热损伤，从而引发一种炎症反应，这种炎症反应刺激成纤维细胞，最终诱导真皮胶原蛋白的合成。2002 年，Bjerring 等发现一次脉冲染料激光治疗后仅 2 周 II 型胶原的合成增加 48% 。Orringer 等报道，由于 I 型前胶原 mRNA 的增加导致真皮重塑增加。Zelickson 等也证明仅一次 595nm 脉冲染料激光治疗足够改善真皮胶原。

KTP 激光（532nm）（赛诺秀 edlite C6、RevLite S1、PicoSure；赛诺龙 lex TriVantage；飞顿 Harmony XL Pro）

当前的 Q 开关 KTP 激光包括 5~15nm 激光和新型的 350pm 激光。该设备采用 Nd:YAG (1064nm) 激光作为主要光源，由 KTP 晶体转换发射出波长减半的 532nm 激光。这种绿光被血红蛋白和黑色素很好地吸收，因此，KTP 激光可用于治疗不需要的血管和色素。KTP 激光短波长光被表皮黑色素很好地吸收；因此，在深色皮肤类型中应谨慎使用。KTP 激光对皮肤纹理只有轻微的改善效果。

有趣的是，532nm KTP 激光已经被用于减轻唇色，这是深肤色的人普遍关注的问题。

脉冲染料激光（580 ~ 595nm）（赛诺龙，Beam）

在闪光灯泵染料中，一种闪光灯被用于激发有机染料罗丹明中的电子，以发出黄色的光。原始脉冲染料激光的波长为 577nm、脉冲持续时间为 0.45ms，导致血管内的小血栓形成和紫癜。因此，当前的脉冲染料系统波长在 585 ~ 595nm 之间，脉冲持续时间高达 40ms。波长越长，穿透皮肤的深度越深，脉冲持续时间越长，越能避免紫癜。除了对血管病变的影响外，脉冲染料激光确实能产生中度的嫩肤效果。

Q 开关红宝石激光（694nm）（飞顿激光，Sinon）

Q 开关红宝石激光发出红光，因此不能被血红蛋白吸收，但能被靶目标黑色素选择性吸收。事实上，这是第一个用于表皮和真皮色素病变的 Q 开关激光。红宝石激光的脉冲持续时间很短，为 20~50ns，有选择性地针对黑色素小体，光破坏黑色素小体膜。这种效应取决于脉宽，脉冲持续时间越短，越能有效地破坏黑色素小体。因为深肤色类型的人可能会形成永久性色素减退，所以要谨慎操作。

Q 开关紫翠宝石激光（755nm）（赛诺秀 Accolade；赛诺龙，Alex TriVantage, and PicoWay）

Q 开关紫翠宝石激光发射出红光，脉宽 50~100ns，通过光破坏黑色素，有选择性地针对色素性病变。

最近，一种新的皮秒 Q 开关紫翠宝石激光被引入市场，到目前为止，这种新设备的大部分研究是用于文身的治疗。然而，该设备在治疗色素性病变上显示出预期效果。最近发表的一篇文章展示了 755nm 超短脉宽 550ps 紫翠宝石激光衍射透镜阵列，是光损伤嫩肤的一种有效选择。

5.2 近红外激光

1064nm 长脉冲和 Q 开关 Nd:YAG 激光（帕洛 QYAG5、赛诺龙的 lex TriVantage、飞顿的 Harmony XL Pro)

长脉冲和 Q 开关 Nd:YAG 激光 (1064nm) 在中红外光谱中被用于嫩肤。在早期人们已发现，长脉冲激光包括 Nd:YAG 1064nm 激光，通常被用于其他适应证，包括脱毛、大的血管病变。这种近红外波长光被皮肤中的水吸收，从而有效地加热真皮。真皮的热损伤导致新的胶原蛋白有限的合成和皮肤紧致。

长脉冲 Nd:YAG 激光手持件可以在不断运动中使用，向皮肤表面传递多个信息，直到皮肤表面温度达到 39~42℃。这是皮肤重建的最佳温度范围。超过这个温度，可能会形成瘢痕。因此，在使用这种激光嫩肤治疗前，患者不应接受任何麻醉，如疼痛过度必须提醒医生，避免造成表皮损伤。采用长脉冲 Nd:YAG 嫩肤的患者皱纹减少。

Q 开关 Nd:YAG 激光的脉冲持续时间是 5~15ns，主要用于文身的治疗和色素性病变中黑色素的破坏，也可以一直使用，持续治疗皮肤。治疗时可以局部使用或不用碳溶液，这样可以提高激光的穿透性。Lee 等的一项半面部对照研究显示，应用 Q 开关 Nd:YAG 激光治疗后皮肤年轻化方面得到了改善，但局部使用碳溶液后，在皮肤纹理的改善方面没有差异。然而，在 1 个月后的随访中，研究者发现，使用 Q 开关 Nd:YAG 激光嫩肤治疗伴有高度的炎症后色素沉着。最近，人们应用 500~750ps 范围内的皮秒 Nd:YAG 激光去除色素性病变。到目前为止，还没有关于皮秒 Nd:YAG 激光系统用于治疗色素性病变或嫩肤方面的研究发表。

5.3 中红外激光

1320nm Nd:YAG 激光 (Cooltouch CT3 Plus, 飞顿的 Harmony XL Pro)

这个波长的光被水充分吸收，并有效加热被治疗的真皮。随后的热损伤，在一定程度上，刺激成纤维细胞，并诱导“新的胶原蛋白合成”。研究显示，碱性成纤维细胞生长因子 (bFGF) 的表达和组织学证明，通过刺激Ⅰ型、Ⅲ型和Ⅶ型胶原可减少皮肤老化。

1450nm 二极管激光（塞诺龙，Smoothbeam）

1450nm 二极管激光的作用机制与 1320nm Nd:YAG 激光相似。中红外波长光由于其水吸收系数高，造成真皮损害。但是 1450nm 激光已被证明比 1320nm 波长光能更有效地诱导新的胶原蛋白合成。

1540nm 铒：玻璃激光（法国 Quantel Aramis）

中红外 1540nm 激光靶目标也是细胞内的水，穿透到真皮乳头，从而实现胶原收紧、新的胶原蛋白合成。这能更有效地治疗弹性组织变性。

1540nm 波长光很少被黑色素吸收；因此，用于深肤色是安全的。

这种激光已被用于治疗细纹、皱纹和痤疮瘢痕。组织学研究、超声和轮廓分析已证明 1540nm 激光可进行真皮重塑。治疗后第 4 周皱纹减少 40%，皮肤厚度增加 17%。

6 非剥脱点阵激光

6.1 局灶性光热解作用的概念

Manstein 等在 2004 年首次提出了局灶性光热解（FP）的概念，它是激光技术和皮肤重建的最重要里程碑之一。它开创了激光在皮肤科应用的新时代，促进了点阵激光技术的巨大发展和众多的商业点阵系统发展。点阵激光现在已经成为治疗光损伤皮肤的激光选择模式，相关设备弥补了传统剥脱与非剥脱激光在疗效方面的差异 。与传统剥脱激光相比，非剥脱激光侵袭性更小、能提供更好的临床结果，但两者安全性相同。与加热不同层次的传统剥脱和非剥脱激光相比，点阵激光仅使部分皮肤热变性。

点阵激光产生微柱状热损伤的区域称为微热损伤带或显微治疗区 (MTZ)。MTZ 一般 70~150μm 宽，垂直从表皮扩展至真皮，深度 400~700μm，这是由几个激光参数包括激光输出能量决定的。点阵设备在 MTZ 之间保留了（正常的）皮肤和干细胞，因此，能快速恢复且安全性较高（图 1–5–2）。

点阵激光设备有两种基本类型，即非剥脱点阵激光和剥脱（非汽化型和汽化型）点阵激光，根据它们产生的 MTZ 类型分类（图 1–5–2）。非剥脱点阵激光 (NAFL) 仅引起真皮的热损伤，同时保留表皮，

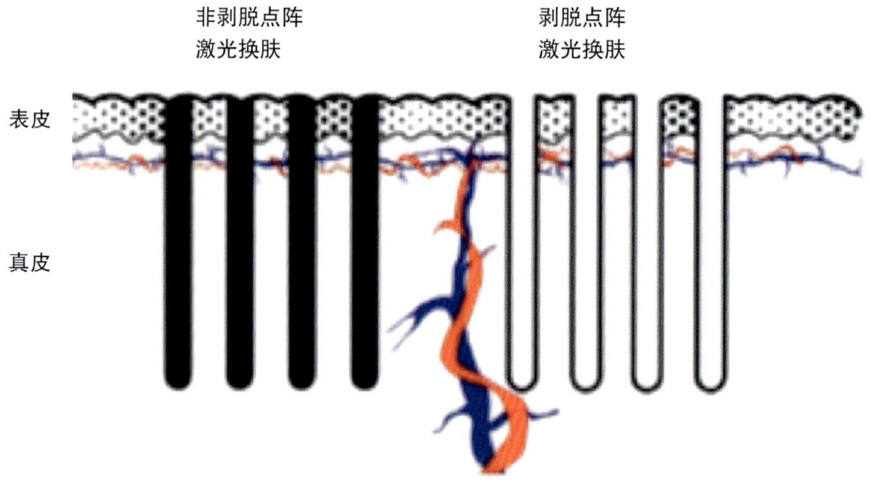

图 1–5–2 非剥脱点阵激光与剥脱点阵激光皮表重建作用的示意图

而剥脱点阵激光 (AFL) 使表皮和真皮的微柱状汽化。图 1-5-3 和图 1-5-4 显示了非剥脱点阵光热解作用 (NAFP) 和剥脱点阵光热解作用 (AFP) 引起的组织学变化。

治疗后皮肤的修复开始于坏死皮肤柱的挤压，被称为显微表皮坏死碎片 (MEND)，进入角质层。Manstein 和他的同事证明 MEND 为纽扣状结构 (直径 40 ~ 80μm)，且含有黑色素，在皮肤伤口上方的角质层下形成。MEND 的产生表明未受损皮肤的完整角质细胞参与了创面修复过程。通过荧光显微镜观察 MEND 在组织学上对应的棕色斑点，这些斑点在 FP 的 7 天内从表皮脱落 (图 1-5-5)。Hantash 等证实这是细胞碎片的挤压过程，他们使用抗人弹性蛋白抗体来证明 MEND 经皮消除。

皮肤剥脱的修复。Manstein 等的证据显示，在治疗后 3 个月，在真皮乳头层、网状浅层发现黏蛋白表达增加，并且真皮浅层的乳突状形态也增加 (图 1-5-6)。

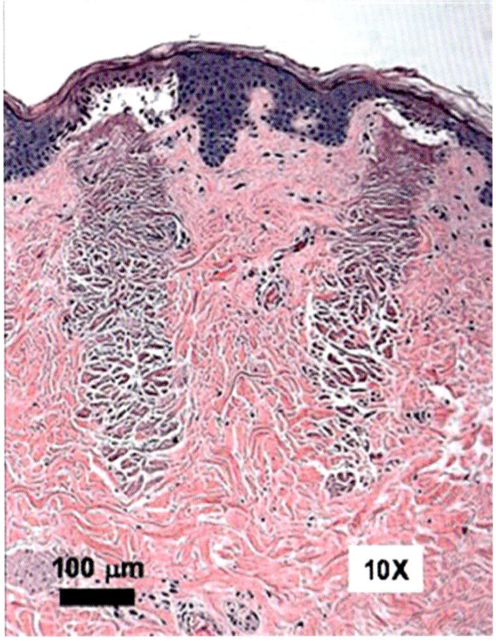

图 1-5-3 NAFL (1550nm 铒激光) 治疗后人皮肤组织学的切片显示，两个柱状微病灶从表皮延伸至真皮 (深度 560 μm; 宽度 135 μm)(改编自 Alexiades-Armenakas 等 2012 年的文献)

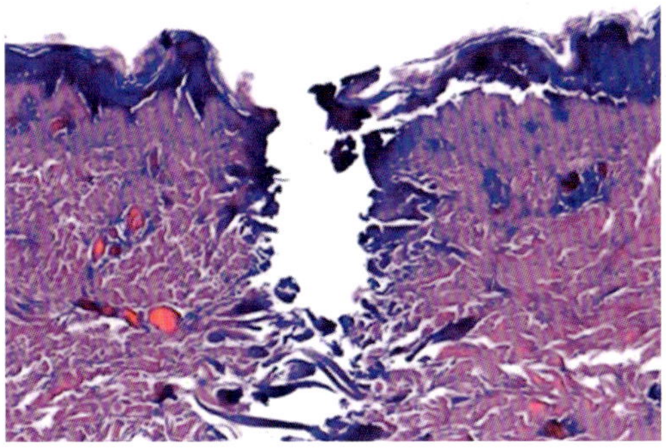
图 1-5-4 AFL (2940nm 铒激光) 治疗后人皮肤组织学的切片显示，从表皮延伸至真皮的消融柱 (改编自 Geronemus 2006 年的文献)

6.2 非剥脱点阵激光的分类

所有非剥脱点阵激光发射的波长都在中红外范围内，这与水吸收曲线峰值有关。通过点阵设备的作用机制，在每次治疗过程中，只有一小部分皮肤重建，光损伤皮肤的治疗通常需要 4~6 次，以获得好的临床结果。治疗是相对疼痛的，需要结合局部麻醉乳膏和冷冻麻醉。治疗后 48h 内可见水肿和红斑，随后几天皮肤脱皮。

1550nm (Solta Fraxel Re:store, Solta Fraxel Re:store Dual)、1540nm(Palomar Starlux, Artisan, Icon) 铒 : 玻璃激光

2004 年第一个 NAFL 1550nm 铒 : 玻璃激光被引入临床，以水为靶色基。该设备 MTZ 的密度和能量是可以调节的。关于 NAFL 的大部分研究是用这个设备进行的。

2004 年，Manstein 等的初步临床研究证明，经此设备治疗后眶周细纹和皱纹明显改善。许多其他的研究人员一直在证明把胶原重塑作为皮肤纹理和肤色改善的证据。治疗后 6~9 个月，最初的效果仍继续改善。非面部区域也可以用这种 NAFL 设备进行有效的治疗。2008 年 Jih 等对 10 例患者的研究显示，3 个月内，色素沉着改善 51%~75%，皮肤纹理改善 25%~50%。

Wanner 等表明，使用 1550nm 铒 : 玻璃光纤激光的点阵光热解治疗面部和非面部皮肤光损伤，是一种有用的 NAFL 治疗方法。

这种激光的升级版，Fraxel Dual，一个平台上有 1550nm 铒和 1927nm 铥双波长激光，允许操作员针对不同的治疗深度。仅使用铥激光治疗 1 次，在 1 个月时，平均 69% 的受试者黑子和雀斑得到明显改善。因此，可以使用 1927nm 波长激光实现色素病变的表面治疗，1550nm 波长光穿透层次深，可以获得胶原重塑。

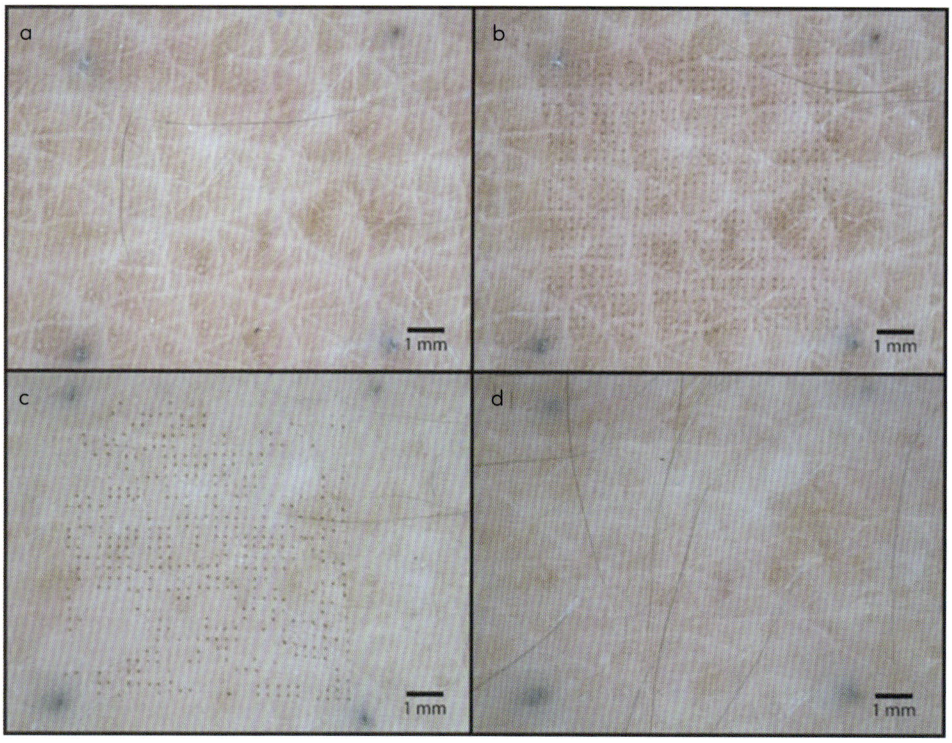

图 1-5-5 正交偏振显微照片显示，FP 后前臂皮肤表面愈合：(a) 治疗前。(b) 治疗后 1 天。(c) 治疗后 1 周。(d) 治疗后 3 个月 (改编自 Mansteinetal.2004 年的文献)

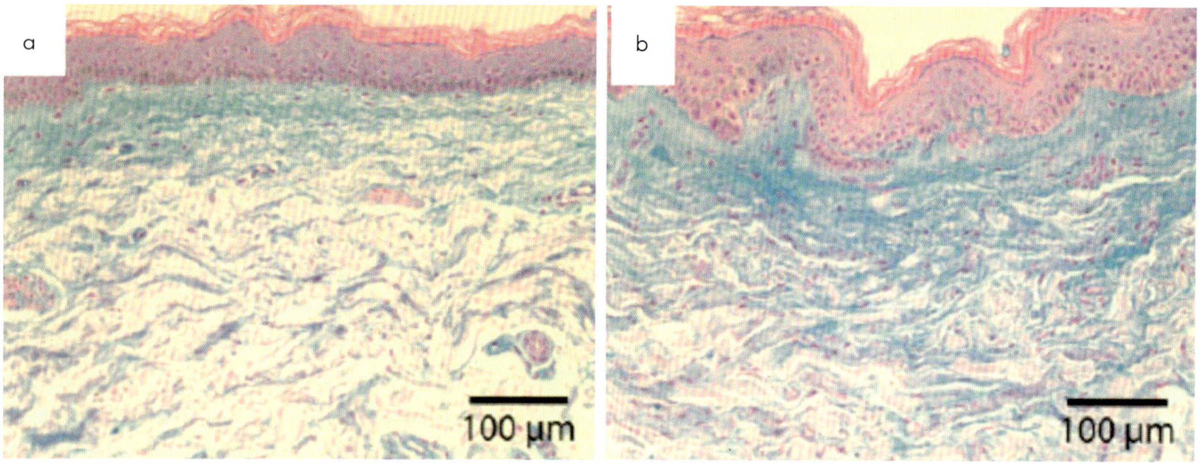

图 1-5-6 前臂皮肤组织学 : (a) 治疗前 。(b) FP 治疗后 3 个月显示真皮浅层黏蛋白的含量增加，棘状突起增强 (改编自 Manstein 等 2004 年的文献)

1440nmNd:YAG 激光 (Cynosure Affirm) 和 1440nm 二极管激光 (Solta Clear +Brilliant)

提供 1440nm 波长的点阵设备包括 Nd:YAG 激光和二极管激光。赛诺秀公司的设备，通过结合峰脉冲 (CAP) 技术，允许能量在通过皮肤表面深度 300μm 时均匀分布。

这两种设备的临床研究显示，它们在瘢痕修复和光老化皮肤治疗方面仅具有中度效果。

因此，制造商已经把原始系统更新成双波长系统。美国赛诺秀（Cynosure）系统提供了将 1320nm 波长光与 1440nm 激光结合的多路技术，穿透深度为 1000~3000μm。在 6 个月内，1320 / 1440nm 多路复用系统比单一 1440nm 激光使皮肤更紧致。

市面上还出现一种新版的素颜光，众所周知的素颜光是 Permea，与赛诺秀都包含二极管和铥介质，因此两者都提供 1440nm 和 1927nm 的波长。

1565nm 掺铒激光 (Lumenis ResurFx)

水对这种波长的吸收系数比 1550nm 略低，其皮肤穿透性更强。该系统使用顺序扫描系统进行各种形状、密度和能量分布模式的扫描。其还配备了接触冷却，使患者更舒适。到目前为止，没有研究证明这种激光系统与已经建立的部分近红外设备相比有优势。

1940nm 紫翠宝石点阵激光 (Syneron-Candela)

这是一个相对新颖的铥泵，由一个脉冲紫翠宝石激光发射出 1940nm 波长的光，是水在中红外范围内的吸收峰之一。然而，对这种波长光的吸收比其他的中红外激光 (1400~1550nm) 更强，比剥脱激光 (Er: YAG 激光和 CO_2 激光) 弱。最近的一项研究证明了 1940nm 点阵设备的嫩肤效果。10 例患者面部接受 3 次治疗，间隔 4~6 周，治疗结束后 3 个月进行结果评估。评估了几个参数，结果表明色素沉着减少 21%，皱纹减少 14.3%，皮肤松弛减少 8.9%，日光性弹性组织变性减少 22.3%。

1064nm 点阵 Q 开光激光 (Alma ClearLift on Harmony XL Pro)

这是一种相对较新的 NAFL，已获得广泛应用。1064nm 激光束被一个光学元件分割成 5cm × 5cm 的矩阵，由 25 个微孔镜组成，每一个孔径直径为 200μm。每个像素接收的能量密度在 6~13J/cm^2 范围内。5 个不同系列聚焦允许 Q 开关纳秒脉冲激光的穿透深度可调，根据治疗的病理深度进行选择。快速的激光脉冲不影响表皮，而且，由于 1064nm 波长光很少被黑色素和血红蛋白吸收，像素能穿透 3mm 到达真皮乳头层和真皮网状层。Paasche 在 2014 年的美国医学激光和外科学会会议上，提出了真皮网状层微热损伤的组织学证据。这是有利的，因为现在我们知道，要达到肌肤紧致的效果，必须有足够的穿透深度。

最近，一种被称为像素扫描的高速滚轮被研发，它能够高效快速地治疗面部区域，如光损伤的手、胳膊、胸、背和腿。

2012 年 Luebberding 和 Armenakas 的一项试验研究显示，每次间隔 2~4 周，连续 3 次治疗后，面颈部浅表皱纹改善 11%。2014 年 Gold 等研究了 Q 开关 1064nm 激光几个皮肤参数的效果。患者共接受 4 次治疗，每次间隔 2~4 周，最后一次治疗后 3 个月随访。他们报道，色素沉着改善 70%，毛细血管扩张改善 80%，皮肤松弛改善 80%，皮肤粗糙和角质光泽度改善 60%。治疗的另一个优势是，治疗是相对无痛的，疼痛程度分 10 分的话，这项治疗的痛感在 0 ～ 2 分水平，而且没有停工期。

6.3 非剥脱重建的临床与治疗注意事项

患者选择

怀孕、哺乳期、有瘢痕疙瘩史的患者，或有活动期感染的患者，禁用非剥脱表皮重建。使用异维 A 酸的只能在治疗疗程结束后 6 个月进行治疗。

理想的非剥脱嫩肤患者是有早期光损伤表现的。较年轻患者的年龄一般在 35~50 岁之间，严重松弛且皱纹深的老年患者不会从非剥脱激光治疗中受益，他们是剥脱表皮重建的候选人（图 1-5-7）。

重要的是要确保患者有现实的期望，并且理解非剥脱系统嫩肤需要进行多次治疗。

所有皮肤类型的患者都可以进行非剥脱（表皮）重建，但在治疗深色皮肤类型时应特别注意。在这些

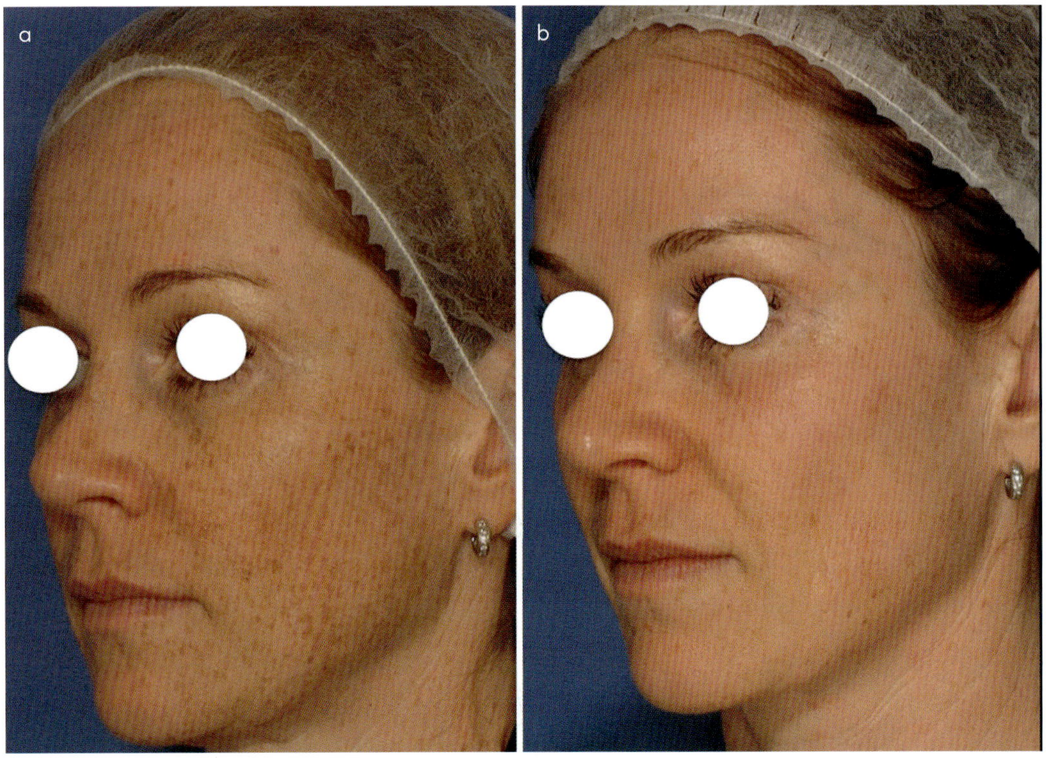

图 1-5-7 用光子嫩肤非剥脱系统治疗的光损伤患者：（a）治疗前。（b）治疗后

患者中，尤其靶色基是色素的可见光激光，必须使用保守的参数，以避免发生副作用，如色素沉着过多或色素减退、有水疱和瘢痕。虽然近红外和中红外波段的激光对深肤色的人更安全，但必须谨慎设置。高激光能量和低温冷却系统可能会导致炎症后色素沉着。这通常是短暂的，可以用脱色剂治疗。

治疗注意事项

治疗前应该清洁皮肤，清除油污、化妆品以及可能阻碍激光通过（穿透）的任何碎片。

局部麻醉对于大多数非剥脱非点阵激光和点阵激光来说通常是必需的，除点阵 Q 开关 Nd:YAG 设备外。各种配方和强度的麻醉剂已被使用，5%~30% 的利多卡因均有使用。使用中红外激光治疗局部表皮重建需要使用更有效的麻醉配方。关于局部麻醉的应用存在一些争议，因为有些设备，为了避免损伤表皮，无法避免患者反馈的过度疼痛。

患者和所有在激光室的人都应该戴上防护眼镜，因为大部分可见光和近红外范围内的波长光对视网膜造成威胁，而波长在中红外范围内的光会损害角膜。

为避免疱疹发作，提倡口服抗病毒药物进行预防性治疗，特别是在进行非剥脱点阵表皮重建时。

治疗期间和治疗后，需要使用冷风机或冰敷冷却皮肤，以使患者舒适，使治疗后水肿最小化。进行典型的点阵非剥脱系统治疗，水肿和红斑在 3 天内消退。为了避免发生炎症后色素沉着的发生，患者需要避免阳光照射、应用防晒霜。此外，在深肤色患者中，为减少发生并发症的可能性，治疗后使用脱色剂是必要的。

7 结论

对于相对年轻、皮肤纹理缺陷与光老化有关的患者，非剥脱激光治疗是改善肤色、色泽和纹理的理想选择。这些治疗方法在治疗皮肤色素异常方面（包括所有年龄段的血管病变）具有独特的作用。越来越多的证据表明，非剥脱激光也可能促使皮肤紧致；需要进一步的研究来加强这一理论。

非剥脱系统通常被用作更激进的剥脱治疗后的维护治疗方法。此外，它们在预防皮肤老化方面起着重要的作用，因为它们可以定期做，很少或无停工期。非剥脱激光主要用于面部皮肤，然而，人们对这些技术在颈部、手部、手臂和身体其他部位的应用越来越感兴趣。

非剥脱表皮重建治疗产生了极好的临床结果，而且风险和并发症发病率最低。因此，它们在治疗光损伤皮肤方面特别重要。

8 总结

• 可见光波长的非剥脱激光，特别是 Q 开关设备是治疗色素性病变的激光选择。

• 脉冲染料激光为消除血管病变提供了一种独特的物理疗法，如对于毛细血管扩张、与光损伤有关的全身红斑。

• 非剥脱非点阵嫩肤提供温和的皮肤重塑效果，仅适用于有早期皮肤老化迹象的患者。

• 非剥脱点阵激光在改善皮肤松弛和减少皱纹方面，有着重要的嫩肤临床效果。

• 非剥脱点阵激光治疗恢复快，并发症少，很少或没有停工期。

9 参考文献

[1] Alexiades-Armenakas MR, Dover JS, Arndt KA. Thespectrum of laser skin resurfacing: Non-ablative, fractional, and ablative laser resurfacing. J Am Acad Dermatol. 2008;58:719–737.

[2] Alexiades-Armenakas MR, Dover JS, Arndt KA. Fractional laser skin resurfacing. J Drugs Dermatol. 2012;11:1274–1278.

[3] Alster TS. Cutaneous resurfacing with CO_2 and erbium : YAG lasers: preoperative, intraoperative, and postoperative considerations. Plast Reconstr Surg.1999;103:619–632.

[4] Alster TS, West TB. Resurfacing of atrophic facial acne scars with a high-energy pulsed carbon dioxide laser.Dermatol Surg. 1996;22:151–154.

[5] Alster TS, Tanzi EL, Lazarus M. The use of fractional laser photothermolysis for the treatment of atrophic scars.Dermatol Surg. 2007;33:295–299.

[6] Anderson RR, Parrish JA. Selective photothermolysis -precise microsurgery by selective absorption of pulsed radiation. Science. 1983;220:524–527.

[7] Ara G, Anderson RR, Mandel KG, Otteson M, Oseroff AR. Irradiation of pigmented melanoma cells with high intensity pulsed radiation generates acoustic waves and kills cells. Lasers Surg Med. 1990;10:52–59.

[8] Bjerring P, Clement M, Heickendorff L, Lybecker H,Kiernan M. Dermal collagen production following irradiation by dye lser and broadband light source.J Cosmet Laser Ther. 2002;4(2):39–43.

[9] Brauer JA, Mc Daniel DH, Bloom BS, Reddy KK, Bernstein LJ, Geronemus RG. Non-ablative 1927 nm fractional resurfacing for the treatment of facial photopigmentation.J Drugs Dermatol. 2014;13(11):1317–1322.

[10] de Angelis F, Kolesnikova L, Renato F, Liguori G. Fractional non-ablative 1540-nm laser treatment of striae distensae in Fitzpatrick skin types II to IV: clinical and histological results. Aesthet Surg J. 2011;31(4):411–419.

[11] DeHoratius DM, Dover JS. Non-ablative tissue remodeling and photorejuvenation. Clin Dermatol. 2007;25(5):474–479.

[12] Dover J, Marogolis RJ, Polla LL, Watanabe S, Hruza GJ,Parrish JA, Anderson RR. Pigmented guinea pig skin irradiated with Q-switched ruby laser pulses: morphologic and histologic findings. Arch Dermatol.1989a;125:42–49.

[13] Dover JS, Margolis RJ, Polla LL, Watanabe S, Hruza GJ,Parrish JA, Anderson RR. Pigmented guinea pig skin irradiated with Q-switched ruby laser pulses. Morphologic and histologic findings. Arch Dermatol.1989b;125(1):43–49.

[14] El-Domyati M, El-Ammawi TS, Medhat W, Moawad O,Mahoney MG, Uitto J. Effects of the Nd:YAG 1320-nm laser on skin rejuvenation: clinical and histological correlations. J Cosmet Laser Ther. 2011;13(3):98–106.

[15] Fournier N, Dahan S, Barneon G, Rouvrais C,Diridollou S, Lagarde JM, Mordon S. Non-ablative remodeling: A 14- month clinical ultrasound imaging and profilometric evaluation of a 1540 nm Er:Glass laser. Dermatol Surg. 2002;28:926–931.

[16] Geraghty LN, Biesman B. Clinical evaluation of single wavelength fractional laser and a novel multiwavelength fractional laser in the treatment of photodamaged skin. Lasers Surg Med. 2009;41(6):408–416.

[17] Geronemus RG. Fractional photothermolysis: Current and future applications. Lasers Surg Med. 2006;38:169–176.

[18] Gilchrest BA. Skin aging and photoaging. Dermatol Nursing. 1990;2(2):79–82.

[19] Gold M. Update on fractional laser technology. J Clin Aesthet Dermatol. 2010;3:42–50.

[20] Gold MH, Sensing W, Biron J. Fractional Q-switched 1,064-nm laser for the treatment of photoagedphotodamaged skin. J Cosmet Laser Ther. 2014;16(2):69–76.

[21] Hantash BM, Bedi VP, Sudireddy V, Struck SK, Herron GS, Chan KF. Laser-induced transepidermal elimination of dermal content by fractional photothermolysis. J Biomed Opt. 2006;11:41–115.

[22] Hong JS, Park SY, Seo KK, Bl G, Hwang EJ, Park GY,Eun HC. Long pulsed 1064 nm Nd:YAG laser treatment for wrinkle reduction and skin laxity:evaluation of new parameters. Int J Dermatol. 2015;54(9):e345–350.

[23] Hsu TS, Zelickson B, Dover JS, Kilmer S, Burns J,Hurza G, Brown DB, Bernstein EF. Multicenter study of the safety and efficacy of 585 nm pulsed-dye laser for the non-ablative treatment of facial rhytids.Dermatol Surg. 2005;31(1):1–9.

[24] Jih MH, Goldberg LH, Kimyai-Asadi A. Fractional photothermolysis for photoaging of hands. Dermatol Surg.2008;34(1):73–78.

[25] Jun HJ, Kim SM, Choi WJ, Cho SH, Lee JD, Kim HS. A split-face, evaluator-blind randomized study on the early effects of Q-switched Nd:YAG laser versus Er:YAG micropeel in light solar lentigines in Asians.J Cosmet Laser Ther. 2014;16(2):83–88.

[26] Kauvar AN. Fractional non-ablative laser resurfacing: is there a skin tightening effect? Dermatol Surg. 2014;40(suppl 12):S157–163.

[27] Kishi K, Okabe K, Ninomiya R, Konno E, Hattori N,Kasube K, Imanish N, Nakajima H, NakajimaT. Early serial Q-switched ruby laser therapy for medium-sized to giant congenital melanocytic naevi.Br J Dermatol. 2009;161(2):345–352.

[28] Kligman LH, Kligman AM. Photoaging. In: Fitzpatrick TB, editor. Dermatology in general medicine.New York: McGraw-Hill Co; 1986. p. 1470–1475.

[29] Krutman J, Gilchrest B. Skin aging. Berlin: Springer; 2006.p. 15–24.

[30] Krutmann J. Ultraviolet A radiation-induced biological effects in human skin: relevance for photoaging and photodermatosis. J Derm Sci. 2000;23:S22–26.

[31] Laubach HJ, Tannous Z, Anderson RR, Manstein D. Skin responses to fractional photothermolysis. Lasers Surg Med. 2006;38:142–149.

[32] Lee MC, Hu S, Chen MC, Shih YC, Huang YL, Lee SH. Skin rejuvenation with 1,064-nm Q-switched Nd:YAG laser in Asian patients.

Dermatol Surg. 2009;35(6):929–932.

[33] Luebberding S, Alexiades-Armenakas MR. Fractional,non-ablative Q-switched 1,064 neodymium YAG laser to rejuvenate photoaged skin: a pilot case series.J Drugs Dermatol. 2012;11:1300–1304.

[34] Lupton JR, Williams CM, Alster TS. laser skin resurfacing using a 1540 nm erbium glass laser: a clinical and histological analysis. Dermatol Surg. 2002;28(9):833–835.

[35] Manstein D, Herron GS, Sink RK, Tanner H, Anderson RR. Fractional photothermolysis: a new concept for 102 M. Angelo-Khattar cutaneous remodeling using microscopic patterns of thermal injury. Lasers Surg Med. 2004;34(5):426–438.

[36] Marmon S, Shek SY, Yeung CK, Chan NP, Chan JC. Evaluation of the safety and efficacy of the 1440-nm laser in the treatment of photodamage in Asian skin.Lasers Surg Med. 2014;46(5):375–379.

[37] Miller L, Mishra V, Alsaad S, Winstanley D, Blalock T,Tingey C, Qui J, Romine S. Ross EV Clinical evaluation of a non-ablative 1940 nm fractional laser. J Drugs Dermatol. 2014;13(11):1324–1329.

[38] Orringer JS, Voorhees JJ, Hamilton T, Hammerberg C,Kang S, Johnson TM, Karimipour DJ, Fischer G. Dermal matrix remodelling aftter non-ablative laser therapy. J Am Acad Dermatol. 2005;53(5):775–782.

[39] Paasch U. Histological epidermal and dermal changes of 1064-nm Q-Switched and fractionated pulses. Abstract ASLMS 2014, Phoenix, April 6, 2014.

[40] Paul M, Blugerman G, Kreindel M, Mulholland RS. Three–dimensional radiofrequency tissue tightening: a proposed mechanism and applications for body contouring. Aesthetic Plast Surg. 2011;35(1):87–95.

[41] Polla LL, Margolis RJ, Dover JS, Whitaker D, Murphy GF,Jacques SL, Anderson RR. Melanosomes are a primary target of Q-switched ruby laser irradiation in guinea pig skin. J Invest Dermatol. 1987;89(3):281–286.

[42] Rabe JH, Mamelak AJ, McElgunn PJ, Wl M, Saunder DN. Photo aging: mechanisms and repair. J Am Acad Dermatol. 2006;55(1):1–19.

[43] Rahman Z, Alam M, Dover JS. Fractional Laser treatment for pigmentation and texture improvement. Skin Therapy Lett. 2006;11(9):7–11.

[44] Rijken F, Bruijnzeel PLB. The pathogenesis of photoaging: the role of neutrophils and neutrophil-derived enzymes.J Invest Dermatol. 2009;14:62–72.

[45] Rinaldi F. Laser: a review. Clin Dermatol. 2008;26(6):590–601.

[46] Rivera AE. Acne scarring. J Am Acad Dermatol.2008;59:659–676.

[47] Sadick N. Advances in cosmetic dermatology, an issue of dermatologic clinics. Nils Kreuger. Amsterdam, Netherlands; 2014.

[48] Saedi N, Jalian HR, Petelin A, Zachary C. Fractionation: past, present, future. Semin Cutan Med Surg. 2012;31(2):105–109.

[49] Santiagos AJ, Dover JS, Arndt KA. Laser treatment of pigmented lesions 2000: how far have we gone.Arch Dermatol. 2000;136:915–921.

[50] Somyas K, Somsak K, Suntharee K, Pannadda L, Sansanee W. An effective treatment of dark lip by Frequency doubled Q switched Nd:YAG laser. Dermatol Surg.2001;27:37–40.

[51] Stratigos AJ, Js D. Overview of lasers and their properties.Dermatol Ther. 2000;13:2–16.

[52] Tanzi EL, Alster TS. Comparison of a 1450-nm diode laser and a 1320-nm Nd:YAG laser in the treatment of atrophic facial scars: A prospective clinical and histologic study. Dermatol Surg. 2004;30:152–157.

[53] Tierney EP, Kouba DJ, Hanke CW. Review of fractional photothermolysis: treatment indications and efficacy.Dermatol Surg. 2009;35(10):1445–1461.

[54] Wanner M, Tanzi EL, Alster TS. Fractional photothermolysis: treatment of facial and nonfacial cutaneous photodamage with a 1550 nm erbium-dopedfiber laser. Dermatol Surg. 2007;33(1):23–28.

[55] Weiss RA, Weiss MA, Beasley KL, Munavalli G. Our approach to non-ablative treatment of photoaging.Lasers Surg Med. 2005;37(1):2–

8.

[56] Weng Y, Dang Y, Ye X, Liu N, Zhang Z, Ren Q. Investigation of irradiation by different non-ablative lasers on primary cultured skin fibrobalsts. Clin Exp Dermatol. 2011;36(6):655–660.

[57] Wu DC, Fletcher L, Guiha I, Goldman MP. Evaluation of the safety and efficacy of the picosecond alexandrite laser with specialized lens array for the treatment of photoaging décolletage. Lasers Surg Med. 48(2):188–192. doi:10.1002/lsm.22427. (Epub ahead of print).

[58] Yaar M, Eller MS, Gilchrest BA. Fifty years of skin aging.J Investig Dermatol Symp Proc. 2002;7(1):51–58.

[59] Zelickson BD, Kilmer SJ, Bernstein E, Chotzen VA,Dock J, Mehregan D, Coles C. Pulsed dye laser therapy for sun damaged skin. Lasers Surg Med.1999;25:229–236.

[60] Zhenxiao Z, Aie X, Yuzhi J, Xiaodong W, Xiangiang J,Jing S, Han Z, Junhui Z, Xiaojun Z, Yanjun Z. Exploring the role of a non-ablative laser (1320 nm cooltouch laser) in skin photorejuvenation. Skin Res Technol. 2011;17(4):505–509.

第 6 章　非剥脱激光治疗妊娠纹

Luciana Archetti Conrado, Melina Kichler, Priscilla Spina, and Isis Suga Veronez

摘要

膨胀纹 (SD) 或妊娠纹 (SM) 是一种常见的皮肤状况，不引起任何严重的医学问题，但会给受影响的人造成严重的痛苦。它们是皮肤病变，通常无症状，常由机械压力、某些内分泌情况、妊娠 (妊娠纹) 或长期使用 (暴露于) 类固醇激素引起。最初是红斑 (红条纹) ，但随着时间的推移，变成了白色萎缩纹 (白条纹)。虽然妊娠纹的治疗没有“金标准”，但人们已对各种激光参数单独或与联合其他治疗方法进行了研究。近年来，应用非剥脱点阵激光治疗 SD 和 SM 显示了良好的临床效果，非常受欢迎，尤其是它的耐受性好和安全性高，即使是对于易晒伤类型患者 (IVEV)。炎症后色素沉着是最常见的并发症，然而，大多数情况下，只是暂时性的，其发生率比剥脱激光治疗低。本章将探讨非剥脱激光在 SD 治疗中的应用。

关键词

膨胀纹、妊娠纹、红条纹、白条纹、非剥脱点阵激光、剥脱点阵激光、强脉冲光、脉冲染料激光

目录

L.A. Conrado (✉) • M. Kichler • P. Spina • I.S. Veronez
São Paulo, SP, Brazil
e-mail: luciana@lucianaconrado.com.br;
melcardoso7@hotmail.com; pri.spina@hotmail.com;
isisveronez@gmail.com

M.C.A. Issa, B. Tamura (eds.), Lasers, Lights and Other Technologies, Clinical Approaches and Procedures in Cosmetic Dermatology 3, https://doi.org/10.1007/978-3-319-16799-2_6

1 简介

膨胀纹 (SD)，也称为妊娠纹、萎缩纹或妊娠条纹，是常见的皮肤病变，可能会给患者造成严重的心理负担。1889 年，Troisier 和 Menetrier 首次从组织学上对 SD 进行了描述。直到现在，在治疗和预防 SD 方面仍是一个挑战。膨胀纹是皮肤病变，通常由机械性压力（快速的体重变化、青春期、妊娠）、某些内分泌异常 (如库欣综合征、马方综合征) 引起，长期使用药物（例如类固醇，无论是局部还是系统使用）也可引起。

患严重膨胀纹的高危人群是青少年。青少年、孕妇和肥胖人群患病率是不同的，孕妇、青少年的患病率分别是 43%~88%、6%~86%，报道的肥胖人群患病率是 43% 。Elbuluk 等观察了不同种族间 SD 严重程度的差异，结论是在同一地理区域，非裔美国女性比白人女性受到的影响更大。然而，作者们没有注意到两组间的体重指数与吸烟状况之间的差异，这表明除了种族外可能涉及其他因素。

解剖部位可能因性别和年龄的不同而变化。青春期男性，下背部和膝盖通常会受到各种因素的影响，而女性大腿和小腿更容易受到影响。超过 70% 的孕妇会出现妊娠纹，通常发生在腹部和胸部，常在妊娠第 24 周后出现。它们通常对称、双侧出现，且通常是无症状的，但在早期阶段可能会引起瘙痒。

膨胀纹是一种线状萎缩性瘢痕，最初多数是红斑（红条纹），但也可以有不同的颜色，如紫色和蓝色，然后随着时间的推移变得萎缩、色素减退，形成白色 (白条纹)。Hermanns 和 Pierard 描述了 SD 的另外两个类型，即黑纹和灰纹，出现在较深肤色的人身上，因为黑色素增加所致。SD 的颜色与演变时期、黑素细胞的生物机制作用有关。

2 发病机制

活跃的家族史是一个重要的危险因素。青少年体重指数、儿童期肥胖、皮脂溢出和特应性皮炎是形成 SD 的影响因素。另一方面，孕妇的危险因素可能与体质或怀孕有关。体质因素包括母亲年龄、吸烟和体重指数。年轻女性更有可能患 SD，暗示了皮肤拉伸能力的体质差异。妊娠相关的因素如出生体重、孕龄、体重增加和羊水过多，支持了与怀孕相关的变化可能在 SD 的形成中起作用的理论。其他危险因素包括医疗条件如马方综合征、库欣综合征、神经性厌食症、伤寒、风湿热、慢性肝病、手术和药物，如系统和局部应用皮质类固醇、艾滋病毒治疗、化疗、肺结核治疗、避孕药和神经松弛剂。

膨胀纹的发病机制尚不清楚，但可能与细胞外基质成分的变化有关，包括纤溶蛋白、弹性蛋白和胶原蛋白。与 SD 形成有关的 3 个主要理论被描述为 : 皮肤的机械牵拉、激素的变化、皮肤的结构紊乱。皮肤的机械牵拉是由于 SD 与皮肤的方向垂直。促肾上腺皮质激素和皮质醇的改变被认为可以促进成纤维细胞活性，导致蛋白质分解代谢增加，减少胶原蛋白在真皮基质的沉积 。

与怀孕有关的因素也会影响 SD 的形成。Cordeiro 等描述了与正常皮肤相比，皮肤中表现出 SD 的雌激素和雄激素受体增加。在孕期 36 周，与没有 SD 的孕妇相比，血清松弛素水平较低。SD 也可能存在基因表达改变，类似于瘢痕疙瘩疾病和硬皮病，是由于细胞外基质基因表达紊乱所致。

红条纹、白条纹是 SD 的不同形式，对它们的区别具有治疗意义。通常病变从红条纹到白条纹的成熟过程，与创伤修复机制从损伤到瘢痕成熟过程的几个过程相似。在病变早期，深在和表浅的血管周围存在淋巴细胞浸润性水肿、血管扩张以及可能的血管生成。在电子显微镜下，早期真皮组织的变化可以通过肥大细胞脱颗粒和巨噬细胞激活释放酶，如弹性蛋白酶，导致真皮中层的弹性组织分解。随着时间的推移，炎症消失，但真皮网状层中的胶原束与皮肤平行，使表皮变得扁平、表皮突延长，没有毛囊，黑色素减少导致白斑病，其次是胶原蛋白和弹性纤维结构缺失。

3 治疗评估

SD 的普遍性及其对患者生活质量的影响大，可靠的治疗方案需求较大。

SD 的治疗虽然没有“金标准”，但人们已经尝试了各种治疗方法。结果不仅取决于 SD 的类型，还与患者的 Fitzpatrick 皮肤类型相关，因为大部分副作用发生于深肤色类型患者中，尤其是激光治疗后。

文献中描述了许多治疗方法，包括局部药物、酸剥脱、微晶磨皮、射频、微针和激光疗法。

局部药物如维 A 酸，针对成纤维细胞调节来诱导胶原蛋白合成，对红条纹疗效好，但对白条纹的疗效差。因此，可以尝试在膨胀纹的早期使用。外用面霜、乳液和油膏特别适用于患有 SD 风险的孕妇，但根据 2012 年 Cochrane 的综述，没有统计学意义证据支持它们用于 SD 的预防效果。酸剥脱治疗，如乙醇酸和三氯乙酸是通过增加胶原蛋白的合成起作用。微晶磨皮是一种皮肤重建技术，据报道，它可以增加 I 型胶原蛋白，对白条纹有较好的疗效。皮肤微针治疗可能会诱导表皮下更多的胶原蛋白和弹性蛋白沉积，如微针射频，通过加热至更高的温度和更深的热扩散诱导生长因子分泌。然而，所有这些治疗的临床效果不一。

激光和光疗法提供了各种波长的光，不同的能量针对特定的靶色基，这就提出了个性化治疗的理论优势。一些波长的光以条纹中的血管为目标改善外观，其他激光诱导成熟条纹中胶原蛋白和弹性蛋白的产生。研究者已经研究过用于膨胀纹治疗的波长光，包括 UVB，UVA，准分子激光 (308nm)，强脉冲光 (565nm、590nm、645nm、650nm)，溴化铜激光 (577nm)，脉冲染料激光 (585nm、595nm)，红外激光，钕 : 钇铝石榴石激光 (1064nm)，二极管激光 (1450 nm)，铒 : 玻璃激光 (1540nm、1550nm、1565nm)、铒 : 钇铝石榴石激光 (2940nm) 和 CO_2 激光 (10 600nm)。

剥脱点阵激光和强脉冲光 (IPL) 代表了一些成功的新兴治疗方法。非剥脱激光也已经被用于 SD 的治疗。

308nm 准分子激光是一种紫外激光，已被用于治疗 SD，改善成熟白条纹的色素沉着。但研究表明，这种色素沉着改善只是暂时性的，明显改善以前需要进行多次治疗。

脉冲染料激光（PDL) 也被用于治疗红条纹，因为它的靶目标是扩张的血管。类似于脉冲染料激光，Nd:YAG 激光可用于改善红条纹，但对于白条纹没有同样的效果。

强脉冲光以非相干光、脉冲、宽光谱（515~1200nm）用于治疗红条纹的血管形成，但有一些研究表明有临床改善，白条纹的胶原蛋白厚度增加。为了维持积极的效果，可能需要反复进行治疗。

用于治疗膨胀纹的点阵激光有两种：剥脱激光和非剥脱激光。点阵治疗是通过在真皮特定深度的激光束所产生的微加热区的模式 (通过未治疗区域周围的多个微列将光能传送到组织中) 来实现的。点阵光热解刺激表皮更新和真皮胶原重塑。

剥脱激光利用长波长把表皮和真皮中的水作为靶色基，从而使细胞汽化。用于治疗 SD 的这一类疾病的剥脱激光包括 CO_2 激光和 Er:YAG 激光。与非剥脱激光相比，这些技术提供了即刻组织收紧和诱导更多的胶原蛋白生成的效果。另一方面，非剥脱点阵设备的副作用小且停工期短。

对于条纹（红条纹和白条纹）的治疗，点阵非剥脱铒 : 玻璃激光 (1540nm，1550nm，1565nm) 是最常用的一种 (表 1–6–1), 其他非剥脱激光也有很好的效果。进行几个疗程的治疗是必要的 (图 1–6–1~ 图 1–6–3)。

De Angelis 等对 51 例皮肤类型 Ⅱ ~ Ⅳ 的 SD 患者进行了 2~4 次的激光治疗，间隔 4~6 周。据报道，所有的条纹至少改善 50%。在真皮网状层可见弹性纤维和新胶原蛋白形成。副作用主要是红斑和水肿，然而，8 例患者出现了短暂的炎症后色素沉着过度。

Clementoni 和 Lavagno 评估了一种新型非剥脱点阵 1565nm 激光治疗 SD 的有效性和安全性。所有患者临床改善良好 (51%~75%)。治疗期间的疼痛通常可以耐受，平均停工期为 4 天。术后即刻可见短暂性红斑和严重水肿，但未观察到长期或严重的副作用(不良反应)。所有患者表现出良好的改善，并对治疗和结果感到满意。因此，他们得出结论，采用 1565nm 激光治疗可以改善 SD 的色素沉着、体积，以及结构外观。

表 1-6-1　用于 SD 治疗的不同波长常用参数

激光波长（nm）	参数	治疗次数
铒 : 玻璃激光 1540	能量：12 ~ 55mJ 密度：100 ~ 320	2 ~ 3
铒 : 玻璃激光 1550	能量：12 ~ 18J 密度：125 ~ 250	8 ~ 12
铒 : 玻璃激光 1565	能量：40 ~ 55J 密度：150 ~ 300	2

Malekzad 等研究了 10 例白条纹患者，使用 50~70J/cm^2 的能量密度，其中，不良事件中，有 1 例患者治疗区出现了痤疮。不幸的是，这项研究显示出令人质疑的结果，10 例患者中有 9 例改善情况一般或较差。

Alves 等报道了 4 例用类固醇导致的红条纹患者使用 1540nm 铒 : 玻璃激光治疗，间隔 1 个月。3 个疗程后，2 例患者有明显改善，另外 2 例患者分别治疗 4 次、6 次后也有类似的改善。

Bak 等治疗的亚洲患者，在临床外观和组织学上均有改善。治疗后活检显示表皮和真皮的平均厚度增加，尤指是红条纹。

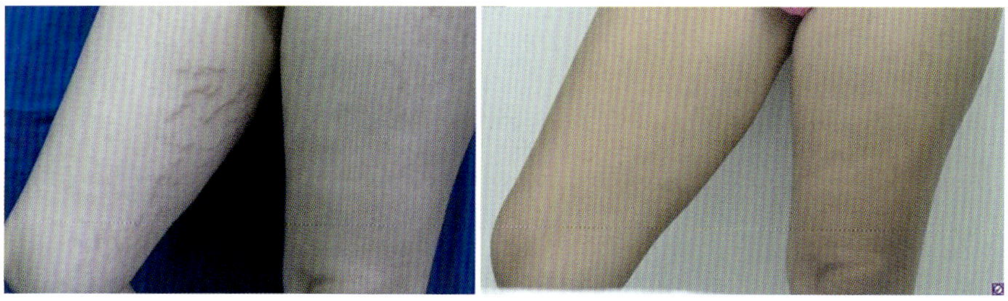

图 1-6-1　非剥脱激光(1540nm 铒 : 玻璃激光) 能量密度 70 mJ/cm^2，脉宽 15ms，用于右侧大腿 SD，条纹治疗前和治疗 3 个疗程后

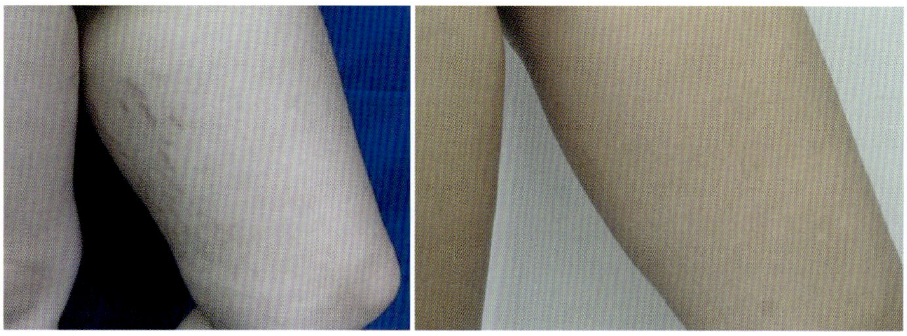

图 1-6-2　非剥脱激光(1540nm 铒 : 玻璃激光) 能量密度 70 mJ/cm^2，脉宽 15ms，用于左侧大腿 SD，治疗前和治疗 3 个疗程后

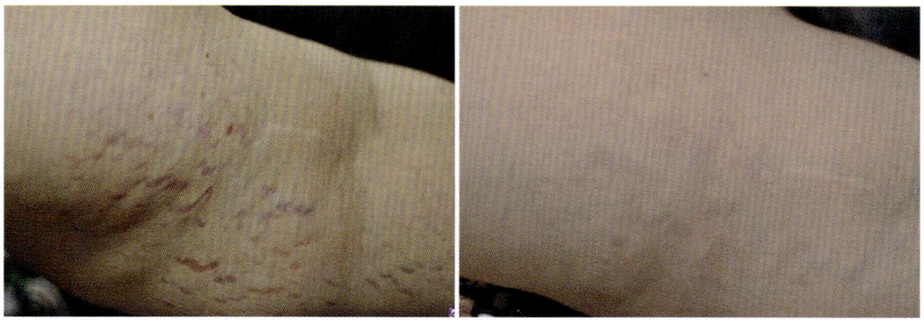

图 1-6-3　非剥脱激光(1540nm 铒 : 玻璃激光) 能量密度 70 mJ/cm^2，脉宽 15ms，用于左臂 SD，治疗前和治疗 3 个疗程后

Stotland使用1550nm掺铒光纤激光治疗14例女性患者，仅1例患者有红条纹，其他的患者都有白条纹。他得出的结论是，色素沉着改善26%～50%，大部分为暂时水肿和红斑。

Guimaraes等研究了1550nm铒：玻璃激光对10例胸部红条纹患者进行4~8次（疗程）治疗，每次治疗间隔4周的效果。结果显示，完全改善的患者至少接受了6次治疗。

Wang等比较了1540nm、1410nm非剥脱点阵激光治疗9例腹部条纹患者的效果。每例患者治疗6次（疗程）——每种激光治疗半侧腹部。治疗后，所有受试者双侧均有临床改善。皮肤活检显示，与基线相比表皮厚度、胶原和弹性蛋白的密度增加。然而，这两种激光在临床和组织学上的差异没有显著的统计学意义。

仅从研究的数量来看，很明显，非剥脱点阵激光治疗SD是受欢迎且安全的，患者耐受性好，副作用最少。成熟白条纹是使用点阵激光成功治疗最困难的类型。这也发生在其他治疗方法中。

炎症后色素沉着(PIH)是Fitzpatrick皮肤类型为Ⅳ～Ⅵ型患者最常见的并发症，但与剥脱点阵激光治疗相比，发生率较低。虽然黑色素不吸收1540~1565nm波长光，但仍可发生色素变化。密度似乎特别重要，但是PIH的程度与治疗的能量及密度呈正比。因此，对许多患者使用保守的设置是很重要的，即使使用非剥脱激光也是如此。

为了减少色素过度沉着的发生率，许多皮肤科医生使用对苯二酚、维A酸或乙醇酸（治疗前和/或治疗后）。尽管研究不确定这些局部药剂是否能够预防色素过度沉着，但是作为治疗后皮肤护理方案的一个组成部分可能是有效的。结合非剥脱点阵设备，开这些脱色剂处方比较容易，因为激光术后表皮得以保留。

人们已经进行了剥脱点阵与非剥脱点阵光热解系统治疗膨胀纹的临床疗效对比研究。

其中一项研究对比了剥脱CO_2点阵激光与非剥脱1550nm铒：玻璃点阵激光对亚洲SD患者的疗效。虽然CO_2激光可能比非剥脱激光治疗诱导更多的真皮细胞外基重塑，其表皮重建有望得到更好的临床改善，但本研究未能证实两种设备在统计学上有明显的差异。然而，剥脱CO_2点阵激光治疗比非剥脱点阵激光治疗更疼，并导致更多的炎症后色素过度沉着和治疗后的红斑持续时间更长。

当比较剥脱点阵激光与非剥脱点阵激光这两种方法对膨胀纹的白条纹的临床疗效时，发现两种激光类型的临床改善都很差。但是，两种激光治疗对未成熟的膨胀纹（红条纹）都有一定的效果。

不幸的是，当比较不同的激光技术之间的疗效时，研究仍有一些限制。例如许多设备的能量密度、脉冲、脉宽和光斑尺寸等参数是不同的，对比非常困难。治疗间隔和疗程数也是需要考虑的重要变量。

1540nm铒：玻璃激光治疗SD有很好的效果，主要用于治疗SD红条纹。常用的参数是能量密度70mJ/cm^2，脉宽15ms，3个疗程（图1-6-1~图1-6-3）。

4 结论

研究者研究了治疗SD的各种激光参数，单独使用或结合其他治疗方法使用，如使用维A酸和乙醇酸、化学和机械磨削(微晶磨削)、射频、脉冲染料激光、强脉冲光。妊娠纹的治疗虽然没有“金标准”，但是非剥脱点阵激光治疗SD越来越受欢迎，因为即使是对于深肤色型患者，这种方法通常也是安全的。副作用少(更少的结痂、红斑和水肿)，患者能很好地耐受。

对于红条纹，激光和光疗法治疗更容易治疗，可能是因为在血管成分上它们占主导地位。SD红条纹可以成功地用非剥脱点阵激光治疗，且非剥脱和非点阵激光也可以，如Nd:YAG激光、脉冲染料激光、强脉冲光。炎症后色素沉着是最常见的并发症，但在大多数病例上，这只是暂时性的，发生率比剥脱激光治疗低。

联合疗法可能是治疗 SD 未来的发展方向。然而，进一步的结论是，在大量的患者和长期随访评估情况下，需要把治疗计划标准化。

5 总结

- 膨胀纹可能是由机械性压力、内分泌情况、怀孕或长时间使用（暴露于）类固醇激素引起的。
- 它可以是红条纹或白条纹。
- 发病机制尚不清楚，但可能与细胞外基质的成分变化有关，包括原纤维蛋白、弹性蛋白和胶原蛋白。
- 治疗方法没有“金标准”，但是非剥脱点阵激光治疗越来越受欢迎，因为其对于深肤色型患者较安全。
- 对 SD 红条纹的治疗效果更好。
- 炎症后色素沉着是最常见的并发症，但与剥脱激光治疗相比，通常是暂时性的、不经常发生。

6 扩展阅读

Erbium Laser for Scars and Striae Distensae
Microneedling for Transepidermal Drug Delivery on Stretch Marks
CO_2Laser for Stretch Marks

7 参考文献

[1] Alam M, Dover JS, Arndt KA. To ablate or not: a proposal regarding nomenclature. J Am Acad Dermatol.2011;64(6):1170–1174.

[2] Aldahan AS, Shah VV, Mlacker S, et al. Laser and light treatments for striae distensae: a comprehensive review of the literature. Am J Clin Dermatol. 2016;17(3):239–256. doi:10.1007/s40257-016-0182-8.

[3] Al-Himdani S, Ud-Din S, Gilmore S, Bayat A. Striae distensae: a comprehensive review and evidence based evaluatiiion of prophylaxis and treatment. Br J Dermatol. 2014;170:527–547.

[4] Alves RO, Boin MFC, Crocco EI. Striae after topical corticosteroid: treatment with nonablative fractional laser 1540 nm. J Cosmet Laser Ther. 2015;17:143–147.early online 1-5.

[5] Atwal GS, Manku LK, Griffiths CE, Polson DW. Striae gravidarum in primiparae. Br J Dermatol. 2006;155:965–969.

[6] BakH,KimBJ,LeeWJ,BangJS,LeeSY,ChoiJH,et al. Treatment of striae distensae with fractional phototermolysis. Dermatol Surg. 2009;35(8):1215–1220.

[7] Brennan M, Young G, Devane D, et al. Topical preparations for preventing stretch marks in pregnancy.Cochrane Database Syst Rev. 2012;11:CD000066.

[8] Chan HH, Manstein D, Yu CS, Shek S, Kono T, Wei WI. The prevalence and risk factors of postinflammatory hyperpigmentation after fractional resurfacing in Asians. Lasers Surg Med. 2007;39(5):381–385.

[9] Cordeiro RC, Zecchin KG, de Moraes AM. Expression of estrogen, androgen and glucocorticooid receptors in recente striae distensae. Int J Dermatol. 2010;49:30–32.

[10] de Angelis F, Kolesnikova L, Renato F, Liguori G. Fractional nonablative 1540-nm laser treatment of striae distensae in Fitzpatrick skin types II to IV: clinical and histological results. Aesthet Surg J. 2011;31(4):411–419.

[11] Elbuluk N, Kang S, Hamilton T. Differences in clinical features and risk factors for striae distensae in African American and white women. J am Acad Dermatol.2009;60(3 suppl 1):60–62.

[12] Guimaraes PA, Haddad A, Neto MS, Lage FC, Ferreira LM. Striae distensae after breast augmentation: treatment using the nonalbative fractionated 1550 nm erbium glass laser. Plast Reconstr Surg. 2009;35(8):1212–1220.

[13] Güngör S, Sayilgan T, Gökdemir G, Ozcan D. Evaluation of an ablative and non-ablative laser procedure in the treatment of striae distensae. Indian J Dermatol Venereol Leprol. 2014;80(5):409–412. doi:10.4103/0378-6323.140296.

[14] Hanauer L, Azulay MM, Azulay DR. Atrophic skin diseases and sclerotic. In: Azulay RD, Azulay DR,Azulay, editors. Azulay dermatology, 5ª ed. Rio de Janeiro: Guanabara Koogan; 2011. p. 162–169.

[15] Hermanns JF, Piérard GE. High-resolution epiluminescence colorimetry of striae distensae. J Eur Acad Dermatol Venereol. 2006;20:282–287.

[16] Hexsel D, Hexsel CL, Dini TD. Treatment of cellulite and stretch marks. In: Kadunc B, Palermo E, Addor F,Metsavaht L, Rabello L, Mattos R, Martins S, editors.Treaty of dermatologic surgery, and laser cosmiatria of Brazilian society of Dermatology. Brazil; 2012.p. 416–424.

[17] Hexsel DM, Dal'Forno T. Stretch. In: Azulay L,Hanauer L, Leal F, Azulay D R, Bonalumi A, editors.Atlas of dermatology, symptomatology at diagnosis.Brazil; 2013. p. 393–395.

[18] Khater MH, Khattab FM, Abdelhallem MR. Treatment of striae distensae with needling therapy versus CO_2 fractional laser. J Cosmet Laser Ther. 2016;18(2):75–79.

[19] Malekzad F, Shakoei S, Ayatollahi A, Hejazi S. The safety and efficacy of the 1540 nm non-ablative fractional XD probe of star lux 500 device in the treatment of striae alba: before-after study. J Lasers in Med Sci. 2014;5(4):194–198.

[20] Manuskiatti W, Triwongwaranat D, Varothai S, Eimpunth S,Wanitphakdeedecha R. Efficacy and safety of a carbondioxide ablative fractional resurfacing device for treatment of atrophic acne scars in Asians. J Am Acad Dermatol. 2010;63(2):274–283.

[21] Mattos R, Jordão JM. Lasers fractionationed non ablative in rejuvenation. In: Kadunc B, Palermo E, Addor F,Metsavaht L, Rabello L, Mattos R, Martins S, editors.Treaty of dermatologic surgery, and laser cosmiatria of Brazilian society of dermatology. Brazil; 2012. p. 763–770.

[22] Ryu HW, Kim SA, Jung HA, Ryoo YW, Lee KS, Cho JW. Clinical improvement of striae distensae in Korean patients using a combination of fractionated microneedle radiofrequency and fractional carbon dioxide laser. Dermatol Surg. 2013;39:1452–1458.

[23] Shah S, Alam M. Laser Resurfacing Pearls. Semin Plast Surg. 2012;26(3):131–136. doi:10.1055/s-0032-1329417.

[24] Sherling M, Friedman PM, Adrian R, et al. Consensus recommendations on the use of an erbium-doped 1,550-nm fractionated laser and its applications in dermatologic laser surgery. Dermatol Surg. 2010;36(4):461–469.

[25] Sheu HM, Yu HS, Chang CH. Mast cell degranulation and elastolysis in the early stage of striae distensae. J Cutan Pathol. 1991;18(6):410–416.

[26] Shin JU, Roh MR, Rah DK, Ae NK, Suh H, Chung KY. The effect of succinylated atelocollagen and ablative fractional resurfacing laser on striae distensae.J Dermatolog Treat. 2011;22(2):113–121.

[27] Singh G, Kumar LP. Striae distensae. Indian J Dermatol Venereol Leprol [serial online] 2005;[cited 2016 Mar 27];71:370–2. Available from:http://www.ijdvl.com/ text.asp?2005/71/5/370/16800-.

[28] Sriprachya-anunt S, Marchell NL, Fitzpatrick RE,Goldman MP, Rostan EF. Facial resurfacing in patients with Fitzpatrick skin type IV. Lasers Surg Med.2002;30(2):86–92.

[29] Stotland M, Chapas AM, Brightman L, Sukal S, Hale E,Karen J, et al. The safety and efficacy of fractional photothermolysis for the correction of striae distensae.J Drugs Dermatol. 2008;7(9):857–861.

[30] Tannous Z. Fractional resurfacing. Clin Dermatol. 2007;25(5):480–486.

[31] Tretti Clementoni M, Lavagno R. A novel 1565 nm non-ablative fractional device for stretch marks: a preliminary report. J Cosmet Laser Ther. 2015;17(3):148–155.

[32] Troisier E, Menetrier P. Histologie des vergetures. Ann Gynecol. 1889;31:206.

[33] Ud-Din S, McGeorge D, Bayat A. Topical management of striae distensae (stretch marks): prevention and therapy of striae rubrae and albae. J Eur Acad Dermatol Venereal. 2016;30:211–222. doi:10.1111/jdv.13223.

[34] Yang YJ, Lee G-Y. Treatment of striae distensae with nonablative fractional laser versus ablative CO_2 fractional laser: a randomized controlled trial. Ann Dermatol.2011;23(4):481–489. doi:10.5021/ad.2011.23.4.481.

[35] Wang K, Ross N, Osley K, Sahu J, Saedi N. Evaluation of 1540 nm and 1410 nm nonablative fractionated laser fot the treatment of striae. Dermatol Surg.2016;42:225–231.

第 7 章　非剥脱点阵激光治疗瘢痕

Roberto Mattos, Juliana Merheb Jordão, Kelly Cristina Signor, and Luciana Gasques de Souza

摘要

对组织修复微环境的了解使我们能够更好地理解愈合过程和目前的瘢痕修复技术。对于不同的瘢痕类型，应该根据病变选择治疗方法。激光作用于瘢痕的机制基于两大支柱（原理），即减少血液流动和重组胶原纤维。可用于瘢痕治疗的设备包括强脉冲光 (IPL) 的血管模式、非剥脱激光和剥脱激光。在本章中我们将讨论非剥脱激光治疗瘢痕。

关键词

非剥脱激光、增生性瘢痕、瘢痕疙瘩、血液流动、胶原蛋白重组

目录

R. Mattos(✉) · K.C. Signor · L.G. de Souza
Mogi das Cruzes University, São Paulo, Brazil
e-mail:robmattos@uol.com.br;kellysignor@gmail.com;
luhsouza@hotmail.com

J.M. Jordão
Skin and Laser Center of Boom, Boom, Belgium
Department of Hospital Universitário Evangélico de Curitiba, Curitiba, PR, Brazil
e-mail:Dra.julianajordao@hotmail.com

M.C.A. Issa, B. Tamura (eds.),Lasers, Lights and Other Technologies, Clinical Approaches and Procedures in Cosmetic Dermatology 3,https://doi.org/10.1007/978-3-319-16799-2_

1 简介

在哺乳动物中，胎儿在妊娠的前3个月出现的创伤会通过再生愈合，形成与原始组织相同的特征。然而，这一时期后，为了控制感染，炎症过程导致瘢痕，不同于周围皮肤。它可以表现为萎缩性瘢痕、增生性瘢痕或瘢痕疙瘩。了解组织修复的微环境，我们就能了解愈合过程和目前的瘢痕修复技术。

愈合过程的各个阶段

愈合分为 3 个阶段：炎症、增殖和重塑。但这是一个动态过程，所以在任何时候一个阶段都可能与另一个阶段重叠。

炎症阶段

上皮的完整性破坏后炎症反应立即开始，并持续 1~3 天。当损伤发生时，当务之急就是通过外在途径的激活来实现止血。止血是通过血小板凝固组成的纤维蛋白止血栓来实现的，它也会对微生物的入侵起到机械屏障作用，防止出血，是细胞迁移的临时基质，也是细胞因子和生长因子的储存库。

一旦出血风险结束，下一步的重点是清除坏死组织并预防感染。在前 5 天，中性粒细胞和巨噬细胞到达损伤区，并通过吞噬和产生局部蛋白酶，消灭微生物，清除坏死组织。它们还分泌多种生长因子、趋化因子和细胞因子。这些因子是增殖阶段重要的标志性事件的信号。

增殖阶段

这个阶段有创伤愈合的功能。大约从第 4 天开始，持续约 3 周。

肉芽组织是增殖阶段的标志，由于其有颗粒性特征而得名，由新生血管形成（其 60% 的成分），其取代了炎性期的纤维蛋白止血栓。

增殖阶段可分为 3 个步骤：

第一步是血管内皮细胞生长因子 (VEGF) 诱导的血管通透性增加。微血管的通透性增加允许大分子渗出，如纤维蛋白原和其他凝血蛋白，导致血管外纤维蛋白沉积。

第二步是血管生成和内皮细胞迁移。这一阶段涉及许多因子：成纤维细胞生长因子 (FGF)、血管内皮细胞生长因子 (VEGF)、转化生长因子 (TGF) β、血管生成素、血管收缩素、血管生成素 -1。此外，血小板源性生长因子 (PDGF) 也与细胞迁移和成纤维细胞活化有关，形成结构网，在这个结构网上内皮细胞增殖并产生新的血管。

第三步是上皮化，是重建组织完整性的关键。上皮细胞通过特定细胞因子的作用增殖并从伤口的边缘迁移，试图关闭伤口，这个过程称为再上皮化。角质形成细胞对伤口的再上皮化是通过增殖阶段与细胞在病变附近的迁移结合进行的。角质形成细胞的迁移发生在病变周围（末端）的剩余皮肤上。TGF β 是这一步涉及的主要细胞因子。

重塑阶段

重塑从第 3 周开始，持续 1 年，被看作是一种修复正常组织的尝试。愈合的第三个阶段由重塑组成，在病变开始后 2~3 周开始重塑，持续 1 年或更长时间。重塑阶段的核心目标是通过细胞外基质的重组、降解和再合成，达到最大抗张强度。在这个病灶愈合的最后阶段，尝试恢复正常组织结构，肉芽组织逐渐被重塑，形成细胞和血管较少的瘢痕组织。胶原纤维的密度逐渐增加，在这个阶段，基质沉积，其成分随后发生变化。随着伤口的闭合，Ⅲ型胶原蛋白降解，Ⅰ型胶原蛋白合成增加。

在愈合过程中，形态相同的组织无法复制的主要原因是新的胶原蛋白平行分布，而不是正常皮肤的网状结构样分布，另外，毛囊、皮脂腺、汗腺缺失明显。

2 瘢痕

出于治疗目的，瘢痕主要分为 3 种类型：

（1）增生性瘢痕。

（2）瘢痕疙瘩。

（3）萎缩性瘢痕。

增生性瘢痕为红斑、隆起性坚实的结节病变。增生性瘢痕的生长仅限于原组织损伤的部位，与瘢痕疙瘩不同，瘢痕疙瘩在最初的伤口边界外增殖，通常情况下继续生长不会退化。

瘢痕疙瘩表现为红紫色的丘疹和结节，通常出现在胸前、肩部和上背部。肤色较深的人更为常见，与增生性瘢痕一样，可能会发生瘙痒、感觉缺失、损毁外貌。虽然肥厚性瘢痕的组织学与其他瘢痕形成过程难以区分，但是瘢痕疙瘩的组织学可以通过增厚的透明胶原束来识别，这些增厚的胶原束随意排列成螺旋状和结节状。

另一方面，萎缩性瘢痕是由上述急性炎症导致的真皮凹陷。与萎缩性瘢痕有关的炎症，导致胶原蛋白破坏，真皮萎缩。萎缩性瘢痕最初表现为红斑，随着时间的推移，色素逐渐减少并纤维化。最常见的原因是痤疮、术后损伤和烧伤。

痤疮瘢痕是一种不规则的愈合结果，对患者有深远的心理社会影响。出于这个原因，他们应该尽可能地接受治疗。萎缩性痤疮瘢痕分为 3 种类型：冰锥状瘢痕、滚动状瘢痕和厢车状瘢痕。冰锥状瘢痕是狭窄的 V 形的上皮束延伸到真皮深层或皮下组织。滚动状瘢痕由于受真皮约束，是宽的、波浪状。厢车状瘢痕有明显的上皮束延伸到真皮，但不像冰锥状瘢痕，在底部不会逐渐变细。这个系统分类的使用可以指导特殊类型瘢痕的治疗。

对于皮肤科医生来说，瘢痕的治疗是一个很大的挑战。直到目前为止，没有一种治疗方法对瘢痕是理想的。对于新鲜瘢痕，通常推荐使用凝胶或硅铜胶带。对于瘢痕疙瘩和增生性瘢痕，病灶内皮质类固醇渗透（注射）是最常见的选择。对于萎缩性瘢痕，剥脱、皮下切除、皮肤磨削术和外科切除是传统的选择。

瘢痕清除不全、瘢痕恶化、组织纤维化和永久性色素改变限制了这些治疗的临床应用。激光技术的进步，使研究人员研究了激光的潜在用途，作为治疗瘢痕难题的一种治疗方法。激光瘢痕修复是一种耐受性好的方法，临床证明有效，副作用小，可与前面提到的瘢痕治疗方法结合使用。

除了用于治疗已经形成的瘢痕外，最近的研究带来了新的治疗可能性：激光可预防易感患者的增生性瘢痕。

3 激光

激光在治疗和预防瘢痕方面的作用已经得到了大量的研究证实。这些技术对瘢痕的作用机制至今仍未阐明。据研究报道，治疗效果基于两大支柱：

（1）减少血流量：瘢痕有比正常组织多 4 倍的维持血管生成和 VEGF 产生的血流量，因此，设备至少有能力造成血管损伤。

（2）胶原蛋白的减少、重组和重塑。

有 3 种类型的激光已经被证明可以改善瘢痕，产生成千上万的微热损伤带分布在真皮，有或没有表皮损伤。第一，毫秒级脉冲染料激光 (PDL) 和类似的设备对血管产生选择性光热分解。第二，纳秒级 Q 开关 Nd:YAG 激光对微血管和色素细胞产生选择性光热分解。第三，剥脱点阵激光和非剥脱点阵激光（NAFL) 产生通过表皮和真皮的非选择性、微热损伤带。

3.1 可用于瘢痕治疗的设备

（1）强脉冲光（PDL）的血管模式。

（2）非剥脱激光：

- 脉冲染料激光（PDL）（585nm 或 595nm）。
- Nd:YAG 1064nm 长脉冲激光。
- Nd:YAG 1064nm 超脉冲激光。
- Nd:YAG 532nm 激光。
- 二极管激光（800nm 或 1340nm）。
- 755nm 紫翠宝石激光。
- 铒玻璃激光（1550nm 和 1540nm）。
- Nd:YAP 1340nm 激光。
- Thulio 1927nm 激光。

（3）剥脱激光：

- CO_2 激光。
- 铒 2940nm 激光。

如前所述，考虑到血管走向的重要性，在本章的主题中，我们讨论非剥脱激光更好的治疗，将其延伸到血管激光。

为了确定哪种激光系统更适合瘢痕的治疗，了解瘢痕的类型、严重程度以及患者的耐受性和期望值是非常有必要的。色素异常(红斑、色素过度沉着或色素减退)，瘢痕类型(增生、扁平或萎缩)，瘢痕好发部位(面部、颈部或腿部)以及患者特征(皮肤光敏类型和共存疾病)均应考虑。

3.2 染料脉冲激光(585nm 和 595nm)

人们对 PDL 对于瘢痕影响的具体机制尚未达成共识。PDL 可以减少转化生长因子 –β 的表达、成纤维细胞增殖以及Ⅲ型胶原沉积。其他合理的解释包括血管系统的选择性光热分解、肥大细胞释放的成分(如组胺和白细胞介素)可能影响胶原蛋白的代谢、加热胶原纤维和二硫键的断裂及随后的胶原蛋白重组。

事实上，PDL 已经能成功地改善面部中度萎缩性痤疮瘢痕的深度，可能是由于刺激胶原蛋白重塑。对于增生性瘢痕案例，大多数证据是在 PDL 585nm 治疗中发现的，这是该治疗的最佳研究设备。因此，研究表明，激光治疗增生性、红斑性痤疮瘢痕及瘢痕疙瘩方面，首选具有血管特异性的 585nm PDL。595nm PDL 效果中等（改善 34%~66%）。

在做 PDL 治疗的过程中，整个损伤表面被邻近的点治疗，而不是重叠、单次治疗，或者直到出现紫色红斑(终点)。

紫癜设置已经减少了红斑的发生风险，非紫癜设置也改善了红斑，但似乎与每次治疗红斑减少有关。建议参数：

- 能量密度 6~7.5J/cm^2，光斑大小 5~7mm。
- 能量密度 4.5~5.5J/cm^2，光斑大小 10mm。
- 最常用的脉宽是 0.45ms 和 1.5ms。
- 如果在以前的治疗中出现水疱和结痂，在比较精细(敏感)的部位，如颈部、胸部和眼睑，对于光敏性患者能量应该减少 0.5J/cm^2。
- 如果之前的治疗效果不是最佳的，建议在以后的治疗中提高能量密度。

为了选择最佳的治疗方案，瘢痕的大小非常重要，因为对于非常大的瘢痕，激光治疗可能由于一次性使用的成本较高而变得不切实际。

3.3 Q 开关倍频 Nd:YAG 激光(532nm)

这种激光是唯一能靶向作用于色素沉着部位的设备。温哥华综合医院的一项小样本量和高偏奇风险的临床试验报告显示，该激光治疗改善不明显。

3.4 二极管激光(激光辅助皮肤愈合，810nm)

它的作用机制尚未完全阐明，它会产生热量，引起细胞因子的释放和愈合过程有关的蛋白合成。

建议参数：

- 4mm 光斑。
- 能量密度：80~120J/cm^2，高能量时烫伤概率较高。

3.5 非剥脱点阵激光

非剥脱点阵激光的安全性优于点阵激光。这种激光的耐受性比点阵激光好，侵入性小，在几种适应证中均有良好的疗效。即使皮肤类型类别较高，也是安全的，这是这些患者的首选。

非剥脱点阵激光包括30种设备，其波长对应于红外线，靶目标是水。目的是刺激胶原蛋白，使颜色正常化和瘢痕重塑。

在显微治疗区(MTZ)，它们会引起凝固、局部、定位的热损伤和表皮坏死。表皮细胞从完整的组织迁移到受损区域进行愈合。

非剥脱激光的特征是组织学上角质层的完整性，在48h内重新上皮化，使表皮屏障功能恢复正常，副作用减少。

为了阐明其作用机制，Laubach等在2006年报道了非点阵剥脱激光的显微表皮坏死碎片携带深层黑色素到皮肤表面，这解释了皮肤颜色是如何得到改善的。Hantash等通过MEND消除弹性纤维。最后，Goldberg等发现新的黑色素细胞和具有活性的皮肤角质形成细胞占据了该区域。

Armann等研究了体外NAFL对皮肤形态学的影响和分子对于基因调控的影响。使用非剥脱点阵铒：玻璃激光系统对人体三维(3D)器官皮肤模型进行照射，使qRT-PCR、微阵列和在相同、不同的时间点的组织学研究成为可能。治疗后3天，基质金属蛋白酶(MMP)-3和MMP-9的mRNA表达下降。MMP-3在蛋白水平上也下调，而其他MMP的表达，如MMP-9，在照射5天后，其表达恢复甚至上调。由趋化因子配体(CXCL1、CXCL2、CXCL5、CXCL6)和白细胞介素（IL8）表达的炎性基因调节反应显著降低。两种激光光学检测都上调了表皮分化标志物，例如兜甲蛋白、丝聚蛋白-1、丝聚蛋白-2。在免疫荧光分析中，这些影响在蛋白水平上得到了体现。该研究揭示了铒：玻璃激光诱导的MMP和白细胞介素表达的调控。作者推测，这些基因表达水平的改变可能具有真皮重塑、抗炎和增加表皮分化作用。

许多研究已经证明，使用这些非剥脱激光治疗萎缩性痤疮瘢痕有轻微到中等程度的改善。在这种情况下，仅有厢车状和滚动状痤疮瘢痕患者是激光重建的最佳人选，因为瘢痕是可膨胀的。大多数基底部较深的冰锥状瘢痕对切除的反应比点阵激光好，而滚动状瘢痕可能要求细分后再行点阵激光治疗。因为痤疮瘢痕通常是冰锥状、厢车状和滚动状瘢痕的混合型，点阵激光的最终效果将更多地取决于主要瘢痕的类型，而不是使用的点阵激光。

最近的研究显示，越来越多的证据表明NAFL在增生性瘢痕中的作用。对于年龄小于1岁的婴幼儿效果最好。瘢痕色素沉着和弹性是较好的反应参数；血管形成和瘢痕高度是结果离散度最高的项目。一些作者建议术后2~3周开始通过激光治疗瘢痕。另一些作者建议使用点阵剥脱或非剥脱激光以预防术后增生性瘢痕的形成。Jang J等比较了点阵剥脱激光和点阵非剥脱激光在近期甲状腺切除术瘢痕中的应用。4次激光治疗后，两种类型的点阵激光治疗均获得成功；然而，他们的研究结果表明，使用剥脱和非剥脱激光分别治疗增生性瘢痕和早期红斑性瘢痕可能获得更好的疗效。避免使用非点阵剥脱激光治疗瘢痕疙瘩，因为有恶化的风险。

3.6 市面上的激光设备

• 915nm半导体激光：这种激光是近期在市场上被推出的设备，是非剥脱激光与射频的结合。被广泛应用于局部区域（眼周、唇周）以进一步升温和提升效果。在骨性区域，射频能量应该降低，因为热强度会比较高，副作用的发生风险增加。红斑是暂时性的。

• 长脉宽 1320nm Nd:YAG 激光：它与一个表皮温度传感器和一种用于皮肤保护的制冷喷雾器相关联。在真皮中有很高的热扩散率，应用盖章模式，光斑 3~10mm。使用 1320nm Nd:YAG 激光治疗萎缩性痤疮瘢痕的前瞻性研究表明，该方法疗效一般，无显著不良事件发生。

• 1340nm Nd:YAG 激光：水对其的吸收系数最低，在真皮层的渗透性增加。脉冲持续时间 3~10ms，手持件（手具）密度 100~400MTZ。激光能量以盖章式传递到真皮。强制使用表皮冷却器来保护表皮层不被灼伤。这项技术最重要的优点是没有耗材。

• 1440nm Nd:YAG 激光：非常快，手具增加了烫伤和炎症后色素沉着的发生风险。脉冲持续时间 3~10ms，手具有 10mm、12mm 和 15mm 的规格可选，能量范围为 2~80mJ/ 微光束。尖端有一个冷却系统，以确保表皮保护。这些设备没有耗材。

• 1450nm 二极管激光：其能量密度范围 8~25J/cm^2，手具可选 4mm、6mm 的，它与致冷喷雾相结合。这种二极管激光显示出更好的临床效果，副作用更小。

• 1540nm 铒：玻璃激光：它是应用冲压（盖章）模式，脉冲持续时间范围 10~100ms，能量密度 20~100mJ /cm^2。尖端有蓝宝石冷却，发射速度较慢，无耗材。

• 1440nm 波长光和 1540nm 波长光在同一设备中：它在热损伤深度上增加了 20%~50%。尖端有蓝宝石冷却，增加了安全性。

• 1550nm 铒：玻璃激光：可自动控制凝固列的密度、宽度和深度。治疗快，但痛感强。NAFL 可提供最高 70mJ 能量，300~1400mm 深度；MTZ 的密度可选，允许调整皮肤治疗的覆盖百分比是 5%~48%。为了避免副作用，可以在不同的方向上使用不同的冷却间隔。考虑到面部皮肤的深度 (前额、鼻子、面颊内侧和外侧、嘴唇、下颌) 大约是 2196 lm，由表皮层 (105 lm)、真皮乳头层 (105 lm) 和真皮网状层 (1986 lm) 组成，最近的一篇综述调查了所有点阵激光的深度和能量之间的关系。这篇综述发现，对于 1550nm 点阵激光，对每兆焦耳能量，凝固深度大约增加了 10lm (10mJ/100 ~150lm)。因此，在 70~100mJ 的剂量（能量）下，其深度可以达到 700~1000lm，这足以改善最表浅和有一些深度的萎缩性瘢痕。

• 非剥脱点阵激光（NAFL）用于治疗痤疮瘢痕的参数共识指南已经提出了用于不同的皮肤分型的参数。对于浅肤色类型（Ⅰ~Ⅲ），使用 1550nm 铒：玻璃激光，建议能量设置为 30~70mJ，治疗级别 7~11、8~12 遍。对于深色皮肤类型（Ⅳ~Ⅵ），建议能量设置为 30~70mJ，较少的遍数和较低的能量密度，以减少炎症后色素沉着的发生率。

• 1927nm 铥激光和 1550nm 铒：玻璃激光在同一个手具上：扫描发射速度较快。集成冷却系统舒适，并附带可以选择覆盖百分比和强度（攻击性）百分比的系统。通过设备计算的数量，要求根据选择的能量使用不同的光斑大小。两种波长的组合可以有效地治疗皮肤表皮层和真皮层。

4 萎缩性瘢痕的治疗

萎缩性瘢痕是由于受伤后胶原蛋白相对缺乏或与痤疮等疾病相关的真皮凹陷。激光治疗的目的是刺激萎缩区域合成和重塑新的胶原蛋白。点阵激光治疗可以刺激新的胶原蛋白合成，以往的研究已经证实了点阵激光对痤疮和外伤引起的萎缩性瘢痕的疗效。对于相对萎缩性、浅瘢痕或扁平瘢痕，NAFL 似乎取得了与剥脱点阵激光（AFL）类似的效果。

对于包括东方人在内，皮肤类型（光型）Ⅳ型、Ⅴ型和Ⅵ型的痤疮瘢痕，与安慰剂相比，NAFL 是一种安全有效的选择。尽管 NAFL 的耐受性通常比 AFL 好，但可能需要进行多个疗程的治疗。

萎缩性瘢痕的另一个选择是 PDL，其改善面部中度萎缩性痤疮瘢痕的深度效果令人满意，可能是因为刺激胶原蛋白重塑所致。

5 增生性瘢痕的治疗

根据随机对照试验的现有数据，应用硅凝胶或薄膜是线性增生性瘢痕的首选一线治疗方法。在这种情况下，如果 2 个月疗程的硅凝胶或薄膜治疗无效或瘢痕加重、瘙痒，或两者兼有，辅助注射皮质类固醇或 5-氟尿嘧啶 (5-FU)。对于初始治疗失败的病例，应该考虑进行激光治疗。

用于治疗增生性瘢痕的第一种激光是剥脱激光 (CO_2 激光)，复发率达 90% 以上。不良事件的发生率也相当高。因此，开发了其他的替代方案 。点阵激光和强脉冲光 (IPL) 是用于治疗瘢痕相对较新的技术。

另一种用于增生性瘢痕的激光是针对氧合血红蛋白的波长的激光，如 PDL（585nm 或 595nm）、1064nm 长脉冲激光、530nm KTP 激光。这些激光损伤血管，减少红斑、毛细血管扩张和炎症过程。PDL 通过热损伤来修饰胶原纤维。这些协同影响使得 PDL 成为治疗增生性瘢痕和瘢痕疙瘩的理想治疗方法。

众所周知，这些技术在瘢痕中有不同的反应，取决于如下因素：

（1）厚度：较厚的瘢痕反应较好。

（2）病因：组织排列有序的瘢痕反应更好，如外科手术后。

（3）病期：近期瘢痕效果突出。

为了改善增生性瘢痕的耐药性反应，建议采用硅凝胶与激光治疗相结合的方法。与 PDL 同时使用的皮质类固醇或氟尿嘧啶对增生性瘢痕有额外的好处。在 PDL 照射后 (而不是在 PDL 照射前) 更容易立即向病灶内注射糖皮质激素 (20mg/mL 曲安奈德)，因为激光照射后瘢痕变得水肿 (使针头更容易穿透)。另外需要考虑的是，当在激光照射前进行皮质类固醇注射时皮肤变白，对血管特异性照射就不那么敏感了。

6 烧伤瘢痕的治疗

烧伤瘢痕的治疗是复杂的，常常需要联合其他疗法或使用替代疗法，包括硅酮凝胶，个性化的压力疗法，按摩、物理疗法或两者兼有，应用皮质类固醇，以及进行外科手术。按摩、凝胶和抗组胺药物可能被添加到治疗方案中以缓解瘙痒。

烧伤瘢痕治疗的最后临床共识是点阵激光对烧伤瘢痕的改善比 PDL 或 Q 开关 Nd:YAG 激光更好。很少有对照、前瞻性研究评估比较不同点阵设备的有效性，但是早期的报告和我们的临床经验表明，AFL 有能力诱导比 NAFL 更强的重塑反应。与 NAFL 设备相比，目前的 AFL 设备具有更深的潜在热损伤深度 (分别近似 4.0mm 和 1.8mm)。

大多数患者报告在每次治疗后几天到几周内，疼痛、瘙痒和身体活动得到显著改善。通常，快速改善是在脱色方面，然后是纹理的逐渐改善和合理范围的运动得到改善。脉冲染料激光和点阵激光在烧伤瘢痕治疗中具有明显的协同作用。在最初的几年里，炎症红斑性瘢痕最适合用 PDL 治疗。剥脱点阵激光通常对增生性瘢痕和萎缩性瘢痕的效果最好，无论是否加用病灶内或局部用药 (例如皮质类固醇)。

非剥脱点阵激光治疗萎缩性或扁平、成熟瘢痕是有效的，与 AFL 效果近似。在点阵激光治疗过程中，色素异常 (色素减退、色素沉着过度或脱色) 似乎比结构异常改善得更快。

早期干预(在受伤的几周或几个月内)可能有利于减轻瘢痕挛缩形成，并对患者的康复有明显的益处，所以，对于创伤性瘢痕的治疗需要早期的干预。

点阵激光治疗的最佳时间尚未确定。然而，我们认为，AFL 和 NAFL 治疗者的耐受性在受伤早期比受伤后 1 年似乎更好。在受伤后的前 3 个月，用不稳定表皮覆盖治疗新愈合的伤口可能会导致不可预测和潜在的有害后果。然而，临床经验表明，经 AFL 治疗后，上皮化且相对成熟的局灶性糜烂和溃疡性伤口可能愈合得更快。较早的瘢痕(在受伤的第 1 年内)通常比成熟的瘢痕对于创伤性治疗的耐受性会差，因此，关于设置和联合疗法方面，要谨慎地选择激光的能量。建议点阵激光治疗之间至少间隔 1 个月，并持续治疗直到达到治疗稳定期或治疗目标。

7 瘢痕疙瘩的治疗

小瘢痕疙瘩涉及的一线治疗有硅凝胶或薄膜治疗联合每个月的类固醇皮质激素注射。接触式或病灶内冷冻疗法对这些病灶是一种潜在有用的辅助治疗方法，但它在临床实践中尚未广泛应用于瘢痕疙瘩的治疗。口服镇痛药和病灶内局部麻醉的治疗可用于减轻冷冻治疗时的疼痛。如果在 8~12 周内尚未观察到 5-FU 联合类固醇皮质激素保守治疗的改善效果，最终可能考虑进行激光治疗或手术切除。

瘢痕疙瘩目前仍没有肯定疗效的治疗方法。尤其在不能规律治疗时，激光治疗的效果也不稳定，而且容易复发。

8 治疗过程

8.1 治疗前

选择激光治疗后，建议治疗前、治疗后拍照以评估临床反应。患者应签署知情同意书。询问过去的药物史和慢性病史。

治疗室内的每个人都必须戴防护眼镜。

清洁皮肤后，在术前 1h 内进行局部麻醉。降低激光的发射速度和使用冷却装置可以减轻患者的不适感。

8.2 参数

能量水平取决于所使用的设备和病灶的颜色(靶色基的数量)。病灶越红，血管越多，导致靶区越丰富，产热量越高。在这些情况下，在第一次治疗中应使用较低能量，疗程中应逐渐增加能量。

研究证明，使用高能量和多次治疗促进更好的嫩肤和萎缩性瘢痕的临床治疗效果。对于增生性瘢痕，则相反：高能量设置和高密度会使瘢痕恶化。

高密度更有可能导致红斑、水肿和色素沉着的发病率和严重程度增加。对于深肤色皮肤类型的患者，任何设备都应该使用较低参数。

安全治疗是基于避免造成过度的热损伤。点阵激光治疗的激光选择和治疗技术的一般原则包括减少联合治疗的项目数、局部治疗应用低密度、使用窄光束直径、短脉冲宽度和减少治疗次数。更高的脉冲能量需要降低治疗密度，以减少瘢痕恶化的发生风险。结果通常被一系列的治疗优化。虽然个别治疗过程各不相同，但患者大多需要接受 3~6 次的治疗。

8.3 结果

从下图病例看出一次治疗后，改善不明显，2~5 次治疗后效果更加明显（图 1-7-1~ 图 1-7-3）。增生性瘢痕在第二次治疗时，可能有明显改善，但是瘢痕疙瘩的反应往往难以预测。在厚度、红斑、柔韧性、质地和瘢痕瘙痒方面可以观察到改善。

和其他治疗方法一样，获得的更好效果是通过联合技术，例如通过激光与 IPL 联合等技术来取得良好的效果。

一些研究表明，相比于每一种治疗方法，激光与曲安奈德或 5-FU 封闭治疗相结合的效果更好。

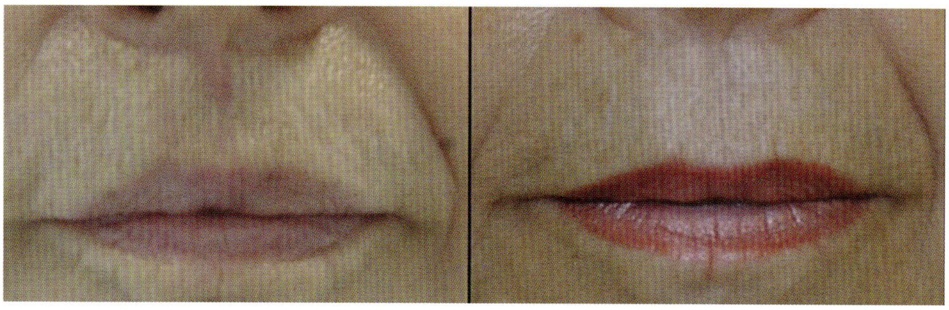

图 1-7-1 695nm 脉冲染料激光，能量密度 7J/cm^2，3 次治疗后

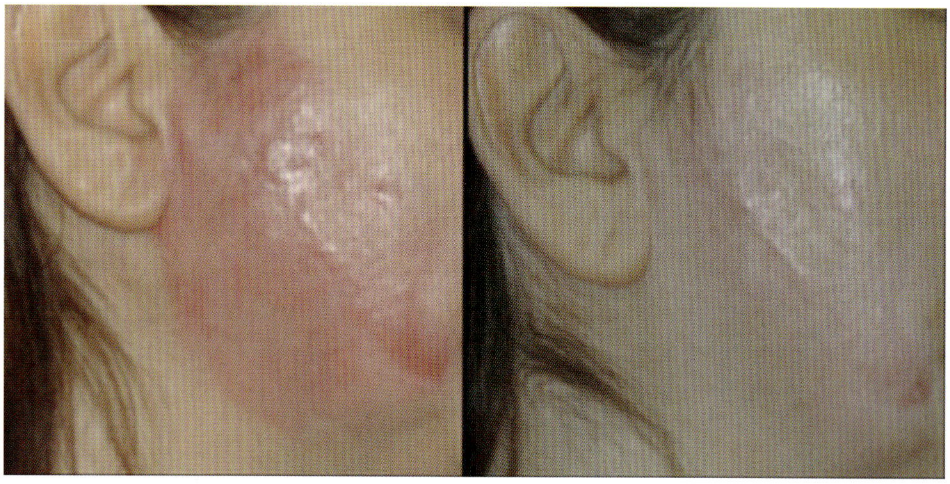

图 1-7-2 超脉冲 Nd: YAG 激光，能量密度 16J/cm^2，4 次治疗后

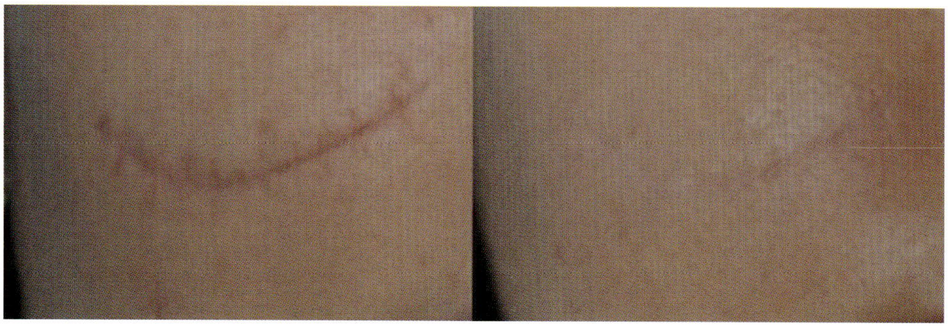

图 1-7-3 1550nm 非剥脱点阵激光，能量 45，密度 4，治疗 4 次后

8.4 治疗后

水肿和红斑是可预期的。肿胀通常在48h内得到改善，可以使用冰袋。对于严重水肿，可用抗炎药和口服类固醇激素药物。

红斑通常在3~5天内得到改善，另外，在面部以外的区域，红斑可能延长至7天。最近，在使用NAFL后，立即使用LED（发光二极管）可减少红斑的持续时间。

使用PDL治疗最常见的不良反应是术后紫癜，通常持续几天。

8.5 并发症

任何技术都可能有并发症。局灶性出血可以发生在12~24h内，多自行消退，没有后遗症。

表面的剥脱可能发生在治疗设备尖端与皮肤表面的不适当接触处，这可能不会留下瘢痕。

烫伤(大疱性和硬化性红斑区域)是罕见的，但是当选择的能量很高时或出现技术错误时可能会发生。在严重烫伤的恢复过程中，色素减退或色素沉着均可能发生。

炎症后色素沉着通常在几个月内自行消退，可以通过嫩白处理(对苯二酚与维A酸的结合)和适当的光保护来预防。这种情况在深肤色皮肤类型的患者中和眼睑区域，或使用高能量区域更常见。

色素减退是一种不常见的迟发性并发症，出现于数周后。其通常与高能量有关，特别是对于深肤色皮肤类型的患者。通常在它之前出现结痂，类固醇的使用是可以的，开始是他克莫司，在后期使用维A酸。对于外用药物效果不好的，光疗是一个很好的选择。

感染在第1周有延迟伤口愈合的风险。最常见的病原体是单纯疱疹，可以在术前1天开始预防性用药并持续5~7天。对于有疱疹病史的患者在接受剥脱激光治疗的时候是否要预防性口服抗病毒药物，很多学者意见并不一致。在我们的实践中，是建议既往有疱疹病史的患者在进行剥脱激光治疗时进行疱疹预防。

9 总结

（1）目前尚无理想的治疗方法。

（2）激光作用于瘢痕的作用机制基于两大支持：减少血流、胶原蛋白的重组和重塑。

（3）选择使用的激光系统取决于瘢痕的类型和严重程度。

（4）非剥脱点阵激光比剥脱点阵激光的安全性更高。

（5）非剥脱激光是深肤色皮肤类型的患者的首选。

（6）非剥脱点阵激光与剥脱点阵激光对相对萎缩、表浅或扁平瘢痕的治疗效果相似。

（7）激光对增生性瘢痕有不同的反应，较薄的瘢痕反应更好，对于外科手术后的瘢痕，以及近期的瘢痕反应较好。

（8）瘢痕疙瘩对于任何治疗的反应都难以预测。

10 参考文献

[1] Anderson R et al. Laser treatment of traumatic scars with an emphasis on ablative fractional laser resurfacing consensus report. JAMA Dermatol. 2014;150(2):187–193.

[2] Degitz K. Non-ablative fractional lasers: Acne scars and other indications. Hautarzt. 2015;66(10):753–756.

[3] Dvorak HF. Angiogenesis: update 2005. J Thromb Haemost. 2005;3:1835–1842.

[4] Dvorak HF. Vascular permeability factor/vascular endothelial growth factor: a critical cytokine in tumor angiogenesis and a potential target for diagnosis and therapy.J Clin Oncol. 2002;20:4368–4380.

[5] Ferguson MW, O'Kane S. Scar-free healing: from embryonic mechanism to adult therapeutic intervention.Philos Trans R Soc Lond B Biol Sci. 2004;359:839–850.

[6] Ferguson MW, Whitby DJ, Shah M, Armstrong J, Siebert JW, Longaker MT. Scar formation: the spectral nature of fetal and adult wound repair. Plast Reconstr Surg.1996;97:854–860.

[7] Gira AK et al. Keloids demonstrate hight level epidermal expressio n of vascular endothelial growth factor. J Acad Dermatol. 2004;50:850–853.

[8] Gold M et al. Updated international clinical recommendations on scar management: part 2–algorithms for scar prevention and treatment. Dermatol Surg.2014;40:825–831.

[9] Martin P, Leibovich SJ. Inflammatory cells during wound repair: the good, the bad and the ugly. Trends Cell Biol.2005;15:599–607.

[10] Mattos R, Jordão JM. Lasers fracionadosnãoablativos no rejuvenescimento. In: Kadunk B et al., editors. Tratado de CirurgiaDermatológica, Cosmiatria e Laser da SociedadeBrasileira de Dermatologia. Rio de Janeiro:Elsevier; 2012. p. 763–770.

[11] Mattos R, Torezan L, Osório N. Tratamento de cicatrizes hipertróficas e quelóides. In: Osório N, Torezan L, editors. Laser em Dermatologia: Conceitosbásicos eaplicações. São Paulo: ROCA; 2009. p. 237–249.

[12] Mccallion RL, Ferguson MWJ. Fetal wound healing and development of antiscarring therapies for adult wound healing. In: Clark RA, editor. The molecular and cellular biology of wound repair. 2nd ed. New York: Plenum Press; 1996. p. 561–590.

[13] Michael HE et al. Updated international clinical recommendations on scar management: part 1–evaluating.Dermatol Surg. 2014;40:817–824.

[14] Mutalik S. Treatment of Keloids and hypertrofic scars.Indian J Dermatol Venereol Leprol. 2005;71:3–8.

[15] Osório N, Seque CA. Cicatrizes atróficas e hipertróficas.In: Kadunk B et al., editors. Tratado de Cirurgia Dermatológica, Cosmiatria e Laser da Sociedade Brasileira de Dermatologia. Rio de Janeiro: Elsevier;2012. p. 839–845.

[16] Park JE, Barbul A. Understanding the role of immune regulation in wound healing. Am J Surg. 2004;187:S11–16.

[17] Profyris C, Tziotzios C, Do VI. Cutaneous scarring: Pathophysiology, molecular mechanisms, and scar reduction therapeutics. Part I. the molecular basis of scar formation. J Am Acad Dermatol. 2012;66:1–10.

[18] Santoro MM, Gaudino G. Cellular and molecular facets of keratinocyte reepithelization during wound healing. Exp Cell Res. 2005;304:274–286.

[19] SARDANA K et al. Which type of atrophic acne scar (Ice-pick, boxcar, or rolling) responds to non-ablative fractional laser therapy. Dermatol Surg. 2014;40:288–300.

[20] Sobanko JF, Alster TS. Management of acne scarring, part I a comparative review of laser surgical approaches.Am J Clin Dermatol. 2012;13(5):319–330.

[21] Sobanko JF, Vachiramon V, Rattanaumpawan P, Miller CJ. Early postoperative single treatment a blative fractional lasing of Mohs micrographic surgery facial scars: a split-scar, evaluator-blinded study. Lasers Surg Med.2015;47(1):1–5.

[22] Tziotzios C, Profyris C, Sterling J. Cutaneous scarring: pathophysiology, molecular mechanisms, and scar reduction therapeutics. Part II. Strategies to reduce scar formation after dermatologic procedures. J Am Acad Dermatol. 2012;66:13–24.

[23] Vrijman C et al. Laser and intense pulsed light therapy for the treatment of hypertrophic scars: a systematic review. Br Assoc Dermatol. 2011;165:934–942.

[24] Werner S, Grose R. Regulation of wound healing by growth factors and cytokines. Physiol Rev. 2003;83:835–870.

[25] Kauvar AN. Fractional non-ablative laser resurfacing: is there a skin tightening effect? Dermatol Surg.2014;40:157.

[26] Degitz K. Non-ablative fractional lasers: acne scars and other indications. Hautarzt. 2015;66:753–756.

[27] Ha JM, Kim HS, Cho EB, Park GH, Park EJ, Kim KH, Kim LS, Kim KJ. Comparison of the effectiveness of nonablative fractional laser versus pulsed-dye laser in thyroidectomy scar prevention. Ann Dermatol. 2014;26:615–620.

[28] Kim S, Cho KH. Clinical trial of dual treatment with an ablative fractional laser and a non-ablative laser for the treatment of acne scars in asian patients. Dermatol Surg. 2009;35:1089–1098.

[29] Jang J et al. Comparison of the Effectiveness of Ablative and Non-Ablative Fractional Laser Treatments for Early Stage Thyroidectomy Scars. Arch Plast Surg.2016;43(6):575–581.

[30] YangQ,HuangW,QianH,ChenS,MaL,LuZ.Efficacy and safety of 1550-nm fractional laser in the treatment of acne scars in Chinese patients: A split-face comparative study. J Cosmet Laser Ther. 2016;18(6):312–316.

[31] Amann PM, Marquardt Y, Steiner T, Hölzle F, SkazikVoogt C, Heise R, Baron JM. Effects of non-ablative fractional erbium glass laser treatment on gene regulation in human three-dimensional skin models. Lasers Med Sci. 2016;31(3):397–404.

第 8 章　调 Q 激光治疗黄褐斑、黑眼圈及嫩肤

Juliana Neiva, Lilian Mathias Delorenze, and Maria Claudia Almeida Issa

摘要

黄褐斑是一种常见的慢性色素增加性皮肤病，有较高的发病率，主要影响女性。目前黄褐斑的治疗仍然是个挑战。化学剥脱、皮肤磨削术、激光、强脉冲光等物理治疗方法已被用于黄褐斑的治疗，显示出不同程度的疗效和副作用。黑眼圈，也被称作眼周色素沉着症，也是个常见的病症，男女都可发病，女性多发。其美容治疗方法包括微晶磨削、化学剥脱、激光、射频、注射填充剂、外科手术、脂肪移植、外用美白产品等。光老化的临床体征包括皮肤质地粗糙、不规则的色素沉着、皮肤松弛、粗细皱纹。不同的治疗方式，包括化学剥脱、软组织填充剂、激光磨削、面部拉皮手术等，被用来改善皮肤皱纹和松弛。激光彻底改变了很多皮肤病的治疗方式。不同种类的激光可以被用来治疗色素增加性皮肤疾病。近期，使用特定波长的低能量、短脉宽的激光，被用于治疗黄褐斑、黑眼圈及嫩肤，取得了不错的效果。

关键词

激光、调 Q 激光、黄褐斑、黑眼圈、嫩肤

目录

J. Neiva
Brazilian Society of Dermatology (SBD) and American Academy of Dermatology (AAD), Rio de Janeiro, Brazil
e-mail: judermo@gmail.com

L.M. Delorenze (✉)
Hospital Universitário Antonio Pedro, Universidade Federal Fluminense – Niterói, RJ, Brazil
e-mail: lili_delo@hotmail.com

M.C.A. Issa
Department of Clinical Medicine – dermatology, Fluminense Federal University, Niterói, RJ, Brazil
e-mail: dr.mariaissa@gmail.com; maria@mariaissa.com.br

M.C.A. Issa, B. Tamura (eds.), Lasers, Lights and Other Technologies, Clinical Approaches and Procedures in Cosmetic Dermatology 3, https://doi.org/10.1007/978-3-319-16799-2_8

1 简介

激光（Light Amplification by Stimulated Emission of Radiation）是一种高强度的单色相干光源，通过选择特定的波长、脉冲方式和能量密度可以用于治疗不同的皮肤疾病。近来，调 Q（QS，Q 开关）激光治疗黄褐斑、黑眼圈和进行嫩肤治疗呈增多趋势，值得关注。

2 调 Q 激光

激光凭借短脉宽和低能量密度，选择性破坏色素细胞，对色素增加性疾病的治疗显示出显著的疗效。激光对色素性皮损的有效治疗是基于选择性光热作用原理。选择性光热作用的核心是当特异波长的电磁波以短于靶色基热弛豫时间 (TRT) 的脉宽释放出来时，热和损伤会限于靶组织，对周围组织的损伤很少。1μm 直径的黑色素小体的热弛豫时间范围是 50~100ns。因此，选择激光的波长光应能很好地被靶色基吸收。对黑色素有很好治疗作用的激光波长范围是 630~1100nm，这段波长的激光对皮肤有很好的穿透性，且相对于血红蛋白，被黑色素优先吸收。在一定范围内，随着激光波长的增加，黑色素吸收会减少，但随着波长增加，皮肤穿透会加深。短波长（<600nm）激光选择用低的能量密度就可以达到破坏黑素小体的目的，而长波长（>600 nm）激光的皮肤穿透深，但需要较高的能量达到破坏黑色素小体的目的。除了波长，激光的色素特性还取决于脉宽。这些激光可以通过光声机械作用和组织快速热膨胀破坏黑素小体。

2.1 调 Q Nd:YAG 激光

1064nm 调 Q 掺钕：钇铝石榴石 (QS 1064nm Nd:YAG) 激光被广泛应用于激光美容皮肤科，用于治疗色素性和血管性病变，祛除文身和脱毛。与红宝石激光及翠绿宝石激光相比，1064nm 波长的激光被黑色素吸收相对少，皮肤穿透更深。调 Q Nd:YAG 激光器使用特殊的校准手具，在极短的脉冲时间 (20ns) 内发射高峰值功率激光，最大限度地实现皮肤黑色素小体的选择性光热分解。1064nm 调 Q 激光能被黑色素很好地吸收，相对较长的波长决定了对表皮的损伤较小，被血红蛋白吸收也少。深的皮肤穿透特性对真皮色素的治疗是有帮助的。低能量调 Q Nd:YAG 激光诱导黑色素小体亚致死性损伤，导致黑色素颗粒碎裂进入细胞质。这种效应对黑色素小体有很高的选择性，因为相对于其他组织结构，黑色素很好地吸收了这个波长的激光。激光效应对真皮浅层血管丛也有亚细胞损伤，真皮浅层血管丛是黄褐斑的发病因素之一。对周围真皮的阈下损伤会刺激胶原蛋白的形成，从而使皮肤变得更亮白、紧致。

2.2 调 Q 红宝石激光

Q 开关红宝石激光 (QSRL) 是第一种被报道可以非常有效地治疗良性表皮色素性皮损的激光。QSRL 的 694nm 波长光，被黑色素温和地吸收，而竞争性色素基团，如血红蛋白，对这个波长光吸收很少。在这个波长下快速输出的高强度能量会破坏角质形成细胞、黑色素细胞和噬黑色素细胞内的黑色素小体，使 QSRL 激光适用于 Fitzpatrick Ⅰ、Ⅱ型皮肤的表皮和真皮浅层的色素性病变。

2.3 调 Q 翠绿宝石激光

Q 开关翠绿宝石激光 (QSAL) 的 755nm 波长穿透深度更深，与红宝石激光相比，QSAL 的黑色素吸收系数低一些，脉宽在 50~70ns，由于较温和的黑色素小体加热作用，有助于减少对黑皮肤患者的不良反应［如炎症后色素沉着 (PIH)］。对Ⅳ型或类别更低的 Fitzpatrick 皮肤类型的 QSAL 治疗通常采用 3~5mm 的光斑和 4~8J/cm^2 能量密度。较低的能量密度在有稳定疗效的同时，降低了 PIH 的发生率。新型皮秒 QSAL 以皮秒为单位 (低至 550ps) 输出能量，会对黑色素小体产生比纳秒激光更大的压强，从而增强它们的光机械和光热破坏作用。由于所需能量较低，周围组织加热和相关的不良事件被最小化。因此，可能所有的皮肤类型都可以用皮秒 QSAL 来治疗，参数以 3~5mm 光斑和 1.5~2.83 J/cm^2 能量密度为佳。

3 预处理过程

在进行任何治疗前，应排除瘢痕疙瘩病史 (可能影响伤口愈合)、近期口服维 A 酸类药物、妊娠、哺乳、光敏反应和 / 或局限于治疗区域的异常 (活动性感染、恶性病变、瘢痕或烧伤)。针对单纯疱疹病毒的预防性抗病毒治疗在应用调 Q 激光前不作为常规治疗。局部脱色剂可在治疗前后使用。所有患者应在到诊时拍摄照片及签署书面知情同意书。在治疗前，应用中性清洁剂清洗待治疗的区域，以除去任何化妆品或其他杂质。局部麻醉在治疗范围局限时通常是不必要的，而且治疗的疼痛通常是可以耐受的。调 Q 激光治疗眶骨缘内下睑皮肤时需要戴眼内金属眼盾。

4 黄褐斑和调 Q 激光

黄褐斑是一种常见的慢性色素增加性皮肤病，有较高的发病率，主要影响女性，在非裔人、拉丁美洲人、亚洲人群中更加常见。有研究表明，黄褐斑对于患者生活质量有不小的影响。

黄褐斑表现为面部对称的色素沉着的斑点和斑片，常见于面颊、鼻背、额头、下颏和上唇。通常情况下，黄褐斑更多地会影响 Fitzpatrick 皮肤类型 Ⅳ ~ Ⅵ型的育龄期女性，但也会影响到男性。患病的男女比例为 1 ∶ 9。尽管其发病机制仍不明确，但怀孕、阳光暴露、避孕药、激素疗法、遗传因素、轻度卵巢功能障碍和自身免疫性甲状腺疾病可能与其密切相关。阳光暴露可以刺激黑素细胞产生更多的黑色素，从而激发黄褐斑。有时甚至小剂量的阳光暴露都能加重病情。皮肤的局部刺激和炎症也可以促进色素合成，加重黄褐斑。在某些情况下，它可以自发地消失，但在一般情况下，会持续终身。

近年来被广泛接受的黄褐斑经典分型是以病理表现为基础的，包括真皮中无噬黑素细胞的表皮型、真皮中含有噬黑素细胞的真皮型和皮损部分为表皮型和部分真皮型的混合型。

黄褐斑的主要临床特征是色素沉着的斑点或斑片，但研究者也观察到一些患者在黄褐斑存在部位分布较多的毛细血管扩张。

在组织学检查中，可能观察到的是黑色素细胞的数量并没有增加，然而随着树突的增加，黑色素细胞变大了。它们也更加活跃。真皮色素出现时，通常会出现在真皮中部噬黑素细胞内。这些噬黑色素细胞通常接近小的、增生的血管，很少或没有炎症。

众所周知，黑色素细胞在表达血管内皮生长因子（VEGF）受体时对血管源性因子有应答。Kim 等证实黄褐斑区域比无斑区血管多 33.89%，其中 16.28% 的血管更粗大。据研究报道，黄褐斑区域，角质形成细胞生成 VEGF 增加。黄褐斑区域的血管密度和大小增加直接导致色素沉着的程度增加。因此，治疗黄褐斑区域的血管异常是非常重要的。

对皮肤科医生来说，黄褐斑通常是一种具有治疗挑战性的疾病。治疗黄褐斑最重要的是了解不同人之间黑色素细胞的活动性有差异。不管采用哪种治疗，使用哪种酸，重要的是不刺激皮肤。患者应了解治疗黄褐斑时，避免出现红斑的重要性。

外用药物治疗黄褐斑可分为两类：氢醌治疗和非氢醌类（曲酸、壬二酸、抗坏血酸或 α – 熊果苷）治疗。然而，这些治疗只能产生暂时的效果，也有可能产生长期的并发症。化学剥脱、皮肤磨削术、激光、强脉冲光等物理治疗方法已被用于黄褐斑的治疗，显示出不同程度的疗效和副作用。

物理方法是去除黑色素和破坏黑色素细胞的唯一选择。因此，自 2005 年，在选择性光热作用原理的基础上，点阵模式被用于治疗黄褐斑之后，受到了临床医师的广泛推荐，也收到了很好的效果。

用于黄褐斑的各种激光包括：

– 绿光：闪光灯泵浦脉冲染料激光 (PDL) (510nm)，倍频 Nd:YAG 激光 (Q 开关掺钕 : 钇铝石榴石激光，532 nm)

– 红光：调 Q 红宝石激光（694nm），调 Q 翠绿宝石激光（755nm）。

– 近红外线：调 Q Nd:YAG 激光 (1064 nm)。

绿光源激光由于波长较短，不像其他两组激光有那样深的穿透深度，因此仅能有效地治疗表皮性黄褐斑。

因绿光激光也能很好地被血红蛋白吸收，激光刺激后有可能发生皮肤破损和紫癜。紫癜在治疗后 1~2 周内消退，临床皮损在 4~8 周内减轻。偶尔，损伤能导致炎症后色素沉着。绿光源激光通常对个体有不同的治疗反应，因此在治疗整个区域之前，应该谨慎地进行光斑测试。

红光激光有较长的波长，因此可以穿透皮肤更深。它们可以用于治疗表皮色素性病变而不产生破损，因为它们不能被血红蛋白吸收。QS 红宝石激光 (QSRL) 的脉宽为 20~50ns，QS 翠绿宝石激光 (QSAL) 的脉宽为 50~100 ns。

近红外激光器包括脉宽为 10~20ns 的调 Q Nd:YAG 激光 (1064nm)。尽管与绿光、红光激光相比，黑色素对这种波长的吸收较少，但它的优势在于它能更深地穿透皮肤。此外，尤其适用于肤色较深的患者。

4.1 调 Q Nd:YAG 激光治疗黄褐斑

目前已有数个用 QS Nd:YAG 激光治疗黄褐斑的报道。研究者们推测临床改善的机制是由于它能诱导非特异性皮肤创伤愈合，并有助于胶原再生。Mun 等 2011 年发现用这种激光治疗黄褐斑导致黑色素细胞树突数目减少，黑色素小体超微结构改变。

推荐治疗过程中使用低能量，以达到选择性和更稳定的光热分解，以最小的侵入性，去除黑色素和黑色素小体。

为了有效地体现光热分解机制，必须选择一个合适的波长（1064nm 波长是有用的，因为它可以到达表皮和真皮）；同样，发出的脉冲的热损伤必须足以破坏黑色素；最后，脉冲的持续时间必须尽可能小，以避免损伤附近组织。黄褐斑治疗的理想方法是使热损伤最小，多一些光机械作用。

QS Nd:YAG 激光是治疗黄褐斑最常用的激光。通常使用的能量密度值小于 5J/cm^2，光斑尺寸为 6mm，频率为 10Hz，间隔 1 周，治疗次数 5~10 次。Zhou 等在他们的研究中，每周使用低能量水平 (能量密度为 2.5~3.4J/cm^2) 的 QS Nd:YAG 激光治疗黄褐斑 50 例，共 9 次。

Choi 等人治疗 20 例 30 岁以上的黄褐斑患者，全面部治疗，能量密度 2.0~3.5J/cm^2，光斑大小 6mm，重复频率 10Hz，每间隔 1 周进行 1 次治疗，共 5 次。

在过去的几年里，QS Nd:YAG 激光在亚洲国家被越来越多地用在非剥脱皮肤年轻化治疗和黄褐斑的治疗中，被称作“激光亮肤”或“激光美肤”。在激光调色中，通过大光斑 (如 6~8mm) 多次输出低能量密度 (如 1.6~3.5J/cm^2) 激光，以优化能量传输。调 Q Nd:YAG 激光治疗的疗程包括 10 次或 20 次甚至更多次的治疗，每周治疗 1 次，每次治疗激光扫描 10~20 遍，治疗终点是红斑和皮损及毛发的灰白变。对于黄褐斑，激光亮肤可以被用作黄褐斑的二线疗法，因为这种疗法的疗效不确切，而且并非没有风险。高累积能量密度的激光治疗的并发症包括疼痛、刺痒、色素沉着、长期色素脱失 (点状白斑) 和黄褐斑的反弹。

一些文献试图比较不同类型的激光在黄褐斑治疗中的应用。Jalaly 等比较了低能量的点阵 CO_2 激光和调 Q 1064nm 激光的疗效。患者的双侧面部分别用上述两种激光进行治疗。他们接受了 5 次治疗，每周 1 次。治疗结束 2 个月后，对患者进行评估，用点阵 CO_2 激光治疗的面部侧黄褐斑面积严重度指数（MASI）下降较多。

QS Nd:YAG 1064nm 激光的疗效与患者病情严重程度及 Fitzpatrick 皮肤分型无相关性。一些研究表明，表皮的黄褐斑对局部治疗和强脉冲光治疗反应更好，而且 Fitzpatrick 型Ⅳ型皮肤的黄褐斑的疗效优于Ⅲ型。然而，在使用调 Q Nd:YAG 1064nm 激光时，并没有观察到这样的差别，因为 1064nm 激光既可到达表皮，也可到达真皮。

在实践中，黄褐斑的治疗分为两个阶段：淡化期和维持期。

黄褐斑的淡化倾向于在第 4~6 周之间开始，并在每次治疗后进一步淡化。Xi Zhou 等观察到，经过 9 次低能量 QS Nd:YAG 激光治疗后， MASI 减少了 61.3%。70% 的患者至少得到 50% 的改善，10% 的患者得到 100% 的改善。他们认为，低能量、大光斑的 QS Nd:YAG 1064nm 激光是治疗黄褐斑的新方法，对色素的淡化反应快、效果好。

Sim 等评估了 8mm 光斑、2.8J/cm^2 能量密度 QS Nd:YAG 1064nm 激光治疗 50 例黄褐斑患者的疗效。患者每周接受 1 次治疗，共治疗 15 周，患者和研究人员都报告了 50%~74% 的皮损得到改善，有图像为证。

没有一例患者在治疗过程中有严重的不良反应。因此，他们认为这种激光治疗是安全有效的。

其他文献也证实，调 Q Nd:YAG 1064nm 激光治疗黄褐斑是安全有效的。Sun 等对 33 例患者进行了评估，每周治疗 1 次，共治疗 10 次。MASI 的减少和皮损的淡化从第 7 周起就可以察觉到。在治疗结束后的第 1 个月、第 2 个月和第 3 个月的随访显示，在这个时期，色素淡化过程仍然持续，在这项治疗中，没有发现不良反应。

Jeon 等发表了一篇关于 5ns 脉宽调 Q Nd:YAG 1064nm 激光在 27 例患者中使用的研究，其中 17 例使用了 7mm 光斑和 2~2.5J/cm^2 的能量密度，另外 10 例患者使用了 1.6~2J/cm^2 的能量密度。扫描次数 3~10 次，以出现轻度红斑为治疗终点。治疗结束后的 2 个月， 64.7% 的患者病灶有复发情况，但色素强度低于原发斑，29.41% 无复发。

黄褐斑治疗的淡色阶段应该是渐进的，每周 1 次，为期 10~12 周。应该使用大光斑 (6~8 mm)、频率 5~10Hz，能量密度 0.8~1.8J/cm^2(400~900mJ)。每个区域扫描 2~4 遍，直到出现红斑，治疗光斑少量重叠（10%~15%）。为了获得更好的结果，红斑应该尽可能均匀。

一些研究表明，在激光治疗前使用微晶磨削有助于激光的治疗效果，推荐磨削 1~2 遍皮损，然后应用 QS Nd:YAG 1064nm 激光。在临床实践中，这种方法似乎有利于对激光抵抗的黄褐斑，一旦角质层变薄，有助于激光穿透皮肤。

Alsaad 等在 10 例患者中使用 5ns 脉宽、6mm 光斑和 1.8~2.0J/cm^2 能量密度的 QS Nd:YAG 1064nm 激光治疗前应用了微晶磨削术，另外 17 例患者使用了脉冲 50ns 脉宽、5mm 光斑和 1.6J/cm^2 能量密度的 QS Nd:YAG 1064nm 激光，同时在家中使用美白霜。治疗结束后第 3 个月、第 6 个月和第 12 个月随访，进行 3~4 次治疗的患者效果好于治疗 1~2 次的患者，在治疗结束 12 个月前，所有患者均保持一定的美白效果。

激光治疗结束后，建议用冷面膜或风冷装置降温 10~15min，然后应使用中等强度糖皮质激素乳膏及防晒乳液。激光治疗后建议在病灶上使用糖皮质激素最多 2 天，主要用在那些较不稳定及治疗反应比较强的皮损上。

这些治疗过程通常耐受性好，常见的副作用是可持续 1 ~ 3h 的红斑和瘙痒。较少见的副作用是紫癜、水肿、痤疮，以及面部毳毛减少和色素减淡。炎症后色素减退性点状白斑可能会出现在高能量和多遍数激光扫描后。

在一些研究中报道的色素沉着发生率达到 10%，并且可以在很少次的激光治疗后发生，但通常是出现在以年轻化为目的的 QS Nd:YAG 激光治疗后。通常，出现色素沉着的治疗过程中，是为了使热能刺激真皮胶原蛋白的产生，采用更多的遍数或更高能量的激光治疗造成的，许多时候，年轻化治疗不使用调 Q 模式；因此，1064nm 激光开始具有更长的脉宽 (如 5~200ms)。在大多数情况下，可能会出现色素减退。

黄褐斑的复发被界定为最后一次治疗后皮损处色素沉着增加或皮损面积增大，这仍是 QS Nd:YAG 1064nm 激光治疗黄褐斑中的一个难题。研究表明，黄褐斑倾向于在最后一次治疗后 2~3 个月复发，复发皮损的性质和治疗开始前相同。病变处色素的重现，是因为激光对黑色素细胞上的热效应随着时间的推移是可逆的。因此，维持治疗是必要的。

维持治疗包括 QS Nd:YAG 1064nm 激光治疗和 / 或外用乳膏和口服药物。有文献描述，在治疗期间和治疗后使用氢醌，可延长激光的淡色效果，避免与维 A 酸类化合物联合使用。

Wattanakrai 等针对真皮或混合型黄褐斑患者进行了一项研究，治疗组除了使用 QS Nd:YAG 1064 nm 激光外，每日使用 2% 氢醌，对照组仅使用氢醌。激光治疗组治疗 5 次，用 6mm 光斑、3~3.8J/cm^2 的能量密度进行治疗，同行风冷降温。12 周后，92% 的氢醌与激光治疗组的患者黄褐斑淡化；而对照组中，只有 19.7% 的患者的病变得到了改善。

推荐局部应用熊果苷、氢醌和维生素 C。

在使用 QS Nd:YAG 1064nm 激光进行维持治疗的情况下，根据色素淡化的维持情况，最初每 15 天治疗 1 次，共治疗 2 个月，然后每 30~60 天治疗 1 次，以增加 2 次治疗之间的间隔。

使用激光进行维持治疗比单独使用局部产品更有效，因为在激光治疗下，皮损中黑色素细胞活性降低、体积变小。

黄褐斑是一种皮肤色素性疾病，涉及多种病理因素，单一的治疗方法不能完全有效，最好的治疗方法是综合治疗，其中最有效、最安全的是使用低能量调 Q Nd:YAG 1064nm 激光 (图 1-8-1~ 图 1-8-4)。联合使用淡化色素的产品、微晶磨削、剥脱，会使激光治疗的效果更好、更持久。

图 1-8-1 黄褐斑：治疗前和 3 次 QS Nd:YAG 1064nm 点阵激光治疗后 (0.7 J/cm²，扫描 3 遍，双侧交替扫描，每 30 天 1 次）

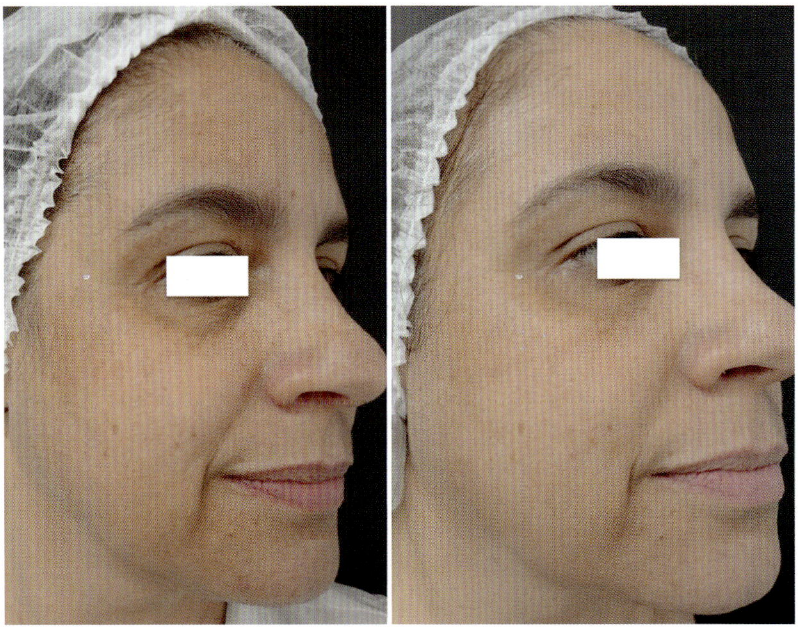

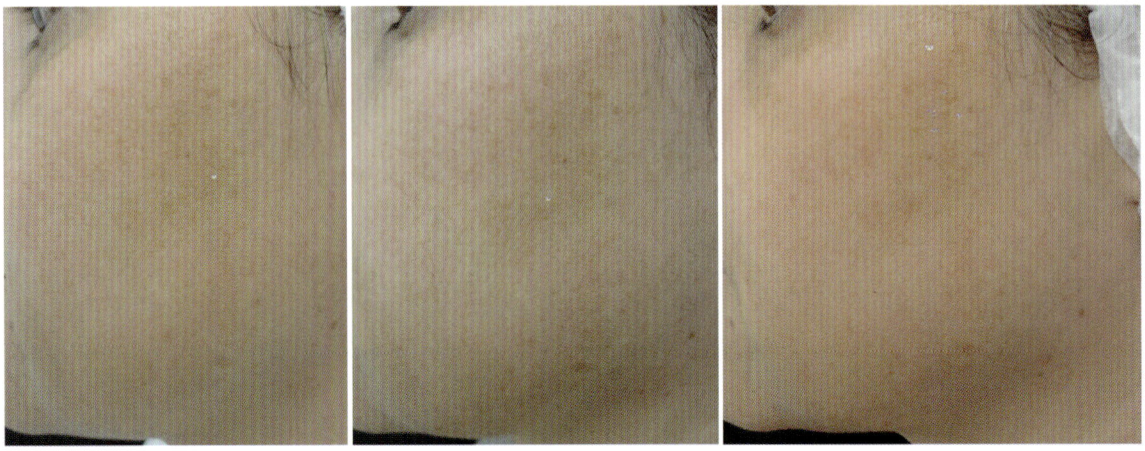

图 1-8-2 黄褐斑：治疗前和 QS Nd:YAG 1064nm 点阵激光治疗 2 次及 3 次后 (0.7J/cm²，扫描 3 遍，双侧交替扫描，每 30 天 1 次）

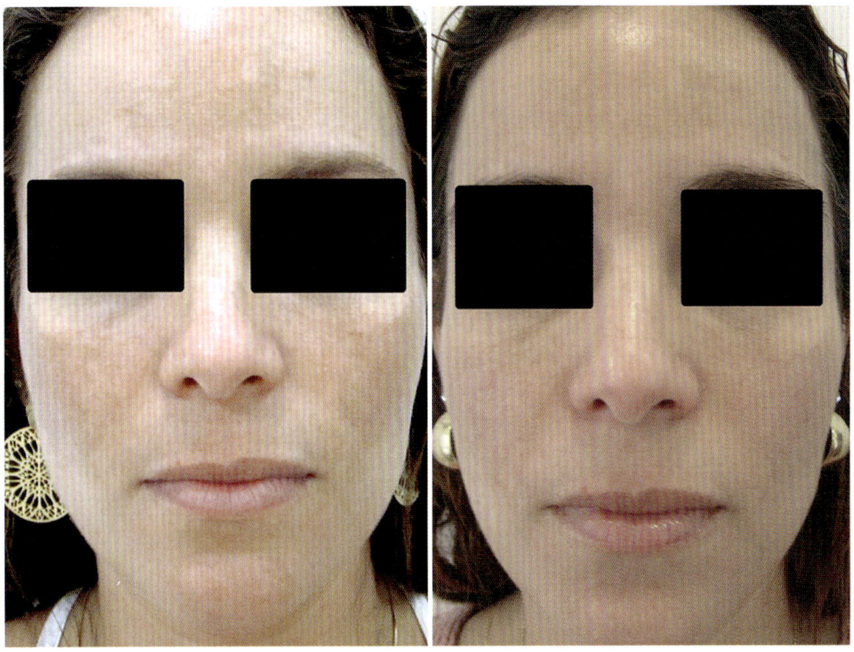

图 1-8-3 黄褐斑：治疗前和用 QS Nd:YAG 1064nm 激光治疗 10 次后（5ns 脉宽，1.1~1.6J/cm^2 能量密度，8mm 光斑），联合每日局部外用维生素 C

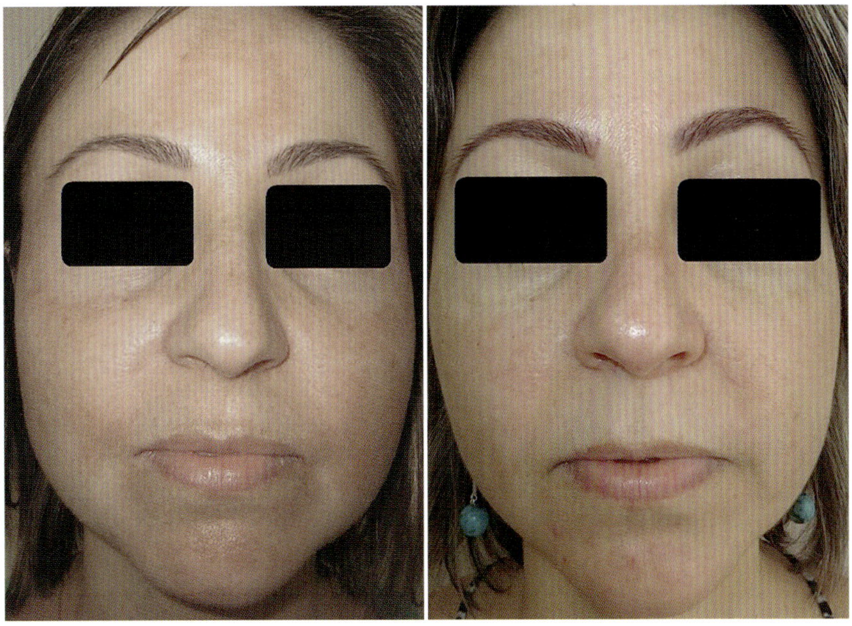

图 1-8-4 黄褐斑：治疗前和 QS Nd:YAG 1064nm 激光治疗 10 次后（脉宽 5ns，能量密度 1.1~1.6J/cm^2）。维持阶段口服维生素 C 和每日局部外用淡化色素的制剂

4.2 调 Q 红宝石激光治疗黄褐斑

QSRL 对黄褐斑的疗效仍存在争议。其作用机制与 QS Nd:YAG 激光相同，即高度选择性破坏黑色素小体。波长为 694nm 的 QS 红宝石激光对黑色素的选择性高于 QS Nd:YAG 1064nm 激光。

因此，理论上，QSRL 可望比 QS Nd:YAG 激光更有效地治疗黄褐斑，但一些患者在短时间内出现了严重的炎症后色素沉着和色素减退，表明高能量模式的调 Q 激光很可能对黄褐斑无效，因此对黄褐斑的治疗不是一个很好的选择。QSRL 对黄褐斑的作用疗效存在争议。

另一方面，Jang 等表明使用低能量点阵 QSRL 的多次治疗的方法可能是治疗真皮或混合型黄褐斑的有效策略。

目前还需要更多的研究来确定其在黄褐斑治疗中的有效性和安全性。

5 黑眼圈和调 Q 激光

黑眼圈也被称为眶周色素沉着，男女均可见，女性多发。黑眼圈给人一种疲倦、衰老的面容。在全球范围内，深色皮肤的人比高加索人更容易受到影响。很有可能有家族遗传性影响，因为可以在几代家族成员身上看到。

黑眼圈的形成通常是多因素的，据研究报道有许多因素在其中起作用。这些因素包括：阴影、皮肤色素沉积、继发于特应性皮炎或变态反应性接触性皮炎的炎症后色素沉着、血管突出和表浅部位及外部因素 (青霉胺诱导的眶周色素沉着、比马前列素引起的眶周阴影和色素沉着)。黑眼圈的症状对临床医生非常重要，因为它可能是一种潜在的系统性疾病、皮肤病、变态反应、营养不良或睡眠紊乱的征兆。

黑眼圈通常表现为眼周双侧对称的色素沉着性斑片。一侧有可能比另一侧更多些。它可以累及上睑或下睑，也可以同时影响上下睑。它可能延伸到眉间和鼻上部。

治疗方法包括微晶磨削、化学剥脱、激光、射频、注射填充、外科手术、脂肪转移、应用氢醌和维 A 酸类药物。

皮肤黑色素有一个宽的多色吸收光谱，峰值在紫外光范围内，随着波长的增加吸收稳步下降。虽然超过 755nm 后吸收明显衰减，但是在波长高达 1064nm 时仍有能量吸收，这样就可以治疗更深的色素和高型别的 Fitzpatrick 皮肤类型者。考虑到黑色素小体的热弛豫时间小于 1μs，需要更短脉冲时间才能把选择性光热和光声效应限制在黑色素小体内。目前有许多具有纳秒 (以及最近常见的皮秒) 脉宽和黑色素吸收范围内波长的调 Q 激光可以选择。这些治疗的典型临床终点是皮损立即灰白变而不出现点状出血。最初应使用较低的能量设置，以尽量减少 PIH 的发生。

5.1 调 Q Nd:YAG 激光治疗黑眼圈

和在治疗黄褐斑的过程中被证实的一样，多次低能量密度的 QS Nd:YAG 激光治疗可减少第 4 期黑色素小体，破坏黑色素细胞，减少黑色素生成相关蛋白的表达。3mm 光斑、高能量密度 (4~5 J/cm^2) 激光治疗可用于其他类型下睑色素沉着 （图 1–8–5 ）。

5.2 调 Q 红宝石激光治疗黑眼圈

QSRL 治疗采用 2~4J/cm^2、 1.5Hz、5mm 光斑大小 (或相应变化)。该激光的临床终点是病变即刻的灰白变， 20min 后消退，随后出现红斑和水肿。QSRL 激光治疗前后联合氢醌和维 A 酸类制剂外用，可以明显改善黑眼圈。

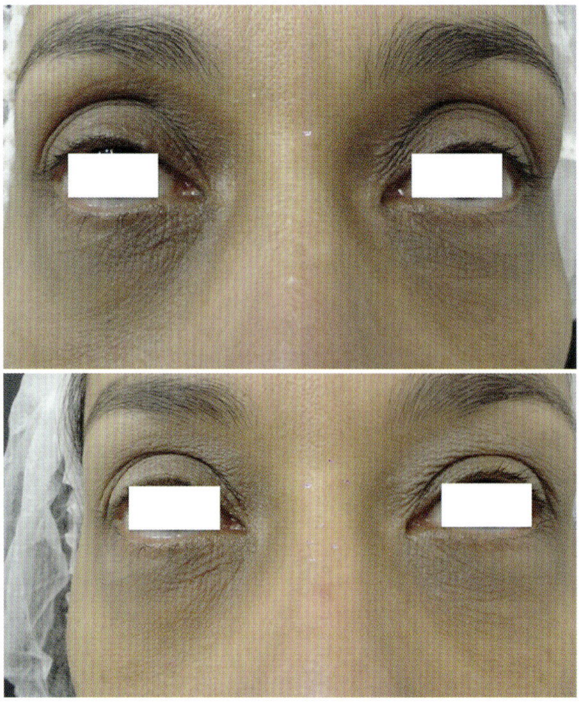

图 1–8–5 黑眼圈：治疗前和用点阵 QS Nd:YAG 1064nm 激光治疗 (1.2J/cm^2，每次扫描 10 遍，间隔 30 天)4 次后 30 天

6 光学嫩肤和调 Q 激光

光老化的临床征象包括皮肤纹理粗糙、不规则的色素沉着、皮肤松弛，以及出现细纹和粗纹。

多种治疗方法被用来改善皮肤皱纹和松弛，包括化学剥皮、应用软组织填充剂、激光磨削和面部提升术。近年来，与其他方法相比，激光治疗以其相对的有效性和较短的恢复时间而受到重视。一般认为，剥脱激光治疗比非剥脱激光更有效，但它们的恢复时间较长，出现并发症的概率也相对高，例如，炎症后色素沉着是由于过多的热能扩散到相邻组织而导致。

非剥脱激光是通过热能传递到真皮浅层的血管和组织，从而刺激真皮内成纤维细胞诱导胶原蛋白和弹性蛋白的再生的。基于上述假设，长脉冲 Nd:YAG 激光器 (LPND) 具有穿透深的优势，透过表皮、深达深层的血管，同时将热量扩散到血管周围的组织而刺激胶原蛋白重塑。Fitzpatrick 皮肤分型Ⅲ型或类别更高的患者可以低风险进行此项治疗，因为黑色素对红外线区域的波长吸收很弱。尽管这类治疗的典型临床疗效在轻度至中度面部皱纹方面仅有轻度的改善，但在过去几年里，非剥脱激光由于其很少或没有停工期而在光老化治疗方面非常受欢迎。传统上用于这种治疗的激光依靠热能来诱导组织的改变。Q 开关激光的治疗增加了对真皮的光机械作用。Q 开关 Nd:YAG 激光已被证明能改善光损伤的变化。使用这种激光系统，只需要相对较低的激光能量，从而仅产生轻微的即时副作用。

针对皮肤年轻化，非剥脱激光治疗仍然是一种非常有优势的治疗方法。不需要剥脱，就能使被晒伤和老化的皮肤发生有益的质地和色素的改变，这将大大减少术后不想要的即刻和长期的副作用。这些方法诱导胶原蛋白的产生和随后的真皮增厚，并减少表面结构的变化。另外，色素和红斑反应得到改善。所有这些轻微的术后即刻副作用通常仅限于短暂地出现红斑和水肿。长期的不良反应，如纤维化、瘢痕或持续的色素改变与剥脱治疗相比明显减少。

Q 开关 Nd:YAG 激光在皮肤年轻化的许多参数上显示出了临床所需的改善能力。重要的是，这种改善是在可接受的副作用、患者的耐受性和可接受性的前提下发生的 (图 1-8-6)。

作者具有良好的 QS Nd:YAG 激光治疗经验，Issa 博士用调 Q 激光 (Clearlift – Alma Lasers) 治疗黄褐斑 (图 1-8-1、图 1-8-2) 和黑眼圈 (图 1-8-5) 取得了良好的效果。这个设备是点阵 (5 × 5 像素) 调 Q Nd:YAG 1064nm 激光，脉宽为 20ns，能量密度范围 500 ~1200mJ/p。针对光损伤性皮肤，在眼周区域观察

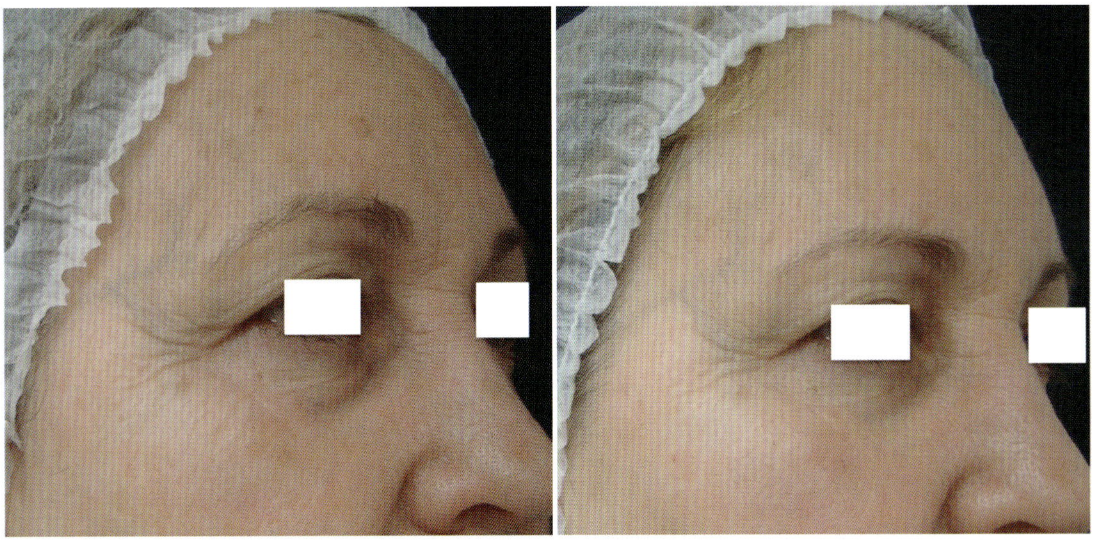

图 1-8-6　光老化皮肤 (日光性黑子和皱纹)：治疗前和使用点阵 QS 1064nm 激光治疗 3 次后

到最好的效果（图 1–8–6）。Neiva 博士有良好地使用 QS Nd:YAG 激光 (Spectra–Skintech) 治疗黄褐斑的经验（图 1–8–3、图 1–8–4）。

7 调 Q 激光的并发症和术后护理

使用低能量时，治疗后并发症的发生非常罕见。通常，红斑在几分钟至几小时内消退，水肿一般观察不到。治疗时用较低的能量，使出现水疱、炎症后色素沉着和色素减退的风险很小。

作者强调了使用防晒霜的重要性。疗程中，每次治疗 24h 后可以使用淡化色素的产品。

8 总结

（1）黄褐斑对皮肤科医生来说往往是一种具有治疗挑战性的疾病。同样的，黑眼圈治疗和光学嫩肤也不容易实现。

（2）通过短脉冲、低能量密度，选择性地破坏色素细胞，激光在治疗色素增加性疾病 (如黄褐斑和黑眼圈) 时已显示出显著的疗效。

（3）调 Q (QS) 激光，如 QS Nd:YAG 激光、QS 红宝石激光和 QS 绿宝石激光在治疗黄褐斑、黑眼圈和光学嫩肤方面的更多的应用值得人们特别关注。

（4）QS 激光在皮损色素淡化方面显示出较佳的疗效和安全性，结合其他疗法，它可以提高治疗黄褐斑、黑眼圈和光学嫩肤的疗效。

9 参考文献

[1] Alsaad SM, Ross EV, Mishra V, Miller L. A split face study to document the safety and efficacy of clearance of melasma with a 5 ns Q-switched Nd:YAG laser versus a 50 ns Q-switched Nd:YAG laser. Lasers Srug Med.2014;10:736–740.

[2] Anderson RR, Parrish JA. Selective photothermolysis. Precise microsurgery by selective absorption of pulsed radiation. Science. 1983;220:524–527.

[3] Anderson RR, Margolis RJ, Watanabe S, et al. Selective photothermolysis of cutaneous pigmentation by Q-switched Nd:YAG laser pulses at 1064, 532, and 355 nm. J Invest Dermatol. 1989;93:28–32.

[4] Arora P, Sarkar R, Garg V, Arya L. Lasers for treatment of melasma and post-inflammatory hyperpigmentation. J Cutan Aesthet Surg. 2012;5(2):93–103.

[5] Balkrishnan R, McMichael AJ, Camacho FT, et al. Development and validation of a health-related quality of life instrument for women with melasma. Br J Dermatol. 2003;149:572–577.

[6] Brown AS, Hussain M, Goldberg DJ. Treatment of melasma with low fluence, large spot size, 1064-nm Q-switched neodymium-doped yttrium aluminium gar- net) Nd:YAG laser for the treatment of melasma in Fitzpatrick skin types II-IV. J Cosmet Laser Ther. 2011;13:280–282.

[7] Chan NP, Ho SG, Shek SY, Yeung CK, Chan HH. A case series of facial depigmentation associated with low fluence Q-switched 1,064

nm Nd:YAG laser for skin rejuvenation and melasma. Lasers Surg Med. 2010;42:712–719.

[8] Choi M, Choi JW, Lee SY, et al. Low-dose 1064-nm Q-switched Nd:YAG laser for the treatment of melasma. J Dermatolog Treat. 2010;21(4):224–228.

[9] Dominguez AR, Balkrishnan R, Ellzey AR, et al. Melasma in Latina patients: cross-cultural adaptation and validation of a quality-of-life questionnaire in Spanish language. J Am Acad Dermatol. 2006;55:59–66.

[10] Dover J, Arndt K, Metelitsa A, et al. Picosecond 755 nm alexandrite laser for treatment of tattoos and benign pigmented lesions: a prospective trial. Lasers Surg Med. 2012;44:6.

[11] Freitag FM, Cestari TF. What causes dark circles under the eyes? J Cosmet Dermatol. 2007;6:211–215.

[12] Friedmann DP, Goldman MP. Dark circles: etiology and management options. Clin Plast Surg. 2015;42(1):33–50.

[13] Goldberg DJ. Laser treatment of pigmented lesions. Dermatol Clin. 1997;15:397–406.

[14] Goldberg DJ, Silapunt S. Histologic evaluation of a Q-switched Nd:YAG laser in the nonablative treatment of wrinkles. Dermatol Surg. 2001;27:744–746.

[15] Grimes PE. Melasma. Etiologic and therapeutic considerations. Arch Dermatol. 1995;131(12):1453–1457.

[16] Gupta AK, Gover MD, Nouri K, et al. The treatment of melasma: a review of clinical trials. J Am Acad Dermatol. 2006;55:1048–1065.

[17] Hilton S, Heise H, Buhren BA, Schrumpf H, Bolke E, Gerber PA. Treatment of melasma in Caucasian patients using a novel 694-nm Q-switched ruby fractional laser. Eur J Med Res. 2013;18:43.

[18] Hong JS, Park SY, Seo KK et al. (2014). Long pulsed 1064 nm Nd:YAG laser treatment for wrinkle reduction and skin laxity: evaluation of new parameters. Int J Dermatol. 16 Dec.

[19] Jalaly NY, Valizadeh N, Barikbin B, Yousefi M. Low-power fractional CO_2 laser versus low-fluence Q-switch 1064 nm Nd:YAG laser for treat- ment of melasma: a ramdomized, controlled, split-face study. Am J Clin Dermatol. 2014;15(4):357–363.

[20] Jang WS, Lee CK, Kim BJ, et al. Efficacy of 694-nm Q-switched ruby fractional laser treatment of melasma in female Korean patients. Dermatol Surg. 2011;37(8):1133–1140.

[21] Jesitus J (2014). Melasma may require aggressive combination therapy. Dermatol Times. 11 Aug.

[22] Kang HY, Kim JH, Goo BC. The dual toning technique for melasma treatment with the 1064 nm Nd:YAG laser: a preliminary study. Laser Ther. 2011;20(3):189–194.

[23] Katsambas A, Antoniou CH. Melasma. Classification and treatment. J Eur Acad Dermatol Venereol. 1995;4:217–223.

[24] Kauvar AN. Successful treatment of melasma using a combination of microdermabrasion and Q-switched Nd:YAG lasers. Lasers Surg Med. 2012;44(2): 117–124.

[25] Kim EH, Kim YC, Lee ES, Kang HY. The vascular characteristics of melasma. J Dermatol Sci. 2007;46:111–116.

[26] Kim MJ, Kim JS, Cho SB. Punctate leucoderma after melasma treatment using 1064-nm Q-switched Nd: YAG laser with low pulse energy. J Eur Acad Dermatol Venereol. 2009;23(8):960–962.

[27] Kim T, Cho SB, Oh SH. Punctate leucoderma after 1,064-nm Q-switched neodymium-doped yttrium aluminum garnet laser with low-fluence therapy: is it melanocytopenic or melanopenic? Dermatol Surg. 2010;36(11):1790–1791.

[28] Kopera D, Hohenleutner U, Landthaler M. Qualityswitched ruby laser treatment of solar lentigines and Becker's nevus: a histopathological and immunohistochemical study. Dermatology. 1997;194:338–343.

[29] Lee MW. Combination 532-nm and 1064-nm lasers for noninvasive skin rejuvenation and toning. Arch Dermatol. 2003;139:1265–1276.

[30] Lee HI, Lim YY, Kim BJ, et al. Clinical pathologic efficacy of copper bromide plus/yellow laser (578nm with 511nm) for treatment of melasma in Asian patients. Dermatol Surg. 2010;36:885–893.

[31] Mun JY, Jeong SY, Kim JH, et al. A low fluence Q-switched Nd:YAG laser modifies the 3D structure of melanocyte and ultrastructure of

melanosome by subcellular-selective photothermolysis. J Electron Microsc (Tokyo). 2011;60(1):11–18.

[32] Nelson JS, Applebaum J. Treatment of superficial cutaneous pigmented lesions by melanin-specific selective photothermolysis using the Q-switched ruby laser. Ann Plast Surg. 1992;29(3):231–237.

[33] Park JM, Tsao H, Tsao S. Combined use of intense pulsed light and Q-switched ruby laser for complex dyspigmentation among Asian patients. Lasers Surg Med. 2008;40(2):128–133.

[34] Park KY, Kim DH, Kim HK, et al. A randomized, observer-blinded, comparison of combined 1064-nm Q-switched neodymium-doped yttrium-aluminium- garnet laser plus 30% glycolic acid peel vs. laser monotherapy to treat melasma. Clin Exp Dermatol. 2011;36(8):864–870.

[35] Polder KD, Landau JM, Vergilis-Kalner IJ, et al. Laser eradication of pigmented lesions: a review. Dermatol Surg. 2011;37(5):572–595.

[36] Polnikorn N (2011). Treatment of melasma, hyperpigmentation, rejuvenation and acne with revlite.Whitepaper. Rigopoulos D, Gregeoriou S, Katsmabas A. Hyperpigmentation and melasma. J Cosmet Dermatol. 2007;6:195–202.

[37] Roberts WE. Periorbital hyperpigmentation: review of etiology, medical evaluation, and aesthetic treatment. J Drugs Dermatol. 2014;13(4):472–482.

[38] Roh MR, Chung KY. Infraorbital dark circles: definition, causes, and treatment options. Dermatol Surg. 2009;35:1163–1171.

[39] Sarkar R, Arora P, Garg VK, Sonthalia S, Gokhale N. Melasma update. Indian Dermatol Online. 2014; 5(4):426–435.

[40] Schmults CD, Phelps R, Goldberg DJ. Nonablative facial remodeling, erythema reduction and histologic evidence of new collagen formation using a 300-microsecond 1064-nm Nd:YAG laser. Arch Dermatol. 2004;140:1373–1376.

[41] Se-Yeong J, Sung-Eun C, Jae-Bin S, H-Na P, Jee-Ho C,Il-Hwan K. New melasma treatment by collimated low fluence Q-Switched Nd:YAG laser. HYPERLINK “http://www.lutronic.com” www.lutronic.com 2008.

[42] Sim JH, Park YL, Lee JS, Lee SY, Choi WB, Kim HJ, Lee JH. Treatment os melasma by low-fluence 1064 nm Q-switched Nd:YAG laser. J Dermatol Treat. 2014; 25(3):212–217.

[43] Stratigos AJ, Dover JS, Arndt KA. Laser treatment of pigmented lesions – 2000. How far have we gone? Arch Dermatol. 2000;136:915–921.

[44] Suh KS, Sung JY, Roh HJ, Jeon YS, Kim YC, Kim ST. Efficacy of the 1064 nm Q-switched Nd:YAG laser in melasma. J Dermatol Treat. 2011;22(4):233–238.

[45] Taylor CR, Anderson RR. Treatment of benign pigmented epidermal lesions by Q-switched ruby laser. Int J Dermatol. 1993;32:908–912.

[46] Taylor CR, Anderson RR. Ineffective treatment of refractory melasma and postinflammatory hyperpigmentation by Q-switched ruby laser. J Dermatol Surg Oncol. 1994;20:592–597.

[47] Wang CC, Chen CK. Effect of spot size and fluence on Q-switched alexandrite laser treatment for pigmentation in Asians: a randomized, double-blinded, splitface comparative trial. J Dermatolog Treat. 2012;23: 333–338.

[48] Wattanakrai P, Mornchan R, Eimpunth S. Low-fluence Q-switched neodymium-doped yttrium aluminum garnet (1,064 nm) laser for the treatment of facial melasma in Asians. Dermatol Surg. 2010;36(1):76–87.

[49] Werlinger KD, Guevara IL, Gonzalez CM, et al. Prevalence of self-diagnosed melasma among premenopausal Latino women in Dallas and for worth, tex. Arch Dermatol. 2007;143:424–425.

[50] Xu TH, Yang ZH, Li YH, et al. Treatment of infraorbital dark circles using a low-fluence Q-switched 1,064-nm laser. Dermatol Surg. 2011;37(6):797–803.

[51] Yaghmai D, Garden JM, Bakus AD, et al. Photodamage therapy using an electro-optic Q-switched Nd:YAG laser. Lasers Surg Med. 2010;42(8):699–705.

[52] Zhou X, Gold MH, Lu Z, et al. Efficacy and safety of Q-switched 1,064-nm neodymium-doped yttrium aluminum garnet laser treatment of melasma. Dermatol Surg. 2011;37(7):962–970.

第 9 章　铒激光的嫩肤治疗

Alexandre de Almeida Filippo, Abdo Salomão Júnior, Paulo Santos Torreão, Lilian Mathias Delorenze, and Maria Claudia Almeida Issa

摘要

剥脱激光用于皮肤重建是面部年轻化治疗方法的“金标准”之一。剥脱点阵激光，主要是铒激光和 CO_2 激光，目前这两种激光逐渐改进以减少副作用和患者的停工时间。点阵铒激光在表皮和浅层真皮组织中形成少热损伤的薄汽化带，被推荐用于皮肤年轻化治疗，以改善皮肤质地、色素沉着和细纹。点阵铒激光也被用来治疗膨胀纹 / 萎缩纹和瘢痕。在本章中，我们将描述铒激光的概念、作用机制、治疗方案、副作用和术后修复管理。

关键词

铒 : 钇铝石榴石激光、Er:YAG 激光、面部年轻化、皮肤重建、点阵激光技术、皱纹、皮肤色素沉着、皮肤质地

目录

A. de Almeida Filippo
Santa Casa de Misericórdia do Rio de Janeiro (Laser Sector), Rio de Janeiro, Brazil
e-mail: alefilippo@gmail.com

A. Salomão Júnior
Universidade de São Paulo, MG, Brazil
e-mail: dr.abdo@usp.br

P.S. Torreão (✉)
Hospital dos Servidores do Estado do Rio de Janeiro, RJ, Brazil
e-mail: pstorreao@gmail.com

L.M. Delorenze
Hospital Universitário Antonio Pedro, Universidade Federal Fluminense – Niterói, RJ, Brazil
e-mail: lili_delo@hotmail.com

M.C.A. Issa
Department of Clinical Medicine – Dermatology, Fluminense Federal University, Niterói, RJ, Brazil
e-mail: dr.mariaissa@gmail.com; maria@mariaissa.com.br

M.C.A. Issa, B. Tamura (eds.), Lasers, Lights and Other Technologies, Clinical Approaches and Procedures in Cosmetic Dermatology 3, https://doi.org/10.1007/978-3-319-16799-2_9

1 简介

针对皮肤年轻化有很多不同的治疗选择，包括中度到重度的化学剥脱、光动力治疗、射频、微针技术、非剥脱激光和剥脱激光。当我们综合考虑到成本、安全性和结果时，剥脱点阵激光可能是最有效的治疗方法。

采用点阵激光技术作为更安全的替代方法，减少了对操作人员的依赖，也减少患者治疗后的停工期。点阵重建技术形成宽度、深度和密度可控的显微治疗区 (MTZ)。这些 MTZ 被完整的表皮和真皮所包绕，有助于更快地修复组织。

在脉冲调制和点阵技术发展之前，恢复时间长，出血、持续性红斑、水肿、炎症后色素沉着等副作用的发生率高，这些副作用与表皮剥脱的程度和 2940nm 激光的完全剥脱特性有关。

多年来，新的不同的操作者 “模式” 已经被发展起来，为 Er:YAG 激光提供了多种功能。水是皮肤重建技术中的靶色基，水对 Er:YAG 激光有最高的吸收系数，至少比对 CO_2 激光高 10 倍。从生物学上讲，这意味着几乎所有通过铒激光传递的光能都会被皮肤中的水吸收，并转化为热能。

这些损伤将得到修复，同时促进皮肤的年轻化。点阵激光的效果不如非点阵激光的效果明显；然而，有可能显著改善光老化的皮肤。

2 历史

第一台铒 : 钇铝石榴石 (Er: YAG) 激光器于 1997 年被 FDA 批准用于治疗牙齿老化，后来被批准用于面部年轻化治疗。该激光器由掺铒 (Er3) 的钇铝石榴石固体晶体制成，并通过激光放大过程，由脉冲宽频带闪光灯泵浦，释放波长为 2940nm 的激光。

2940nm 的激光器最初被认定是一种完全剥脱表皮、裸露真皮的装置，因此，预期手术后会产生一些副作用，并限制了该装置的应用。

第一代铒激光几乎是纯剥脱激光，终点反应需要通过多遍扫描实现，并可导致真皮出血。第二代铒激光可以通过增加长脉冲或可变脉冲特性来促进组织凝固，从而避免不必要的出血。

可变脉冲技术是一种广泛控制脉宽的技术，从非常短的脉冲到非常长的脉冲，以及短脉冲和长脉冲在一次激光脉冲中的组合。对脉冲的一种更先进的控制称为可变方形脉冲。它能够提供与脉冲期间的平均功率完全相同的峰值功率，这意味着在测量功率随时间变化的曲线上没有涨落，而是一个方形形状(图 1–9–1)。

最近，在 21 世纪初，2940nm 激光的点阵模式的开发减少了皮肤表面损伤面积，并保持了非点阵激光的功效。

3 激光和组织间的相互作用

3.1 剥脱是如何产生的?

为了选择一种激光通过剥脱促进皮肤年轻化，首先要考虑的是波长。水是皮肤中的一种主要成分，也是所有重建激光的靶色基。有 3 种主要的波长激光在水吸收峰范围内：Er:YAG 激光，Er:YSGG（钇钪镓石榴石）激光和 CO_2 激光。当用这些波长的激光治疗时，光能被传导到水的时候，组织经历 3 个基本阶段：

阶段一：光吸收深度内的直接加热。发生在当热量被直接和有限制地传输到光可以穿透的皮肤组织深度时，直到所有光量子被完全吸收并转化为热能。

Er:YAG 激光穿透皮肤约 3μm，因为它的水吸收系数最高，Er:YSGG 激光穿透皮肤约 10μm，水吸收系数居中；CO_2 激光以相对最低的吸收系数，可以穿透 30μm 的皮肤（图 1–9–2）。

因此，激光对水的亲和力越高，吸收系数越高，激光的穿透越浅，光量子中的所有能量被水吸收得更好。

阶段二：热扩散。发生在当热量被传导到光吸收深度以下的较深的组织时。脉冲长度越长，热扩散和组织凝固的效果就越明显。反之，脉冲长度越短，热扩散的效果就越不明显，因为脉冲结束的速度过快，超过了组织在邻近结构内传输热量的时间，类似在调 Q 激光中的作用机制。

每个激光波长的最小凝固带都受到光学穿透深度的限制，这是一个不可改变的特性，因为波长决定了激光穿透皮肤的深度。但是如果我们调整脉冲持续时间至更长，热量就会在组织内积聚，使凝固带通过热扩散而变厚，超过光吸收深度的范围。所以减少受激光波长和光学穿透深度限制的凝固区是不可能的，但可以使脉冲宽度变长，通过热扩散原理增加凝固带。

这就是 Er:YAG 激光所做的模式调整，以模拟 CO_2 激光的凝固效果，在下文**剥脱 / 凝固模式**中进一步阐明。

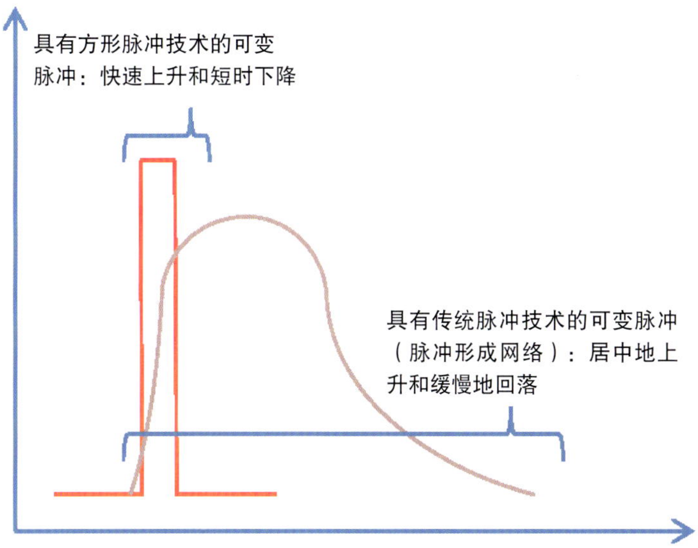
具有方形脉冲技术的可变
脉冲：快速上升和短时下降
具有传统脉冲技术的可变脉冲
（脉冲形成网络）：居中地上
升和缓慢地回落

图 1–9–1 比较方形脉冲技术和传统脉冲技术的功率时间曲线的示意图（改编自 Matjaz Lukac 等 2007 年的文献）

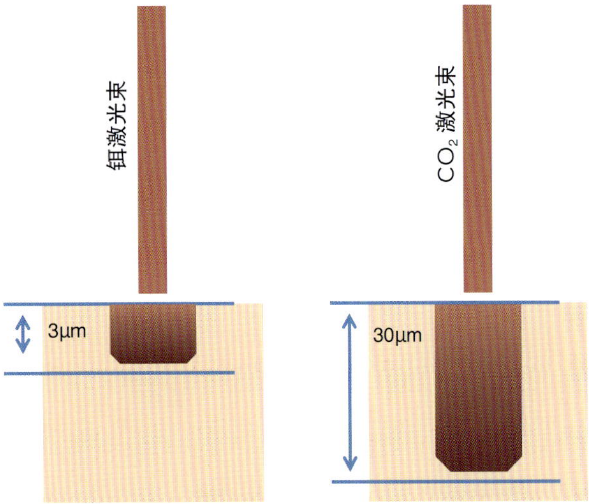

图 1-9-2 比较 Er:YAG 激光和 CO_2 激光光学皮肤穿透深度示意图（改编自 Matjaz Lukac 等 2008 年的文献）

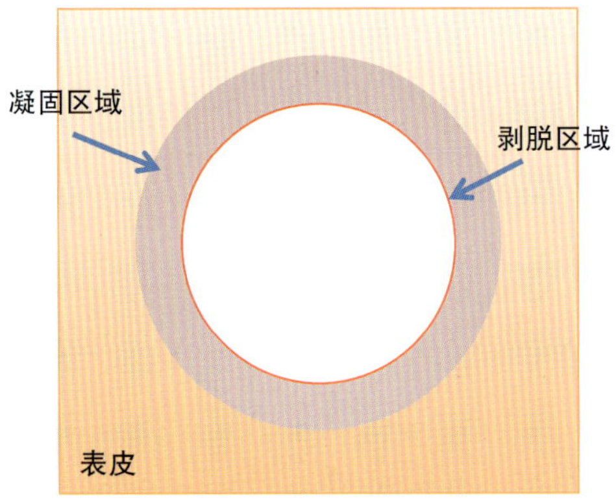

图 1-9-3 激光治疗对皮肤活检组织横断面观的效果示意图（改编自 Holcomb 2011 年的文献）

阶段三：组织汽化。皮肤表面的组织被加热到发生剥脱的温度时，在皮肤表面留下一个小孔，周围区域是热损伤的组织（图 1-9-3)。

3.2 点阵和非点阵

点阵技术是由 Dieter Manstein 等于 2004 年在一项初步研究中提出的，涉及激光波长在 1480~1550 nm 之间。由于能减少皮肤重建的副作用并维持其功效，这项新技术得以发展为几个波长激光：最初是非剥脱激光，然后是点阵 CO_2 激光，之后是点阵 Er:YAG 激光。

当皮肤组织用点阵激光治疗时，汽化柱形成垂直孔道，形成一个显微治疗区的网格，也称为微热损伤带，或称为微热区 (MTZ)。每个 MTZ 由被称为显微汽化区 (MAZ) 的剥脱孔道和热凝固组织的边缘构成。

3.3 治疗的生物学效应

有研究显示，Er:YAG 点阵激光可以促进胶原排列的改善和新的Ⅰ型胶原、Ⅲ型胶原、Ⅶ型胶原的形成。免疫组织化学研究显示，治疗 3 个月后，MTZ 完全被替换成新的胶原蛋白。另外，据报道，多次治疗提供持续 6 个月的新胶原蛋白生成，使皮肤年轻化，缩短停工期，同时减少副作用。

4 铒激光作用模式

Er:YAG 激光具有多种工作模式，可以是非点阵或点阵模式，产生纯剥脱、纯凝固和不同的剥脱深度下的剥脱 / 凝固混合模式，甚至可以模拟 CO_2 激光。脉冲长度、能量、能量密度以及脉冲叠加和不同光斑的变化促进了这种光源的多用途特性。在不同的设备和工业尝试中，存在着 5 种不同的主要操作模式。

4.1 剥脱模式和冷剥脱

这是 Er:YAG 激光天然和标准的效果。由于高的水亲和力，Er:YAG 激光产生表浅的几乎纯汽化剥脱柱，可达表皮层至真皮浅层(脉冲叠加方式)，如图 1–9–4 所示。在治疗过程中，可以观察到针尖状出血的区域，因为在这种模式下，血管没有凝固。它也用于以药物传输为目的的治疗，模仿表浅的微针的效果由于表浅和纯汽化激光的特性，没有凝固组织的屏障。

4.2 剥脱 / 凝固模式（温 / 热剥脱模式）

这是目前市面上许多 Er:YAG 激光器最常用的一种模式，它通过对真皮血管产生更大的热效应和凝固作用来避免出血。在这种模式下，2940nm 激光以可变脉冲或长脉冲操作，来模拟 CO_2 激光的凝固效应，这种作用是通过一个序列不同能量和脉冲持续时间的脉冲发射而发生的。

有一个序列的脉冲，其中第一个脉冲的能量超过剥脱汽化阈值，随后脉冲的能量水平总是低于汽化阈值，在皮肤中累积热量并产生凝固（图 1–9– 5)。

在温剥脱模式中，有一个剥脱脉冲，然后是亚剥脱长脉冲，有一个中厚的凝固带；在热剥脱模式中，有一个剥脱脉冲，然后是更长的亚剥脱长脉冲，有一个较厚的凝固带。

这是 2940nm 激光针对皮肤年轻化的最佳模式，因为它有更大的热效应和更多的胶原重塑效果，但因为在治疗过程中产生的凝固和热，可能会导致色素沉着或色素减退。

本章作者推荐，做面部年轻化治疗时，选择高能量密度、3~5 个脉冲叠加、2~3 遍的扫描，非面部推荐用低能量密度、2 个脉冲叠加、1 遍或 2 遍重复扫描。

4.3 凝固模式或温和模式

在这种模式下，脉冲中只使用亚剥脱的能量密度和能量，模仿非剥脱激光的效果。这也是通过可变脉冲或长脉冲技术来完成的。对于凝固效应，在一个长脉冲中，仅有少量的能量被传输，通常是一长串的亚剥脱脉冲，在没有剥脱或极少剥脱的情况下，使热能进入组织，促进热凝固（图 1–9–6）。

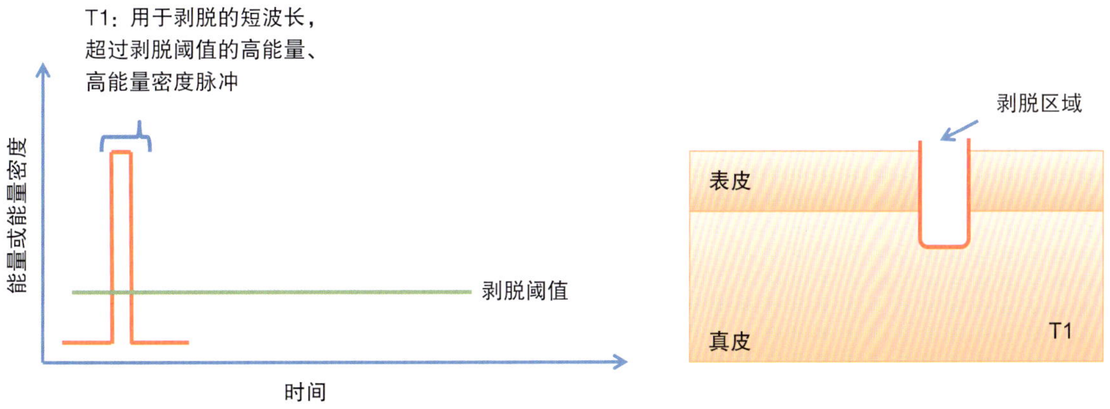

图 1–9–4　图示超过剥脱阈值的高能量、高能量密度的短脉冲及皮肤活检垂直断面视图上 Er:YAG 激光功效的原理图

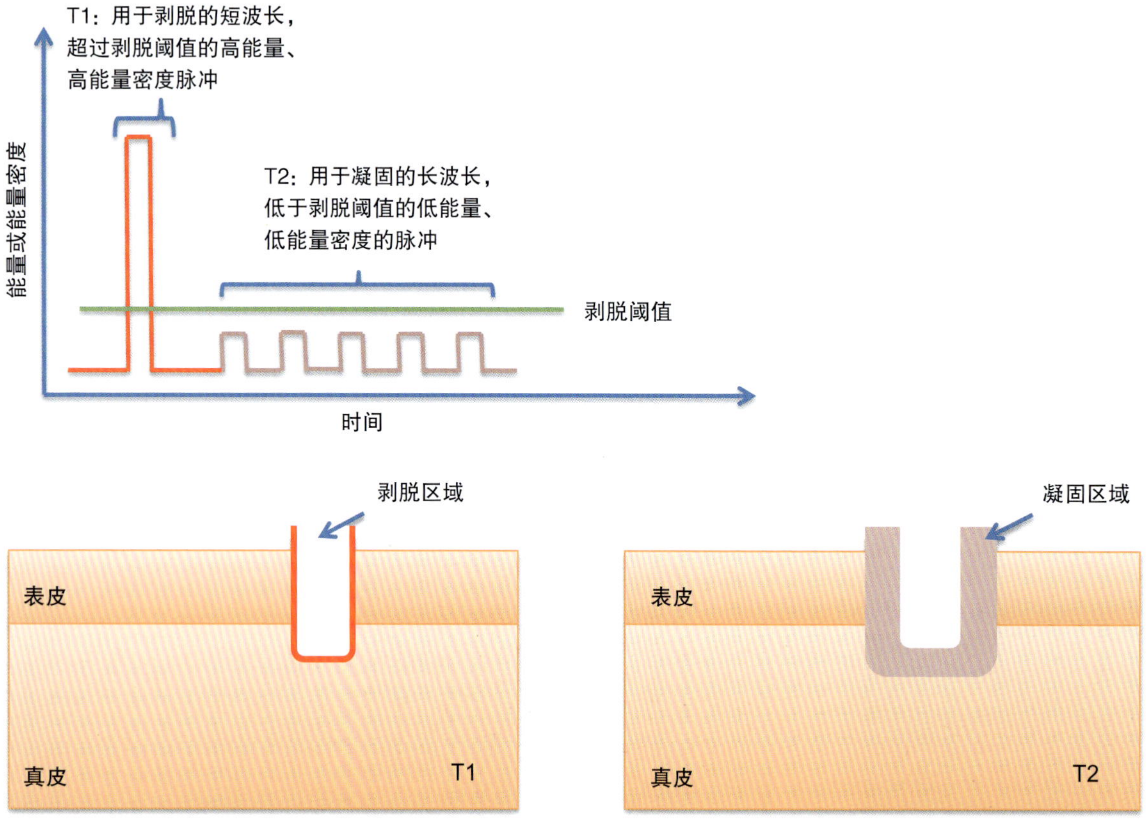

图 1-9-5 T1 示超过剥脱阈值的高能量、高能量密度的短脉冲，T2 示由几个低于剥脱阈值的低能量、低能量密度短脉冲组成的长脉冲，以及各自皮肤活检垂直断面视图上 Er:YAG 激光功效的原理图

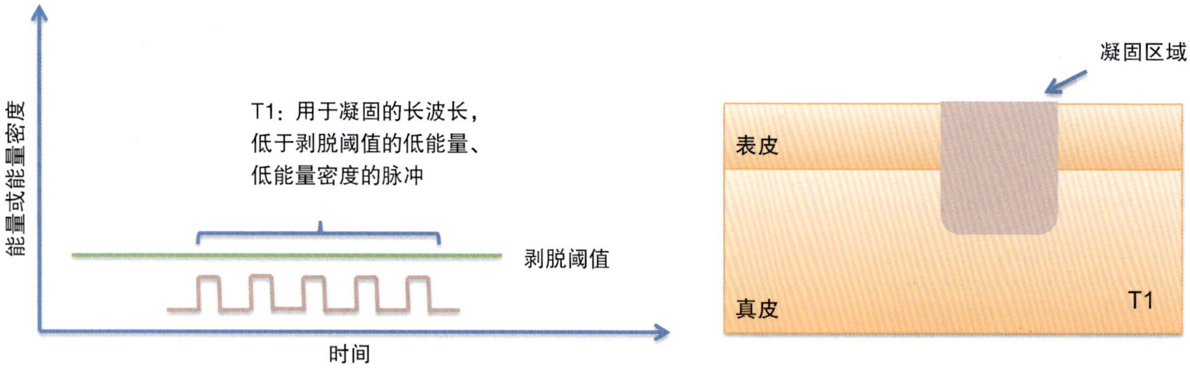

图 1-9-6 T1 示由几个低于剥脱阈值的低能量、低能量密度短脉冲组合成的长脉冲；皮肤活检垂直断面视图上 Er:YAG 激光功效的原理图

4.4 叠加模式

这本质上不是一种操作模式，因为它也可以存在于先前讨论过的模式中，如剥脱和剥脱 / 凝固模式。在脉冲叠加过程中，以顺序方式输出高能量、高能量密度的短脉冲，一个在另一个上面，而不移动激光治疗头，因此每一个脉冲的剥脱深度都会叠加在前一个脉冲之上，达到皮肤的更深层。它可以显示为操作模式，也可以隐藏在其他模式中，自动控制剥脱深度。

4.5 非点阵模式

在这种模式下，激光束不会被分割成较小的激光束，而是整个表皮被激光剥脱，没有未受损伤的皮肤区域，就像 Er:YAG 激光全光斑皮肤重建治疗方案最初所做的那样。

5 适应证

Er:YAG 激光可用于各种病变，特别是与光损伤有关的病变，包括光化性角化病、日光性雀斑样痣、表浅的皱纹、轻度的色素异常、结节性弹性组织病。本章作者在光损伤皮肤治疗中取得了良好的效果（图 1–9–7、图 1–9–8）。

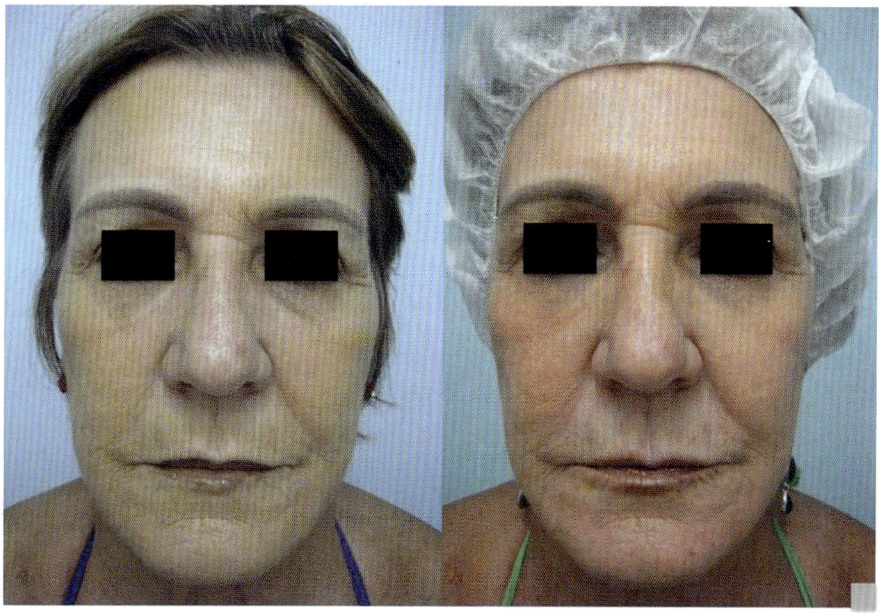

图 1–9–7　Er:YAG 激光治疗前和治疗后 90 天。治疗方案：第一遍采用剥脱模式，15mJ，3ms；第二遍采用凝固模式，27.5mJ，5ms

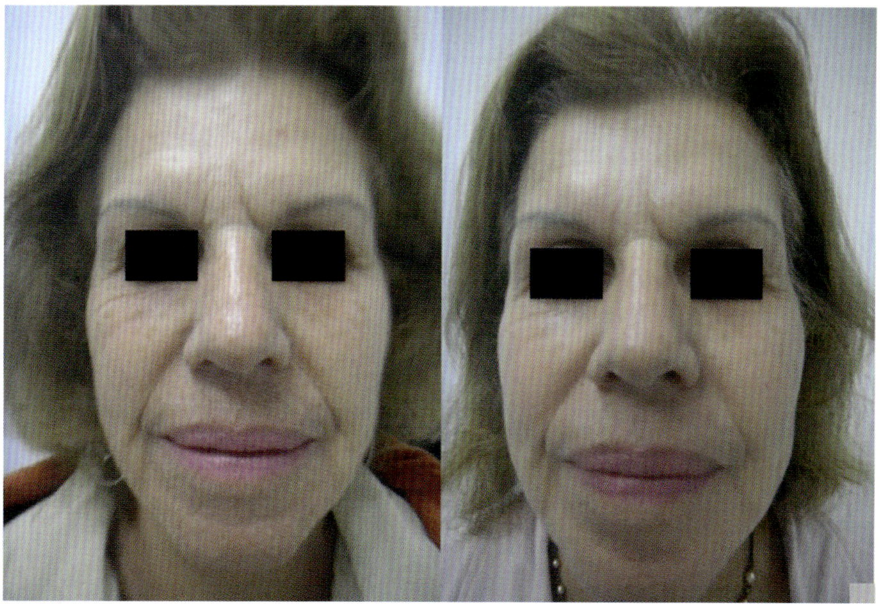

图 1–9–8　Er:YAG 激光治疗前和治疗后 90 天。治疗方案：第一遍采用剥脱模式，15mJ，3ms；第二遍采用凝固模式，27.5mJ，5ms

还可用于胶样粟丘疹、血管纤维瘤、痣、脂溢性角化病、黄瘤、汗管瘤、皮脂腺增生、鼻赘、萎缩性面部痤疮瘢痕、毛发上皮瘤、光线性唇炎、鲍温病、增殖性红斑等。以药物传输为目的，它还与抗肿瘤药物联合使用，用于治疗光化性角化病和表浅的基底细胞癌等。

由于水是主要的目标，它可以被高光学分型如Ⅳ型的患者很好地耐受，如 Lapidoth 和 Lee 等所报道的那样。

6 预处理

患者应了解推荐治疗的作用机制，以及可能发生的副作用和并发症。皮肤科医生应解释治疗过程的每一步，从伤口护理到正常的愈合时间表，降低过度的期望，减少对治疗过程中和治疗后的担忧。

患者必须明白，在治疗过程中感到可耐受的疼痛是正常的，红斑、水肿和结痂是预期的副作用。红斑存在期可能根据治疗的具体设备而延长。色素异常一般是罕见的，而且往往是短暂的。

铒激光促进皮肤年轻化是有意义的，一定程度的光损伤已经存在一段时间，所以要达到最佳效果可能需要进行几次的治疗。

患者必须在铒激光治疗前 2 天开始进行抗病毒治疗 (在手术后继续治疗 5~7 天，或直到完全再上皮化)，而不管以前是否有单纯疱疹的病史。

患者可以选择在接受铒激光治疗前，每晚使用 0.05% 维 A 酸乳膏 2~4 周，并应在治疗前几天停止使用。

7 技术参数

表面麻醉乳膏应在治疗前 30min 使用，并在治疗前清除。

根据研究者的不同，有几种不同的技术。2008 年，Lapidoth 等报道了用 2940nm Er:YAG 点阵激光 (Rixel, Alma Lasers Ltd) 对 Fitzpatrick 皮肤Ⅱ ~ Ⅳ型患者进行皮肤年轻化治疗的研究结果。

研究者激光扫描 2~4 遍，7 × 7 像素 (49 个微光束)，输出能量 28mJ/p (每像素)，最大脉冲能量输出为 1400mJ/p。第一遍，汽化深度 20μm，加热深度 30μm；第二遍分别为 35μm 和 40μm；第三遍分别是 50μm 和 45μm；第四遍分别是 60μm 和 50μm，微区直径 150μm，平均 3.2 次。最后一次治疗后 60 天，所有患者临床改善均超过 50%。

Goldberg 和 Hussain 对 Fitzpatrick Ⅰ ~ Ⅲ型皮肤患者进行了一项研究，使用 2940nm Er:YAG 激光，进行全面部和单遍治疗，低能量设置为 15~30mJ/p，40Hz，覆盖率 8%~21%，治疗 6 次。所有患者在治疗后皮肤均有临床改善，半数患者报告了有 50% 以上的改善。

Karsai 等研究了 2940nm 激光对 Fitzpatrick 皮肤Ⅰ ~ Ⅲ型患者的影响，应用总能量密度为 60J/cm^2，单次治疗中使用 6 个叠加脉冲，结果显示皱纹深度减少了约 10%。

由 Lee 等在韩国进行的一项研究采用 Er:YAG 激光 (ACTION™, Lutronic, Korea) 对 Fitzpatrick 皮肤Ⅲ ~ Ⅳ型患者进行全面部治疗，每微点 12~14mJ，脉宽 250μs，平均 2.3 次治疗，结果显示 62.5% 的患者的改善大于 26%。

El-domyati 等表示，点阵 Er:YAG 激光多次治疗和一次多遍剥脱 Er:YAG 激光在临床上和真皮胶原再生上均具有相似的效果。点阵 Er:YAG 激光对皮肤重建有效，同时安全性高，停工期短。

8 治疗后处理

在使用纯剥脱模式时，预计会有点状出血，因此，术后几分钟用湿纱布压迫是可行的。

激光治疗结束后，和 CO_2 激光治疗术后护理一样，可以采用局部半闭塞敷料（“封闭”模式）或局部保湿剂（“开放”模式）。本章作者倾向于使用 d- 泛酰醇或硫糖铝修复霜 8h，然后用温和的清洁剂清洗面部，并每天 4 次使用修复霜 7~10 天。重要的是告诉患者不要人为地剥除痂皮或搔抓皮肤。

从治疗后 48h 开始，建议在白天使用物理防晒剂。如前所述，抗病毒治疗应至少持续 5 天。如果治疗后处理没有按计划进行，让患者知道紧急救助的电话号码是很重要的。激光治疗 2 周后，推荐局部联合外用 2%~ 5% 氢醌、0.05% ~0.1% 维 A 酸、1% 氢化可的松乳膏 2~4 周。

9 并发症

意外的副作用和并发症包括持续的红斑、粟丘疹、痤疮样发疹、湿疹、感染、愈合不良、瘢痕和永久性的色素脱失或色素沉着。

炎症后色素沉着是短暂的。晚期并发症，如色素减退在 Er:YAG 激光治疗中是很少见的 (4%)。色素沉着发生率较低，可能与 Er:YAG 激光的剥脱深度有关，铒激光的剥脱深度相对会浅一些。这是由于 Er:YAG 激光波长水吸收系数较大，组织穿透浅而导致创面容易出血，医生会担心出现严重并发症而停止治疗，如果激光医生寻求达到相当大的剥脱深度和更明显的临床改善效果，瘢痕和色素脱失的发生风险就会增加。

10 结论

Er:YAG 激光技术从一开始就得到了不断的发展，现在已经成为皮肤科医生的一种强大的多功能工具。这种波长的激光可以治疗光损伤性皱纹、基底细胞癌等。

铒激光在剥脱激光中水吸收系数最高，具有最小的穿透深度和最小的热弥散效应，而且当需要时，脉冲宽度的变化可以获得更深的热效应。因此，Er:YAG 激光是理想的皮肤重建激光设备。

11 总结

- 用剥脱激光进行皮肤重建是面部年轻化的“金标准”方法之一。
- 它能促进面部皱纹、皮肤色素沉着和皮肤质地的改善。
- 治疗通常停工期短，副作用也很少。
- 只需进行一次治疗，就有可能使面部光损伤的皮肤得到明显的改善。
- 铒激光水吸收系数最高，具有最小的穿透深度和最小的不必要的热弥散效应。
- 更深的热效应可以通过脉冲宽度的变化来实现。

12 参考文献

[1] Campos V, de Mattos RA, Fillippo A, Torezan LA. Laser no rejuvenescimento facial. Surg Cosmet Dermatol. 2009;1(1):29–36.

[2] Diaci J, Gaspirc B. Comparison of Er:YAG and Er, Cr: YSGG lasers used in dentistry. J Laser Heal Acad. 2012;2012(1):1–13.

[3] El-Domyati M, Abd-El-Raheem T, Abdel-Wahab H,Medhat W, Hosam W, El-Fakahany H, et al. Fractional versus ablative erbium:yttrium-Aluminum-garnet laser resurfacing for facial rejuvenation: an objective evaluation. J Am Acad Dermatol [Internet]. 2013;68(1): 103–112. Available from: https://doi.org/10.1016/j. jaad.2012.09.014.

[4] El-Domyati M, Abd-El-Raheem T, Medhat W, Abdel-Wahab H, Al AM. Multiple fractional erbium: yttrium-aluminum-garnet laser sessions for upper facial rejuvenation: clinical and histological implications and expectations. J Cosmet Dermatol. 2014; 13(1):30–37.

[5] Goldberg DJ, Hussain M. A study of multiple full-face treatments with low-energy settings of a 2940-nm Er: YAG fractionated laser. J Cosmet Laser Ther [Internet]. 2011;13(2):42–46. Available from: http://www.ncbi. nlm.nih.gov/pubmed/21401375.

[6] Hammami Ghorbel H, Lacour J-P, Passeron T. Treatment of inflammatory linear verrucous epidermal nevus with 2940 nm erbium fractional laser. J Eur Acad Dermatol Venereol JEADV England. 2014;Vol. 28:824–825.

[7] Holcomb JD. Versatility of erbium YAG laser: from fractional skin rejuvenation to full-field skin resurfacing. Facial Plast Surg Clin N Am [Internet] 2011 May;19 (2):261–273. Available from: https://doi.org/10.1016/j. fsc.2011.04.005.

[8] Jang H-J, Hur E, Kim Y, Lee S-H, Kang NG, Yoh JJ. Laserinduced microjet injection into preablated skin for more effective transdermal drug delivery. J Biomed Opt. 2014;19(11):118002.

[9] Janik JP, Markus JL, Al-dujaili Z, Markus RF. Laser resurfacing. Semin Plast Surg. 2007;1(212):139–46. Karsai S, Czarnecka A, Junger M, Raulin C. Ablative fractional lasers (CO(2) and Er:YAG): a randomized controlled double-blind split-face trial of the treatment of peri-orbital rhytides. Lasers Surg Med. 2010 Feb; 42(2):160–167.

[10] Kim SG, Kim EY, Kim YJ, Lee II S. The efficacy and safety of ablative fractional resurfacing using a 2940-nm Er:YAG laser for traumatic scars in the early postraumatic period. Arch Plast Surg. 2012;39(3):232–237.

[11] Lapidoth M, Yagima Odo ME, Odo LM. Novel use of erbium:YAG (2,940-nm) laser for fractional ablative photothermolysis in the treatment of photodamaged facial skin: a pilot study. Dermatol Surg. 2008;34(8): 1048–1053.

[12] Lee HM, Haw S, Kim JE, Won CH, Lee MW, Choi JH,et al. A fractional 2940 nm short-pulsed, erbium-doped yttrium aluminium garnet laser is effective and minimally invasive for the treatment of photodamaged skin in Asians. J Cosmet Laser Ther [Internet]. 2012;14 (6):253–259. Available from: http://www.ncbi.nlm. nih.gov/pubmed/23057489.

[13] Matjaz Lukac, Tom Sult, Robin Sult. New options and treatment strategies with the VSP erbium YAG aesthetics lasers. 2007;2007(1):1–9.

[14] Lukac M, Vizintin Z, Kazic M, Sult T. Novel fractional treatments with VSP erbium YAG aesthetic lasers. J Laser Heal Acad. 2008;2008(6):1–12.

[15] Lukac M, Perhavec T, Karolj Nemes UA. Ablation and thermal depths in VSP Er:YAG laser skin resurfacing. J Laser Heal Acad. 2010;1(1):56–71.

[16] Manstein D, Herron GS, Sink RK, Tanner H, Anderson RR. Fractional photothermolysis: a new concept for cutaneous remodeling using microscopic patterns of thermal injury. Lasers Surg Med. 2004;34(5):426–438.

[17] Papadavid E, Katsambas A. Lasers for facial rejuvenation: a review. Int J Dermatol. 2003 Jun;42(6):480–487.

[18] Sklar LR, Burnett CT, Waibel JS, Moy RL, Ozog DM. Laser assisted drug delivery: a review of an evolving technology. Lasers Surg Med. 2014;46(4):249–262.

[19] Skovbolling Haak C, Illes M, Paasch U, Haedersdal M.Histological evaluation of vertical laser channels from ablative fractional resurfacing: an ex vivo pig skin model. Lasers Med Sci. 2011;26(4):465–471.

[20] Taudorf EH, Haak CS, Erlendsson AM, Philipsen PA, Anderson RR, Paasch U, et al. Fractional ablative erbium YAG laser: histological characterization of relationships between laser settings and micropore dimensions. Lasers Surg Med. 2014 Apr;46(4):281–289.

第 10 章　铒激光治疗瘢痕和萎缩纹

Paulo Notaroberto

摘要

瘢痕是皮肤损伤的一种常见的并发症，如烧伤、手术和创伤（割破或擦伤）都会引起瘢痕，每年影响到数百万的人。瘢痕的外观给患者的身心上带来很大困扰，不仅在美学上是不可接受的，对生活质量也会产生负面影响。瘢痕的治疗可能需要多种不同的治疗方法，这取决于瘢痕的种类。然后，通过剥脱激光可以实现皮肤汽化和热损伤后重塑，所以剥脱激光在这类疾病中的治疗作用优于化学剥脱和皮肤磨削术。本章讨论的是剥脱铒激光（Er:YAG 激光），它具体水高吸收性，并且由于脉冲持续时间能被调节变化，使得它成为一种精确、安全和有效的治疗瘢痕的工具。铒激光剥脱治疗萎缩性瘢痕的目的是改善瘢痕边缘的厚度，使凹陷瘢痕变平。

关键词

激光、铒、剥脱、表皮重建、瘢痕、萎缩纹、膨胀纹

目录

P. Notaroberto (✉)
Serviço de Dermatologia, Hospital Naval Marcílio Dias,
Rio de Janeiro, Brazil
e-mail: paulo.notaroberto@yahoo.com.br

M.C.A. Issa, B. Tamura (eds.), Lasers, Lights and Other Technologies, Clinical Approaches and Procedures in Cosmetic Dermatology 3, https://doi.org/10.1007/978-3-319-16799-2_10

1 简介

瘢痕是皮肤损伤的一种常见的并发症，如烧伤、手术和创伤(割破或擦伤)都会引起瘢痕，每年影响到数百万的人。瘢痕的外观给患者的身心上带来很大困扰，不仅在美学上是不可接受的，对生活质量也会产生负面影响。在外科手术后的患者中，瘢痕也可以引起瘙痒、敏感、疼痛、睡眠障碍、焦虑和沮丧情绪。

痤疮是种常见的病症，能影响到 80% 的 11~30 岁人群和 90% 以上的青少年。多个因素与痤疮的发病机制相关，然而，严重的炎症反应会导致永久性瘢痕——这也是寻常痤疮的并发症。寻常痤疮的瘢痕发生率还不明确，但在 95% 的寻常痤疮患者中会有不同程度的发生。研究报道痤疮瘢痕形成的发病者占人口总数的 1%~11%。痤疮瘢痕影响患者的情绪和心理。痤疮瘢痕可能会使患者自卑、遭受社会歧视、有社交困扰，有可能造成抑郁、焦虑，有的患者由于痤疮瘢痕可能会影响学业，甚至造成失业，也有导致自杀的报道。

关于什么是最好的治疗方法，尚没有一致的结论。近 15 年，激光表皮重建已经用于痤疮瘢痕的治疗。最早用来治疗痤疮瘢痕的激光是剥脱 CO_2 激光和 Er:YAG 激光，波长分别是 10 600nm 和 2940nm，对水有高亲和力，可以剥脱表皮，促进真皮胶原蛋白合成。

选择哪种激光治疗取决于痤疮瘢痕的种类和严重程度、患者能耐受的恢复情况、患者的目标和预期。没有治疗可以百分百地去除瘢痕，最好的治疗是改善，并非完全去除。根据瘢痕目前的性质，瘢痕的治疗可能需要采用多种治疗方式的组合，然而，只能通过剥脱激光才能实现皮肤的汽化和热损伤后重塑，因此比化学剥脱和皮肤磨削更有优势。

进行瘢痕治疗的临床医生必须理解瘢痕形成的病理生理学。创伤愈合的过程分为 3 个阶段：炎症期、增生期、成熟期。Holland 等通过进行有严重瘢痕和无瘢痕患者背部痤疮病灶的活检标本，发现瘢痕患者的炎症反应比无瘢痕患者更强，持续时间更长。

2 2940nm 铒激光热剥脱

铒激光（Er:YAG 激光）是闪光灯激发系统，发射波长 2940nm 的红外线光源。剥脱激光的靶色基是水。也可以夸张一点描述，铒激光就是针对皮肤的，因大约 80% 的皮肤组分是水。和波长是 10 600nm 的 CO_2 激光相比，铒激光（Er:YAG 激光）的水吸收率高出 12~18 倍。第一代铒激光于 1996 年被 FDA 批准用于皮肤重建治疗，它发射 250~350μs 的短脉冲（SP），短于皮肤的热弛豫时间 1ms 。第一代铒激光对人类皮肤的剥脱阈值是 1.6J/cm^2，相对比，高能量短脉冲的 CO_2 激光的剥脱阈值是 5J/cm^2。因为铒激光被水强烈吸收，短脉冲铒激光可引起 10~40μm 的组织剥脱和周围组织 5μm 的热凝固层。第二代铒激光具有可调的更长的脉冲 (500μs 至 10ms)，1999 年得到 FDA 的批准。长脉冲激光可以将深层的热效应带增加至 120μm，引发热凝固和紧致，但增加继发副作用的风险，如红斑和色素异常（色素减退和色素增加）。铒激光重建之后的副作用和并发症类似于 CO_2 激光皮肤重建之后的副作用和并发症，但在持续时间、发生率和严重程度上相对轻一些。

皮肤重建激光是高能脉冲激光，当组织吸收足够的激光能量，发生快速加热作用，导致组织汽化时，会产生光热剥脱。由于热扩散的存在，剥脱区周围也发生了热效应（热损伤区）。与第一代 SP Er:YAG 2940nm 激光相比，具有较长脉冲持续时间的可调制铒激光可导致更大面积的热凝固。Panzer 和 Golberg 对可变脉冲 Er:YAG 激光的组织学效应进行了研究，并得出结论，使用更长脉宽（50ms 脉冲宽度）的铒激光可以期望得到 CO_2 激光的热效应。剥脱铒激光可产生中等程度的即刻组织收缩，但随后的创伤愈合导致真皮收缩紧致与剥脱 CO_2 激光相同。

第一代短脉冲铒激光的有效率为 25%~90%。为了解决这些缺点，制造商研制了长脉冲 Er:YAG 激光器。在一项纳入 35 例凹陷性痤疮瘢痕患者的前瞻性研究中，36% 的患者改善＞ 75%， 57% 的患者有 50%~75% 的改善 。

短脉冲（剥脱目的）和长脉冲（凝固目的）的组合称为双模式 Er:YAG 激光。采用这种工作模式的激光器的脉冲持续时间在 500μs 至 10ms 范围内可调。这些激光已被证实可以产生更深的组织汽化、更好的控制出血和组织收缩，产生临床的皮肤紧致效果。在轻度到中度的痤疮瘢痕患者中，这些特性使双模式铒激光比它们的短脉冲“前辈”产生更好的临床改善效果。因此，在 CO_2 激光和第一代铒 Er:YAG 激光之间，双模式铒激光治疗成为很好的折中方案。

剥脱铒激光治疗萎缩性瘢痕的目的是减少瘢痕边缘的深度，刺激新胶原的生成从而填充凹陷。集中汽化可用于治疗孤立性瘢痕，但进行整个美容单元的治疗时（成片治疗），强烈建议提高整体的胶原紧致效果，这样可以促进大片瘢痕的改善。成片治疗还减少了在治疗部分和未治疗部位之间形成明显分界的可能。在治疗区域的边缘，应该进行温和能量的羽化治疗，目的是在治疗区域和未治疗区域之间平滑过渡。

剥脱点阵式光热作用（AFP）的概念在 2003 年被引入临床，作为一种低风险、短停工期和有效的表皮重建技术。点阵激光的工作原理是通过热量改变小部分的皮肤，而周围 95% 的皮肤不受影响。与非点阵激光设备相比，点阵激光的愈合速度更快，停工期更短，副作用更少。点阵激光诱导了微小的三维热损伤区，称为显微治疗区（MTZ）。尽管不是剥脱大面积的皮肤，AFP 可以形成真正的热能柱，产生胶原收缩（皮肤紧致）和炎症，炎症刺激胶原新生。对 AFP 来说，穿透深度与每个 MTZ 中传输的能量呈正比，治疗的强度以治疗点密度增加同比例增强。密度可以用治疗区域激光覆盖面积的百分比或每平方厘米的 MTZ 的数量来表示。

3 治疗程序

3.1 表皮重建

治疗计划、执行和随访都应该非常周密，以使治疗效果最大化、副作用最小。治疗前，皮肤必须外用糖醛酸或联合维生素 C 的维 A 酸 1 个月作为治疗前的准备。对 Fitzpatrick 皮肤分型类别高的患者，治疗前外用氢醌以减少色素沉着的发生风险，这点还没有达成共识。所有的患者都应该被告知，治疗前至少 1 个月，治疗后至少 2 个月，需要使用高 UVA 和 UVB 防护的防晒霜，并且避免暴露在阳光下。

预防性口服抗疱疹病毒药物，应在治疗前 2 天开始，持续 5 天，这对于以前任何时候发生过单纯疱疹的患者，或在进行比较激进的治疗前（尤其在治疗会影响到口周区域时），都是强制性的措施。非点阵的剥脱治疗前，预防性使用抗生素是必要的。对于控制疼痛，表面麻醉通常是足够的，但有时会需要用到口服止痛药（如酮咯酸氨丁三醇）、浸润性麻醉和神经阻滞。糖皮质激素的应用（局部或口服）可以减轻治疗后的红斑和水肿，但其应用是有很大争议的，很多医生认为这样不利于最终的效果，因为胶原新生主要归因于炎症。

再上皮化期间必须外用凡士林等软膏，这个过程依据治疗强度，持续 2~3 天。

3.2 外伤后瘢痕

Kim 等进行了一项前瞻性的试验，包括 12 名 Fitzpatrick 皮肤分型Ⅲ ~ Ⅴ的患者的 15 个瘢痕，由面部创伤造成，并在创伤当天缝合修复。点阵铒激光 (LOTUSII, Laseroptek, Sungnam, Korea) 治疗至少在最初的外伤修复后 4 周开始，每位患者共进行 4 次治疗，间隔 1 个月。在每次治疗中，联合短脉冲（0.35ms）和长脉冲（1ms）扫描 2 次，所有患者采用相同的能量和脉宽参数。这项韩国的研究证实，剥脱点阵铒激光治疗，无论从客观疗效上还是患者的满意度上来看，都可以改善瘢痕。Nocini 等在维罗纳大学（意大利）进行了一项研究，研究纳入 10 例单侧或双侧唇裂术后瘢痕形成的患者。每次治疗均采取 4 遍扫描，结合不同深度的剥脱和凝固（第一遍，100μm 的剥脱，没有凝固；第二遍，80μm 的剥脱，50μm 的凝固；第三遍，60μm 的剥脱，25μm 的凝固；第四遍，40μm 的剥脱，羽化手术区域的边缘）。研究者叙述，第一遍非点阵 Er:YAG 激光治疗后瘢痕得到改善，并且在第二次治疗后得到持续的改善。

3.3 痤疮后瘢痕

在活动性痤疮愈合过程中，作为皮肤损伤的结果，可以发生痤疮瘢痕。根据是否有胶原的缺失或增生，痤疮瘢痕可以分成 3 种类型：萎缩性瘢痕、增生性瘢痕、瘢痕疙瘩。萎缩性痤疮瘢痕是目前最常见的类型，占所有痤疮瘢痕的 80%~90%，分为冰锥状瘢痕、车厢状瘢痕、滚轮状瘢痕。萎缩性瘢痕中，冰锥状瘢痕占 60%~70%，车厢状瘢痕占 20%~30%，滚动状瘢痕占 15%~25%。冰锥状瘢痕属于窄的（小于 2mm）点状深瘢痕，在拉伸皮肤时不会发生可见的变化，通常开口比更深的漏斗状要宽，形成 V 形。滚轮状瘢痕是真皮和皮下组织粘连的结果，一般比冰锥状瘢痕宽，4~5mm。这些瘢痕给皮肤一种滚动或起伏的外观，当使其膨胀时，临床外观会得到改善。车厢状瘢痕是圆形的或椭圆形的，有明确的垂直的边缘。这些瘢痕在表面上比冰锥状瘢痕要宽，没有尖端细的 V 形。相反，它们可以被想象成 U 形，底部宽，可以浅，也可以深。通常这 3 种不同类型的萎缩性瘢痕可以在同一患者身上观察到，而且很难区分它们。随着年龄的增长，痤疮瘢痕的外观通常会因为真皮的相对变薄而恶化而不是消退。

萎缩性痤疮瘢痕的发病机制尚不完全清楚，但很可能与炎症介质和胶原纤维的酶降解有关。目前还不清楚为什么有些痤疮患者会产生瘢痕而有些患者不会产生瘢痕，因为痤疮的程度并不总是与瘢痕的发生率或严重程度相关。一旦瘢痕形成，通常是永久性的。从组织学上看，痤疮后瘢痕通常局限于表皮和真皮乳头层，因此可以通过各种技术进行治疗，包括用于皮肤重建的剥脱激光和非剥脱激光。

对患者进行面诊沟通之后，了解患者对自身痤疮瘢痕的关注度和期望改善到什么程度是痤疮瘢痕治疗的重要一步。

Woo 等在韩国大学进行一项研究，纳入 158 例 Fitzpatrick 皮肤分型Ⅲ ~ Ⅴ的萎缩性痤疮瘢痕志愿者，他们被分成 3 组，短脉冲治疗组（350μs- 组 1），长脉冲治疗组（7ms- 组 2），双模式治疗组（350μs 后 8ms- 组 3），用非点阵剥脱铒激光进行治疗。与长脉冲治疗相比，用短脉冲铒激光治疗的冰锥型瘢痕患者表现出更好的改善效果。另一方面，长脉冲治疗，对深的或浅的车厢状或滚动状瘢痕比短脉冲疗效更好。

对这 3 种瘢痕，双模式治疗组整体上显示出最好的改善效果。来自韩国大学的 Jeong 和 Kye 用非点阵长脉冲（10ms）铒激光（2940nm）治疗 35 例萎缩性瘢痕患者，结果显效 36%，有效 57%，无效 7%。

Deng 等在上海交通大学进行了一项前瞻性研究，包括 26 例中度到重度萎缩性痤疮瘢痕患者。进行 5 次点阵铒激光治疗 (Pixel 2940, Harmony, Alma Lasers, Ltd., Caesarea, Israel)，能量密度范围 800~1400mJ/cm^2，密度 49MTZ/cm^2，长脉冲宽度 2ms，每次扫描 8~10 遍，伴极少的不适感和轻微的副作用。研究者在 100% 的患者中观察到至少 50% 的改善。来自中国台湾的 Hu 等进行的一项研究纳入 34 名志愿者，进行单次点阵剥脱铒激光治疗 (Profractional–XC, Sciton Inc., Palo Alto, California, USA)，治疗形成 150μm 的热损伤区。这个试验显示 72.7% 的满意率，副作用很少。点阵剥脱铒激光治疗融合了点阵技术的温和性和更高强度的热凝固模式，显著提高了皮肤的重塑和真皮的紧致。来自印度的 Nirmal 等进行的一项纳入 25 人的临床试验，用 2ms 脉冲宽度的点阵剥脱 Er:YAG 激光进行治疗，观察到滚动状瘢痕和浅的车厢状瘢痕的痤疮瘢痕比冰锥状瘢痕和深的车厢状痤疮瘢痕更加显著的临床改善效果。

图 1–10–1、图 1–10–2 显示了本章作者使用铒激光治疗痤疮瘢痕的临床经验。这些图例显示严重痤疮瘢痕的临床改善效果，治疗间隔 1 个月，共治疗 3 次。点阵铒激光治疗的能量密度是 1400mJ/cm^2，显微治疗区的密度 49MTZ/cm^2, 长脉宽 (2ms), 4 次叠加治疗。

不同技术的联合应用（例如注射填充剂联合点阵激光重建技术）往往能取得比单独的治疗方法更好的疗效。Yin 等进行了一项前瞻性研究，纳入 40 例严重痤疮瘢痕患者。这些患者经 5- 氨基酮戊酸的光动力治疗，后继 5 次剥脱点阵 Er:YAG (2940 nm) 激光治疗，每次间隔 4 周。6 个月后，所有患者的皮损得到改善（对痤疮炎症性皮损有效或显效），80% 的痤疮瘢痕得到改善。12 个月后，绝大部分患者的痤疮增生性和萎缩性瘢痕得到改善（有效率和显效率达到 85%），没有复发的炎症性

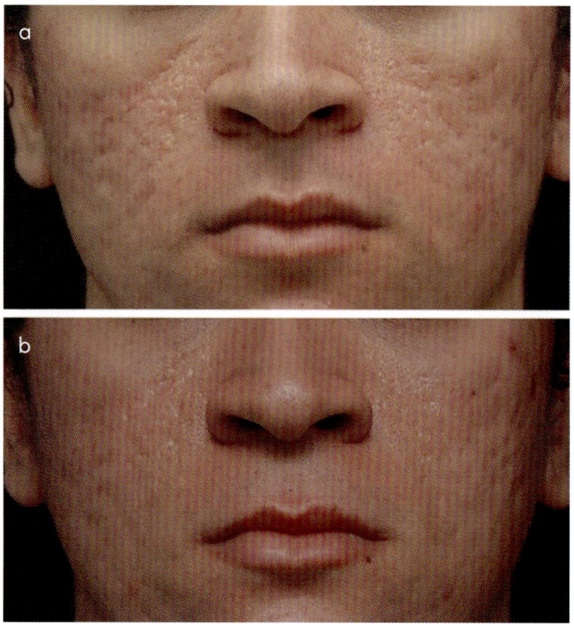

图 1–10–1 痤疮瘢痕（前视图）。（a）治疗前。（b）第 3 次治疗后 3 个月，每次治疗间隔 1 个月

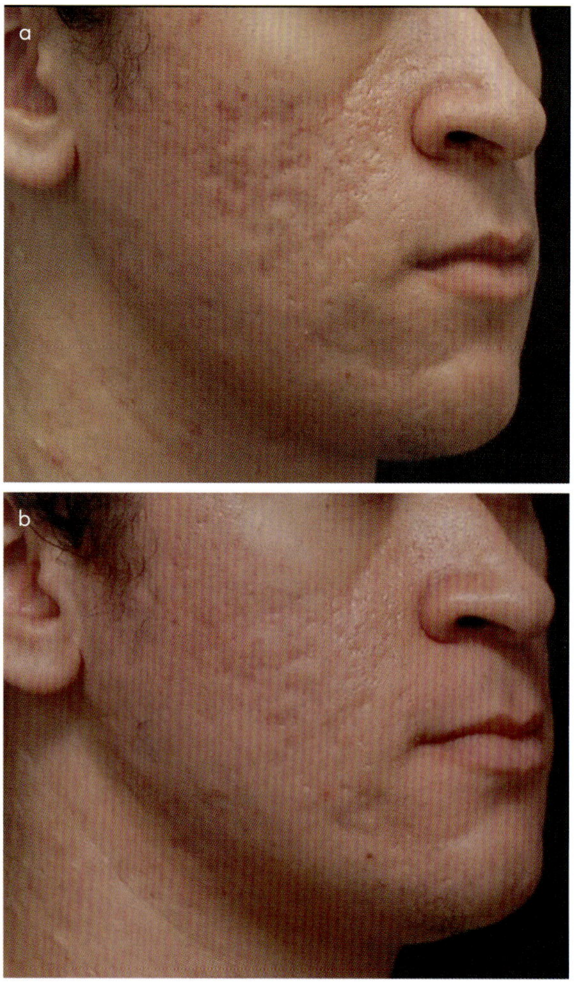

图 1–10–2 痤疮瘢痕（侧面图）。（a）治疗前。（b）第 3 次治疗后 3 个月，每次治疗间隔 1 个月

皮损。最后一次治疗后 6 个月，关于痤疮皮损和瘢痕，患者的自我评价也提示有效或显效（平均），患者的自尊也得到提升。研究者认为，ALA–PDT 和点阵 Er:YAG 激光重建技术的联合应用对于严重痤疮的治疗、预防瘢痕形成是非常有前景的选择。

3.4 增生性瘢痕和瘢痕疙瘩

增生性瘢痕和瘢痕疙瘩不是剥脱激光明确的适应证。Er:YAG 激光似乎更适合治疗增生性瘢痕和瘢痕疙瘩，因其 2940nm 波长的水的吸收系数是 CO_2 激光的 12~18 倍，有更少的残余热损伤和极少的炎症反应。Er:YAG 激光在 5 J/cm^2 时汽化深度 20~25μm，更深层是 5~10μm 热坏死区。

对增生性瘢痕和瘢痕疙瘩，Er:YAG 激光显示有中等程度的改善。这些剥脱激光以组织中的水分为靶色基，引起组织的汽化。

3.5 烧伤瘢痕

全光斑剥脱 CO_2 激光和 Er: YAG 激光已经被证实可以治疗烧伤后瘢痕，但是会有较长的停工期。对于早期的烧伤瘢痕的治疗需要采用更为温和的治疗方式。剥脱点阵激光能够良好地控制作用皮肤的百分比，刺激新的胶原蛋白形成、重塑烧伤瘢痕组织，随后使瘢痕的质地、弹性和颜色正常化。少数的病例报告显示，剥脱点阵激光重建技术治疗烧伤瘢痕是安全有效的。然而，需要进一步的研究以确定参数。

3.6 膨胀纹（萎缩纹）

膨胀纹（也称为萎缩纹）的组织学特征是瘢痕。尽管没有表皮连续性的破坏，组织病理学显示表皮变薄和变平，黑色素细胞的数量正常或减少，皮肤胶原蛋白和弹性蛋白变薄和萎缩。在早期阶段，炎症性改变是可以观察到的，但后来表皮变薄、变平。较新的膨胀纹显示深层和浅层的血管周围有淋巴细胞浸润。真皮网状层上 1/3 的胶原带被拉伸，并与皮肤表面平行排列。在后期阶段，表皮嵴变薄、真皮胶原蛋白、弹性蛋白流失致表皮变薄。临床上，膨胀纹在早期阶段表现为红斑（红条纹），在晚期阶段表现为色素减退的线性真皮瘢痕（白条纹），同时表皮变薄。

关于膨胀纹的较为深入的病理生理研究并不多。膨胀纹的确切病因还不是很清楚，但目前的共识是，皮肤的机械性拉伸机制中，遗传、内分泌失调和怀孕期间松弛素的分泌，单独因素或组合在膨胀纹的病理生理学机制中发挥作用。

膨胀纹治疗是建立在刺激新胶原生成和修复表皮结构的基础上的。使用剥脱技术，如铒激光，诱导身体部位皮损的临床改善，但几乎所有的患者都出现明显的炎症后色素沉着，特别是在较深肤色的患者中。图 1–10–3~ 图 1–10–6 所示为 Fitzpatrick 皮肤分型 Ⅱ 型患者的大腿区域膨胀纹的治疗过程。采用一种非点阵的铒激光设备 (Fidelis, Fotona Lasers Ltd., Lujbljana, Slovenia) 进行治疗，选择 LP（长脉冲），600μs 脉冲宽度。长脉冲持续时间诱导低的汽化和强的热凝固和炎症（图 1–10–4）。尽管最终的疗效显著（图 1–10–6），残留的炎症后色素沉着在身体区域形成剥脱治疗的标志（图 1–10–5）。这也是为什么改良升级的非剥脱点阵激光成为治疗膨胀纹首选的原因。

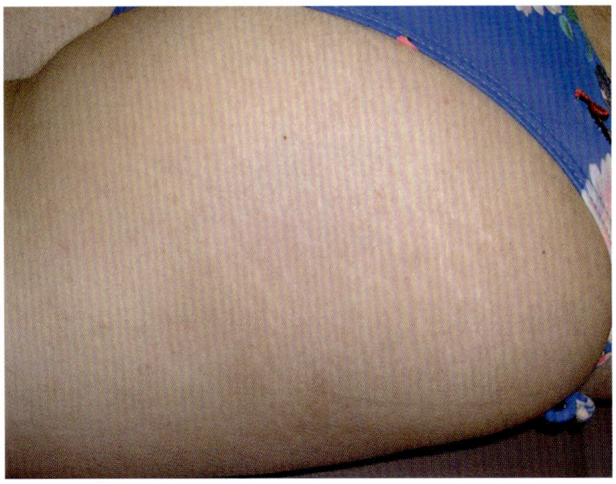

图 1-10-3　大腿膨胀纹（萎缩纹），治疗前

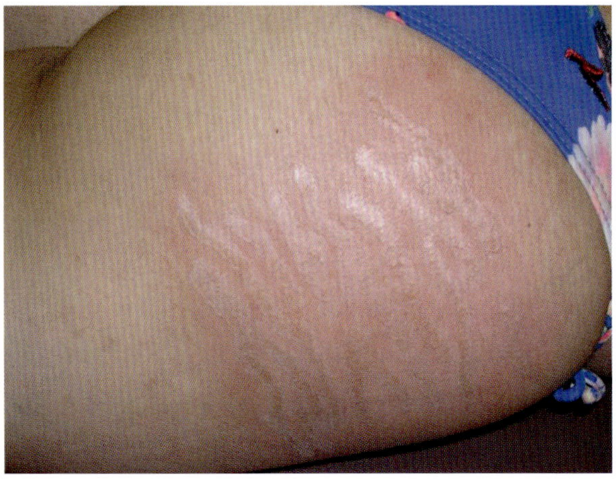

图 1-10-4　大腿膨胀纹（萎缩纹）首次使用长脉冲剥脱铒激光治疗后即刻

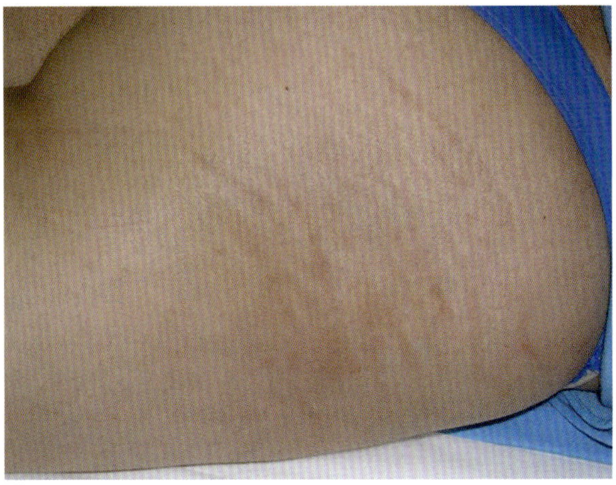

图 1-10-5　炎症后色素沉着，首次治疗后 1 个月

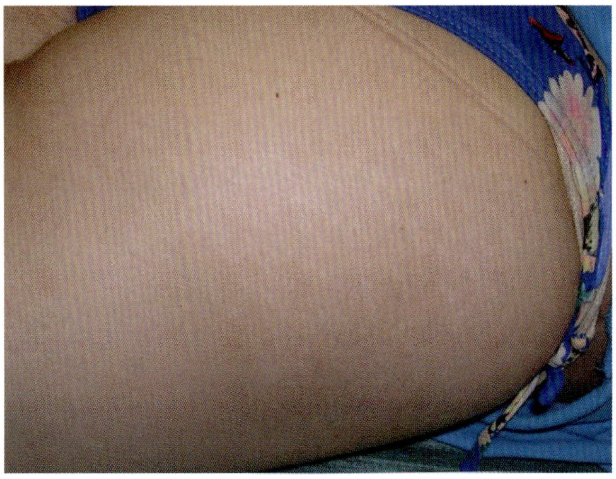

图 1-10-6　单次治疗后 3 个月有显著的临床改善

4 术后护理

当激光外科操作结束时，剥脱激光治疗流程并没有结束。术后护理是保证预期美容效果的重要基础部分，能加速愈合过程，使恢复顺利，并避免并发症的发生。开放性伤口护理需要频繁在治疗区域表面使用软膏，而封闭疗法需要使用封闭绷带。开放或封闭的伤口护理有助于控制疼痛和加速愈合过程。与开放性敷料不同，封闭绷带增加了感染的发生风险，而且不便于伤口的观察。

疼痛大多可以通过冷敷或冷水喷雾来控制。使用口服止痛药（对乙酰氨基酚、可待因）结合或不结合抗焦虑药物（劳拉西泮）可有效控制疼痛。使用冰袋或冷水湿敷可以控制水肿，但使用口服（每天 40~60mg 强泼尼松，3~5 天）或肌肉注射皮质类固醇在个别病例中是有用的。软膏和抗组胺药可用于缓解强烈的瘙痒。

5 并发症和副作用

剥脱激光可引起周围热凝固区皮肤的热损伤。因此，激光手术后阶段的一些表现是可以预期的。恢复时间取决于针对皮肤的能量、脉冲持续时间和传输系统（全剥脱或点阵）。点阵激光治疗后愈合过程明显快于完全剥脱治疗（非点阵）。

点阵激光治疗后的红斑和微小结痂在7天内消失，是属于预期内的过程。平均的红斑持续时间一般为2天，平均的结痂期大约5天。另一方面，即使在治疗后14天的随访时，也可以观察到非点阵手具治疗后的广泛结痂。与完全剥脱手具治疗相比，点阵手具治疗的患者疼痛评估更轻微，治疗后第2天就会消失。术后第2天之后很少出现疼痛，如果出现疼痛就必须查明原因（干燥和感染是常见的原因）。

水肿通常从轻度到中度不等，在第2天和第3天达到峰值，通常可持续1周。眶周区域和眼睑水肿通常更为严重。长脉冲持续时间会有较少的剥脱和较多的热凝固（更深的加热），通常导致明显的水肿。剥脱治疗后2周内，瘙痒会影响到90%以上的患者，这是源于愈合过程造成的瘙痒。一旦瘙痒很严重和持续，就必须对继发感染的可能性进行调查。相应的，在非剥脱点阵激光治疗后60%~87%的病例中可以实现干燥和脱屑。紫癜可能发生，并自发地消退。

病毒、细菌和真菌感染是在术后1周发生的罕见的表现，需要正确地识别和治疗，以避免出现进一步的并发症，如持续的红斑和瘢痕形成。当出现严重而持续的疼痛、红斑、水肿时，一定要考虑到感染的可能性。点阵激光皮肤重建治疗后常见的感染类型是单纯疱疹病毒感染，文献报道的发生率是0.3%~2%。患者可能不出现典型的疱疹样水疱，仅表现为治疗后第1周的浅表糜烂。鉴于大多数患者存在HSV的亚临床感染，预防性使用口服抗病毒药物，如阿昔洛韦、泛昔洛韦或伐昔洛韦，在口周或全面部剥脱激光皮肤重建术时要预防性使用。对于HSV感染的预防性抗病毒药物规律口服必须在激光治疗前1~2天开始，直到皮肤完全愈合。尽管有预防措施，有时也会发生单纯疱疹病毒感染。在这种情况下，必须使用与治疗带状疱疹病毒相同剂量的口服抗病毒药物。传统皮肤重建术中细菌感染率低（0.5%~4.5%），在使用点阵非剥脱激光的情况下更加罕见，只发生在0.1%的病例中。研究表明，大多数与激光剥脱治疗相关的细菌感染都发生在术后阶段使用封闭绷带的情况下。当怀疑感染时，必须进行分泌物培养，必须进行抗菌谱检测，并在等待细菌培养和抗菌谱检测结果时给予广谱抗生素治疗（青霉素、第一代头孢菌素或环丙沙星）。

白色念珠菌是皮肤进行剥脱治疗后最常见的真菌感染源，感染开始于术后第1~2周。患者出现瘙痒、疼痛和在明显红斑基底上的白色糜烂，以及在治疗区域以外的卫星病变时，必须怀疑有真菌感染。如果怀疑有真菌感染，必须直接进行真菌检查和培养。

痤疮样发疹被描述为点阵皮肤重建的常见并发症，可能是在愈合过程中上皮化异常或继发于恢复期间软膏的使用。据文献报道，在多达19%的病例中出现了粟丘疹，在激光治疗后3~8周内出现，源于在愈合过程中使用了封闭绷带、油膏或乳霜。

皮肤重建术后炎症后色素沉着可能是短暂的或长期的，是最常见的剥脱皮肤重建的并发症之一。点阵激光皮肤重建比全剥脱皮肤重建的色素沉着概率要小得多，根据使用系统、应用参数和受治皮肤光分型，在1%~32%的患者中观察到色素沉着。肤色较深的患者(Fitzpatrick Ⅲ ~ Ⅵ)或黄褐斑患者有更大的可能性发展为炎症后色素沉着。一些研究报道有高达68%的皮肤剥脱后色素沉着的发生率。易患PIH的患者必须在治疗前做好准备，术前3个月，除使用防晒霜外，需联合使用氢醌和羟基乙酸或维A酸，或单独使用氢醌乳膏。PIH必须尽快治疗，避免在重新上皮化完成前进行侵袭性治疗，因为这会使情况恶化。在治疗前后，经常使用宽光谱防晒霜，并避免暴露在阳光下6~8周，这对预防PIH的发生是有重要意义的。除了防晒霜之外，使用氢醌、维A酸、曲酸、壬二酸和羟基乙酸等淡化色素制剂也是一线治疗方法。表浅的化学剥脱和微晶磨削可用于加速美白效果。

瘢痕是点阵激光剥脱重建的另一个众所周知的罕见并发症，对美学结果造成严重的破坏。瘢痕在CO_2激光皮肤重建后的发生率高于铒激光皮肤重建。对增生性瘢痕的发生有几种可能的解释，包括使用过高的能量密度、术后皮肤感染和缺乏相应的操作技能。颈部是一个公认的容易形成瘢痕和粘连的部位，因为该区域的毛囊皮脂腺单位和脉管系统分布少，而这些对伤口愈合至关重要。此外，颈部较薄的皮肤更容易受到热损伤。其他容易形成瘢痕的解剖区域，包括眶周、下颌区域、胸部和其他骨突起区域，需要采用更保守的治疗方案。

6 结论

剥脱铒激光水吸收系数高，加上脉冲持续时间可调，使其成为一种精确、安全、有效的瘢痕治疗工具。

7 总结

• 铒激光（Er:YAG 激光）是一种闪光灯激发的系统，发射 2940nm 红外波长的激光，被水高度吸收。

• 铒激光（Er:YAG 激光）通过脉冲持续时间的调节，使其成为一种精确、安全、有效的瘢痕治疗工具。

• 剥脱铒激光治疗萎缩性瘢痕的目的是减轻瘢痕边界的深度，刺激新胶原生成，填充凹陷。

• 没有治疗能百分之百有效地去除瘢痕，最好的结果是改善，而非完全去除。

• 瘢痕的治疗可能需要多种不同的治疗方法，这取决于现有瘢痕的种类；然而，与化学剥脱和皮肤磨削术相比，剥脱激光的优势在于皮肤汽化和随之而来的热损伤修复。

8 参考文献

[1] Alexiades-Armenakas M, Dover JS, Arndt KA. The spectrum of laser skin resurfacing: nonablative, fractional, and ablative laser resurfacing. J Am Acad Dermatol. 2008;58:719–737.

[2] AlNomair N, Nazarian R, Marmur E. Complications in lasers, lights, and radiofrequency devices. Facial Plast Surg. 2012;28:340–346.

[3] Al-Saedi S, Al-Hilo MM, Al-Shami SH. Treatment of acne scars using fractional Erbium:YAG laser. Am J Dermatol Venerol. 2014;3(2):43–49.

[4] Alster T, Zaulyanov-Scanolon L. Laser scar revision: a review. Dermatol Surg. 2007;33:131–40. Carrol L, Humphreys TR. Laser – tissue interactions. Clin Dermatol. 2006;24:2–7.

[5] Cordeiro RCT, Moraes AM. Striae distensae: physiopathology. Surg Cosmet Dermatol. 2009;1(3):137–140.

[6] Costa FB, El Ammar ABPC, Ampos VB, Kalil CLPV. Complications in laser dermatologic surgery. Part II: fractional and non-fractional ablative laser and fractional non-ablative laser. Surg Cosmet Dermatol. 2011;3(2):135–146.

[7] Deng H, Yuan D, Yan C, Lin X, Ding X. A 2940 nm fractional photothermolysis laser in the treatment of acne scarring: a pilot study in China. J Drug Dermatol. 2009;8(11):978–980.

[8] Elsaie ML, Baumann LS, Elsaaiee LT. Striae distensae (stretch marks) and different modalities of therapy: an update. Dermatol Surg. 2009;35:563–573.

[9] Fabbrocini G, et al. Acne scars: pathogenesis, classification and treatment. Dermatol Res Pract. 2010;2010:893080.

[10] Fife D. Practical evaluation and management of atrophic acne scars tips for the general dermatologist. J Clin Aesthet Dermatol.

2011;4(8):50–57.

[11] Godberg DJ, Marmur ES, Schmults C, Hussain M, Phelps R. Histologic and ultrastructural analysis of ultraviolet B laser and light source treatment of leukoderma in striae distensae. Dermal Surg. 2005;31:385–387.

[12] Harithy R, Pon K. Scar treatment with lasers: a review and update. Curr Dermatol Rep. 2012;1:69–75.

[13] Hession MT, Grabber EM. Atrophic acne scarring: a review of treatment options. J Clin Aesthet Dermatol. 2015;8(1):50–58.

[14] Hu S, et al. Ablative fractional Erbium-Doped Yttrium Aluminum Garnet laser with coagulation mode for the treatment of atrophic acne scars in Asian skin. Dermatol Surg. 2011;37:939–944.

[15] Jeong JT, Kye YC. Resurfacing of pitted facial acne scars with a long-pulsed Er: YAG laser. Dermatol Surg. 2001;27:107–110.

[16] Keyal U, Huang X, Bhatta AK. Laser treatment for post acne scars – a review. Nepal J Med Sci.2013; 2(2): 165–170.

[17] Khatri KA. The effects of variable pulse width of Erbium laser on facial skin. Dermatol Surg. 2001;27(4):332–334.

[18] Kim SG, et al. The efficacy and safety of ablative fractional resurfacing using a 2,940-Nm Er: YAG laser for traumatic cars in the early posttraumatic period. Arch Plast Surg. 2012;39:232–237.

[19] Loesch MM, Somani AK, Travers JB, Spandau DF. Skin resurfacing procedures: new and emerging options. Clin Cosmet Investig Dermatol. 2014;7:231–241.

[20] Lukac M, Perhavec T, Nemes K, Ahcan U. Ablation and thermal depths in VSP Er: YAG laser skin resurfacing. J Laser Health Acad. 2010;1:56–71.

[21] Maia M, Marçon CR, Rodrigues AB, Aoki T, Amaro AR. Stretch marks in pregnancy: a comparative study of risk factors among primiparae in private and public health system maternity hospitals. Surg Cosmet Dermatol. 2010;2(3):165–172.

[22] Nirmal B, et al. Efficacy and safety of Erbium-doped Yttrium Aluminium Garnet fractional resurfacing laser for treatment of facial acne scars. Indian J Dermatol Venereol Leprol. 2013;79:193–198.

[23] Nocini PF, D'Agostino A, Trevisiol L, Bertossi D. Treatment of scars with Er: YAG laser in patients with cleft lip: a preliminary report. Cleft Palate Craniofac J. 2003; 40(5):518–522.

[24] Oliaei S, Nelson JS, Fitzpatrick R. Laser treatment of scars. Facial Plast Surg. 2012;28:518–524.

[25] Pozner JM, Goldberg DJ. Histologic effect of a variable pulsed Er: YAG laser. Dermatol Surg. 2000;26(8): 733–736.

[26] Riggs K, Keller M, Humphreys TR. Ablative laser resurfacing: high-energy pulsed carbon dioxide and erbium:yttrium-aluminum-garnet. Clin Dermatol. 2007;25:462–473.

[27] Sapijaszko MJA, Zachary CB. Er: YAG laser skin resurfacing. Dermatol Clin. 2002;20(1):87–96.

[28] Sobanko JF, Alster TS. Management of acne scarring, part I. Am J Clin Dermatol. 2012;13(5):319–330.

[29] Weinstein C. Modulated dual mode erbium/CO_2 lasers for the treatment of acne scars. J Cutan Laser Ther. 1999;1:203–208.

[30] Woo SH, Park JH, Key YC. Resurfacing of different types of facial acne scar with short-pulsed, variable-pulsed, and dual-mode Er: YAG laser. Dermatol Surg. 2004;30:488–493.

[31] Yin R, Lin L, Xiao Y, Hao F, Hamblim MR. Combination ALA-PDT and ablative fractional Er: YAG Laser (2,940 nm) on the treatment of severe acne. Lasers Surg Med. 2014;46:165–172.

[32] Zgavec B, Stopajnik N. Clinical and histological evaluation of Er: YAG ablative fractional skin resurfacing. J Laser Health Acad. 2014;1:1–6.

[33] Zhang AY, Obagi S. Diagnosis and management of skin resurfacing – related complications. Oral Maxillofac Surg Clin North Am. 2009;21(1):1–12.

第 11 章　CO_2 激光用于年轻化治疗

Jackson Machado–Pinto and Michelle dos Santos Diniz

摘要

在对抗老化，包括外源性的老化方面，CO_2 激光是一种非常有用的工具。这种激光的操作基于选择性光热作用原理。水是 10 600nm 波长 CO_2 激光最主要的靶目标，此波长属于电磁波谱中的红外部分。人们观察到的 CO_2 激光治疗之后的年轻化，是数个发生在皮肤和激光交互作用现象之后的综合结果：胶原收缩和新生胶原形成、光损伤皮肤的移除，以及周边热损伤修复。最常见的并发症是感染、色素脱失或者色素沉着、粘连及瘢痕形成。

点阵技术应用于剥脱激光后，高能量治疗后出现严重并发症的概率大大降低，用在非面部区域也是如此。尽管针对光损伤皮肤有数种仪器设备被研发出来，在光老化皮肤的治疗中，使用 CO_2 激光进行年轻化治疗仍然是“金标准”。

关键词

CO_2 激光、激光剥脱、年轻化、不良反应

目录

J. Machado-Pinto (✉)
Dermatology, Santa Casa de Belo Horizonte, Belo Horizonte, Brazil
e-mail: jmsdermatologica@terra.com.br

M. dos Santos Diniz
Santa Casa de Belo Horizonte, Belo Horizonte, MG, Brazil
e-mail: michellesdmi@yahoo.com.br

M.C.A. Issa, B. Tamura (eds.), Lasers, Lights and Other Technologies, Clinical Approaches and Procedures in Cosmetic Dermatology 3, https://doi.org/10.1007/978-3-319-16799-2_11

1 简介

二氧化碳（CO_2）激光在对抗老化方面是一种非常有用的工具，包含外源性老化，其老化的皮肤特征和年龄无关，但是和外源性因素直接相关，包括慢性日光暴露、吸烟。和化学剥脱的结果相反，在有经验的医师操作下，CO_2 激光剥脱可以严格控制深度，使激光剥脱和重建更为安全，使患者和他的医生获得非常好的满意度。尽管人们已经研发了很多种技术和仪器用来治疗光老化皮肤，但用 CO_2 激光进行重建仍然是治疗光老化皮肤的“金标准”。

2 CO_2 激光用于年轻化治疗

2.1 基础概念

CO_2 激光的治疗基础是选择性光热作用原理，由 Parish 和 Anderson 在 1983 年提出。这一原理直接衍生于量子理论，该原理说明：为了获得组织剥脱的效果，非常重要的是组织要在很短的时间获得很高的能量。水是工作波长为 10 600nm 的 CO_2 激光的主要靶色基，波长位于近红外电磁波谱范围。当一束 CO_2 激光聚焦在皮肤上，当局部温度在 640ms 内上升到 100℃时可以直接汽化作用于局部的细胞，激光重建之后观察到的美容改变可以归功于多个因素：在每次成功的激光暴露之后，直接去除皱纹上部分组织；剥脱结果来自治疗区域的组织汽化，导致下方区域细胞的热凝固坏死，还有细胞外基质的蛋白质凝固，CO_2 激光一遍可以移除 25~50μm 的组织。这意味着临床观察到的皱纹改善应该还有其他的原因。

在激光磨削进程中，可以观察到皮肤的立即收缩。尽管这种收缩部分是由于水分蒸发导致的脱水，瞬间的胶原收缩也可以发生，因为众所周知，胶原暴露于超过 60℃的温度下会出现收缩。但是在面部年轻化治疗之后，由于脱水或回缩导致的胶原收缩仅仅能持续 14 天，而患者 1 年后仍然能够观察到持续的改善。这种改善是真皮新形成胶原蓄积和逐渐改建的结果，这种改变的程度依赖于激光导致的周围温度热损伤后修复重建。

CO_2 激光治疗之后的年轻化，是激光和皮肤交互作用之后多种结果的组合：胶原收缩和新生胶原形成，光老化皮肤的移除，以及外周热损伤。值得注意的是，即刻治疗后，出现胶原收缩，在随后的 3~6 个月，可以看到胶原收缩及重构。电子纤维镜研究显示，新生的胶原蛋白多为Ⅲ型，与原来的纤维及胶原蛋白相比，平均直径减小。

2.2 历史

CO_2 激光是最早用于临床的激光之一，最早是 1964 年由美国的贝尔实验室的 Pate 和他的同事研发的。由于它对水有高亲和力，所以被认为是外科剥脱治疗的理想激光。

在 20 世纪 90 年代的早期，CO_2 激光是在表皮剥脱和后续诱导新皮肤形成而产生更年轻外观的最大进步。随后，脉冲 CO_2 激光由于有计算机控制的扫描器，获得了良好的效果。这些早期的 CO_2 激光具有完全的剥脱作用，尽管提供了很满意的效果，但是需要进行麻醉镇静、有很长的愈合时期、常出现如瘢痕或色素异常等并发症，使很多人对剥脱重建望而却步。

剥脱点阵激光在 2006 年被研发出来，可以损伤表皮的局部但是保持周围的皮肤健康。点阵化可以允许治疗达到更深层次的皮肤（深达 1500μm），深度依赖于进入真皮的能量。尽管和全剥脱 CO_2 激光相比，点阵激光拥有毋庸置疑的更高的安全性，但是在年轻化和痤疮瘢痕方面，点阵激光效果要逊色一些。

2.3 适应证和禁忌证

皮肤年轻化是 CO_2 激光的最佳适应证。不只限于用在面部，由于点阵化的效应，还可以用在面部以外的部位，如颈部、胸部、手部、上肢。除了年轻化之外，CO_2 激光还被用来治疗多个其他问题，例如手术和痤疮瘢痕、抓痕、光线性角化、脂溢性角化、疣、鼻赘、皮脂腺增生、痣、血管纤维瘤。

CO_2 激光对皮肤类型类别高（Ⅳ型以上）的人群使用时需要小心，非裔人禁用。对瘢痕疙瘩、白癜风、光敏性疾病的人群以及包括疱疹病毒的活动性感染人群慎用。对系统使用抗凝药物人群需要慎重，强烈推荐在停止口服异维 A 酸治疗 6 个月后方可进行 CO_2 激光治疗。

2.4 激光操作程序

激光治疗前

患者应该很仔细地了解治疗的恢复过程。影响日常活动的平均停工期为 3~7 天，根据治疗的强度而不同。对于有复发性疱疹病史的人群，当使用更强的治疗参数时，必须进行抗疱疹病毒治疗。阿昔洛韦、伐昔洛韦、万昔洛韦等可以在治疗开始前 3 天使用，持续到治疗后 4 天，等完全的上皮化出现即可。

激光治疗中

每次治疗的持续时间取决于治疗医生的能力。必须采取一些护理措施，保证患者在治疗中的舒适度。通常，应该使用专用的表面麻醉剂，在激光治疗前仔细完全地清除掉。通常很有必要使用肿胀麻醉和神经阻滞。释放冷空气的仪器和冰袋作用于治疗过的区域，降低温度有助于患者耐受整个治疗过程。

激光治疗后

治疗结束后立即使用冷却的盐水或者蒸馏水。也可以使用修复性乳膏和凡士林。使用外用抗生素有一定争论。防晒霜和化妆品通常在治疗 3 天后使用。最重要的是密切观察患者，这样能够尽早发现和确认术后不良反应（图 1–11–1~ 图 1–11–3）。

3 不良反应及其处置

采用点阵激光技术后，副作用的发生率显著降低。但是，副作用还是会发生，特别是在更为激进的治疗中，或者面部以外的局部被激光治疗后。根据 Shamsaldeen 和 Campbell 及 Goldman 等报道，接受该治疗的患者有 15% 发生不良反应。

报道中最常见的并发症是一过性色素沉着，可以发生在 5%~83% 的患者中，特别是那些更黑皮肤类型

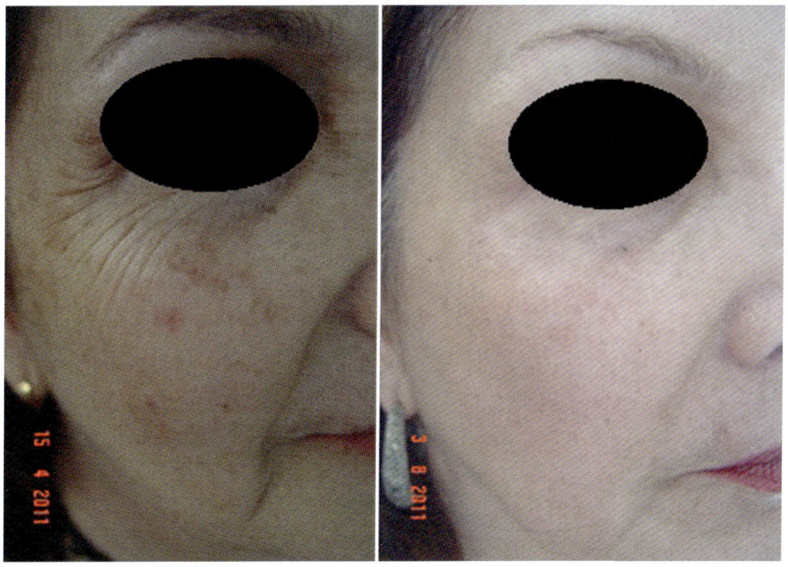
图 1-11-1 CO_2 激光治疗前、后

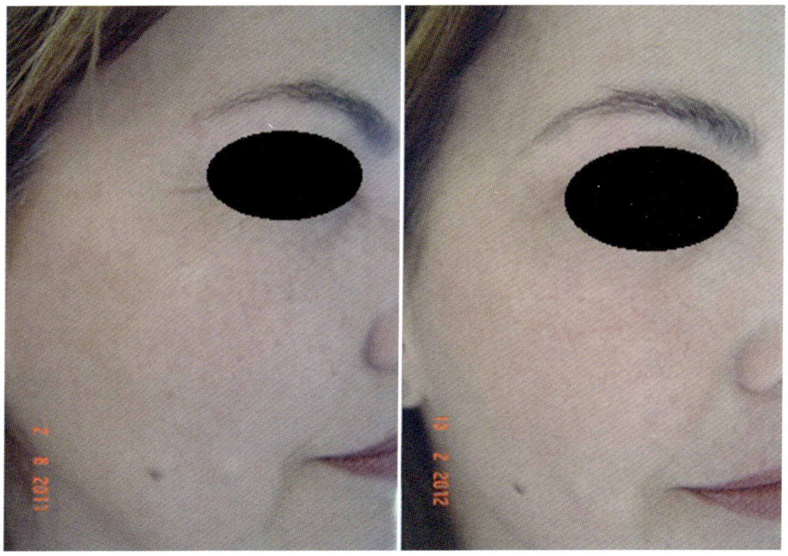
图 1-11-2 CO_2 激光治疗前、后

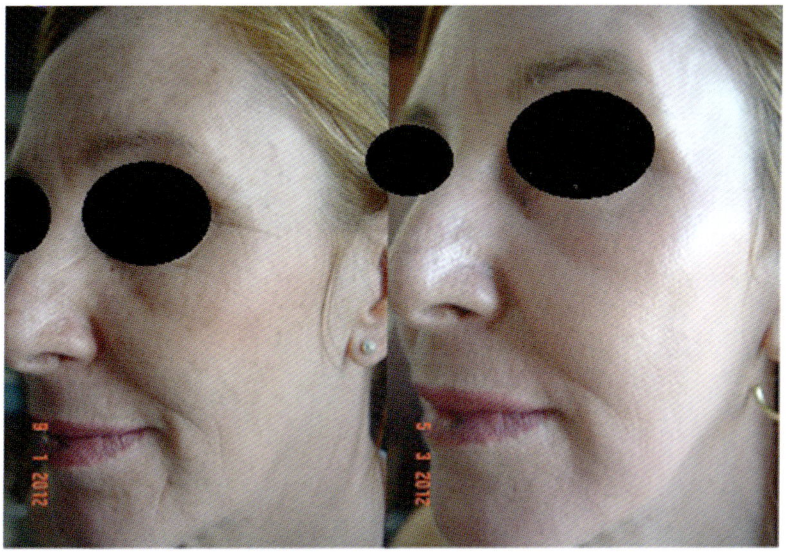
图 1-11-3 CO_2 激光治疗前、后

的患者（Fitzpatrick Ⅲ和Ⅳ型）。在另外的 749 例患者的观察中，最常见的并发症是持续性红斑，可以发生在激光治疗后所有的患者身上。红斑之后，这些患者中的 32% 发生了色素沉着。色素沉着通常发生在红斑消失之后的 2 周到 2 个月。考虑到炎症后色素沉着的情况下，根据皮肤刺激的程度，应该在激光治疗后 2~6 周内开始使用，或者在完全上皮化之后立即开始使用外用维 A 酸和氢醌。

治疗后 2~10 天的感染能够使重建治疗复杂化，提升增生性瘢痕的发生风险。金黄色葡萄球菌、铜绿色假单胞菌、表皮葡萄球菌、白色念珠菌等是最常见的致病菌。早期术后局部存在脓疱或者有疼痛，提示需要进行病原菌培养明确感染和进行抗感染治疗。小鼠动物实验表明，和正常皮肤菌群相比，CO_2 激光重建治疗能减少治疗局部微生物的数量，这也能解释为什么实际上术后感染很少见。念珠菌感染可以使用外用或口服的抗真菌药物如伊曲康唑或者氟康唑来处理。有些人会推荐所有接受激光治疗的患者系统使用咪唑类衍生药物。类似的是，病毒感染也时有发生，通常在激光治疗后 1 周内出现。

色素脱失如果是迟发性的，往往也是持久存在的，对于那些非常严重光老化的患者，红斑消退后即可出现。有证据表明，对黑色素生成的抑制，而不是对黑色素细胞的破坏，是避免色素脱失最重要的机制。

也可以发生粘连，两个邻近部位皮肤失去其上皮，并在其上皮化过程中一直接触在一起，这种现象在上眼睑部位多发。痤疮和痱子可以发生在高达 83.5% 的患者中，特别是在那些油性皮肤，以及使用很厚重防晒霜的患者中。

最让人恐惧的并发症是形成增生性瘢痕。这种现象很罕见，通常是由于不正确地选择接受重建的患者、操作技术不好、护理不到位，或者术后即刻发生感染。更容易出现这些情况的个体，是那些在激光重建之前系统性使用异维 A 酸超过 1 年的患者，或者有瘢痕疙瘩的患者。另外一个并发症，是那些之前曾经进行过眼整形手术或者皱纹切除术的患者，容易出现眼睑外翻。尽管眼睑外翻可能是一过性的，但是不会全部都自行消退，有时需要进行手术矫正（图 1-11-1~ 图 1-11-3）。

4 总结

- CO_2 激光是光老化治疗的“金标准”。
- CO_2 激光的靶色基是水，工作波长是 10 600nm。
- CO_2 激光导致胶原收缩和新生胶原形成，还可以移除光老化的皮肤。
- 点阵 CO_2 激光的使用是一个很安全的过程，并发症比较低。
- 面部以外的治疗可能导致并发症的发生率提高。

5 参考文献

[1] Berlin AL, Hussain M, Phelps R, Goldberg DJ. A prospective study of fractional scanned nonsequential carbon dioxide laser resurfacing: a clinical and histopathologic evaluation. Dermatol Surg. 2009;35:222–228.

[2] Berwald C, Levy JL, Magalon G. Complications of the resurfacing laser: retrospective study of 749 patients. Ann Chir Plast Esthet. 2004;49:360–365.

[3] Campbell TM, Goldman MP. Adverse events of fractionated carbon dioxide laser: review of 373 treatments. Dermatol Surg. 2010;36:1645–1650.

[4] Campos VB, Gontijo G. Fractional CO_2 laser: a personal experience. Surg Cosmet Dermatol. 2010;2:326–332.

[5] Duplechain JK. Fractional CO_2 resurfacing: has it replaced ablative resurfacing techniques? Facial Plast Surg Clin North Am. 2013;21:213–227.

[6] Fitzpatrick RE. Facial resurfacing with the pulsed CO_2 laser. Facial Plast Surg Clin. 1996;4:231–240.

[7] Fitzpatrick RE, Goldman MP, Satur NM, Tope WD. Pulsed carbon dioxide laser resurfacing of photoaged facial skin. Arch Dermatol. 1996;132:395–402.

[8] Hafner K, Salomon D. The role of surgery in the treatment of acne scars. Rev Med Suisse. 2006;26:1100–1103.

[9] Helm T, Shatkin Jr S. Alabaster skin after CO_2 laser resurfacing: evidence for suppressed melanogenesis rather than just melanocyte destruction. Cutis. 2006;77:15–27.

[10] Hunzeker CM,Weiss E, Geronemus RG. Fractionated CO_2 laser resurfacing: our experience with more than 2000 treatments. Aesthetic Sur J. 2009;29:317–322.

[11] Kaplan I. The CO_2 laser as a versatile surgical modality. Laser Ther. 2007;16(1):25–38.

[12] Khatri KA, Ross EV, Grevelink JM, Magro CM, Anderson RR. Comparison of erbium: YAG and carbon dioxide lasers in resurfacing of facial rhytides. Arch Dermatol. 1999;135:391–397.

[13] Kilmer SL, Chotzen VA, Silva FK, McClaren ML. Safe and effective carbon dioxide laser skin resurfacing of the neck. Lasers Surg Med. 2006;38:653–657.

[14] Manolis EM, Tsakris A, Kaklamanos E, Markogiannakis A, Siomos K. In vivo effect of carbon dioxide laser-skin resurfacing andmechanical abrasion oin the skin'smicrobial flora in an animal model. Dermatol Surg. 2006;32:359–364.

[15] Omi T, Numano K. The role of the CO_2 laser and fractional CO_2 laser in dermatology. Laser Ther. 2014;23(1):49–60.

[16] Ratner D, Yardy T, Marchell N, Goldman MP, Fitzpatrick RE, Fader DJ. Cutaneous laser resurfacing. J Am Acad Dermatol. 1999;41:365–389.

[17] Rendon-Pellerano MI, Lentini J, Eaglstein WE, Kirsner RS, Hanft K, Pardo RJ. Laser resurfacing: usual and unusual complications. Dermatol Surg. 1999;25:360–367.

[18] Seckel BR, Younai S, Wang K. Skin tightening effects of the ultrapulse CO_2 laser. Plast Reconstr Surg. 1998;102:872–877.

[19] Shamsaldeen O, Peterson JD, Goldman MP. The adverse events of deep fractional CO_2: a retrospective study of 490 treatments in 374 patients. Lasers Surg Med. 2011;43:453–456.

[20] Tierney EP, Hanke CW. Fractionated carbon dioxide laser treatment of photoaging: prospective study in 45 patients and review of the literature. Dermatol Surg. 2011;37:1279–1290.

[21] Weinstein C. Carbon dioxide laser resurfacing: long term follow-up in 2123 patients. Clin Plast Surg. 1998;25:109–130.

第 12 章　CO_2 激光治疗膨胀纹

Guilherme Almeida, Elaine Marques, and Rachel Golovaty

摘要

膨胀纹是一种常见的皮肤问题，可以累及各个年龄、性别和种族的患者，虽然不是会影响生命健康的疾病，但是对这类患者来说，可能导致较为严重的心理问题。对于这类疾病易感性的研究，虽然发现和报道了一些危险因素，但仍需要进行更多的流行病学研究。尽管有很多局部的治疗措施，比如化学剥脱、强脉冲光和激光等方法已经被尝试，膨胀纹仍然没有标准的治疗措施。激光是近年来一个不错的选择。本章的目的是，讨论膨胀纹的病因和文献中提到的治疗措施，评估点阵激光治疗膨胀纹的临床效果和安全性，展示我们使用该设备 5 年的经验。

关键词

膨胀纹、白色膨胀纹、红色膨胀纹、妊娠纹、激光治疗、光疗、激光溶脂、射频、微晶磨削、非剥脱激光、点阵激光重建

目录

G. Almeida (✉)
Department of Dermatology, Hospital Sirio Libanes, Brazil – Private office: Clinica Dermatologica Dr Guilherme de Almeida, Sao Paulo, Brazil
e-mail: dermaalmeida@uol.com.br

E. Marques • R. Golovaty
Clinica Dermatologica Dr Guilherme de Almeida, Sao Paulo, Brazil
e-mail: elainedermato@gmail.com; rachelaqueiroz@hotmail.com

M.C.A. Issa, B. Tamura (eds.), Lasers, Lights and Other Technologies, Clinical Approaches and Procedures in Cosmetic Dermatology 3, https://doi.org/10.1007/978-3-319-16799-2_12

1 简介

Roederer 在 1773 年首先报道了膨胀纹，Troisier 和 Menetrier 在 1889 年首先描述了其组织病理学。膨胀纹也被称作伸展纹、白色膨胀纹、红色膨胀纹、萎缩纹、妊娠纹，是一种广为人知的皮肤病种，可以累及所有年龄、性别、人种的患者。膨胀纹最常见于青年人、妊娠女性及肥胖人群。最常被累及的部位是胸部、上肢、腹部、臀部和大腿。膨胀纹的最初表现是水肿型的红色或粉色线状斑片，叫红色膨胀纹。随着时间的推移，颜色逐渐消退，皮损变成色素脱失、萎缩并且永久性存在（白色膨胀纹）。有些罕见的，系统性疾病也会导致本病。但是对于受累及的患者而言，常常会有心理的影响。

膨胀纹也是数种慢性或急性疾病的临床表现，有很独特的病理生理基础（例如妊娠、青年突然生长、肥胖、突然增重、库欣病、马方综合征、糖尿病、长期系统性或局部使用激素），导致很难发现其真正的病因。大部分膨胀纹的研究集中在妊娠女性和青春期人群。在这些人群中，阳性家族史是一个危险因素。在青春期人群中，BMI 和儿童期肥胖都可以影响膨胀纹的发生及转归。

2 流行病学

文献报道的膨胀纹发生率变化很大，从 6% 到 88%。在青年人中，本病发生率从 6% 到 86%；在妊娠女性中，发生率在 43%~88% 之间。肥胖的个体 BMI 指数在 27~51 之间，发生率高达 43%。文献报道的发生率在未妊娠女性和成年男性中差别很大。妊娠女性患本病的危险因素可能与体质有关（母亲怀孕年龄和 BMI），或者和妊娠相关（出生体重、胎龄、妊娠期体重增加、羊水过多）。

很多危险因素和妊娠纹的发展有关，例如妊娠期母亲重量、妊娠期体重增加、怀孕年龄、皮肤结构、家族史、人种和出生重量。这些因素都被调查过，但是结果并没有被明确证实。有报道称，外科手术和医疗治疗也会导致膨胀纹。

Ersoy 等发表了一项新的研究，确定个体和膨胀纹相关的危险因素，他们报道了一些可能的预防措施。这一前瞻性观察研究纳入了 211 位初次分娩的怀孕女性，已经住院待产，没有系统性疾病或其他危险因素（药物使用或者羊水过多）。使用预防性药物或者护肤油、吸烟状态、皮肤种类、水摄入，以及经济收入水平，与妊娠纹的预估表现没有相关性。

根据回归分析结果，在一对一的比较中，所有的变量都有显著性，例如年龄、妊娠时的 BMI、怀孕时的 BMI、腹围、出生体重、家族史、婴儿性别、母亲的教育水平等；研究者已经证实，随着妊娠年龄阶段降低，妊娠纹发生的危险性提升 1.15 倍。

3 膨胀纹的组织病理学

研究者已经报道了和膨胀纹形成相关的 3 个重要理论：皮肤的机械拉伸、激素状态改变、皮肤的天然结构失衡。皮肤的机械拉伸，推测是由于膨胀纹处的皮肤被垂直地拉伸。但是，对这一理论也有相反的研究争论。促肾上腺皮质激素（ACTH）和皮质醇能够提升成纤维细胞的活性，导致蛋白质分解代谢提升，调整胶原和弹力纤维合成。怀孕相关的激素状态改变也被认为可以影响膨胀纹的形成。细胞外基质的基因表达异常，可能是膨胀纹形成的机制。

膨胀纹的确切病因学目前仍然有争论。早期可以在电镜下看到真皮组织病理学改变，包括了肥大细胞脱颗粒、巨噬细胞活化，导致真皮中层弹力纤维溶解。肥大细胞释放的酶，包括弹力蛋白酶是膨胀纹关键的始动病理生理学因素。炎性过程导致了胶原、弹力纤维和原纤维蛋白的调整。原纤维蛋白和弹力纤维的重组在膨胀纹的发病中扮演着很重要的角色，那些被推测会出现膨胀纹的人可能有潜在的原纤维蛋白的缺乏。

深在和浅表的血管周围淋巴细胞浸润，偶尔可见嗜酸性细胞，血管扩张，有真皮上部的水肿，这些是新发的膨胀纹的特征。这个阶段的膨胀纹被称作红色膨胀纹。

后期，被拉伸的胶原束集中于真皮网状层的上 1/3，和表皮平行排列。在膨胀纹的“后期”，同时有表皮变薄，由于表皮变平，以及胶原和弹力纤维的不足，这个阶段的膨胀纹被称作白色膨胀纹，被认为是永久性存在的。

条状膨胀纹可以被认为是一种真皮的瘢痕，其临床和病理学特征和瘢痕的重建过程类似。无论什么原因，真皮胶原被破坏或者分离，形成的凹陷被新形成的胶原填充，但新胶原沉积的部位与局部压力的方向相关。后续的病理学效应，能够级联放大地激发一系列的不确定事件，最后共同的通路结果是，真皮基质的撕开和断裂，临床表现出膨胀纹的表现。

近来一项研究调查了能够提升成熟妊娠纹松弛程度的早期分子改变，研究了给人类皮肤提供弹性成分的真皮弹力纤维网。研究者分析了在健康妊娠女性腹部新出现的红斑妊娠纹。利用 Verhoeff 染色和免疫荧光检查弹力纤维。在妊娠纹中，和损害外周正常皮肤或者对照（正常表现的臀部皮肤）相比，其弹力纤维网明显地断裂。这种断裂伴随着突然出现的短的、无序的、细的、线状的纤维碎片，主要在中层到深层的真皮内发现。这些纤维碎片里面富含弹性蛋白原（正常弹力纤维的主要成分），一直持续到分娩期后，并不形成正常表现的弹力纤维。这些突然出现的纤维碎片，伴随着弹性蛋白原和纤维蛋白原 -1 基因表达的升高，但是并没有另外的弹性纤维成分例如纤维蛋白原 -2 和纤维蛋白 -2、纤维蛋白 -1、纤维蛋白 -5 出现。他们得出结论是，在早期的妊娠纹中，弹力纤维网明显出现异常，突然出现新合成的弹性纤维富集的纤维碎片提示不协调的弹力纤维合成。因为这些纤维碎片很细小，也没有组织结构，弹性纤维富集的纤维碎片的功能和正常的弹力纤维无法相比。这些发现，说明了在妊娠纹的病理发生机制中出现了松弛。

4 治疗

膨胀纹的治疗方面有很大的挑战。在没有干预的情况下膨胀纹几乎不会消退。即便有干预措施，更为务实的治疗目标是改善，而不是彻底消除。早期治疗膨胀纹可以获得最佳的效果。一旦膨胀纹达到了成熟、稳定的阶段，很明显会对治疗出现抵抗。

治疗膨胀纹的措施已经有很多报道了。在这些措施中包括激光治疗、光疗、化学剥脱、经皮胶原诱导、激光溶脂、射频技术、微晶磨削。没有一种治疗措施可以完全消除这些损害，本章节介绍用剥脱方法（激光和射频）进行透皮药物输送。

在推荐的治疗方法中，局部治疗被认为是最常用的治疗措施，能够在激光治疗前使用，或者和激光治疗方法相结合使用。最近的一篇文章，评价了用局部治疗方法处理妊娠纹的证据。他们分析了从 1980 年以后发表的英文文献。产品按照其工作原理进行分类，包括刺激胶原产生、提升弹性、促进细胞增生，以及抗炎和再水合。结果表明，有为数不多的研究（n=11）研究了局部治疗膨胀纹的效率。Trofolastin 和 Alphastria 乳膏被证实在膨胀纹中有积极治疗作用的证据是 2 级。另外，外用异维 A 酸的结果不确定，而可可油和橄榄油被证明没有效果。整体上来说，每种外用剂型缺乏直接的证据。绝大部分外用产品在膨胀纹的早期和晚期（红色膨胀纹与白色膨胀纹）相比，并不能体现出其在预防和治疗膨胀方面的效果。结论是，在消除或者改善膨胀纹方面，没有效果好的外用制剂。用合适的外用制剂靶向控制症状和体征，非常有必要将其明确纳入治疗体系中。对于不同阶段膨胀纹的预防和治疗中，随机对照研究非常有必要。

5 激光和光疗仪器

低能量密度的 585nm 的脉冲染料激光（PDL）常用于治疗红色膨胀纹的扩张血管。在一系列的 PDL 治疗之后，能够观察到胶原的增多。PDL 对红色膨胀纹有明显的益处，能够减少红色的程度，但是对于白色膨胀纹没有显著的改善效果。考虑到特定的副作用，PDL 应该非常小心地用于对 Fitzpatrick Ⅴ ~ Ⅵ型的患者。McDaniel 等进行了一项包含 39 例患者的研究，治疗位置包括腹部、股部和胸部。使用了 4 种不同的治疗方案，具体为点间距和能量不同，将未治疗的膨胀纹作为对照。结果进行了客观的分析，使用阴影测量法、组织病理学分析。和对照组相比，所有接受治疗方案的患者都出现了皮肤影像的显著改善。另外，使用低能量 PDL 治疗的患者中，弹力纤维恢复了其正常外观。

强脉冲光（IPL）的特征是以非相干的、过滤的闪光灯为光源，光谱范围为广谱（515~1200nm），已经被证明能够产生新胶原替代真皮弹力组织变性，在一系列治疗之后，能够改善成熟膨胀纹的外观表现。

射频（RF）仪器产生热量，能够把电流转变成热能，可以分散在组织的不同深度。通过诱导Ⅰ型胶原 mRNA 的表达，刺激胶原的产生。

长脉宽 1064nm Nd:YAG 激光是一种针对面部皱纹的非剥脱治疗措施。治疗后能提升真皮胶原。它同样对血管的靶色基有良好的亲和性，使该仪器在治疗 SR 方面也是很有用的一个工具。即便是非裔人群中，也可以很安全地使用长脉宽 1064nm Nd:YAG 激光。

308nm 氯化氙准分子激光（XeCl）被用于治疗银屑病、白癜风、炎症后色素脱失等疾病，也被用于恢复膨胀纹的色素。治疗后活检表明，出现了黑色素颗粒增多、肥大，以及黑色素细胞数量的增加。但是没有发现对皮肤萎缩有任何改善。Alexiades-Armenakas 等进行了一项纳入 31 例患者的随机对照试验，皮损被随机交替分配接受或不接受治疗。以两周为间隔进行 1 次治疗，最多进行 10 次治疗；视觉上色素改善率为 100%，和基线相比，比色仪测量发现有 75% 的提升。结果测量包括：由 3 位盲测者进行对照的肉眼色素评价，以及用比色仪测定的皮肤颜色。治疗之后的膨胀纹与点配对的对照组相比，色素有统计学意义上的显著改善。和对照组相比，有肉眼可见的色素改善，但是在 6 个月后降低到基线水平。本研究中交替分配的位置是双盲的。因为没有报道分析最后具体有多少位患者，因此退出偏倚也是本研究中另外一个受关注的点。

剥脱激光，如短脉冲 10600nm CO_2 激光，激发表皮汽化以及下方真皮的凝固，存在色素沉着的发生风险，特别是对于那些非裔人的皮肤。点阵激光治疗理论（点阵式光热分解作用）技术的发展，克服了传统激光磨削重建的副作用，以及非剥脱激光重建的低效率。

点阵激光重建，可以用剥脱模式或者非剥脱模式进行。这些激光仪器产生聚焦的激光能量，以微阵列模式排列输出，产生表皮和真皮的小范围组织损伤，称作微损伤带或显微治疗区（MTZ），在正常健康组织中呈岛状分布。在这些柱状的损害中，会诱导组织重建、新胶原和弹力纤维合成。周围未受影响的健康组织，具有结构保护的功能，为治疗区域提供营养支持，显著地缩短了愈合时间。非剥脱技术效果小，需要进行多次治疗，治疗周期也需要延长；而剥脱性点阵技术效果更好，但是更不舒服，术后红斑更多，恢复时间更长。

在光年轻化方面，点阵激光重建仪器展示出比别的治疗仪器更高的效率，被证实对于痤疮瘢痕、深在面部皱纹及萎缩性瘢痕特别有效。考虑到膨胀纹和真皮瘢痕，在临床及组织病理学方面的相似性，在膨胀纹中，理论上可以得到类似可比的结果。剥脱性点阵 10 600nm CO_2 激光已经被证实在皮肤重建方面有效，和治疗萎缩性瘢痕类似，主要是由于它有刺激胶原新生和重新产生和重构弹力纤维的能力。另外，研究者已经明确证实，CO_2 点阵激光在诱导胶原新生方面，比非剥脱激光强很多。

由于在深肤色人种中色素改变的高度危险性，所以不推荐给那些Ⅳ ~ Ⅵ型皮肤的患者使用 CO_2 激光；但是，当正确小心使用时，可以发现 CO_2 点阵激光系统很安全和有效，在治疗膨胀纹时，不会显著提升出现 PIH 的风险。

治疗膨胀纹，未来的趋势一定是综合治疗。多重措施同时进行，这意味着可以使用更低的能量，减少不良反应的发生。严格设定激光参数，使用标准化的照片，在确保肉眼可见的效果方面非常关键。激光光电设备在理论上可以根据不同的原理进行联合使用，而目前只有少量的临床研究有结果，所以目前很难比较这些组合的优劣。

6 作者的经验

近 5 年来，在我们日常工作中，位于身体不同位置的红色膨胀纹和白色膨胀纹，都用点阵 CO_2 激光进行治疗。在这期间，我们共治疗了 500 例有膨胀纹的巴西患者（Fitzpatrick 皮肤类型 Ⅲ ~ Ⅴ），术后随访 2 年。

为了进行治疗，激光治疗前外用利多卡因和丁卡因乳膏 20~60min。用激光治疗 2 遍，作为治疗参数。第 1 遍，用在 SD 上面，用一个线状模式，能量 5~20mJ，密度 5%~15%，单脉冲。第二遍，使用正方形模式，能量 2.5~10mJ，密度 5%~15%，单脉冲。第二遍不只是作用在 SD 的部位，还包括 SD 周围的皮肤。建议患者很温和地清洗这一部位，使用修复乳膏，每天 2 次，持续 2 周，3 周内防止日光下暴露。过了这一阶段，使用化学或者物理防晒霜。

治疗结束后 3 个月和 2 年评估临床结果，使用图像软件测定治疗前后图像的重叠，来定量 SD 的体积。

治疗后 3 个月，100% 的患者都有改善，其中 15% 有显著改善，65% 有良好改善，20% 有轻度改善。这些结果持续随访 2 年（图 1-12-1~ 图 1-12-5）。

和白色膨胀纹相比，最好的结果来自红色膨胀纹，以及位于胸部的 SD。第二好的解剖位置是腹部和股部。

患者的满意度，显著的有 10%，良好的有 90%。

术后的色素沉着为一过性的副作用。为了预防色素异常，我们提倡使用低密度。

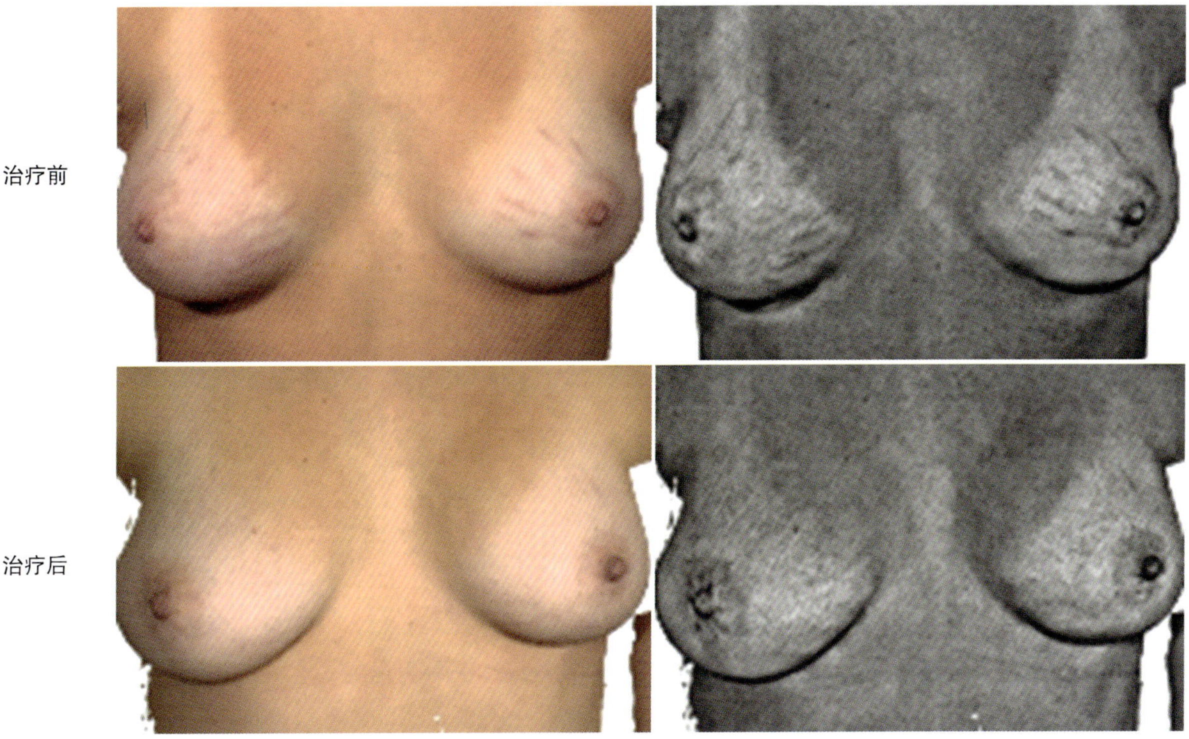

图 1-12-1 治疗前和治疗后 24 个月，有显著改善

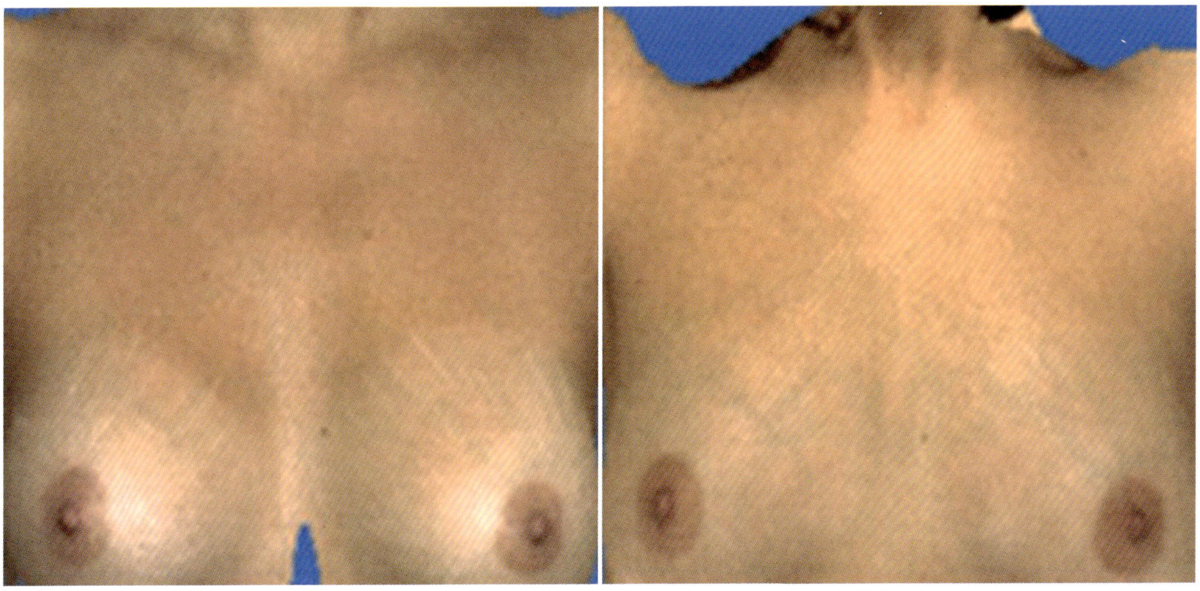

图 1-12-2 治疗前和治疗后 24 个月，有显著改善

7 结论

膨胀纹是众所周知的非常常见的皮肤疾病，累及所有的年龄、性别和人种的患者，罕见导致任何显著的临床问题，但是对受累患者来说，能够产生严重的心理影响。有很多治疗和预防手段可供选择，但是对皮肤科医生来说膨胀纹仍然是一个挑战。如果是专家操作，激光治疗是一种好的选择。CO_2 点阵激光能带来很好的效果，但是必须根据仪器调整适合的参数。避免副作用的发生，低密度是一个很重要的参数。

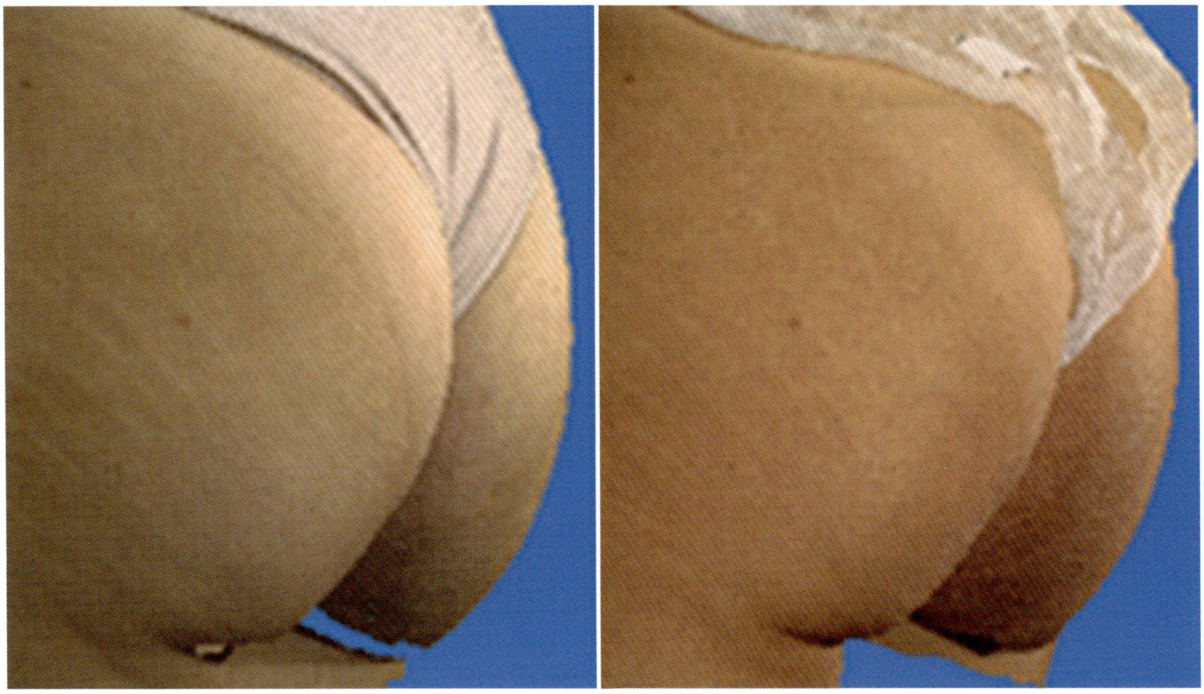

图 1-12-3 治疗前和治疗后 24 个月，有良好改善

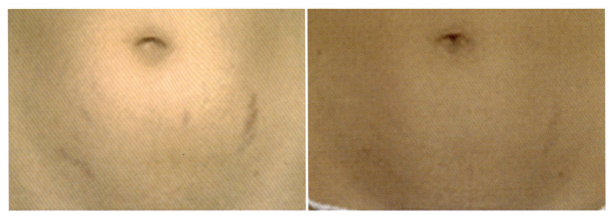

图 1-12-4 治疗前和治疗后 24 个月，有显著改善

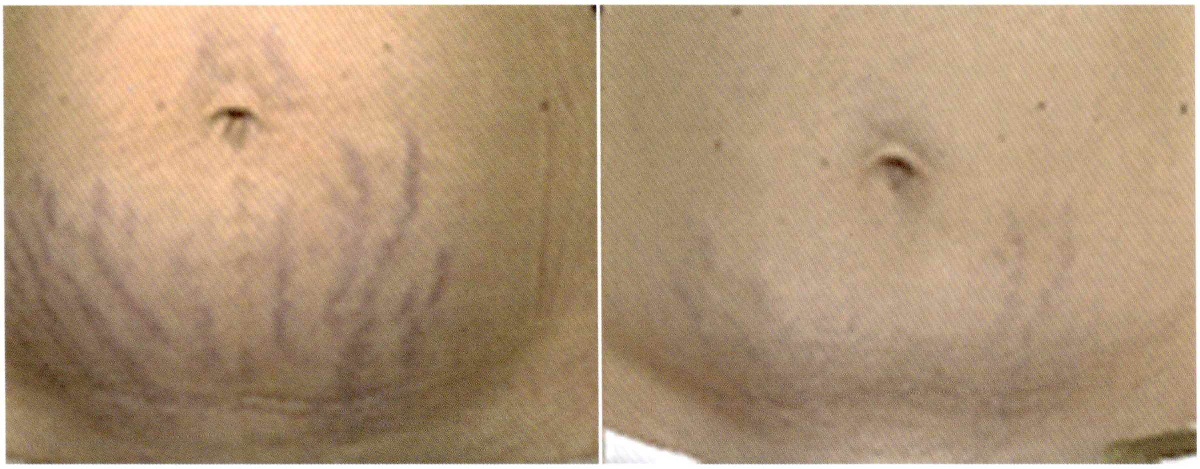

图 1-12-5 治疗前和治疗后 24 个月，有良好改善

8 总结

- 膨胀纹通常发生于妊娠者、青春期患者和肥胖者中。
- 发病机制有激素、物理拉伸、局部皮肤的结构改变。
- 膨胀纹没有一种标准的治疗手段，但是可以选择多种不同的仪器。
- 治疗包括局部外用产品、射频、经皮胶原诱导、微针、IPL、非剥脱点阵激光和剥脱点阵激光。
- 期望值必须务实，点阵 CO_2 激光能够显著改善暴露部位的美观。
- 和白色膨胀纹相比，最好的治疗结果来自红色膨胀纹和胸部的 SD，其次的解剖部位是腹部。
- 根据仪器来调整参数。提倡低密度。推荐进行光防护和局部护理，以预防炎症后色素沉着。

9 参考文献

[1] Abdel-Latif AM, Albendary AS. Treatment of striae distensae with microdermabrasion: a clinical and molecular study. JEWDS. 2008;5:24–30.

[2] Ackerman Ab CN, Sanchez J, Guo Y, et al. Histologic diagnosis of inflammatory skin diseases: an algorithmic method based on pattern analysis. Baltimore: Williams & Wilkins; 1997. p. 734–736.

[3] Aldahan AS, Shah VV, Mlacker S, Samarkandy S, Alsaidan M, Nouri K. Laser and light treatments for Striae Distensae: a comprehensive review of the literature. Am J Clin Dermatol. 2016;17(3):239–256.

[4] Alexiades-Armenakas MR, Bernstein LJ, Friedman PM, et al. The safety and efficacy of the 308-nm eximer laser for pigment correction of hypopigmented scar and striae alba. Arch Dermatol. 2004;14:955–960.

[5] Alexiades-Armenakas M, Sarnoff D, Gotkin R, Sadick N. Multi-center clinical study and review of fractional ablative CO_2 laser resurfacing for the treatment of rhytides, photoaging, scars and striae. J Drugs Dermatol. 2011;10:352–362.

[6] Al-Himdani S, Ud-Din S, Gilmore S, Bayat A. Striae distensae: a comprehensive review and evidencebased evaluation of pro- phylaxis and treatment. Br J Dermatol. 2014;170(3):527–547.

[7] Alster TS. Laser treatment if hypertrophic scars, keloids and striae rubra. Dermatol Clin. 1997;15:419–429.

[8] Alster TS, Lupton JR. Prevention and treatment of side effects and complications of cutaneous laser resurfacing. Plast Reconstr Surg. 2002;109:308–316.

[9] Arem AJ, Kischer CW. Analysis of striae. Plast Reconstr Surg. 1980;65:22–29.

[10] Atwal GS, Manku LK, Griffiths CE, et al. Striae gravidarum in primiparae. Br J Dermatol. 2006a;155:965–969.

[11] Aust MC, Knobloch K, Vogt PM. Percutaneous collagen induction therapy as a novel therapeutic option for Striae distensae. Plast Reconstr Surg. 2010;126:219–220.

[12] Belo V, Arceo-Cruz MC. Buse E et al The efficacy of fractional resurfacing using an erbium glass laser in the treatment of stretch marks on Asian skin. Lasers Surg Med. 2009;41:92.

[13] Canpolat F, Akis HK, Cemil BC, et al. Investigation of risk factors associated with striae gravidarum in Turkish primipara pregnants. Turkderm Deri Hastaliklari ve Frengi Arsivi. 2010;44:28–31.

[14] Chang ALS, Agredano YZ, Kimball AB. Risk factors associated with striae gravidarum. J Am Acad Dermatol. 2014;51:881–885.

[15] Cho S, Park ES, Lee DH, et al. Clinical features and risk factors for striae distensae in Korean adolescents. J Eur Acad Dermatol Venereol. 2006;20:1108–1113.

[16] Cohen HA, Matalon A, Mezger A, et al. Striae in adolescents mistaken for physical abuse. J Fam Pract. 1997;45:84–85.

[17] Cordeiro RC, Zecchin KG, de MOraes AM. Expression of estrogen, androgen, and glucocorticoid receptor in recent striae distensae. Int J Dermatol. 2010;49:30–32.

[18] Davey CM. Factors associated with the occurrence of striae gravidarum. J Obstet Gynaecol British Commonwealth. 1972;79:1113–1114.

[19] Di Lernia V, Bonci A, Cattania M, et al. Striae distensia (rubrae) in monozygotic twins. Pediatr Dermatol. 2001;18:261–262.

[20] Elton RF, Pinkus H. Striae in normal men. Arch Dermatol. 1966;94:33–34.

[21] Ersoy E, et al. Is it possible to prevent Striae Gravidarum? J Chinese Med Assoc. 2016;79:272–275.

[22] Etoh M, Jinnin M, Makiko K, et al. MicroRNA-7 down regulation mediates excessive collagen expression in localized scleroderma. Arch Dermatol Res. 2013;305:9–15.

[23] Fisher GH, Geronemus RG. Short-term side effects of fractional photothermolysis. Dermatol Surg. 2005;31:1245–1249. discussion 1249.

[24] Freedman B. Striae reduction following laser lipolysis. Lasers Surg Med. 2010;42:96–97.

[25] Friedman DW, Boyd CD, Mackenzie JW, et al. Regulation of Collagen gene expression in keloids and hypertrophic scars. J Surg Res. 1993;55:214–222.

[26] García-Hidalgo L. Dermatological complications of obesity. Am J Clin Dermatol. 2002;3(7):497–506.

[27] García-Hidalgo L, Orozco-Topete R, Gonzalez-Barranco J, et al. Dermatoses in 156 obese adults. Obes Res. 1999;7:299–302.

[28] Geronemus RG. Fractional photothermolysis: current and future applications. Lasers Surg Med. 2006;38:169–176.

[29] Ghasemi A, Gorouhi F, Rashighi-Firoozabadi M, et al. Striae gravidarum: associated factors. J Eur Acad Dermatol Venereol. 2017;21:743–746.

[30] Goldberg DJ, Marmur ES, Hussain M. 308 nm excimer laser treatment of mature hypopigmented striae. Dermatol Surg. 2003;29:596–599.

[31] Goldberg DJ, Marmur ES, Schmults C, et al. Histologic and ultrastructural analysis of ultraviolet B laser and light source treatment of leukoderma in striae distensae. Dermatol Surg. 2005;31:385–387.

[32] Goldman A, Rossato F, Pratti C. Stretch marks: treatment using the 1,064 nm Nd:YAG laser. Dermatol Surg. 2008;34:1–7.

[33] Gupta M. Medroxyprogeterone acetate injections. Development of striae. British J Family Plan. 2000;26:104–105.

[34] CO_2 Laser for Stretch Marks 179 Hernández-Pérez E, Colombo-Charrier E, Valencia- Ibiett E. Intense pulsed light in the treatment of striae distensae. Dermatol Surg. 2002;28:1124–1130.

[35] Jaramillo-Garcia CM, Lopera-Calderon MC, Zuluaga de Cadena A. Related factors with atrophic stretch marks in adolescnet female students from two private educational establishments from the city of Medellin, 1997-1999. CES Med. 2009;23:s69–79.

[36] Kartal Durmazlar SP, Eskioglu F. Striae gravidarum: associated factors in Turkish primiparae. J Turk Acad Dermatol. 2009;3:93401a.

[37] Kelekci KH, Kelekci S, Destegul E, et al. Prematurity: is it a risk factor for striae distensae? Int J Dermatol. 2011;50:1240–1245.

[38] Klehr N. Striae cutis distensae: morphokinetic examinations in vitro. Acta Derm Venerol suppl (Stockh). 1979;59:105–108.

[39] Lee SE, Kim JH, Lee SJ, et al. Treatment of striae distensae using an ablative 10,600-nm carbon dioxide fractional laser: a retrospective review of 27 participants. Dermatol Surg. 2010;36:1683–1690.

[40] Liu DT. Striae gravidarum. Lancet. 1974;1:625.

[41] Lurie S, Matas Z, Fux A, et al. Association of serum relaxin with striae gravidarum in pregnant women. Archiv Gynecol Obstret. 2011;283:219–222.

[42] Maia M, Marcon CR, Rodrigues SB, et al. Striae distensae in pregnancy: risk factors in primiparous women. An Bras Dermatol. 2009;84:599–605.

[43] ManuskiattiW, Boonthaweeyuwat E, Varothai S. Treatment of striae distensae with a tripollar radiofrequency device: a pilot study. J

Dermatol Treat. 2009;20:359–364.

[44] Mazzarello V, Farace F. Ena P et al A superficial texture analysis of 70% glycolic acid topical therapy and striae distensae. Plast Reconstr Surg. 2012;129:589–590.

[45] McDaniel DH, Ash K, Zukowoski M. Treatment of stretch marks with the 585 nm flashlamp pumped pulsed dye laser. Dermatol Surg. 1996;22:332–337.

[46] McKusick VA. Transverse striae distensae in the lumbar areas in father and two sons. Birth Defects Orig Artic Ser. 1971;58:169–176.

[47] Murphy KW, Dunphy B, O'Herlihy C. Increased maternal age protects against striae gravidarum. J Obstetr Gynaecol. 1992;12:297–300.

[48] Muzaffar F, Hussain I, Haroon TS. Physiologic skin changes during pregnancy: a study of 140 cases. Int J Dermatol. 1998;37:429e31.

[49] Nigam PK. Striae cutis distensae. Int J Dermatol. 1989;28:426–428.

[50] Nigam K, Mishra R, Ramesh V. 17-ketosteroid levels in striae cútis distensae. Indian J Dermatol Veneral Leprol. 1990;56:125–126.

[51] Osman H, Rubeiz N, Tamim H, et al. Risk factors for the development of striae gravidarum. Am J Obstet Gynecol. 2017;196:62.el–5.

[52] Pinkus H, Keech MK, Mehregan AH. Histopathology of striae distensae, with special reference to striae and wound healing in the Marfan syndrome. J Investig Dermatol. 1966;46:283–292.

[53] Rahman Z, Macfalls H, Jiang K, et al. Fractional deep dermal ablation induces tissue tightening. Lasers Surg Med. 2009;41:78–86.

[54] Rolleston JD, Goodall EW. Two cases of striae atrophicae following typhoid fever. Proc R Soc Med. 1931;25:593–600.

[55] Sadick NS, Magro C, Hoenig A. Prospective clinical and histological study to evaluate the efficacy and safety of a targeted high-intensity narrow band UVB/UVA1 therapy for striae alba. J Cosmet Laser Ther. 2007;9:79–83.

[56] Shafir R, Gur E. Re: Striae distensae of augmented breasts after oral contraceptives. Annal Plastic Surg. 1999;43:220.

[57] Sheu HM, Yu HS, Chang CH. Mast cell degranulation and elastolysis in the early stage of striae distensae. J Cutan Pathol. 1991;18:410–416.

[58] Sisson WR. Colored striae in adolescent children. J Pediatr. 1954;45:520–530.

[59] Suh DH, Chang KY, Son HC, et al. Radiofrequency and 585-nm pulsed dye laser treatment of striae distensae: a report of 37 Asian patients. Dermatol Surg. 2007;33:29–34.

[60] Thailand J-Orh R, Titapant V, Chuenwattana P, Tontisirin P. Prevalence and associated factors for striae gravidarum. J Med Assoc Thai. 2008;91:445–451.

[61] Thomas RGR, Liston WA. Clinical association of striae gravidurum. J Obstet Gynecol. 2014;24:270–271.

[62] Troisier E, Ménétrier P. Histologie des vergetures. Ann Gynecol. 1889;31:2016.

[63] Tsuji T, Sawabe M. Hyperpigmentation in striae distensae after bleomycin treatment. J Am Acad Dermatol. 1993;28:503–505.

[64] Ud-Din S, McGeorge D, Bayat A. Topical management of striae distensae (stretch marks): prevention and therapy of striae rubrae and albae. J Eur Acad Dermatol Venereol. 2016;30(2):211–222.

[65] Wang F, Calderone K, Smith NR, Do TT, Helfrich YR, Johnson TR, Kang S, Voorhees JJ, Fisher GJ. Marked disruption and aberrant regulation of elastic fibres in early striae gravidarum. Br J Dermatol. 2015;173(6):1420–1430.

[66] Watson RE, Parry EJ, Humphries JD, Jones CJ, Polson DW, Kielty CM, et al. Fibrillin microfibrils are reduced in skin exhibiting striae distensae. Br J Dermatol. 1998;138(6):931–937.

[67] Zelickson BD, Kist D, Bernstein E, et al. Histological and ultrastructural evaluation of the effects of radiofrequency-based nonablative dermal remodeling device: a pilot study. Arch Dermatol. 2004;140:204–209.

第 13 章　瘢痕的激光治疗

Jackson Machado-Pinto, and Michelle dos Santos Diniz

摘要

瘢痕是在损伤之后，修复组织替代损伤后的皮肤所致。剥脱仪器，包括铒激光和 CO_2 激光，已经被证实能够改善瘢痕的外观，包括成熟的烧伤性瘢痕。CO_2 剥脱性点阵激光提升了皮肤质地。瘢痕会变得和周围皮肤更加同质性。CO_2 激光可以和其他治疗措施联合使用，来获得最佳的治疗效果。它也可以被用来作为将药物导入真皮的工具。已经有研究报道称，糖皮质激素等药物能够抑制增生性瘢痕，而聚左旋乳酸可以刺激萎缩性瘢痕中胶原的生成。在操作后 / 治疗后及烧伤瘢痕中，早期使用 CO_2 激光对于瘢痕在成熟之前的组织重建非常重要，可以获得更好的美容效果。在这一章节，我们将详细介绍多种瘢痕，以及 CO_2 剥脱性点阵激光的特性，不同瘢痕使用这种技术所能发生的改变。我们也要讨论使用这种治疗之前（治疗前）的注意事项、治疗过程本身、操作后 / 治疗后护理、最常见的副作用以及如何去处理。

关键词

CO_2 激光、瘢痕、剥脱、点阵

目录

T. Lage Bicalho Bretas (✉)
Universidade Federal Fluminense, Niterói, RJ, Brazil
e-mail: thalesbretas@gmail.com

A. Tanus • M. Linhares
Brazilian Society of Dermatology, Rio de Janeiro, RJ, Brazil
e-mail: alinetanus@yahoo.com.br;
dra.marcialinhares@yahoo.com.br

M.C.A. Issa
Department of Clinical Medicine – Dermatology,
Fluminense Federal University, Niterói, RJ, Brazil
e-mail: maria.issa@gmail.com; dr.mariaissa@gmail.com;
maria@mariaissa.com.br

M.C.A. Issa, B. Tamura (eds.), Lasers, Lights and Other Technologies, Clinical Approaches and Procedures in Cosmetic Dermatology 3, https://doi.org/10.1007/978-3-319-16799-2_13

1 简介

创伤后愈合包括释放炎性介质、细胞因子和细胞趋化因子，导致重新上皮化，以及真皮内分别出现Ⅰ型胶原和Ⅲ型胶原的蓄积。瘢痕是在损伤之后，新的异常组织替代损伤后的皮肤，伴随真皮内胶原种类和纤维粗细的失衡，也有组织病理学改变。这些影响美观的标志，能够降低自我认可程度及生活质量，因此，需要尽快进行有效的治疗，以提升患者满意度和美容效果。对皮肤科医生来说，治疗瘢痕从来不是一件容易的事情。通常包括多重治疗方法、组合药物和治疗技术。人们已经开展了很多种的治疗方法，例如剥脱激光和非剥脱激光、注射糖皮质激素、皮损内注射5-氟尿嘧啶或博来霉素、硅贴片、冷冻治疗、化学剥脱、微晶磨削、注射填充剂、环钻切除、环钻提升、微针、切除，以及其他很多方法。

过去数十年来，点阵激光的飞速发展（剥脱或非剥脱），使瘢痕的治疗进入了一个崭新的水平，用比较小的侵入性方法，获得良好的效果。近年来使用剥脱CO_2点阵激光（AFL）治疗瘢痕，如果使用正确，可以获得很好的效果。这种激光产生了多个小的激光融化通道，在未损伤皮肤之间，称作微热损伤带或显微治疗区（MTZ），可引发新生胶原形成和被改变组织的重建。在接受治疗的区域，存在一些真皮损伤和新胶原形成的细胞分子的表达，例如Ⅲ型胶原、热休克蛋白70、α-平滑肌动蛋白、增殖细胞核抗原。于是瘢痕变得更浅和更窄，和周围皮肤相比，看上去更为一致。

CO_2激光没有和别的治疗仪器结合的话，本身已经能够提供皮肤结构、外形、瘢痕的各个方面的明显的视觉上的改善，提高和周围组织的相似性。但是它也可以和其他数种药物联合使用；因为它产生小的通道，能够使药物渗透进入真皮，这类技术被称作药物透皮吸收。在增生性瘢痕中，CO_2激光单一治疗并不是一个良好的选择；通常用它来传输药物，如糖皮质激素和博来霉素等，这样能够发挥协同作用，抑制增生，改善瘢痕的更多方面。这种方法需要操作者有丰富的经验并且特别小心，因为对一些基因（体质）有趋势产生增生性瘢痕的人来说，激光本身能够导致新的瘢痕形成，因为它可以刺激瘢痕的成纤维细胞，使身体对外界刺激的过度反应产生的纤维化更加恶化。在萎缩性瘢痕和痤疮瘢痕中，CO_2 激光也可以被用来传输诸如聚左旋乳酸等药物，来产生新的胶原，填充瘢痕组织的凹陷。

2 瘢痕

瘢痕是在达到在真皮层的损伤之后，新的异常组织替代损伤后的皮肤。从功能上来说，瘢痕比正常组织的韧性要差，缺乏皮肤附属器如毛囊、皮脂腺和汗腺。瘢痕可以是增生性的或者萎缩性的，通常是在损伤之后产生，如烧伤、手术、文身、外伤，或一些炎症性疾病如痤疮后。还有一种特殊的增生性瘢痕称作瘢痕疙瘩，这是宿主对皮肤损伤的过分夸大的炎性反应所致的结果，需要采用不同的、更为小心的处置方法。

增生性瘢痕是成纤维细胞和细胞外基质不受控制增生的结果。这种异常增生的发生主要是由基因决定的，非洲后裔更容易出现这种改变。增生性瘢痕比周围皮肤显著增高，但是它们不超出原来损伤的边界。典型的增生性瘢痕在肩部、躯干上部、耳部多见。

瘢痕疙瘩，从定义上来说，超过原来损伤的边界，复发指数更高，对于皮肤科医生来说是一个非常有挑战性的问题。除了视觉上的损害，瘢痕疙瘩通常会有疼痛、僵硬、很粗的纤维条索、移动性很差等问题。不会自行消退，受累患者有很明确的易患性基因背景。

萎缩性瘢痕是胶原重建不足和纤维组织异常增生的结果。这代表了对皮肤表面的抑制，并可以回溯到损伤后未予重视，或者有基因背景的影响。

痤疮瘢痕好发于青春期和年青成人的中度到重度痤疮，是皮肤科就诊人群中常见的和重要的困惑。病因与较为严重的、持续时间长的炎性反应有关，还可与宿主对组织损伤的免疫反应不足有关，以及与较低胶原合成的异常组织修复能力也有关。痤疮瘢痕可以用组织丢失或者获得的胶原的量来分类，也可以通过厚度、延展性、深度和结构来分类。

萎缩性瘢痕是最常见的痤疮瘢痕，是因为深在的炎性浸润导致的真皮结构的损伤，可以被分为冰锥状瘢痕、滚轮状瘢痕和车厢状瘢痕（图 1-13-1）。冰锥状瘢痕是窄的、点状深在的瘢痕，临床表现为多个小点状皮肤表面凹陷。通常宽度小于 2mm，垂直向下生长到真皮或者皮下组织，类似一个锥形。滚轮状瘢痕更浅、更宽，宽度可以达 4~5mm，边界倾斜，当真皮粘连于皮下组织的时候会出现，产生一个浅表的涟漪状隆起。车厢状瘢痕是圆形或者卵圆形的，宽度不一，可以从浅到深，直径为 1.5~4mm。

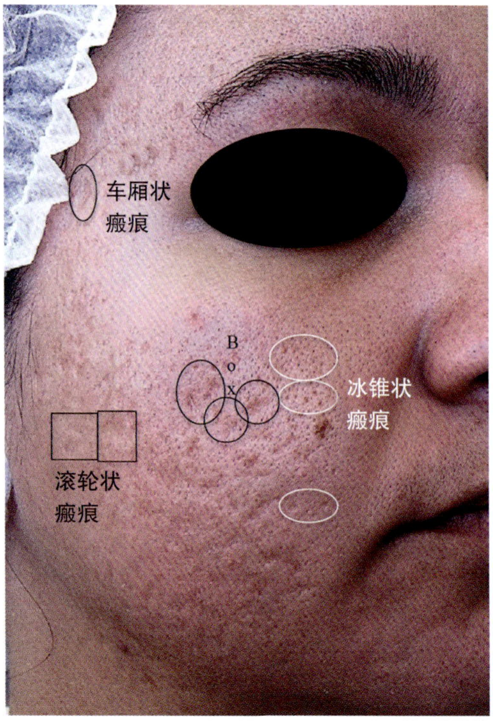

图 1-13-1　不同种类的萎缩性痤疮瘢痕

3 CO_2 点阵激光

3.1 基本原则

CO_2 点阵激光是一种剥脱点阵激光（AFL），脉宽是 10 600nm，靶色基是水。AFL 可以产生微柱状组织溶解，从表皮延伸到真皮（被称作微热损伤带或显微治疗区，MTZ），在这些柱状损伤之间留下健康组织。胶原变性和点状表皮坏死刺激了快速的重新上皮化过程，这一过程可以被周围健康皮肤细胞所加速。AFL 技术给我们提供一种新的有前景的面部治疗，和传统的全光斑剥脱激光相比，全光斑的剥脱没有保留健康皮肤的间隔，剥脱点阵激光显著降低了副作用和不良反应的发生率。另外的剥脱点阵激光有 Er:YAG (掺钕钇铝石榴石) 2940nm 激光， 和新的 Er:YAG （钇蓝宝石石榴石）2790nm 激光。它们的差别在于波长和水吸收的效率不同，但是目标一致：产生的热量被组织中的水所吸收。

Er:YAG 激光有最强的水吸收系数，在没有热损伤的情况下可以直接导致细胞的汽化。它可以吸收比 CO_2 激光多达 12~18 倍的水分。Er:YAG 激光的脉冲持续时间比 CO_2 激光更短，导致周围组织的热损伤更小。故而，Er:YAG 激光在导致热损伤方面的能力相对降低，不能有效刺激新生胶原。

CO_2 激光的手具，可以聚焦到皮肤高能量点。根据使用的模式，能够调整投射的形状（例如三角形、方形、圆形），点的密度和每个点的直径（可以在 125μm 至 1.25mm 之间）。因为它的水吸收系数比较小，在标准模式非点阵状态下，可以导致剥脱组织周边的温热损伤范围更大，提高胶原新生水平。

CO_2 激光至少有 4 个参数需要调整，要时刻在脑子中记住，治疗区域的范围、深度、直径和剥脱程度：

– 能量：在固定时间（脉冲持续时间，秒级）内进入组织的总的能量（W），与穿透深度及温热损伤程度成比例。意味着能量越高，激光穿透越深，导致越重的损伤，对周围组织的提升越明显。

– 能量密度：是进入特定范围的能量——仪器治疗的整个范围或通过激光手具产生的“点状”。这样，能量密度或流量可以用 J/cm^2 表示。能量密度越高，组织中温度升高的速度越快，继发的结果是，效果也越明显。在使用激光的区域，治疗的效果通过改变激光的输出能量和脉冲持续时间获得。

– 脉冲持续时间：毫秒（ms），与组织中热损伤直接成比例。脉冲持续时间越长，靶组织及周围的热损伤越重。

– 点间距：决定了输出的能量与密度之间的平衡，以及治疗区域被保留的皮肤。与密度呈反比，意味着点间距越小，越多的能量将进入靶向治疗区域，也就是产生更密的热分解作用。更高的密度意味着点之间的重叠，表皮留下更少的健康皮肤，使术后的反应更重。

3.2 点阵 CO_2 激光的工作原理

热休克蛋白（HSP）在热损伤后皮肤重建中上调并发挥其作用，它们有抗炎效果和细胞保护活性。组织学研究已经证实，表达增高的 HSP 如 HSP70 和 HSP47，能够改善胶原生成的过程，使真皮增厚，改善瘢痕的外观。HSP70 是前胶原的调控子，在损伤愈合中起到重要作用，促进新胶原合成及其他生长因子的表达，如对损伤修复非常重要的转化生长因子 β (TGF-β)。HSP47 也在促进新胶原形成方面有关键作用。其表达峰值是治疗后 1 个月，可以在治疗后 3~6 个月持续高表达。重建和新胶原形成在治疗后 3~6 个月非常明显。这两个热休克蛋白的长期表达，支持点阵激光重建的长期效果。

CO_2 激光也能加速组织表达胶原酶，例如基质金属蛋白酶（MMP），其活性导致胶原降解。由于 MMP 通常在正常皮肤是不表达的，所以每个患者的胶原形成和降解之间的平衡也有个体化的体现。

如同之前已经提及的，在治疗区域中 CO_2 激光产生小点，穿插在保留的健康皮肤中。这些 MTZ 及这些通道上方的角质层已经被汽化掉了，未损伤的组织环绕着整个凝固带。这些区域内残留存活的角质形成细胞迁移到 MTZ，促进修复的过程，伴随胶原的形成和重新上皮化。激光脉冲后即刻，皮肤表面即可看到浅色点状斑点，代表这些角质层被汽化。这些斑点发展为红斑，治疗后 3 天内肉眼看更为明显。在这时，浆液性渗出和肿胀可以有不同程度的表现，根据所使用的参数而有所差别。出血发生在角质层和颗粒层之间。也可以观察到上皮的增生和脱屑，基底层保留。瘢痕区域浅表真皮层弹力纤维中的弹性蛋白也消失。

随着形成小的灰色痂皮，愈合过程逐渐完成，和排出损伤的角质形成细胞相关。坏死性碎屑在 1~2 周后逐渐消失（特殊患者可以持续更长时间），使皮肤表面看上去更脏，直到其完全剥脱。治疗后 3 周，可以观察到完全的上皮化新生。显微镜下可以发现，弹性蛋白可以以电子密度储集，弹力纤维看上去呈片段的弹力纤维样，揭示了真皮重建过程。瘢痕组织在 3 个月内可见肉眼改善，但是组织病理学分析发现，新胶原形成和真皮重建过程可以持续存在至治疗后 12~18 个月。

4 使用 CO_2 点阵激光治疗不同种类的瘢痕

4.1 增生性瘢痕

尽管 CO_2 激光可被用来治疗增生性瘢痕，但是基于最近的文献发现，585nm 脉冲染料激光（PDL）的效果更好。过度表达和异常活性的 TGF-β1 和 TGF-β2 参与了增生性瘢痕和瘢痕疙瘩的发病。PDL 的治疗机制目前仍没有达成共识，但是人们相信它降低了瘢痕中 TGF-β 的表达、抑制成纤维细胞增生和Ⅲ型胶原的存储。也有报道称，PDL 的工作机制是介于选择性光热作用理论凝固血管、肥大细胞释放组胺和白细胞介素、胶原变性、继发的真皮重建等几个方面。PDL 治疗后，立即进行皮损内糖皮质激素注射的目的是抑制胶原合成，因为组织肿胀，所以技术上更加容易进行，注射器针头进入瘢痕的阻力更小一些。

CO_2 点阵激光通过凝固破坏和重建来改善成熟的瘢痕组织的厚度、硬度等异常。CO_2 激光治疗可以在损伤后 12 个月开始，也可以在 PDL 治疗结束后开始，当联合其他方法进行治疗时。激光疗程间隔 4~6 周，直到观察到改善的平台期出现。通常每遍只用一个参数，在同一次治疗中的不同位置，瘢痕组织恢复可能处于不同的时期。

CO_2 激光产生的微热损伤带，被用来作为氟羟泼尼松龙透皮吸收的通道（图 1-13-2），或者别的外用药进入皮肤的通道。这种技术叫作药物透皮吸收，比药物直接注射疼痛更轻，能够确保药物在瘢痕真皮层中更均匀统一地分布，和激光联合发挥协同作用。超过 500kDa 的大分子通常不能直接渗透穿过角质层，而激光产生的通道，有更高的渗透性，允许局部使生物活性药物进入。

考虑到所有这些信息，CO_2 激光通常和药物透皮吸收联合使用，在治疗瘢痕疙瘩和增生性瘢痕方面，可获得更好的效果（图 1-13-3）。对那些基因（体质）上容易形成瘢痕的人来说，激光本身就能刺激产生高的愈合反应，所以特别建议在早期的激光治疗过程中，缓慢开始，采用低能量和低脉冲持续时间，观察热刺激之后继发的炎性反应程度来评估是否调整参数，从而减少瘢痕加重。

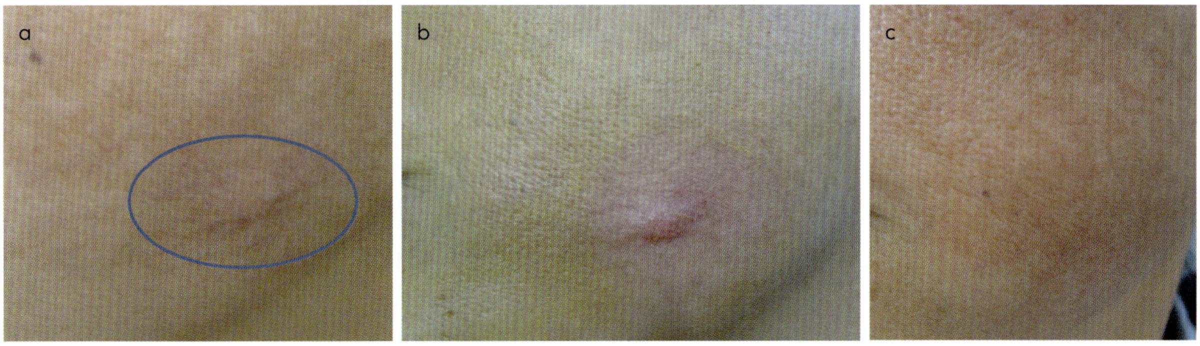

图 1-13-2 （a）颧骨部位增生性瘢痕激光治疗之前。（b）增生性瘢痕 CO_2 激光治疗后即刻，联合外用氟羟泼尼松龙药物透皮吸收。（c）治疗后 2 年，CO_2 激光联合外用氟羟泼尼松龙药物透皮吸收

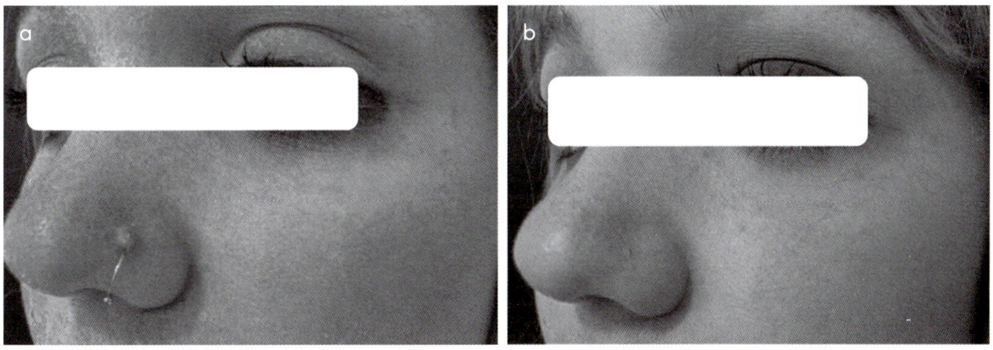

图 1-13-3 （a）左侧鼻翼增生性瘢痕，在 CO_2 激光治疗前。（b）左侧鼻翼增生性瘢痕，在 CO_2 激光治疗后，联合外用氟羟泼尼松龙 20mg/mL 药物透皮吸收

4.2 常见萎缩性瘢痕和痤疮萎缩性瘢痕

萎缩性瘢痕用 AFL 治疗效果更好，与 CO_2 激光类似，和非剥脱点阵激光相比，能量能够深达真皮（1.5~1.6mm）的深度，重建过程可以持续数个月。AFL 提升了热休克蛋白 HSP 的表达，随后通过活化表皮干细胞来替代刚损伤的细胞，调节组织对温热损伤的反应。 IL-1、 TNF-α、TGF 和 MMP 的信号代表了损伤细胞的移除和新生胶原。

CO_2 激光治疗减少瘢痕的宽度和深度，刺激胶原纤维的合成和重构，填充萎缩部位。强烈推荐治疗整个美学单元的表面，而不只是受累区域和瘢痕本身，这样避免未治疗区域和治疗区域有明显分界。作为一种重建的方法，CO_2 激光可以刺激更多的胶原产生和更好的美容效果。它可以改善皮肤的均匀性，逐渐使萎缩部位变得更平、更浅，表面与周围正常的皮肤重新整合。

我们一定不能忘记，可同时使用药物刺激胶原新生来逆转皮肤萎缩，通过药物传输系统，即可同时使药物进入皮肤，改善皮肤的结构，重新获得其容积和活力。在萎缩性瘢痕的治疗中，聚左旋乳酸（PLLA）是一种促进胶原新生的活性物质，在激光治疗后直接使用，通过药物传输技术发挥作用。当使用 PLLA 之后，诱发局部发生炎性反应，激活产生胶原，和激光的作用有协同效应。

痤疮瘢痕大部分是萎缩性的，如前所述可以被分为不同的种类（冰锥状瘢痕、车厢状瘢痕、滚轮状瘢痕）。大部分受累患者同时有多种类型的痤疮瘢痕存在。在所有治疗的美学单元中，利用重建技术，能够获得很好的改善效果，但是通常需要通过激光进行多次治疗，来获得更好的效果。所有痤疮瘢痕的亚型都可以减轻，但是车厢状瘢痕通常反应更好。患者需要被告知，需要通过 4~6 次的后续治疗，来获得最好的效果（图 1-13-4）。

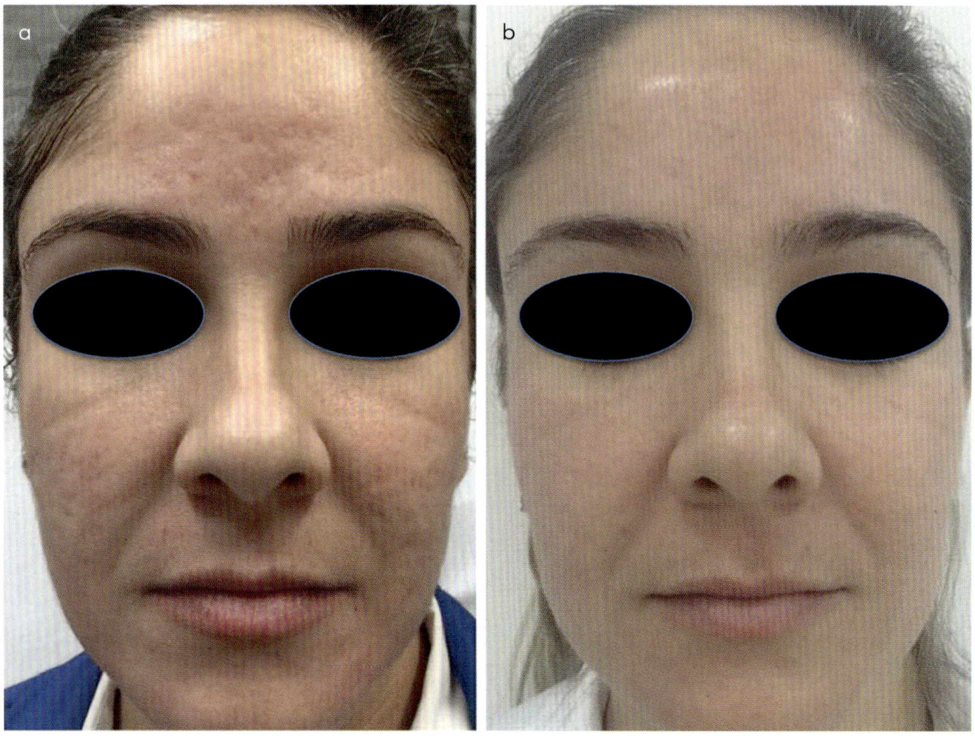

图 1-13-4 （a、b）痤疮萎缩性瘢痕，治疗前和两次 CO_2 激光治疗后，间隔 3 个月

4.3 手术后 / 损伤后瘢痕

在改善瘢痕的厚度和结构方面，尽早、尽快地处理这些瘢痕非常重要。色素脱失是最难改变的。和痤疮瘢痕相比，这些手术和损伤后瘢痕更深，所以其结果也更差。成纤维细胞和肌成纤维细胞在第 1 周开始迁移，第 2 周后开始形成瘢痕组织。因此，正确的处理措施应该在手术后的第 1 周就开始实施。

许多研究使用温哥华瘢痕评分量表对瘢痕进行临床评估，包括：颜色（0= 正常，1= 色素减退， 2 = 色素加深）；血管（0 = 正常，1 = 粉色，2 = 粉色到红色， 3 = 红色，4 = 红色到紫色，5 = 紫色）；柔韧性（0 = 正常，1 = 柔软， 2 = 柔顺，3 = 硬，4= 弯曲，5= 挛缩）；高度（0= 正常 , 1 = <2mm, 2 = 2~5mm, 3 = >5 mm）。

显然 CO_2 激光能用来治疗手术后和损伤后瘢痕（图 1-13-5~ 图 1-13-8）。能够使一个新瘢痕得到改善。也有报道称，在 CO_2 激光治疗之后出现继发的增生性瘢痕。有很多激光治疗的方案可以选择，但是治疗区域的能量必须严格选择。面部瘢痕激光治疗的建议密度是 30%~50%，面部以外区域的建议密度是 20%~30%，如前所述，因为这些区域形成增生性瘢痕的概率要高，特别是颈部。临床中，如果可以使用较低的能量也能有好的效果则可以选择，同时激光治疗后出现红斑和永久性色素脱失的风险也大大降低。

4.4 烧伤性瘢痕

烧伤性瘢痕的形成机制很复杂，包括损伤后反应，治疗必须聚焦于美容的改变及功能的提升。在全部的手术和治疗性护理之外，我们经常遇到患者抱怨局部疼痛、有烧灼感或瘙痒。在处置烧伤性瘢痕时，我们必须聚焦于解决通常在成熟瘢痕中展现出来的异常胶原沉积。成熟瘢痕类似成人皮肤，倾向于 I 型胶原

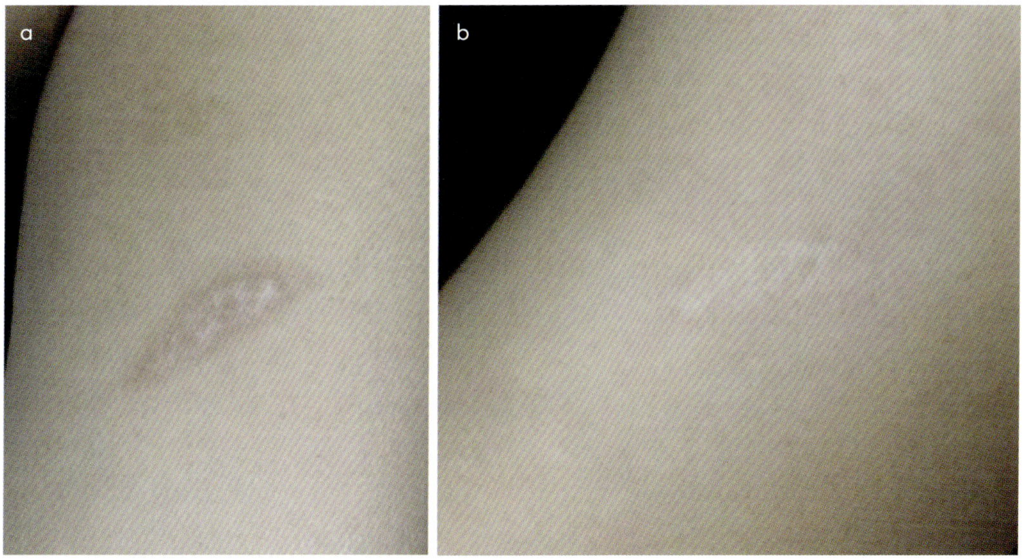

图 1-13-5 （a、b）治疗前和治疗后 6 个月，4 次 CO_2 激光治疗后（30mJ，100 密度）

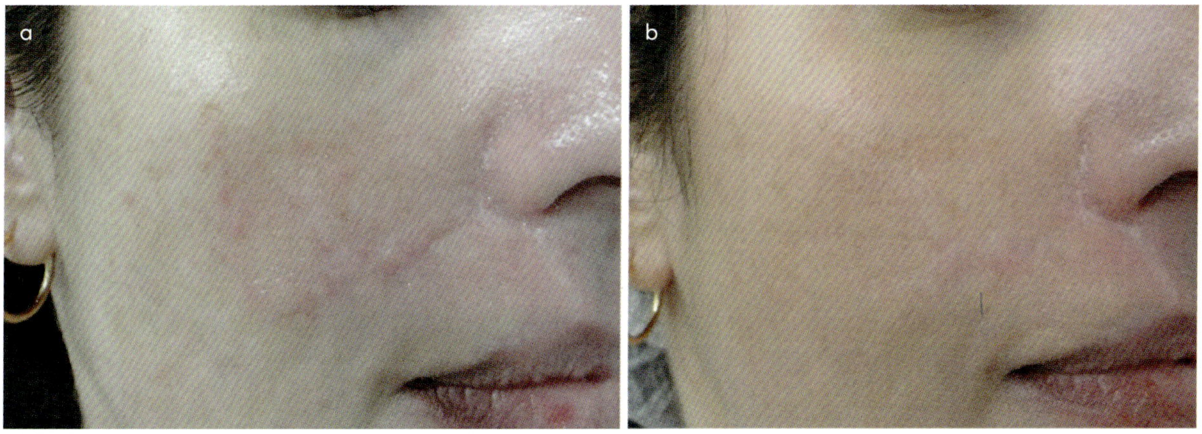

图 1-13-6 （a、b）手术后瘢痕。治疗前，一次 CO_2 激光治疗后

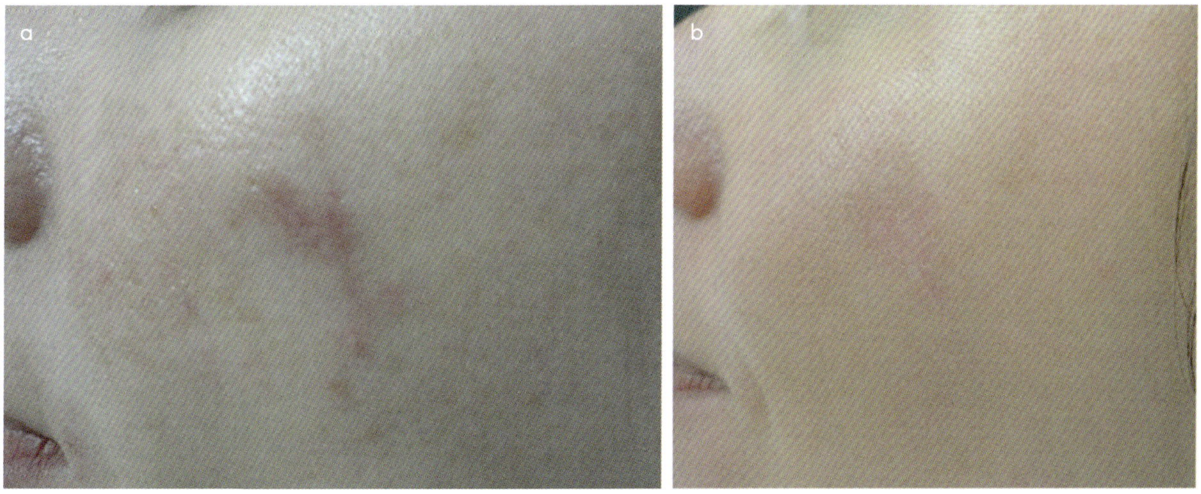

图 1-13-7 （a、b）手术后瘢痕。治疗前，一次 CO_2 激光治疗后

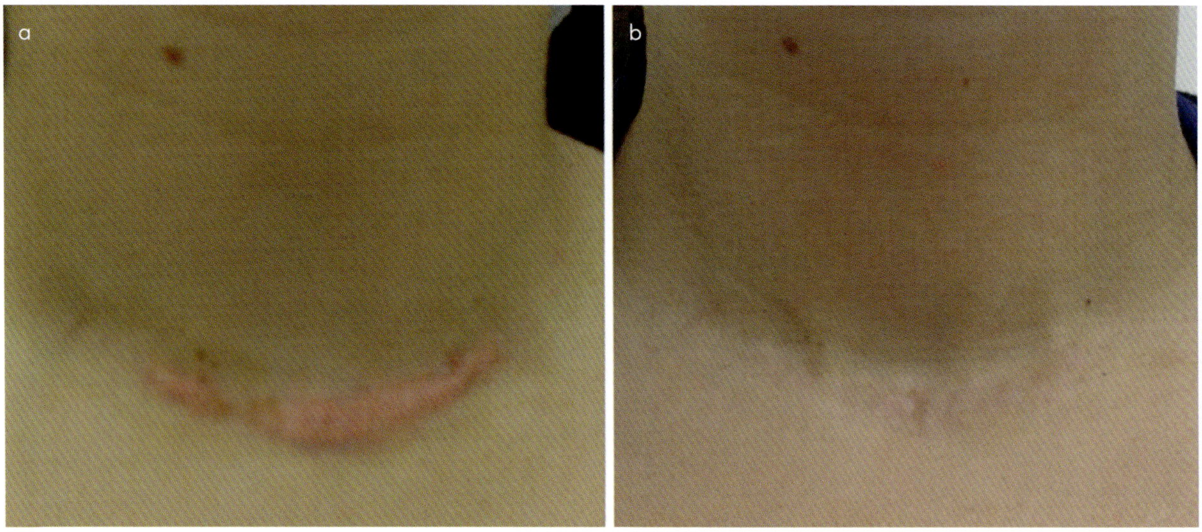

图 1-13-8 （a、b）治疗前和治疗后 6 个月，4 次 CO_2 激光治疗后（30mJ，100 密度）

含量显著超过Ⅲ型胶原，但是这种比例在胎儿皮肤中是完全相反的。

通过使用 CO_2 点阵激光治疗烧伤性瘢痕的部位，可以减少Ⅰ型胶原的含量，提升Ⅲ型胶原含量；重新排列瘢痕组织，来重建在年轻人中的和未受损皮肤中的正常胶原储积。这些表现和瘢痕局部治疗后，正常胶原储积，从而改善瘢痕部位的弹性。

除了皮肤外观的改善，目前没有方法能够重新获得瘢痕组织内的附属器结构，例如毛囊、皮脂腺和汗腺。因此，对于大面积的瘢痕组织的改善仅仅是停留在美观改善方面。

5 术前准备

治疗策略和选择的设备性能密切相关，而各有不同。但应该遵守一些普遍的注意事项和建议，特别是治疗前后。从良好记录既往史和小范围查体开始，皮肤病学专家必须特别注意下面所说的情况：

任何类型的活动性感染（真菌、细菌或病毒）都是激光治疗的相对禁忌证，应在激光治疗前适当控制感染。

炎症性疾病发生在拟治疗区域内，如湿疹或银屑病的皮肤疾病，直到其完全缓解前不应进行激光治疗。患有 Koebner 现象（同形反应）（扁平苔藓、银屑病、穿通性皮肤病、白癜风等）的炎症性皮肤病患者，即使在待治疗的区域外，也应充分告知其存在禁忌。

活动性痤疮：有痤疮瘢痕和活动性痤疮的患者，应在治疗瘢痕前，进行局部或口服药物治疗，以控制激光治疗前的炎性病变。在治疗痤疮瘢痕时，仍然有新的痤疮皮损冒出，此时治疗没有任何意义，因为它会延长治疗时间，使其效果没有那么理想。

最近口服异维 A 酸：考虑到患者服用异维 A 酸存在治疗性损伤的可能性，导致瘢痕疙瘩形成的风险增加，建议在停药后 6 个月再接受激光治疗。目前还缺乏评估该药物抑制伤口愈合效果的研究，但是目前已经建立的共识是，两种治疗要间隔 6 个月。

个人患单纯疱疹病史：既往有单纯疱疹感染史的患者必须接受抗病毒药物的预防性治疗。持续时间尚未达成共识，但是口服阿昔洛韦（400mg/8h）、伐昔洛韦（1g, QD）或泛昔洛韦（250mg/12h）应在开始激光治疗前至少 48h 使用，并持续到上皮化完成，通常是激光治疗 5 天后。

更高类别的皮肤类型（Fitzpatrick Ⅳ ~ Ⅵ）：较深的肤色，激光治疗后具有更高的炎症性色素沉着风险。因此，不鼓励进行激光治疗，因为风险将超过受益。如果特别需要，可以非常小心地使用较低的密度。

6 操作流程

进行激光治疗前，应使用表面麻醉剂轻轻地覆盖待治疗的区域。到其作用时间后，必须很好地清洁皮肤，通过小面积激光扫描测试皮肤凝固情况和患者对治疗的耐受性。

激光能量选择请参考设备制造商的推荐，同时针对不同的设备特性和患者个体情况进行个体化的定制参数。患者和操作者都必须佩戴安全护目镜。操作者必须避免使接受激光照射皮肤发生重叠治疗，因为这会增加激光的效能，并对皮肤造成伤害。当某一区域被多次重叠治疗时，热损伤更高，局部留下的健康皮肤更少，增加了瘢痕形成的风险。

在应用激光后，医生可以利用损伤区作为药物输送，将某些活性成分涂抹于凝固区域，如用于增生性瘢痕的曲安奈德或博莱霉素和用于萎缩性瘢痕的 PLLA。

7 术后修复

在激光治疗后即刻，由于组织汽化和大量血清渗出，皮肤呈现出红斑和肿胀。可以将一个修复镇静的面罩放在患者的脸上，因为此时患者有灼热感。同时，向患者说明术后注意事项，如常规消毒和每天 2 次在治疗区域应用局部治疗乳膏，直到完全再上皮化。医生必须确保患者知道这种治疗的停工期、恢复时间，在家里需要采取的注意措施以及如何建立正确的期望。非常重要的是要告诉患者，在治疗后最初的几天内，皮肤会变得比治疗前更差，随后出现痂皮，在 7~10 天内，随着愈合和再上皮化过程将要完成时，皮肤会变得更好。结果是非常值得期待的，并在随后的多次治疗中逐渐得到改善，每次治疗间隔 2~6 周。根据患者的耐受性和对治疗的反应，可以逐渐使用更高的能量。

8 不良反应

事实上，和标准的剥脱 CO_2 激光相比，CO_2 点阵激光的副作用已经很少了，但是还是可以发生。需要采用一些预防性措施，防止副作用的发生。例如使用较低的能量，在同一个位置不要重复超过两次治疗。副作用通常发生在使用更高能量和密度的人群中。

二次感染是最常见的副作用，通常需要进行单纯疱疹的预防性治疗。红斑、肿胀和疼痛可能是感染的特征，必须告知患者，如果发生了任何一种，必须联系自己的医生。

痤疮样损害可能是一种对温热损伤的反应，也可能是对治疗后使用的油性修复乳膏的反应，后一种反应意味着这种乳膏必须用更为清爽的乳液替代。针对痤疮使用一些温和的局部外用药，能够使这种痤疮样皮损尽快消退。

封闭创面敷料和抗生素能够导致接触性皮炎，较好的治疗方法是使用外用糖皮质激素。迟发性并发症出现在治疗后数周内，包括色素沉着、持续性红斑、皮肤的点状外观、粘连、增生性瘢痕，以及色素脱失。色素沉着和增生性瘢痕很少见，在面部以外的区域容易出现（特别是颈部），当治疗重复次数过多，或者使用过强的治疗参数时容易出现。色素脱失更罕见。出现色素沉着时，可以外用氢醌、维 A 酸、巯基乙酸等成分。在持续性红斑和炎症后色素沉着的改善方面激光和光疗仪器（强脉冲光、红宝石激光、翠绿宝石激光、调 Q Nd:YAG 激光）都可以尝试，也有较好的效果。

9 结论

CO_2 激光提供了一种新的、安全的，对于不美观瘢痕的治疗措施，副作用的发生率比较低，耐受性比较好，效率比较高；在皮肤科领域内针对这一常见的问题，CO_2 激光成为一种非常有前景的工具。当使用 CO_2 激光时获得的效果通常也比较满意。尽管如此，在使用该激光之前，也有一些事前的注意事项需要注意：评估患者的皮肤种类和患者的期望值，当需要的时候，很有必要进行抗疱疹病毒预防性治疗；需要很好地教育患者，他们需要了解这种剥脱激光的停工期，可能发生的副作用，在恢复过程中如何处理，如何使修复过程更快、更好，以获得良好的效果。

人们所关注的每种激光仪器都有制造商制作的操作手册，给患者使用的正确参数，需要考虑到患者的皮肤状态。但是，电流、效率、能量、光斑直径、脉冲持续时间等这些因素，能够使我们明白这是一种模式化的仪器：参数越高，能量越强，激光到达皮肤层次也更深。

10 总结

（1）瘢痕是因外伤导致组织损伤之后，后续出现的异常的替代组织。

（2）当正确使用时，剥脱 CO_2 点阵激光（AFL），可以获得良好的效果。

（3）对皮肤科医生来说，瘢痕的治疗从来不是一个容易的任务，包含了多种治疗措施，需要组合药物和技术。

（4）CO_2 激光产生了微热损伤带或显微治疗区（MTZ），刺激了愈合过程，有热休克蛋白、基质金属蛋白酶、细胞因子和趋化因子等参与，有新生胶原组织形成，有瘢痕和周围组织的结构重建。

（5）CO_2 激光可以被用来作为瘢痕治疗的单一手段，也可以和别的技术，例如脉冲染料激光、糖皮质激素 / 博来霉素注射、外用药物以及其他方法组合使用来获得更好的效果，特别是在增生性瘢痕的治疗中。

（6）CO_2 激光可以和外用药物伴随使用，可以使药物进入 MTZ，到达真皮层，可以作为药物透皮吸收的工具。

（7）在增生性瘢痕和瘢痕疙瘩中，使用 CO_2 激光必须非常小心。因为在基因上高度易感的人群中，它可以刺激愈合性炎症反应出现过度反应。

（8）在痤疮瘢痕中，通常合并存在多种的萎缩性瘢痕，CO_2 激光治疗之后也可以获得改善。患者通常需要进行多次治疗，通常是 3~6 次，每次间隔 1~3 个月。冰锥状瘢痕反应最差。

（9）在手术后瘢痕和烧伤性瘢痕中，早期治疗是成功的关键因素。

（10）患者必须非常了解整个治疗过程、停工期、术前术后注意事项，还有可能出现的副作用和感染 /

并发症的表现。

（11）如果患者个人有单纯疱疹感染史，必须在激光治疗之前进行预防性治疗。

（12）如果拟治疗的区域有活动性、感染性皮肤疾病，必须在激光治疗前彻底治愈。

（13）激光治疗前，局部使用表面麻醉剂如利多卡因、丁卡因或其余的成分，随后用正确的消毒剂移除。

（14）激光单位应该基于制造商的操作手册，考虑到患者的 Fitzpatrick 皮肤类型，提示信息和参数必须符合这些信息。

（15）术后程序包括使用修复乳膏，广谱防晒霜。如果患者真正在进行抗单纯疱疹病毒治疗，必须持续完成完全的上皮化，应该是在激光治疗之后的 5~10 天。

（16）最常见的副作用是感染、色素异常、持续性红斑、增生性瘢痕、色素脱失等，色素脱失比较罕见。医生必须对处理上述情况有足够的准备。

11 交叉参考

- ► CO_2 Laser for Photorejuvenation
- ► Erbium Laser for Scars and Striae Distensae
- ► Light–Emitting Diode for Acne, Scars, and Photodamaged Skin
- ► Non–ablative Fractional Lasers for Scars

12 参考文献

[1] Alexiades-Armenakas M, Sarnoff D, Gotkin R, Sadick N. Multi-center clinical study and review of fractional ablative CO_2 laser resurfacing for the treatment of rhytides, photoaging, scars and striae. J Drugs Dermatol. 2011;10(4):352–362.

[2] Alster TS, Nanni CA. Pulsed dye laser treatment of hypertrophic burn scars. Plast Reconstr Surg. 1998;102 (6):2190–2195.

[3] Alster TS, Tanzi EL. Hypertrophic scars and keloids: etiology and management. Am J Clin Dermatol. 2003;4 (4):235–243.

[4] Alster TS, Williams CM. Treatment of keloid sternotomy scars with 585 nm flashlamp-pumped pulsed-dye laser. Lancet. 1995;345(8959):1198–1200.

[5] Alster T, Zaulyanov L. Laser scar revision: a review. Dermatol Surg. 2007;33(2):131–140.

[6] Avram MM, Tope WD, Yu T, Szachowicz E, Nelson JS. Hypertrophic scarring of the neck following ablative fractional carbon dioxide laser resurfacing. Lasers Surg Med. 2009;41(3):185–188.

[7] Chowdri NA, Masarat M, Mattoo A, Darzi MA. Keloids and hypertrophic scars: results with intraoperative and serial postoperative corticosteroid injection therapy. Aust N Z J Surg. 1999;69(9):655–659.

[8] Fabbrocini G, Annunziata MC, D'Arco V, De Vita V, Lodi G, Mauriello MC, Pastore F, Monfrecola G. Acne scars: pathogenesis, classification and treatment. Dermatol Res Pract. 2010;2010:893080.

[9] Fife DJ, Fitzpatrick RE, Zachary CB. Complications of fractional CO_2 laser resurfacing: four cases. Lasers Surg Med. 2009;41(3):179–184.

[10] Goodman G. Acne and acne scarring: the case for active and early intervention. Aust Fam Physician. 2006;35 (7):503–504.

[11] Gupta S, Sharma VK. Standart guidelines of care: keloids and hypertrophic scars. Indian J Dermatol Venereol Leprol. 2011;77(1):94–100.

[12] Holland DB, Jeremy AH, Roberts SG, Seukeran DC, Layton AM, Cunliffe WJ. Inflammation in acne scarring: a comparison of the responses in lesions from patients prone and not prone to scar. Br J Dermatol. 2004;150 (1):72–81.

[13] Jacob CI, Dover JS, Kaminer MS. Acne scarring: a classification system and review of treatment options. J Am Acad Dermatol. 2001;45(1):109–117.

[14] Jalali M, Bayat A. Current use of steroids in management of abnormal raised skin scars. Surgeon. 2007;5 (3):175–180.

[15] Jeremy AH,Holland DB, Roberts SG, ThomsonKF, Cunliffe WJ. Inflammatory events are involved in acne lesion initiation. J Invest Dermatol. 2003;121(1):20–27.

[16] Kuo YR, Jeng SF, Wang FS, Chen TH, Huang HC, Chang PR, Yang KD. Flashlamp pulsed dye laser (PDL) suppression of keloid proliferation through down-regulation of TGF-beta1 expression and extracellular matrix expression. Lasers Surg Med. 2004;34(2):104–108.

[17] Laubach HJ, Tannous Z, Anderson RR, Mainstein D. Skin responses to fractional photothermolysis. Lasers Surg Med. 2006;38(2):142–149.

[18] Lee SH, Zheng Z, Roh MR. Early postoperative treatment of surgical scars using a fractional carbon dioxide laser: a split-scar, evaluator-blinded study. Dermatol Surg. 2013;39(8):1190–1196.

[19] Levy LL, Zeichner JA. Management of acne scarring part II – a comparative review of non-laser based, minimally invasive approaches. Am J Clin Dermatol. 2012;13 (5):331–340.

[20] Magnani LR, Schweiger ES. Fractional CO_2 lasers for the treatment of atrophic acne scars: a review of the literature. J Cosmet Laser Ther. 2014;16(2):48–56.

[21] Manstein D, Herron GS, Sink RK, Tanner H, Anderson RR. Fractional photothermolysis: a new concept for cutaneous remodeling using microscopic patterns of thermal injury. Lasers Surg Med. 2004; 34(5):426–438.

[22] Manuskiatti W, Fitzpatrick RE. Treatment response of keloidal and hypertrophic sternotomy scars: comparison among intralesional corticosteroid, 5-fluoracil, and 585nm flashlamp-pumped pulsed dye laser treatments. Arch Dermatol. 2002;138(9):1149–1155.

[23] Mustoe TA, Cooter RD, Gold MH, Hobbs FD, Ramelet AA, Shakespeare PG, Stella M, Téot L, Wood FM, Ziegler UE, International Advisory Panel on Scar Management. International clinical recommendations on scar management. Plast Reconstr Surg. 2002;110 (2):560–571.

[24] Omi T, Kawana S, Sato S, Bonan P, Naito Z. Fractional CO_2 laser for the treatment of acne scars. J Cosmet Dermatol. 2011;10:294–300.

[25] Ozog DM, Liu A, Chaffins ML, Ormsby AH, Fincher EF, Chipps LK, Mi QS, Grossman PH, Pui JC, Moy RL. Evaluation of clinical results, histological architecture, and collagen expression following treatment of mature burn scars with a fractional carbone dioxide laser. JAMA Dermatol. 2013;149(1):50–57.

[26] Patel N, Clement M. Selective nonablative treatment of acne scarring with 585nm flashlamp pulsed dye laser. Dermatol Surg. 2002;28(10):942–945.

[27] Reiken SR, Wolfort SF, Berthiaume F, Compton C, Tompkins RG, Yarmush ML. Control of hypertrophic scar growth using selective photothermolysis. Lasers Surg Med. 1997;21(1):7–12.

[28] Reish RG, Eriksson E. Scars: a review of emerging and currently available therapies. Plast Reconstr Surg. 2008;122(4):1068–1078.

[29] Rkein A, Ozog D, Waibel JS. Treatment of atrophic scars with fractionated CO_2 laser facilitating delivery of topically applied poly-L-lactic acid. Dermatol Surg. 2014;40(6):624–631.

[30] Roques C, Téot L. The use of corticosteroids to treat keloids: a review. Int J Low Extrem Wounds. 2008;7(3):137–145.

[31] Shamsaldeen O, Peterson JD, Goldman MP. The adverse events of deep fractional CO(2): a retrospective study of 490 treatments in 374 patients. Lasers Surg Med. 2011;43(6):453–456.

[32] Sherling M, Friedman PM, Adrian R, Burns AJ, Conn H, Fitzpatrick R, Gregory R, Kilmer S, Lask G, Narurkar V, Katz TM, Avram M. Consensus recommendations on the use of an erbium-doped 1,550-nm fractionated laser and its applications in dermatologic laser surgery. Dermatol Surg. 2010;36 (4):461–469.

[33] Sobanko JF, Alster TS. Management of acne scarring, part I – a comparative review of laser surgical approaches. Am J Clin Dermatol. 2012;13(5):319–330.

[34] Sobanko JF, Vachiramon V, Rattanaumpawan P, Miller CJ. Early postoperative single treatment ablative fractional lasing of Mohs Micrographic Surgery facial scars: a split-scar, evaluator-blinded study. Lasers Surg Med. 2015 Jan;47(1):1–5.

[35] Taylor M, Gonzalez M, Porter R. Pathways to inflammation: acne pathophysiology. Eur J Dermatol. 2011;21 (3):323–333.

[36] Verhaeghe E, Ongenae K, Bostoen J, Lambert J. Nonablative fractional laser resurfacing for the treatment of hypertrophic scars: a randomized controlled trial. Dermatol Surg. 2013;39(3 Pt 1):426–434.

[37] Vrijman C, van Drooge AM, Limpens J, Bos JD, van der Veen JP, Spuls PI, Wolkerstorfer A. Laser and intense pulsed light therapy for the treatment of hypertrophic scars: a systematic review. Br J Dermatol. 2011;165 (5):934–942.

[38] Waibel JS, Wulkan AJ, Shumaker PR. Treatment of hypertrophic scars using laser and laser assisted corticosteroid delivery. Lasers Surg Med. 2013;45 (3):135–140.

[39] Walgrave S, Zelickson B, Childs J, Altshuler G, Erofeev A, Yaroslavsky I, Kist D, Counters J. Pilot investigation of the correlation between histological and clinical effects of infrared fractional resurfacing lasers. Dermatol Surg. 2008;34(11):1443–1453.

[40] Wolfram D, Tzankov A, Pülzl P, Piza-Katzer H. Hypertrophic scars and keloids – a review of their pathophysiology, risk factors, and therapeutic management. Dermatol Surg. 2009;35(2):171–181.

[41] Xu XG, Luo YJ, Wu Y, Chen JZ, Xu TH, Gao XH, et al. Immunohistological evaluation of skin responses after treatment using a fractional ultrapulse carbon dioxide laser on back skin. Dermatol Surg. 2011;37:1141–1149.

[42] Zachariae H. Delayed wound healing and keloid formation following argon laser treatment or dermabrasion during isotretinoin treatment. Br J Dermatol. 1988;118:703.

[43] Zachary C, Rofagha R. Laser therapy. In: Bologna J, Jorizzo J, Schaffer J, editors. Dermatology. 3rd ed. London: Elsevier; 2012. p. 2260–2272.

第 14 章　CO_2 激光的其他适应证

Emmanuel Rodrigues de França, Alzinira S. Herênio Neta, 和 Gustavo S. M. de Carvalho

摘要

CO_2 激光是一种剥脱激光，对水有很强的亲和力，可以通过刺激胶原蛋白新生，促皮肤年轻化或改善瘢痕外观，已得到广泛应用。此外，它还可以安全有效地治疗从良性上皮肿瘤到黑色素细胞病变，再到癌前病变 (光化性唇炎) 等各种皮肤病。激光治疗前后的患者教育是维持良好效果的关键。下面我们讨论一些皮肤科领域的 CO_2 激光常规适应证。

关键词

CO_2 激光、激光治疗、激光、剥脱激光

目录

E.R. de França (✉) • G.S.M. de Carvalho
Department of Dermatology, University of Pernambuco – UPE, Recife, PE, Brazil
e-mail: emmanuelfranca@hotmail.com; gustavo.carvalho@msn.com

A.S. Herênio Neta
Department of Dermatology, University of Sao Paulo, Sao Paulo, SP, Brazil
e-mail: niraherenio@hotmail.com

M.C.A. Issa, B. Tamura (eds.), Lasers, Lights and Other Technologies, Clinical Approaches and Procedures in Cosmetic Dermatology 3, https://doi.org/10.1007/978-3-319-16799-2_14

1 简介

皮肤科医生和整形外科医生在他们的临床实践中经常遇到最初被认为是很小的损伤，结果解决起来很困难。汗管瘤、皮脂腺增生、疣状表皮痣、软纤维瘤和病毒疣等病症可以通过不同的方法来解决，但激光，尤其是 CO_2 激光对这些疾病会非常有效。下面我们将讨论 CO_2 激光在皮肤科中的适应证。

2 黑色丘疹性皮病

在非裔人群中，尤其是女性中，黑色丘疹性皮病 (Dermatulosa Nigra, DPN) 是一种常见疾病，在非裔美国人中发病率为 35%。此病常始于青春期，且青春期女性是受累最明显的人群。病变的数量和大小随着年龄的增长而增加。临床上表现为多发黑色丘疹，无症状，典型皮损累及头部和颈部。组织学上类似于脂溢性角化病，表现为角化过度、不规则棘层肥厚、角质囊肿和基底层明显的色素沉着。有 40%~54% 的病例有皮肤良性病变的阳性家族史。DPN 通常不需要进行治疗。这种病症虽然无痛，但会影响美观。治疗方案包括切削术、刮除术、冷冻治疗、电烧灼、微晶磨皮和激光。更激进的方法可能会并发术后色素沉着、色素减退或瘢痕。瘢痕疙瘩形成是一种潜在的并发症（图 1–14–1)。

文献报道，激光可作为 PDN 的有效治疗方法，包括 CO_2 激光、 Nd:YAG（钕钇铝石榴石）激光、二极管激光、脉冲染料激光和铒激光器。其中，CO_2 激光被证明是安全的，复发率或并发症 (瘢痕形成、色素减退或沉着) 发生率低，即使是针对明显突起的皮损，患者满意度也很高。在大多数情况下，局部麻醉就足够的，建议一天一次涂抹白色凡士林软膏，直到创面重新上皮化。治疗间隔 3~4 个月。

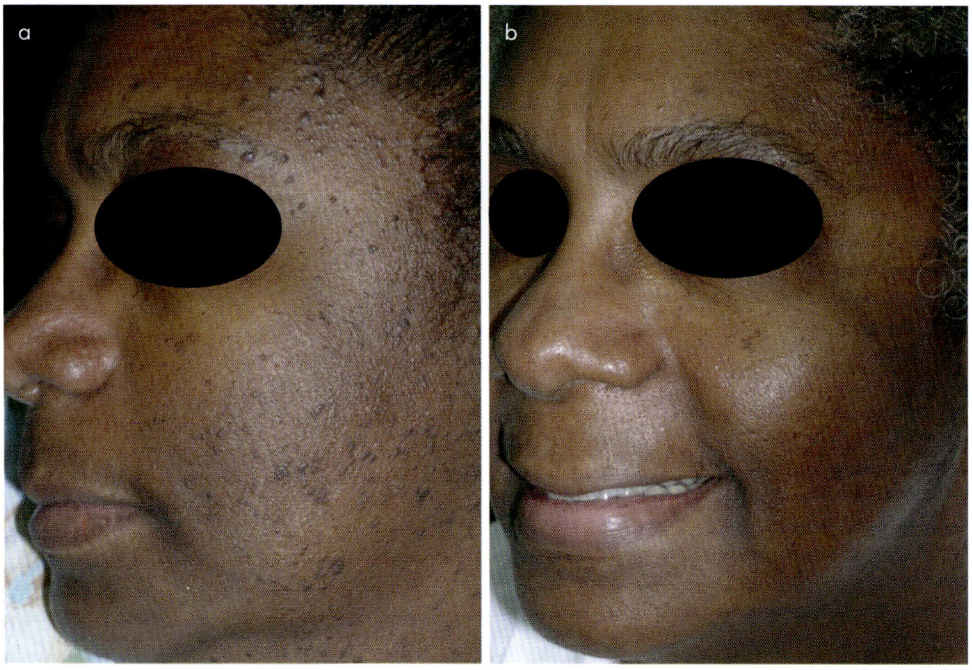

图 1-14-1 (a、b) 应用 CO_2 激光治疗黑色丘疹性皮病（低能量）

3 睑黄瘤

这是一种皮肤良性病变，典型皮损为黄色斑块，通常位于眶周，尤其是内眼角和上眼睑；它也是常见的皮肤黄色瘤。病变逐渐发展和融合，不会自行消退。

此病是因脂肪堆积在组织细胞内造成的，即形成所谓的泡沫组织细胞，主要位于上部的网状真皮层。主要成分是堆积的胆固醇，其中大部分是脂化的。50% 的患者血清胆固醇水平正常，发现 50% 的病例有高甘油三酯血症。一些患者体内高密度脂蛋白（HDL）水平降低。此时可被当作心血管风险、严重缺血性心脏病和动脉粥样硬化的预测因子，特别是与高血压、糖尿病、肥胖和吸烟相结合的话，概率更高。该病在普通人群中是一种罕见的疾病，女性发病较男性多。40~50 岁是高发年龄。

根据临床表现即可诊断，但应该记住，大约一半的患者存在血脂水平异常情况；因此，该病患者应该经常检查血脂。一些药物，如用于治疗慢性粒细胞性白血病的尼罗替尼，可能会引发睑黄瘤。

治疗主要基于饮食控制，必要时给予降脂药物。除治疗血脂异常外，从美观角度治疗睑黄瘤有很多的方法可供选择，如手术切除、电烧灼术、三氯乙酸化学烧灼法和冷冻术。与博来霉素同族的抗生素平阳霉素，可以注射到皮损中，临床效果良好。电烧灼术和冷冻术可以破坏病变表面，但需要反复治疗。冷冻术可能导致瘢痕形成和色素减退，应谨慎使用。剥脱激光如超脉冲 CO_2 激光、Er:YAG（铒钇铝石榴石）激光 、Q 开关 Nd:YAG 激光、 二极管激光、脉冲染料激光和 KTP 激光等在睑黄瘤的治疗中越来越流行。CO_2 剥脱激光是治疗局部睑黄瘤的较好选择，不损伤肌肉组织（图 1-14-2)。

对于弥漫性睑黄瘤病例，手术切除是最好的选择，因为皮损会累及深部真皮和 / 或肌肉。复发很常见，复发率约为 40%。

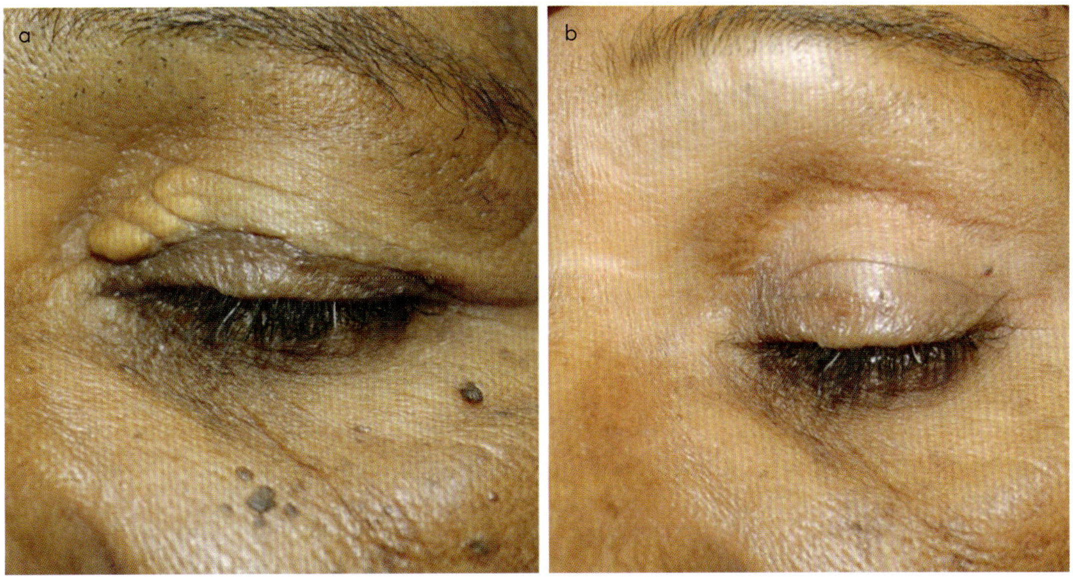

图 1-14-2　(a、b) 应用超脉冲 CO_2 激光治疗黄色瘤

4 皮脂腺增生

这是一种中年或老年人常见的良性皮脂腺病变，可为单发或多发，表现为直径 2~9mm 大小的淡黄色或皮色丘疹，通常有中央脐凹，位于面部（尤其是鼻部、面颊和前额）。偶见于胸部、乳晕、口腔、阴囊、包皮和外阴部。罕见的异型包括巨大型，呈线性排列或带状疱疹样型、弥漫型和家族型。有些人认为鼻赘是皮脂腺增生的一种特殊形式。皮脂腺增生在健康的老年人中发病率约为 1%，但在长期使用环孢素 A 进行免疫抑制治疗的患者中高达 10%~16%，约 43.7% 的新生儿会有皮脂腺增生。据报道，皮脂腺增生与 Muir-Torre 综合征的体内恶性病变有关。一些伴发毛细血管扩张和传染性软疣的丘疹需与基底细胞癌(BCC)相鉴别。

组织病理学表现为多叶状皮脂腺增大。小叶外围由一层或多层的基底细胞构成，同充满脂质的正常脂质细胞相比，小叶内脂质细胞分化不全、胞核大、脂质较少。与衰老相关的血雄性激素水平下降，似乎是导致皮脂腺增生的原因。紫外线辐射和免疫抑制是辅助因素（图 1-14-3）。

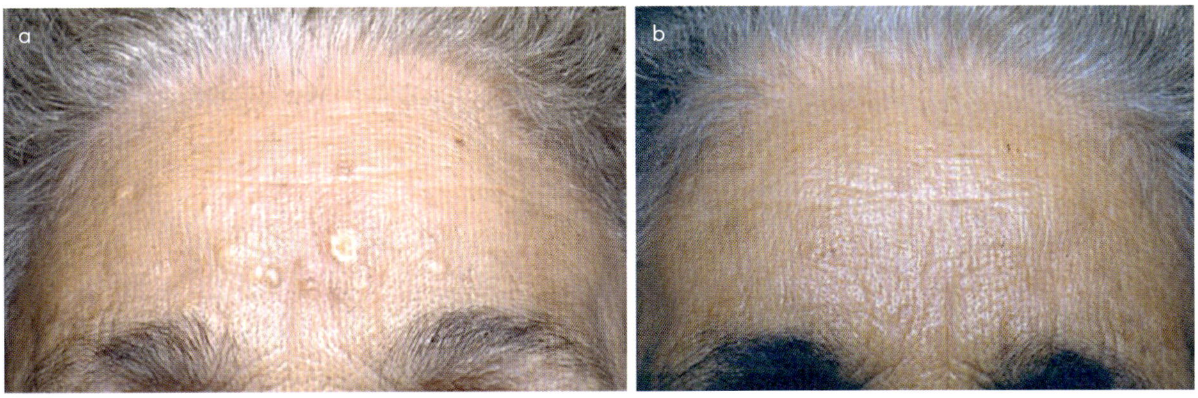

图 1-14-3　(a、b) 应用 CO_2 激光治疗皮脂腺增生（低能量）

治疗

治疗方案包括光动力治疗、冷冻治疗、烧灼或电凝、三氯乙酸 (TCA) 化学局部治疗、氩激光治疗、CO_2 激光治疗、1450nm 和 1720nm 二极管激光治疗。这些破坏性的非特异性治疗的并发症包括色素脱失和萎缩性瘢痕。口服异维 A 酸 2~6 周后能有效清除部分病灶，但在停止治疗后病灶经常复发。

5 病毒疣

病毒疣是一种常见的病毒性皮肤感染，病程有自限性，由人乳头瘤病毒 (HPV) 引起，能够产生以棘层肥厚为特征的表皮增生，并伴有乳头瘤样增生，年轻人和儿童的发病率可达 10%。

它是由双链 DNA 的乳多空病毒家族属中的乳头瘤病毒引起的，这种病毒能够对被感染的细胞产生细胞溶解作用，导致细胞死亡。

临床上，它的特点是丘疹或结节样外生，表面粗糙，有时有小黑点，代表栓塞的毛细血管。它们通常位于手背、指尖或甲周和膝盖褶皱处。约 65% 的寻常疣在 2 年内会自行消失。新疣可能发生在创伤部位，显示同形反应（Koebner 现象），但通常不如扁平疣的同形反应那么明显。

感染是通过接触被临床和亚临床病灶患者污染过的物体或表面污染源（泳池、健身房）而获得的。新的损伤可能导致自体接种，甚至轻微的创伤就可引起感染。咬指甲与甲周疣有关。刮胡子时留下的创伤会使病毒扩散到胡须部位引起丝状疣。多汗症和扁平足易患跖疣。病毒疣潜伏期在 1~20 个月，平均潜伏期为 3 个月。

HPV 引起的乳头状瘤最初是良性的。疣的发病率、恶性潜能和消退与宿主细胞介导的免疫紊乱直接相关。在艾滋病和淋巴瘤以及服用免疫抑制剂的患者中，病毒疣发生得更频繁，持续时间更长，数量更多。

5.1 治疗

细胞介导免疫缺陷患者的病灶一般是耐药的。而对有免疫能力的患者的单一皮损进行治疗可使更多甚至全部的疣消退（图 1-14-4)。

可使用发烟硝酸、水杨酸、乳酸、三氯乙酸、斑蝥素、鬼臼脂、5- 氟尿嘧啶或皮损内注射博来霉素等方法破坏感染细胞。还可以使用冷冻术、光动力疗法，甚至外科手术，如刮除术和电灼术来治疗。不能使用切除缝合和放射疗法。激光疗法中可使用 CO_2 激光磨削或 Nd:YAG 激光加热治疗。与冷冻疗法相比，HPV 更容易受到热疗的影响。对于顽固型病毒疣，脉冲染料激光 (585nm) 的治疗效率可达 80%。

CO_2 激光治疗病毒疣（尖锐湿疣和寻常疣）的复发率不比其他技术高。一项研究显示，使用 CO_2 激光去除疣体，在上皮化后使用 5% 咪喹莫特乳膏涂抹局部，每天 1 次，每周 5 次，持续 2 周，随访 12 个月，未见复发。

5.2 跖疣

众所周知，跖疣更难治疗和根除。在 CO_2 激光消融术后使用人工真皮（一种药物），在残余病灶中使用水杨酸对跖疣是有效的。Mitsuishi 证实了使用这项技术后，治疗部位的上皮没有乳头瘤病毒的 DNA，

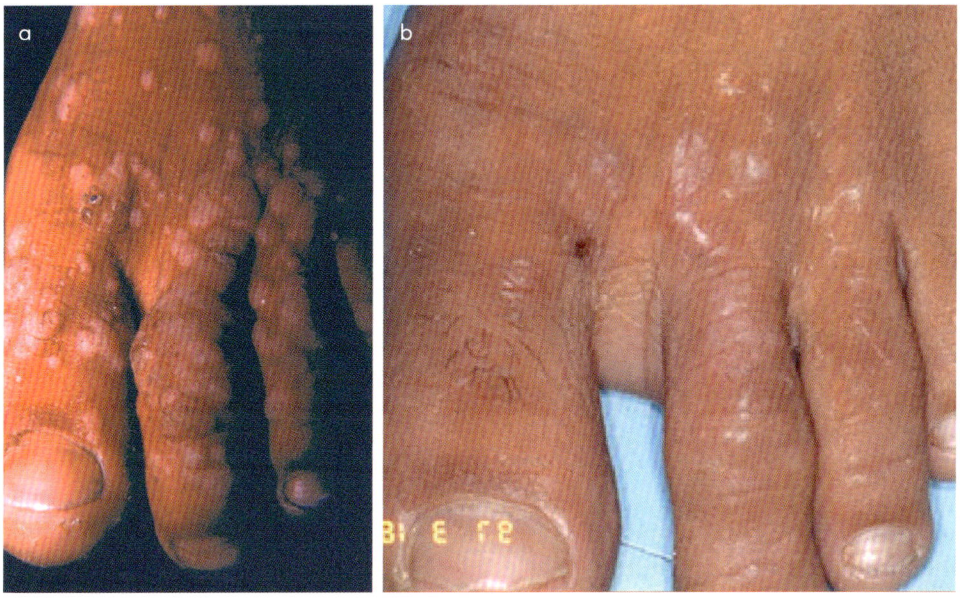

图 1-14-4 (a、b) 应用 CO_2 激光治疗寻常疣

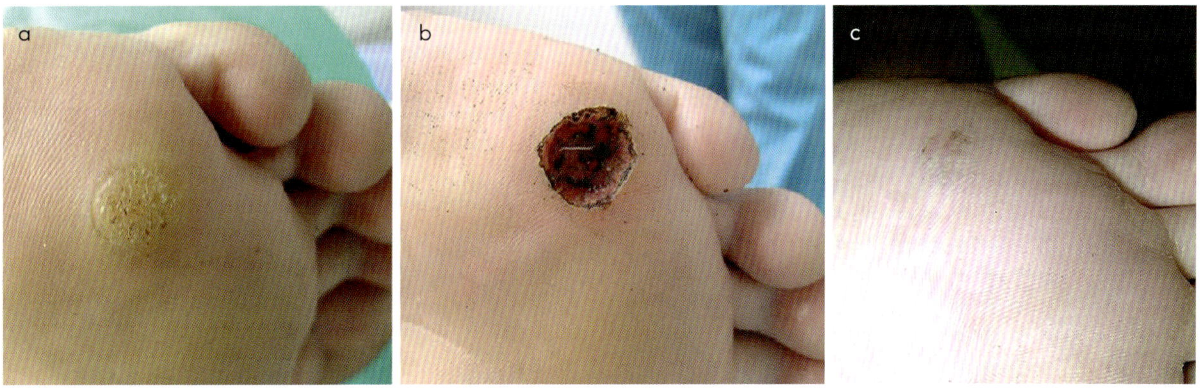

图 1-14-5 (a~c) 应用 CO_2 激光治疗跖疣

并且此项技术没有明显的瘢痕形成或严重疼痛 (图 1-14-5)。

6 生殖器疣

使用 CO_2 激光治疗生殖器疣是安全有效的。单次的治愈率可达到 70%。复发与多性伴侣和女性宫颈受累有关。用 CO_2 激光联合 ALA(5- 氨基乙酰丙酸) 光动力疗法治疗难治性病灶比单一使用 CO_2 激光治疗复发率低。治疗可以在怀孕期间进行。在一项研究中，用此方法对 18 名妊娠期在 15~38 周的孕妇的生殖器疣进行治疗，没有出现流产、早产或其他并发症 (感染、出血)。鲍温病样丘疹病可看作是阴茎或外阴上皮内的Ⅲ级肿瘤，与 HPV 16 感染密切相关 (图 1-14-6)。

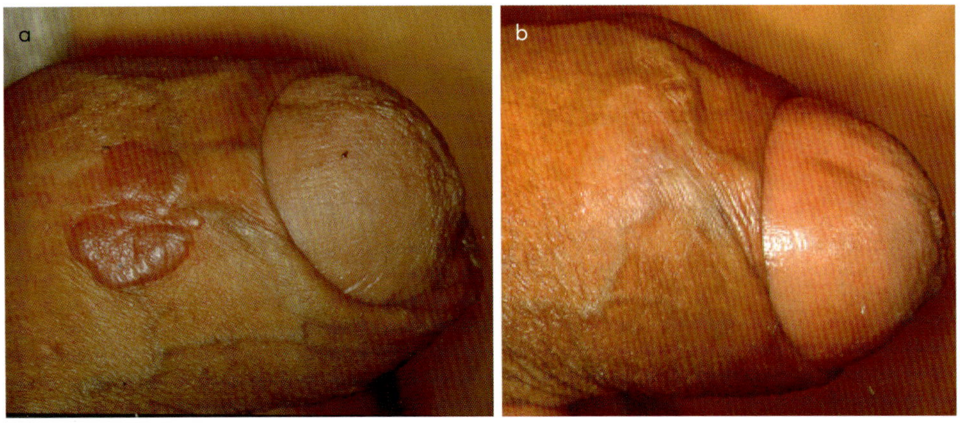

图 1-14-6 (a、b) 应用 CO_2 激光治疗鲍温病样丘疹病

注意事项

在使用 CO_2 激光时，所排放的烟雾由气体和 / 或有毒气化物组成，如苯、甲醛和氰化氢、生物气溶胶、蒸汽，以及活的或死的细胞残余物 (包括血液碎片和病毒)。建议使用烟雾过滤器、真空吸尘器、室外排烟、手套和激光面罩。软管可以由助手手持，管口离操作部位 2cm，也可以连接到手具上。有几项研究表明，CO_2 激光使病毒性病灶汽化所产生的烟雾是一种含有病毒性颗粒的气溶胶，扩散范围直径超过 2m，甚至在有排烟条件下也会扩散，污染了手术过程中的设备和相关人员 (皮肤、鼻腔和胸腔)。因此，CO_2 激光并不是治疗寻常疣和生殖器疣等病毒性病变的首选治疗方法。使用 Er:YAG 激光治疗的气溶胶中检测不到病毒 DNA 的存在；使用这种激光器显然比使用 CO_2 激光器安全。而一位使用 Nd:YAG 激光治疗肛周疣的医生发现了喉乳头瘤病。在 CO_2 激光汽化产生的烟雾中除了 HPV 病毒之外，还发现了 HIV 病毒和丙型肝炎病毒，因此，不建议用这种方法治疗这些感染患者。

7 色素痣

色素痣 (MN) 是由黑色素细胞增殖而形成的良性痣细胞病变。有两种基本类型 : 先天性色素痣和后天性色素痣。

先天性色素痣自出生起就存在，通常表现为小的斑点或棕色丘疹，光滑或疣状，有时多毛，巨大的病变甚至可以占据整个肢体。当直径大于 20cm 时，被称为先天性巨痣 (新生儿发生率为 0.002%)。普通的色素痣皮损和巨痣常伴多毛 (95%)，表面粗糙，颜色从棕色到黑色。根据受累部位的不同，巨痣还常伴有神经系统异常，如脊柱裂和脑膜囊肿时，由于黑色素细胞浸润在神经组织结构中，会造成神经—皮肤黑色素异常。由于恶变风险高，建议行手术切除，但由于损伤程度高，通常很难进行治疗，需要使用扩张器、局部旋转皮瓣、皮瓣移植等方法。

目前治疗先天性色素痣的其他方法包括皮肤磨削、化学剥脱和激光剥脱等。这些方法可以改善外观，但不一定能完全去除深层色素痣细胞，因为它们是表浅治疗。只有在手术边缘清楚的情况下对痣进行完全切除，才能有效降低或消除今后发生恶性转化的可能性。后天性色素痣是很常见的，童年即可发生，但通常发生在 12~30 岁之间，从 35 岁开始慢慢减少。在青春期、怀孕期，使用皮质激素和阳光暴晒后可能会变大。临床上可表现为扁平状、疣状、圆顶状或带蒂状。组织学上可分为混合痣、交界痣和皮内痣。

通常不需要进行治疗。出于美容原因需要去除时，可采用手术切除、冷冻治疗、电烧灼，最近更多的是用激光进行治疗。切除病灶时应扩大边缘 1~2mm，若怀疑有恶变倾向，应进行组织病理学检查。

很少有文献数据支持使用激光治疗色素痣皮损。非剥脱方法产生选择性的黑色素光热裂解，对色素痣细胞进行二次破坏，如 Q 开关红宝石激光、Nd:YAG 激光和紫翠宝石激光。这些治疗会产生表面美白的效果；然而即使能改善外观，但常常会复发，外观类似黑色素瘤 (假性黑色素瘤)，且增加恶变的可能性，这需要长期的随访研究。对于无恶变倾向的皮内痣和混合痣，可以用剥脱激光去除，如 CO_2 激光或铒激光，无论是临床外观还是组织病理检查，都具有满意的美容效果。目前，CO_2 激光治疗瘢痕更小，出血更少，操作更简便。对于直径超过 5mm 的色素痣，一些研究者建议分次去除，每次治疗间隔 2~4 周，根据病灶大小改变治疗次数 (图 1–14–7)。

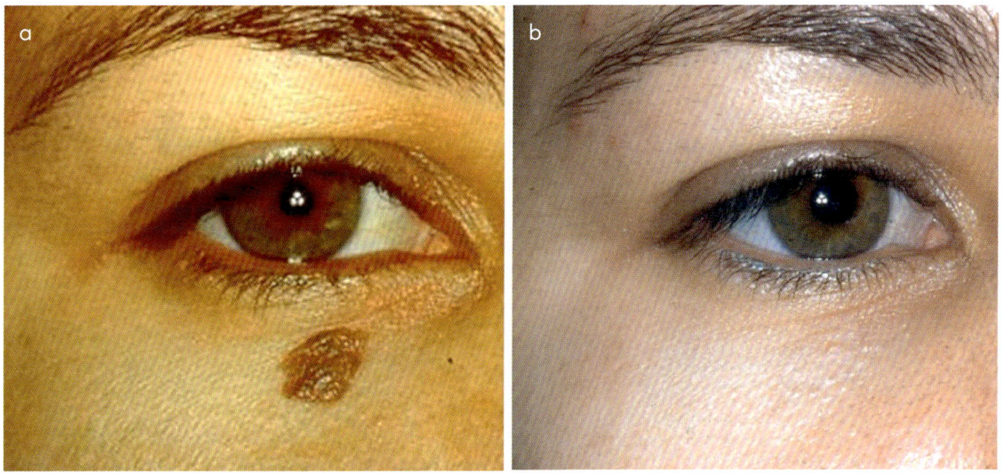

图 1–14–7 (a、b) 应用超脉冲 CO_2 激光治疗后天性色素痣

8 疣状表皮痣

这是一种错构瘤样的界线清楚的皮损，几乎完全由角质形成细胞形成，可能在出生时和童年时期出现，也可能只在成年时期才变得明显。典型皮损常见于躯干，往往不越过中线，并与 Blaschko 线一致。四肢病灶呈线性垂直状。最初，它们以条纹或色素斑的形式出现，随着时间的推移颜色会加深，表面角化越来越明显。当累及身体半侧时，被称为单侧痣，如果分布广泛，则称为高起性鱼鳞病。

疣状痣的一种亚型是炎性线状疣状表皮痣 (ILVEN)，可伴持续的瘙痒，症状类似慢性湿疹性皮炎或牛皮癣，女性更多发。临床表现为出生后即可见的复发性慢性炎症，通常是单侧的，有强烈的瘙痒，难以治疗。另一种亚型是黑头粉刺痣，表现为一簇中央角栓性丘疹。

该病没有理想的治疗方法，而且常因为复发和可能留下不美观的瘢痕而使患者失望。治疗包括局部外

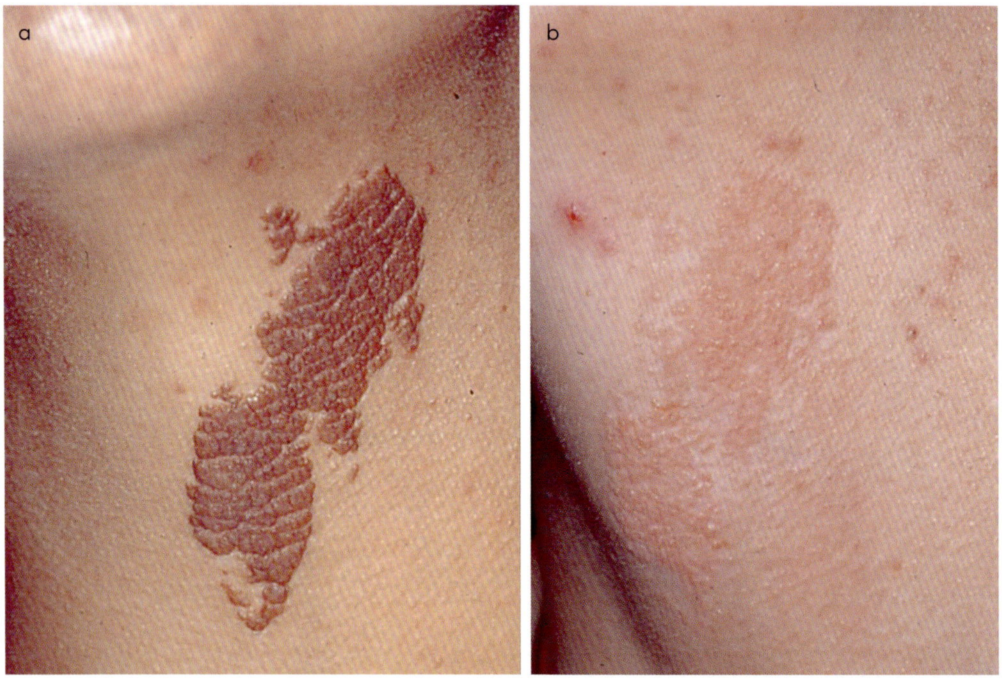

图 1-14-8 (a、b) 使用 CO_2 激光治疗疣状表皮痣后

用药、皮肤磨削、冷冻术、光动力治疗和激光剥脱。最常用的是剥脱激光，如 CO_2 激光或 Er:YAG 激光器。激光的使用在美学结果上较令人满意的。Er:YAG 激光用于疣状增生不明显的病变（图 1-14-8)。

9 汗管瘤

这是一种相当常见的良性肿瘤，多发，表现为直径小于 3mm 的玫瑰红至黄褐色丘疹，对称分布于下眼睑和眶周区域，常见于成年女性，有时是半透明样的或囊肿样的，主要的影响是有碍美观。

汗管瘤通常首先出现在青春期，其他病灶可能稍后发生。有一种突发于青春期的形式，会影响颈部、胸部、腹部和阴茎，即爆发性组织腺瘤。也可以在外阴、腋窝和手背部出现。其组织学特征为囊状导管和被纤维间质包围的逗号状致密上皮细胞条索。汗管瘤的组织发生可能与腺体成分或多能干细胞有关。Friedman 和 Butler 将汗管瘤分为 4 种亚型：①局部型。②唐氏综合征相关型。③泛发型，包括多发性汗管瘤。④家族型。

个别病例与 Brooke-Spiegler 综合征有关，该综合征是一种常染色体显性遗传病，其特征是多发的圆柱瘤、毛发上皮瘤和偶发的螺旋腺瘤。在唐氏综合征患者中，6%~36% 会发生汗管瘤，且通常发生于 10 岁以上女性患者中（图 1-14-9)。

术后护理

汗管瘤治疗的主要原因是为了美观。因为病灶通常在真皮，常常难以完全去除，且易复发。可能的治疗方法包括手术切除缝合、电烧灼、冷冻术、磨皮术、三氯醋酸化学剥脱、CO_2 激光或 Er:YAG 激光治

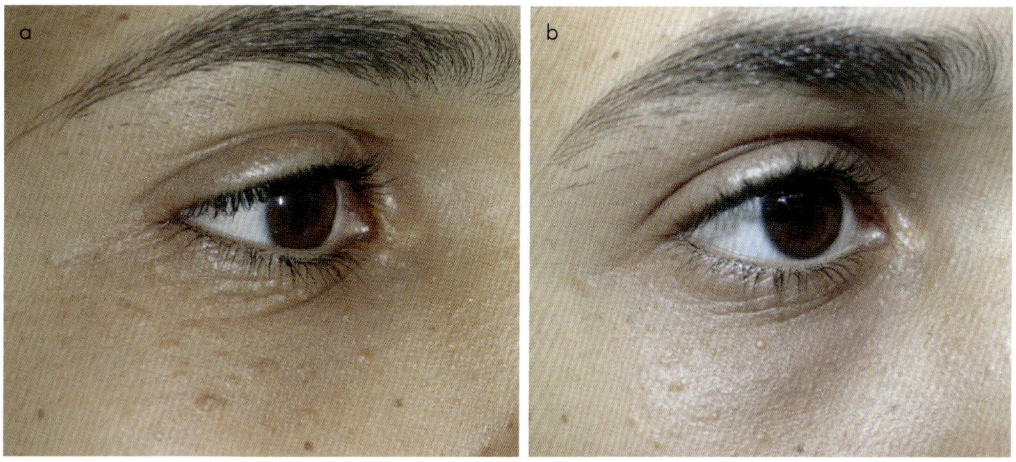

图 1-14-9 (a, b) 应用 CO_2 激光治疗汗管瘤

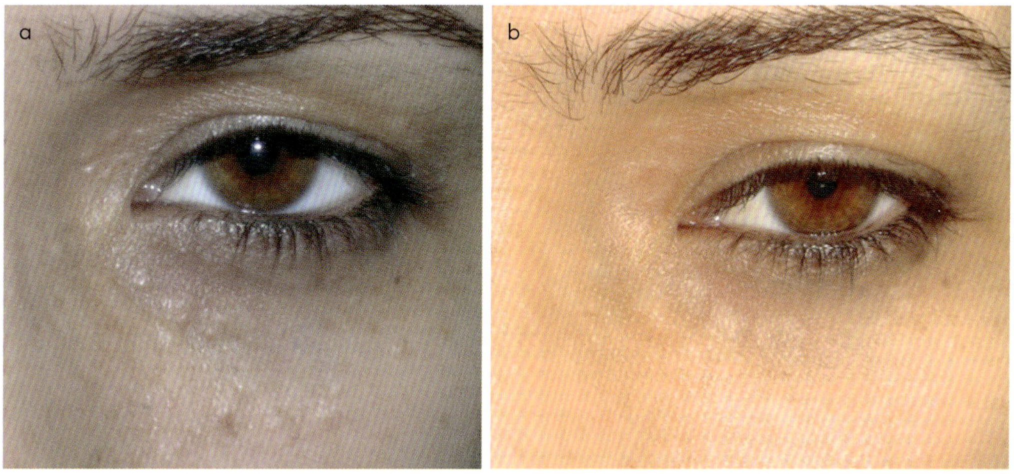

图 1-14-10 (a、b) 应用 CO_2 激光治疗汗管瘤。可见激光治疗后色素减少，与黑眼圈的色素沉着形成对比

疗。关于 CO_2 激光的使用，汗管瘤的复发与剥脱表浅有关，色素脱失和萎缩等并发症与剥脱较深有关（图 1-14-10）。

10 皮脂腺异位症

Fordyce 病的颗粒病灶为无症状的皮脂腺，常见于口腔黏膜、上唇和磨牙后区。它们的特征是有多个白色或黄色的丘疹，直径为 0.1~1mm，偶尔可能合并形成斑块。只有透过上皮可见的皮脂腺才是 Fordyce 颗粒。在儿童时期常被忽视，直到青春期才被发现，但在组织学上是早就存在的。它的发病率随着年龄的增长而增加，特别是在青春期激素刺激之后。成人的患病率在 70%~85% 之间，男性稍高。组织病理学上，病变与皮脂腺没有区别，但与毛囊无关，其导管直接开口到皮肤表面。

该病临床易于诊断，不需要进行额外检查。需区别于口腔其他病变：白色念珠菌小菌落、微小脂肪瘤、柯氏斑、疣、考登综合征的黏膜丘疹皮损、扁平苔藓和黏膜白斑。尽管无症状且被认为是正常改变，一些患者为了美观仍会寻求治疗。有使用二氯乙酸、CO_2 激光、联合 5- 氨基乙酰丙酸的光动力治疗、口服异维 A 酸和电凝刮除术等方法治疗此病的报道（图 1-14-11）。

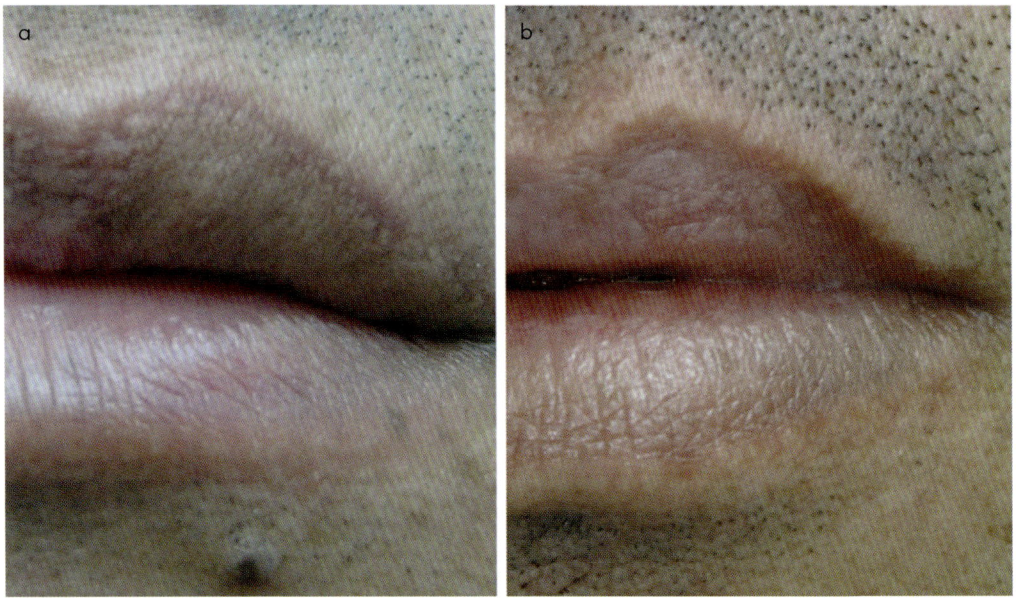

图 1-14-11 (a、b) 应用 CO_2 激光治疗上唇多发性黄色丘疹治疗前后

11 脂溢性角化病

脂溢性角化病是由角质形成细胞表皮增生引起的局限性的角化丘疹或斑块。病变通常出现在 40 岁以后，在白种人中更常见。其表面粗糙油腻，不反光，可显示角质囊肿或有脑回样外观。颜色变化范围较大，从浅棕色到黑色，可能与光化性角化病、黑色素细胞痣或恶性肿瘤相混淆（图 1-14-12）。

多见于躯干和面部。可以是单发的，也可以多达数十个。治疗方面，可用刮除术、冷冻术、电凝或 CO_2 激光等去除（图 1-14-13）。

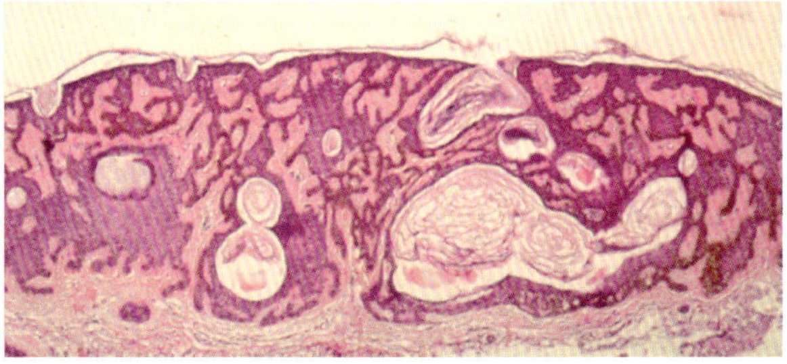

图 1-14-12 脂溢性角化病的组织学表现：可见角化过度和大量的假角质囊肿

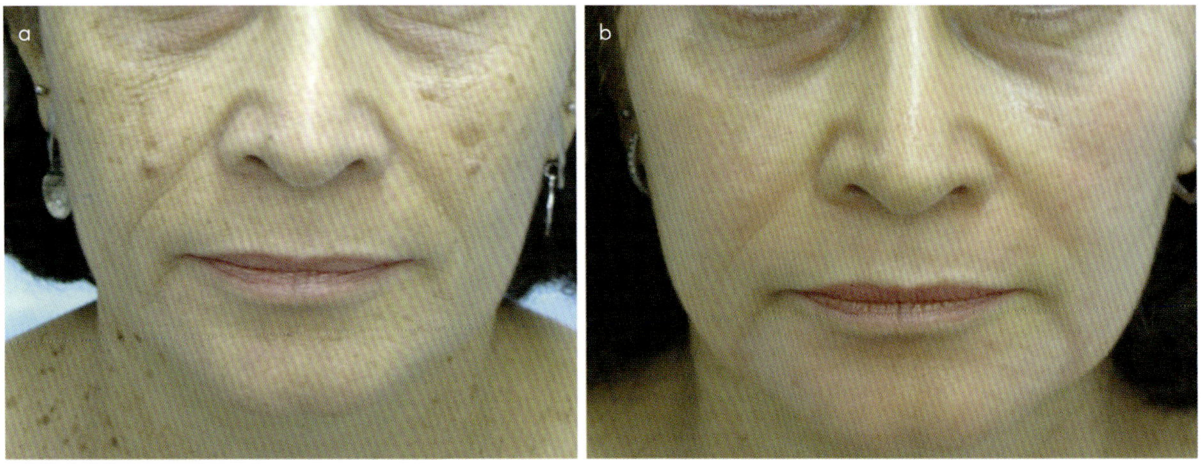

图 1-14-13 (a、b) 应用 CO_2 激光治疗脂溢性角化病的前后对比

12 鼻赘

鼻赘是一种皮肤良性病变，5~70 岁的白人的鼻部多发。皮脂腺增生导致橘皮样外观。其特征是鼻部逐渐增大，鼻部皮肤不规则增厚和结节形成。它是酒渣鼻的一种临床类型。

鼻赘患者随着皮肤的增厚皮脂腺显著增多，在极端情况下甚至达毁容程度。这种情况通常不会产生瘢痕。鼻赘可单独发生，而没有其他症状或酒渣鼻的体征。它也可使患者毁容和痛苦。

一些研究者认为鼻赘不是一种疾病。导致患者寻求帮助的主要原因是审美和功能障碍，如鼻塞和睡眠呼吸暂停。然而，有文献报道发现 46 例恶性肿瘤如基底细胞癌（BCC）和鳞状细胞癌（SCC）与鼻赘有关，这提示我们对所有切除的组织都要进行病理检查（图 1-14-14)。

多种方法可以用来矫正鼻赘畸形，如皮肤磨削术、电烧灼术和激光治疗。鼻赘的首选治疗方法是通过外科方法去除增生肿物。使用 CO_2 激光治疗鼻赘是一种适合的治疗方法，其美容效果好，手术并发症少，风险小。脉冲染料激光器可以在应用 CO_2 激光器之后用于改善血管状况。我们也可以使用铒激光来进行剥脱。电凝和手术刀切除效果相似，但止血效果较差，延长了手术时间。CO_2 激光治疗术后愈合时间短，瘢痕少。

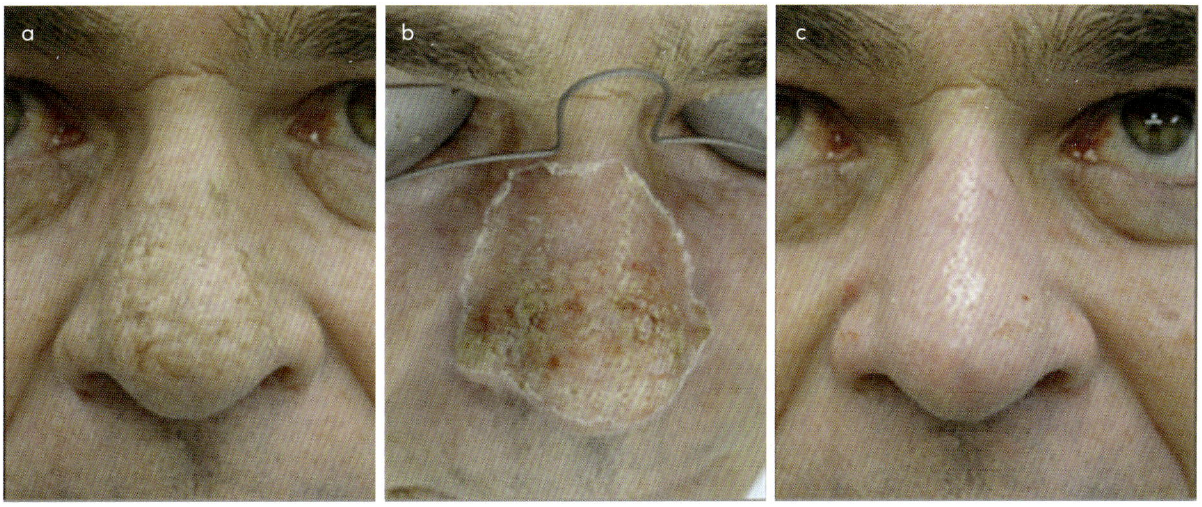

图 1-14-14 (a~c) 经超脉冲 CO_2 激光治疗的鼻赘

13 光化性唇炎

光化性唇炎 (AC) 是唇鳞状细胞癌 (SCC) 的一种癌前病变或一种早期和浅表形式。具有遗传易感性的角质形成细胞可能在中波紫外线诱导下发生分子改变，表现肿瘤化倾向。因此，AC 实际上是异型角质形成细胞克隆扩增的结果，可看作是原位鳞癌。这种情况常见于从事与长期暴晒有关的职业活动的个体，尤其是皮肤白皙、下唇外翻的红发人士。下唇的上皮细胞和角质层都很薄，黑色素含量也很低，因此更容易受到阳光的伤害。吸烟和嘴唇感染人类乳头瘤病毒者可引起细胞遗传学改变，增加光化性唇炎进展到 SCC 的风险。

临床征象包括萎缩性、弥漫性和界线不清的斑块，或可能影响全部或部分唇红的糜烂性角化病。活检可确诊。组织病理学改变包括红唇边缘鳞状上皮萎缩或增生，有不同程度的角化、无序成熟、有丝分裂活性增加和细胞异型性。常可见凋亡细胞，但基底膜完好。真皮呈嗜碱性变性（日光性弹性组织变性）。根

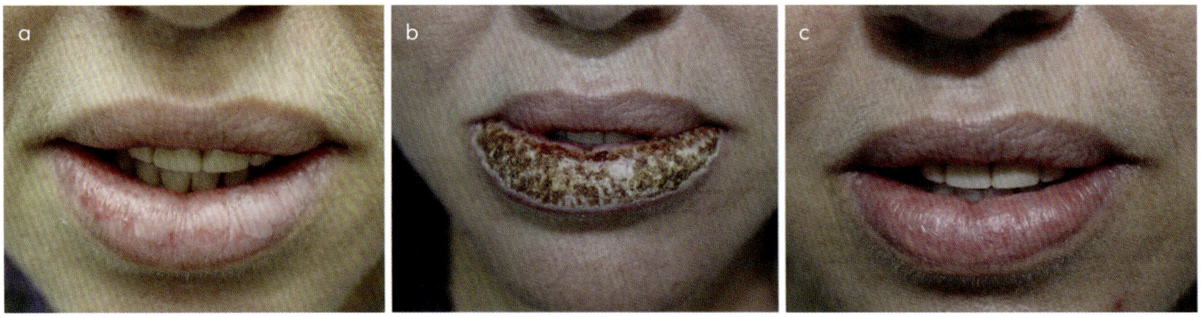

图 1-14-15 (a~c) 应用 CO_2 激光治疗光化性唇炎

据上述显微改变，光化性唇炎应是上皮内或原位鳞状细胞癌（图 1-14-15）。

AC 进展到 SCC 的发生风险为小于 1% 至 20%。临床上，疼痛、硬化、大面积、明显的角化过度、溃疡、出血、快速生长、复发或者持久不愈等都可能是向 SCC 进展的标志。SCC 转移的风险在 0.5%~3% 之间。然而，由光化性唇炎引起的唇 SCC 比皮肤 SCC 更容易转移，转移率为 3%~20%。由于可能发生恶性转化，AC 的治疗至关重要。手术切除全部唇红（唇红切除术），并做组织学检查连续切片是首选的治疗方法。其他可能的治疗方法包括电切法、冷冻手术、光动力治疗、局部使用抗肿瘤药物 5- 氟尿嘧啶或免疫调节剂咪喹莫特，以及 CO_2 激光和铒激光治疗。然而，使用这些方法得到的组织不能用于组织学检查。通过减少 UVB 的暴露累积，可以预防 AC。有此病者儿童早期就使用防护服、减少户外活动和使用防晒霜，并坚持一生。

14 外源性褐黄病

褐黄病是一种结缔组织灰褐色色素沉着，可分为内源性褐黄病和外源性褐黄病。内源性褐黄病又称黑尿症，是一种罕见的先天性疾病，常染色体隐性遗传，是由于缺乏将尿黑酸转化为乙酰乙酸和富马酸的酶而引起的。受影响的个体会积累尿黑酸，这是一种不溶性色素，沉积在软骨、皮肤和心脏瓣膜等各种组织中。

外源性褐黄病在临床和组织学上与内源性褐黄病相似，但无系统性累及。它的特征是蓝黑色或浅灰色无症状的色素沉着，通常位于面部、颈部、背部和四肢伸肌表面。最常见的诱因是使用对苯二酚、间苯二酚、苯酚、汞、苦味酸和口服抗疟药等。最初人们认为，褐黄病是由于长时间使用高浓度的对苯二酚引起的，但最近有报告显示，使用 2% 的对苯二酚不超过 3 个月就出现了褐黄病的病理表现。人们对对苯二酚引起的色素沉着机制尚不清楚。据研究报道，高浓度的对苯二酚可能激活酪氨酸酶，从而导致黑色素合成增加。其他研究者认为，对苯二酚氧化酶抑制了皮肤中尿黑酸的迁移，导致了尿黑酸的积累，然后聚合形成了褐黄素沉积。黑色素细胞也可能参与其中；许多病例与日晒有关，而且有报道称有 1 例褐黄病患者，褐黄病皮损上不会出现白癜风皮损。

临床表现：外源性褐黄病可分为 3 期。一期，只出现面颈部红斑和轻微的色素沉着；二期，色素沉着逐渐加重，并出现鱼子酱样丘疹和萎缩；最后一个阶段（三期），为丘疹状结节，周围有或无炎症浸润。

外源性褐黄病的组织病理学检查显示真皮层乳头层有黄褐色或绿色香蕉状细丝。这些细丝发生变性，形成胶样粟丘疹，就进展到丘疹结节期。在第三阶段有炎症介质参与，包括巨细胞、上皮样细胞和组织细胞。一些活检显示有肉瘤样肉芽肿形成，周围有细丝包裹。在严重的病例中，也可以出现色素经皮脱落和假上皮瘤样增生（图 1-14-16~ 图 1-14-18）。

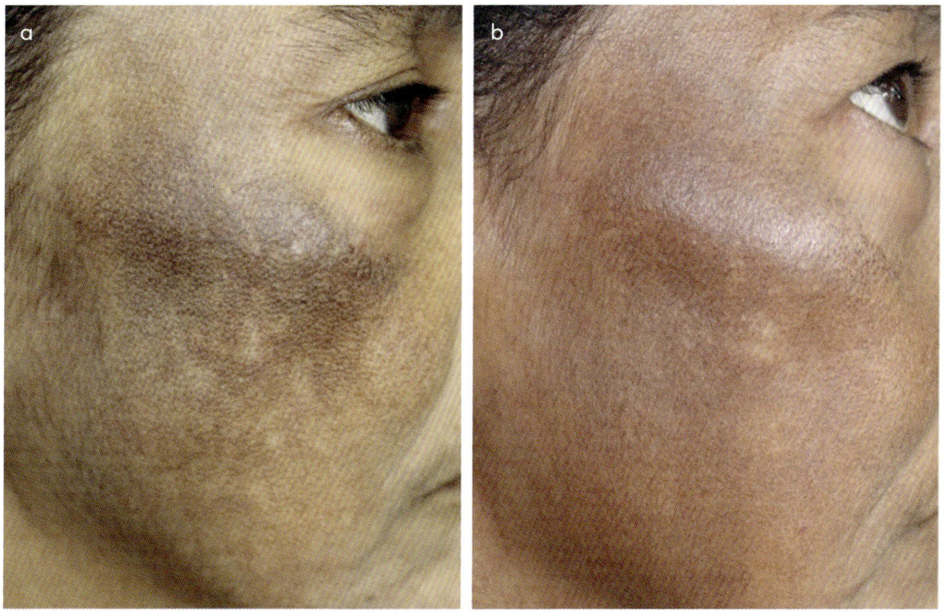

图 1-14-16　(a、b) 单独应用 CO_2 点阵激光治疗的外源性褐黄病

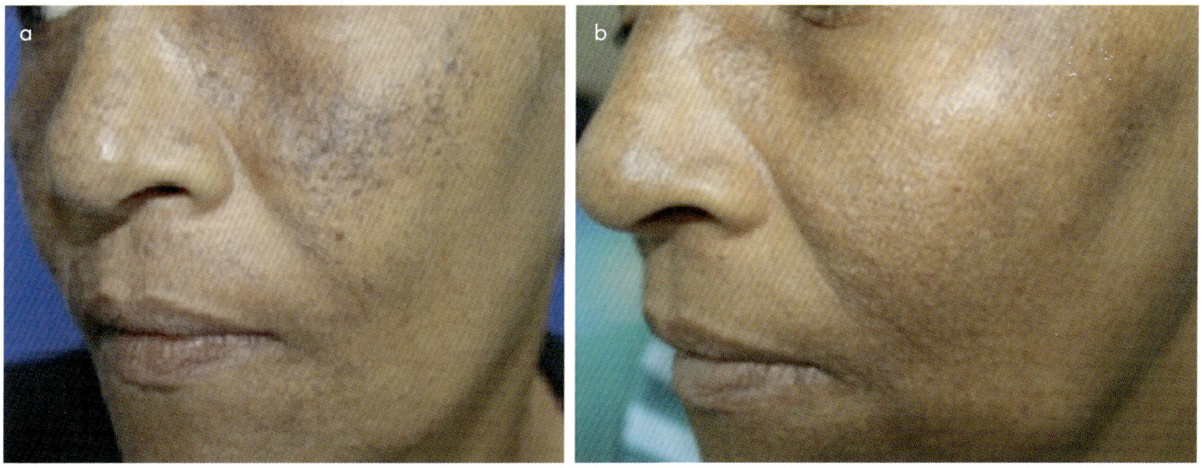

图 1-14-17　(a、b) 单独应用 CO_2 点阵激光治疗的外源性褐黄病

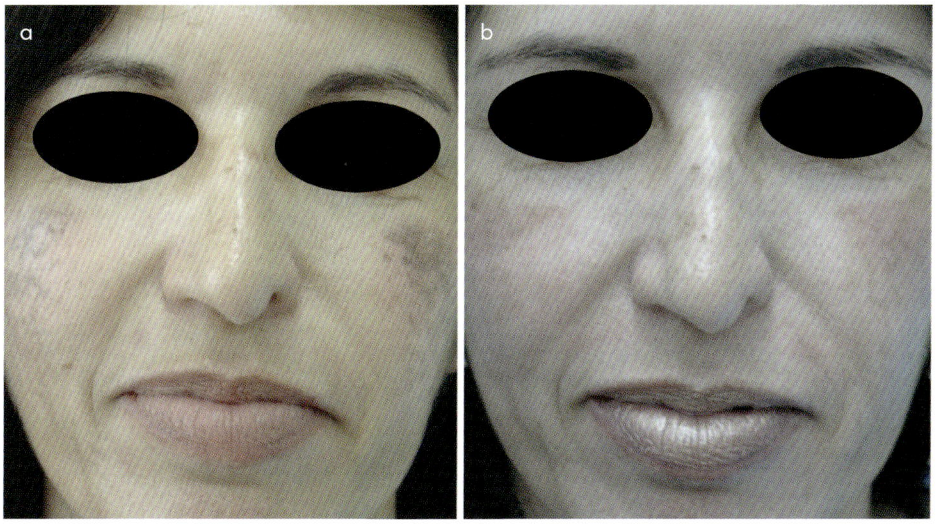

图 1-14-18　(a、b) CO_2 点阵激光联合 IPL 和 Nd:YAG 激光治疗的外源性褐黄病

外源性褐黄病的治疗是困难的。治疗方法多样，但结果常常令人失望。避免使用副作用较大的药物，但疗效往往在几年后才出现。维 A 酸对某些患者有效，但对于有些患者则引起短暂的色素沉着。使用遮光剂和低剂量皮质激素治疗的结果不同。有关于口服四环素、皮肤磨削、CO_2 激光治疗后临床改善的报道；然而，结果并不一致。关于皮肤磨削，有报道称，去除了 1 例白人患者的色素沉着。还有报道，一名非裔女性在眶周和鼻部进行了皮肤磨削和 CO_2 激光的联合治疗，取得了满意的结果。使用 Q 开关 (QS) 激光治疗色素病变和文身在文献中有很多记载。用 Q 开关 694nm 红宝石激光和 755nm 翠绿宝石激光治疗外源性褐黄病效果良好，这是由于外源性褐黄病色素以类似于文身色素的方式沉积于真皮中。

有报道称，强脉冲光 (IPL) 同激光一样对褐黄病色素沉着病灶有效。两者的作用机制都是基于色素细胞的选择性光热解。IPL 具有脉冲宽度可调优势，且可根据皮肤类型和皮肤色素沉积深度选择不同波长。多年来不同浓度的 TCA 剥脱一直用于治疗光老化、痤疮瘢痕和色素沉着障碍。使用 ATA 治疗色素沉着过度与表皮细胞蛋白的凝固性坏死有关，后者可引起细胞死亡。剥脱的深度取决于所用的浓度。浓度在 15%~25% 之间的 ATA 溶液只能引起表皮凝固性坏死，导致表皮脱落。在我们最近发表的文献中，ATA 剥脱被用作 IPL 治疗后的即刻辅助治疗，据观察这种联合治疗能有效地减轻皮损。

外源性褐黄病是一种难以治疗的疾病，需要结合几种方法才能获得满意的结果。

15 结论

CO_2 激光在使用上有多种功能，在多种情况下都可使用，包括皮肤切除、汽化和凝固。这种激光有多种功效，如激活胶原蛋白、肿瘤去除、疣的去除、睑黄瘤去除，还有治疗其他角化性疾病。CO_2 激光是安全的，它要求由有经验的皮肤科医生操作，创面渗出少，出血少，瘢痕不明显。对于病毒性病变 (疣和尖锐湿疣)，可以使用激光配合排烟过滤器。

16 总结

（1）CO_2 激光对水有很高的亲和力，具有很强的剥脱性，需由有经验的医生操作。

（2）CO_2 激光可用于多种情况，如切除良性上皮肿瘤、角化性疾病、痣、疣和睑黄瘤等。

（3）CO_2 激光在去除 DPN 方面是安全的，复发率低，并发症少，而且即使是治疗明显凸起型，满意度也较高。

（4）在大多数情况下，对良性上皮病变使用局部麻醉剂就足够了，并且每天使用一次凡士林软膏，直到病变重新上皮化。

（5）对有免疫能力患者的单一皮损进行治疗可使更多甚至全部疣消退。

（6）CO_2 激光并不是病毒性皮损磨削的首选，而且必须使用烟滤真空吸尘器，以及手套和护目镜。

（7）用 CO_2 激光治疗汗管瘤或色素痣，复发与剥脱较浅有关，而色素减退和萎缩等并发症与磨削过深有关。

（8）与电凝相比，用 CO_2 激光治疗鼻赘，其术后瘢痕形成时间较早。

（9）CO_2 激光可以去除光化性角化，但对边界范围没有评估。

（10）外源性褐黄病治疗难度大，CO_2 激光治疗的报道效果不一致。

17 参考文献

[1] Aghassi D, González E, and erson RR, Rajadhyaksha M, González S. Elucidating the pulsed-dye laser treatment of sebaceous hyperplasia in vivo with real-time confocal scanning laser microscopy. J Am Acad Dermatol. 2000;43(1 Pt 1):49-53.

[2] Albers SE, Brozena SJ, Glass LF, Fenske NA. Alkaptonuria and ochronosis: case report and review. J Am Acad Dematol. 1992;27(4):609-614.

[3] Ali FR, Bakkour W, Ferguson JE, Madan V. Carbon dioxide laser ablation of dermatosis papulosa nigra:high satisfaction and few complications in patients with pigmented skin. Lasers Med Sci [Internet]. 2016;31(3):593-595.

[4] Baba M, Bal N. Efficacy and safety of short-pulse erbium: YAG laser in the treatment of acquired melanocytic nevi. Dermatol Surg. 2006;32(2):256-260.

[5] Baeder FM, Pelino JE, de Almeida ER, Duarte DA, Santos MT. High-power diode laser use on Fordyce granule excision: a case report. J Cosmet Dermatol. 2010;9(4):321-324.

[6] Baró CJ, Gómez R, Serrat A. CO_2 laser for the treatment of rhinophyma. Acta Otorrinolaringol Esp. 2015;66(1):61-62.

[7] Bellew SG, Alster TS. Treatment of exogenous ochronosis with a Q-switched alex and rite (755 nm) laser. Derm Surg. 2004;30(4pt1):555-558.

[8] Boyce S, Alster TS. CO_2 laser treatment of epidermal nevi: long-term success. Dermatol Surg. 2002;28(7):611-614.

[9] Bruscino N, Conti R, Campolmi P, Bonan P, Cannarozzo G, Lazzeri L, Moretti S. Dermatosis papulosa nigra and 10,600-nm CO_2 laser, a good choice. J Cosmet Laser Ther. 2014;16(3):114-116.

[10] Bukvić Mokos Z, Lipozenčić J, Ceović R, Stulhofer Buzina D, Kostović K. Laser therapy of pigmented lesions: pro and contra. Acta Dermatovenerol Croat. 2010;18(3):185-189.

[11] Charlín R, Barcaui CB, Kawahac B, Soares DB, Rabello- Fonseca R, Azulay- Abulafia L. Hydroquinone- induced exogenous ochronosis:a report of four cases and usefulness of dermoscopy. Int J Dermatol. 2008;47:19-23.

[12] Cho SB, Kim HJ, Noh S, Lee SJ, Kim YK, Lee JH. Treatment of syringoma using an ablative 10,600-nm carbon dioxide fractional laser: a prospective analysis of 35 patients. Dermatol Surg. 2011;37(4):433-438.

[13] Chuang YH, Hong HS, Kuo TT. Multiple pigmented follicular cysts of the vulva successfully treated with CO_2 Laser: case report and literature review. Dermatol Surg. 2004;30:1261-1264.

[14] Cohen JL. Erbium laser resurfacing for actinic cheilitis. J Drugs Dermatol. 2013;12(11):1290-1292.

[15] Dinani N, Topham E, Derrick E, Atkinson L. Ablative fractional laser assisted photodynamic therapy for the treatment of actinic cheilitis. Br J Dermatol. 2015;173(1):15.

[16] Diven DG, Smith EB, Pupo RA, Lee M. Hydroquinone-induced localized exogenous ochronosis treated with dermabrasion and CO_2 laser. J Dermatol Surg Oncol. 1990;16(11):1018-1022.

[17] França E, Paiva V, Toscano L, Nunes G, Rodrigues T. Ocronose exógena relato de caso. Surg Cosmet Dermatol [Internet]. 2010;2(4):319-321.

[18] Gay C, Terzibachian JJ, Gabelle C, Reviron S, Ramanah R, Mougin C. Carbon dioxide laser vaporization of genital condyloma in pregnancy. Gynecol Obstet Fertil. 2003;31:214-219.

[19] Güngör S, Canat D, Gökdemir G. Erbium: YAG laser ablation versus 70% trichloroacetic acid application in the treatment ofxanthelasma palpebrarum. J Dermatolog Treat. 2014;25(4):290-293.

[20] Hague JS, Lanigan SW. Laser treatment of pigmented lesions in clinical practice: a retrospective case series and patient satisfaction survey. Clin Exp Dermatol. 2008;33(2):139-141.

[21] Hairston Jr MA, Reed RJ, Derbes VJ. Dermatosis papulosa nigra. Arch Dermatol. 1964;89:655.

[22] Hallmo P, Naess O. Laryngeal papillomatosis with human papillomavirus DNA contracted by a laser surgeon. Eur Arch Otorhinolaryngol. 1991;248:425-427.

[23] Huang J, Zeng Q, Zuo C, Yang S, Xiang Y, Lu J, Kang J, Tan L, Yu X, Xi C, Huang J, Kang L, Fan F, Chen J. The combination of CO_2 laser vaporation and photodynamic therapy in treatment of condylomata acuminata. Photodiagnosis Photodyn Ther. 2014;11(2):130-133.

[24] Kanechorn-Na-Ayuthaya P, Niumphradit N, Aunhachoke K, Nakakes A, Sittiwangkul R, Srisuttiyakorn C. Effect of combination of 1064 nm Q-switched Nd:YAG and fractional carbon dioxidelasers for treating exogenous ochronosis. J Cosmet Laser Ther. 2013;15(1):42-45.

[25] Kitano Y. Erbium YAG, laser treatment of periorbital syringomas by using the multiple ovoid-shape ablation method. J Cosmet Laser Ther. 2016;10:1-23.

[26] Kundu RV, Patterson S. Dermatologic conditions in skin of color: part II. Disorders occurring predominantly in skin of color. Am Fam Physician. 2013;87(12):859-865.

[27] Kwon NH, Kim SY, Kim GM. A case of metastatic squamous cell carcinoma arising from actinic cheilitis. Ann Dermatol. 2011;23(1):101-103.

[28] Laws RA, Wilde JL, Grabski WJ. Comparison of electrodessication with CO_2 laser for the treatment of actinic cheilitis. Dermatol Surg. 2000;26(4):349-353.

[29] Lee BJ, Mancini AJ, Renucci J, Paller AS, Bauer BS. Full-thickness surgical excision for the treatment of inflammatory linear verrucous epidermal nevus. Ann Plast Surg. 2001;47(3):285-292.

[30] Lee SJ, Goo B, Choi MJ, Oh SH, Chung WS, Cho SB. Treatment of periorbital syringoma by the pinhole method using a carbon dioxide laser in 29 Asian patients. J Cosmet Laser Ther. 2015;17(5):273-276.

[31] Meesters AA, van der Linden MM, De Rie MA, Wolkerstorfer A. Fractionated carbon dioxide laser therapy as treatment of mild rhinophyma: report of three cases. Dermatol Ther. 2015; 28(3):147-150.

[32] Mitsuishi T, Sasagawa T, Kato T, Iida K, Ueno T, Ikeda M, Ninomiya R, Wakabayashi T, Kawasaki H, Motoki T, Kawana S. Combination of carbon dioxide laser therapy and artificial dermis application in plantar warts: human papillomavirus DNA analysis after treatment. Dermatol Surg. 2010; 36(9):1401-1405.

[33] Moreira A, Leite I, Guedes R, Baptista A, Mota G. Surgical treatment of rhinophyma using carbon dioxide (CO_2) laser and pulsed dye laser (PDL). J Cosmet Laser Ther. 2010;12(2):73-76.

[34] Mourad B, Elgarhy LH, Ellakkawy HA, Elmahdy N. Assessment of efficacy and tolerability of different concentrations of trichloroacetic acid vs. Carbon dioxide laser in treatment of xanthelasma palpebrarum. J Cosmet Dermatol. 2015;14(3):209-215.

[35] No D, McClaren M, Chotzen V, Kilmer SL. Sebaceous hyperplasia treated with a 1450-nm diode laser. Dermatol Surg. 2004;30(3):382-384.

[36] Ocampo-C and iani J, Villarreal-Rodriguez A, Quinones-Fernandez AG, Herz-Ruelas ME, Ruiz-Esparza J. Treatment of Fordycespots with CO_2 laser. Dermatol Surg. 2003;29(8):869-871.

[37] Oni Gl, Mahaffey PJ. Treatment of recalcitrant warts with the carbon dioxide laser using an excision technique. J Cosmet Laser Ther. 2011;13(5):231-236.

[38] Orenstein A, Haik J, Tamir J, Winkler E, Frand J, Zilinsky I, Kaplan H. Treatment of rhinophyma with Er: YAG laser. Lasers Surg Med. 2001;29(3):230-235.

[39] Ozaki M, Suga H, Eto H, Kobayashi Y, Watanabe R, Takushima A, et al. Efficacy of serial excisions of melanocytic nevi on the face using a carbon dioxide laser: a cosmetic point of view. Aesthet Plast Surg [Internet]. 2014;38(2):316-321.

[40] Padilla-Ailhaud A. Carbon dioxide laser vaporization of condyloma acuminata. J Low Genit Tract Dis. 2006;10(4):238-241.

[41] Pathania V, Chatterjee M. Ultrapulse carbon dioxide laser ablation of xanthelasma palpebrarum: a case series. J Cutan Aesthet Surg. 2015;8(1):46-49.

[42] Pearson IC, Harl and CC. Epidermal naevi treated with pulsed erbium: YAG laser. Clin Exp Dermatol. 2004;29(5):494-496.

[43] Sajben FP, Ross EV. The use of the 1.0 mm h 和 piece in high energy, pulsed CO_2 laser destruction of facial adnexal tumors. Dermatol Surg. 1999;25(1):41-44.

[44] Savoca S, Nardo LG, Rosano TF, D'Agosta S, Nardo F. CO_2 laser vaporization as primary therapy for human papillomavirus lesions. A prospective observational study. Acta Obstet Gynecol Sc and . 2001;80(12):1121-1124.

[45] Sayin I, Ayli M, Oğuz AK, Cengiz Seval G. Xanthelasma palpebrarum: a new side effect of nilotinib. BMJ Case Rep. 2016;12:2016.

[46] Seo HM, Choi JY, Min J, Kim WS. Carbon dioxide laser combined with botulinum toxin A for patients with periorbital syringomas. J Cosmet Laser Ther. 2016;31:1-5.

[47] Serowka KL, Saedi N, Dover JS, Zachary CB. Fractionated ablative carbon dioxide laser for the treatment of rhinophyma. Lasers Surg Med. 2014;46(1):8-12.

[48] Simmons BJ, Griffith RD, Falto-Aizpurua LA, Bray FN, Nouri K. Light and laser therapies for the treatment of sebaceous gl and hyperplasia a review of the literature. J Eur Acad Dermatol Venereol. 2015a;29(11):2080-2087.

[49] Simmons BJ, Griffith RD, Bray FN, Falto-Aizpurua LA, Nouri K. Exogenous ochronosis: a comprehensive review of the diagnosis, epidemiology, causes, and treatments. Am J Clin Dermatol. 2015b;16(3):205-212.

[50] Tan SK. Exogenous ochronosis - successful outcome after treatment with Q-switched Nd: YAG laser. J Cosmet Laser Ther. 2013;15(5):274-278.

[51] Thual N, Chevallier JM, Vuillamie M, Tack B, Leroy D, Dompmartin A. CO_2 laser therapy of verrucous epidermal nevus. Ann Dermatol Venereol. 2006;133(2):131-138.

[52] Wang H, Shi Y, Guan H, Liu C, Zhang W, Zhang Y, Liu A, Qian Y, Zhao Y, Jiang H. Treatment of xanthelasma palpebrarum with intralesional pingyangmycin. Dermatol Surg. 2016;42(3):368-376.

[53] Winstanley D, Blalock T, Houghton N, Ross EV. Treatment of sebaceous hyperplasia with a novel 1,720-nm laser. J Drugs Dermatol. 2012;11(11):1323-1326.

[54] Wood NH, Khammissa R, Meyerov R, Lemmer J, Feller L. Actinic cheilitis: a case report and a review of the literature. Eur J Dent. 2011;5(1):101-106.

[55] Zeng Y, Zheng YQ, Wang L. Vagarious successful treatment of recalcitrant warts in combination with CO_2 laser and imiquimod 5% cream. J Cosmet Laser Ther. 2014;16(6):311-313.

第 15 章　剥脱点阵激光和非剥脱点阵激光在深肤色类型皮肤中的应用

Paulo Roberto Barbosa, Tais Valverde, Roberta Almada e Silva, and Fabiolla Sih Moriya

摘要

有色皮肤是一个术语，用来定义与 Fitzpatrick 的Ⅳ ~ Ⅵ皮肤类型相对应的深色皮肤。深色皮肤患者出现色素问题的风险会增加，如炎症后色素沉着或色素脱失。长期以来，对深色皮肤进行激光治疗是一个巨大的挑战，特别是当涉及在皮肤外科领域中被广泛应用的剥脱技术时。随着时间的推移，激光设备越来越先进，最新的技术安全性更高，恢复期更短，因此，损伤和炎症后色素沉着的风险也更小。当由训练有素的皮肤科医生进行治疗时，剥脱点阵激光和非剥脱激光在许多治疗中都是安全的和可行的。本章将讨论有色皮肤进行激光治疗的特点。

关键词

深色皮肤、激光、剥脱技术、CO_2 激光、铒激光、剥脱点阵激光、非剥脱点阵激光

目录

P.R. Barbosa (✉) • T. Valverde • R.A. Silva • F.S. Moriya
Brazilian Society of Dermatology, Clínica de Dermatologia Paulo Barbosa – Centro Odontomédico Louis Pasteur, Itaigara, Salvador, BA, Brazil
e-mail: prbarbosa@uol.com.br; taisvalverde@yahoo.com.br; roberta.almadas@gmail.com; fabisih@yahoo.com.br

M.C.A. Issa, B. Tamura (eds.), Lasers, Lights and Other Technologies, Clinical Approaches and Procedures in Cosmetic Dermatology 3, https://doi.org/10.1007/978-3-319-16799-2_15

1 简介

巴西人的肤色或种族是多样的，巴西北部和东北地区的深色皮肤患者较多。他们的皮肤称为深色皮肤，一个用来定义深色皮肤和非高加索人（白种人）的术语，与 Fitzpatrick 皮肤分型 (IBGE 2000) 的皮肤类型Ⅳ、Ⅴ和Ⅵ相对应。

在很长一段时间里，用激光治疗有色皮肤是一个挑战，尤其是谈到剥脱技术时。虽然这项技术的主要靶色基是水而不是黑色素，但如果由没有受过训练的非专业人员治疗，这些靶色基产生的热量可能会导致严重的术后并发症，因此有必要对激光的物理基础有全面的了解。

所有种族的黑色素细胞数量和皮肤厚度大致相同，但深色皮肤有其自身的特点。我们可以在深色皮肤中发现更多、更粗大的成纤维细胞和双核或多核且高度活跃的成纤维细胞，这种过度活跃可能是深色皮肤瘢痕疙瘩容易形成的原因。深色皮肤中还富含皮脂腺和胶原蛋白。

深色皮肤的黑色素生成速度、数量、形态、大小、密度和分布都是不同的，且色素沉着的风险较高，因为皮肤黑色素与靶色基竞争，增加了治疗后色素沉着和色素脱失的风险。此外，色素异常的风险也与激光损伤的深度及其对皮肤的热效应相关。炎性后色素沉着是Ⅳ型皮肤患者做面部换肤治疗后最常见的并发症。

2 剥脱点阵激光

CO_2 激光是剥脱激光的主要代表，尽管 1968 年就开始应用，但现在仍然是治疗光老化的“金标准”。现代技术能严格控制组织剥脱和凝固的深度，增加安全性和缩短恢复时间。该方法是基于选择性光热作用原理，由 Parish 和 Anderson 于 1983 年提出的。其原理是对皮肤中的靶目标进行选择性和特异性的破坏，对周围组织中的成分造成最小的热损伤。为了实现选择性光热解，应仔细选择主要被靶组织或靶色基吸收的合适波长。对于剥脱激光，主要的靶组织是水。

然而，CO_2 激光可导致强烈的残余热效应，其作用范围比治疗结束时观察到的组织消融范围要广泛得多。与此不同，水对 CO_2 的吸收效率是对铒激光的 13 倍，铒激光治疗更表浅，造成的热损伤更小。

Manstein 等在 2004 年提出了一种新的治疗理念 : 点阵式光热解。在这个过程中，激光会造成 100~150μm 孔径的微小损伤灶，深度 0.2~2.4mm, 称为微热损伤带或显微治疗区 (MTZ), 高度可控地只损伤表皮和真皮，然后由富含胶原蛋白的新组织替代。点阵式光热解彻底改变了激光治疗，使真皮凝固更有效，而不会对表皮层造成重大损害，因此，与传统的剥脱治疗相比，减少了瘢痕形成的风险，缩短了恢复时间。现在有几种剥脱点阵激光设备，波长分别为 2790nm、2940nm 和 10 600nm。

在 2007 年，Hantash 等介绍了一种新的 CO_2 剥脱点阵激光，通过造成 MTZ，使角质层、表皮和真皮出现剥脱和凝固。CO_2 激光束在 640ms 内将组织温度升高到 100℃就可以去除 25~50μm 的组织。热量使组织温度高于 60℃时就会导致皮肤立即收缩，部分皮肤收缩则是由水分蒸发所致脱水和胶原蛋白收缩引起的。

通过观察到持续的炎症反应(热休克蛋白47标记显示)，且在组织学和免疫组化研究中能观察到连续的胶原重塑，可推断治疗后会有持续时间较长的临床改善，但治疗后3个月是效果最明显的时候。Ortiz等报道，在随访的1~2年中，患者的改善率平均约为74%。

在治疗区域发现有胶原形成的细胞标志物Ⅲ型前胶原和Ⅲ型胶原，治疗后1年内胶原密度和弹性纤维含量均有增加。

目前市场上有各种各样的CO_2激光设备，其特点是有可调的能量和脉宽，可以精确控制真皮热量的水平和深度。能量、脉宽、强度、密度等参数将决定治疗的有效性和安全性。

铒:钇铝石榴石(Er:YAG)激光在1996年被FDA批准用于皮肤表层重建。由于其波长(2940nm)是最接近水的最大吸收峰(3000nm)的波长，所以其所有的能量都被表皮和真皮吸收，与CO_2激光相比，剥脱更表浅，热损伤更小。每一个250~350ms脉宽，能量为5J/ cm^2的短脉冲Er:YAG激光会造成20~25μm深的剥脱，能量为5~8J/cm^2时，热损伤深度可达到30~50μm，而CO_2激光能量为3.5~6.5J/cm^2时可引起50~200μm的热损伤。即使用多脉冲模式，铒激光的热损伤也仅限于50μm深。

铒激光这种红外光谱技术，显示出其更卓越的剥脱效果，而造成的热损伤可以忽略不计(每个脉冲仅可损伤5μm深)。由于Er:YAG激光波长接近于水的最大吸收峰，脉宽足够短，能量足够高，因此可作为细皱纹、光老化和有更高治疗要求时的首选。铒激光对邻近组织的伤害最低(最高温度也只到30℃)，多脉冲作用时(4~5个脉冲，取决于治疗能量)才会有出血点，表明达到了真皮－表皮交界处，此时应该停止继续发射。铒激光治疗后上皮再生的时间为2~4天。

另一种新型激光，铒：钇钪镓石榴石激光(Er:YSGG激光，erbium: yttrium, sc and ium, gallium, garnet)于2007年被研发出来。它的波长为2790nm，水对其的系数吸收为5000/cm^2，介于CO_2激光和Er:YAG激光之间(分别为1000/cm^2和12 500 /cm^2)。因此，Er:YSGG激光的剥脱能力高于CO_2激光，低于Er:YAG激光，在剥脱激光中热损伤居中。它可以治疗整个表皮，并引起恒定的热刺激，这是Er:YAG激光无法获得的。此外，它不会引起CO_2激光应用中常见的副作用，如热损伤和较长恢复期。

2790nm激光支持一个脉冲下两种类型的剥脱(连续模式和点阵模式)。这种结合模式同时造成表皮表面汽化和真皮－表皮交界凝固区。

点阵技术能够产生直径300μm的热消融柱，深度300~1500μm、40~60μm的热弥散区。

3 非剥脱点阵激光

自2004年人们提出点阵光热解原理后，第一批经美国食品药品监督管理局(FDA)批准的非剥脱点阵激光器问世。靶色基为水，激光波长为1064~1550nm。这些装置与造成表皮汽化的剥脱技术不同，激光造成一个不可逆的微热损伤带，在真皮乳头层和网状层上部(凝固区)诱导愈合反应，温度可达到50~70℃。胶原变性导致的凝固作用会引起局部坏死，从而形成新的胶原蛋白。一旦这种激光在不影响表皮屏障完整性的情况下产生热量进入组织的深层，这种技术可以被认为安全性更高，当用于高光敏型患者时，与剥脱技术相比，减少了不必要的并发症的发生风险。凝固带是否可以到达组织深处，取决于使用的能量大小、每次微损伤带的密度和治疗的频率。

4 有色皮肤激光治疗的适应证

4.1 色素异常

有色皮肤色素异常是皮肤科最常见的疾病之一。其中黄褐斑和炎性后色素沉着非常常见。

无论在什么皮肤类型的患者中，黄褐斑的治疗对皮肤科都是一个挑战。但在有色皮肤的患者中治疗效果更差，治疗后没有任何改善，治疗区域反黑也很常见。炎症后色素沉着是激光治疗后常见的副作用。即便如此，热损伤较低的非剥脱点阵激光和调 Q Nd:YAG 激光也可以作为治疗黄褐斑的一种选择。

单用微针或微针透皮给药治疗色素性疾病、黄褐斑或炎症后色素沉着是一个很好的选择。当需要药物透皮吸收时，在微针治疗前涂抹对苯二酚、曲酸、杜鹃花酸和氨甲环酸。这些药物可以单独或联合使用。治疗后可见轻度红斑。红斑恢复速度很快，要少于 24h。微针治疗或微针透皮给药治疗可与调 Q 激光治疗相结合，每 2~4 周交替进行一次治疗。

一些浅表的化学剥脱也可以作为激光治疗间隔的补充，包括维 A 酸或 α－羟基酸与美白提亮药物（对苯二酚、曲酸、氨甲环酸）。也可以在调 Q 激光术后即刻进行化学剥脱。

4.2 痤疮

痤疮通常导致炎症后色素沉着和萎缩性瘢痕。非剥脱点阵激光可以很好地诱导皮肤重塑，保护表皮。这一治疗的停工期更短，副作用更少。然而，与剥脱激光相比，它需要进行更多次的治疗。

也可以使用剥脱激光，但是应该采用保守的参数（低能量和低密度）。可控射频微针和剥脱点阵射频也是治疗深色皮肤的上佳选择。

4.3 良性皮肤肿瘤

剥脱激光可用于去除面部血管纤维瘤、虹膜瘤、脂溢性角化病、黑色丘疹性皮病、颈部瘢痕性滤泡炎和有色皮肤患者中发病率较高的皮肤病。

在这些病例中，我们使用 CO_2 激光或铒激光的手术模式，根据病灶尺寸选择合适的光斑直径，避免造成周围热损伤。

4.4 妊娠纹

文献报道了许多妊娠纹的治疗方案，如使用强脉冲光、脉冲染料激光、剥脱射频、铒：玻璃激光、Er:YAG 激光和 CO_2 激光。然而，很少有人讨论这些治疗方法在有色皮肤上的反应。

一些针对亚洲人（Ⅵ型皮肤）的研究表明，剥脱点阵激光和非剥脱点阵激光在治疗妊娠纹上很有前景。2011 年，Yang 和 Lee 在一项研究中比较了 1550nm (Er:YAG) 激光和 CO_2 点阵激光，研究对象是 24 名有白色腹部妊娠纹的亚洲患者。治疗被随机分配到身体的一侧，间隔 4 周，一共进行 3 次治疗。采用 CO_2 点阵激光治疗的一侧，临床改善程度更高，但也有更多的不良反应发生。妊娠纹宽度降低，而组织学研究则发现胶原和弹性纤维数量增加。

我们有使用剥脱点阵激光 (CO_2 和铒 2940nm) 治疗Ⅴ型皮肤妊娠纹的经验。我们的方案包括在第一个疗程前 30 天在小面积内测试两个不同的参数，在治疗前、中、后使用冷气冷却，以及采用低能量、低密度。炎症后色脱是一种常见的不良事件，大多是一过性的。

4.5 年轻化

虽然色素障碍和瘢痕的风险相对更高，但激光可以有效地治疗皮肤分型较高的患者。非剥脱点阵激光是减少这些风险的一个很好的选择。正确的参数是减少副作用的关键。考虑到每次治疗间隔 4 周，这两种技术都可以在不同的疗程中使用。

5 作者用激光治疗有色皮肤的经验

用激光治疗有色皮肤总是很有挑战性。第一步是评估患者和要治疗的皮肤病，并选择应用最佳的技术。我们经常在一小块皮肤上进行测试治疗，使用两种不同的参数来确认效果以及避免副作用的发生。这种测试通常在治疗前 30 天进行。

是否在激光应用前准备皮肤时使用美白乳霜，如单用氢醌或氢醌与维 A 酸配合使用，目前还有争议，但这是我们常规治疗的一部分。我们也会在治疗后 3~4 周使用这些药物。

在作者用激光治疗有色皮肤时，所有的患者在术前都要拍照。局部麻醉可以减轻疼痛。在治疗过程中，我们会用皮肤冷却设备，因为我们认为它可以减少炎症、灼烧和疼痛。我们通常在首次治疗时使用保守参数，并在随后的治疗中进行调整。低能量、低密度可以减少热效应，避免色素沉着的发生。

在治疗结束后，我们联合使用类固醇乳霜与修复性乳霜 3 天，直到完全愈合。治疗后，建议患者使用广谱防晒霜，避免暴晒（图 1-15-1~ 图 1-15-7）。

6 结论

目前，有色皮肤患者正在寻求皮肤科治疗，因为激光技术的进步，可以达到最好的效果。在每次治疗前和治疗后对患者进行拍照，根据适应证使用合适的参数，在术后随访患者，直到皮肤完全恢复，这些都是很有必要的。

7 总结

• 有色皮肤是一个用来定义 Fitzpatrick Ⅳ ~ Ⅵ型的深色皮肤的术语。

• 有色皮肤患者中与色素相关的风险增加，例如炎症后的色素沉着或色素减退。

• 色素异常的发生风险与激光损伤和热损伤有关。它取决于激光波长、能量和密度。

• 随着时间的推移，激光设备已经得到改进，最新的技术使其使用更安全，停工期更短，损伤更小，炎症后色素沉着的发生风险更低。

• 由熟练、训练有素的皮肤科医生施行，部分剥脱激光和非剥脱激光对许多治疗都是安全可行的。

治疗前　　治疗后

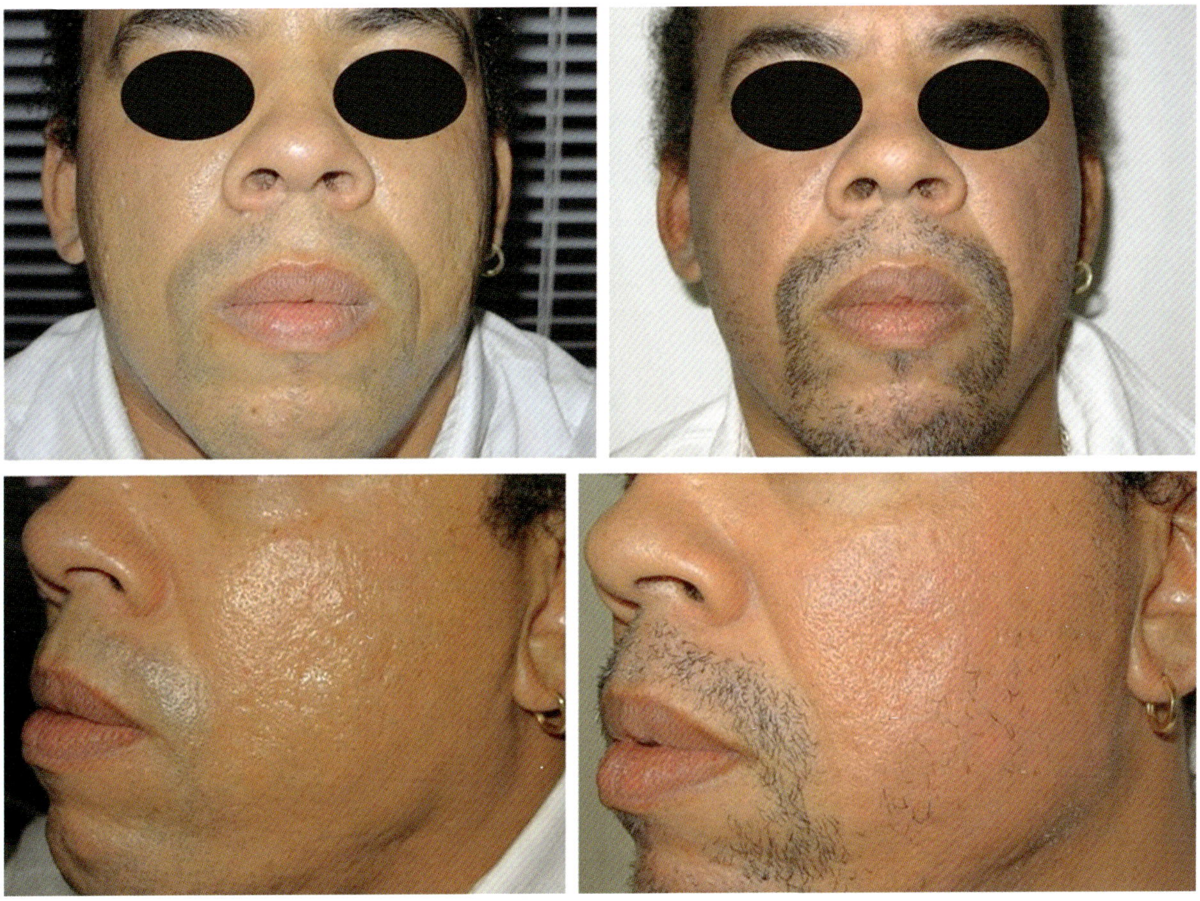

图 1-15-1　痤疮瘢痕：CO_2 Exelo 2。能量：45mJ。脉宽：2ms。D：250pt；2 次治疗（正面及侧面）

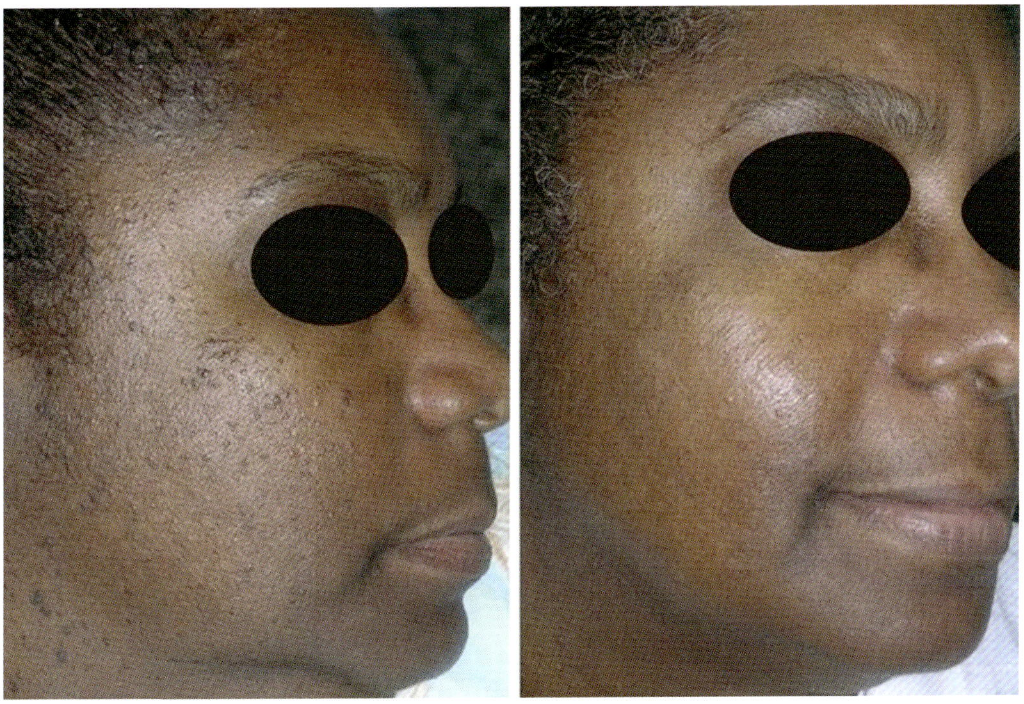

图 1-15-2　黑色丘疹性皮病：CO_2 Luxar。能量：5W；模式：动态（由 Emmanuel Franca 设计）

图 1-15-3 结节硬化－血管纤维瘤：CO_2 Luxar。能量：5W；模式：动态 (Cortesy by Emmanuel França)

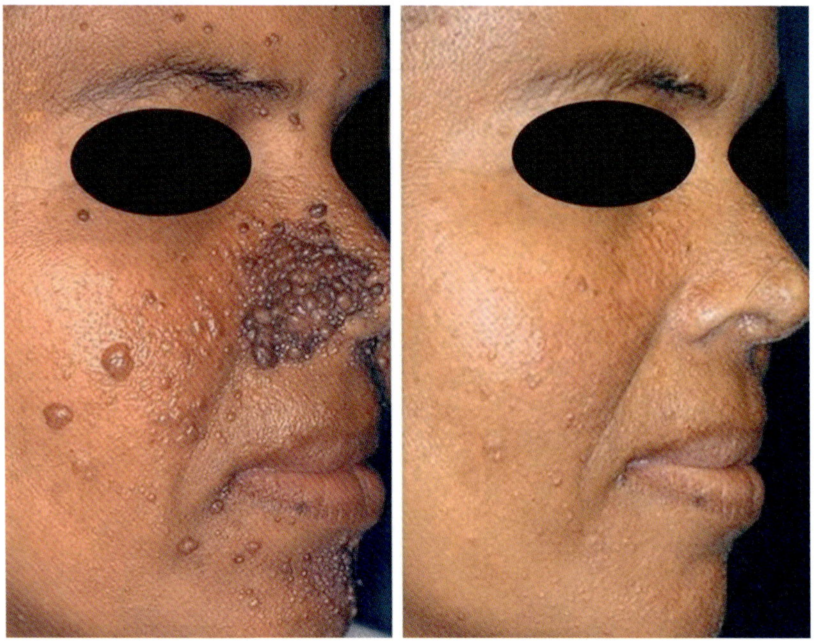

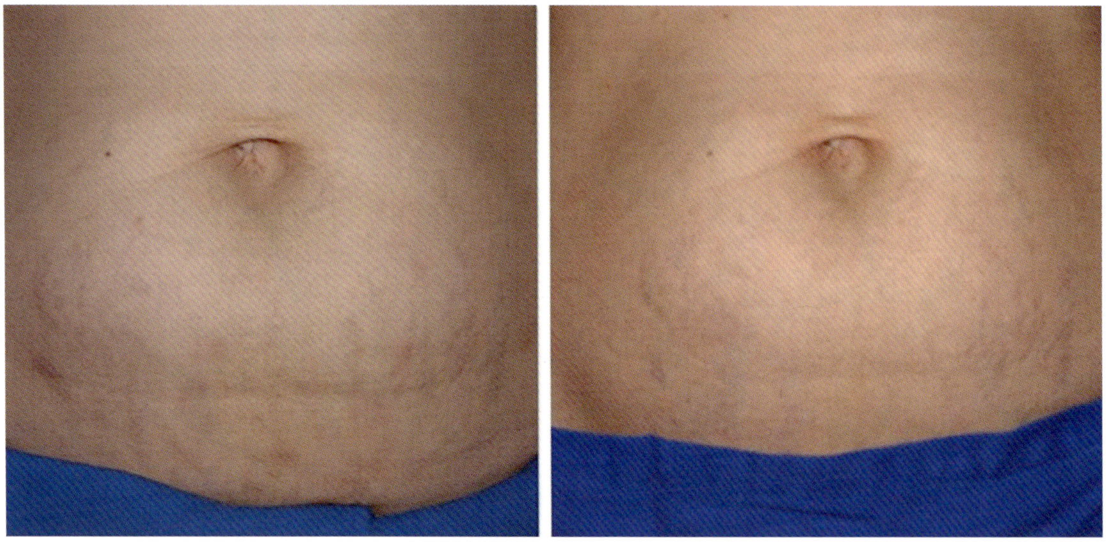

图 1-15-4 妊娠纹：CO_2 Exelo 2。能量：30mJ。脉宽：2ms。D:250pt ;4 次治疗

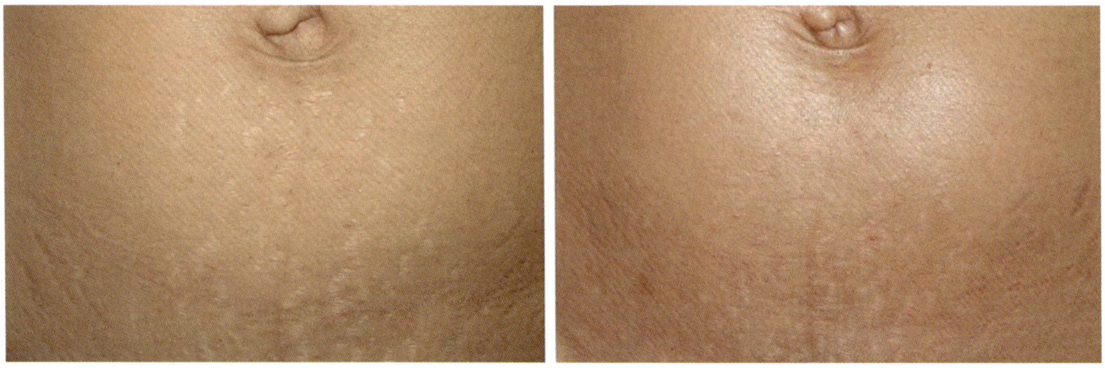

图 1-15-5 妊娠纹：CO_2 Exelo 2。能量：20mJ。脉宽：2ms;D：200pt;1 次治疗。Starlux 1540nm 15mm;55mJ;10ms;1 次治疗。Starlux 1440nm 70mJ;10ms;1 次治疗

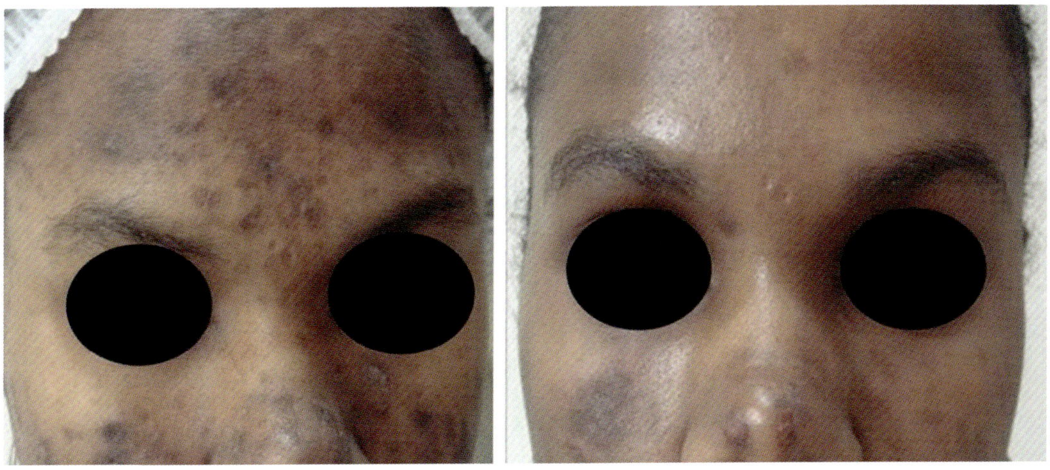

图 1-15-6 炎症后色素沉着及水痘瘢痕。Starlux G 28J/cm – 20ms(3 次)。Starlux 1540 nm 15mm 15mm 15mJ – 15ms(3 次)

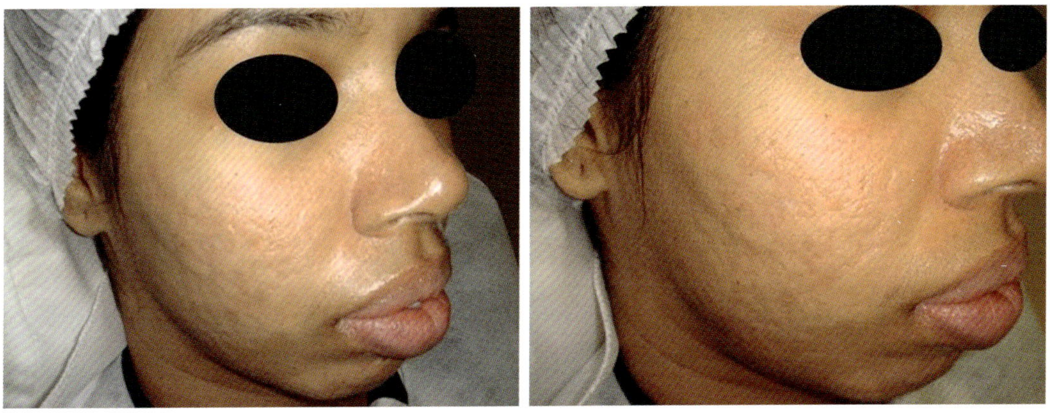

图 1-15-7 痤疮瘢痕：Starlux 1540nm。55mJ；15ms(1 次)+ 60mJ；15ms(2 次)

8 参考文献

[1] Aldahan AS, Shah VV, Mlacker S, Samarkandy S, Alsaidan M, Nouri K. Laser and light treatments for striae distensae: a comprehensive review of the literature. Am J Clin Dermatol. 2016;17(3):239–256.

[2] Battle Jr EF, Hobbs LM. Laser therapy on darker ethnic skin. Dermatol Clin. 2003;21:713–723.

[3] Bhatt N, Alster TS. Laser surgery in dark skin. Dermatol Surg. 2008;34(2):184–194.

[4] Ciocon DH, Engelman DE, Hussain M, Goldberg DJ. A split-face comparison of two ablative fractional carbon dioxide lasers for the treatment of photodamaged facial skin. Dermatol Surg. 2011;37 (6):784–790.

[5] Cole PD, Hatef DA, Kaufman Y, Pozner JN. Laser therapy in ethnic populations. Semin Plast Surg. 2009;23 (3):173–177.

[6] IBGE – Brazilian Institute of Geografy and Statistics, Brazil 500 Years. Rio de Janeiro; 2000.

[7] Jackson BA. Lasers in ethnic skin: a review. J Am Acad Dermatol. 2003;48(Suppl 6):S134–138.

[8] Kadunc B, Palermo E, Addor F, Hetsavaht L, Rabello L, Hattos R, Martin S. Textbook of dermatologic surgery, cosmiatry and laser. In: Osório N, Macéa J, editors. Ablative fractional lasers for photoaging. 1st ed. Rio de Janeiro; 2012. p. 772. Elsevier.

[9] Kalil C, Campos V. Practical laser handbook and other sources of electromagnetic energy. In: Boechat A, editor. Laser and interaction whit tissues. 1st ed. Rio de Janeio; 2012. p. 19. Elsevier.

[10] Kim BJ, Lee DH, Kim MN, Song KY, Cho WI, Lee CK, Kim JY, Kwon OS. Fractional photothermolysis for the treatment of striae distensae in Asian skin. Am J Clin Dermatol. 2008;9(1):33–37.

[11] Kim JE,Won CH, Bak H, Kositratna G, Manstein D, Dotto GP, Chang SE. Gene profiling analysis of the early effects of ablative fractional carbon dioxide laser treatment on human skin. Dermatol Surg. 2013;39 (7):1033–1043.

[12] Kono T, Chan HH, Groff WF, Manstein D, Sakurai H, Takeuchi M, Yamaki T, Soejima K, Nozaki M. Prospective direct comparison study of fractional resurfacing using different fluences and densities for skin rejuvenation in Asians. Lasers Surg Med. 2007;39 (4):311–314.

[13] Lee SE, Kim JH, Lee SJ, Lee JE, Kang JM, Kim YK, Bang D, Cho SB. Treatment of striae distensae using an ablative 10,600-nm carbon dioxide fractional laser: a retrospective review of 27 participants. Dermatol Surg. 2010;36(11):1683–1690.

[14] Macrene RA, Jeffrey SD, Kenneth AA. Fractional laser skin resurfacing. J Drugs Dermatol. 2012;11: 1274–1287.

[15] Manstein D, Herron GS, Sink RK, Tianner H, Anderson RR. Fractional photothermolysis: a new concept for cutaneous remodeling using microscopic patterns of thermal injury. Lasers Surg Med. 2004;34 (5):426–438.

[16] Mateus A, Palermo E. Cosmiatria and laser practice in the doctor's office. In: Almeida G, Golovaty R, Araújo R, editors. Dark skin. 1st ed. São Paulo; 2012. p. 504. Gen.

[17] Munavalli GS, et al. Combining confluent and fractionally ablative modalities of a novel 2790nm YSGG laser for facial resurfacing. Lasers Surg Med. 2011;43 (4):273–282.

[18] Orringer JS, Kang S, Johnson TM, Karimipour DJ, Hamilton T, Hammerberg C, Voorhees JJ, Fisher GJ. Connective tissue remodeling induced by carbon dioxide laser resurfacing of photodamaged human skin. Arch Dermatol. 2004;140(11):1326–1332.

[19] Ortiz AE, Tremaine AM, Zachary CB. Long-term efficacy of a fractional resurfacing device. Lasers Surg Med. 2010;42(2):168–170.

[20] Riggs K, Keller M, Humphreys TR. Ablative laser resurfacing: high-energy pulsed carbon dioxide and erbium:yttrium-aluminum-garnet. Clin Dermatol. 2007;25:462–473.

[21] Shah S, Alster TS. Laser treatment of dark skin: an updated review. Am J Clin Dermatol. 2010;11(6):389–397.

[22] Sriprachya-anunt S, Marchell NL, Fitzpatrick R, et al. Facial resurfacing in patients with Fitzpatrick Skin Type IV. Lasers Surg Med. 2002;30(2):86–92.

[23] Taylor SC, Cook-Bolden F, Rahman Z, Strachan D. Acne vulgaris in skin of color. J Am Acad Dermatol. 2002;46 (2 Suppl Understanding):S98–106.

[24] Tierney EP, Eisen RF, Hanke CW. Fractionated CO_2 laser skin rejuvenation. Dermatol Ther. 2011;24(1):41–53.

[25] Wat H, Wu DC, Chan HH. Fractional resurfacing in the Asian patient: current state of the art. Lasers Surg Med. 2017;49(1):45–59.

[26] Xu XG, Luo YJ,Wu Y, Chen JZ, Xu TH, Gao XH, He CD, Geng L, Xiao T, Zhang YQ, Chen HD, Li YH. Immunohistological evaluation of skin responses after treatment using a fractional ultrapulse carbon dioxide laser on back skin. Dermatol Surg. 2011;37 (8):1141–1149.

[27] Yang YJ, Lee GY. Treatment of striae distensae with nonablative fractional laser versus ablative CO_2 fractional laser: a randomized controlled trial. Ann Dermatol. 2011;23(4):481–489.

第 16 章 激光脱毛

Patricia Ormiga, and Felipe Aguinaga

摘要

用激光去除多余的毛发，选择性地破坏毛囊而不损害邻近的组织是一种常见的皮肤科治疗方法。

半导体激光、掺钕钇铝石榴石 (Nd:YAG) 激光器、红宝石激光、翠绿宝石激光和强脉冲光是目前用于长期脱毛的一些设备。正确选择波长、脉冲持续时间和能量密度对手术的效果和安全至关重要。

使用激光和其他光源进行的脱毛治疗通常首先会造成脱毛区域暂时的全部脱毛，后续是永久性的部分脱毛。

必须仔细评估患者的皮肤类型和毛发颜色以及是否有暴晒史，因为表皮黑色素的存在增加了风险并降低了手术的有效性。激光或强脉冲光对于浅肤色、毛发颜色深的患者会有理想效果。

因为毛发生长的个体特征、身体部位不同和使用的光源类型不同，导致脱毛的治疗次数和间隔时间并不统一。

一般来说，激光脱毛治疗既安全又有效。最常见的并发症是色素沉着和色素减退，这些并发症在大多数情况下是暂时的，但也有永久性变化的报道。

关键词

脱毛、强脉冲光、激光、光热作用

目录

P. Ormiga (✉)
Rio de Janeiro, RJ, Brazil
e-mail: contato@patriciaormiga.com.br

F. Aguinaga
Instituto de Dermatologia Professor Rubem David Azulay – Santa Casa de Misericórdia do Rio de Janeiro, Rio de Janeiro, RJ, Brazil
e-mail: felipeaguinaga@gmail.com

M.C.A. Issa, B. Tamura (eds.), Lasers, Lights and Other Technologies, Clinical Approaches and Procedures in Cosmetic Dermatology 3, https://doi.org/10.1007/978-3-319-16799-2_16

1 简介

永久性去除多余的毛发的需求变得越来越普遍。使用激光技术和其他光源的设备，如强脉冲光 (IPL)，可永久性去除毛发。“脱毛”一词包含两个不同的概念："暂时性脱毛”和“永久性脱毛”。“暂时性脱毛”指毛发生长的延迟，通过诱导休止期，持续时间最长可达 3 个月。“永久性脱毛”指的是治疗后的毛发数量明显减少，并且在较长一段时间内保持稳定，而不是整个毛囊周期 (现在定义为 4~12 个月)。

使用激光和其他光源进行的治疗通常会造成暂时性的完全脱毛 (最多 3 个月)，然后是部分性的永久脱毛。因此，预期的结果是毛发绝对数量减少，而剩余的毛发变得更细、更软，生长得更慢。

在所有关于可用于医疗的设备的医学文献中，长期脱毛的有效性以及良好的安全性已得到证实。

2 历史

最早的关于激光应用于皮肤治疗的报道是在大约 50 年前。但是随着选择性光热作用理论的建立，选择皮肤上特定目标进行治疗的概念才出现。

掺钕钇铝石榴石 (Nd:YAG) 激光是第一种用于脱毛的激光设备。它在 1996 年被美国食品药品监督管理局 (FDA) 批准用于脱毛。红宝石 (694nm) 激光器、紫翠石 (755nm) 激光器、半导体 (800~810nm) 激光器、Nd:YAG (1064nm) 激光器和 IPL (590~1200nm) 设备是目前用于长期脱毛的一些设备。

随着波长和脉冲持续时间更长的激光器的发展，现在所有的皮肤类型都可以用激光安全地治疗。

3 毛囊

毛囊分为 3 个主要部分：漏斗部、峡部和球部。毛囊的生发基质位于毛球基部，位于皮肤表面以下 2~7mm 处，与表皮相比，黑色素浓度较高。基质位于真皮乳头层 (或毛囊乳头) 周围，在决定毛发的厚度、长度和周期方面起着重要作用。

干细胞或全能性细胞位于“隆突”部位，这是一种具有强大再生能力的结构，位于立毛肌插入部位附近。根据最新的研究，这个隆突应该是激光脱毛的真正目标。

毛囊周期可分为 3 个不同的阶段 : 有活跃的毛发生长的生长期 ; 毛发退化的退行期 ; 毛囊停止生长的休止期。

在生长期，大部分基质细胞都在复制，毛球内的色素量增加。生长期持续时间取决于这些细胞的活性。

毛囊在每个阶段所占的比例在不同的身体部位不同。腋窝和腹股沟区域处于生长期的毛囊要多于四肢部位的毛囊。面部毛囊休止期可以持续几周，而四肢毛囊休止期会持续几个月。完整的身体毛发周期为 4~10 个月。由于激素的变化，男性和女性的毛发生长存在差异。

毛发有 3 种主要类型 : 毫毛 (非常细，于新生儿期即可观察到)、毳毛 (含轻微的色素 , 直径约 30μm) 和终毛 (直径 150~300μm)。每个毛囊中的毛发类型可以因为不同的外界刺激而发生变化。

4 毛囊破坏机制

光可以通过 3 种不同的机制破坏毛囊 : 热 (局部加热)、机械 (波冲击或剧烈空化) 和光化学 (产生有毒介质)。激光和 IPL 诱导光热破坏，基于选择性光热作用原理，除了配备调 Q 技术的 Nd:YAG 仪器外，它可以诱导光机械性破坏。

在 1983 年 Anderson 和 Parrish 指出 , 选择性光热作用是指特定波长的光被目标选择性吸收，有足够的能量并且持续时间小于等于其热弛豫时间 (TRT)，目标就会受到选择性的热损伤。

当光线照射到皮肤上时，一部分被反射，另一部分被散射，只有一部分被吸收。只有吸收的量转化为热量，对治疗区域产生热效应。

光的波长是影响其吸收的最大因素。人体的每个结构都会吸收某些波长的光。这就使光能可以被选择性地吸收，并治疗特定目标，而不会对邻近结构造成任何损害。能够吸收特定波长的目标被称为靶色基。

如果为了获得永久性脱毛的效果，破坏的目标应该是位于“隆突”区域的毛囊干细胞。然而，毛囊中真正的靶色基是基质中的黑色素，这是其色素最丰富的区域。

由于靶色基与实际目标之间存在距离，人们提出了扩展的光热作用理论，该理论假设靶色基产生的热量在激光脉冲持续期间扩散到目标区域。

黑色素吸收的电磁波谱范围为 350 ~ 1200nm。因此，在此范围内起效的红宝石激光、翠绿宝石激光、半导体激光、Nd:YAG 激光和 IPL 设备具有脱毛作用。

我们知道，在对黑色素吸收较高的电磁光谱范围内，吸收力随着波长的延长而减小。因此，波长较长的激光在组织中具有更大的穿透能力，对黑色素的吸收力较低，可以降低对皮肤表面（可以像毛球一样作为靶色基）的损害风险。

与表皮黑色素细胞相比，毛发中有更多的黑色素细胞，并且有更多的黑色素小体。因此，波长在 700nm 左右的激光被毛发吸收可达表皮的 2~6 倍，因此即使患者的皮肤的颜色和毛发差别很小，也可以使用激光进行脱毛。

当激光脉宽接近目标的热弛豫时间 (TRT) 时，热损伤更具选择性。TRT 是指组织接受激光脉冲后冷却到一半温度所需的时间。

如果脉冲持续时间长于 TRT，那么在需要的热损伤发生之前，热量就会在目标之外消散。如果它过短，它会导致过度损伤。因此，脉冲持续时间应刚好短于 TRT，这样靶色基就不会有热量散失，热损伤仍然局限于目标内，才能有效地破坏靶目标，也不至于产生过度的损伤。

TRT 与目标尺寸直接相关。长脉冲激光 (以毫秒计) 更接近毛囊的 TRT(10~100ms)。

当我们应用选择性光热作用时，有两个要遵守的基本原则。第一，选取最佳波长以被目标组织选择性吸收。第二，脉宽应该足够长，足以对靶色基产生影响，但要足够快，足以对邻近组织造成最小的影响。

然而，所有以真皮结构为目标的技术都首先作用于表皮，表皮基底层有黑色素“屏障”。因此，使用的能量总是有一定的衰减，组织穿透率降低，并有到达周围皮肤的风险。患者的皮肤分型类别越高，风险越大，因此，激光和强脉冲光脱毛的理想患者应该是肤色较浅、毛发浓密、颜色较深的人。

需要注意的是，强脉冲光的波长较短，黑色素对其吸收力也较高，皮肤和毛发颜色需要更大差别，不太适合较深肤色。

为了解决表皮存在黑色素的问题，最现代化的设备在冷却保护下采用高能量。因此，对于患者来说，治疗效果可以很好，风险更少，疼痛也更轻，尤其适合在深肤色人群中使用。

5 参数

传递到组织中的能量是组织温度升高的决定因素。

激光在给定的时间内释放的能量，以焦耳 (J) 计。设备能量单位是瓦特 (W)。

另一个能决定传递至目标的能量多少的参数是光斑尺寸，其单位是毫米 (mm)。

能量密度是指每次发射产生能量的密度，用 J/cm^2 表示。

能量密度 (J/cm^2)= 能量 (J)/ 面积 (cm^2)

脉宽是指组织暴露在光线下的时间，以秒 (s) 为单位。

因此，流量和脉宽是决定热量吸收的重要参数。能量密度决定目标结构的峰值温度，脉宽决定结构暴露于给定温度的时间。

表 1–16–1　处理参数

功率 (W 或 J/s)	单位时间的能量
“点大小” (mm)	尖端面积
脉冲持续时间	组织暴露在光下的时间
能量密度 (J/cm^2)	能量通过尖端区域分布

正确选择波长、脉宽和能量密度对治疗的成功和安全至关重要。治疗细和颜色浅的毛发，应使用更高能量密度。治疗浓密的毛发或较高类别的皮肤分型患者，需要较低的能量密度。观察即时的临床反应是确定合适能量密度的最好方法，表现为治疗区域的毛囊周围是否出现红斑和水肿。高能量密度可以提高脱毛效率；但也可能增加不良反应的发生率。

毛发直径可以影响组织的 TRT，进而影响脉宽的选择。对于较细的毛发，使用较短的脉冲，7~10ms；而对于较粗的毛发，最好使用 30~40ms 的脉宽。

毛母质的深度会影响波长、光斑大小和能量选择，而根据毛发颜色选择合适的参数是影响脱毛效果的决定性因素（表 1–16–1）。

6 激光和 IPL 的特性

激光器发出的光与其他光源的特性有区别。激光是单色的，发射光子的波长相同，并且相干，所有的光子都朝同一个方向运动。它也是准直的，光子在移动时相互平行，并且具有最小的散射角度。一般来说，半导体和翠绿宝石激光器被认为是最有效的脱毛设备，其次是强脉冲光和 Nd:YAG 激光器。最近的研究表明，半导体激光器比 IPL 更有效。

半导体激光器 (800nm) 可以安全地应用于Ⅰ～Ⅴ型皮肤患者。设备的脉宽在 5~400ms 之间，其能量密度一般在 10~60J 之间。

最新的设备配备了更大的治疗头，22mm × 35mm，配备真空系统，在发射前吸引皮肤。目的是减轻不适，优化大面积治疗。还有设备配备了 10mm × 50mm 治疗头，可以连续扫描的方式进行治疗。最近的一项技术是将射频能量与激光能量相结合，即使用较低的能量密度也可以使靶色基达到较高的温度，提供安全有效的治疗。

翠绿宝石激光 (755 nm) 的脉冲宽比二极管激光短，对较细的毛发效果更好。但大多数研究都表明，当将这两种技术分别应用于Ⅰ～Ⅳ型皮肤时，在脱毛方面效果近似。这种技术最好应用于浅肤色的患者，因为深肤色的患者出现并发症的可能性更大。

Nd:YAG (1064 nm) 对黑色素的亲和力较低。因此，它是对Ⅴ型和Ⅵ型皮肤分型患者更安全的设备，也有较好的效果。

强脉冲光因为发光的方式不同而具有不同的特性。它使用计算机控制的闪光灯。这种光是多色的，发出不同波长的光。放置在灯前面的滤光片提供波长选择。强脉冲光的另一个特征是不连贯，向多个方向发射，并聚焦于反射表面。

强脉冲光设备的工作范围在 650~1200nm 之间，它发出的光波长较短，不能深入皮肤，并且在皮肤分型类别低的患者中使用更安全，因为它会增加激惹表皮黑色素的风险。强脉冲光脉宽以毫秒为单位。由于其广谱性、发射波长较短，强脉冲光可用于纤细的浅色毛发，但其效果并不像用于深色毛发那样有效。

7 患者选择和准备

患者的选择应该包括全面的临床检查、激素评估和用药调查。

必须仔细评估患者的照片以及近期是否有日晒史和光老化状态，因为表皮黑色素的存在增加了治疗的风险，降低了治疗的有效性。毛发颜色评估也很重要，因为浅色毛发对治疗几乎没有反应。因此，激光或强脉冲光脱毛的理想患者应为浅肤色和深色毛发者。

大约 80% 患有多囊卵巢综合征的女性会发展成多毛症。如果治疗得当，这种多毛症可能对光学治疗有良好的反应。

应检查是否存在疱疹病毒感染，对于反复发作的患者要进行预防。也应注意是否有发生增生性瘢痕或瘢痕疙瘩的倾向性。

虽然没有证据表明有风险，但患者在妊娠期间不应该接受治疗。在母乳喂养期间是否可接受治疗尚没有达成明确的共识。

由于易受光敏感的影响，也应调查是否存在自身免疫性疾病。可引发同形反应现象的疾病，如白癜风或牛皮癣，也是该治疗的禁忌。

使用光敏药物的患者不应接受治疗，因为存在色素沉着的发生风险。

虽然一些研究表明，在口服异维 A 酸期间进行脱毛是安全的，但人们对这一观点并没有达成共识，仍然有光毒性、皮肤敏感、瘢痕和表皮再生延迟的风险。建议停药后间隔 6 个月至 1 年再开始首次治疗 。外用维 A 醇类可在治疗前 1 天或 2 天暂停。

环孢素、可的松、苯妥英、青霉胺等药物，以及多囊卵巢综合征、更年期等激素失衡，都能刺激新毛发生长，患者在完成常规治疗后可能需要维持治疗方案。

患者应在治疗前避免治疗部位日晒，以确保治疗安全。

治疗前 4 周内必须避免实施任何牵拉脱毛的方法，以确保毛囊存在靶色基。应剃光或用脱毛膏去除毛发，这样毛干就不会成为皮肤表面的靶色基，而增加烧伤的风险。

8 治疗过程

以上已经解释了参数的选择。然而，讨论治疗过程中需要考虑的其他问题也很重要。更密集的色素和更粗的毛发治疗效果更好。因此，在确定治疗频率时，应该考虑毛发所处的生长周期，其目的是使毛囊在生长期时受到热损伤，此时毛囊色素更丰富。此外，重要的是，不要将毛发通过牵拉的方式从毛囊中完全去除（例如蜜蜡脱毛），这样才能保存足够的黑色素作为靶色基。

目前人们对于治疗次数和间隔时间没有达成共识。我们所知道的是，周期会根据患者的解剖位置和性别而发生变化。同样，在治疗后毛发再生所需的时间也不同，平均为 8 周。因此，理想的疗程间隔仍不清楚，大多数研究者建议在 4~8 周之间。

人们也没有很好地确定理想的治疗次数。确定疗程必须要考虑到个体的毛发生长特征、身体部位，以及使用的光源类型。大多数研究者都认为反复治疗可以提高该方法的有效性，建议进行 3~8 次治疗以达到满意的效果。据估计，每次治疗毛发平均减少 20%~30%，而根据使用的仪器不同，皮肤类型较低且毛发颜色深的患者，长期脱毛的概率可达 80%~89%。

正确使用眼部保护装置对治疗的安全性至关重要。每种波长的激光治疗都需要使用不同类型的护目镜，所以不同的设备需要使用不同的眼镜。患者、操作者和房间里的其他人必须使用保护措施。不建议治疗眼周区域。

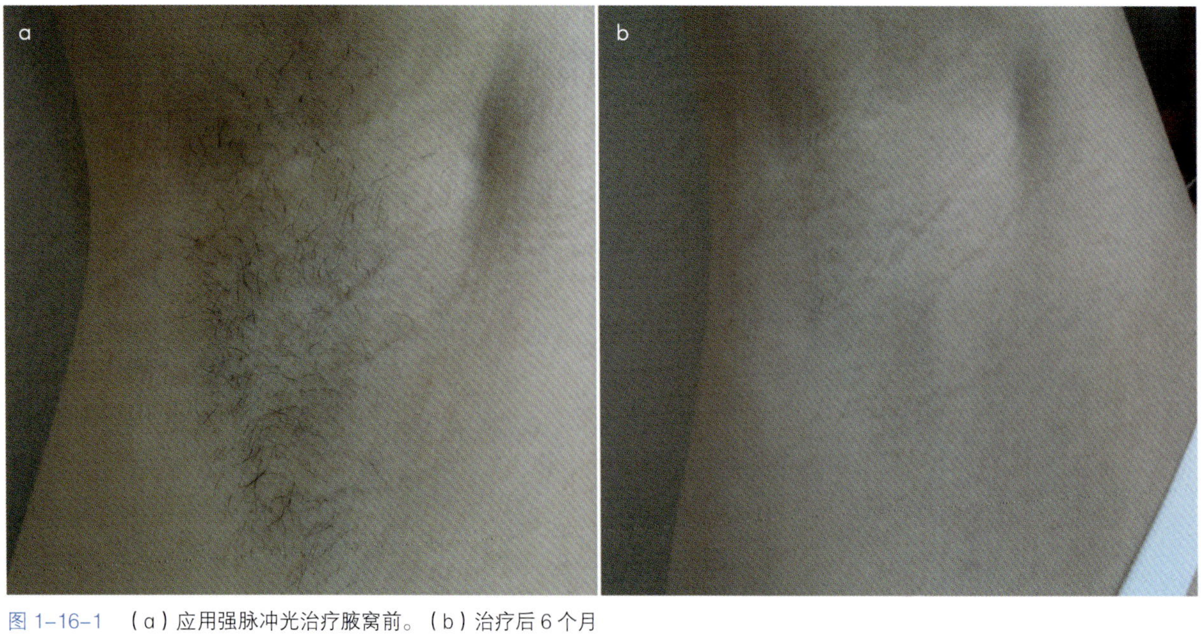

图 1-16-1 （a）应用强脉冲光治疗腋窝前。（b）治疗后 6 个月

在治疗开始时，必须在小范围内进行几次测试发射。治疗期间必须避开色素性病灶和文身。

在疗程结束后，冰袋可以用来减轻疼痛和减少水肿的发生。如果有严重炎症的征象，有烫伤风险，可以外用强效糖皮质激素来减少潜在的副作用。毛囊周围红斑和水肿是预期的反应，尤其是在激光治疗后。这种反应在强脉冲光时会减轻，因为强脉冲光的脉宽更长。

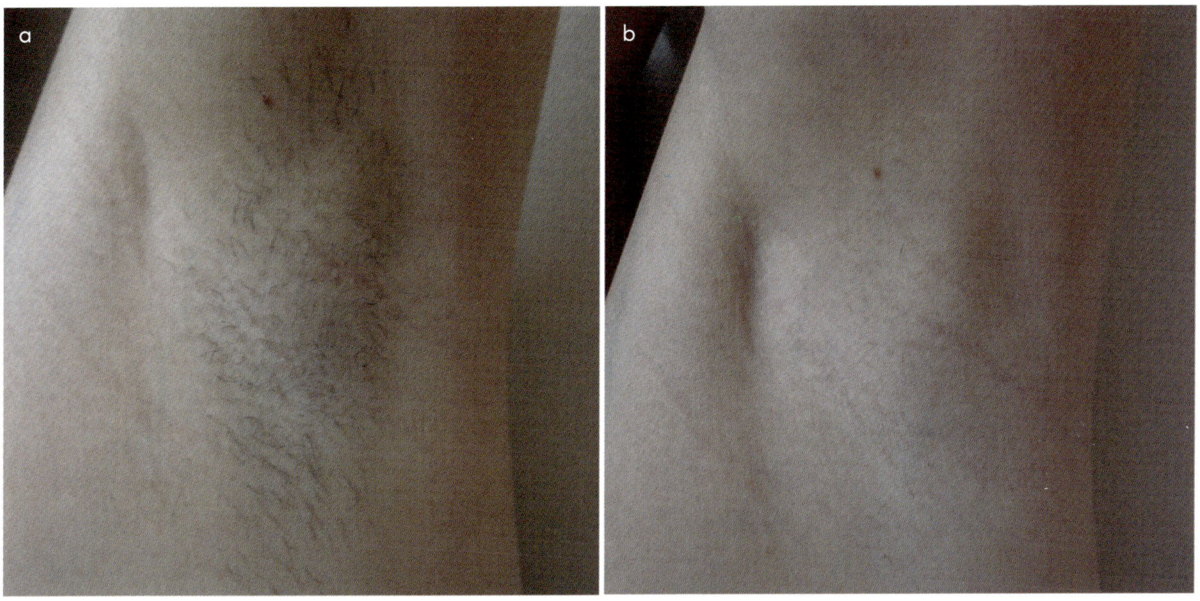

图 1-16-2 （a）应用二极管激光治疗腋窝前。（b）治疗后 6 个月

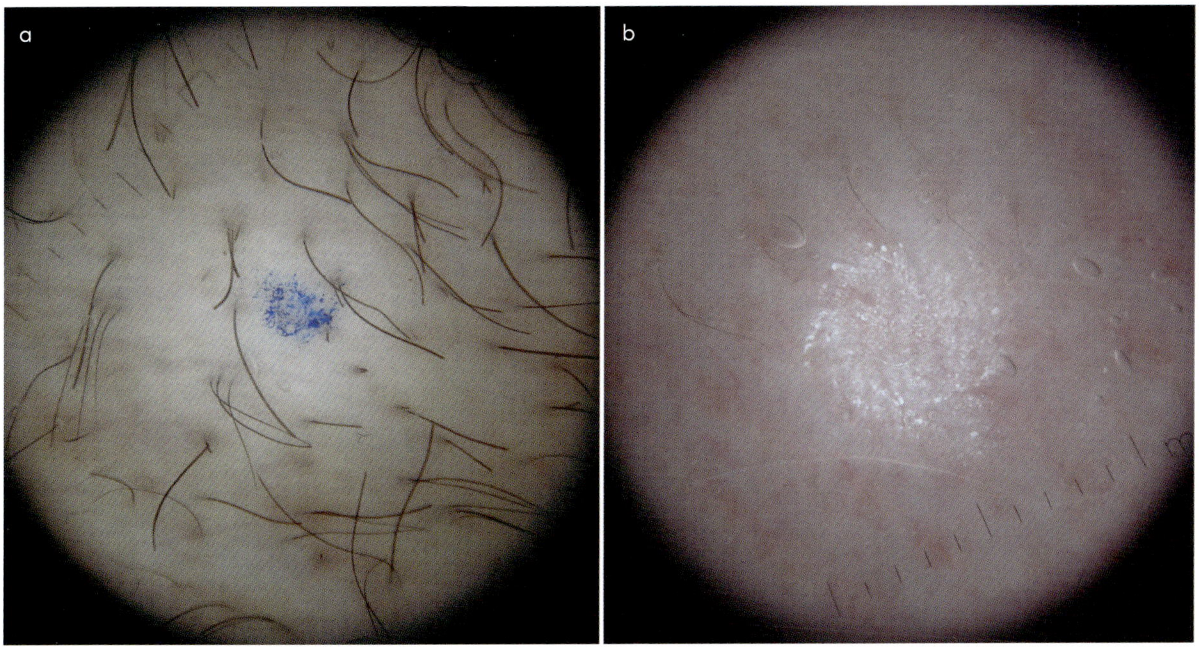

图 1-16-3 （a）皮肤镜下应用强脉冲光治疗腋窝前。（b）治疗后 6 个月

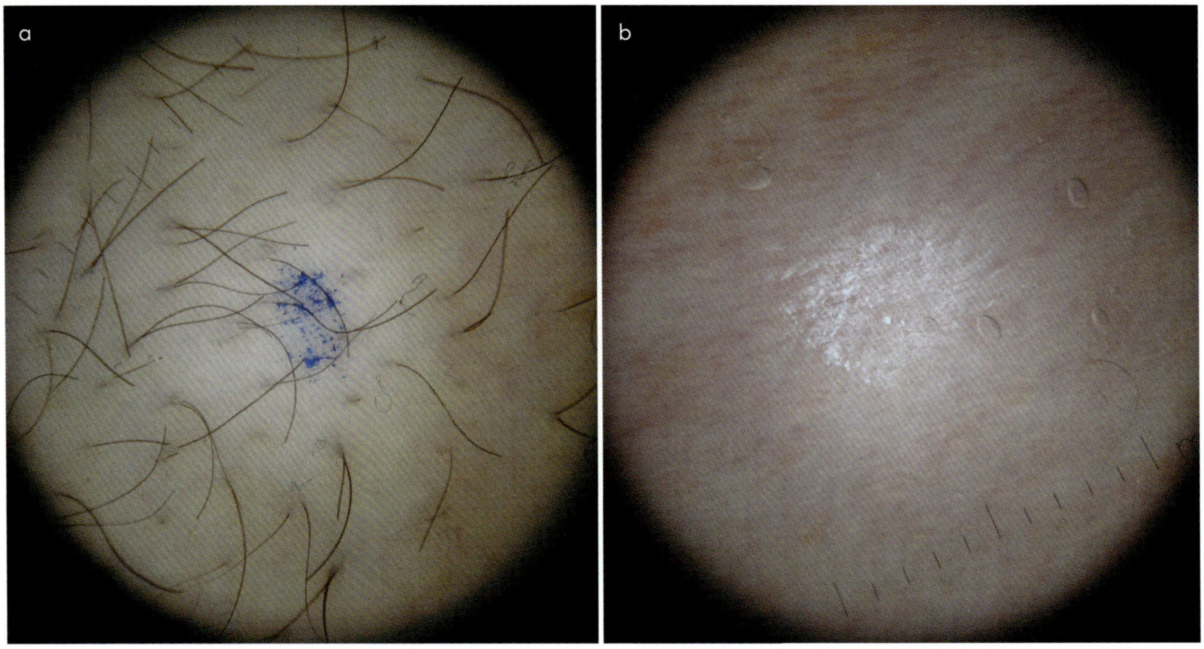

图 1–16–4 （a）皮肤镜下应用半导体激光治疗腋窝前。（b）治疗后 6 个月

在每次治疗前后 6 周内避免暴露在阳光下是非常重要的（图 1–16–1~ 图 1–16–4)。

9 并发症

最常见的并发症是色素沉着或色素减退，这在大多数情况下是暂时性的，但也有永久性变化的报道，也可能有红斑、水肿、疼痛、烧伤、水疱和瘢痕等发生。治疗区域的皮肤分型和治疗之前的日晒史在这类并发症的发生过程中为决定因素。避光区域，如腋窝和腹股沟往往有较少的副作用。

在使用强脉冲光或激光治疗的患者中，有 0.6%~10% 的患者出现反常的毛发增多。其发生的确切机制尚不清楚，在使用强脉冲光和翠绿宝石激光治疗后最常见。与它的发展相关的因素包括能量密度不足、皮肤分型类别更高、激素变化和使用药物（如非那雄胺或皮质类固醇）或激素补充剂。女性似乎最容易受影响，面部和颈部等部位更容易出现这种并发症。

即使没有生理性荨麻疹病史的患者也可以出现严重和持续性荨麻疹，这可能是由于使用致冷剂或对特定波长的敏感性所致。

眼部并发症，如白内障、虹膜萎缩粘连、虹膜炎、葡萄膜炎、畏光、瞳孔改变和视野改变等情况均有报道，甚至发生于已经使用了适当眼罩的患者。波长 400~1400nm 的光线，如果直接作用于眼部，可导致视网膜灼伤和永久性视觉障碍，所以一定要让患者和操作者使用眼部保护装置。

人们已经报道的罕见副作用包括痤疮加重、酒渣鼻样病变、早期毛囊色素脱失、弥漫性红斑，以及先前存在的痣的炎症或色素改变。

10 家用设备

家用便携式设备（家用设备）已被大规模地开发出来，并且由于其低成本和简易性而越来越受人们欢迎。它们使用激光和强脉冲光技术，与医疗设备相比，能量密度非常低。

虽然获得了 FDA 的批准，但很少有对照研究显示其有效性和安全性。

11 总结

激光脱毛已经成为长期脱毛治疗的首选。二极管激光器、钕钇铝石榴石激光器、强脉冲光 (IPL) 等仪器正在不断发展，但这些技术之间的比较研究较少。最近的研究表明半导体激光器可能比 IPL 更有效。

• 正确选择波长、脉冲持续时间和能量密度对于治疗的成功和安全至关重要。要治疗细而色浅的毛发，需要更高的能量密度。对于有浓密的毛发或皮肤分型类别较高的患者，可以使用较低的能量密度。

• 激光或强脉冲光脱毛的理想患者应是有皮肤分型类别低者和深颜色毛发者。

• 目前对于治疗次数和间隔，人们尚没有达成共识。

• 部分不良反应包括色素沉着或色素减退、烧伤、瘢痕和反常的毛发增多。

12 参考文献

[1] Altshuler GB, Anderson RR, Manstein D, Zenzie HH, Smirnov MZ. Extended theory of selective photothermolysis. Lasers Surg Med. 2001;29(5):416–432.

[2] Anderson RR, Parrish JA. Selective photothermolysis: precise microsurgery by selective absorption of pulsed radiation. Science. 1983;220(4596):524–527.

[3] Bernstein EF. Severe urticaria after laser treatment for hair reduction. Dermatol Surg. 2010;36:147–151.

[4] Boechat A. Laser: princípios, efeitos e aplicações. In: Osório N, Torezan LAR, editors. Laser em dermatologia. São Paulo: Roca; 2002. p. 1–19.

[5] Campos V, Pitassi L. Epilação no rosto e no corpo. In: Mateus A, Palermo E, editors. Cosmiatria e Laser: Prática no consultório médico. São Paulo: GEN; 2012. p. 489–503.

[6] Campos VB, Dierickx CC, Farinelli WA, Lin TY, Manuskiatti W, Anderson RR. Hair removal with an 800-nm pulsed diode laser. J Am Acad Dermatol. 2000;43(3):442–447.

[7] Casey AS, Goldberg D. Guidelines for hair removal. J Cosmet Laser Ther. 2008;10(1):24–33.

[8] Cassano N, Arpaia N, Vena GA. Diode laser hair removal and isotretinoin therapy. Dermatol Surg. 2005;31(3): 380–381.

[9] Dawber RPR. Guidance for the management of hirsutism. Curr Med Res Opin. 2005;21:1227–1234.

[10] Desai S, Mahmoud BH, Bhatia AC, Hamzavi IH. Paradoxical hypertrichosis after laser therapy: a review. Dermatol Surg. 2010;36:291–298.

[11] Dierickx C. Laser-assisted hair removal: state of the art. Dermatol Ther. 2000;13:80–89.

[12] Dierickx CC, Grossman MC. Epilação com laser. In: Goldberg DJ, editor. Laser e Luz, vol. 2. Rio de Janeiro: Elsevier; 2006. p. 63–79.

[13] Gan SD, Graber EM. Laser hair removal: a review. Dermatol Surg. 2013;39(6):823–838.

[14] Goldman L, Blaney DJ, Kindel JR DJ, Franke EK. Effect of the laser beam on the skin. Preliminary report. J Invest Dermatol. 1963;40:121–122.

[15] Grossman MC, Dierickx C, Farinelli W, Flotte T, Anderson RR. Damage to hair follicle by normalmode ruby lasers pulses. J Am Acad Dermatol. 1996;35:889–894.

[16] Ibrahimi OA, Avram MM, Hanke CW, Kilmer SL, Anderson RR. Laser hair removal. Dermatol Ther. 2011; 24(1):94–107.

[17] Ismail SA. Long-pulsed Nd:YAG laser vs. intense pulsed light for hair removal in dark skin: a randomized controlled trial. Br J Dermatol. 2012;166:317–321.

[18] Khatri KA. Diode laser hair removal in patients undergoing isotretinoin therapy. Dermatol Surg. 2004;30(9): 1205–1207. discussion 1207.

[19] Khatri KA, Garcia V. Light-assisted hair removal in patients undergoing isotretinoin therapy. Dermatol Surg. 2006;32(6):875–877.

[20] Klein A, Steinert S, Baeumler W, Landthaler M, Babilas P. Photoepilation with a diode laser vs. intense pulsed light: a randomized, intrapatient left-to-right trial. Br J Dermatol. 2013;168(6):1287–1293.

[21] Krause K, Foitzik K. Biology of the hair follicle: the basics. Semin Cutan Med Surg. 2006;25(1):2–10.

[22] Lim SPR, Lanigan SW. A review of the adverse effects of laser hair removal. Lasers Med Sci. 2006;21:121–125.

[23] Macedo F. Luz intense pulsada versus laser. In: Mateus A, Palermo E, editors. Cosmiatria e Laser: Prática no consultório médico. São Paulo: GEN; 2012. p. 508–518.

[24] Mandt N, Troilius A, Drosner M. Epilation today: physiology of the hair follicle and clinical photo-epilation. J Investig Dermatol Symp Proc. 2005;10:271–274.

[25] Mcgill DJ, Hutchinson C, McKenzie E, Mcsherry E, MacKay IR. A randomized, split-face comparison of facial hair removal with the alexandrite laser and intense pulsed light system. Laser Surg Med. 2007; 39(10):767–772.

[26] Nouri K, Chen H, Saghari S, Ricotti JR CA. Comparing 18- vs. 12-mm spot size in hair removal using a gentlease 755-nm alexandrite laser. Dermatol Surg. 2004;30(4 Pt 1):494–497.

[27] Ormiga P, Ishida CE, Boechat A, Ramos-E-Silva M. Comparison of the effect of diode laser versus intense pulsed light in axillary hair removal. Dermatol Surg. 2014;40(10):1061–1069.

[28] Philpott MP, Green MR, Kealey T. Human hair growth in vitro. J Cell Sci. 1990;97:463–471.

[29] Randall VA, Lanigan S, Hamzavi I, James LC. New dimensions in hirsutism. Lasers Med Sci. 2006;21:126–133.

[30] Rasheed AI. Uncommonly reported side effects of hair removal by long pulsed-alexandrite laser. J Cosmet Dermatol. 2009;8:267–274.

[31] Rosenfield RL. Clinical practice. Hirsutism N Engl J Med. 2005;353(24):2578–2588.

[32] Ross EV, Ladin Z, Kreindel M, Dierickx C. Theoretical considerations in laser hair removal. Dermatol Clin. 1999;17:333–355. viii.

[33] Shulman S, Bichler I. Ocular complications of laserassisted eyebrow epilation. Eye (Lond). 2009;23:982–983.

[34] Stratigos AJ, Dover JS. Overview of lasers and their properties. Dermatol Ther. 2000;13:2–16.

[35] Thaysen-Petersen D, Bjerring P, Dierickx C, Nash J, Town G, Haedersdal M. A systematic review of lightbased home-use devices for hair removal and considerations on human safety. J Eur Acad Dermatol Venereol. 2012;26(5):545–553.

[36] Vachiramon V, Brown T, Mcmchael AJ. Patiente satisfaction and complications following laser hair removal in ethnic skin. J Drugs Dermatol. 2012;11(2):191–195.

[37] van Gemert MJC, Welch AJ. Time constants in thermal laser medicine. Lasers Surg Med. 1989;9:405–421.

[38] Zenzie HH, Altshuler GB, Smirnov MZ, Anderson RR. Evaluation of cooling methods for laser dermatology. Lasers Surg Med. 2000;26(2):130–144.

第 17 章　激光生发

Joao Roberto Antonio, Carlos Roberto Antonio, and Ana Lucia Ferreira Coutinho

摘要

脱发是一种常见的疾病，影响着全世界一半以上的人口。尽管市场上有一些针对不同类型脱发的治疗方案，但目前急需研究替代治疗方案。1967 年，激光医学的先驱、匈牙利内科医生 Endre Mester 教授首次介绍了伴随毛发生长的光生物调节现象。几十年来，关于这一现象临床研究一直在进行，以评估使用低强度激光治疗（LLLT）对不同类型脱发的疗效、作用机制和风险。本章将介绍 LLLT 在 PubMed、谷歌学术、Medline、Embase、Cochrane 等数据库中对女性型脱发 (FPHL)、男性型脱发 (MPHL)、斑秃 (AA) 和化疗诱导型脱发 (CIA) 进行的临床研究。在这一章的最后，作者得出结论，对于那些接受传统治疗没有反应也不想进行毛发移植的患者，LLLT 可能是一种很有前景的治疗方案。这项技术似乎对某些人更有效，而哪些因素在疗效中起到作用还不清楚。需要更大规模、更长期的安慰剂对照研究来证实这些发现，并加强 LLLT 在这些患者中的有效性，从而产生更一致的治疗方案。

关键词

激光、低强度激光治疗、光生物调节、脱发、雄激素性脱发、女性型脱发、男性型脱发、斑秃、化疗

J.R. Antonio (✉)
Faculdade Estadual de Medicina, Hospital de Base de São José do Rio Preto, São Paulo, Brazil
e-mail: dr.joao@terra.com.br; dr.joao@pelle.com.br

C.R. Antonio
Faculdade de Medicina Estadual de São José do Rio Preto – FAMERP, São José do Rio Preto, SP, Brazil

Hospital de Base de São José do Rio Preto, São Paulo, Brazil
e-mail: carlos@ipele.com.br

A.L. Ferreira Coutinho
Instituto de Dermatologia Professor Rubem David Azulay do Hospital da Santa Casa da Misericórdia do Rio de Janeiro, Rio de Janeiro, Brazil
e-mail: anacoutinho_10@hotmail.com

M.C.A. Issa, B. Tamura (eds.), Lasers, Lights and Other Technologies, Clinical Approaches and Procedures in Cosmetic Dermatology 3, https://doi.org/10.1007/978-3-319-16799-2_17

目录

1 简介

激光在皮肤科中最早应用于治疗良性血管肿瘤。然而，它在治疗其他皮肤病，如去除色素病灶、文身、瘢痕、多余毛发和改善光老化等方面取得了进展。

激光疗法在近些年里很流行。1967 年，Endre Mester 教授等在一次试验观察中首次报道了激光对毛发生长的促进作用。研究人员在评估对豚鼠剃光的背部潜在的致癌作用时，报道了暴露于低强度红宝石激光下的脱毛区域有毛发再生。这一发现引起了人们的兴趣，人们不仅是要确定哪种激光设备可以在没有风险的情况下产生有效的临床反应，而且要验证在这些反应中涉及哪些治疗机制。

为了了解激光在毛发再生 (主要是在头皮) 中的作用机制，激光医学专家在低强度激光治疗 (LLLT) 和脱发方面进行了不同方向的研究，目前已有数据显示其疗效。

LLLT 与其他低功率、低密度激光治疗方法不同的是，LLLT 治疗设备的波长在 600~1000nm 之间，比加热组织所需的功率要小得多 ($10mW/cm^2$，$2\sim5W/cm^2$) 。

最近，低强度激光治疗 (LLLT) 被提议用作脱发的替代疗法 (独立或联合治疗)，以刺激脱发部位的毛发再生：包括女性型脱发、男性型脱发和斑秃。在下文中，将讨论 LLLT 针对这些疾病进行的试验和临床研究。

2 历史数据

1996 年，来自芬兰 Kuopio 大学的一个研究小组进行了一项单盲安慰剂对照研究，以评估和比较 3 种不同类型的激光 / 光 (He–Ne 激光，As–Ga–Al 二极管激光，非相干 LED 光) 对毛发血流的影响。这项研究包含 10 名健康的男性。研究者进行了两次试验，将安慰剂 (非相干 LED 光) 与其他两种激光光源 (He–Ne 激光和 As–Ga–Al 二极管激光) 进行了比较，用激光多普勒血流仪进行了测量。结果表明，相干激光源是唯一可以使血管舒张的光源 。

2000 年，哈佛医学院的研究人员进行的一项研究显示，志愿者在进行了半导体激光 (800nm) 脱毛后，无论有无效果，在暴露于红宝石激光 (694nm) 后有时会出现某种程度的毛发生长。这种毛发很细，没有色素。研究者得出结论，研究中所观察到的变化取决于激光的类型和个体反应。

Gerardo Moreno–Arias 等报道了一种现象，这种现象被称为反常多毛症或终毛化或诱导终毛生长。该临床发现是一种罕见但重要的继发效应，发生于接受强脉冲光 (IPL) 治疗 3~6 个月的多毛症患者中。正如研究者所说，强脉冲光可能会诱导治疗区周围的非治疗区潜在的毛囊生长。

在 Sophia Rangwala 最近的一篇综述中报道，在进行低能量激光治疗后，出现反常的多毛症的发生率在 0.6%~10% 之间，这几乎包含了所有类型的激光：308nm XeCL 准分子激光、氦氖 (He–Ne) 激光和 1550 nm 铒：玻璃点阵激光。在面部和颈部肤色更深 (Ⅲ ~ Ⅳ型皮肤)、毛发颜色深和 / 或存在激素水平失调的志愿者中，这种情况更为普遍。

4 例患者经翠绿宝石或红宝石激光处理后，出现了反应性多毛，这是由于低能量不足以引起热裂解，但足以刺激毛囊生长所致。虽然面部和颈部似乎是对毛发生长诱导效应最敏感的区域，但在这种情况下头皮没有出现反应或表现出敏感性。

在一些研究人员看来，激光治疗延长了毛发的生长期，刺激了休止期毛囊重新进入生长期，增加生长期毛囊的细胞增殖率，并防止退行期提早到来。有很多理论可以解释 LLLT 在脱发中的作用机制，但还没有完全阐明。

虽然医学指南特别提到了 LLLT 在脱发治疗中的临床效果，但重要的是要开展质量更高、随机化、志愿者数量足够的临床研究。

3 可能的机制：LLLT 对毛发生长的影响

LLLT 对细胞和组织有生物调节作用。这些效应通过光物理或光化学效应激活或抑制生理、生化、代谢过程，促进形态分化、细胞增殖、组织新形成、血管重建、水肿减轻，增加细胞再生、微循环和血管通透性。

当应用可见光范围内的激光进行治疗时，线粒体中会产生初始的光生物刺激，激活一系列生物事件。当辐照在红外光谱中时，会刺激质膜通道，导致膜的通透性、温度和压力梯度发生变化。

可见光和红外光都可以被细胞呼吸链的不同成分吸收，例如细胞色素 C 氧化酶或卟啉中的色素分子，从而产生活性氧或超氧自由基。有人认为活性氧在促进角质形成细胞增殖中起着重要作用。

Mognato 等认为，氧化反应似乎与刺激和增殖有关，而还原反应似乎与抑制细胞生长有关。

Kreisler 等提出在线粒体呼吸链中存在一种光感受器的刺激。激光被吸收后，光物理和光化学作用会分别或共同刺激线粒体膜，增加膜电位，从而改变线粒体的性质。LLLT 通过光解离作用于线粒体，并可能改变细胞代谢，抑制一氧化氮 (NO) 的细胞色素 C 氧化酶 (CCO)，导致氧分子和 ATP 的增加，进而刺激 DNA 和 RNA 合成的活性以及细胞周期调控蛋白，从而增加有丝分裂的速度。此外，一氧化氮（NO）是一种强有力的血管舒张剂，通过其影响环鸟嘌呤 – 磷酸生产，并且推测它可能不只会通过 CCO 对 NO 进行光解离，也可通过细胞内的储存，如亚硝基化的血红蛋白和肌红蛋白导致血管扩张，血流量增加。这一现象在一些研究中被报道。

根据 Stein 等的研究，激光治疗诱导细胞中 MAPK/ERK 蛋白激酶的磷酸化，这与细胞增殖机制有关。值得注意的是，激光与组织的相互作用会导致不同的结果 (刺激或抑制) 取决于几个因素，如波长、剂量、能量、时间、辐射的数量、组织的光学特性、辐照细胞类型以及受照射时细胞的生理特征。

事实上，细胞对辐射反应的大小取决于细胞的生理状态 (可获得的营养量和细胞培养的年龄)。一般来说，生长指数阶段的细胞比生长平稳阶段的细胞更敏感 (图 1–17–1)。

4 LLLT 应用于化疗引起的脱发 (CIA)

2003 年，研究者开展了一项非临床研究，用于评估 LLLT 治疗豚鼠 (啮齿动物) 化疗后脱毛 (CIA)，因为对于这种类型的脱发没有有效的治疗方法。

该研究采用低能量激光设备 HairMax LaserComb，此设备已获 FDA 批准用于雄激素性脱发治疗。

在整个研究过程中，使用传统的化疗药物，环磷酰胺、依托泊苷，或者联合使用环磷酰胺和阿霉素，诱导接受或未接受低强度激光治疗 (LLLT) 的年轻大鼠脱毛。和预期一样，化疗 7~10 天，所有大鼠都出现了完全的体部脱发。然而，接受低强度激光治疗的大鼠恢复了自然状态，毛发的生长比只接受化疗的大鼠提前 5 天左右。组织学观察也证实了接受治疗的大鼠毛发生长。

结果显示，化疗引起脱发后低强度激光治疗可显著加速毛发生长，且不影响化疗效率。

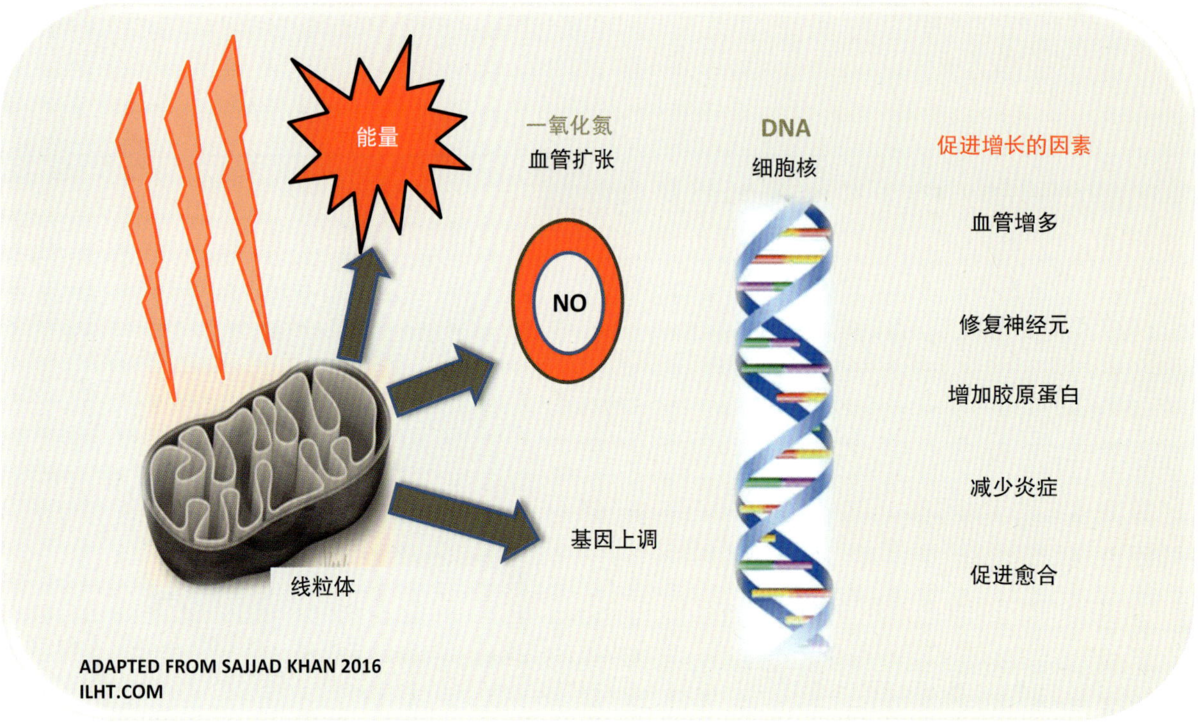

图 1-17-1 LLLT 对毛发生长的可能机制示意图

5 雄激素性脱发 (AGA) 的 LLLT 治疗

雄激素性脱发 (AGA) 是全世界皮肤科最常见的慢性疾病之一，其特征是毛发渐进性脱落，尤其是头发。在女性和男性中，脱发的模式各不相同，但在两性中，头皮中心部位脱发最为严重。

雄激素脱发通常始于青春期，影响自尊和个人生活质量。虽然雄激素性脱发的发病率很高，但被批准的治疗项目却是有限的。除了为数不多的药物治疗，还有许多非处方产品声称对雄激素性脱发的毛发再生有效。

低强度激光治疗，或光生物调节，或光生物刺激作为一种安全治疗男性和女性雄激素性脱发的方法，于 2007 年被美国食品药品监督管理局 (FDA) 批准。自此，一系列专为家用设计 (每日使用或每周数次) 的设备开始在市场上销售，这些设备相对于医疗和植发手术来说廉价。

虽然这些设备治疗雄激素性脱发的作用机制仍然不清楚，一些临床对照研究显示可见毛发生长。

在雄激素性脱发的毛发生长评估中，研究者研究了不同类型的激光，包括 308nm XeCL 准分子激光、氦氖 (He-Ne) 激光和部分 1550nm 铒 : 玻璃纤维点阵激光 (见表 1-17-1)。

在一项多中心双盲对照研究 (针对非活性设备) 中，研究者评估了一种 3R (安全级别) 等级的激光器——HairMax 激光梳 (Lexington International, Florida) 对雄激素性脱发的效果。这项临床试验在 4 个中心进行，评估了 110 例年龄在 30~60 岁之间的雄激素性脱发 (Norwood-Hamilton 分级 Ⅱa ~ Ⅴ型 , Fitzpatrick 分级 Ⅰa ~ Ⅳ型) 男性患者。

研究对象被要求每周用上述设备治疗 3 次，每次 15min，持续 26 周。治疗区域以直径 2.96cm 的圆形文身做标记，并于理发后进行评估。通过计算机计数的方法，对头皮进行宏观图像评估。

表 1-17-1　关于不同设备和研究方法的文献综述

家用设备	功率	治疗的物理条件	研究方法	试验对象	结果	同行评议
Capillus™ 82 Laser Cap	410mW	30 min 3~4 次 / 周	双盲随机对照试验	44F	与赝品相比终末期毛发数量增加 63.7%	否
Capillus™ 202 Laser Cap	1010mW	30 min 3~4 次 / 周				
Capillus™ 272 Pro Laser Cap	1360mW	30 min 3~4 次 / 周				
HairMax™ Laser Band 41	205mW	3 min 3 次 / 周	前瞻性队列研究	28M, 7F	整体毛发数量与拉伸强度增加	是 (Satino)
HairMax™ Laser Band 82	410mW	90 s 3 次 / 周	双盲随机对照试验	110M	平均终末期毛发增加了 20 根 /cm^2	是 (Leavitt)
HairMax™ Prima7 Laser Comb	35mW	15 min 3 次 / 周	病例报告	2M	毛发数量及厚度无明显变化	是 (Rushton)
HairMax™ Ultima 9 Laser Comb	45mW	15 min 3 次 / 周	前瞻性队列研究	11M, 21F	全球照片——大多数中度 W 形脱发有所改善	是 (Munk)
HairMax™ Ultima 12 Laser Comb	60mW	8 min 3 次 / 周	双盲随机对照试验	128M, 141F	终末期毛发密度增加 15 根 /cm^2	是 (Jimenez)
iGrow™ Hair Growth System	255mW	25 min 隔天	双盲随机对照试验	41M	35% ~ 37% 终末期毛发数量增加	是 (Lanzafame)
			双盲随机对照试验	42F		
iRestore™ Hair Growth System	255mW	25 min 隔天	双盲随机对照试验	18M, 18F	待定，研究进展中	N/A
Lasercap™ LCPRO	1120mW	36 min 隔天	病例报告	7F	毛发数量、光泽度改善	N/A
			病例报告	1M, 2F		
NutraStim™ Laser Hair Comb	60mW	8 min 3 次 / 周	N/A	N/A	N/A	N/A
Theradorme™ LH80 PRO	400mW	20 min 2 次 / 周	双盲随机对照试验	80M	毛发数量、光泽度改善	N/A

资料来源 :Data obtained by consulting suppliers/internet/sales representatives. May 2017

使用激光梳 (655nm) 的研究对象毛发密度增加约 19.8 根毛发 /cm²($P < 0.0001$)，而对照组密度增加 7.6 根毛发 /cm²($P < 0.0001$)。在研究者的总体评价中没有观察到统计学意义上的改善。

2014 年，另一组研究人员发表了一项双盲、随机、对照、多中心的研究，旨在评估同一设备在男性型和女性型雄激素性脱发患者中的临床疗效和安全性。

根据以下设计，随机分配给 141 名女性志愿者 ($n = 141$) 和 128 名男性志愿者 ($n = 128$) 激活的激光梳或伪造的设备（对照组）: 1 号光线 9 X 对照，2 号光线 12 X 对照，3 号光线 7 X 对照，4 号光线 12 X 对照。

在 26 周内，每周 3 次将上述设备应用于头皮。在开始治疗和治疗后 16 周及 26 周随访时测量终毛密度。

研究人员和研究对象都对测试中使用的设备类型保持着盲。负责评估试验过程中拍摄的数码照片的专家也对研究的各个分支保持着盲。

在研究结束时，研究人员观察到使用激活设备治疗的受试者与使用伪造设备治疗的受试者相比，终毛密度显著增加，有统计学意义。

没有严重不良事件的报道。根据研究者的观点，这些结果表明 LLLT 可能是男性和女性脱发的有效选择。然而，研究人员认识到，LLLT 将休止期毛囊转化为生长期的机制尚不清楚。

Avram 和 Rogers 对 7 名志愿者进行了第一项关于 LLLT 和毛发生长的独立盲法研究，他们发现，平均来说，毳毛的数量减少了，终毛的数量增加了，毛干的直径也增加了。然而，这些数据没有统计学意义。

第一个涉及 1550nm 铒 : 玻璃纤维点阵激光 (Mosaic ©Lutronic co., Ltd., Seoul, South Kovea) 的研究是于 2011 年发表的一篇非临床论文。研究人员评估了这种装置对大鼠毛发周期的影响。对剃除了毛发的 C3H/HeN 大鼠进行了不同能量、不同密度的皮肤照射。通过功率、密度、辐射间隔等因素对头发的刺激效应进行观察。组织学表现为休止期毛发转化为生长期。毛发转为生长期和 5a Wnt、β – 连环蛋白的增加被认为是治疗有效的迹象。

随后，为了评估同一类型激光的临床效果，研究者对 20 名患有雄激素性脱发的男性进行了研究。在这项临床研究中，20 名男性志愿者接受了 5 次治疗，每隔 2 周接受 1 次治疗。采用 5mJ 能量，总密度为 300 光斑 /cm²。

研究人员称，点阵激光会对每个微热损伤带 (MTZ) 造成热损伤或光热解，诱导胶原再生和蛋白质的热休克。这两个事件都导致生长因子的表达，包括可诱导产生血管生成的血管内皮生长因子 (VEGF)。其他可能的机制包括细胞因子生物调节和产生生长因子（如 PDGF、KGF 和 IGF）。

目前已知，存在一个复杂的基因网络参与调控毛发生长周期，并连接到 Wnt 和 BMP 信号通路，特别是*Wnt7*基因，如果此通路失活，会导致毛发生长不足。研究数据已经证明，如果 BMP 信号通路下调，Wnt 通路上调，毛发生长阶段会被激活。

在研究过程中，我们观察到毛发密度和生长速度的增加，这说明了 1550nm 铒 : 玻璃纤维激光可以诱导毛发生长。

同年，研究人员评估了 1550nm 铒 : 玻璃纤维点阵激光对女性型脱发的影响。27 名韩国志愿者参与了这项研究。志愿者接受了长达 15min 的激光治疗，参数与男性志愿者相同。在治疗开始和结束时分别拍摄了毛发镜照片和整体照片。研究分析了毛干直径和毛发密度的变化。这些大体照片由 3 位独立的皮肤科医生用 7 分的量表进行评估。参与的志愿者还回答了一份关于疗效的自我评估问卷。在 5 个月的治疗期间发生的所有不良事件都要被报道。

经过 5 个月的研究，结果表明毛发密度增加 (157 ± 28) 根 /cm² ($P < 0.0001$)，毛干直径增加（75 ± 13）μm ($P < 0.001$)。

根据整体照片显示，在完成试验的 27 名志愿者中，有 24 人 (88.9%) 的情况有所改善。2 名志愿者 (7.4%)

反映在激光治疗后出现中度瘙痒，2h 后自行缓解。

2013 年，一项多中心、双盲、随机、对照的研究，通过与伪造设备（对照组）对比评估了志愿者使用 LLLT 治疗雄激素性脱发的有效性和安全性。

40 名患雄激素性脱发的志愿者参与了这一试验。一组志愿者使用头盔形状的设备，该设备可产生 630nm、650nm 和 660nm 波长的辐射，另一组使用伪造设备 (对照)，两组均每日使用 18min。

研究者对志愿者进行了毛发镜检查和整体评估。24 周后，结果显示，与另一组 (伪造设备) 相比，使用激活设备 (LLLT) 的志愿者组的毛发密度显著增加。与伪造设备组相比，接受干预的志愿者毛干平均直径也显著增加。

根据研究者的评估，在暴露于激活装置的志愿者组中，临床改善显著。无不良事件报道。研究者认为 LLLT 对于 AGA 治疗有效且安全。

6 LLLT 治疗斑秃

斑秃是一种自身免疫性疾病，其特征是一个或多个部位的毛发以斑块形式快速完全脱落，通常位于头皮上。目前可用的治疗方法取得了不同程度的成功，包括脉冲式口服或静注大剂量类固醇，强效类固醇封包外用，光化学疗法和外用免疫疗法。全秃和普秃的治疗效果较差，只有不到 20% 的患者的毛发可以长期完全再生。

1984 年，Trelles 和合作者研究了氦氖激光器对斑秃的作用。并且自 2002 年起，研究者们进行了一系列的研究，以评估不同形式的光 / 激光作为替代疗法在不同类型脱发 (尤其是斑秃) 治疗中所扮演的角色。

2003 年，一项研究评估了一种名为 Super Lizer 的商用设备所产生的极化线性红外辐射对斑秃志愿者的影响。15 名年龄超过 18 岁，被诊断为斑秃且有多个斑片的志愿者参与了这项试验。结果显示，在 15 名志愿者中，有 7 名患者 (46.7%) 在照射区的毛发生长时间比未照射区域提前 1.6 个月。关于不良事件，仅 1 名患者诉照射区有热感。

在斑秃治疗中研究最为透彻的激光是 308nm XeCL 准分子激光，通过大量甚至在儿童身上进行的研究更好地证实了，其作用机制是对 T 细胞的凋亡作用 。

2006 年，一项研究评估了超脉冲 904nm Ga-As 激光、二极管激光治疗斑秃的疗效。为此，研究者选择了 16 名志愿者。这些志愿者共有 34 个脱发斑片，且对其他治疗方法抵抗。每名患者都保留了一个斑片未治疗，以作为对照病灶。采用脉冲红外二极管激光 (904 nm) 进行治疗，脉冲频率为 40 个 /s，每周 1 次，共治疗 4 次。每例患者在治疗前后均拍照，男性 11 例 (68.75%)，女性 5 例 (31.25%)。在志愿者年龄方面，年龄范围在 4~50 岁之间，平均 26.6 +/– SD +/–m 13.8。病程从 12 个月到 6 年不等，平均为 13.43 +/– SD +/– 18.34。

结果显示，在 32 个脱发区 (94%) 可见毛发再生，而只有 2 个脱发区没有任何效果。在脱发斑片上，考虑到对照，毛发再生没有得到证实。29 个斑片上 (90.6%) 可见终毛，3 个斑片上可观察到含色素较少的毳毛。

在另一项治疗有效的研究中，上述效应可被更早地观察到：在第一次治疗后 1 周有 24 名志愿者起效 (75%)。在研究结束时，研究人员得出结论，应用脉冲红外二极管激光器进行治疗是一种有效的治疗方法，在对各种治疗方法抵抗的斑秃患者中成功率很高。

2009 年，来自韩国首尔中央大学医学院的一组皮肤科研究人员报道了 1 例 35 岁男性患者，该患者前额头皮有数个较大的脱发斑，且对不同的疗法或药物(5%米诺地尔溶液、外用类固醇和皮损内注射类固醇)抵抗。非剥脱激光(1550nm 铒:玻璃纤维点阵激光)每周治疗1次，共24周。每次应用的脉冲能量为10~15mJ，密度为300MTZ/cm²。每次治疗2遍。

该治疗耐受性良好，无任何副作用报道。首先，治疗开始后1个月可观察到毛发生长情况。3个月后，皮损平均被终毛覆盖30%~40%，这些终毛多含色素。治疗开始后6个月，所有皮损区都长出了新的毛发。在6个月的临床随访中没有复发的报道。

关于LLLT对斑秃的作用机制，研究人员提出包括改善微血管循环、减少炎症、以ATP形式增加细胞能量等因素。上述一个或多个因素共同作用可解释LLLT对斑秃的临床效果。

综上所述，LLLT为非瘢痕性脱发的治疗提供了一种安全有效的选择，如单一方法或联合其他常规方法来治疗如男性型和女性型脱发、化疗引起的脱发和斑秃。我们必须考虑到，尽管已有这些好的结果，建立更一致的方案需要进行随机、双盲、假设备对照试验，并有足量志愿者和更长的随访时间。

7 作者的经验：案例研究

我们的病例研究(图1-17-2~图1-17-4)包含2例雄激素性脱发患者，使用1550nm 铒:玻璃激光，能量为8mJ，密度为9%，并在受脱发影响的区域进行了6次治疗。每次治疗间隔1个月。

8 总结

(1)考虑到目前现有的数据显示的有效性，低强度激光治疗是一种安全的治疗选择，可作为单一疗法，或与其他传统疗法结合治疗非瘢痕性脱发。

(2)激光与组织的相互作用可能会导致不同的结果(刺激或抑制)，主要取决于几个因素，波长、剂量、

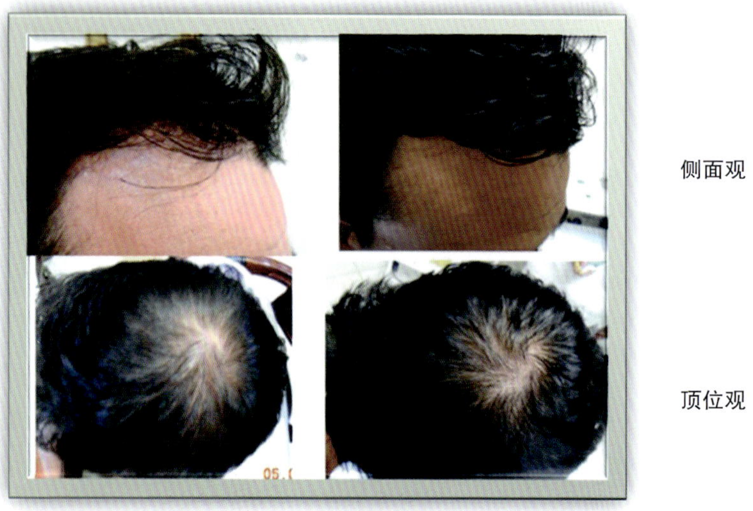

图1-17-2 患者1:(a)治疗前。(b)治疗后6个月，治疗6次，间隔1个月。1550nm 铒:玻璃激光；能量，8mJ；密度，9%

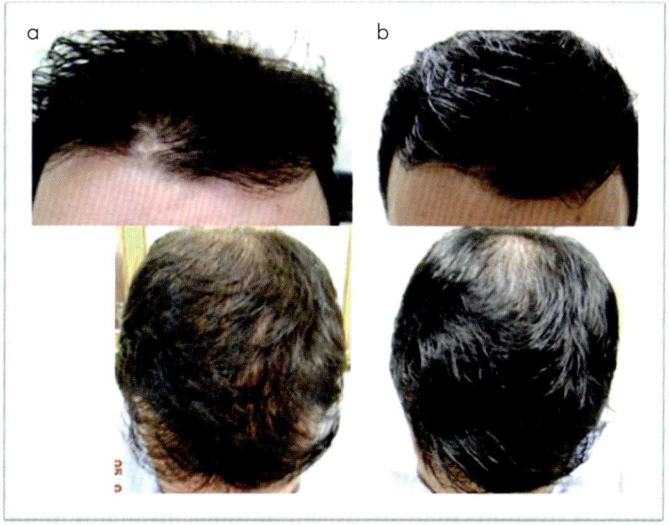

图 1-17-3 患者 2:（a）治疗前。（b）治疗后 6 个月，治疗 6 次，间隔 1 个月。1550nm 铒：玻璃激光；能量，8mJ；密度，9%

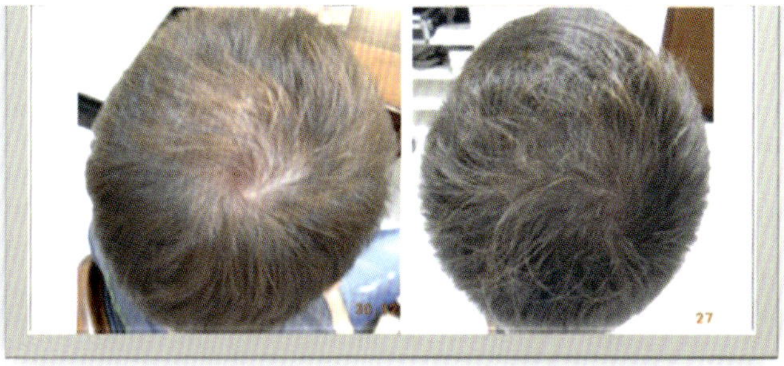

图 1-17-4 患者 3:（a）治疗前。（b）6 次治疗后 4 个月，间隔 1 个月。1550nm 铒：玻璃激光；能源，8mJ；密度，9%

功率、时间、辐照次数、组织的光学性质、辐照细胞的类型，以及在辐照时细胞的生理特性。

（3）市场上可用的设备迅速增加，每种设备都有不同的特点，这导致医生和患者在选择上都出现困难。

（4）需要进一步的调查来比较 LLLT 设备的有效性，以满足患者的需求和期望。

9 参考文献

[1] Al-Mutairi N. 308-nm excimer laser for the treatment of alopecia areata. Dermatol Surg. 2007;33(12):1483–1487.

[2] Al-Mutairi N. 308-nm excimer laser for the treatment of alopecia areata in children. Pediatr Dermatol. 2009; 26(5):547–550.

[3] Avram MR, Rogers NE. The use of low-level light for hair growth: part I. J Cosmet Laser Ther. 2010;12(2):116.

[4] Avram MR, Leonard Jr RT, Epstein ES, Williams JL, Bauman AJ. The current role of laser/light sources in the treatment of male and female pattern hair loss. J Cosmet Laser Ther. 2007;9(1):27–28.

[5] Blumeyer A, Tosti A, Messenger A, Reygagne P, del Marmo V, et al. Evidence-based (S3) guideline for the treatment of androgenetic alopecia in women and in men. JDDG. 2011;9(Suppl.6):S1–S57.

[6] Bouzari N, Firooz AR. Lasers may induce terminal hair growth. Dermatol Surg. 2006;32:460.

[7] Byun JW, Moon JH, Bang CY, Shin J, Choi GS. Effectiveness of 308-nm excimer laser therapy in treating alopecia areata, determined by examining the treated sides of selected alopecic patches. Dermatology. 2015; 231(1):70–76.

[8] Chung PS, Kim YC, Chung MS, Jung SO, Ree CK. The effect of low-power laser on the murine hair growth. J Korean Soc Plastic Reconstruct Surg. 2004; 31:1–8.

[9] Chung H, Dai T, Sharma SK, Huang YY, Carroll JD, Hamblin MR. The nuts and bolts of low level laser (light) therapy. Ann Biomed Eng. 2012;40(2):516–533.

[10] Desai S, Mahmoud BH, Bhatia AC, Hamzavi IH. Paradoxical hypertrichosis after laser therapy: a review. Dermatol Surg. 2010;36(3):291–298.

[11] Gundogan C, Greve B, Raulin C. Treatment of alopecia areata with the 308-nm xenon chloride excimer laser: case report of two successful treatments with the excimer laser. Lasers Surg Med. 2004;34 (2):86–90.

[12] Hawkins-Evans D, Abrahamse H. Efficacy of three laser wavelengths for in vitro wound healing. Photodermatol Photoimunol Photomed. 2008a;24(4):199–210.

[13] Hawkins-Evans D, Abrahamse H. Efficacy of three laser wavelengths for in vitro wound healing. Photodermatol Photoimunol Photomed. 2008b;24(4):199–210.

[14] Jimenez JJ, Wikramanayake TC, Bergfeld W, Maria Hordinsky M, Hickman JG, Hamblin MR, Lawrence A, Schachner LA. Efficacy and safety of a low-level laser device in the treatment of male and female pattern hair loss: a multicenter, randomized, sham device-controlled double-blind study. Am J Clin Dermatol. 2014;15:115–127.

[15] Kandyba E, Kobielak K.Wnt7b is an important intrinsic regulator of hair follicle stem cell homeostasis and hair follicle cycling. Stem Cells. 2013;32 (4):886–901.

[16] Kandyba E, Hazen VM, Kobielak A, Butler SJ, Kobielak K. Smad1&5 but not Smad8 establish stem cell quiescence which is critical to transform the premature hair follicle during morphogenesis towards the postnatal state. Stem Cells. 2013;32(2):534–547.

[17] Karu TI. Photobiological fundamentals of low-power laser therapy. J Quantum Electron. 1987;23(10):1703–1717.

[18] Karu TI. Molecular mechanisms of therapeutic effect of low intensity laser irradiation. Laser Life Sci. 1988; 2(1):53–74.

[19] Karu T. Photobiology of low-power laser effects. Health Phys. 1989;56(5):691–704.

[20] Karu TI, Kolyakov SF. Exact action spectra for cellular responses relevant to phototherapy. Photomed Laser Surg. 2005;23(4):355–361.

[21] Kim WS, et al. Fractional photothermolysis laser treatment of MPHL. Dermatol Surg. 2011;37:41–51.

[22] Kim H, Choi JW, Kim JY, Shin JW, Lee SJ, Huh CH. Dermatol Surg. 2013;39(8):1177–1183.

[23] Kim TH, Kim NJ, Youn JI. Evaluation of wavelengthdependent hair growth effects on low-level laser therapy: an experimental animal study. Lasers Med Sci. 2015;30(6):1703–1709.

[24] Kobielak K, Pasolli HA, Alonso L, Polak L, Fuchs E. Defining BMP functions in the hair follicle by conditional ablation of BMP receptor IA. J Cell Biol. 2003;163(3):609–623.

[25] Kobielak K, et al. Loss of a quiescent niche but not follicle stem cells in the absence of bone morphogenetic protein signaling. PNAS. 2007;104(24):10063–10068.

[26] Kobielak K, et al. Competitive balance of intrabulge BMP/Wnt signaling reveals a robust gene network ruling stem cell homeostasis and cyclic activation. PNAS. 2013;110(4):1351–1356.

[27] Kreisler M, Christoffers AB, Willershausen B, d'Hoedt B. Low-level 809nm GaAlAs laser irradiation increases the proliferation rate of human laryngeal carcinoma cells in vitro. Lasers Med Sci. 2003;18(2):100–103.

[28] Leavitt M, Charles G, Heyman E, Michaels D. HairMax LaserComb laser phototherapy device in the treatment of male androgenetic alopecia: a randomized, doubleblind, sham device-controlled, multicentre trial. Clin Drug Investig. 2009;29(5):283–292.

[29] Lee GY, Lee SJ, Kim WS. The effect of a 1550 nm fractional erbium-glass laser in female pattern hair loss. J Eur Acad Dermatol Venereol. 2011;25(12):1450–1454.

[30] Lin TY, Dierickx CC, Campos VB, FarinelliWA, Rosenthal J, Anderson RR. Reduction of regrowing hair shaft size and pigmentation after ruby and diode laser treatment. Arch Dermatol Res. 2000;292(2–3):60–67.

[31] Lubart R, Wollman Y, Friedmann H, Rochkind S, Laulicht I. Effects of visible and near-infrared lasers on cell cultures. J Photochem Photobiol B Biol. 1992;12(3):305–310.

[32] McElwee KJ. Shapiro JS. Promising therapies for treating and/or preventing androgenic alopecia Skin Therapy Lett. 2012;17(6):1–4.

[33] Mester E, Szende B, Gartner P. The effect of laser beams on the growth of hair in mice. Radiobiol Radiother. 1968; 9(5):621–626.

[34] Mognato M, Squizato F, Facchin F, Zaghetto L, Corti L. Cell growth modulation of human cells irradiated in vitro with Low-level laser therapy. Photomed Laser Surg. 2004;22(6):523–526.

[35] Moreno-Arias G, Castelo-Branco C, Ferrando J. Paradoxical effect after IPL photoepilation. Dermatol Surg. 2002;28(11):1013–1016.

[36] Ohtsuki A, Hasegawa T, Ikeda S. Treatment of alopecia areata with 308-nm excimer lamp. J Dermatol. 2010; 37(12):1032–1035.

[37] Ohtsuki A, Hasegawa T, Komiyama E, Takagi A, Kawasaki J, Ikeda S. 308-nm excimer lamp for the treatment of alopecia areata: clinical trial on 16 cases. Indian J Dermatol. 2013;58(4):326.

[38] Oliveira DAAP, Oliveira RF, Zangaro RA, Soares CP. Evaluation of low-level laser therapy of osteoblastic cell. Photomed Laser Surg. 2008;26(4):401–404.

[39] Pöntinen PJ, Aaltokallio T, Kolari PJ. Comparative effects of exposure to different light sources (He-Ne laser, InGaAl diode laser, a specific type of noncoherent LED) on skin blood flow for the head. Acupunct Electrother Res. 1996;21(2):105–118.

[40] Rangwala S, Rashid RM.Alopecia: a reviewof laser and light therapies. Dermatology Online Journal. 2012; 18(2):3.

[41] Raulin C, Gündogan C, Greve B, Gebert S. Excimer laser therapy of alopecia areata–side-by-side evaluation of a representative area. J Dtsch Dermatol Ges. 2005; 3(7):524–526.

[42] Shukla S, Sahu K, Verma Y, Rao KD, Dube A, Gupta PK. Effect of helium-neon laser irradiation on hair follicle growth cycle of Swiss albino mice. Skin Pharmacol and Physiol. 2010;23:79–85.

[43] Stein A, Benayahu D, Maltz L, Oron U. Low-level laser irradiation promotes proliferation and differentiation of human osteoblasts in vitro. Photomed Laser Surg. 2005;23(2):161–166.

[44] Stillman L. Reply to: the use of low-level light for hair growth: part I. J. Cosmet. Laser Ther. 2010;12(2):116.

[45] Tosti A, Bellavista S, Iorizzo M. Alopecia areata: a long term follow-up study of 191 patients. J Am Acad Dermatol. 2006;55(3):438–441.

[46] Touma DJ, Rohrer TE. Persistent hair loss 60 months after a single treatment with a 3-millisecond alexandrite (755 nm) laser. Journal of the American Academy of Dermatology. 2004;50(2):324–325.

[47] Trelles MA, Mayayo E, Cisneros JL. Tratamiento de la alopecia areata con laser HeNe. Investigacion Y Clinica Laser. 1984;1:15–17.

[48] Tsuboi R, Itami S, Invi S, et al. Guidelines for the management of androgenetic alopecia. Journal of Dermatology. 2012;39:113–120.

[49] van Zuuren EJ, Fedorowicz Z, Carter B. Evidence-based treatments for female pattern hair loss: a summary of a Cochrane systematic review. Br J Dermatol. 2012;167 (5):995–1010.

[50] Waiz M, Saleh AZ, Hayani R, Jubory SO. Use of the pulsed infrared diode laser (904 nm) in the treatment of alopecia areata. J Cosmet Laser Ther. 2006;8 (1):27–30.

[51] Wikramanayake TC, Rodriguez R, Choudhary S, Mauro LM, Nouri K, Schachner LA, Jimenez JJ, Leavitt M, Charles G, Heyman E, Michaels D.

[52] HairMax LaserComb laser phototherapy device in the treatment of male androgenetic alopecia: a randomized, double-blind, sham device-controlled, multicentre trial. Clin Drug Investig. 2009;29(5):283–292.

[53] Wikramanayake TC, Villasante AC, Mauro LM, Nouri K, Schachner LA, Perez CI, Jimenez JJ. Low-level laser treatment accelerated hair regrowth in a rat model of chemotherapy-induced alopecia (CIA). Lasers Med Sci. 2013;28(3):701–706.

[54] Yamazaki M, Miura Y, Tsuboi R, Ogawa H. Linear polarized infrared irradiation using SuperLizer is an effective treatment for multiple-type alopecia areata. Int J Dermatol. 2003;42(9):738–740.

[55] Ye JN, et al. Pili bigeminy induced by low fluence therapy with hair removal Alexandrite and Ruby lasers. Dermatol Surg. 1999;25(12):969.

[56] Yoo KH, Kim MN, Kim BJ. Treatment of alopecia areata with fractional photothermolysis laser. 2009. Disponível em www.lutronic.com. Acesso em 11 July 2012.

[57] Zarei M, Wikramanayake TC, Falto-Aizpurua L, Schachner LA, Jimenez JJ. Low level laser therapy and hair regrowth: an evidence-based review. Lasers Med Sci. 2016;31(2):363–371.

第 18 章　激光溶脂

Paula Amendola Bellotti Schwartz de Azevedo, Bianca Bretas de Macedo Silva, and Leticia Almeida Silva

摘要

关于激光对脂肪直接作用的研究始于 1992 年。两年后，第一项关于激光溶脂的研究完成。2006 年 10 月，该方法通过 FDA 审核。激光溶脂是一种针对局部脂肪的微创治疗方法，可以改善面部和躯体的轮廓及松弛度。该方法即应用激光直接作用于脂肪组织，其原理为选择性光热分解效应。该方法的优点包括创伤更小，出血更少，疼痛、瘀斑和水肿更轻微，以及副作用和并发症更少。与传统抽脂术相比，激光溶脂的术后恢复时间更短。该方法能够诱导产生新生胶原蛋白，能使皮肤紧致。适应证包括颏下、手臂、腹部、侧腹、大腿内侧、膝盖和肘部。前期接受抽脂术或其他手术而出现凹凸不平的患者同样是非常好的病例选择。对于纤维组织含量更高的区域，如男性乳腺（男性乳房发育症）、侧腹和背部，激光溶脂可能是唯一的治疗选择。近期有文章报道了使用激光溶脂术治疗脂肪瘤，而传统手术治疗时，如果切口超过 10cm 则很可能会出现损容性瘢痕（Disfiguring Scars）。腋窝多汗症和橘皮组织是否可视为适应证仍存疑。激光溶脂术目前尚无明确的禁忌证。并发症很少，而这些并发症在其他溶脂治疗中也会出现，并非激光治疗所特有。

关键词

激光溶脂、脂肪、躯体轮廓、松弛度、皮肤紧致、橘皮组织、抽脂术、新生胶原蛋白、颏下、男性乳房发育症

P.A. Bellotti Schwartz de Azevedo (✉)
Brazilian Society of Dermatology and Brazilian Society of Dermatology Surgery, Rio de Janeiro, Brazil
e-mail: bellotti.paula@gmail.com; draleticiaalmeida@gmail.com; laise.almeida@paulabellotti.com.br; atendimento@paulabellotti.com.br; rosangela.caetana@paulabellotti.com.br

B. Bretas de Macedo Silva
Brazilian Society of Dermatology, Rio de Janeiro, Brazil
e-mail: biancabretas@yahoo.com.br

L. Almeida Silva
Brazilian Society of Laser in Medicine and Surgery, Rio de Janeiro, RJ, Brazil
e-mail: draleticiaalmeida@gmail.com

目录

M.C.A. Issa, B. Tamura (eds.), Lasers, Lights and Other Technologies, Clinical Approaches and Procedures in Cosmetic Dermatology 3, https://doi.org/10.1007/978-3-319-16799-2_18

1 简介

1992 年，Apfelberg 首次描述了激光对脂肪的直接作用。两年后，他又和同事一起完成了第一项关于激光溶脂的研究。然而这项技术的种种益处在当时并未得到充分展示。该装备当时也未能通过 FDA 的审核，于是 Heraeus Lasersonics 公司放弃了这项技术。

在 2002—2003 年，Bluggerman、 Schavelzon 和 Goldman 的研究首次展示了激光对脂肪的作用以及激光对真皮、血管、顶浆分泌腺（大汗腺）和外分泌腺的作用，并且为激光溶脂引入了脉冲激光的概念。

2003 年，Badin 发表了一篇题为 *Laser Lipolysis: Flaccidity Under Control* 的文章。作者在文中展示了热激光损伤后的组织学变化。脂肪细胞的包膜被破坏，血管凝固，胶原发生重组。这些组织学改变与临床观察到的脂肪减少、瘀斑、出血及松弛度改善等表现相关联。Badin 推断激光溶脂更小的创伤源于采用更小的套管，而 Nd:YAG 激光引发的组织反应会导致皮肤紧致。

Goldman 随后发起一项研究，纳入了 1734 例患者，包括了 313 男性和 1421 例女性，年龄在 15 岁 ~ 78 岁之间。研究结果体现了激光溶脂术后出血和瘀斑更少、术后舒适度更好，并且对于组织密集区域（如男子乳房发育症）的减脂更有效。

2006 年，Kim 和 Geronemus 利用磁共振成像（MRI）对激光溶脂术后脂肪体积的减少进行了评估。MRI 检查结果表明脂肪体积平均减少 17%，患者自我评估结果显示，术后 3 个月，37% 的患者注意到有明显改善。同时，该研究表明激光溶脂术后恢复时间短并有很好的皮肤紧致效果。

同年，FDA 批准了第一款激光溶脂设备，一台 6W 的 Nd:YAG 激光（由 DEKA 制造，Cynosure, Westfort, MA 销售）的应用。很快，数款具有不同波长的设备进入市场（表 1–18–1）。

2007 年，Morton 等利用数学模型对一台 980nm 波长的二极管激光和一台 1064nm 波长的 Nd:YAG 激光进行了对比。研究得出结论，真正引起脂肪溶解和皮肤收缩的因素是热效应，与波长无关。文中提到，要获得皮肤收缩的效果，内部温度应达到 48~50℃。

2008 年，McBean 和 Katz 对一款具有 1064nm 和 1320nm 双波长的设备（SmartLipo®）进行了研究。该研究的目的是评估设备的皮肤安全性和有效性。皮肤收缩的效果通过摄影资料记录和测量来记录，同时还进行了组织学活检和扫描电子显微镜检查，后者显示了新生胶原的出现。这是第一次在研究中利用客观手段评估激光溶脂引发的皮肤收缩效果，并且该结果得到了扫描电子显微镜观察结果的证实。

同年，Palomar 公司向市场投放了 Aspire™ 平台（SlimtLipo®），这是一种具有两种选择性安全波长的二极管激光。其中 924nm 波长针对脂肪细胞、975nm 波长针对结缔组织中的水分具有更强的选择性，能够促进皮肤收缩。

表 1–18–1 市场可购激光溶脂设备

商品名	波长（nm）	激光类型
SmartLipo (Cynosure, Westfort, MA) FDA 2006	1064/1320	Nd:YAG 激光
ProLipo (Sciton, Palo Alto, CA) FDA 2007	1064/1319	Nd:YAG 激光
CoolLipo (CoolTouch,Roseville, CA) FDA 2008	1320	Nd:YAG 激光
LipoLite (Syneron, Yokneam, Israel) FDA 2008	1064	Nd:YAG 激光
SlimLipo (Palomar, Burlington, MA) FDA 2008	924/975	二极管激光

现在，我们已经清楚地了解激光溶脂可以使脂肪液化并促进胶原重构，从而改善松弛。目前，最新的研究目的主要在于使方法标准化，以使结果、安全性以及功效得到优化。

激光溶脂是一项崭新技术，是对局部脂肪和松弛问题创伤最小的治疗方法，可以改善面部和躯体的轮廓。它利用激光直接作用于脂肪组织，其原理为选择性光热分解效应。与传统抽脂术相比，该方法具有损伤更小的优点，因此出血更少、术后恢复时间更短。

该技术于 2006 年 10 月被 FDA 批准以来，之后的大量研究证实了早期临床观察到的脂肪组织减少、术后恢复快以及松弛度得到改善。

Goldman 提出，当确定激光溶脂的效果时，必须考虑激光的两项属性，即波长和能量。按照选择性光热分解效应原理，脂肪、胶原和血管这些靶色基依照特定吸收系数会优先吸收某些波长激光的能量。目前研究者已对包括 924nm、968nm、980nm、1064nm、1319nm、1320nm、1344nm 和 1440nm 波长在内的激光与这些靶色基之间的相互作用进行了评估。很多学者提出部分特定波长的激光对溶脂更有效。

Parlette 和 Kaminer 的研究表明，924nm 波长激光对脂肪吸收具有更高的选择性，但是对诱发皮肤收紧，改善松弛没有效果。1064nm 波长激光在组织中的穿透性很好，但是不容易被脂肪吸收，然而该波长激光引起的热量分布具有优良的皮肤收紧效果。而 1320nm 波长激光表现出极好的脂肪吸收效果，但是组织穿透性低，因此应用于皮肤薄的区域，如颈和臂，更为安全。

脂肪、水和血红蛋白对不同的波长激光分别具有不同的吸收系数。脂肪含水量大约为 14%，胶原含水量 60%~70%；因此，恰当的激光选择应该以脂肪和 / 或水作为优先靶标。对脂肪和真皮光吸收的对比发现，924nm 波长二极管激光对于溶脂具有最佳的选择性。由于脂肪对该波长激光具有非常好的吸收性，热效应被局限在脂肪纤维薄膜内以及真皮网状层，下层组织受到保护，具有更低的热损伤风险。相较于传统抽脂术创伤更小，在进行大量溶脂时显得尤为必要。

目前有多重激光溶脂系统。当前的技术利用细小的光纤（1~2mm）直接将激光导入皮下组织；924nm 激光具有最高的脂肪亲和力，对胶原的热效应更低。因此，可以产生更大的溶脂效应以及更少的组织收缩效果。

激光溶脂治疗后脂肪组织的断裂和溶解、小血管和小淋巴管的凝固以及胶原新生导致的组织重构均已见诸报道。其他一些作用原理，例如光学、声学以及光学机械效应目前仍未得到证实。

适应证和禁忌证

激光溶脂最主要的适应证是通过脂肪组织的溶解对局部脂肪进行治疗。对于具有局部脂肪以及适度松弛度的任何部位，包括颏下、手臂、腹部、两侧胁腹、大腿内侧、膝部以及肘部，均是激光溶脂的适应证，因为这些部位在溶脂的同时还能通过胶原新生而促进皮肤收缩。激光溶脂非常适合用于面部轮廓的重塑（图 1-18-1）。

接受抽脂术或其他手术之后出现外形不规则的患者也是非常好的候选病例。对于纤维组织比重较高的区域，例如男性乳房（男子乳房发育症）、胁腹、背部，激光溶脂可能是唯一的治疗选择。细小的套管便于在这些富含纤维的区域进行治疗并减少额外的损伤。

最近有文章报道了激光溶脂用于治疗脂肪瘤的案例。采用传统手术方法治疗，当切口大于 10cm 时，往往会产生损容性瘢痕。激光溶脂单独使用或者联合抽脂便于在去除肿瘤的同时达到更好的美学效果。

其他适应证包括腋窝多汗症和橘皮组织，但目前仍存疑。激光溶脂同样可以与其他技术联合应用，例如 CO_2 点阵激光，在颏下区域同时增加内部和外部的胶原新生以及促进皮肤收缩。

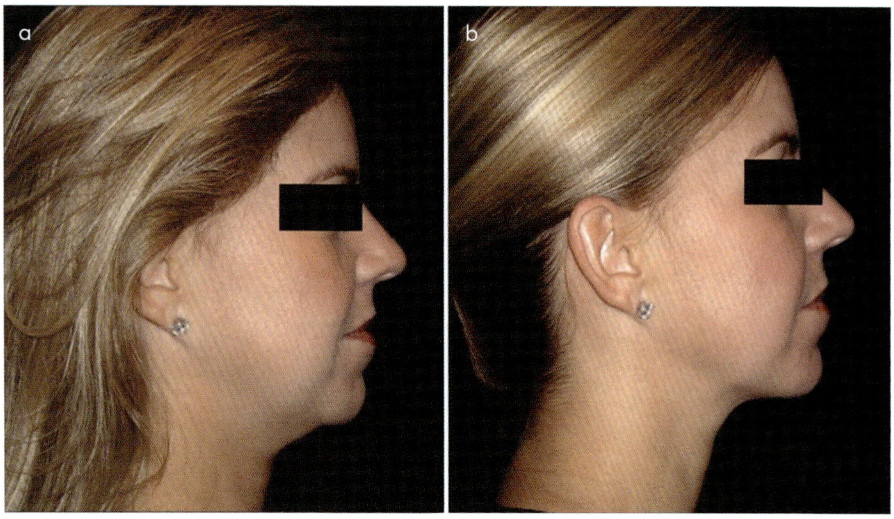

图 1-18-1 （a、b）激光溶脂术前术后面部轮廓变化

术前的病例选择至关重要。激光溶脂的理想病例是具有少量局部脂肪的健康患者。非常重要的一点是要告知患者，激光溶脂并不能替代健康饮食以及体育锻炼。

激光溶脂没有明确的禁忌证。对于 60 岁以上伴有心血管疾病、高血压或糖尿病的患者需要进行仔细的术前评估。此外，患有肝病或接受过化疗以及正在使用抗反转录病毒药物的患者在使用利多卡因时可能会出现毒性反应。

2 术前注意事项

通过问诊，要全面了解患者的既往病史并明确了解患者通过治疗期望达到的目标。

要了解患者有无药物过敏史。告知患者在术前应避免服用的药物，如华法林、硫酸氢氯吡格雷、阿司匹林或其他非甾体类抗炎药物，以避免出血。一些抑制细胞色素 P450 肝药酶的药物，如血清素选择性抑制剂以及抗真菌类药物，会降低利多卡因的代谢，因此也应该避免使用。

采用实验室检查以排除肝脏、肾脏以及血液疾病。一些传染病，如艾滋病和肝炎，以及怀孕，都是禁忌证。

体格检查时，患者应赤裸站立。为了获得更好的躯体轮廓，将邻近区域纳入治疗范围会使患者受益，例如，尽管患者的主诉仅限于腹部，而治疗范围则包括腹部和两侧胁腹。

医生应采用钳夹试验测试术区皮肤的紧张度和弹性。测试时，使用拇指和示指轻拉皮肤随后松开。如果皮肤迅速复原，表示弹性良好；如果皮肤复原缓慢，则弹性较差。皮肤过度松弛的患者不是合适的病例候选。

术前的影像记录非常重要，应作为强制手段以鉴定所有的不规则外形、浅凹或瘢痕，以助于客观评价术后效果。

术前应让患者签署带有治疗和术后护理指南的知情同意书。

3 治疗过程

激光溶脂可在单独局麻下进行或者联合静脉镇静、硬膜外麻醉或全麻。麻醉的方式由医生根据患者的健康状况以及偏好来确定。治疗区域应在患者直立位时进行标记。标记完成后，患者将被带入无菌手术环境中。

局部麻醉采用皮下注射加热的 Klein 肿胀麻醉溶液或其他混合了利多卡因和肾上腺素的类似溶液。皮下注射的麻醉剂量取决于医生的偏好以及治疗区域的大小。加热麻醉剂的目的是尽可能减少因组织和注射液之间温度不同而引起的不适，此外也是为了保持基础体温。注射后应等待 20~30min，待注射液充分扩散、血管收缩充分之后再开始治疗程序。除了促进镇痛，肿胀麻醉同样能够提升激光的选择性和有效性。

手术室内的每一个人，包括患者在内，都应该佩戴合适的护目镜，这是一项重要的安全措施。

激光作用于脂肪组织是通过一束直径为 1.5mm 的光学纤维直接插入组织或借助一个直径 2~3mm 的套管插入组织。光纤不仅仅引导治疗光束，在光纤尖端还发出一束氦氖引导光（634nm），精确指示出光纤尖端的位置，使医生能够实时了解激光作用的区域。

溶脂操作时应当采取快速、恒定的前后移动，就像扇扇子一样，以避免治疗区域过热，防止灼伤以及瘢痕形成。治疗过程中，医生会注意到组织对套管移动阻力的减小，这意味着脂肪的溶解。这一参数是结束治疗的指征。在整个治疗过程中应该始终使用红外温度计监控皮肤外表面温度，注意不要超过 38~40℃的范围。

激光溶脂会产生含有破裂的脂肪细胞和细胞碎片并混合有局麻药物的混合液体内容物。医生可以选择采用负压吸引的方法将其吸出或者不予吸出。如若吸出，则使用一个直径为 2~3mm 的外置套管，在 0.3~0.5 个大气压的压强下进行吸引。较小的区域，如颏下，内容物体积小，即使不吸出，也能很好恢复。

无论是否采用负压吸引，当患者仍在手术室内时，都应当手动排出内容物，套管开口应该保持开放以促进内容物的不断排出，这一过程最长应延续到术后 48h。

4 术后护理

建议患者术后即使用压缩绷带并持续 2~4 周。术后 24h 即可正常活动，但应避免剧烈运动，15 天后可以进行体育锻炼。术后 48h 开始手动进行淋巴引流，在 15 天内每周进行 2~3 次。

5 治疗结果

尽管激光溶脂和传统抽脂术在最初的临床结果上会很相似，但组织学研究结果表明，二者有很多不同。例如激光溶脂引起的血管凝固能减少术中和术后的出血，因此术后可以迅速恢复。此外，激光溶脂促进胶原新生以及网状真皮层的胶原重组，这些发现解释了术后为什么会出现皮肤收缩。激光引发皮肤收缩的作用对于那些仅有一定皮肤松弛度的患者的治疗尤为重要，因为这些患者可能并不具备传统抽脂术的适应证。

6 并发症

激光溶脂的并发症少见，即使出现也不是激光治疗所特有。能量过高或激光套管放置过于表浅可能会导致灼伤，产生瘢痕影响美观。与传统抽脂术类似的瘀斑、水肿、不对称以及暂时性的感觉异常等不良反应也有报道。

7 结论

激光溶脂是一种安全有效的微创疗法。作为一种有效工具可以用于旨在对躯体和面部轮廓进行塑形的治疗。这项技术可以减少疼痛、瘀斑和水肿，将并发症发生率减至最小。此外，激光溶脂可以促进皮肤收缩，避免脂肪溶解后的皮肤松弛，并且停工期很短。

8 总结

• 激光溶脂是一种安全有效的微创疗法。

• 具有局部脂肪以及适度松弛度的任何部位，包括颏下、手臂、腹部、胁腹、大腿内侧、膝盖和肘部，均是该技术的适应证。

• 诱导胶原新生和较短的停工期是该技术的两大主要优点。

• 并发症少见。

9 参考文献

[1] Apfelberg DB, Rosenthal S, Hunstad JP, et al. Progress report on multicenter study of laser-assisted liposuction. Aesthet Plast Surg. 1994;18(3):259–264.

[2] Badin AZ, Moraes LM, Gondek L, et al. Laser lipolysis: flaccidity under control. Aesthet Plast Surg. 2002;26(5):335–339.

[3] DiBernardo BE, Reyes J. Evaluation of skin tightening after laser-assisted liposuction. Aesthet Surg J. 2009;29(5):400–407.

[4] Goldman A, Wollina U, Mundstock EC. Evaluation of tissue tightening by the subdermal Nd:YAG laserassisted liposuction versus liposuction alone. J Cutan Aesthet Surg. 2011;4(2):122–128.

[5] Katz BE, McBean JC. Laser-assisted lipolysis: the report on complications. J Cosmet Laser Ther. 2008;10(4): 231–233.

[6] Kim KH, Geronemus RG. Lipolysis using a novel laser 1064 nm Nd: YAG Laser. Dermatol Surg. 2006;32 (2):241–248.

[7] Klein JA. Tumescent technique for local anesthesia improves safety in large-volume liposuction. Plast Reconstr Surg. 1993;92(6):1085–1098.

[8] Mann MW, Palm MD, Sengelmann RD. New advances in liposuction technology. Semin Cutan Med Surg. 2008;27:72–82.

[9] Mcbean JC, Katz B. The pilot study of the efficacy of a 1064nm and 1320 nm sequentially firing Nd: YAG laser device for lipolysis and skin tightening. Lasers Surg Med. 2009;41(10):779–784.

[10] McBean JC, Katz BE. Laser lipolysis: an update. J Clin Aesthet Derm. 2011;4(7):25–34.

[11] Morton MR. Mathematical modeling of laser lipolysis. Biomed Eng Online. 2008;7(1):10.

[12] Morton S, Eymard-Maurin AF, Wassmer B, et al. Histologic evaluation of lipolysis laser: pulsed Nd: YAG laser 1064nm versus CW 980 nm diode laser. Aesthet Surg J. 2007;27(3):263–268.

[13] Palm MD, Goldman MP. Laser lipolysis: current practices. Semin Cutam Med Surg. 2009;28:212–219. Parlette EC, Kaminer ME. Laser-assisted liposuction: here's the skinny. Semin Cutan Med Surg. 2008; 27:259–263.

[14] Stebbins WG, Hanke CW, Peterson J. Novel method of minimally invasive removal of large lipoma after laser lipolysis with 980nm diode laser. Dermatol Ther. 2011;24(1):125–130.

第 19 章　激光治疗血管病变

Andréia S. Fogaça

摘要

激光目前已经成为治疗多种血管病变的选择。最常见的适应证是血管异常，包括葡萄酒色痣和血管瘤以及面部红斑和毛细血管扩张。本章我们将讨论治疗多种血管病变的选择及其适应证、疗效和副作用。

关键词

血管病变、氧合血红蛋白、脱氧血红蛋白、高铁血红蛋白、脉冲染料激光、KTP 激光、近红外光

目录

A.S. Fogaça (✉)
Dermatology/Medicine, University Santo Amaro
(UNISA), São Paulo, São Paulo, Brazil
e-mail: andreia@andreiafogaca.com.br

M.C.A. Issa, B. Tamura (eds.), Lasers, Lights and Other Technologies, Clinical Approaches and Procedures in Cosmetic Dermatology 3, https://doi.org/10.1007/978-3-319-16799-2_19

1 简介

激光最初应用在皮肤病学领域的适应证之一就是去除血管病变，这一应用利用的是选择性光热分解效应原理，由 Anderson 和 Parrish 在 1983 年提出。对选择性光热分解效应来说，有 3 个必要因素：①对靶色基具有优先吸收性的激光波长。②与靶点相匹配的脉冲宽度。③既对靶色基起作用，又使非相关性热损伤的影响最小。对于血管病变，经典的目标靶色基是氧合血红蛋白，它对 418nm、542nm 和 577nm 波长激光具有最高吸收峰值。激光被氧合血红蛋白吸收后转化为热能，随后传递到血管壁引起血管凝固和闭锁。近年来，根据不同类型的血管病变，其他种类的血红蛋白也被看作是合适的目标靶色基，如脱氧血红蛋白和高铁血红蛋白。以脱氧血红蛋白为例，它的最高吸收峰为 755nm 处，目前被用来治疗难治性或肥厚性葡萄酒色痣（PWS，一种静脉毛细管畸形）。

最早用来治疗血管病变的是 CO_2 激光和氩激光。488nm 和 512nm 氩激光可被血红蛋白高效吸收，但是脉冲宽度（连续波）长于目标血管的热弛豫（解）时间，如果没有表皮冷却措施，表皮黑色素的高度吸收会导致色素减退和瘢痕。1968 年，Leon Goldman 等展示了激光治疗葡萄酒色痣的组织病理学结果。尽管 Goldman 准确预测了血管病变可以被选择性地加热，直到 1986 年，脉冲染料激光（PDL）才第一次展示了这种选择性是有效的。最初，PDL 波长被设置为 577nm，以对准氧合血红蛋白的黄色吸收峰。目前，PDL 的波长被调整为 585nm 和 595nm，以获得大约 1.16nm 的穿透深度（图 1-19-1）。

通常，血管激光技术可以被分为 3 种光谱范围。

（1）绿黄光源，例如 PDL（585nm、595nm）和 KTP 激光（磷酸钛钾激光，532nm）。

（2）半导体激光（800nm）和翠绿宝石激光（755nm）。

（3）近红外线（NIR）辐射，这类激光的黑色素吸收率更低并具有更强的穿透性（940nm、980nm 和 1064nm）。

简言之，浅色皮肤的小范围病变用绿黄光源，深色皮肤的大范围病变用近红外激光。

图 1-19-1 不同类型激光的穿透深度

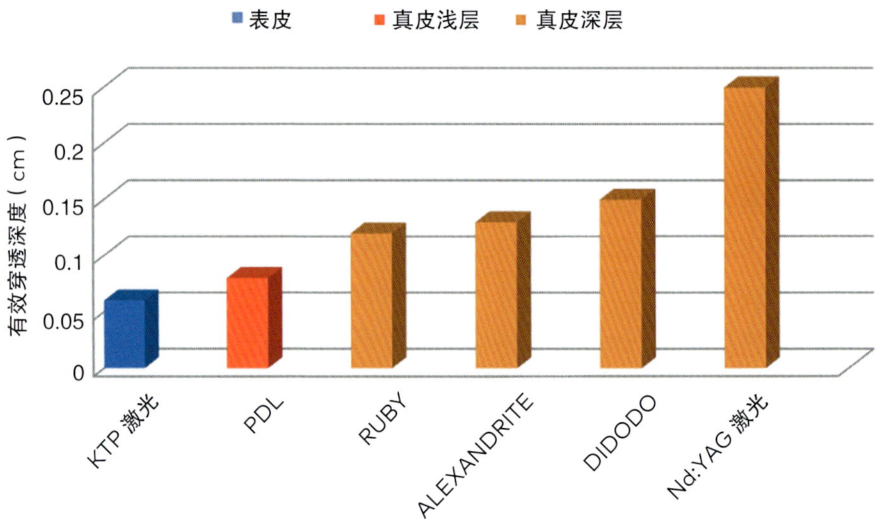

强脉冲光设备能发射波长为 420~1400nm 的多色非相干宽光谱，并且具有可变的脉宽，能够覆盖所有血红蛋白吸收峰，因而不能将其归入上述 3 种类别中的任何一类。

血管病变的治疗还有一些其他的替代选择，例如剥脱激光（CO_2 激光）或者光动力疗法（photodynamic therapy，PDT）。

血管病变的组织病理结构始终是必须考虑的一项重要因素。

2 激光参数

2.1 波长

一般来讲，首先要考虑的参数就是波长。波长的选择应实现以下 3 个目的：①能够被血管吸收（皮肤血氧饱和度在 50%~80% 之间），氧合血红蛋白的吸收峰为 418nm、542nm 和 577nm，同时对 940nm 还存在一个小的吸收峰。②对于深肤色的患者应注意避免黑色素吸收，此时选择 Nd:YAG 激光 1064nm 更为合理（黑色素对这一波长激光的吸收率大大低于绿黄光）。③达到合适的穿透深度。

用于治疗血管病变的激光都具有能够被血红蛋白较好吸收的波长。然而，我们必须意识到黑色素也会同步吸收这些激光，黑色素的吸收对短波长达到最高。这可能会产生一些我们不愿见到的临床效果，例如色素减退，特别是在对一些深肤色患者进行治疗时。对于正常着色的皮肤，黑色素位于表皮层，过度加热黑色素小体就可能引发表皮坏死，诱发起疱，或者从长远来看甚至产生瘢痕。

此外，穿透深度也主要由波长决定。通常，波长越长，散射越少，穿透深度越深。理论上，长波激光更适用于治疗位置较深的、范围较大的病变，如网状静脉；短波激光则更适用于表浅血管病变，如毛细血管扩张的治疗。

2.2 脉宽

理想的脉宽应恰好等于或略大于热弛豫时间（被加热组织热量降低一半所需时间）。

极窄的脉冲不仅使热量局限于血管也会让热量局限于红细胞。因此，会造成对热量的过度限制，在治疗部位就会观察到局部的血管破裂和血管内血栓形成。采用更宽的脉冲（6~40ms），血管内血栓和光斑大小的紫癜就会减轻，这是因为温和的加热方式仅会使较大的血管管壁缩窄并形成血栓，而对微血管则不会产生类似影响，后者是产生广泛紫癜的原因（表 1-19-1）。

表 1-19-1 不同直径血管的热弛豫时间

直径（μm）	时间（ms）
10	0.048
20	0.19
50	1.2
100	4.8
200	19
300	42.6

2.3 光斑大小

与较小的光斑相比，更大的光斑意味着更多的光子能够穿透到真皮层。然而，在通量相同的情况下，更大的光斑会带来更多的表皮损伤以及更强的疼痛。通常，较大的光斑相对那些较小的光斑应该配以更小的能量。

2.4 表面冷却

表面冷却在 20 世纪 90 年代被引入以保护表皮，尽可能减少色素变化和表皮坏死。在所有血管病变的激光治疗中，皮肤表面的冷却对减少表皮损伤都是至关重要的，使大剂量照射应用的同时尽可能减少与治疗相关的不适症状。

简言之，目前共有 3 种类型的表面冷却方法：

（1）冷却剂喷雾（氮气或四氟乙烷），当采取充分的动态冷却时（大约几十毫秒）能够显著降低疼痛分值。喷雾的缺点是存在造成色素变化的可能性（过度冷却），并且需要购买冷却剂存储罐。

（2）接触冷却，在激光治疗过程中将蓝宝石镜片或铜盘放置在皮肤表面。需要注意的主要是应避免过度挤压血管病变。接触冷却的风险在于起雾以及接触不良。

（3）冷空气冷却（冷却设备），效果很好，但需要双手操作以保护邻近皮肤表面或者需要一个辅助装置以实现单手操作。冷空气冷却的优点在于能够用于不同的手术并适用于大范围的皮肤冷却。然而，也有报道称空气冷可以引起炎症性色素沉着，虽然不能明确是冷风造成的，也需要格外警惕和注意细节。

3 生理影响

3.1 浅表血管

浅表血管位于深部血管的表层，治疗时会成为一道“盾牌”，降低疗效。因此，为了取得更好的治疗效果，应首先处理这些血管。

3.2 皮温、血管扩张和血流

治疗区域的皮肤温度较低的情况下，可以提高治疗的功率以获得更好的效果（紫癜反应）。相关报道同样指出，目标区域高皮温伴随更高的血流速度能提升治疗效果。另一方面，也有报道称血管扩张、吸力、压力或是紫外线（UV）引发的红斑似乎对临床反应没有任何影响。

4 血管激光和光源

4.1 脉冲染料激光（PDL）（577nm、585nm、595nm）

脉冲染料激光是将罗丹明类染料溶解，利用闪光灯将染料溶液泵出。PDL 是最初被用来测试验证选择性光热分解效应（SPT）的激光。最早的 PDL 都是低频（≤ 0.5Hz），仅配备小直径光斑（3~5mm），无冷却，选择的波长是接近氧合血红蛋白吸收峰之一的 577nm。1981—1990 年，PDL 的波长变更为 585nm。随后，加入了冷却装置，而激光波长又增加到 595nm 以进一步提升表皮 / 血管穿透性。

PDL 已被证明是针对多种血管病变的安全且有效的治疗方法，包括鲜红斑痣。Dierickx 等证实对鲜红斑痣治疗的理想脉宽为 1~10ms。实际操作中，脉宽通常从 1.5ms 开始，有时也会下调至 0.45ms 或上调至 6ms。需要考虑的参数包括：光斑直径 7~10mm，脉冲宽度 0.45~6ms，功率 5.5~9.5J/cm^2，以及适当的皮表冷却。较低的能量用于较大的光斑并配以较窄的脉冲宽度。对于深肤色的病例，建议采用更宽的脉冲宽度。治疗应该从较低的能量开始，如果治疗耐受良好则可以提高能量。调节能量以达到期望的治疗终点。对于 PDL 来说，期望的治疗终点就是即刻出现紫癜。不同的设备参数会发生变化。

必须采取适当的护眼措施，并在眉毛和睫毛上涂抹外科润滑剂以防止毛发烧焦。虽然毛发通常会再生，但如果毛囊距离表非常近的话，PDL 激光治疗就可能会引起永久性的脱发。

4.2 KTP 激光（532nm）

KTP 激光实质上是 Nd:YAG 激光的频率加倍使波长减半至 532nm。氧合血红蛋白和黑色素对 532nm 波长均具有高吸收性，因此，这种激光应避免用于深肤色病例以防出现色素减退。KTP 激光的穿透深度大约为 1mm，更适合于毛细血管扩张的治疗。KTP 激光也可用于个别血管的治疗，具有术后无紫癜的优点。

多种设备都具备此波长，且均配备蓝宝石接触冷却。

4.3 翠绿宝石激光（755nm）

翠绿宝石激光是一种长脉冲、近红外激光，最初用于激光脱毛（发）。氧合血红蛋白对其具有强吸收性，脱氧血红蛋白对 755nm 波长的吸收是对 1064nm Nd:YAG 激光吸收的 2 倍。然而，黑色素对其也具有高吸收性，因此更适合用于浅肤色深色血管。多种翠绿宝石激光均具备长脉冲功能。冷却剂喷雾、接触冷却和冷空气冷却均集成在这些设备中。翠绿宝石激光的典型应用是对 PDL 抵抗的病变进行治疗，也是成人肥厚性紫红色皮损病变的一线治疗方法。治疗终点的标志是产生轻微的灰蓝色变色，继而出现更深的紫癜。必须注意的是脉冲不可重叠，否则可能出现瘢痕。

4.4 半导体激光（800~983nm）

目前有多种半导体激光可供选择，不同的系统可发射不同波长的红外光，包括 800mm、810mm、940mm 以及 983nm。波长在 900nm 以上时，黑色素对其的吸收低于氧合血红蛋白对其的吸收。这一特点使得半导体激光相对于翠绿宝石激光来说，对深肤色患者是一种更为安全的治疗选择。与翠绿宝石激光类似，810nm 波长激光更适合于浅肤色患者的深色血管病变的治疗。

4.5 Nd:YAG 激光（1064nm）

Nd:YAG 激光的血红蛋白吸收率相对较低，因此使用这种设备时应采用更高的能量。更高的能量意味着必须采取表面冷却以保护表皮。黑色素对这一波长激光的吸收要低于其他任何一种用于血管病变治疗的激光。Nd:YAG 激光是对深肤色患者尤为有效且安全的治疗手段。1064nm 波长激光的穿透深度最大值可超过 4mm。这使得 Nd:YAG 激光成为适合于深部血管的一种治疗形式。尽管穿透深度可以增加，但这些设备的治疗窗窄，必须当心有产生瘢痕的风险。建议这些设备仅由经验丰富的激光医师操作。

4.6 强脉冲光（IPL）（500~1200nm）

强脉冲光依靠氙气闪光灯发出高强度非相干多色宽谱光（500~1200nm），并具有可变的脉宽。通过合适的过滤，可以针对特定病变定制适当的光谱（图 1-19-2）。对于绝大多数血管病变的治疗，均应用较短波长。IPL 设备通常使用 550nm 和 570nm 滤镜以发送黄、红光，以及少量的近红外光。IPL 已越来越多地被应用于血管病变的治疗，这是由于能量供应、冷却，以及过滤等方面的提升。且与其他激光相比，IPL 设备更为安全、更为高效。

图 1-19-2　各种靶色基对不同激光类型的吸收光谱

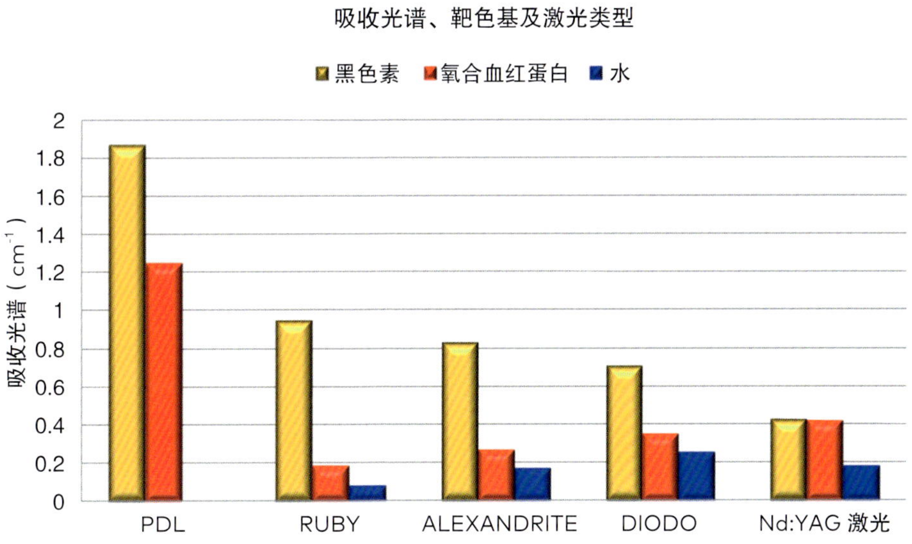

5 血管病变

5.1 面部毛细血管扩张和蜘蛛痣

毛细血管扩张是一些小的浅表血管，直径为 0.10~0.15mm，通常与晒伤、老化或遗传因素相关。蜘蛛痣则是一类中央供应微小动脉的毛细血管扩张。二者皆可使用 PDL、KTP 激光和 IPL 进行治疗。近红外激光，

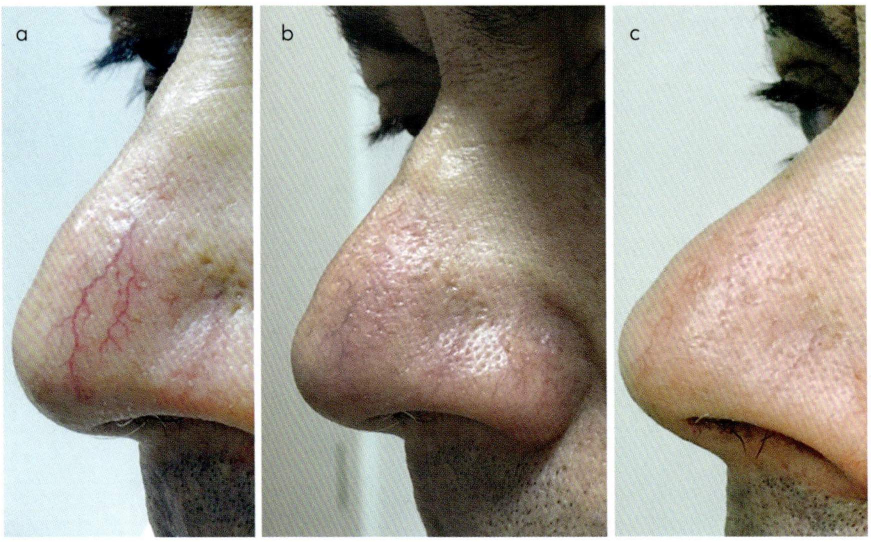

图 1-19-3 毛细血管扩张。(a)治疗前。(b)Nd:YAG 激光治疗术后即刻(Xeo Cutera)(100 J/cm²；3mm；30ms)。(c)治疗后 4 周

特指半导体激光和 Nd:YAG 激光，被用于位置更深、管径更大的血管（图 1-19-3）。激光治疗非常有效并且是这些病损的治疗“金标准”。KTP 激光具有术后无紫癜的优点，因此在治疗个别血管时，效果优于 PDL。血红蛋白和黑素对于 532nm 激光都有一个相对较强的吸收，因此对深肤色患者治疗时要格外当心。经验法则：对于离散的、较小的（0.1~0.2）毛细血管扩张，可以使用 PDL、KTP 激光或者 IPL 进行治疗；对于更大的血管（≥ 1mm），Nd:YAG 或者翠绿宝石激光是更好的选择，但是必须注意的是操作时应采用足以封闭血管的最小能量和最小光斑。治疗终点是清除血管，瞬时产生蓝色凝结物或者紫癜（表 1-19-2）。

鼻翼附近的血管出现瘢痕的风险更高，因此在这个区域冷却是必不可少的且应当避免脉冲的重叠。在该病例中，激光照射前后都进行了皮表降温。IPL 的优点是具有相对较大的光斑直径，这一优点可以将 PDL 和 KTP 激光术后普遍存在的术后圆点效应最小化。

5.2 酒渣鼻 / 玫瑰痤疮

酒渣鼻 / 玫瑰痤疮是一种与毛囊炎症相关的皮肤血管疾病。酒渣鼻患者通常伴有面部红斑，激光和 IPL 是毛细血管扩张和面部红斑的首选治疗方法（图 1-19-4）。一篇文献综述报道，在 18 项关于酒渣鼻的组织学研究中，有 14 项研究发现了蠕形螨的增多。因此有假说认为，这些螨虫可能与引起酒渣鼻的炎症有关。有研究证实，IPL 治疗后对这些螨虫产生的热破坏有助于提升 IPL 的治疗效果，通常 2~3 个疗程后会表现出良好的治疗结果；一定比例的患者（20%）对 IPL 治疗没有反应，则需要用 PDL 进行治疗。PDL 能提供与 IPL 相似的有效性并且具有相对更低的治疗风险。

根据作者的经验，每年两次治疗是控制酒渣鼻的最佳方法。酒渣鼻患者在应用 ALA-PDT 或 MAL-PDT 治疗中出现抵抗。

5.3 皮肤异色病

皮肤异色病通常出现在长期日晒的部位，最常见的是颈部、胸部和两颊，病变部位出现红棕变色以及毛细血管扩张。根据作者的经验，用 IPL 进行治疗效果最好。必须经过多个疗程的治疗，部分病例疗效不佳。

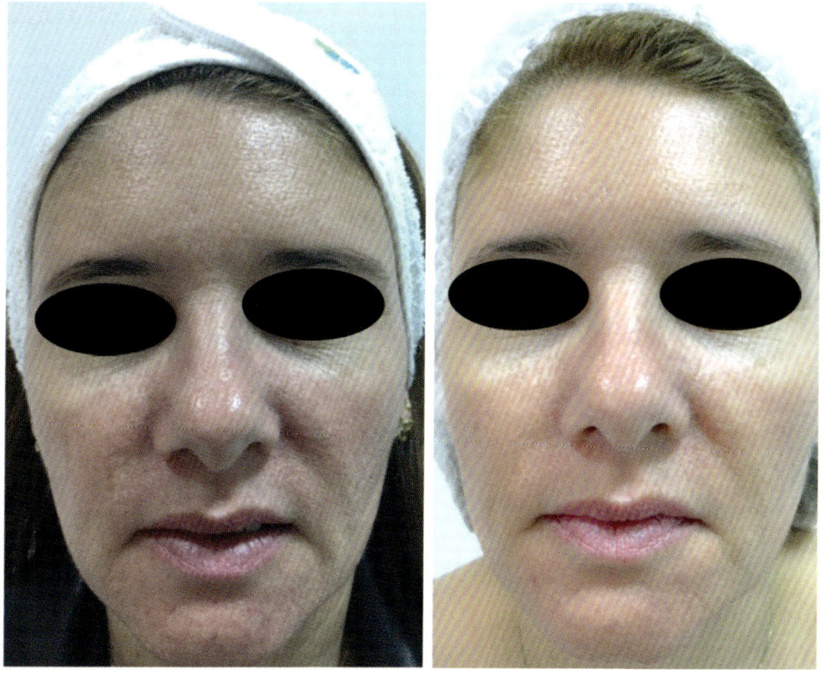

图 1-19-4 IPL 治疗前后的酒渣鼻患者——4 次 / 程序 A（19J、20J、21J、21J）

多项研究均展示了颈部表现出皮肤异色病特征性改变的患者接受不同参数设定的 IPL 治疗，每 4 周 1 次，直到达到满意的结果。平均在 2.8 次治疗后毛细血管扩张范围和色素沉着能得到 50%~75% 的改善。色素减退的发生率为 5%。大约 75% 的病例在首次治疗后即有改善。不良反应包括持续 24~72h 的一过性红斑。即刻出现紫癜的概率为 10%，一般在 3~5 天消退。要告知患者在治疗区域会看见一些“光斑印”，这些都是接触晶体产生的印记，是一种正常的一过性反应。PDL 同样被用于皮肤异色病中的血管病变部分并且取得良好效果。在应用 PDL 时，建议使用较大的光斑以及低能量以减少可能发生的不良反应，例如色素减退或“圆点”。有研究表明，采用点阵激光治疗皮肤异色病，可以减少红色以及色素沉着。

5.4 静脉湖

静脉湖为红蓝色结节，通常被看作是单独的病损，典型病损常见于唇部，可以用 PDL、KTP 或 Nd:YAG 激光和 / 或 IPL 进行治疗。PDL 和 KTP 激光用于浅表病损的治疗。对于深部病变的治疗，半导体激光、翠绿宝石激光和 Nd:YAG 激光更为有效。通常一次治疗可以使病变的体积减小约 80%，偶尔，有些病损会在一次治疗后即消失（图 1-19-5）。必须采取表面冷却以防造成表皮损伤。若采用接触冷却，则应保证冷却装置接触皮肤时轻柔以免导致血管塌陷。

5.5 婴幼儿血管瘤

婴幼儿血管瘤是最常见的一类婴幼儿早期血管肿瘤。据估计，婴幼儿血管瘤的发病率在新生儿中为 1%~2.6%，在 1 岁龄幼儿中为 4%~10%。据报道，女婴与男婴的发病比例为 2：1 至 9：1 不等。在组织病理学方面，这些病损由良性增生的血管内皮细胞构成并具有独特的血管表型。病变组织谷氨酰胺酶转移酶 1 染色阳性且表现为细小的毛细血管是婴幼儿血管瘤自然发展过程中一种固有特征，能够帮助确定诊断。

人们对婴幼儿血管瘤自然转归的研究发现，有 50% 的儿童在 5 岁时病变完全消退，在 7 岁时这一比例为 70%，这一比例不断升高直到 10~12 岁。根据受累组织深度的不同可将婴幼儿血管瘤进行分类（表 1-19-2）。多项研究表明在婴幼儿血管瘤的治疗上，PDL 比 KTP 激光和 Nd:YAG 激光更加有效且安全。根据作者的经验，采用以下参数能够取得最佳疗效：能量 5~9 J/cm^2，光斑直径 7~10mm，脉宽 0.45~1.5ms。对较深病变的治疗可以使用翠绿宝石激光或 Nd:YAG 激光作为补充。剥脱激光同样被尝试用于处理复杂血管瘤的纤维脂肪残留以及手术切除产生的瘢痕。婴儿血管瘤的其他替代疗法包括应用 5% 咪喹莫特乳膏或 0.5% 马来酸噻吗洛尔外用凝胶（图 1-19-6）。

表 1-19-2　不同受累组织深度的婴儿血管瘤的发生率

婴儿血管瘤	发生率
浅表血管瘤	50%
深部血管瘤	15%
混合血管瘤	35%

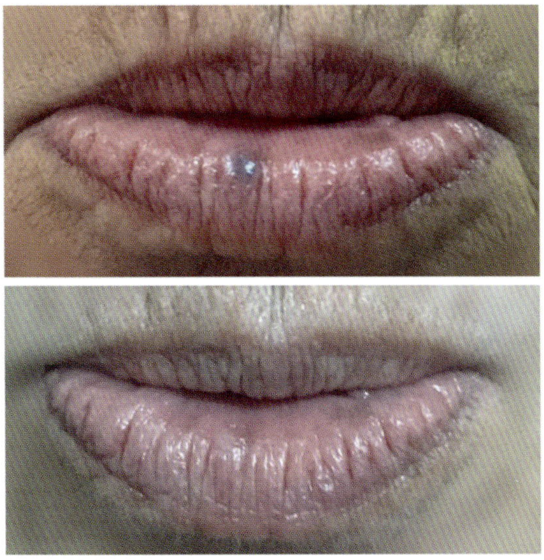

图 1-19-5　Nd:YAG 激光（Xeo Cutera）治疗前后的静脉湖（90 J/cm^2；5mm；30ms）

5.6 鲜红斑痣

鲜红斑痣是先天性的，后天获得的病例非常罕见。鲜红斑痣在新生儿中的发生率接近 0.3%，可出现在身体的任何部位，但更好发于头颈。鲜红斑痣终身存在，许多病损随着时间的推移会逐渐变厚。早期治疗可以提高治疗的反应性，减少治疗次数并降低出现永久性后遗症的可能性。尽管新一代的 IPL（窄谱 IPL）和 KTP 激光已逐步成为合理的治疗选择，但 PDL 目前仍

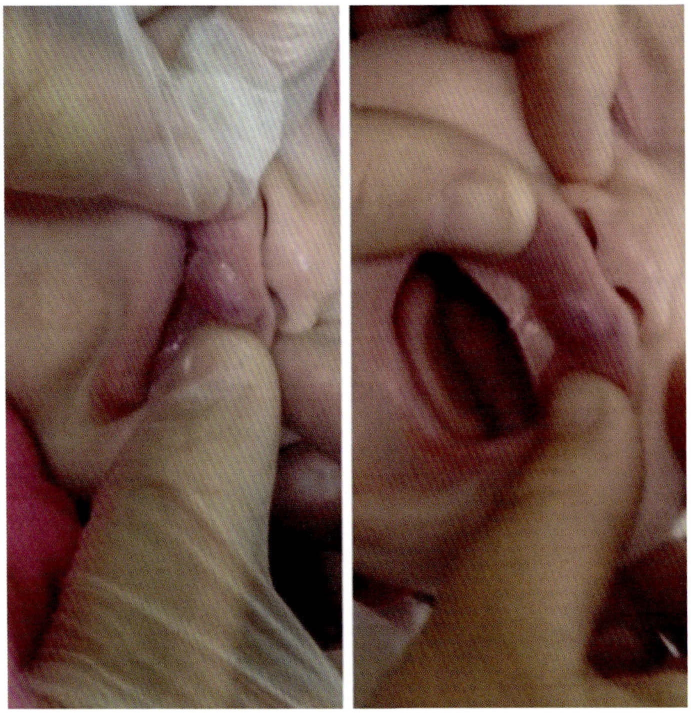

图 1-19-6　治疗前后的婴幼儿血管瘤（0.5% 马来酸噻吗洛尔外用凝胶；每日 2 次；共用 7 天）

是绝大多数鲜红斑痣治疗的“金标准”。麻醉是对儿童患者进行激光治疗时的一项重要考量。较大的儿童可能采用局麻就可以忍受激光治疗的过程，而婴幼儿则通常需要采用全麻。务必对皮肤进行冷却处理以减少对周围组织的损伤并降低出现术后并发症的风险，如肿胀、瘢痕，以及术后炎性色素变化（特别是对于深肤色患者）。

PDL 目前仍是鲜红斑痣治疗领域研究最为深入的激光设备。多年以来，不同的参数被用于鲜红斑痣的治疗均取得显著疗效，需调节能量以取得期待的治疗终点反应。对 PDL 来说，治疗结束的标志是即刻出现紫癜。汇合处出现灰色，表示能量过高。最常用的脉宽为 1.5ms。但是对于较淡的病变，提倡将脉宽设置为 0.45ms。治疗间隔通常为 3~6 周。而最近的一项研究则表明，更为频繁的治疗更可取。总之，需要 5~10 次治疗逐渐改善和清除病变。

翠绿宝石激光的典型应用是对 PDL 抵抗的病变进行治疗，也可作为一线治疗方法应用于成人肥厚性紫红型病变。必须注意不要使脉冲存在重叠，否则可能会出现瘢痕。翠绿宝石激光的适宜能量区间很宽。Nd:YAG 激光和 IPL 同样可用于鲜红斑痣的治疗。光动力疗法（PDT）首先在中国被成功应用到鲜红斑痣的治疗中。全身应用血卟啉光敏剂会导致持续光敏感（数周），因而应用受限。一些替代光敏剂，例如苯并卟啉衍生单环酸 A 和天门冬酰胺二氢卟吩 6（Npe6），应用后光敏持续时间相对较短，因此可能是较好的选择。

不同血管病变的激光治疗方法总结见表 1-19-3。

6 术前准备

- 温和清理皮肤。
- 应避免使用表面麻醉（表面麻醉导致的皮肤发白会影响治疗效果）。在一些病例中，必须将患者的年龄、病变的范围以及患者的偏好考虑进来。
- 对较深病变的治疗，如静脉畸形，需要在病灶内注射利多卡因或行神经阻滞麻醉。
- 对幼儿的血管瘤进行治疗时应考虑全麻。
- 必须采取适当的护目措施。

7 术后护理

- 表面冷却是停止加热并减少副作用（瘢痕，色素改变）的重要措施。
- 术后建议物理防晒。

8 个人经验

根据作者的经验，要想安全有效治疗血管病变并取得成功，关键就是每次治疗开始前和结束后的表面冷却，适当的冷却措施对于保护表皮减少副作用（瘢痕）至关重要。

总结要点如下：

表 1-19-3 血管病变及相应激光治疗方法

诊断	临床特征	激光治疗	参数	结束标志	治疗间隔	治疗预期	说明
面部毛细血管扩张	直径 0.1~1mm；红紫色斑疹或线状丘疹	KTP 激光	7~16J/cm^2，3~7mm，10~30ms	血管发白或闭合	4~6 周	通常进行 1~2 次治疗；鼻翼附近的血管更顽固不消失；可能出现新的毛细血管扩张	遗传性出血性毛细血管扩张、红斑狼疮、系统性硬化病（CREST 综合征）、酒渣鼻、高雌激素状态、基底细胞癌
		PDL	5~8J/cm^2，10~12mm，0.45~6ms				
		IPL	24~40J/cm^2，10~30mm，（550~570nm）				
		Nd:YAG 激光	90~115J/cm^2，3~5mm，20~30ms				
蜘蛛痣	红紫色丘疹	PDL	5~8J/cm^2，7~10mm，1~5ms	血管发白或闭合	4~6 周	通常进行 1~2 次治疗	高雌激素状态、妊娠
		Nd:YAG 激光	90~150J/cm^2，3~5mm，20~30ms				
酒渣鼻	面部红斑 毛细血管扩张	IPL	24~45J/cm^2，10~20mm，（550~570nm）	均质红斑	4 周	3~6 次治疗后可达 50%~80% 清除率，以后每年接受 1~2 次治疗	高雌激素状态、烟草中毒、饮食习惯、日晒、压力
		Nd:YAG 激光	起源 13~15J/cm^2，6000~10000 发				
静脉湖	直径 2~10mm 蓝紫色丘疹	KTP 激光	7 J/cm^2, 4 mm, 14 ms	血管发白或紫癜	4~6 周	通常进行 1~2 次治疗	相关光损伤
		Nd:YAG 激光	90~110 J/cm^2, 5~7 mm, 20~30 ms				
		Nd:YAG 激光	100~150 J/cm^2,3~7 mm, 20~30 ms				
皮肤异色病	毛细血管扩张、色素沉着 / 减退、皮肤萎缩	IPL	17~24J/cm^2，20~30mm，（550~570nm）	均质红斑	4~6 周	3~6 次治疗后通常可达 50%~80% 清除率	相关光损伤
		PDL	5~7J/cm^2，7~10mm，0.45~2ms	紫癜			
鲜红斑痣	粉 / 红 / 紫 / 蓝色斑丘疹，与生俱来	PDL	6~8J/cm^2，10mm，1.5ms	紫癜	4~12 周	病变逐渐褪色（每次治疗褪色约 10%）	青光眼、Sturge Weber 综合征、Klippel Trenaunay 综合征、GLUT1 阴性
婴儿血管瘤	粉 / 红色斑疹 出生后前几周	PDL	6~8J/cm^2，7~10mm，0.45~1.5ms	紫癜	2~8 周	降低增长率	病变接近眼球时需当心、GLUT1 阳性
化脓性肉芽肿	直径 0.5~2cm 红 / 紫色丘疹	PDL	6.5~9J/cm^2，7~12mm，0.45~3ms	出现淡灰蓝色后出现紫癜	3~4 周	通常进行 1~3 次治疗	最佳治疗方案是切除或电切除
		Nd:YAG 激光	100~150 J/cm^2,3~7 mm, 20~30 ms				

• 不要对晒黑的皮肤进行治疗。

• 对深色皮肤采用更宽的脉冲和 / 或更低的能量。

• 治疗鲜红斑痣，作者的第一选择是 PDL。

• 对于肥厚性病变或 PDL 抵抗的鲜红斑痣可以使用翠绿宝石激光进行治疗。

• 对于静脉湖，Nd:YAG 激光是很好的治疗选择。1~2 次治疗就可使病变减小 80%~100%。

• 使用 1064nm 的 Nd:YAG 激光要求其能量达到 532nm 和 595nm 激光的 10 倍以上，因为血红蛋白和氧合血红蛋白对 1064nm 的吸收低于 532nm 和 595nm 的 1/10。

• 对酒渣鼻的治疗，每年进行 2~3 个 IPL 疗程取得的效果最好。

• 在对鼻翼附近血管进行治疗时，为了避免出现圆点效应，最好的选择是 IPL。

9 结论

激光治疗血管病变最早应用的是选择性光热分解效应，这也是目前治疗血管病变最重要的一种理论。对于绝大多数的血管病变，激光治疗都是安全且高效的。合理设置参数是治疗成功的保证（波长、光斑直径、脉冲宽度、表面冷却）。随着技术的进步和医学认识的加深，会不断产生新的可能。

10 总结

• PDL 仍是鲜红斑痣治疗的“金标准”。

• 早期激光治疗可提升葡萄酒色痣对治疗的反应性。

• 对血管治疗的终点反应是血管清除、瞬时的蓝色凝结物或者紫癜。

• 各型激光和 IPL 都是治疗毛细血管扩张和面部红斑的第一选择。

• 对皮肤异色病的治疗必须经过多个疗程，部分病例对治疗抵抗。

• 翠绿宝石激光或 Nd:YAG 激光可作为深部病变的补充治疗。

• 对深色皮肤应采用较大的脉冲宽度和较低的能量。

• 不要对晒黑的皮肤进行治疗。

11 参考文献

[1] Aguilar G, Choi B, Broekgaarden M, et al. An overview of three promising mechanical, optical, and biochemical engineering approaches to improve selective photothermolysis of refractory port wine stains. Ann Biomed Eng. 2012;40(2):486–506.

[2] Amir J, Metzker A, Krikler R, Reisner SH. Strawberry hemangioma in preterm infants. Pediatr Dermatol. 1986;3:331–332.

[3] Anderson RR, Parrish JA. Microvasculature can be selectively damaged using dye lasers: a basic theory and experimental evidence in human skin. Lasers Surg Med. 1981a;1:263–276.

[4] Anderson RR, Parrish JA. The optics of human skin. J Invest Dermatol. 1981b;77:13–19.

[5] Anderson RR, Parrish JA. Selective photothermolysis: precise microsurgery by selective absorption of pulsed radiation. Science.

1983;220(4596):524–527.

[6] Baglieri F, Scuderi G. Treatment of recalcitrant granulomatous rosacea with ALA-PDT: report of a case. Indian J Dermatol Venereol Leprol. 2011;77:536.

[7] Behroozan DS, Goldberg LH, Glaich AS, Dai T, Friedman PM. Fractional photothermolysis for treatment of poikiloderma of Civatte. Dermatol Surg. 2006;32:298–301.

[8] Bivings L. Spontaneous regression of angiomas in children; twenty-two years observation covering 236 cases. J Pediatr. 1954;45:643–647.

[9] Boscolo E, Bischoff J. Vasculogenesis in infantile hemangioma. Angiogenesis. 2009;12:197–207. Chapas AM, Geronemus RG. Our approach to pediatric dermatologic laser surgery. Lasers Surg Med. 2005;37:255–263.

[10] Chapas AM, Geronemus RG. Phisyologic changes in vascular birthmarks during early infancy: mechanisms and clinical implications. J Am Acad Dermatol. 2009;61:1081–1082.

[11] Chapas AM, Eickhorst K, Geronemus RG. Efficacy of early treatment of facial port-wine stains in newborns: a review of 49 cases. Lasers Surg Med. 2007;39:563–568.

[12] Chiller KG, Passaro D, Frieden IJ. Hemangiomas of infancy: clinical characteristics, morphologic subtypes, and their relationship to race, ethnicity, and sex. Arch Dermatol. 2002;138:1567–1576.

[13] Comi AM, Bellamkonda S, Ferenc LM, Cohen BA, Germain-Lee EL. Central hypothyroidism and SturgeWeber syndrome. Pediatr Neurol. 2008;39:58–62.

[14] Davidson AJ. Anesthesia and neurotoxicity to the developing brain: the clinical relevance. Paediatr Anaesth. 2011;21:716–721.

[15] Eppley BL, Sadove AM. Systemic effects of phothermolysis of large port-wine stains in infants and children. Plast Reconstr Surg. 1994;93:1150–1153.

[16] Esterly NB. Cutaneous hemangiomas, vascular stains and malformations, and associated syndromes. Curr Probl Pediatr. 1996;26:3–39.

[17] Faurschou A, Olesen AB, Leonardi-Bee J, et al. Lasers or light sources for treating port-wine stains. Cochrane Database Syst Rev. 2011; CD007152.

[18] Foumier N, Brisot D, Mordon S. Treatment of leg telangietases with a 532nm KTP laser in multipulse mode. Dermatol Surg. 2002;28:564–571.

[19] Garden JM, Bakus AD, Paller AS. Treatment of cutaneous hemangiomas by the flashlamp-pumped pulsed dye laser: prospective analysis. J Pediatr 1992;120:555–560.

[20] Garzon MC, Frieden IJ. Hemangiomas: when to worry. Pediatr Ann. 2000;29:58–67.

[21] Geronemus RG. Long-pulsed neodymium: yttrium-aluminum-garnet laser treatment for port-wine stains. J Am Acad Dermatol. 2006;54:923

[22] Goldman MP, Bennett RG. Treatment of telangiectasia: a review. J Am Acad Dermatol. 1987;17(2 pt1):167–182.

[23] Goldman MP, Eckhouse S. Photothermal sclerosis of leg veins. ESC medical systems, LTD photoderm VL cooperative study group. Dermatol Surg. 1996;22:323–330.

[24] Goldman MP, Weiss RA. Treatment of poikiloderma of Civatte on the neck with an intense pulsed light source. Plast Reconstr Surg. 2001;107:1376–1381.

[25] Goldman MP, Weiss RA, Weis MA. Intense pulsed light as a non-ablative approach to photoaging. Dermatol Surg. 2005;31: 1179–1187; discussion 1187.

[26] Gonzalez S, Vibhagool C, Falo Jr LD, et al. Treatment of pyogenic granulomas with the 585nm pulsed dye laser. J Am Acad Dermatol. 1996;35:428–431.

[27] Hammes S, Kaiser K, Pohl L, et al. Pyogenic Granuloma: treatment with the 1064 nm long-pulsed neodymiumdoped yttrium aluminum garnet laser in 20 patients. Dermatol Surg. 2012;38:918–923.

[28] Izikson L, Nelson JL, Anderson RR. Treatment of hypertrophic and resistant port-wine stains with a 755 nm laser: a case series of 20 patients. Lasers Surg Med. 2009;41:427–432.

[29] Jiang C, Hu X, Ma G, et al. A prospective self-controlled phase II study of imiquimod 5% cream in the treatment of infantile hemangioma. Pediatr Dermatol. 2011;28:259–266.

[30] Leonard-Bee J, Batta K, O'Brien C, Bath-Hextall FJ. Interventions for infantile hemangiomas(strawberry birthmarks) of the skin. Cochrane Database Syst Rev. n.d.; CD006545.

[31] Li W, Yamada I, Masumoto K, Ueda Y, Hashimoto K. Photodynamic therapy with intradermal administration of 5-aminolevulinic acid for port-wine stains. J Dermatolog Treat. 2010;21:232–239.

[32] Manuskiatti W, Eimpunth S, Wanitphakdeedecha R. Effect of cold air cooling on the incidence of postinflammatory hyperpigmentation after Q-switched Nd:YAG laser treatment of acquired bilateral vevus of Ota like macules. Arch Dermatol. 2007;143:1139–1143.

[33] Meesters AA, Pitassi LHU, Campos V, Wolkerstorfer A, Dierickx CC. Transcutaneos laser treatment of leg veins. Lasers Med Sci. 2013a; Original Article.

[34] Meesters AA, Pitassi LHU, Campos V, Wolkerstorfer A, Dierickx CC. Transcutaneous laser treatment of leg veins. Lasers Med Sci. 2013b.

[35] Minkis K, Geronemus RG, Hale EK. Port-wine stain progression: a potential consequence of delayed and inadequate treatment? Lasers Surg Med. 2009;41:423–426.

[36] Moehrle M, Leaute-Labreze C, Schmidit V, et al. Topical timolol for small hemangiomas of infancy. Pediatr Dermatol. 2012. https://doi.org/10.1111/j.1525-1470.2012.01723.x.

[37] Nelson JS, Milner TE, Anvari B, et al. Dynamic epidermal cooling during pulsed laser treatment of port-wine stain. A new methodology with preliminary clinical evaluation. Arch Dermatol. 1995;131:695–700.

[38] North PE, Waner M, Mizeracki A, Mihm Jr MC. Glut 1: a newly discovered immunohistochemical marker for juvenile hemangiomas. Hum Pathol. 2000;31:11–22.

[39] Paul BS, Anderson RR, Jarve J, Parrish JA. The effect of temperature and other factors on selective microvascular damage caused by dye laser. J Invest Dermatol. 1983;81(4):333–336.

[40] Pope E, Chakkittakandiyil A. Topical timolol gel for infantile hemangiomas: a pilot study. Arch Dermatol. 2010;146:564–565.

[41] Prieto VG, Sadick NS, Lloreta J, Nicholson J, Shea CR. Effects of intense analysis. Lasers Surg Med. 2002;30:82–85.

[42] Raulin C, Greve B. Retrospective clinical comparison of hemangioma treatment by flashlamp-pumped (585nm) and frequency – doubled Nd:YAG (532nm) lasers. Lasers Surg Med. 2001;28:40–43.

[43] Reyes BA, Geronemous R. Treatment of port-wine stains during childhood with the flashlamp-pumped pulsed dye laser. J Am Acad Dermatol. 1990;23:1142–1148.

[44] Ross EV. Laser versus intense pulsed light: Competing technologies in dermatology. Lasers Surg Med. 2006;38:261–272.

[45] Schimidt N, Gans E. Deodex and rosacea I: the prevalence and numbers of demodex mites in rosacea. Cosmet Dermatol. 2004;17:497–502.

[46] Solomon H, Goldman L, Henderson B, Richfield D, Franzen M. Histopathology of the laser treatment of port-wine lesions. Biopsy studies of treated areas observed up to three years after impacts. J Invest Dermatol. 1968;50(2):141–146.

[47] Tan OT, Sherwood K, Gilchrest BA. Treatment children with port-wine stains using flashlamp pulsed tunable dye laser. N Engl J Med. 1989;320:416.

[48] Taner JL, Dechert MP, Frieden IJ. Growing up with a facial hemangioma: parent and child coping and adaptation. Pediatrics. 1998;101:446–452.

[49] Tierney EP, Hanke CW. Treatment of Poikiloderma of Civatte with ablative fractional laser resurfacing: prospective study and review of the literature. J Drugs Dermatol. 2009;8:527–534.

[50] Wall TL, Grassi AM, Avran MM. Clearance of multiple venous lakes with an 800nm diode laser: a novel approach. Dermatol Surg. 2007;33:100–103.

[51] Weiss RA, Goldman MP, Weiss MA. Treatment of poikiloderma of Civatte with an intense pulsed light source. Dermatol Surg. 2000;26:823–827; discussion 828.

[52] Xiao Q, Li Q, Yuan KH, Cheng B. Photodynamic therapy of port-wine stains: long-term efficacy and complication in Chinese patients. J Dermatol. 2011;38:1146–1152.

[53] Yohn JJ, Huff JC, Aeling JL, Walsh P, Morelli JG. Lesion size is a factor for determining the rate of port-wine stain clearing following pulsed dye laser treatment in adults. Cutis. 1997;59:267–270.

[54] Zhao Y, Zhou Z, Zhou G, et al. Efficacy and safety of hemoporfirin in photodynamic therapy for port-wine stain: a multicenter and open-labeled phase IIa study. Photo dermatol Photoimmunol Photomed. 2011; 27:17–23.

第 20 章　激光用于甲真菌病

Claudia Maria Duarte de Sá Guimarães, Taissa Vieira Machado Vila, and Sergio Bittencourt-Sampaio

摘要

甲真菌病是一种常见的真菌感染，会对甲板或甲床产生影响，发病率约占指甲相关疾病的 50%。尽管在 20 世纪 90 年代引入新的抗真菌药物后，甲真菌病的治疗取得了一定的进展，但目前其治疗仍充满挑战，许多病例迁延数十年而不能达到临床治愈。绝大多数的病例都是由皮肤癣菌感染所致；然而近年来关于由非皮肤癣菌类真菌（酵母菌和丝状真菌）感染所致的甲真菌病的报道持续增加，这些病例对抗真菌药物没有反应。生物光调作用和光灭活作用相关的研究结果表明，红外电磁光谱（870nm、930nm、1064nm）内的激光与光生化能一起应用时，能够促进微循环、刺激细胞的新陈代谢，并且通过对微生物包膜的作用抑制真菌和细菌的增殖，主要是改变了电荷以及促进生成 ROS（活性氧簇，如单线态氧自由基、自由基）。这一技术可以与 CO_2 点阵激光联合应用于指甲病变，因此同样可以与抗真菌和/或抗生素类药物联合应用于一个释药系统，如此可以减少亚毫秒级 1064nm 激光的疗程数。

关键词

甲真菌病、抗真菌、皮肤癣菌、非皮肤癣菌、生物膜、光生物调节作用、Nd:YAG 激光、CO_2 激光、用药

目录

C.M. Duarte de Sá Guimarães (✉)
Rio de Janeiro, Brazil
e-mail: doctorsa@uol.com.br

T.V.M. Vila
Laboratory of Cell Biology of Fungi, Carlos Chagas Filho Institute of Biophysics, Federal University of Rio de Janeiro, Janeiro, Brazil

S. Bittencourt-Sampaio
Department of Histology and Embryology, UFRJ, Souza Marques School of Medicine, Rio de Janeiro, RJ, Brazil
e-mail: sergiorpbs@globo.com

M.C.A. Issa, B. Tamura (eds.), Lasers, Lights and Other Technologies, Clinical Approaches and Procedures in Cosmetic Dermatology 3, https://doi.org/10.1007/978-3-319-16799-2_20

1 简介

甲真菌病是一种常见的真菌感染，会对甲板或甲床产生影响，约占指甲相关疾病的 50%。尽管在 20 世纪 90 年代引入新的抗真菌药物后，甲真菌病的治疗取得一定的进展，但目前其治疗仍充满挑战，许多病例迁延数十年而不能达到临床治愈。根据最乐观的统计学结果显示，采用口服药物治疗的病例临床治愈率勉强超过 50%，而局部治疗的治愈率不足 20%。

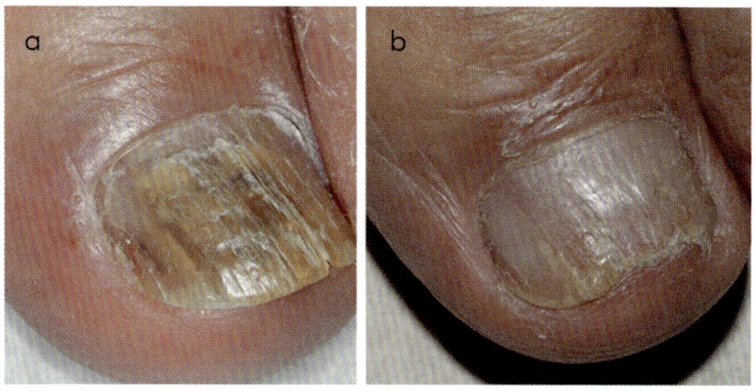

图 1-20-1 糖尿病患者甲真菌病。(a) 治疗前。(b) Nd:YAG 激光治疗 5 个疗程后 1 年

甲真菌病会使老年人其他的足部问题进一步复杂化，影响患者的社交，给一些需要与公众直接接触的工作带来不利影响，在一些免疫抑制的个体则作为病灶具有潜在的产生侵袭性真菌感染的可能。可能的易感因素包括：高龄，糖尿病，多汗症，免疫功能不全（来源于血液的肿瘤、HIV），末梢循环退化，甲外伤（穿鞋过紧、运动员等），足癣，美甲或修脚造成的创伤以及家族史（可能由于互相传播）和甲银屑病（图 1-20-1）。

2 基础概念

指 / 趾甲位于手指或脚趾末端，是硬化程度一致的角化板状物。在胎儿期前 1/3 的末段，会形成指甲的结构。手指末端的上皮开始增殖并以朝向真皮的曲线形态生长。随后，增殖板分裂成片段，形成甲沟。甲沟最深层的细胞产生甲基质，而甲沟上部的细胞均是角化细胞，参与甲板或甲体的形成。随着基质细胞有丝分裂的不断持续，甲板会沿着手指背面持续生长。指甲的发育和生长早于趾甲。大约在胎儿第 32 周，指甲已达到手指末端，而趾甲则要等到大约 36 周。

指甲的近端部分称为“甲根”，这是指甲基质之所在，延续出来的暴露部分称为“甲体”。基质细胞逐渐角化，但是不同于身体的其他部分，这些细胞角化之后并不脱落；相反，细胞角化后变得紧凑并沿着甲板的线性路径向前移动，成为甲板的一部分。在基质中同样可见梅克尔细胞和黑色素细胞。邻近部分的真皮乳头很短。指甲基质紧紧贴附于真皮组织，因此，当指甲因各种原因被拔除时基质并不会被完全去除。甲根由一个小的皮肤褶皱覆盖（近端的指甲褶皱），这个皮肤褶皱还覆盖了一小部分甲体，如此构成指甲上皮，主要成分是软角蛋白。

甲体下方的上皮不同于其他解剖部位，仅有马尔皮基氏层，没有含透明角质颗粒的细胞。既然如此，甲板就行使了角质层的功能。甲床的近端部分上皮非常厚，会产生一个乳白色的图案即“甲半月”，这在拇指最为清楚，也可以出现在其他手指。负责指甲（甲基质）的生成和生长的细胞就位于这个部位。在棱柱状的基底细胞层之上，可见 6~10 层多面体细胞以及 3~12 层扁平细胞。有观点假定甲半月的白色就是由于存在厚的细胞层所致，这使得毛细血管中血液的颜色被遮挡；然而，也有研究发现甲半月与甲基质的位置并不总是一致的。

甲板含有一种具有极高含硫氨基酸成分的角蛋白（硬角蛋白），这也解释了为何其具备较高的结构稳定性和耐腐蚀性。在这一区域的细胞包膜厚并且彼此牢固贴合，在其内部含有大量粗大的双折射弹力原纤维，邵氏硬度测量值在 60~80A 之间，细胞周围包绕着致密的无定形物。在甲板的表面，年长者通常有非常清晰的纵向沟纹，而在年轻群体中则非常少见。尽管甲板更厚、结构更紧凑，甲板和头发一样，在透水性方面要高于皮肤的角质层。

在甲体的下方（甲床），真皮层附着于指骨的骨膜上。在这个部分，真皮乳头形成纵向的平行脊线，方向与指甲的纵轴一致。甲床含有丰富的血管，因此透过甲板会观察到不透明的粉红色。指甲的两侧由皮肤皱褶包绕，甲侧的皮肤皱褶与甲体附着的甲床是分离的。手指表皮与甲床末端相连的部分称为甲下皮，指甲前缘最初从这里出现。

指甲每周生长 0.2~1.2mm，而趾甲的生长相对较慢。指甲的生长会受到多种因素的干扰：昼夜节律（白天的生长较夜晚快、夏天的生长较冬天快），年龄（70 岁后生长明显减慢），激素水平（孕期生长加速、甲状腺功能减退生长减缓），营养条件，以及创伤。

3 病原学和流行病学

绝大多数的甲真菌病都是由皮肤癣菌引起的，这些微生物可以在土壤（亲土的）、动物（嗜动物的）或人体（嗜人的）中找到。嗜人的菌种包括毛癣菌属、小孢子菌属和表皮癣菌属。皮肤癣菌能够侵入角化组织（皮肤角质层、毛发、指甲），因此被称为嗜角蛋白微生物。非皮肤癣菌类真菌不具有角质分离的能力，这是为什么它们通常被发现于细胞间质或是定植于角化物已被皮肤癣菌、创伤或其他指甲病变破坏的部位。

热带最常见的是丝状非皮肤癣菌类真菌（如镰孢菌和曲霉菌），以及酵母菌（特别是念珠菌）。非皮肤癣菌类真菌导致的甲真菌病发病率逐渐增加，并且更难治疗，因为这些微生物通常对抗真菌药物没有反应（图 1–20–2）。

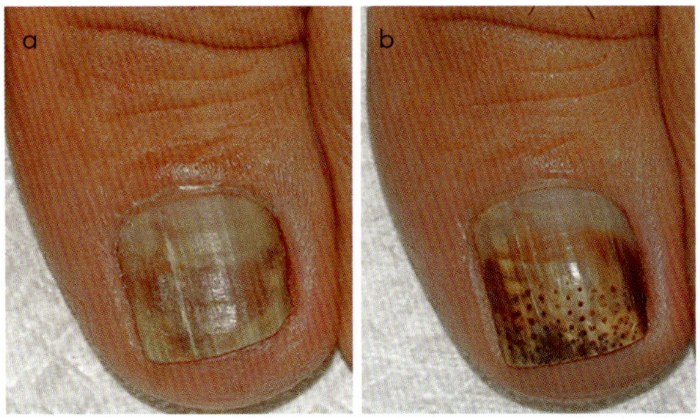

图 1–20–2 （a）镰孢菌引起的甲真菌病。（b）Nd:YAG 激光 $+CO_2$ 点阵激光 + 局部外用两性霉素 B 治疗后

在美国的一项大规模调查研究中，在 59% 的病例中分离出了皮肤癣菌类真菌，在约 20% 的病例中分离出了非皮肤癣菌类真菌和酵母菌。红毛癣菌和须毛癣菌属于最常见的皮肤癣菌，而断发毛癣菌、犬小芽孢菌和絮状表皮癣菌仅占皮肤癣菌的 0.8%。在分离出的非皮肤癣菌类真菌中，枝顶孢霉菌、镰孢菌、帚霉菌的出现率分别高达 29.5%、34.1% 和 20%，因此应该予以重点关注。在酵母菌中，近平滑念珠菌和白色念珠菌分别占培养结果的 66.7% 和 16.7%。2001 年，在里约开展的一项调查中，对 2271 名患者进行了评估，通过直接真菌学检查和培养，确诊了 400 例，其中包括 264 个手指甲和 136 个脚指甲；这项研究的结果表明，在脚指甲真菌病病例中皮肤癣菌阳性率为 46.5%，在女性手指甲真菌病病例中念珠菌属阳性率为 49%，另有 4.5% 为新兴真菌（非皮肤癣菌类和其他的微生物）。在可以导致甲真菌病的非皮肤癣菌类真菌中，已分离鉴定出短帚霉菌、镰孢菌、枝顶孢霉菌、曲霉菌、柱顶孢霉菌和 加拿大甲霉菌（*Onychocola canadensis*）。在斯里兰卡开展的一项调查中发现，由非皮肤癣菌类真菌引起的甲真菌病占总病例数的 45.8%，念珠菌类的占 34.1%，皮肤癣菌类真菌的仅占 20%。病原学研究结果的差异要归因于与土壤的接触、赤足行走的习惯、手浸水的频率和温度、湿度等气候条件上的差别。最常见的非皮肤癣菌类真菌包括黑曲霉菌、黄曲霉菌和镰孢菌。76% 的甲真菌病病例都伴有甲沟炎。由非皮肤癣菌类真菌引起的甲真菌病比例在印度为 22%，在马来西亚为 35.5%，在泰国为 51.6%，在巴基斯坦为 68%。

镰孢菌属作为一种植物病原菌偶尔也能感染动物和人类，因而受到关注。在土壤、植物的地表以下部分和地表以上部分、有机基质和水中都能发现镰孢菌作为生物膜结构的一部分而存在。在人类中，镰孢菌可以引发浅表感染（如角膜炎、甲真菌病），局部侵袭性疾病，或播散性感染，后者通常见于严重的免疫功能不全患者（长期重症嗜中性粒细胞减少症和 / 或严重的 T 细胞免疫缺陷）和血液系统疾病患者（主要是急性白血病患者）中。此外，镰孢菌还能在具备免疫功能的个体中引发过敏性鼻窦炎或通过产生毒素污染食物而使动物或人出现霉菌毒素中毒。在已知的 50 个种属中，有 12 种可引发感染，已有的甲真菌病可成为散播性镰孢菌病的来源。

3.1 生物膜

自 17 世纪以来，生物膜已在多个系统中被描述。绝大多数的细菌会倾向于形成生物膜——一种自持的水生生态系统，生物膜中固定的细菌细胞与在浮游态下的细胞大不相同。关于生物膜的定义随着生物学领域以及生物膜方面研究的进展不断发生着演化。今天使用的定义由 Donlan 和 Costerton 提出，这一定义将生物膜描述为一种微生物群落，在其中，微生物细胞附着于基质或彼此相互聚集，包埋在自身分泌的胞外基质中，并且在生长方式和基因转录方面会有表型改变（图 1–20–3）。

在 20 世纪 90 年代末期和 21 世纪 00 年代早期，最初被证明具有在物体表面定植并形成生物膜能力的真菌是白色念珠菌和酿酒酵母。

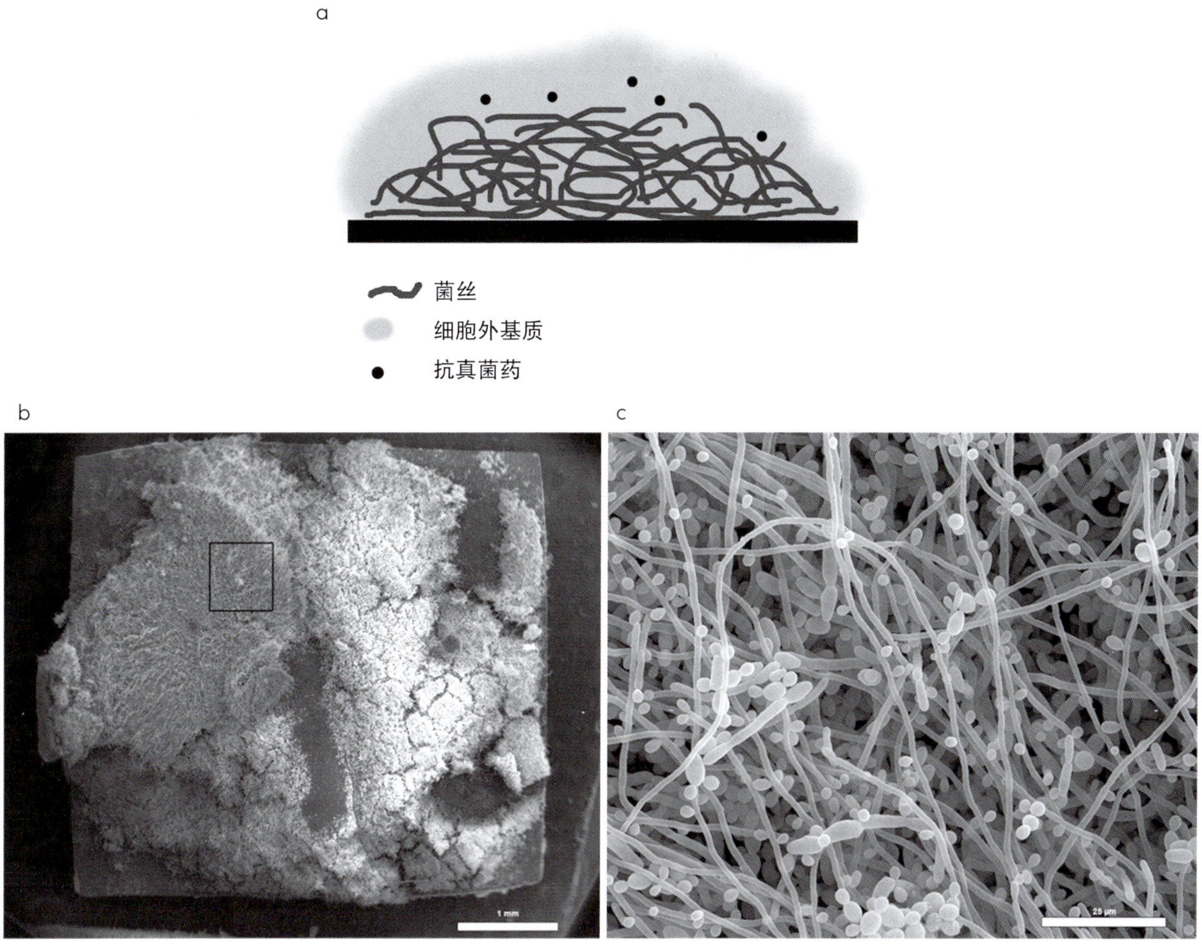

图 1-20- 3 （a）生物膜示意图。（b、c）生物膜扫描电镜照片

然而，随着其他种类念珠菌和酵母菌形成生物膜的报道不断增加，人们对真菌生物膜重要性认识的持续增长可见一斑，这些真菌生物膜会导致人类发生机会感染和肺炎，例如厚皮病马拉色菌、红酵母菌、阿萨希毛孢子菌、芽裂殖菌、肺孢子虫和新型隐球菌。此外，研究已证实多种丝状真菌同样具备形成生物膜的能力，包括烟曲霉菌、镰孢菌；导致地方性真菌病的真菌，如荚膜组织胞浆菌、巴西副球孢子菌和粗球孢子菌，以及接合菌目的毛霉菌，均具备形成生物膜的能力。

3.2 生物膜与皮肤病学

尽管关于生物膜在指甲感染中的作用仍处于一个开放性讨论的阶段，但其参与其他皮肤病感染，包括痤疮、粟疹、特应性皮炎和伤口感染的观点已在很大程度上被人们接受，尤其是参与细菌生物膜的形成。

3.3 生物膜与甲真菌病

在指甲感染的过程中，可以观察到稠密的生物团块的形成，其中有包埋在胞外基质的真菌成分。真菌对甲板的牢固黏附、耐药菌株的出现以及根除感染的困难程度等多种因素提示生物膜是甲真菌病发病机制中的一个重要影响因子。作为对这一假说的补充，体外研究证实了甲真菌病的主要致病菌——皮肤癣菌类的毛癣菌——具备形成生物膜的能力。最近人们成功建立了利用白色念珠菌和尖刀镰孢菌在人类指甲上形成生物膜的模型，这可能有助于阐明生物膜在甲真菌病发病中的作用，并验证一些新的药物和新的治疗方法对生物膜的作用（图 1-20-4）。

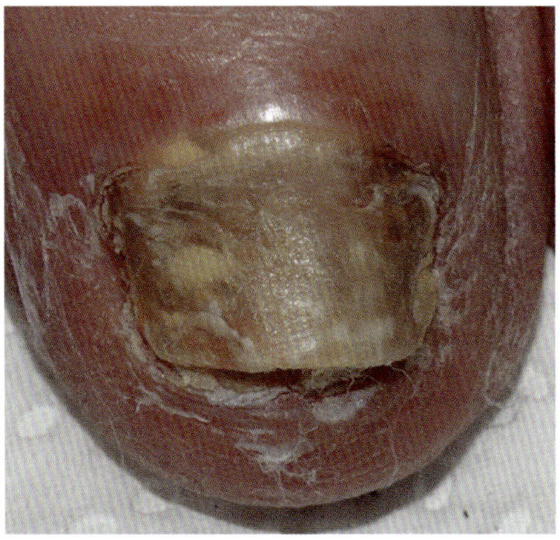

图 1-20-4　皮肤癣菌病

3.3.1 生物膜相关的耐药性

依照生物膜的定义，形成生物膜结构的真菌细胞会出现表型的改变，与浮游态的真菌细胞相比，其在基因表达、生长率以及最为重要的对抗真菌剂的敏感性方面会有显著变化。生长成为生物膜的念珠菌较之浮游状态下在耐药性方面的提升是与医学关联最密切的一种行为改变。对生物膜耐药性提升的解释涉及多种机制，包括细胞密度、药物靶点的改变、药物外排泵的表达、胞外基质以及耐药细胞的出现。

3.3.2 生物膜胞外基质在耐药性中的作用

在绝大多数的生物膜中，微生物本身仅占总重量的 10%，而胞外基质（ECM）则占 90%。生物膜由多种生物聚合物组成，这些高分子聚合物能使病原菌细胞黏附于物体表面并使生物膜产生内聚力，对细胞具有限制作用并使细胞互相贴近，因此细胞间能够进行通讯并扩散信号分子。

根据定义，胞外基质为细胞提供保护以对抗不利环境因素，例如宿主免疫和抗真菌制剂。β-1,3-葡聚糖是白色念珠菌的胞外基质中的关键成分之一，能够“诱导”唑类、棘白菌素类、嘧啶类和多烯类药物，就像一个“药物海绵”，帮助提升白色念珠菌生物膜的耐药性。最近发表的一篇文章指出，除了 β-1,3-葡聚糖外，另一种由葡甘聚糖构成的多聚糖复合物（实际上这种多聚糖在白念珠菌生物膜胞外基质中的含量更高）同样可以结合氟康唑（也可能结合其他药物），从而促进耐药性的提升。这篇文章强调，胞外基质中绝大多数的多聚糖可能都可以作为药物螯合剂来提升生物膜对抗真菌制剂的耐药性。

除了多聚糖之外，白色念珠菌生物膜胞外基质中出现的胞外 DNA 可能同样在对非唑类药物的耐药性方面发挥作用，因为脱氧核糖核酸酶的加入能够提升多烯类制剂的抗生物膜活性，但对唑类制剂则无此作用。

尽管生物膜对目前可用的抗真菌制剂的敏感性降低的耐药机制尚未得到完全阐明，但研究已经证实白色念珠菌、近平滑念珠菌和热带假丝酵母菌生物膜均对多种不同的商用抗真菌剂耐药，包括氟康唑、制霉菌素、特比萘芬、两性霉素 B、伏立康唑和雷夫康唑。此外，体外研究同样证实，镰孢菌生物膜对商用抗真菌制剂两性霉素 B、伏立康唑、伊曲康唑和氟康唑的敏感性较低。

3.4 念珠菌生物膜

体外建立念珠菌生物膜（非生物表面）的过程可以分为 4 个阶段：①初始阶段，黏附的、悬浮的和流动的酵母菌（浮游态细胞）黏附于物体表面；②中间阶段，生物膜的发育阶段；③成熟阶段，多聚物基质渗透到附着的各个细胞层，形成一个 3D 结构；④扩散，最表层的细胞游离出生物膜，在周边区域再定植。最终，形成由稠密的细胞网络构成的生物膜，这个细胞网络包含被多聚胞外基质浸润的真菌细胞、菌丝、假菌丝和细胞间通道，这些通道为底层细胞运输营养物质以及排泄废物。

体内建立念珠菌生物膜看上去与体外的形成过程一致，但是体内培养的生物膜成熟更快而且比体外生物膜更厚。

生物膜的最终架构是多变的，部分取决于在什么表面培养以及培养条件，例如培养基（体外）、糖的种类和浓度、血清蛋白、pH 和温度。

3.5 镰孢菌生物膜

镰孢菌属的各个菌种均是土壤腐生菌，是植物和人类中均含有的一类重要的致病菌。镰孢菌病的临床表现与宿主的免疫状态有关。在免疫功能健全的个体，角膜炎和甲真菌病是最常见的感染形式。在免疫功能不全的个体，播散性镰孢菌病是第二常见的丝状真菌感染，特别是采用大剂量糖皮质激素治疗的重症嗜中性粒细胞减少症患者中，死亡率高达 100%。镰孢菌是导致微生物性角膜炎的一种重要致病菌，而生物膜的形成是近年来该疾病暴发的一个促进因素，这主要与隐形眼镜的佩戴有关。镰孢菌同样是甲真菌病中经常分离出的一种致病菌。在指甲表面，真菌细胞会形成厚厚的生物团块，在其中真菌成分被胞外基质包埋；这一行为提示生物膜参与了甲真菌病的发病过程。在北半球，由皮肤癣菌类真菌，特别是红色毛癣菌和须毛癣菌引起的甲真菌病更为常见）。然而，在气候温暖、湿润的国家，例如巴西，由非皮肤癣菌类丝状真菌（如镰孢菌）和酵母菌（如念珠菌）引起的感染发病率非常显著。这些数据尤为值得关注，这是因为绝大多数的皮肤癣菌对特比萘芬和治疗甲真菌病的常用唑类制剂（酮康唑、克霉唑和氟康唑）是敏感的，而镰孢菌通常对这些常用的抗真菌制剂耐受。

4 诊断

甲真菌病的诊断包括检查受累部位（甲板、甲床和甲周组织）。皮肤癣菌更多地感染趾甲，其中更常见的是念珠菌感染。应仔细进行体格检查以确定所有受累部位并观察甲真菌病的临床症状：甲剥离、甲板下物质、甲下过角化、颜色变化（白色或黄色或棕色），以及甲板破坏的严重程度（图 1–20–5）。

5 临床评估

临床评估从信息采集开始，如年龄、性别、心血管疾病、糖尿病、高血压、感染指甲数量、病程长短、治疗史、甲真菌病的类型、指甲受累比例、甲板厚度、是否有皮肤癣菌病、基质受累情况以及其他组织受累情况 。在巴西，还应该了解甲真菌病的家族史以及通过修甲去除角质层的习惯，后者会促进指甲出现混合性感染（细菌和真菌）。对褶皱部位的检查有助于确定真菌储层及开展治疗。有糖尿病、代谢综合征、外周循环障碍或免疫缺陷等家族史的个体需要进行多学科联合治疗。20~30 岁的年轻个体的慢性感染通常难以治疗，因为其可能在婴幼儿期指甲即被感染，或者与受感染的亲属共用浴室 / 更衣室，或致病真菌对传统治疗方法耐受，需对其家族史进行详细了解。

对于每一个患者，仔细鉴别临床表现对于选择合适的治疗手段非常重要。在非皮肤癣菌类真菌感染的病例中，白黄色或橙棕色斑点可能是由那些耐药菌引起的。棕色斑点常见于第五脚趾，需要与甲黑素瘤相

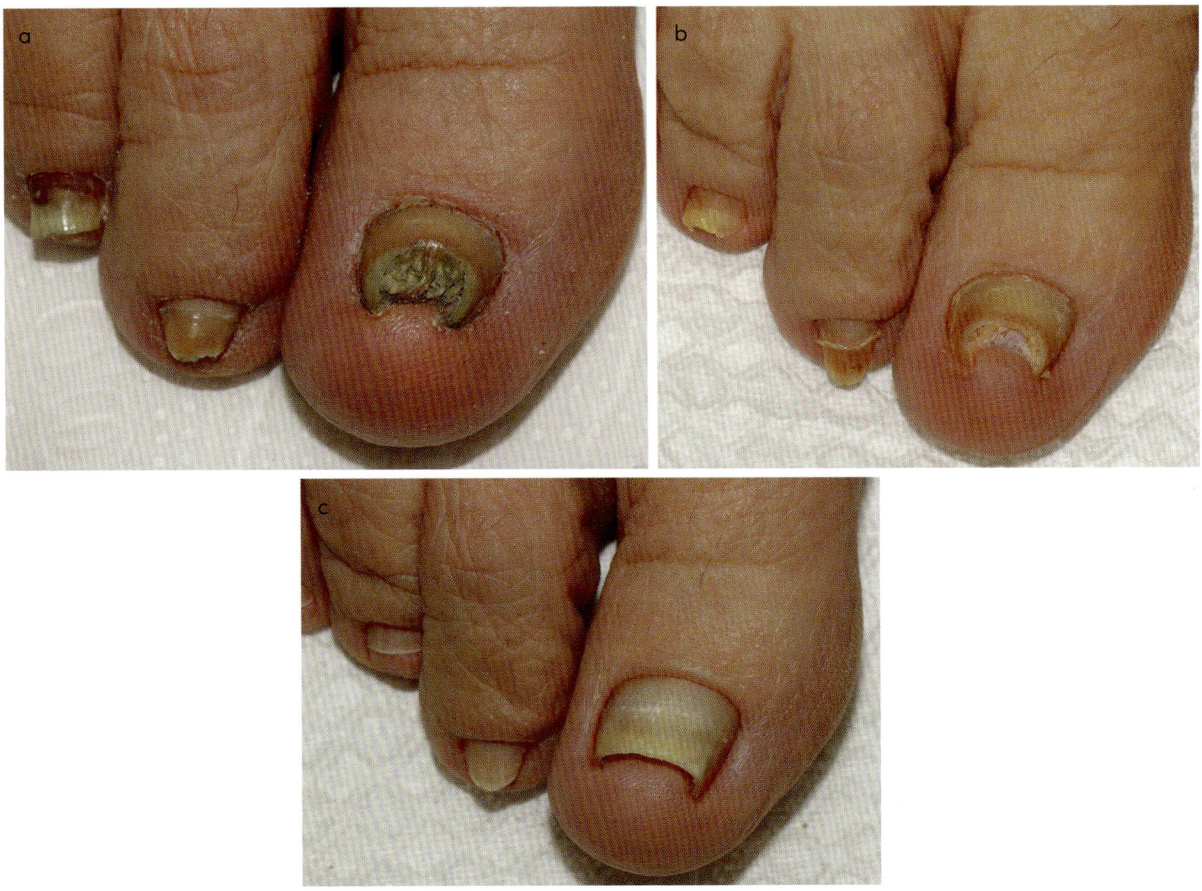

图 1-20-5 （a）外伤性甲营养不良，培养结果阴性，跑步运动员。（b）外伤性甲营养不良，Nd:YAG 激光治疗后 7 个月。（c）外伤性甲营养不良，Nd:YAG 激光治疗后 1 年 4 个月

鉴别（尽管这两种疾病可能同时发生）。对于慢性甲真菌病患者，应该检查是否存在活动性感染的征兆，即使培养结果是阴性。

（1）皮肤血管镜检查发现，超过 10% 的甲板变化与皮肤癣菌类真菌导致的感染相符。

（2）甲板出现白色、黄色、橙色或棕色斑点。

（3）侧面甲剥离并有碎片。

（4）甲板或甲床出现侧面过角化（图 1-20-6）。

以下是部分可导致黑甲的真菌：柱顶孢霉菌、帚霉菌、曲霉菌、镰孢菌、红色毛癣菌、须毛癣菌、白色念珠菌、热带念珠菌以及弯孢霉菌等。

5.1 鉴别诊断（表 1-20-1）

表 1-20-1 鉴别诊断

刺激性接触	指甲油、丙烯酸树脂、人工指甲
甲外伤	运动员、挫伤
银屑病	继发真菌感染
扁平苔藓	
赘生物	甲下
细菌性感染	革兰阳性菌

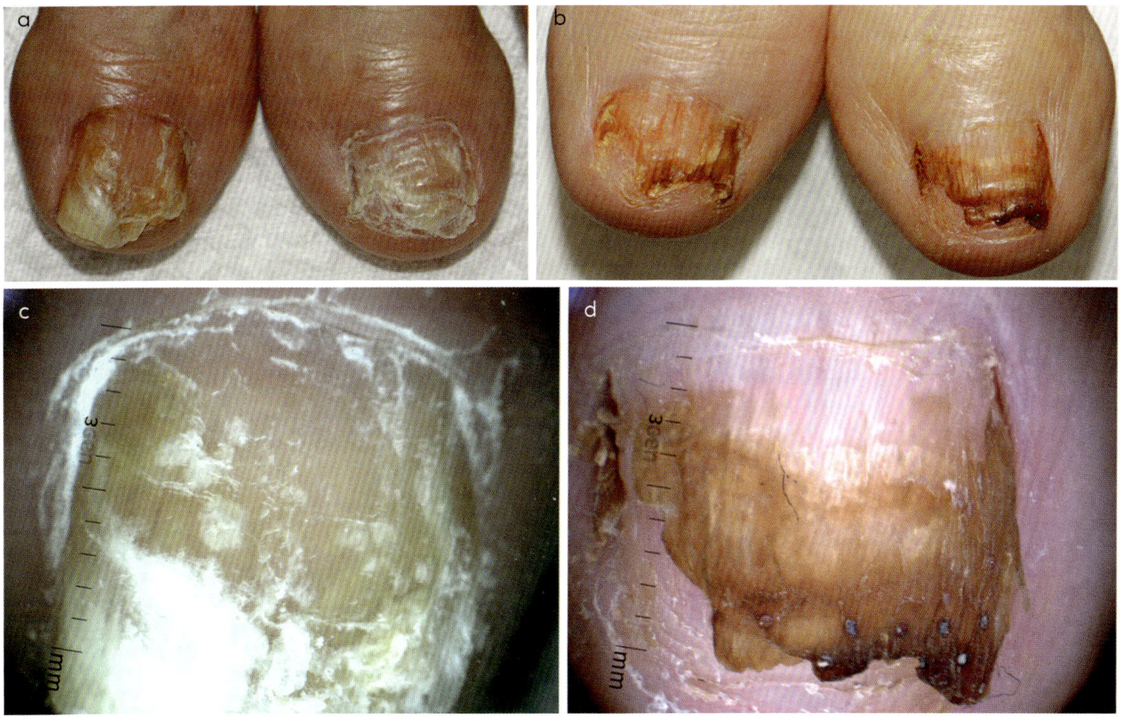

图 1-20-6　（a）营养不良性甲真菌病。（b）Nd:YAG 激光治疗 7 个疗程后。（c、d）皮肤血管镜检查——治疗前、治疗后

5.2 临床分型

远端和侧面甲下甲真菌病——念珠菌和细菌混合感染，皮肤癣菌类真菌。

近端甲下甲真菌病——影响甲基部，可能是镰孢菌感染所致。

白色浅表甲真菌病——须毛癣菌。

甲内型甲真菌病——皮肤癣菌类真菌。

全甲甲真菌病——皮肤癣菌类真菌和非皮肤癣菌类真菌混合感染。

5.3 预后影响因素

一些因素会使甲真菌病的预后不佳，加重指甲的感染，这些因素包括：

宿主——外周循环受损，糖尿病，免疫抑制（图 1-20-7、图 1-20-8）。

指 / 趾甲——过角化超过 2mm，甲侧病变，皮肤癣菌瘤（生物膜），超过 50% 甲板面积受累，指 / 趾甲生长缓慢，营养不良性甲真菌病，甲基质受累，严重的甲剥离。

微生物——丝状非皮肤癣菌类真菌，酵母菌，混合性感染。

临床上很难直接鉴定或区分甲真菌病是由皮肤癣菌、丝状非皮肤癣菌或是酵母菌所致。使用无菌器械进行样本采集，可以对修剪下来的部分甲进行刮治采样，当怀疑有白色浅表性甲真菌病时可对甲板进行刮治采样，对受累部分邻近基质进行样本的采集包括指甲和甲床。用酒精清洁指甲后采集样本，随后将样本保存在无菌容器中运送。收集的样本一部分用于直接检查，另一部分用琼脂培养基进行培养。尽管直接检查是非特异性的，但是有助于与部分其他疾病进行鉴别，如银屑病或扁平苔藓，一些炎性疾病也可能继发有细菌和 / 或真菌感染。很重要的一点是应该告知实验室需要重点关注的某一真菌和 / 或细菌，以便选择

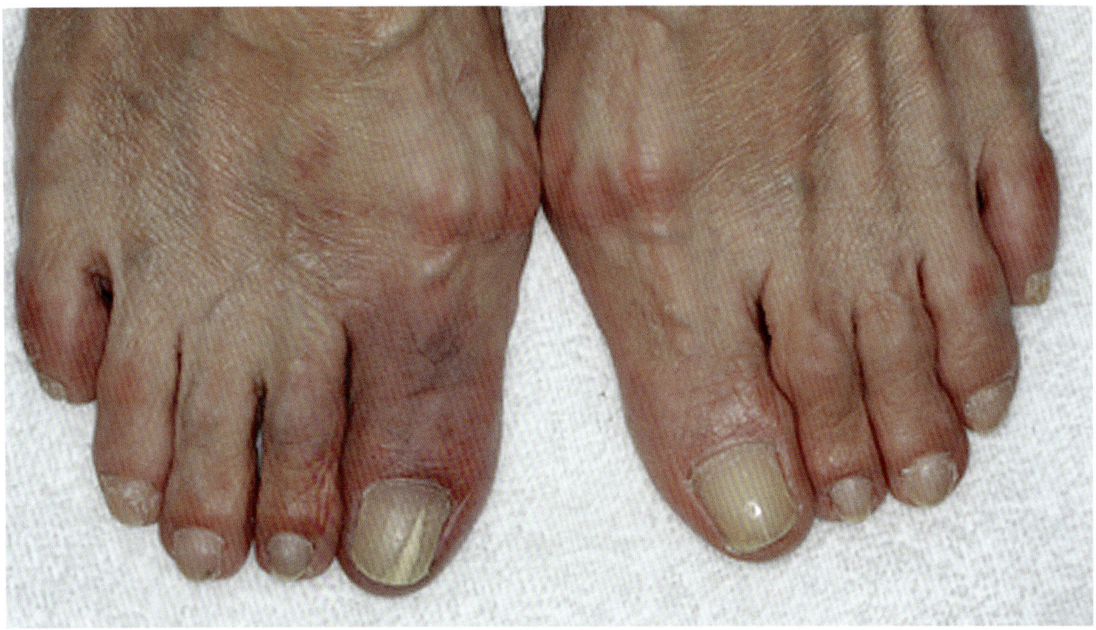

图 1-20-7 右侧腘动脉闭塞

合适的培养基。

3~4 周的微生物培养是甲真菌病诊断的“金标准”，尽管在 15% 的病例中可能出现假阴性。分离培养得到一种非皮肤癣菌类真菌或酵母菌可能是因为环境污染或源自当地的微生物群。对于这些病原体的诊断，推荐的方法是要基于皮肤癣菌类真菌培养阴性以及两个连续的样本同种微生物均形成 5 个菌落的培养结果。

通过 PCR 技术进行检查使得对皮肤癣菌的诊断质量和速度均得到提高，最快可以在 4h 得到结果。这种方法可以鉴定皮肤癣菌的种群和亚种，并与非皮肤癣菌和酵母菌相鉴别，同时，这种方法不需要活菌。

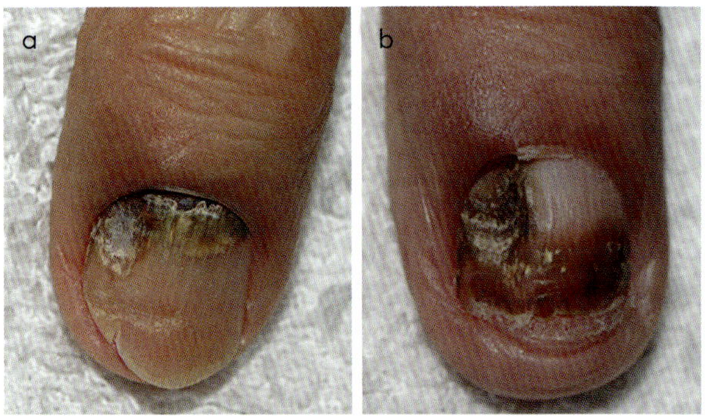

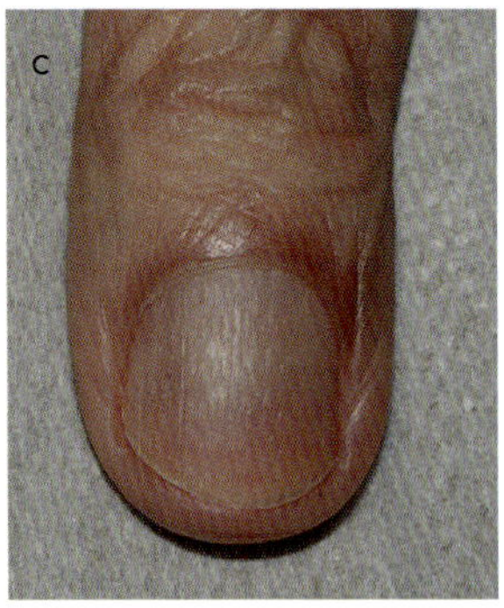

图 1-20-8 （a）混合感染（毛癣菌和假单胞菌）治疗：Nd:YAG 激光 + 局部外用庆大霉素和异康唑。（b）治疗 3 个月后。（c）治疗 2 年后

6 治疗

6.1 局部和全身治疗

对甲真菌病的治疗面临许多困难，包括需要长期的监督、全身用药的副作用以及使药物达到治疗的目标区域。甲真菌病的传统治疗方法包括：姑息性治疗、化学或机械清创，以及全身或局部用药。美国的管理机构 FDA 为评估临床治疗效果，将“完全治愈”定义为：直接检查和微生物培养结果阴性，以及指甲

外观完全正常。

治疗方法主要根据临床表现、病变严重程度以及治疗的花费和所需时间进行选择。全身用药——特比萘芬、伊曲康唑和氟康唑——会产生严重的副作用，因此不适合肝肾功能异常的患者。局部用药更为安全，但是往往效果不佳。在临床上经常见到一些长期感染或有慢性甲真菌病的患者，其甲板、甲床和甲基质严重变形。Pariser 等的研究表明，使用 8% 环吡罗司局部治疗 48 周，其治愈率仅为 5.5%~8.5%。因此，并不推荐单独采用局部用药的方法。全身用药的治愈率在 14%~54% 之间，这与药物的种类、剂量和疗程有关。

6.2 光照和激光治疗

对组织和生物体进行光照既可以起到刺激作用也可以起到抑制作用，这取决于参数的设置。目前出现很多与之相关的术语，例如生物刺激、弱激光疗法［Low-level Laser (or light) Therapy］、低强度激光治疗、低能激光治疗、冷激光、软激光、光生物激发作用和光生物调节作用。使用最多的术语是低强度激光治疗（LLLT），这一术语经常在美国国家医学图书馆受控词汇词典中的医学主题词表（MeSH）中被提及。考虑到这一术语更好地体现了其光生物调节作用，在 2014 年 9 月的北美光治疗协会和世界激光协会大会上，专家们一致决定将其收录到美国国家医学图书馆医学主题词表中。

1903 年，紫外线在未使用光敏剂的情况下对细菌和真菌产生的光损伤作用得到证实，研究者使用的光源是发射波长在 226~328nm（短波紫外线 + 中波紫外线）之间的灯泡。2002 年研究进一步观察到紫外线对原核病原物和真核病原物的杀菌活性；然而，由于对人类细胞存在光致癌效应，其应用受到禁止。自此之后，波长在近红外电磁光谱范围内的光束被应用于研究以验证其对病原菌的光灭活作用，其中既有光和光敏剂联合应用的研究，也有激光应用的研究。

对普通光和激光抗微生物作用的研究在多个领域并行，例如物理化学、微生物学以及临床医学。尽管对电磁光谱的研究正在不断阐明某些特定波长光束的行为特征，许多关于激光对体外培养的红色毛癣菌和各种细菌作用的测试显示特定波长的激光对某些微生物具有光抑制作用，但目前仍缺乏模拟临床条件的体外研究以及大样本量的临床研究。目前面临的困难之一是甲真菌病临床表现的多变性以及形成生物膜的混合性感染。

激光与皮肤的相互作用

激光对皮肤作用的范围和强度取决于组织的结构，后者由水含量和血液或血液循环决定，其会影响激光的吸收、散射、反射、热传导、热容和密度，反过来这些也受激光参数的影响（能量强度和波长）。根据激光对组织照射持续时间的不同，有 3 种不同的能量密度会导致 3 种作用：光化学效应（10~1000s; 10^{-3}~1 W/cm^2），光热效应（1ms 至 100s; 1~10^6 W/cm^2），光电离和光机械效应（10ps 至 100ns; 10^8~10^{12} W/cm^2）。用以获得光化学和光热效应比之用以获得光电离和光机械效应的激光，使用更低的能量和更大的脉宽。这些物理参数对激光设备的类型及其作用目的的分类非常重要。这样一来，相同波长的设备因为能量输出及脉冲宽窄的不同就可能分别适用于不同的临床条件。

激光照射区域温度的提升以及热量的分布取决于组织对能量的吸收及其热力学性能。达到的温度不同，会产生不同的效应。当温度达到 45℃，还不会产生不可逆的组织损伤。温度达到 45~50℃之间时，会产生酶的改变和水肿。超过 60℃哪怕几秒的时间，就会引起组织蛋白的变性凝聚，温度在 90~100℃之间则会引起浆细胞的汽化（比如使用 CO_2 激光）。当前，很多研究都在探索近红外电磁光谱波长范围内的激光的作用。700~1400nm 波长范围内的激光普遍具备穿透至真皮深层且光束不发生分散的能力。一项利用波长在 870~930nm 之间的半导体激光系统进行的研究表明，该波段激光在生理温度范围内可通过降低膜电位以及提升活性氧簇（ROS）的生成而对金黄色葡萄球菌、大肠埃希菌、白色念珠菌和红色毛癣菌产生光钝化作用，且对正常细胞没有损伤效应。

在 Bornstein 的研究基础上，Landsman 等开展了一项关于半导体激光（870~930nm）的临床研究，结果表明，63% 的病例甲真菌病得到改善，并且在 180 天内接受治疗的指甲生长了 3mm，PAS（Periodic Acid–Schiff）染色显示 30% 的病例治疗后微生物培养结果为阴性。激光照射 2 次，每次持续 2min，同步使用红外温度计监测温度。

6.3 1064nm Nd:YAG 激光

1064nm Nd:YAG 激光已被用于胶原的重建、须部假性毛囊炎、化脓性肉芽肿的治疗，刺激血管新生，以及在光生物调节作用中所提及的与可见光和近红外光一起作为一种抗细菌、抗真菌治疗手段。

为了研究 Nd:YAG 激光对甲真菌病的效果，人们建立了一种新的体外模型，该模型是在消毒后的指甲上生成白色念珠菌和尖刀镰孢菌生物膜。利用电子显微镜对菌落进行检查，Nd:YAG 激光对白色念珠菌生物膜的抑制率达到 50%，对尖刀镰孢菌生物膜的抑制率为 100%，在尖刀镰孢菌中甚至观察到细胞壁上出现小孔以及细胞内容物的排空，这提示真菌细胞的细胞壁受到损伤。该研究结果显示在 Nd:YAG 激光照射后，白色念珠菌和尖刀镰孢菌菌落的生存能力降低。

Nd:YAG 激光用于那些有全身用药禁忌的患者，例如指甲生长缓慢（提示循环障碍、糖尿病、外伤等）。1064nm Nd:YAG 激光在电磁光谱中所处范围的特点是具备深入穿透皮肤的能力且耗散和色散很少，血红蛋白和水是其已知的目标靶色基，同时与黑色素的亲和力很低。因此，Nd:YAG 激光可以用于深肤色患者。研究表明 Nd:YAG 激光既可以刺激胶原纤维的形成也能够改善微循环。1064nm Nd:YAG 激光通过非热能效应促进末梢血管的再生。临床上，Nd:YAG 激光对指甲的生长有刺激作用，并且在结构和血供上都有改善，这就是为什么 Nd:YAG 会用于那些指甲生长缓慢或有甲剥离的病例。

当出现皮肤癣菌瘤（有生物膜覆盖的附着性真菌脓肿且对口服真菌药物耐受）的表现时，推荐进行化学和 / 或外科机械清创。可以使用 40% 的尿素，或使用 CO_2 激光对指甲进行修剪。

亚毫秒级 Nd:YAG 激光可以用于指甲的治疗。根据设备的特点，可以采用 5~6mm 直径的光斑，这样可以降低高斯曲线（使能量集中在光斑中心），使激光在治疗区域均匀分布，形成一个“平顶帽”的形状，相比较小的光斑可以使用更低的焦耳数并获得更深的穿透深度。

尽管目前临床研究样本量尚少，但 Nd:YAG 激光作为一种替代选择可以单独使用或与其他治疗方法联合使用。目前，许多掺钕钇铝石榴石（Nd:YAG）激光设备已被批准用于指甲的美白，如：Pinpointe Footlaser（Nuvolase）、GenesisPlus（Cutera）、Q–Clear（Light Age）、CoolTouch VARIA（CoolTouch），以及 Joule ClearSense（Sciton）。其中 Joule ClearSense（Sciton）尖端发射光斑直径 6mm 的激光，能量密度 5~6J/cm^2，脉冲宽度 0.3ms，频率 4Hz，并且通过整合在手持机头内的红外温度计实现实时温度控制。

照射时，使光斑做同心圆重复运动，直到温度达到 42~44℃。最初进行 3 次照射治疗，每次间隔 1 周，随后对治疗指甲的生长情况进行监测，根据病变的严重程度以及临床改善情况复诊，间隔 1~3 个月不等，直到指甲生长完整（图 1–20–9）。

为了防止复发，可以在脚上和鞋子里长期涂抹含 2% 咪康唑的抗真菌粉。这种方法可以治疗和预防由红色毛癣菌和须毛癣菌引起的足癣（趾间）。

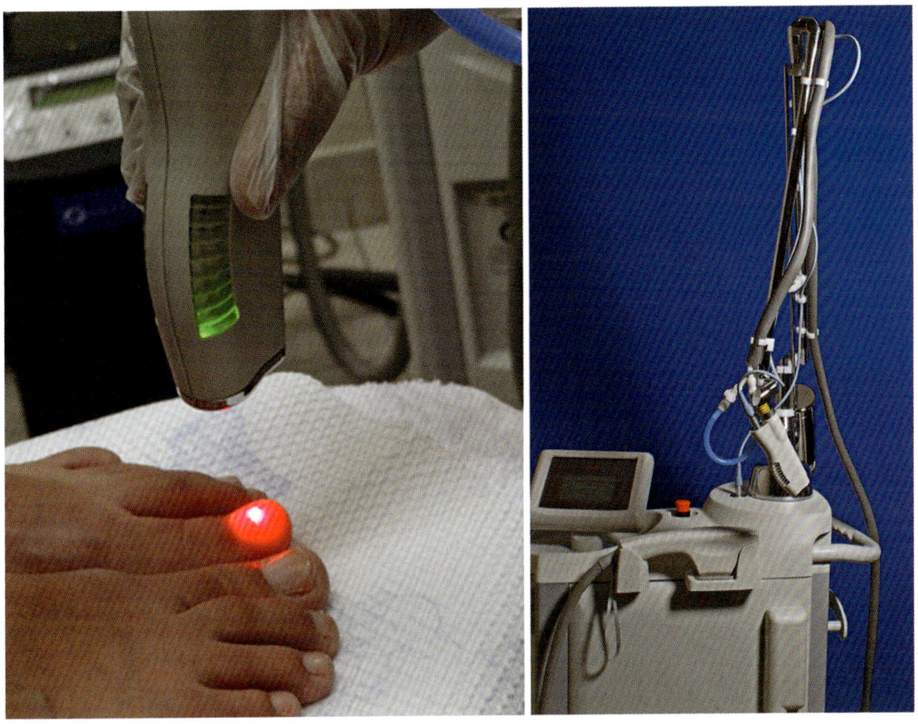

图 1-20-9　Nd:YAG 激光的应用及其设备

6.4 10 600nm CO_2 激光

CO_2 激光的主要目标靶色基是水。在连续模式下，采用平行点的方式（功率 3W 或 4W，脚踩在连续模式下垂直切割）以对甲板进行切割并保护甲床。角化过度甲板的切割为微生物培养材料的收集和外科清创带来便利。

Haedersdal 等实验性地将 CO_2 点阵激光作为一种给药途径进行了应用尝试。在该实验中使用了甲基氨基酮戊酸（MAL），这是卟啉的一种前体。由于 3mm 激光照射产生了皮内通道，在皮肤深部观察到了该药物的显著吸收，又因为 MAL 在测试区域的扩散，毛囊中的卟啉浓度升高。

CO_2 点阵激光可用于治疗镰孢菌引起的甲真菌病，对甲板和甲上皮全长进行照射后（12 W，焦斑直径 1000μm，脉宽 700μs，5 stack，Smartxide，Deka laser）局部应用四环素软膏和两性霉素 B（夜间要包裹敷料），晨起后使用 10% 过氧化氢溶液刷洗，直到指甲生长完全。两性霉素 B 会在指甲病变区域造成棕色的色素沉淀，这种着色作为 Nd:YAG 激光的一种辅助的靶色基会在这些区域产生更高的集中热量。

7 结论

Anders 等提议光生物调节治疗这一术语应该是指“一类采用非电离光源的光疗形式，包括激光、LED，以及处于可见光和红外光谱内的宽频光。这是一个非热力学过程，而是牵扯到内生的靶色基在多个生物学尺度上促进光物理和光化学事件的发生”。这种治疗方法的应用可以减轻疼痛、炎症，具有免疫调节、促进损伤修复和组织再生的能力。Meral、Ortiz、Vila 和 Vural 等发现用于光生物调节作用领域的激光和可见光能够抑制细菌和真菌的增殖。这方面的研究才刚刚开始，但必将为不同来源生物膜引起的感染带来新的解决方案。

8 总结

- 口服药物治疗的临床治愈率刚过 50%，而局部药物治疗治愈率不足 20%。
- 非皮肤癣菌类真菌引发的病变发病率呈上升趋势，并且更难以治疗。
- 有研究展示了在体外形成甲真菌病主要病原菌的生物膜。
- Nd:YAG 激光可以刺激胶原纤维的形成，改善微循环，并且具有抗细菌和抗真菌作用。
- CO_2 点阵激光可用于药物输送。

9 参考文献

[1] Anders JJ, Lanzafame RJ, Arany PR. Low-level light/laser therapy versus photobiomodulation therapy. Photomed Laser Surg. 2015;33(4):183–184.

[2] Andes DR, Nett J, Oschel P, Albrecht R, Marchillo K, Pitula A. Development and characterization of an in vivo central venous catheter Candida albicans biofilm model. Infect Immun. 2004;72:6023–6031.

[3] Araujo AJG, Souza MAJ. Onicomicoses por fungos emergentes:analise critica, diagnostico laboratorial erevisão. An Bras Dermatol. 2003;78(4):445–455.

[4] Bizerra FC, Nakamura CV, De Poersch C, Estivalet Svidzinski TI, Borsato Quesada RM, Goldenberg S, Krieger MA, Yamada-Ogatta SF. Characteristics of biofilm formation by Candida tropicalis and antifungal resistance. FEMS Yeast Res. 2008;8:442–450.

[5] Bloom W, Fawcett Don W. Tratado de Histologia. Rio de Janeiro: Interamericana; 1977.

[6] Bornstein E. A review of current research in light-based technologies for treatment of podiatric infections disease states. JAPMA. 2009;99:348–352.

[7] Bornstein ES, Hermann W, Gridley S. Near-infrared photoinactivation of bacteria and fungi at physiologic temperatures. Photochem Photobiol. 2009a;85:1364–1374.

[8] Bornstein E, Hermans W, Gridley S, Manni J. Near-infrared photoinactivation of bacteria and fungi at physiologic temperatures. Photochem Photobiol. 2009b;85:1364–1374.

[9] Bueno JG, Martinez C, Zapata B, Sanclemente G, Gallego M, Mesa AC. In vitro activity of fluconazole, itraconazole, voriconazole and terbinafine against fungi causing onychomycosis. Clin Exp Dermatol. 2010;35:658–663.

[10] Burkhart CN, Burkhart CG, Gupta AK. Dermatophytoma: recalcitrance to treatment because of existence of fungal biofilm. J Am Acad Dermatol. 2002;47:629–631.

[11] Cannizzo FT, Eraso E, Ezkurra PA, Villar-Vidal M, Bollo E, Castellá G, Cabañes FJ, Vidotto V, Quindós G. Biofilm development by clinical isolates of Malassezia pachydermatis. Med Mycol. 2007;45:357–361.

[12] Carney C, Tosti A, Daniel R, Scher R, Rich P, DeCoster J, Elewski B. A new classification system for grading the severity of onychomycosis. Arch Dermatol. 2011;147 (11):1277–1282.

[13] Chandra J, Kuhn DM, Mukherjee PK, Hoyer LL, McCormick T, Ghannoum MA. Biofilm formation by the fungal pathogen Candida

albicans: development, architecture, and drug resistance. J Bacteriol. 2001;183:5385–5394.

[14] Chiacchio N, Kadunc BV, Almeida ART, Madeira CL. Nail abrasion. J Cosmet Dermatol. 2004;2:150–152.

[15] Costa-Orlandi CB, Sardi JCO, Santos CT, Fusco-Almeida AM, Mendes-Giannini MJS. In vitro characterization of Trichophyton rubrum and T. mentagrophytes biofilms. Biofouling. 2014;30:719–727.

[16] Costerton JW, Lewandowski Z, Caldwell DE, Korber DR, Lappin-scott HM. Microbial biofilms. Annu Rev Microbiol. 1995;49:711–745.

[17] Cushion MT, Collins MS, Linke MJ. Biofilm formation by Pneumocystis spp. Eukaryot Cell. 2009;8:197–206.

[18] D'Antonio D, Parruti G, Pontieri E, Di Bonaventura G, Manzoli L, Sferra R, Vetuschi A, Piccolomini R, Romano F, Staniscia T. Slime production by clinical isolates of Blastoschizomyces capitatus from patients with hematological malignancies and catheter-related fungemia. Eur J Clin Microbiol Infect Dis. 2004; 23:787–789.

[19] Dang YY, Ren QS, Liu HX, Ma JB, Zhang JS. Comparison of histologic biochemical and mechanical properties of murine skin treated with 1064nm and 1320nm Nd-YAG lasers. Exp Dermatol. 2005;14:876–882.

[20] Davis LE, Cook G, Costerton JW. Biofilm on ventriculoperitoneal shunt tubing as a cause of treatment failure in coccidioidal meningitis. Emerg Infect Dis. 2002;8:376–379.

[21] Dayan SH, Vartanian J, Mernaker G, Mobley SR, Dayan AN. Nonablative laser resurfacing using the low-pulse (1064nm) Nd:YAG laser. Arch Facial Plast Surg. 2003a;5:310–315.

[22] Dayan S, Damrose JF, Bhattachryyat K, Mobley SR, Patel MK, O'Grady K, Mandrea S. Histological evaluations following 1,064nm Nd:YAG laser resurfacing. Lasers Surg Med. 2003b;33:126–131.

[23] de Araújo AJ, Souza MAJ, Bastos OM, de Oliveira JC. Ocorrência de onicomicose em pacientes atendidos em consultórios dermatológicos da cidade do Rio de Janeiro. An Bras Dermatol. 2003;78:299–308.

[24] di Bonaventura G, Pompilio A, Picciani C, Iezzi M, D'Antonio D, Piccolomini R. Biofilm formation by the emerging fungal pathogen Trichosporon asahii: development, architecture, and antifungal resistance. Antimicrob Agents Chemother. 2006;50:3269–3276.

[25] Donlan RM, Costerton JW. Biofilms: survival mechanisms of clinically relevant microorganisms. Clin Microbiol Rev. 2002;15:167–193.

[26] Ferreira JAG, Carr JH, Starling CEF, de Resende MA, Donlan RM. Biofilm formation and effect of caspofungin on biofilm structure of Candida species bloodstream isolates. Antimicrob Agents Chemother. 2009;53:4377–4384.

[27] Finch J, Arenas R, Baran R. Fungal melanonychia. J Am Acad Dermatol. 2012;66(5):830–841.

[28] Flemming HC, Wingender J. The biofilm matrix. Nat Rev Microbiol. 2010;8:623–633.

[29] Garcez AS, Núñez SC, Baptista MS, Daghastanli NA, Itri R, Hamblin MR, Ribeiro MS. Antimicrobial mechanisms behind photodynamic effect in the presence of hydrogen peroxide. Photochem Photobiol Sci. 2010;10 (4):483–490.

[30] Ghannoum MA, Hajjeh RA, Scher R, Konnikov N, Gupta AK, Summerbell R, Sullivan S, Daniel R, Krusinski P, Fleckman P, Rich P, Odom R, Aly R, Parise D, Zaiac M, Rebell G, Lesher J, Gerlach B. A large-scale north American study of fungal isolates from nails: the frequency of onychomycosis, fungal distribution, and antifungal susceptibility patterns. J Am Acad Dermatol. 2000;43(4):641–648.

[31] Guffey JS, Motts S, Payne W. Using visible and near-IR light to facilitate photobiomodulation: a review of current research. Eur J Acad Essay. 2014;1(3):113–116.

[32] Haedersdal M, Sakamoto FH, Farinelli WA, Doukas AG, Tam J, Anderson RR. Fractional CO_2 laser-assisted drug delivery. Lasers Surg Med. 2010;42:113–122.

[33] Hawser SP, Douglas LJ. Biofilm formation by Candida species on the surface of catheter materials in vitro. Infect Immun. 1994;62:915–921.

[34] Hochman LG. Laser treatment of onychomycosis using a novel 0.65-millisecond pulsed Nd:YAG 1064-nm laser. J Cosmet Laser Ther. 2011;13:2–5. [Online] p.1–4. Available from: http://informahealthcare.com. Accessed: 26th Jan 2011.

[35] Hwang SM, Suh MK, Ha GY. Onychomycosis due to nondermatophytic molds. Ann Dermatol. 2012;24 (2):175–180.

[36] Imamura Y, Chandra J, Mukherjee PK, Lattif AA, Szczotka-Flynn LB, Pearlman E, Lass JH, O'Donnell K, Ghannoum MA. Fusarium and Candida albicans biofilms on soft contact lenses: model development, influence of lens type, and susceptibility to lens care solutions. Antimicrob Agents Chemother. 2008;52:171–182.

[37] Kimura U, et al. Treating onychomycosis of the toenail: clinical efficacy of the sub-millisecond 1,064nm Nd: YAG laser using a 5mm spot diameter. J Drugs Dermatol. 2012;11(4):496–504.

[38] Kipshidze N, Nicolaychik V, Muckerheidei M, Keelan MH, Chekanov V, Maternowski M, Chawla P, Hernandez I, Iyers S, Danga G, Sahota H, Leon MB, Rowbin G, Moses JW. Effect of short pulsed nonablative infrared laser irradiation on vascular cells in vitro and neointimal hyperplasia in a rabbit balloon injury model. Circulation. 2001;104:1850–1855.

[39] Knappe V, Frank F, Rohde E. Principles of lasers and biophotonic effects. Photomed Laser Surg. 2004;22 (5):411–417.

[40] Koh BK, Lee CK, Chae K. Photorejuvenation with submillisecond neodymium doped yttrium aluminum garnet (1,064nm) laser: a 24 week follow-up. Dermatol Surg. 2010;36:1–8.

[41] Kosarev J, Vizintin Z. Novel laser therapy in treatment of onychomycosis. J LAHA. 2010;1:1–8.

[42] Kuhn DM, George T, Chandra J, Mukherjee PK, Ghannoum MA. Antifungal susceptibility of Candida biofilms: unique efficacy of amphotericin B lipid formulations and echinocandins. Antimicrob Agents Chemother. 2002a;46:1773–1780.

[43] Kuhn DM, Chandra J, Mukherjee PK, Ghannoum MA. Mechanism of fluconazole resistance in Candida albicans biofilms: phase-specific role of efflux pumps and membrane sterols. Infect Immun. 2002b;71:878–888.

[44] Kumamoto CA. Candida biofilms. Curr Opin Microbiol. 2002;5:608–611.

[45] Landsman AS, Robbins AH, Angelini PF, Wu CC, Cook J, Oster M, Bornstein ES. Treatment of mild, moderate, severe onychomycosis using 870 and 930nm light exposure. J Am Podiatr Med Assoc. 2010;100(3):166–177.

[46] Lattif AA, Mukherjee PK, Chandra J, Swindell K, Lockhart SR, Diekema DJ, Pfaller MA, Ghannoum MA. Characterization of biofilms formed by Candida parapsilosis, C. metapsilosis, and C. orthopsilosis. Int J Med Microbiol. 2010;300:265–270.

[47] Lattif AA, Mukherjee PK, Chandra J, Roth MR, Welti R, Rouabhia M, Ghannoum MA. Lipidomics of Candida albicans biofilms reveals phase-dependent production of phospholipid molecular classes and role for lipid rafts in biofilm formation. Microbiology. 2011;157:3232–3242.

[48] Liu D, Coloe S, Baird R, Pedersen J. Application of PCR to the identification of dermatophyte fungi. J Med Microbiol. 2000;49:493–497.

[49] Lurati M, Rosselet FB, Vernez M, Spring P, Bontems O, Fratti M, Monod M. Efficacious treatment of non-dermatophyte mould onychomycosis with topical amphotericin B. Dermatology. 2011;223:289–292.

[50] Martinez LR, Casadevall A. Cryptococcus neoformans biofilm formation depends on surface support and carbon source and reduces fungal cell susceptibility to heat, cold, and UV light. Appl Environ Microbiol. 2007;73:4592–4601.

[51] Martins M, Uppuluri P, Thomas DP, Cleary IA, Henriques M, Lopez-Ribot JL, Oliveira R. Presence of extracellular DNA in the Candida albicans biofilm matrix and its contribution to biofilms. Mycopathologia. 2009;169:323–331.

[52] Martins M, Henriques M, Lopez-Ribot JL, Oliveira R. Addition of DNase improves the in vitro activity of antifungal drugs against Candida albicans biofilms. Mycoses. 2012;55:80–85.

[53] Meral G, et al. Factors affecting the antibacterial effects of Nd-YAG laser in vivo. Lasers Surg Med. 2003;32:197–202.

[54] Montagna W, Parakkal LPF. The structure and function of skin. New York: Academic; 1974.

[55] Morales-Cardona CA, Valbuena-Mesa MC, Alvarado Z, Solorzano-Amador A. Non-dermatophyte mould onychomycosis: a clinical and epidemiological study at a dermatology referral centre in Bogota, Colombia. Mycoses. 2014;57:284–293.

[56] Mowat E, Williams C, Jones B, McChlery S, Ramage G. The characteristics of Aspergillus fumigatus mycetoma development: is this a

biofilm? Med Mycol. 2009;47 Suppl 1:120–126.

[57] Mukherjee PK, Chandra J. Candida biofilm resistance. Drug Resist Updat. 2004;7:301–309.

[58] Mukherjee PK, Chandra J, Yu C, Sun Y, Pearlman E, Ghannoum MA. Characterization of Fusarium keratitis outbreak isolates: contribution of biofilms to antimicrobial resistance and pathogenesis. Investig Ophthalmol Vis Sci. 2012;53:4450–4457.

[59] Nett JE, Crawford K, Marchillo K, Andes DR. Role of Fks1p and matrix glucan in Candida albicans biofilm resistance to an echinocandin, pyrimidine, and polyene. Antimicrob Agents Chemother. 2010a;54:3505–3508.

[60] Nett JE, Sanchez H, Cain MT, Andes DR. Genetic basis of Candida biofilm resistance due to drug sequestering matrix glucan. J Infect Dis. 2010b;202:171–175.

[61] Nucci M, Anaissie E. Fusarium infections in immunocompromised patients. Clin Microbiol Rev. 2007;20:695–704.

[62] Nunes JM, Bizerra FC, Ferreira RCE, Colombo AL. Molecular identification, antifungal susceptibility profile, and biofilm formation of clinical and environmental Rhodotorula species isolates. Antimicrob Agents Chemother. 2013;57:382–389.

[63] Nusbaum AG, Kirsner RS, Charles CA. Biofilms in dermatology. Skin Therapy Lett. 2012;17:1–5.

[64] Ortiz AE, Avram MM, Wanner MA. A review of lasers and light for the treatment of onychomycosis. Lasers Surg Med. 2014;46:117–124.

[65] Ortoneda M, Capilla J, Pastor FJ, Pujol I, Guarro J. In vitro interactions of licensed and novel antifungal drugs against Fusarium spp. Diagn Microbiol Infect Dis. 2004;48:69–71.

[66] Pariser D, Elewski B, Rich P, Scher RK. Update on onychomycosis: effective strategies for diagnosis and treatment. Semin Cutan Med Surg. 2013;32(2s):1–13.

[67] Pasquini C. Near infrared spectroscopy: fundamentals, practical aspects and analytical applications. J Braz Chem Soc. 2003;14(2):198–219.

[68] Perumal P, Mekala S, Chaffin WL. Role for cell density in antifungal drug resistance in Candida albicans biofilms. Antimicrob Agents Chemother. 2007;51:2454–2463.

[69] Pitangui NS, Sardi JCO, Silva JF, Benaducci T, Moraes da Silva RA, Rodríguez-Arellanes G, Taylor ML, Mendes-Giannini MJS, Fusco-Almeida AM. Adhesion of Histoplasma capsulatum to pneumocytes and biofilm formation on an abiotic surface. Biofouling. 2012;28:711–718.

[70] Ramage G, Van de Walle K, Wickes BL, Lopez-Ribot JL. Characteristics of biofilm formation by Candida albicans. Rev Iberoam Micol. 2001;18:163–170.

[71] Ramage G, Bachmann S, Patterson TF, Wickes BL, LópezRibot JL. Investigation of multidrug efflux pumps in relation to fluconazole resistance in Candida albicans biofilms. J Antimicrob Chemother. 2002;49:973–980.

[72] Ramage G, Saville SP, Thomas DP, Lopez-Ribot JLJL. Candida biofilms: an update. Eukaryot Cell. 2005;4:633–638.

[73] Ramage G, Rajendran R, Sherry L, Williams C. Fungal biofilm resistance. Int J Microbiol. 2012;1:1–14.

[74] Ranawaka RR, Silva N, Ragunathan RW. Non-dermatophyte mold onychomycosis in Sri Lanka. Dermatol Online J. 2012;18(1):7.

[75] Reynolds TB, Fink GR. Bakers' yeast, a model for fungal biofilm formation. Science. 2001;291:878–881.

[76] Ross V, Cooke LM, Timkoa L, Overstreet KA, Graham BS, Barnette DJ. Treatment of pseudofolliculitis barbae in Laser for Onychomycosis 283skin types IV, V, and VI with a long-pulsed neodymium: yttrium aluminum garnet laser. J Am Acad Dermatol. 2002;47:263–270.

[77] Sá Guimarães CMD. Tratamento da onicomicose com laser Nd-YAG: resultados em 30 pacientes. Surg Cosmet Dermatol. 2014;6(2):155–160.

[78] Sardi JDCO, Pitangui NDS, Rodríguez-Arellanes G, Taylor ML, Fusco-Almeida AM, Mendes-Giannini MJS. Highlights in pathogenic fungal biofilms. Rev Iberoam Micol. 2014;31:22–29.

[79] Scher RK, Tavakkol A, Sirgurgeisson B. Onychomycosis: diagnosis and definition of cure. J Am Acad Dermatol. 2007;56:939–944.

[80] Schmults CD, Phelps R, Goldberg DJ. Nonablative facial remodeling. Arch Dermatol. 2004;140:1373–1376.

[81] Seneviratne C, Jin L, Samaranayake L. Biofilm lifestyle of Candida: a mini review. Oral Dis. 2008;14:582–590.

[82] Sigurgeirsson B. Prognostic factors for cure following treatment of onychomycosis. J Eur Acad Dermatol Venerol. 2010;24:679–684.

[83] Silva S, Negri M, Henriques M, Oliveira R, Williams DW, Azeredo J. Adherence and biofilm formation of non-Candida albicans Candida species. TRENDS Microbiol. 2011;19:241–247.

[84] Singh R, Shivaprakash MR, Chakrabarti A. Biofilm formation by zygomycetes: quantification, structure and matrix composition. Microbiology. 2011;157:2611–2618.

[85] Snell RS. Histologia Clínica. Rio de Janeiro: Interamericana; 1985.

[86] Tan M, Dover J, Hsu T, Arndt KA, Stewart B. Clinical evaluation of enhanced nonablative skin rejuvenation using a combination of 532nm and 1,064nm laser. Lasers Surg Med. 2004;34:349–445.

[87] Vediyappan G, Rossignol T, d'Enfert C. Interaction of Candida albicans biofilms with antifungals: transcriptional response and binding of antifungals to betaglucans. Antimicrob Agents Chemother. 2010;54:2096–2111.

[88] Vila TVM, Rosental S, de Sá Guimarães CMD. A new model of in vitro fungal biofilms formed on human nail fragments allows reliable testing of laser and light therapies against onychomycosis. Laser Med Sci. 2014;30(3):1031–1039.

[89] Vlassova N, Han A, Zenilman JM, James G, Lazarus GS. New horizons for cutaneous microbiology: the role of biofilms in dermatological disease. Br J Dermatol. 2011;165:751–759.

[90] Vural E, Winfield HL, Shingleton AW, Horn TD, Shafirstein. The effects of laser irradiation on Trichophyton rubrum growth. Lasers Med Sci. 2008;23:349–353.

[91] Warshaw EM, St. Clair KR. Prevention of onychomycosis reinfection for patients with complete cure of all 10 toenails: results of a double-blind, placebo-controlled, pilot study of prophylactic miconazole powder 2%. J Am Acad Dermatol. 2005;53(4):717–720.

[92] Weiss L, Greep RO. Histology. New York: McGraw-Hill; 1977.

[93] Zarnowski R, Westler WM, Lacmbouh GA, Marita JM, Bothe JR, Bernhardt J, Lounes-Hadj AS, Fontaine J, Sanchez H, Hatfield RD, et al. Novel entries in a fungal biofilm matrix encyclopedia. MBio. 2014;5:1333–1314.

[94] Zhang X, Sun X, Wang Z, Zhang Y, Hou W. Keratitisassociated fungi form biofilms with reduced antifungal drug susceptibility. Investig Ophthalmol Vis Sci. 2012;53:7774–7778.

第 21 章　用于美学和阴道功能重建的激光

André Vinícius de Assis Florentino，Thales Lage Bicalho Bretas，Maria Claudia Almeida Issa

摘要

近年来，由于人们预期寿命的延长和为了追求更高的生活质量，医疗界出现了阴道年轻化技术。如今，女性在绝经后的生存年限占整个寿命的 1/3，遂要求努力维持她们的性生活以达到身心健康。激光治疗的进步使逆转外阴阴道萎缩及其症状成为可能，即包括更年期泌尿生殖综合征，包括阴道干涩、性交困难、性唤起和性高潮减少、压力性尿失禁，以及阴道出血。CO_2 激光和铒激光（Er:YAG 激光）是最常用于女性阴道年轻化的激光。它们能够促进阴道壁结缔组织中新生血管的形成，同时修复黏膜上皮，恢复阴道壁的润滑和弹性。

关键词

CO_2 激光、铒激光、Er:YAG 激光、更年期泌尿生殖综合征、阴道激光、更年期、射频、尿失禁、阴道松弛、阴道年轻化、萎缩性阴道炎

目录

A.V. de Assis Florentino (✉)
Department of Gynecology, Faculdade de Ciências
Médicas de Campina Grande, Campina Grande, PB, Brazil

Brazilian Federation of Gynecology and Obstetrics,
São Paulo, SP, Brazil
e-mail: f.andrevinicius@gmail.com

T. Lage Bicalho Bretas
Universidade Federal Fluminense, Niterói, RJ, Brazil
e-mail: thalesbretas@gmail.com

M.C.A. Issa
Department of Clinical Medicine – Dermatology,
Fluminense Federal University, Niterói, RJ, Brazil
e-mail: dr.mariaissa@gmail.com

M.C.A. Issa, B. Tamura (eds.), Lasers, Lights and Other Technologies, Clinical Approaches and Procedures in Cosmetic Dermatology 3, https://doi.org/10.1007/978-3-319-16799-2_40

1 简介

阴道年轻化技术通常被定义为：刺激女性下生殖道再生的微创手术的组合，旨在恢复更年期女性衰老过程中失去的美学和功能特征，也指治疗年轻女性的阴道松弛问题。

例如，阴道松弛是性不满足最大的原因。阴道松弛指阴道最佳结构的丧失，通常与自然衰老有关，特别是受到分娩的影响，即是否经阴道分娩。多胎妊娠增加阴道结构的改变，造成阴道肌肉松弛，伴随张力、强度、控制力、支持力的减弱。由于性满足受到性交过程中产生的摩擦力的影响，阴道变宽并伸长后会造成性满足减少。因此，许多女性，特别是绝经后的女性，寻求阴道治疗以恢复其性健康和幸福感。

众所周知，更年期是月经停止超过 1 年，反映了卵巢功能的衰竭。随着女性预期寿命的增加，如今，女性大约 1/3 的寿命是在绝经期后。渐进停止雌激素循环水平导致代谢和组织的改变，这一变化在生殖道更明显，因为生殖道对雌激素水平的变化特别敏感。加之在更年期，阴道上皮开始变薄，阴道壁弹性下降，皱襞减少，阴道镜检查表现为苍白、干燥、脆性增加，微小的创伤往往导致出血。整个阴道变短、变窄。外阴，尤其是阴蒂，变得萎缩和脆弱。这些改变导致一系列症候群，称之为更年期泌尿生殖综合征（GSM）。

经北美更年期协会和国际女性健康研究协会的同意，使用 GSM 一词来替代外阴阴道萎缩。该综合征的特征在于症状的组合，例如性交期间的阴道疼痛（性交困难）、瘙痒、尿失禁、排尿困难，以及老年女性的主诉——阴道干燥，也是早期症状。GSM 影响 20%~45% 的女性，并直接反映在总体生活质量中，主要在性领域造成深刻的负面影响。

阴道健康状况可以通过阴道健康指数评分（VHIS）进行客观评估。VHIS 评估阴道黏膜的外观（弹性、pH、阴道分泌物、黏膜完整性和含水量）。每个参数的分级为 1~5 分；分数越高，阴道越健康。如果总分小于 15 分，则被认为存在阴道萎缩问题（表 1-21-1）。

有几种治疗方法可以减轻 GSM 的症状，包括：轻症者可用非激素产品，症状持续者可进行阴道局部激素治疗，对于症状严重的患者使用全身激素替代疗法（HRT）。

非激素疗法主要是基于定期使用阴道润滑剂和湿润剂，仅在性交前提供临时的缓解。相关研究已证明润滑剂可减少性生活期间的阴道刺激，但不是长期解决方案。

在没有禁忌证的情况下，如无子宫内膜癌或乳腺癌的个人病史，低剂量局部雌激素疗法可用于有

GSM 症状而没有全身性更年期症状的女性。这种方法的主要缺点是一旦停药，症状就会复发，从而产生依赖。

系统用 HRT 不仅缓解了阴道症状，还能够缓解全身症状，如潮热、情绪不稳定和睡眠障碍等。系统用 HRT 不适用于仅患 GSM 者，因为与局部 HRT 相比，前者有更多的禁忌证和副作用，如血栓形成和增加乳腺癌、子宫内膜癌的发病风险。

在这种情况下，阴道激光治疗对于希望通过非激素疗法进行改善的女性来说是一个可行的选择。而且与局部治疗相比，激光治疗的疗效更持久。激光具有相干性、平行性，而且是单色光源，根据其光吸收系数被组织吸收。考虑到阴道的指征，最常用的激光是点阵二氧化碳（CO_2）激光和掺铒钇铝石榴石（Er:YAG）激光，二者的波长不同，但靶组织均为组织中的水：CO_2 激光为 10 600nm，Er:YAG 激光为 2940 nm。

表 1-21-1　阴道健康指数评分

	1 分	2 分	3 分	4 分	5 分
弹性	无	弱	相当	好	极好
阴道分泌物（液体量）	无	总量不足，阴道穹隆未完全覆盖	总量表浅，阴道穹隆完全覆盖	干燥度、总量适中（棉质涂抹器顶端小范围干燥）	正常量（棉质涂抹器顶端全部浸湿）
pH	> 6.0	5.6~6.0	5.1~5.1	4.7~5.0	< 4.7
黏膜完整性	接触前即出现瘀点	轻触出血	刮后出血	不易脆 – 上皮变薄	正常
含水量	无，表面发红	无，表面不红	少量	适中	正常

2 历史

1905 年，Albert Einstein 提出受激发光的概念，这种现象被称为光电效应。第一台激光设备于 1960 年制造，是一种铬-红宝石激光。第一台二氧化碳（CO_2）激光由 Patel 及其团队于 1964 年制造。

激光仪器是多个医学领域中常用的治疗设备之一。在皮肤科，像 Er:YAG 激光和 CO_2 激光这样的点阵激光主要用于皮肤表面重建、皮肤年轻化和改善瘢痕，在结缔组织中具有显著作用，可刺激组织重塑，在阴道上皮内具有类似的效果。

在过去的 50 年中，妇科医生使用激光成功地治疗阴道和宫颈病变。在过去的 10 年中，一系列已发表的有关阴道年轻化的文章引起了全世界科学界的关注。其作用原理包括新生血管形成和阴道壁小梁结构的修复，并恢复了绝经前女性外阴的外观。

CO_2 激光和 Er:YAG 激光是针对阴道年轻化研究最多和最常见的设备。最近，射频在该领域的治疗也有一些优势，特别是使用经皮温度控制的射频治疗外阴阴道年轻化时具有卓越的效果。

3 作用原理

激光技术的医学应用是基于发射的光与组织靶色基之间的相互作用，包括血红蛋白、黑色素、结缔组织和水，这取决于电磁波谱中不同光的吸收。

阴道壁由 4 层组织构成：鳞状上皮、固有层、肌层和外膜。与表皮一样，鳞状上皮具有基底层和基底上层，并且分化成由扁平细胞层组成的角质化包膜。电镜下显示脂质层使阴道壁可渗透水和可溶性蛋白质，但它们不会像在表皮中一样形成不可渗透的细胞间脂质包膜。与表皮不同，阴道上皮通常不角化并能储存糖原。由于绝经后雌激素断绝，糖原合成减少，导致上文提到的上皮厚度也变薄。

CO_2 激光是一种点阵、剥脱激光，可发射波长为 10 600nm 的光，被组织中的水强烈吸收，促进上皮的微热剥脱（所谓的微热损伤带，MTZ），在剥脱区域之间保留健康的组织岛。这种剥脱诱导机体修复，并促进阴道组织的再上皮化，恢复菌群、厚度和润滑。它还在剥脱组织周围加热至真皮深度，进而促进结缔组织的弹性纤维和胶原纤维的形成和重组，恢复阴道的健康结构。与局部治疗不同，点阵 CO_2 激光可以在深层中起作用，刺激胶原蛋白合成。

Er:YAG 激光是一种点阵非剥脱激光，波长为 2940nm，也被组织中的水吸收，亲水性比 CO_2 激光高 15 倍，由于其光波穿透深度较浅，因此停工期较短，但胶原蛋白的产生也较少。它诱导阴道壁的光热加热而不剥脱其表面，这种加热促进结缔组织的新生和重塑，并且刺激上皮细胞的再生。但是与 CO_2 激光相比，Er:YAG 激光热损伤相对较小，黏膜肿胀较轻。

Er:YAG 2940nm 平滑（Smooth）模式是一种改进的 2940nm 铒激光，其中激光能量在几百毫秒的整个超长脉冲内，以快速连续的低能量激光脉冲传递到黏膜组织上。因此，所传递的激光能量导致整体非剥脱热量积聚，并使黏膜组织内温度升高。使用这种 Er:YAG 激光（IntimaLase ™ , Fotona®），人体组织可以被非剥脱地加热到 100μm 的深度，这正是阴道黏膜组织深度可控热处理所需要的。

然而，通过不同的方式，Er:YAG 激光和 CO_2 激光在其作用机制上有一些相似之处，因为两者都以水为靶目标使组织发热。这种机制涉及一种受控的热休克反应，可刺激一小部分蛋白质的产生，称为热休克蛋白。热休克蛋白 43、47 和 70（作为胶原蛋白伴侣的蛋白质亚型，其在激光照射后过度表达）似乎起着重要作用，刺激许多生长因子的产生。这些因子包括：转化生长因子 –A（刺激基质蛋白合成，如胶原蛋白），碱性成纤维细胞生长因子（刺激血管生成的活性，伴随内皮细胞的迁移和增殖），表皮生长因子（刺激再上皮化），血小板衍生生长因子（刺激成纤维细胞产生细胞外基质成分），血管内皮生长因子（调节血管新生和血管生成）。因此，激光刺激激活成纤维细胞以产生新的胶原蛋白，细胞外基质的其他成分（蛋白聚糖、糖胺聚糖等），以及新的血管，对上皮组织具有特殊作用。这种修复的机体反应导致上皮增厚，新胶原形成，胶原的小梁结构重组，伴随恢复上皮下结缔组织的乳头状分布的新血管形成，并且通过细胞外基质恢复黏多糖的产生。这些改变重塑阴道健康，使其恢复润滑，改善上皮苍白，逆转阴道松弛，恢复阴道 pH 和正常菌群，改善阴道壁弹性，提高性唤起和女性及其配偶的性满意度。

在我们的实践中，我们经常使用 Alma Lasers 的 CO_2 激光 Femilift ™进行阴道年轻化治疗，为每位患者提供专用的无菌、一次性和个人防护。该设备使操作过程更卫生，并允许操作者随后进行多次激光治疗，无须长时间的消毒等待（图 1–21–1）。我们经常使用的 Er:YAG 激光源自 Fotona(IntimaLase ™ and IncontiLase ™) 或 LMG (Solon Femina ™)，两者都有激光窥器，避免了激光设备与阴道之间的直接接触，但需要在为下一个患者治疗之前进行消毒。前者，IntimaLase® 和 IncontiLase® 分别发射环状的和有角度的激光束，以到达整个阴道壁或选择性地到达前壁（用于尿失禁）（图 1–21–2）。

4 适应证

阴道激光适用于具有以下症状之一的 20~80 岁的女性：

- 阴道退化和 / 或阴道萎缩。
- 轻度至中度尿失禁。

图 1-21-1 CO_2 阴道激光——Alma Lasers 的 Femilift™，具有一次性防护罩，其标记表示每次照射 1cm 的距离，环状照射

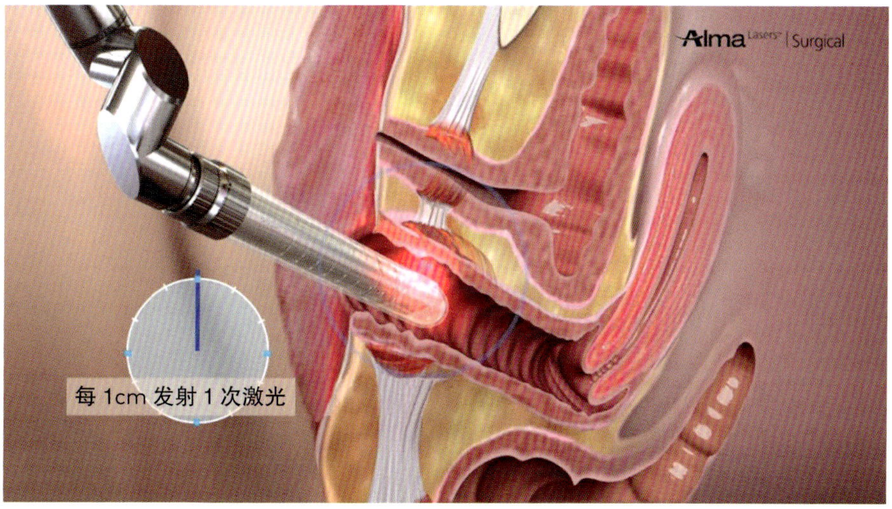

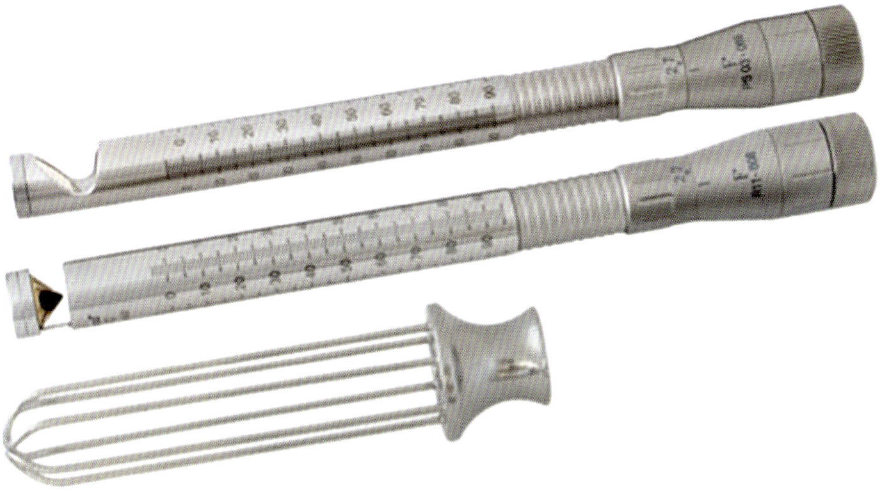

图 1-21-2 Er:YAG 阴道激光：将激光束作用于阴道黏膜所需的 Fotona 的配件，从底部到顶端包括一个消毒的激光窥器，一个环状 360° 的连接器 (IntimaLase)，一个 90° 的连接器 (IncontiLase)。(a)90° 扫描范围。(b)360° 扫描范围。(c) 为扫描范围特制的阴道窥器

- 性功能障碍，如性交困难、干燥、阴道敏感性低和性交时阴道壁出血。
- 产后和哺乳期（暂时性雌激素水平降低）。
- 阴道松弛。
- 妇科癌（乳腺癌和子宫内膜癌）治疗后，以改善因缺乏雌激素引起的阴道症状。

5 禁忌证

- 妊娠。
- 细菌或真菌性阴道炎：激光治疗可在阴道感染治愈后 30 天进行。
- HPV 感染。

- 活动性疱疹病毒感染：激光治疗可在无活动性感染和预防治疗期间进行。
- 妇科肿瘤。
- 为治疗尿失禁曾手术置入假体。
- 免疫系统受损或进行肾上腺皮质激素治疗。
- 硬皮病、硬化性苔藓、白癜风或银屑病。
- 糖尿病控制不佳。
- 抗凝治疗。
- 既往 12 个月内使用过异维 A 酸的患者。

6 治疗前评估

治疗前患者应填写预处理问卷，并签署知情同意书。强烈建议医生详细采集患者的病史，包括既往的治疗方式，检查妇科条件是否适合进行阴道激光治疗。

同样重要的是确定患者为什么寻求治疗，要达到什么样的预期效果。应提醒患者在治疗时会有轻微的不适。

患者应在筛选试验前至少 1 天进行妊娠检查，并出示近期的宫颈检查结果（最好在 30 天以内）。既往患有生殖器单纯疱疹的患者应接受预防性治疗，在激光治疗前 24h 开始，给予伐昔洛韦 500mg，每 12h 1 次，持续 7 天。也可以使用阿昔洛韦或泛昔洛韦。

7 操作步骤

（1）患者应处于截石位。

（2）置入一次性或无菌阴道窥器寻找活动性病变、感染迹象、阴道分泌物或黏膜的改变。如果外观正常，则用无菌纱布擦干阴道以避免因吸水造成灼烧。

（3）取出窥器后，小心地置入激光设备，直至接触到子宫颈或患者诉疼痛。如果阴道过度干燥，可在阴道口涂抹一些润滑油，如矿物油，并避开激光治疗窗。通常，激光探针被周向标记，并有一个代表阴道深度的标志，介于 7~13cm 之间。另外还具有从顶端到激光治疗窗的安全距离，从而防止患者子宫颈受到照射。

（4）一些设备具有 360° 激光束传递系统，能够 360° 照射阴道，而其他激光设备治疗窗有限，需要系统性地顺时针旋转，以使光达到整个阴道壁。而最近这些设备也被认为容易旋转和图案化，因此医生肯定会进行 360° 照射。

（5）在第一次深部圆周照射后，将设备后移并标记（1cm），然后进行后续照射，直到整个标记区域位于阴道外。当激光治疗窗接近阴道口时，患者通常会诉有加热感。此时再次完全置入装置，并从阴道深部到阴道口重复上述操作。

（6）制造商的治疗方案还包括后续激光治疗的次数和间隔的时间，这主要取决于患者的意愿和每次治疗取得的效果。

8 治疗方案

每种激光设备都有自己的治疗方案，根据患者需要提供合适的能量。然而，总是正确的一条规则是：能量越高，深度越深，引起的热损伤越大。

例如，如果主要目标是紧缩，则需要更高的能量。在每次激光治疗期间，医生必须环绕整个阴道壁进行 3 次连续重复操作。总共 3 个疗程的激光治疗，每次间隔 30 天，以获得最佳结果。

高能量的治疗方案也适用于尿失禁的治疗。然而，在这些情况下，应该至少两次循环操作集中在阴道前壁（使用点钟方向作为参考，激光治疗窗必须在“10:00 — 02:00”之间聚焦）。

当患者主要表现为阴道干燥和萎缩时，使用能量较低。每次治疗仅进行 1 次或 2 次圆周循环就足够了。为获得更好的效果，需要进行 3 次治疗。

9 治疗后注意事项

- 3~7 天不发生性行为。
- 3 天内不使用卫生棉条。
- 不需要使用修复霜。
- 手术后 3~7 天内可能会有半透明或血性液体排出。
- 给患者提供联系方式。在出现任何出血、发热或其他异常副作用时，请她们通知你。

10 阴道激光年轻化 ——文献综述

在过去几年中，已有很多关于激光用于阴道衰老的研究。在一个为期 12 周使用点阵 CO_2 激光治疗 GSM 的研究中发现，这种治疗方法可有效、可行且安全地改善 GSM 症状。在 2015 年，研究表明固有层中胶原的重塑和新合成可以恢复阴道黏膜。同年，Gambacciani 及其同事发现，阴道经过铒激光治疗 3 个月，65 名绝经后女性（PMW）阴道干燥、性交困难和整体 VHIS 的症状得到主观改善。其中伴有轻度至中度压力性尿失禁的 21 名患者，通过测量她们的国际协会失禁问卷——尿失禁简表（ICIQ–UI SF）的得分，其症状也得到改善。同样在 2015 年，另一组研究证实，经过 Er:YAG 激光治疗，阴道松弛、压力性尿失禁和 GSM 症状得到改善。

2016 年，一项涉及 30 名患有 GSM 和膀胱过度活动症（OAB）的绝经后女性的研究显示，经过 3 次 CO_2 阴道激光治疗后，OAB 症状明显改善，例如排尿次数和急促发作减少。同年，Murina 及其同事对 70 名患有 GSM 和前庭痛的女性进行了研究，患者接受 3 次微剥脱点阵 CO_2 激光作用于外阴和前庭表面，导致性交困难和疼痛评分得到显著改善。文献还报道了 CO_2 激光治疗对阴道菌群的益处：绝经后阴道菌群平衡恢复，即乳酸杆菌占优势和低 pH，从而保护女性免受阴道感染的困扰。

2017 年，一项研究呈现了使用点阵 CO_2 激光治疗更年期泌尿生殖综合征 1 年的结果。这项研究强调了其正效应持续时间和不良事件风险低的优点，结论：CO_2 激光治疗 GSM 安全有效。

11 作者的经验

在我们的实践中，我们体验了不同的设备，但我们的大多数结果都源自 Alma Lasers 的 CO_2 激光 Femilift ™。这些结果显示在下面的病例报告中。

病例 1（图 1-21-3）显示了一名 62 岁的绝经后女性接受了为期 3 个月的 CO_2 激光 Femilift™ 治疗，使用参数如下：每像素 100 mJ；长脉冲，功率：高；每节 3 周（ 360° ）通过。

病例 2（图 1-21-4）显示了一名 44 岁女性的阴道镜检查，该患者过早绝经，并有乳腺癌家族史。图 1-21-4a 显示了激光治疗前的阴道壁：表现为苍白、干燥、缺乏皱襞。经过 CO_2 激光 Femilift ™ 进行 3 个周向的治疗，参数为：能量：每像素 75 mJ；长脉冲；功率：中等。图 1-21-4b 显示了 3 次激光治疗后即刻的阴道壁：表现为在黏膜中剥脱的微热损伤带（MTZ），代表上皮汽化。图 1-21-4c 显示了愈合后的效果，第一次激光治疗后 1 个月，可见苍白和皱襞改善。

在病例 3 中，我们展示了一名 58 岁的绝经女性的阴道镜检查，该患者表现为阴道干燥和性交困难（图 1-21-5a~c）。图 5-21-5a 展示了治疗前的阴道壁：表现为苍白、缺乏皱褶和干燥。在图 1-21-5b 中，第一次 CO_2 激光治疗后，阴道壁开始出现皱褶，黏液分泌增加。在图 1-21-5c 中，观察第二次 CO_2 激光治疗后 15 天的阴道壁，愈合区域（白色）阴道皱褶显著增加，苍白和润滑度得到改善。使用的激光设备是 Femilift ™，其参数为：能量：每像素 100 mJ；长脉冲；功率：高；每次 3 次圆周通过。

病例 4（图 1-21-6）展示了一名 57 岁的绝经后女性的阴道镜检查，图 1-21-6a~c 分别是在 Er:YAG 2940nm 激光 Femina™ 治疗之前的右侧、左侧和两个阴道壁。图 1-21-6d~f 中显示的是在一次激光治疗后 30 天看到的相同部位的阴道壁，360° 范围多个微脉冲模式，每次发射 1.7J，3 点照射，每次治疗通过 3 次。

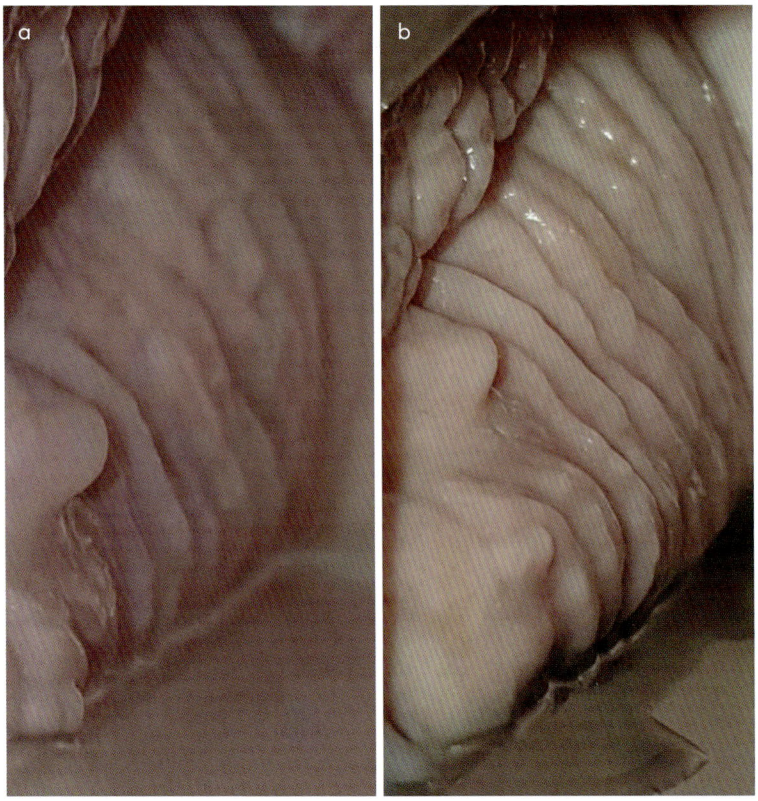

图 1-21-3 病例 1：Femilift™ 3 个周期治疗。（a）治疗前。（b）治疗后，显示阴道黏膜厚度和皱襞的改善（由 Dr. Ana Lucia Sayeg 提供）

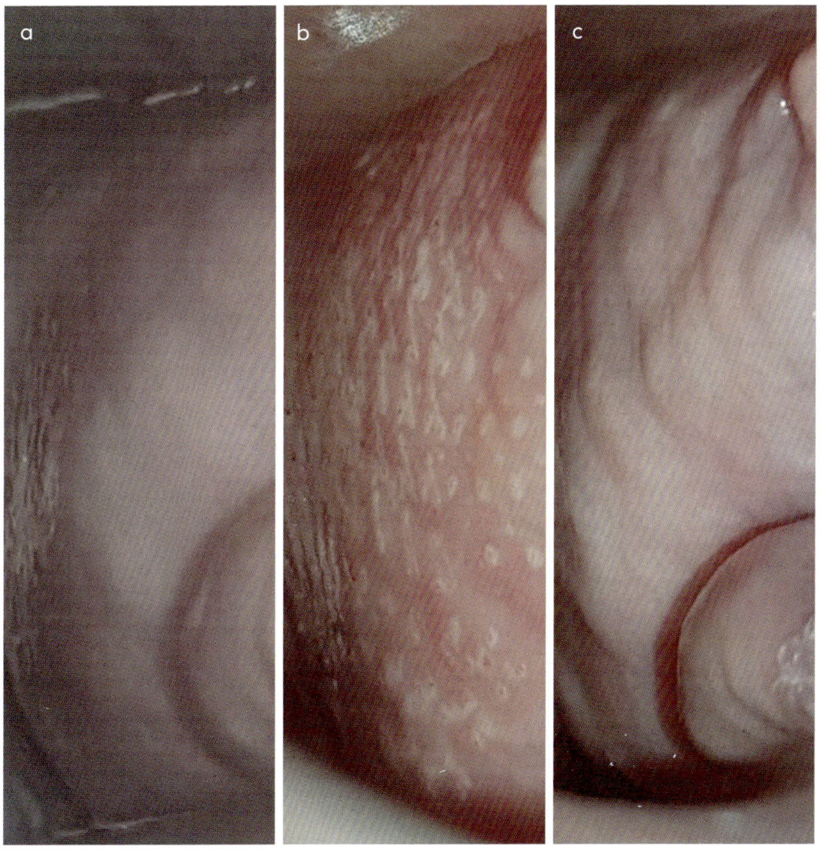

图 1-21-4　病例 2：CO_2 激光治疗。（a）治疗前。（b）治疗后即刻。（c）治疗后 30 天。b 图显示了黏膜的微热损伤带受刺激，代表上皮汽化。愈合后如 c 图可见阴道壁苍白和皱襞的改善（由 Dr. Andre Vinicius 提供）

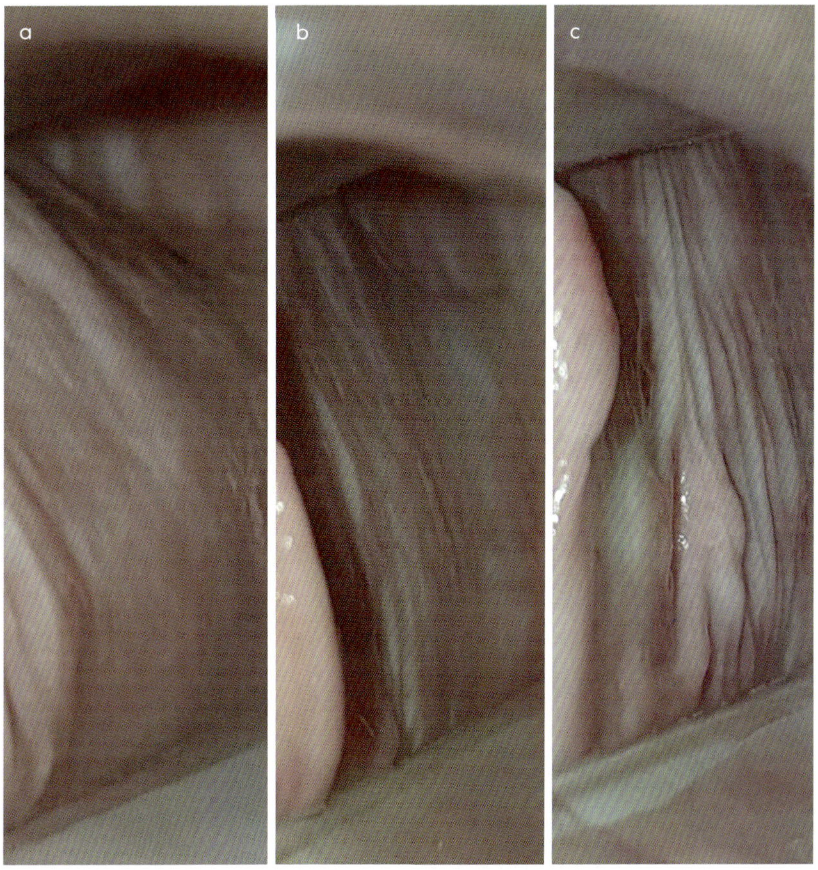

图 1-21-5　病例 3：(a) 治疗前。(b) 1 次 CO_2 激光治疗后。(c)2 次 CO_2 激光治疗后。可见阴道皱襞的增加和苍白的消失（由 Dr. Andre Vinicius 提供）

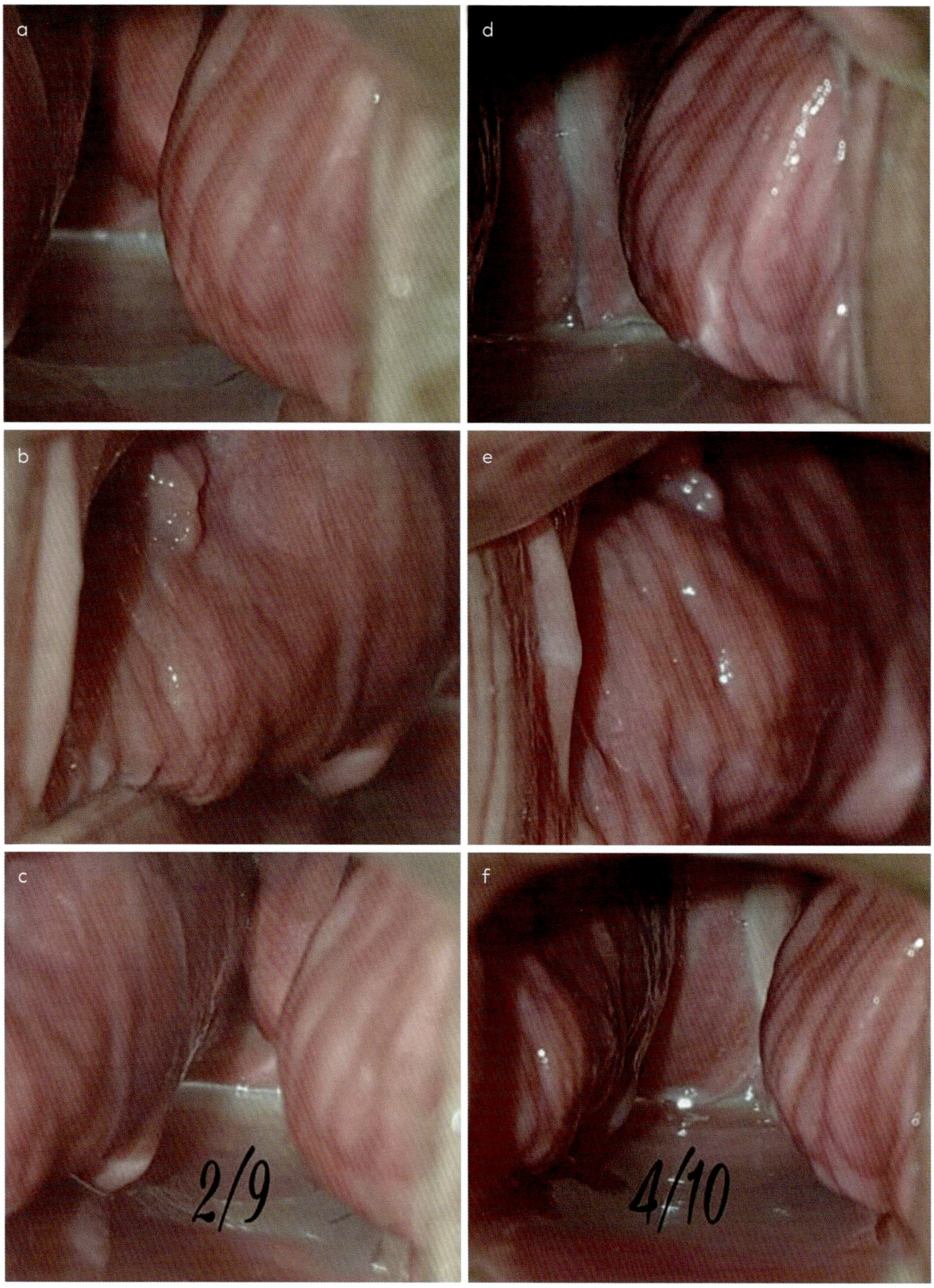

图 1-21-6 病例 4：（a~c）一名 57 岁女性治疗前。（d~f）经过 Er:YAG Femina™ 治疗每月 1 次，连续 3 次治疗后。a~c 分别显示激光治疗之前的右侧、左侧和两个阴道壁。d~f 显示的是在一次激光治疗后 30 天看到的相同部位的阴道壁（由 Dr. Andre Vinicius 提供）

12 结论

根据文献综述和我们的经验，激光治疗是一种新的、有效的、用于阴道年轻化治疗的工具。它能够改善阴道干燥、瘙痒、尿失禁、排尿困难，同时能够改善性交时阴道疼痛。

13 总结

（1）几乎一半的更年期女性会有更年期泌尿生殖综合征（GSM）的一些症状，包括阴道干燥、性交困难、尿失禁和性快感丧失。

（2）GSM 是由于卵巢功能衰竭和随之而来的雌激素缺乏所导致的，对于患者而言，复位术并不总是一种舒适的和可行的选择。

（3）阴道激光通过加热深层组织，刺激上皮和真皮结构的再生，重组胶原纤维和弹力纤维，恢复黏膜厚度，并恢复阴道壁弹性和润滑，随之增加性快感。

（4）CO_2 激光和 Er:YAG 激光是研究最多并被证明有效的设备。射频也有效果，可被使用。

（5）准备接受治疗者必须在第一次激光治疗期前至少 30 天进行巴氏涂片检查，并保证在激光治疗期间不怀孕。

（6）在治疗期间，不能有任何活动性感染或新生物形成的迹象，因此阴道镜检查成为激光手术前的必要操作。

（7）既往感染单纯疱疹者需要在激光治疗前 24h 开始进行预防治疗，并持续 7 天（直至再上皮化）。

（8）患者在激光治疗后 3~5 天内避免性交。不需要使用促进愈合的乳膏。不建议使用卫生棉条！

（9）治疗包括每月 1 次，连续 3 个月的激光治疗，每年 1 次维持治疗。

14 参考文献

[1] Alexiades-Armenakas MR, Dover JS, Arndt KA. The spectrum of laser skin resurfacing: nonablative, fractional, and ablative laser resurfacing. J Am Acad Dermatol. 2008;58:719–737.

[2] Anderson DJ, Marathe J, Pudney J. The structure of the human vaginal stratum corneum and its role in immune defense. Am J Reprod Immunol. 2014;71:618–623.

[3] Athanasiou S, Pitsouni E, Antonopoulou S, et al. The effect of microablative fractional CO_2 laser on vaginal flora of postmenopausal women. Climacteric. 2016;19(5):512–8. https://doi.org/10.1080/13697137.2016.1212006.

[4] Bachmann GA, Notelovitz M, Kelly SJ, et al. Long-term nonhormonal treatment of vaginal dryness. Clin Pract Sex. 1992;8:3–8.

[5] Beeson WH, Rachel JD. Valacyclovir prophylaxis for herpes simplex virus infection or infection recurrence following laser skin resurfacing. Dermatol Surg. 2002;28(4):331–336.

[6] Bygdeman M, Swahn M. Replens versus dienoestrol cream in the symptomatic treatment of vaginal atrophy in postmenopausal women. Maturitas. 1996;23:259–263.

[7] Fisher JC. Photons, physiatrics, and physicians. A practical guide to understanding laser light interaction with living tissue, part 1. J Clin Laser Med Surg. 1992; 10(6):419–426.

[8] Gambacciani M, Levancini M. Short-term effect of vaginal erbium laser on the genitourinary syndrome of menopause. Minerva Ginecol. 2015;67(2):97–102.

[9] Gambacciani M, Levancini M, Cervigni M. Vaginal erbium laser: the second-generation thermotherapy for the genitourinary syndrome of menopause. Climacteric. 2015;18:757–763.

[10] Gaspar A, Addamo G, Brandi H. Vaginal fractional CO_2 laser: a minimally invasive option for vaginal rejuvenation. Am J Cosmet Surg. 2011;28:156–162.

[11] Gaviria JE, Lanz JA. Laser vaginal tightening (LVT) – evaluation of a novel noninvasive laser treatment for vaginal relaxation syndrome. J Laser Health Acad. 2012;2012(1):59–66.

[12] Kaplan I, Goldman J, Ger R. The treatment of erosions of the uterino cervix by means of the CO_2 laser. Obstet Gynecol. 1973;41(5):795–796.

[13] Mehta A, Bachmann G. Vulvovaginal complaints. Clin Obstet Gynecol. 2008;51(3):549–555.

[14] Murina F, Karram M, Salvatore S, Felice R. Fractional CO_2 laser treatment of the vestibule for patients with vestibulodynia and genitourinary syndrome of menopause: a pilot study. J Sex Med. 2016;13:1915.

[15] NAMS. Management of symptomatic vulvovaginal atrophy: 2013 position statement of the North American Menopause Society. Menopause. 2013;20(9): 888–902.

[16] Perino A, et al. Is vaginal fractional CO_2 laser treatment effective in improving overactive bladder symptoms in post menopausal women? Preliminary results. Eur Rev Med Pharmacol Sci. 2016;20(12):2491–2497.

[17] Portman DJ, Gass ML, Vulvovaginal Terminology Consensus Conference Panel. Genitourinary syndrome of menopause: new terminology for vulvovaginal atrophy from the International Society for the Study of Women's Sexual Health and the North American Menopause Society. Climacteric. 2014;17:557–563.

[18] Prignano F, Campolmi P, Bonan P, et al. Fractional CO_2 laser: a novel therapeutic device upon photobiomodulation of tissue remodelling and cytokine pathway of tissue repair. Dermatol Ther. 2009;22(Suppl 1):S8–S15.

[19] Salvatore S, Nappi RE, Zerbinati N, et al. A 12-week treatment with fractional CO_2 laser for vulvovaginal atrophy: a pilot study. Climacteric. 2014;17:363–369.

[20] Salvatore S, Maggiore ULR, Athanasiou S, Origoni M, Candiani M, et al. Histological study on the effects ofmicroablative fractionalCO_2 laser on atrophic vaginal tissue: an ex vivo study. Menopause. 2015;22(8):845–849.

[21] Santoro N, Komi J. Prevalence and impact of vaginal symptoms among postmenopausal women. J Sex Med. 2009;6:2133–2142.

[22] Sasaki GH, Travis HM, Tucker B. Fractional CO_2 laser resurfacing of photoaged facial and non-facial skin: histologic and clinical results and side effects. J Cosmet Laser Ther. 2009;11:190–201.

[23] Sokol ER, Karram MM. An assessment of the safety and efficacy of a fractional CO_2 laser system for the treatment of vulvovaginal atrophy. Menopause. 2016;23:1102–1107.

[24] Sturdee DW, Panay N, International Menopause Society Writing Group. Recommendations for the management of postmenopausal vaginal atrophy. Climacteric. 2010;13(6):509–522.

[25] Vanaman M, Bolton J, Placik O, Fabi SG. Emerging trends in nonsurgical female genital rejuvenation. Dermatol Surg. 2016;42(9):1019–1029.

[26] Vizintin Z, Rivera M, Fistonić I, Saraçoğlu F, Guimares P, et al. Novel minimally invasive VSP Er:YAG laser treatments in gynecology. J Laser Health Acad. 2012;2012(1):46–58.

[27] Vizintin Z, Lukac M, Kazic M, Tettamanti M. Erbium laser in gynecology. Climacteric. 2015;18(Suppl 1):4–8.

[28] Zerbinati N, Serati M, Origoni M, et al. Microscopic and ultrastructural modifications of postmenopausal atrophic vaginal mucosa after fractional carbon dioxide laser treatment. Lasers Med Sci. 2015;30:429–436.

第 22 章　激光安全

João Paulo Junqueira Magalhães Afonso and Meire Brasil Parada

摘要

本章将从激光风险分类到预防措施来介绍激光安全方面的问题。讨论眼睛风险、皮肤风险、牙齿风险、烟雾风险、火灾风险和电器风险等主要风险，还将介绍从防护设备到行为方面的预防措施。

关键词

激光、安全性、危害、风险、预防、眼睛风险、皮肤风险、牙齿风险、烟雾风险、火灾风险、电器风险、家用设备

目录

J.P. Junqueira Magalhães Afonso • M. Brasil Parada (✉)
Universidade Federal de São Paulo, São Paulo, Brazil
e-mail: drjoaopaulodermato@yahoo.com.br;
mbparada@uol.com.br

M.C.A. Issa, B. Tamura (eds.), Lasers, Lights and Other Technologies, Clinical Approaches and Procedures in Cosmetic Dermatology 3, https://doi.org/10.1007/978-3-319-16799-2_21

1 简介

国际电工技术委员会（IEC）是一个全球性组织，负责为所有电器、电子和相关技术准备和发布国际标准。IEC 文件 60825-1 是概述激光产品安全性的基本标准。

IEC 发布了一些代表激光防护国际标准的文件。这些文件是 60601、60825 和 60825-第 8 部分。国家监管机构通常将这些国际建议与国家立法相结合，以制定当地的激光安全指导和 / 或监管文件。

激光产品的分类是基于计算和可达发射极限（AEL），并结合如下观察条件而确定的：

•**1 类激光器**，其风险很低，“在合理可预见的使用下是安全的”，包括使用光学仪器（放大镜或双筒望远镜）进行直接光束内视。由于后像，存在令人目眩和色觉降低的风险：

– 例如：激光打印机和光盘播放器。

•**1M 类激光产品**的波长介于 302.5 ~400nm 之间，是安全的，除非与光学辅助装置（例如显微镜、放大镜、双筒望远镜）一起使用：

– 在合理可预见的操作条件下安全（裸眼），但如果用户在光束内使用光学元件，则可能是危险的。

– 例如：光纤通信系统。

•**2 类激光器**，发射可见波长（400~700nm），如果观察时间小于 0.25s，则是安全的（对于瞬时照射是安全的，但是有意注视激光束可能是有危害的）。对于波长在 400~700nm 之间的光谱，不允许人类接触超过 2 级 AEL 以上的曝光水平。此波长范围以外的任何发射必须低于 1 级 AEL：

– 发射可见激光束。

– 对眼睛本身并不安全，但通过自然厌恶反应（例如眨眼反射）通常可提供足够的保护。

– 例如：娱乐激光枪、激光指示器和条形码扫描仪。

•**2M 类激光器**，波长介于 400 ~700nm 之间，使用光学仪器观察时可能存在危险。此波长范围以外的任何发射必须低于 1M 类 AEL：

– 发射可见激光束。

– 通常通过厌恶反应（包括眨眼反射）进行眼睛保护，但如果用户在光束内使用光学元件则可能更危险。

– 例如：土木工程应用的水平和定向仪器。

•**3R 类激光器**，对光束内视是轻度不安全的，并且具有潜在的危险性，但风险低于 3B 类激光器，因为对于 400~700nm 之间的波长，可达发射限值在 2 级 AEL 的 5 倍以内，对于该范围以外的波长，在 1 级 AEL 的 5 倍以内：

– 直接光束内视具有潜在的危险，但风险低于 3B 类激光。

– 与 3B 级激光相比，用户的制造要求和控制措施更少。

– 例如：激光指示器和准直激光器。

•**3B 类激光器**，在直接光束观察条件下通常是危险的，但在观察漫反射时通常是安全的。许多产品可能会造成轻微的皮肤损伤，甚至可能会点燃易燃材料：

– 连续波输出功率不超过 0.5 W。

– 例如：用于物理治疗的激光。

•**4 类激光器**，在光束内和漫反射观察条件下都是危险的。它们也可能导致皮肤损伤，并且具有潜在的火灾风险：

– 大功率输出设备。

– 连续波输出功率超过 0.5 W。

- 能够产生危险的反射。
- 可能导致眼睛和皮肤损伤。
- 可能构成火灾隐患。
- 使用时要特别小心。
- 例如：激光投影显示器、激光手术设备和激光金属切割设备。

医学中使用的大多数激光是 3 类或 4 类激光器，这意味着每种操作的风险都更大。

将这些风险考虑在内的常规操作可以防止错误发生，如下所述。

2 预防措施

预防措施始终是激光安全操作的“金标准”选择。

控制措施包括工程措施、管理措施、程序措施和防护设备。

下面列出并描述了这些措施：

（1）工程措施制造的安全措施内置到系统中，以防止激光辐射意外发射。例如：防护罩脚踏开关、钥匙锁、外部联动装置、可视听发射指示器、光束挡板、光圈盖或断路器、待机模式、脚踏 / 手动操作开关，以及接触开关和传感器。

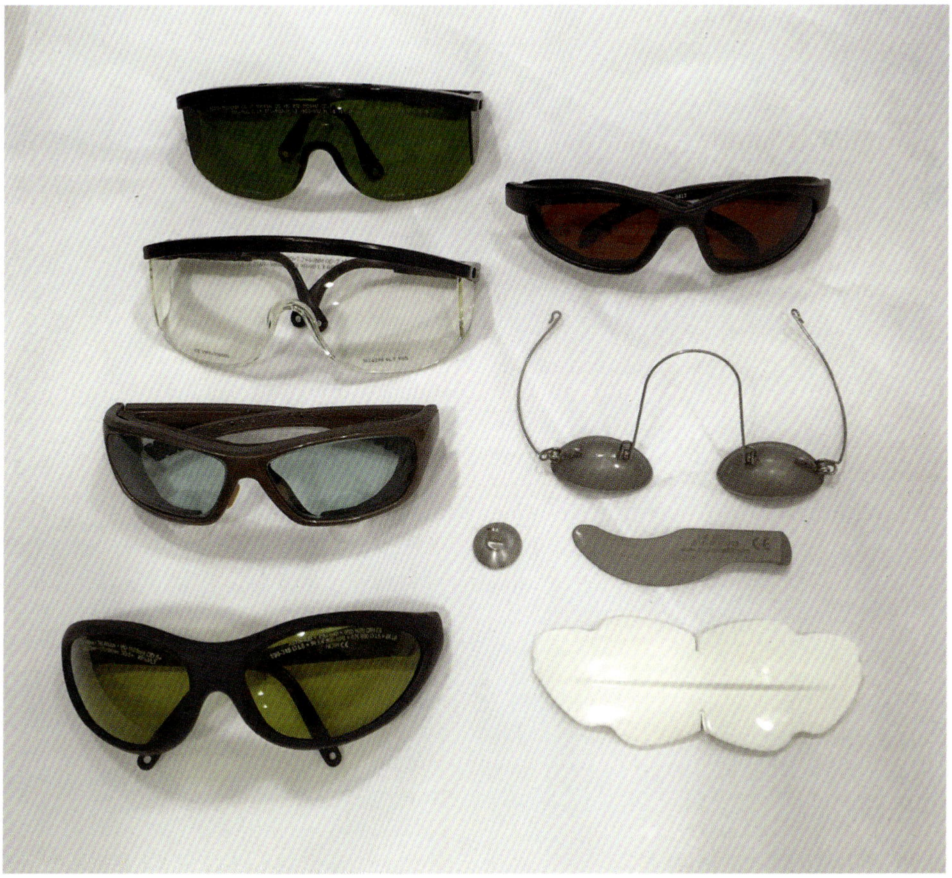

图 1-22-1　眼部防护

（2）管理措施是由负责医生连续监测安全计划，遵守激光安全措施和激光安全主管或委员会的规定；正式审计，书面政策（安全设置检查表、程序日志表），程序和文档工具、强制性的教育和培训计划，并发症报告制度。

（3）程序措施是为防止并发症的发生，所有激光操作人员采用的围术期活动或工作实践。包括控制进入激光室人员，准备激光安全手术部位（不易燃抗菌药和预备溶液、非反射材料、阻燃窗帘、激光操作附近避免有氧源、会阴和肛周激光操作前的肠道准备），控制电气危险，术中消除手术部位的烟雾，使用前设置、检查和测试激光系统及辅助设备（一天中第一次使用前将激光束发射到压舌板上进行测试），在激光操作之前、期间和之后协助医生和患者。

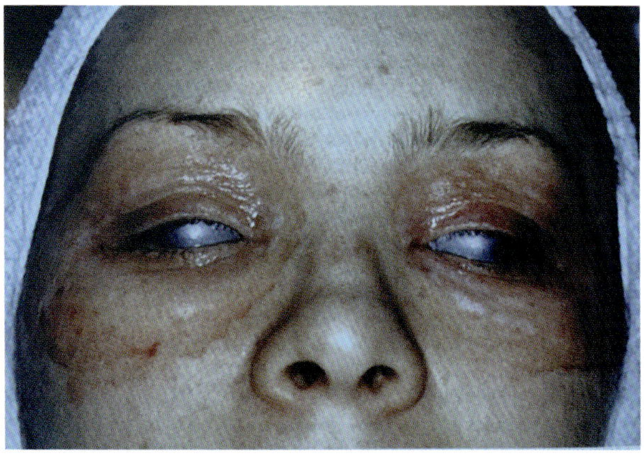

图 1-22-2 眼内防护（眼罩）

（4）防护设备：窗栅、镜罩、房间门上的标志、标签、防护镜（图 1-22-1~图 1-22-3）、牙齿保护装置（图 1-22-3）、灭火器、不易燃的窗帘、阳极氧化器械、皮肤保护、面罩和带过滤器的排烟系统。

3 危险区域

在显眼的区域张贴标志以明确指出这里是激光危险区，这是非常明智的做法。在一些国家，这是一项法律义务。这些标志将提醒工作人员和患者在这些区域需要采取激光安全防护措施，例如控制进入和佩戴防护眼镜。同样可取的是，在进入该区域的每一个入口处准备护目镜，以便在激光操作期间的紧急情况下进入该区域可以使用护目镜。在激光使用过程中，门必须始终关闭，但不要上锁。

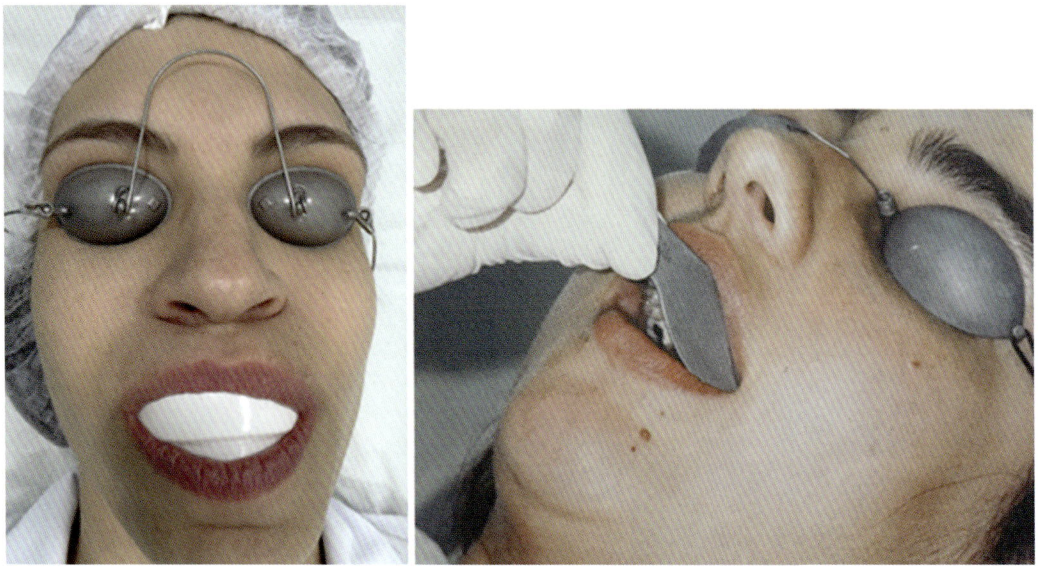

图 1-22-3 牙齿防护

3.1 光束危害：与激光束对组织的直接或反射影响有关

眼睛风险

人眼唯一的防御系统是“眨眼反射”。这种反射需要 0.25s 的时间才能有效。由于激光器以毫秒级、纳秒级和皮秒级在工作，因此不可能通过“眨眼反射”来防护激光。此外，一些激光器不使用明亮的可见光波长，例如红外线，这类光不会引起眨眼反射。

即使眼睑闭合，一些激光也会对眼睛造成伤害，这使我们更加强调保护眼睛的重要性。

晶状体能够将光线聚焦在视网膜的一个非常小的点上，这使得激光的相干光更加危险。

众所周知，即使输出功率大于 5mW 的激光指示器也会引起永久性眼睛损伤。因此，许多专业激光设备和家用设备都能造成眼睛损伤。

一些激光参数变量与眼睛损伤的强度有关。

这些激光变量是：

1. 波长

在紫外线（200~400nm）、中红外线（1400~3000nm）和远红外线（3000~10 600nm）波长下工作的激光，可被眼睛前部吸收，造成晶状体和结膜损害。可见光激光（400~760nm）和近红外线（760~1400nm）在眼睛后部被视网膜和血管脉络膜吸收。

波长超过 700nm 和低于 400nm 的光可能会引起角膜的光化学损伤和晶状体白内障，波长超过 1400nm 的光会导致角膜灼伤。

视网膜血管和色素虹膜受损也可能引起的盲点和青光眼。

眼睛的色基与皮肤科日常使用的相同，例如水、黑色素和血红蛋白。

CO_2 激光（10 600nm），Nd:YAG 激光（1320nm 和 1064nm），翠绿宝石激光（755nm），二极管激光（810nm），Er:YAG 激光（2940nm）和 Q 开关激光（翠绿宝石激光：红宝石激光和 Nd-YAG 激光）等激光可以通过光化学、光热学和光声学的机制对眼睛的多个结构造成损伤。

2. 脉冲持续时间 / 脉宽

几乎所有用于皮肤科的激光的脉冲持续时间均小于眨眼反射的时间（0.25s），这使得几乎所有的脉冲持续时间均存在风险。

脉冲持续时间越短，参数中设定的能量传递越快。

3. 能量 / 流量

参数中设定的能量越高，眼睛损伤的风险就越大。

4. 光束直径

光束直径可以根据波长和位置或多或少地造成眼睛损伤。

眼睛变量也会改变损伤。

眼睛变量是：

（1）眼睛受损的位置（中央凹最差）。

（2）虹膜颜色（深色皮肤最差）。

（3）如果瞳孔扩大（夜间损伤或黑暗中的损伤可能比白天更大）。

（4）受伤时眼睛的屈光状态（如果焦点在视网膜之前或之后，则损伤可能较轻或较重）。

发生激光损伤后，原发性眼睛损伤会随着继发性眼睛损伤而进展，这是由于冲击波、热量以及各种有害物质释放直接损伤神经元所致。

如果发生损伤，治疗方法很少。主要选择皮质类固醇，但一些无对照的病例报道应用抗氧化维生素和血管扩张药物。正在开发的药物旨在阻止发生继发性损伤。这些药物被称为神经保护化合物。一些报道还建议使用生长因子。有时可能必须进行手术治疗。

由于上述暴露，眼睛保护是激光培训、激光使用和激光安全中最重要的主题之一。

需要为患者、医生和相关人员提供眼部防护。护目镜是眼部防护的主要工具，用于防护激光波长的护目镜是专门为此设计的。

用于患者的护目镜具有耐热不锈钢材料做成的光滑的抛光凹面和没有任何透明度的阳极氧化凸面（外部或局部使用）。工作人员的护目镜通常是由其他材料制成的，例如镀膜玻璃或具有特定透光度的聚合材料。根据将要使用的激光选择特定的透光度，不同的透光度具有各自主要的被阻挡的波长或波长带。这些护目镜的另一个特征是光密度值（OD），即通过透镜的光衰减的对数。因此，OD 为 4 的透镜可以允许 $1/10^4$ 的激光能量穿透。这些护目镜也可有侧护板，且没有正面反射。

所有护目镜都可有标注波长和光密度值的永久性标签、侧护板、足够的可见光透过，以及佩戴适当且舒适。

当护目镜开裂、划伤、变色或对镜片、框架、带子造成任何其他损坏时，需更换护目镜。

摩擦清洁方法和使用含酒精的清洁溶液会降低透镜光学涂层的性能，降低光密度值，进而导致眼睛损伤。

由于眼睛损伤也可能是由反射激光引起的，而不仅仅是直接发光引起的，应该摘掉所有珠宝首饰，遮盖玻璃窗和镜子，并且所有仪器都需用含氟聚合物涂层进行阳极氧化、粗糙化或黑化。反射与设备颜色无关，因为黑色可以像银色一样对光线进行反射。

氯己定不可用于消毒接触眼睛的护目镜，因为这种物质可能会引起角膜炎和角膜混浊。

根据规定，可在激光手术室外放置警告标志，以提醒访客注意危险。

现已提出了一些在人眼安全装置中转换激光的技术，例如使用高效的广角前向散射柔光镜，其将改变具有相干性的激光和非相干性的强脉冲光（IPL）。这种技术在理论上是合理的，因为激光和 IPL 的生物学效应是在光源被散射到皮肤中之后，作用于最终的靶组织（靶色基）之前发生的。因此，这些光源的相干性对于疗效并不重要。然而，该技术不适用于所有类型的激光，仍需开展进一步研究。

重要的是要记住，护目镜防护是必要的，以保护眼睛免受激光撞击组织后可能发生的生物材料的飞溅。

皮肤风险

皮肤风险与不适当地选择患者、能量、脉宽或任何其他激光可控参数或激光的无意发射有关。

为避免发生皮肤风险，继续教育和培训计划是必不可少的，一旦错误使用一个激光变量可能会对皮肤造成很大的伤害。

理解物理学、激光—组织的相互作用、激光参数和变量，了解将用于治疗和患者皮肤的特定设备的特征，并根据每种情况设定这些变量是预防皮肤意外损伤的最佳方法。

在某些情况下，冷却也是防止激光损伤的好方法。激光治疗前 4 周局部使用氢醌使皮肤脱色是降低某些风险的一种方法。

皮肤损伤可导致暂时性或永久性病变，如红斑、水肿、结痂、水疱、瘢痕、萎缩、色素沉着或色素减退。

表 1-22-1　不同的辐射引起的组织变化

波长范围	光谱	眼睛	皮肤
200~280nm	短波紫外线	光照性角膜炎（角膜炎症，相当于晒伤）	红斑、灼伤、皮肤癌
280~315nm	中波紫外线	光照性角膜炎（角膜炎症，相当于晒伤）	晒黑、灼伤、皮肤癌
315~400nm	长波紫外线	光化学性白内障（晶状体混浊）	光老化、晒黑、皮肤癌
400~780nm	可见光	视网膜光化学损伤、视网膜灼伤	灼伤、光敏反应、色素沉着
780~1400nm	短波红外线	白内障、视网膜灼伤	灼伤
1400~3000nm	中波红外线	房水闪光（房水蛋白）	灼伤
3000~10 000nm	长波红外线	角膜灼伤	灼伤

改编自 Mattos (2012) 的文献

表 1-22-1 显示了每种辐射对皮肤和眼睛造成的损害。

牙齿风险

牙釉质易受紫外线和红外线的影响。当在口腔附近使用激光时，应提醒患者保持口腔紧闭，并且可以使用一些防护措施，像湿润的纱布和保护性口罩。

可能的牙齿损伤有炭化、开裂、剥落和弹坑。

3.2 非光束危害：与直接激光束无关的次要（继发 ）危害

火灾风险

以下易燃材料在暴露于某些激光时有着火的危险：

– 纱布。

– 毛巾。

– 窗帘。

– 干海绵。

– 塑料。

– 橡胶。

– 胶带清除器。

– 皮肤脱脂和皮肤准备液。

– 泡沫设备。

– 呼吸器（面罩、鼻导管）。

– 甲烷（肛周区域）。

– 粉底、发胶、酒精摩丝或凝胶类、指甲油。

– 油性眼膏。

– 含酒精制品。

– 碘伏溶液。

– 毛发区。

上述危险材料中的部分可以在操作之前用盐水溶液处理一下，以降低引燃风险。在激光室中可以避免使用其他材料。

当在组织上使用 CO_2 激光时，重要的是要注意，在使用过程中通常会形成炭化的组织层。该组织层可阻挡激光穿透并持续加热。如果不去除，这个炭化层可以加热到超过 1000℃的温度，从而可能引起燃烧、烧伤和广泛的组织损伤。

未用生理盐水溶液处理的毛发和棉花可以在富氧环境中被激光引燃。

当在具有火灾危险的环境下工作时，必须备用供标准电气设备的灭火器和水容器。富含氧气的空气是激光使用中最常见的引燃原因。如文献中所报道的，即使在激光治疗区之外（远距离火灾）也可能起火（图1-22-4）。

电器风险

激光设备是高电压、高电流的仪器，存在很大的电路火灾风险和触电风险。只有经过培训的人员才能操作这些设备。

正确的安装和设置地线对于防止电气危险非常重要。

可在使用前检查磁夹、连接线、电源线、保险丝、断路器和插头的完整性。

烟雾风险

在激光使用过程中经常产生羽流和烟雾，并且这些副产物的致突变和致癌能力已经被人们认识到。有报道称羽流和烟雾可以传播疾病，这一点应引起医疗专业人员和相关人员的关注。

研究者已在激光烟雾中复原出红细胞、细胞团块、细菌、HIV 和 HPV DNA。现已证明，在激光热破坏细胞后，组织可释放出炭颗粒、苯、甲醛、丙烯醛和超过 41 种有毒气体。

文献报道，在治疗肛门生殖器乳头状瘤病后，一位激光外科医生的前鼻孔被感染，另一位激光外科医生得了喉乳头状瘤病。

烟雾中存在的炭颗粒和有毒化合物（如甲醛和苯）可引起如下疾病：

- 哮喘。
- 贫血。
- 焦虑。
- 细支气管炎。
- 癌。
- 心血管功能障碍。
- 心绞痛。
- 充血性间质性肺炎。
- 皮炎。
- 头晕。
- 肺气肿。
- 眼睛刺激。
- 头痛。
- 肝炎。
- HIV。
- 缺氧。
- 流泪。
- 白血病。
- 轻度头痛。
- 鼻咽部损害。
- 恶心或呕吐。

只有你才能预防手术火灾

手术团队的沟通是非常重要的

这些建议的适用性必须考虑到每个患者的独特性

每次手术开始时

- ▶丰富的氧气和一氧化二氮气体气体会大大增加手术洞巾、塑料和头发的易燃性。要注意手术部位洞巾下和开窗处可能存在的氧气富集，特别是在头 / 脸 / 颈部 / 上胸部手术期间。
- ▶在所有易燃材料完全干燥之前，不要使用洞巾；吸收溢出或聚集的药剂。
- ▶光纤光源可以引发火灾：在激活光源之前完成所有电缆连接。断开电缆时，请将电源置于待机模式。
- ▶在口咽和肺部手术中，湿润海绵使其耐着火。

在头部、面部、颈部和上胸部手术中

- ▶如果患者在不补充氧气的情况下能保持安全的血氧饱和度，只使用空气开放输送到面部。
- ▶如果没有额外的氧气，患者不能维持安全的血氧饱和度，用喉罩固定气道或气管套管。

例外情况：手术过程中可能需要患者口头回应（如颈动脉外科、神经外科、植入起搏器）以及需要开放氧气输送以保证患者安全的地方。

——在任何时候，都要提供足够氧合所需的最低氧气浓度。

——从 30% 的氧气浓度开始，根据需要增加氧气浓度。

——对于不可避免的开放氧气输送超过 30%，在洞巾下输送 5 ~ 10L/min 的空气，以排除多余的氧气。

——如果可能的话，在使用电外科手术、电烧灼、激光之前或使用过程中至少 1min 停止补充氧气。手术团队沟通对于本建议至关重要。

——如果可能的话，使用一个附着切口悬垂，以帮助将切口与悬垂下可能富含氧气的空气隔离开来。

——保持开窗处洞巾的边缘尽量远离切口。

——整理洞巾以减少氧气在下面的积聚。

——将开窗内的头发和面部毛发（如眉毛、胡子、八字须）涂上水溶性外科润滑胶，使其不易燃。

——进行凝血时，使用双极电凝而不是单极电凝。

口咽手术（如扁桃体切除术）期间

- ▶用金属吸入管清理口咽深处，清除漏出的氧气和一氧化二氮气体。
- ▶浸湿纱布或海绵，并保持湿润，包括那些与无袖气管套管一起使用的。

在气管造口术中

- ▶不要用电手术切开气管。

在支气管镜的手术中

- ▶如果患者需要补充氧气，将输送的氧气保持在 30% 以下。使用吸入 / 呼出气体监测（如用氧气分析仪）来确定合适的浓度。

当使用电外科手术、电烧灼、激光时

- ▶应该让外科医生注意打开氧气使用。手术团队电手术前预防措施探讨。建议使用电烧灼和激光。
- ▶只有当活动尖端在视野内时才能激活该装置（特别是通过显微镜或内镜观察时）。
- ▶在针尖离开手术部位之前关闭装置。
- ▶当不使用时，将电外科手术电极放置在皮套或患者的其他位置（当在接下来的几分钟内不需要时）。
- ▶在不主动使用时将激光器置于待机模式。
- ▶不要在电外科手术电极上放置橡胶导管套。

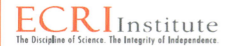

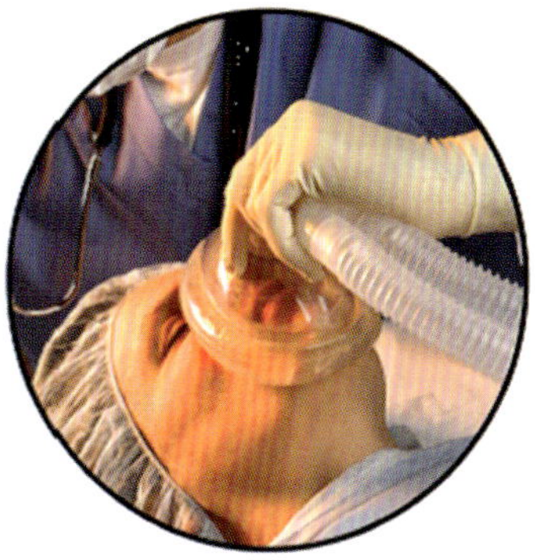

ECRI Institute
The Discipline of Science. The Integrity of Independence.

Developed in collaboration with the Anesthesia Patient Safety Foundation. apsf

Source: New Clinical Guide to Surgical Fire Prevention. *Health Devices* 2009 Oct;38(10):319. ©2009 ECRI Institute

More information on surgical fire prevention, including a downloadable copy of this poster, is available at www.ecri.org/surgical_fires

图 1-22-4 预防手术火灾的安全措施

– 打喷嚏。

– 咽喉刺激。

– 乏力。

常用的外科口罩不能过滤激光使用过程中产生的非常微小的颗粒。激光面罩由带静电的合成纤维制成，应定期更换，因为在使用一段时间后烟雾会消除其极性。然而，面罩并非一线防护措施，一旦使用20min后，防护失败的概率很高。适合度和佩戴方式也会影响面罩的防护效果。

在激光操作的现场和室内，抽吸和清除烟雾是非常必要的，并且是一线防护措施。应采用三重过滤系统。能够去除颗粒大于0.3μm的高效微粒空气过滤器是不够的；需要一种超低特殊空气过滤器，该过滤器能去除大小达0.1μm的特殊物质，并且需要一种用于去除烟雾中有毒化学物质的活性炭过滤器。

在选择烟雾抽吸器之前需评估以下方面：

• 成本和运营费用。

• 有效性。

• 滤筒设计。

• 过滤器监测。

• 烟雾内有害物质去除功能。

• 脚踏启动与自动启动。

• 噪声的产生。

• 单次使用与可重复使用。

• 尺寸。

激光治疗部位与吸引头之间的距离推荐为1cm，当距离从1cm变为2cm时，效果从99%下降到50%。

使用激光后，室内空气粒子的浓度可能需要20min才能恢复正常。

Q开关激光面临特殊的挑战，因为它们产生高速的组织碎片和颗粒，这些碎片和颗粒可能逃脱排烟设备的捕获。在这些情况下，建议采取一些特殊的安全措施，如飞溅防护罩或收集锥，通过透明膜进行治疗，使用适当的护目镜、手套、手术服和激光外科口罩。

一些激光外科医生用光学透明的生物敷料覆盖病灶，并使发射的激光通过这些生物敷料，牺牲5%~10%的能量，以获得干净和优雅的防护屏障。

最近应用激光治疗真菌感染，如甲真菌病时，需警惕烟雾中存活真菌的可能性。

更有趣的是一些研究者认为，烟雾可以将活的恶性细胞如黑素瘤细胞传播到其他部位。

美国皮肤病学会推荐使用面罩、护目镜、手套、隔离衣、帽子和鞋套。术后，人们记得烟雾可能已经污染了被覆盖和未覆盖的体表。因此建议术后洗手和清洗身体其他部位。

Smalley PJ和Goldman MP认为：在所有安全隐患中，自满是迄今为止最危险的。我们采取这样的态度时，事故就发生了："我用激光已经好几年了，我们从来没有遇到过问题，也不会在这里出现问题。"

这种态度使外科医生和工作人员在预防措施上放松了，为错误和事故的发生打开了"道路"。

4 家用强脉冲光（IPL）和激光设备的安全性

虽然家用脱毛设备使用的原理同专业设备相同，即选择性光热作用。但是与专业设备相比，家庭使用设备具有一些重要的差异：

- 低能量。
- 几乎没有能量设置。
- 固定的脉冲持续时间。
- 单个固定滤波器。
- 治疗区小。
- 不可能进行同步皮肤冷却。
- 覆盖更少肤色的患者。

这些差异提醒制造商和医疗保健提供者不要将有关专业设备的临床经验和已发表的研究结果用在家用设备中。

然而，预期相似的副作用是合理的，但在这两种设备中的发生率不同。

在一些已研究的设备中报道的最常见的不良反应是红斑、水肿、疼痛、色素改变、皮肤磨损、毛囊炎、皮肤刺激、瘙痒、刺痛、麻刺感、皮肤干燥和水疱。

尽管这些不良反应的发生并不频繁，但为了降低风险，研究需选择符合纳入和排除标准的受试者。从设备用到不受“纳入和排除标准”控制的一般人群的那一刻起，预计在实际日常使用中不良反应的发生率将更高。

家用设备理想的特性

- 眼睛安全。
- 无须进行培训即可轻松使用。
- 临床有效（破坏毛囊结构，不会引起表皮或眼睛损伤）。
- 大规模生产的成本效益。

制造商开发了不同的技术来实现这些特性，如接触开关或传感器、自动待机和低能量预置，而且他们声称在某些国家将这些设备重新分类为不需要使用眼镜防护的 I 类激光类别。重新分类正在评估中，尚未获得批准。

许多设备没有告知要求的能量密度、脉冲持续时间、波长和同质性或光谱输出（在 IPL 的情况下），导致安全评估复杂化。

无论制造商采用何种安全措施，一些被研究的家用设备显示出皮肤损伤和眼睛损伤的风险。此外，患者可能将他们的肤色错误分类，而且可能用在晒黑的皮肤上，安全机制可能会失败。在对家用设备进行安全分类时，可以考虑所有这些变量。

许多国家对管理标准没有明确规定，应采用以下有关用户教育的重要措施：

- 综合教育材料（例如用户手册）。
- 消费者关怀支持（例如，热线电话支持）。
- 详细使用说明。
- DVD。
- 店内训练有素的销售顾问。
- 医生指导使用家用设备。
- 基于网络的教程。

一旦将家用设备用作家用电器，安全措施则包括电气安全、组装、维护、处置、标签和消费者风险分类（如孩子）。

非专业用户使用家用设备时可能会考虑其他问题，例如：

- 治疗黑素细胞痣的区域。
- 治疗文身的区域。
- 治疗患有多囊卵巢综合征或卵巢雄激素过多症的个体。
- 治疗孕妇。
- 治疗晒黑的皮肤。
- 治疗仍在愈合的皮肤。
- 治疗使用光敏剂或光毒药物的个体（特别是在 IPL 设备中）。
- 治疗面部和眉毛。
- 家用设备使用低于最佳能量治疗可能会导致反常的毛发生长，与专业设备相比，这种设备通常使用较低的能量。

5 总结

- 医学中使用的激光通常是高风险设备。
- 如果所有相关工作人员都遵循将风险考虑在内的安全程序，预防措施将是有效的。
- 激光最大的风险是可能导致完全失明的眼睛风险。
- 非光束风险多种多样，大多数报道与烟雾有关。
- 家用设备有风险，消费者应该意识到风险。

6 交叉引用

- CO_2 Laser for Other Indications
- CO_2 Laser for Scars
- CO_2 Laser for Stretch Marks
- CO_2 Laser for Photorejuvenation
- Erbium Laser for Photorejuvenation
- Erbium Laser for Scars and Striae Distensae
- Fractional Ablative and Non-Ablative Lasers for Ethnic Skin
- Intense Pulsed Light for Photorejuvenation
- Intense Pulsed Light for Rosacea and Other Indications
- Lasers for Aesthetic and Functional Vaginal Rejuvenation
- Laser on Hair Regrowth
- Laser for Hair Removal
- Laser Lipolysis

- Laser for Onychomycosis
- Laser Treatment of Vascular Lesions
- Light-Emitting Diode for Acne, Scars, and Photodamaged Skin
- My Personal Experience with Laser
- Non-ablative Fractional Lasers for Scars
- Non-ablative Lasers for Photorejuvenation
- Non-ablative Lasers for Stretch Marks
- Photodynamic Therapy for Acne
- Photodynamic Therapy for Photodamaged Skin
- Q-Switched Lasers for Melasma, Dark Circles Eyes, and Photorejuvenation
- Transepidermal Drug Delivery with Ablative Methods (Lasers and Radiofrequency)

7 参考文献

[1] Andre P, Orth G, Evenou P, Guillaume JC, Avril MF. Risk of papillomavirus infection in carbon dioxide laser treatment of genital lesions. J Am Acad Dermatol. 1990;22(1):131–132.

[2] Barkana Y, Belkin M. Laser eye injuries. Surv Ophthalmol. 2000;44(6):459–478.

[3] Bigony L. Risks associated with exposure to surgical smoke plume: a review of the literature. AORN J. 2007;86(6):1013–20.quiz 1021–1024.

[4] Dover JS, Arndt KA, Dinehart SM, Fitzpatrick RE, Gonzalez E. Guidelines of care for laser surgery. American academy of dermatology. Guidelines/outcomes committee. J Am Acad Dermatol. 1999 Sep;41(3 Pt 1):484–495.

[5] Dudelzak J, Goldberg DJ. Laser safety. Curr Probl Dermatol. 2011;42:35–39.

[6] Fader DJ, Ratner D. Principles of CO_2/erbium laser safety. Dermatol Surg. 2000;26(3):235–239.

[7] Hallmo P, Naess O. Laryngeal papillomatosis with human papillomavirus DNA contracted by a laser surgeon. Eur Arch Otorhinolaryngol. 1991;248(7):425–427.

[8] Jewsbury H, Morgan F. Uveitis and iris photoablation secondary to intense pulsed light therapy. Can J Ophthalmol. 2012;47(4):e13–e14.

[9] Karsai S, Däschlein G. “Smoking guns”: hazards generated by laser and electrocautery smoke. J Dtsch Dermatol Ges. 2012;10(9):633–636.

[10] Lee WW, Murdock J, Albini TA, O’brien TP, Levine ML. Ocular damage secondary to intense pulse light therapy to the face. Ophthal Plast Reconstr Surg. 2011;27(4):263–265.

[11] Lewin JM, Brauer JA, Ostad A. Surgical smoke and the dermatologist. J Am Acad Dermatol. 2011;65 (3):636–641.

[12] Lin CC, Tseng PC, Chen CC, Woung LC, Liou SW. Iritis and pupillary distortion after periorbital cosmetic alexandrite laser. Graefes Arch Clin Exp Ophthalmol. 2011;249(5):783–785.

[13] Mattos R. Conceitos de Biossegurança: Laser/ Dermatologia. In: Kadunc B, Palermo E, Addor F, Metsavaht L, Rabello L, Mattos R, Martins S, editors. Tratado de cirurgia dermatológica, cosmiatria e laser: da Sociedade Brasileira de Dermatologia. 1st ed. Rio de Janeiro: Elsevier; 2012. p. 895–899.

[14] Sawchuk WS, Weber PJ, Lowy DR, Dzubow LM. Infectious papillomavirus in the vapor of warts treated with carbon dioxide laser or electrocoagulation: detection and protection. J Am Acad Dermatol. 1989;21(1):41–49.

[15] Sheinbein DS, Loeb RG. Laser surgery and fire hazards in ear, nose, and throat surgeries. Anesthesiol Clin. 2010;28(3):485–496.

[16] Slatkine M, Elman M. Conversion of aesthetic lasers and intense pulsed light sources into inherently eye-safe units. J Cosmet Laser Ther. 2003;5(3–4):175–181.

[17] Smalley PJ. Laser safety: risks, hazards, and control measures. Laser Ther. 2011;20(2):95–106.

[18] Smalley PJ, Goldman MP. Laser safety: regulations, standards and practice guidelines. In: Goldman MP, Fitzpatrick RE, editors. Cutaneous laser surgery: the art and science of selective photothermolysis. 2nd ed. St. Louis: Mosby Inc; 1998. p. 459–472.

[19] Thaysen-Petersen D, Bjerring P, Dierickx C, Nash JF, Town G, Haedersdal M. A systematic review of lightbased home-use devices for hair removal and considerations on human safety. J Eur Acad Dermatol Venereol. 2012;26(5):545–553.

[20] Town G, Ash C. Are home-use intense pulsed light (IPL) devices safe? Lasers Med Sci. 2010;25(6):773–780.

[21] Town G, Ash C, Dierickx C, Fritz K, Bjerring P, Haedersdal M. Guidelines on the safety of light-based home-use hair removal devices from the European society for laser dermatology. J Eur Acad Dermatol Venereol. 2012;26(7):799–811.

[22] Ulmer BC. The hazards of surgical smoke. AORN J. 2008;87(4):721–34.quiz 735–738

[23] Waldorf HA, Kauvar NB, Geronemus RG, Leffel DJ. Remote fire with the pulsed dye laser: risk and prevention. J Am Acad Dermatol. 1996;34(3):503–506.

第 23 章　个人应用激光的经验分享

Neal Varughese and David J. Goldberg

摘要

在过去的 30 年间，作者目睹了激光和能源技术的进步与创新。Anderson 和 Parrish 在 1983 年的开创性工作推动了这一发展。Anderson 和 Parrish 领导该行业开发出更精确的激光系统，从而使临床医生能够瞄准特定的靶色基，相邻组织损伤最小进而降低并发症的发生风险。1985 年，在作者完成皮肤病学培训后，可用的设备有限，其应用仅限于特定的客户。相对比，到 2015 年，日常消费者可以使用的一系列设备简直就是“奇迹”。不同疾病单一的最有效的治疗方式难以定义，如光损伤、痤疮瘢痕、黄褐斑和妊娠纹。以下概述了作者根据自己的临床实践和研究来治疗这些疾病的方法。

关键词

痤疮瘢痕、黄褐斑、光子嫩肤、妊娠纹、激光皮肤病学、射频、强脉冲光、半导体激光

目录

N. Varughese
Skin Laser and Surgery Specialists of New York and New Jersey, New York, NY, USA

D.J. Goldberg (✉)
Skin Laser and Surgery Specialists of New York and New Jersey, New York, NY, USA

Department of Dermatology, Icahn Mount Sinai School of Medicine, New York, NY, USA
e-mail: drdavidgoldberg@skinandlasers.com

M.C.A. Issa, B. Tamura (eds.), Lasers, Lights and Other Technologies, Clinical Approaches and Procedures in Cosmetic Dermatology 3, https://doi.org/10.1007/978-3-319-16799-2_39

1 光子嫩肤

光子嫩肤可以用来解决肤质、肤色和皮肤纹理，以及与光损伤相关的色素不均等问题。最初，唯一可用的激光设备是剥脱激光（CO_2 激光和 Er:YAG 激光），效果很好，但是其缺点是除了副作用较多和患者的停工期较长之外，还需要高水平的操作技术。随着新技术的发展，非剥脱设备发生了革命性的改变，它解决了导致表皮改善和真皮胶原重塑的光子嫩肤技术。这些设备包括血管激光、中红外激光、强脉冲光系统、射频设备和半导体激光（LED）技术。治疗后造成的表皮损伤可通过多种治疗方法来解决。在这种情况下，Q 开关激光，例如 KTP 激光（532nm）和红宝石激光（694nm）的波长是合适的。

作者用强脉冲光（IPL）治疗了许多患者（图 1-23-1）。IPL 包含 400~1200nm 的波长，通过靶向作用于血红蛋白和黑色素，可以同时治疗破碎的毛细血管和斑点状色素。通常，当作者将 IPL 治疗与辅助 LED 治疗相结合时，临床结果和患者满意度往往更令人印象深刻。研究已显示多种 LED 波长可改善伤口愈合并促进人体组织生长。随着这些技术的应用，需要谨慎对待有光敏性病史的患者或服用可增加光敏性风险药物的患者。

新的 IPL 设备非常安全，然而仍然有形成瘢痕和色素沉着的风险。临床患者，特别是肤色较深者，需要在进行治疗前使用脱色剂。在治疗深肤色皮肤分型的患者时，建议使用更长波长或更高截点滤波片，以及更长脉冲持续时间和更低的能量密度。另外，使用中红外激光（1064~1450nm）治疗是一种选择，因为当使用保守参数时，包括瘢痕形成和炎症后色素沉着在内的术后并发症很少发生。

另外，当另一种设备（即 KTP 激光，QS RUBY）与 IPL 结合使用时，作者会使用更保守的参数。理想的患者为 35~55 岁，轻度至中度光损伤。虽然早期迹象表明效果可能持续数年，但年轻的患者可能不会欣赏非剥脱表面重塑中获得的微妙改善。此外，患有严重光损伤和深度皱纹的老年患者可能需要采用更积极的外科手术和激光美容治疗。

2 黄褐斑

黄褐斑对皮肤外科医生提出了独特的挑战。目前的疗法包括局部用脱色剂、口服药物、化学换肤和光疗法治疗。尽管一些激光具有一定的潜力，但它们由于黄褐斑的短暂改善或快速复发而变得复杂。

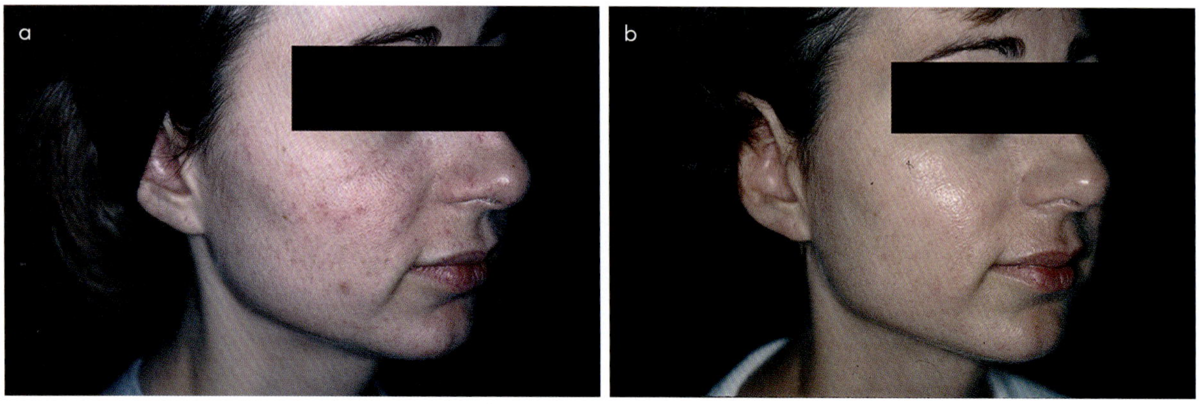

图 1-23-1 （a）IPL 治疗前。（b）治疗后

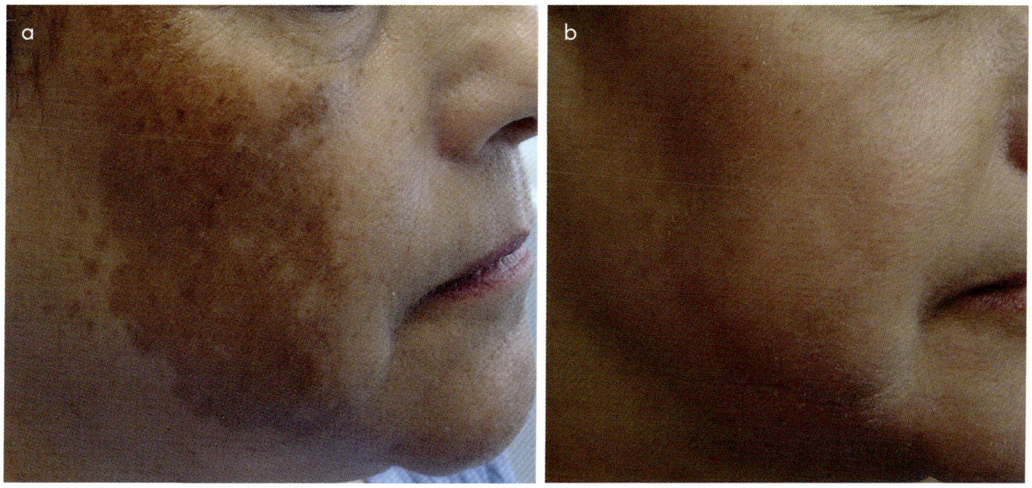

图 1-23-2 （a）黄褐斑治疗前。（b）治疗后

已表现出结果最一致的设备包括：IPL、Q 开关激光和皮秒 Nd:YAG 激光，以及非剥脱点阵激光（图 1-23-2）。

使用点阵激光可以使部分色素得到改善，但这种色素消退是暂时性的。低能量密度、长脉冲持续时间、高滤波片的 IPL 往往在黄褐斑治疗中具有更持久的效果，因为截点滤波片允许使用更长的波长来作用于更深的黑色素。作者将每种疗法与 LED 灯相结合，已经证明 LED 灯可以显著减少黑色素的产生和酪氨酸酶的表达。

在激光治疗前使用 4~8 周氢醌可减轻炎症后色素沉着，并可在激光治疗后作为维持治疗方法。

3 痤疮瘢痕

痤疮瘢痕是另一种治疗困难的皮肤病。我们发现深在的瘢痕对剥脱激光反应良好。对于不能耐受剥脱激光的患者，非剥脱激光和射频是显著改善痤疮瘢痕和皮肤纹理的设备（图 1-23-3）。

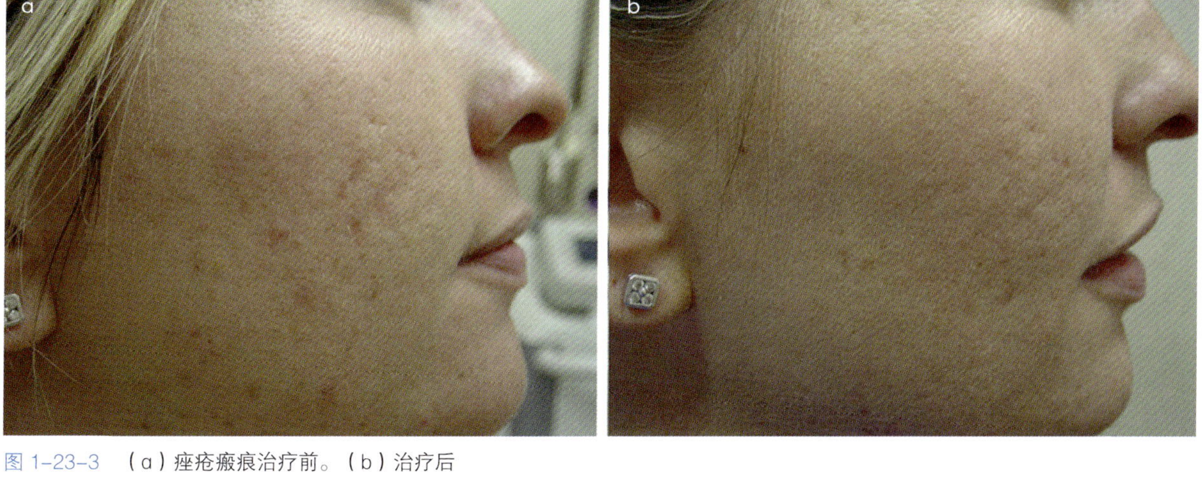

图 1-23-3 （a）痤疮瘢痕治疗前。（b）治疗后

在治疗深肤色皮肤分型的痤疮瘢痕时，在作者的实践经验中，射频设备起着重要的作用。炎症后色素沉着（PIH）可能是点阵激光治疗的并发症，可持续数月，特别是在皮肤类型Ⅳ ~ Ⅵ中。为了避免发生这种并发症，作者使用点阵双极射频设备，产生微弱的深层皮肤加热，以诱发皮肤损伤。随后会引起伤口愈合反应，从而刺激真皮胶原的重塑。与点阵激光的表面重建相比，虽然临床改善可能更小，但这种方法恢复很快，而且产生 PIH 的风险很低。

4 妊娠纹

在作者的职业生涯早期，局部外用维生素 A 类药物是治疗妊娠纹的“金标准”。然而，激光在治疗早期和晚期妊娠纹方面具有显著疗效。

在妊娠纹的早期阶段，皮肤改变的本质主要是炎症，因此它们出现的色素沉着从紫色到红色。尽管红色妊娠纹有多种治疗方法，但作者更喜欢对浅肤色皮肤分型使用长脉冲 532nm KTP 激光和 595nm 脉冲染料激光，对深肤色皮肤分型使用 1064nm Nd:YAG 激光。相反，陈旧的妊娠纹表现为色素减退和萎缩。我们发现准分子激光是恢复色素沉着的极好选择。重要的是要记住妊娠纹是“真皮瘢痕”。因此，IPL、点阵光热分解和射频设备都可以用来改善各种皮肤分型的妊娠纹。

5 总结

激光皮肤病学继续以惊人的速度在发展。30 年的临床实践导致作者在之前概述中提到的多数情况下具有自己特定的治疗方案。虽然目前存在多种治疗方案，但每种病症的确定性治疗仍然难以捉摸。在作者自己的临床实践中，作者发现当基于能量设备与局部或辅助治疗相结合时，通常会表现出最佳的效果。

6 参考文献

[1] Goldberg DJ. Full-face nonablative dermal remodeling with a 1,320 nm Nd: YAG laser. Dermatol Surg. 2000;26(10):915–918.

[2] Goldberg DJ, Sarradet D, Hussain M. 308-nm excimer laser treatment of mature hypopigmented striae. Dermatol Surg. 2003;29(6):596–599.

[3] Goldberg DJ, Berlin AL, Phelps R. Histologic and ultrastructural analysis of melasma after fractional resurfacing. Lasers Surg Med. 2008;40:134–138.

[4] Hu S, et al. Fractional resurfacing for the treatment of atrophic facial acne scars in Asian skin. Dermatol Surg. 2009;35(5):826–832.

[5] Ong MWS, Bashir SJ. Fractional laser resurfacing for acne scars: a review. Br J Dermatol. 2012;166(6):1160–1169.

[6] Pooja A, Rashmi S, Garg VK, Latika A. Lasers for treatment of melasma and post-inflammatory hyperpigmentation. J Cutan Aesthet Surg. 2012;5(2):93–103.

[7] Raulin C, Greve B, Grema H. IPL technology: a review. Lasers Surg Med. 2003;32(2):78–87.

[8] Rongsaard N, Rummaneethorn P. Comparison of a fractional bipolar radiofrequency device and a fractional erbium-doped glass 1,550-nm device for the treatment of atrophic acne scars: a randomized split-face clinical study. Dermatol Surg. 2014;40(1):14–21.

第二部分

光动力疗法

第 1 章 光动力疗法及其与光损伤性皮肤的关系

Beni Moreinas Grinblat

摘要

采用人工红光或蓝光的光动力疗法（PDT）是治疗光化性角化病和局部癌变的一种选择。在这一章中，我们提出了一种新的光动力疗法，是将自然光作为光源选择，这种方法被称为“日光光动力疗法”(DL-PDT)。对于浅表的光化性角化病，它是一种安全、有效的和几乎无痛的治疗方法，对于有多发病灶的患者而言是一种可供选择的治疗方法。

关键词

日光光动力疗法、光化性角化病、光动力疗法、红光、蓝光、光损伤、光子嫩肤

目录

B.M. Grinblat (✉)
Department of Dermatology, Hospital das Clínicas da Faculdade de Medicina da Universidade de São Paulo, São Paulo, Brazil
e-mail: bgrinblat@gmail.com

M.C.A. Issa, B. Tamura (eds.), Lasers, Lights and Other Technologies, Clinical Approaches and Procedures in Cosmetic Dermatology 3, https://doi.org/10.1007/978-3-319-16799-2_22

1 简介

将日光光动力疗法（DL-PDT）作为浅表的光化性角化病治疗方法的选择是由 Wiegell 于 2006 年提出的，自那以后，有一些研究成果在世界各地陆续发表。DL-PDT 的原理与传统 PDT 相似，即光敏剂的激活导致活性氧的形成和细胞的死亡。大部分的 DL-PDT 研究都是使用甲基氨基酮戊酸（MAL）作为光敏剂进行的，MAL 是细胞内转化为原卟啉（Pp Ⅸ）的前体药物。

原卟啉可被可见光激活，在 DL-PDT 中即是靠自然光谱中的可见光来激活原卟啉。DL-PDT 被用于治疗浅表光化性角化病（Ⅰ级和Ⅱ级，Olsen 提出的建议），主要用于头皮和 / 或面部多发病灶的患者。除了治疗光化性角化病（AK），DL-PDT 似乎还能改善其他方面的光损伤，比如细纹和色素沉着。

2 日光光动力疗法

2.1 术前准备

PDT 治疗前无须特殊的准备。患者应坚持每天使用防晒霜。

2.2 治疗方案

基于多项研究和国际共识，人们制定了 DL-PDT 方案（图 2-1-1）。

（1）第一步是皮肤准备，目的是去除皮肤的鳞屑和痂皮，使皮肤表面变得粗糙从而增强 MAL 的皮肤渗透力。最常用的方法是对治疗区皮肤行刮除术，但也有其他的选择，如采用研磨垫轻微磨削和微晶磨削术，也可以使用微针和剥脱激光器，但应谨慎，宜使用温和的治疗参数。

（2）在皮肤准备之前或之后，须在整个治疗区域涂抹有机防晒霜，须用防晒霜（SPF 30）阻挡紫外线辐射，可防止日光暴露 2h 期间的晒伤。

（3）为了只阻挡紫外线而不是阻挡激活 PpⅨ所需要的可见光，就必须使用化学防晒霜，禁止使用含有氧化锌或二氧化钛等物理滤光剂的防晒霜，因为它们会反射一些可见光，就可能会减少白天可见光对 PpⅨ的激活。

（4）皮肤准备 / 涂抹防晒霜 15min 后即可使用光敏剂，建议在整个治疗区域涂抹薄层光敏剂，而在 AK 上应采用厚层涂抹。如前所述，大多数已发表的研究都是以 MAL 作为光敏剂的，不推荐 MAL 进行封

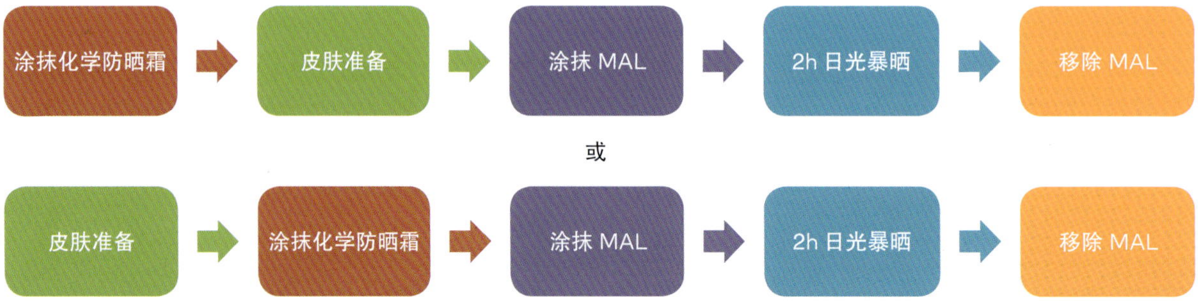

图 2-1-1 应用 MAL 作为光敏剂的 DL-PDT 治疗流程

包使用。通常情况下，1~2g 的 MAL 就足够治疗整个面部了。

（5）涂抹 MAL 30min 后，患者须暴露于日光下 120min，必须待在户外，但也可以待在阴影下。在巴西这一过程可以在全年甚至在冬天进行。建议避免在多云的天气下进行治疗，尤其是下雨天。

（6）在光照（日光照射 2h）后将 MAL 被移除，患者在当天余下的时间里须避免阳光暴晒。

2.3 术后护理

治疗后的红斑通常较轻，不建议常规局部使用类固醇激素。患者应该坚持每天使用防晒霜，并且建议使用保湿霜。

3 副作用

DL-PDT 通常不痛，治疗后的红斑通常较轻，水疱和结痂非常罕见。

4 讨论

在不同国家发表的关于 DL-PDT 的一些研究中表明，DL-PDT 治疗 AK 与传统的 MAL-PDT 方法相比疗效相似。DL-PDT 的主要优势有：

（1）大面积（面部和头皮）治疗的可行性。

（2）治疗过程中无须使用器械。

（3）DL-PDT 治疗几乎无痛。

传统的光动力疗法中，疼痛可能是剧烈的。当有大量 PpⅨ进入细胞时疼痛就会发生，而 DL-PDT 则不会出现这种情况。在 DL-PDT 处理过程中，只是少量卟啉持续活化，细胞内并没有 PpⅨ的积聚。

在澳大利亚的一项研究中，将 DL-PDT 与传统 PDT 进行比较，临床疗效相似。但是，大多数患者认为 DL-PDT 的疼痛要轻得多，因此大多数患者更愿意选择 DL-PDT。

澳大利亚的一项研究在晴天或阴天进行 DL-PDT 时也得到了类似的结果，而巴西的一项研究中即使在冬季进行 DL-PDT 也得到了良好的效果。拉丁美洲共识建议在舒适的温度下进行 2h 的日光照射。

大多数的研究者认为 DL-PDT 治疗一次就足够了，但有时需要再次进行治疗，研究者们建议间隔 3 个月进行第二次治疗。根据我们的经验，严重光损伤的患者需要不止一次的治疗。

DL-DPT 通常适用于多发性浅表 AK（Ⅰ型和Ⅱ型）的患者，DL-PDT 可治疗整个区域，可视为一种“区域性癌化的治疗”。

2016 年，Philippi-dormston 及其同事发表了一篇关于 DL-PDT 治疗“区域性癌化”的研究文献，他们将具有光损伤和 AK 的区域定义为“区域性癌化”。那些研究者们认为 DL-PDT 治疗是有效的，并且可以防止在光损伤皮肤中出现新的 AK 病变。

我们观察到，仅使用 1 次日光照射 2 h 的 MAL-DLPDT 治疗后，患者 AK 皮损数量减少，光损伤皮肤（皮肤纹理和色素沉着）有改善（图 2-1-2、图 2-1-3）。

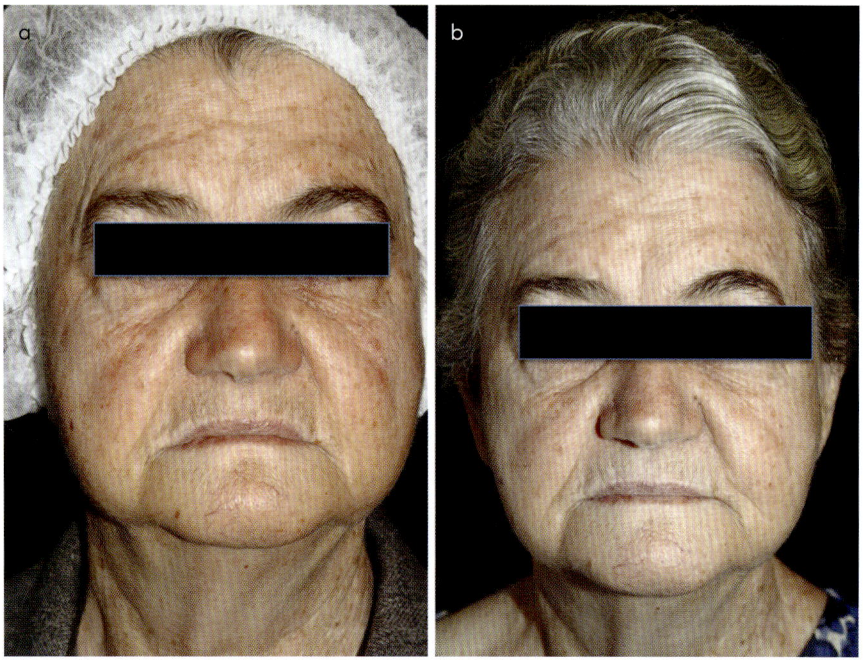

图 2-1-2 （a、b）一次 MAL-DLPDT 治疗前后对比照片

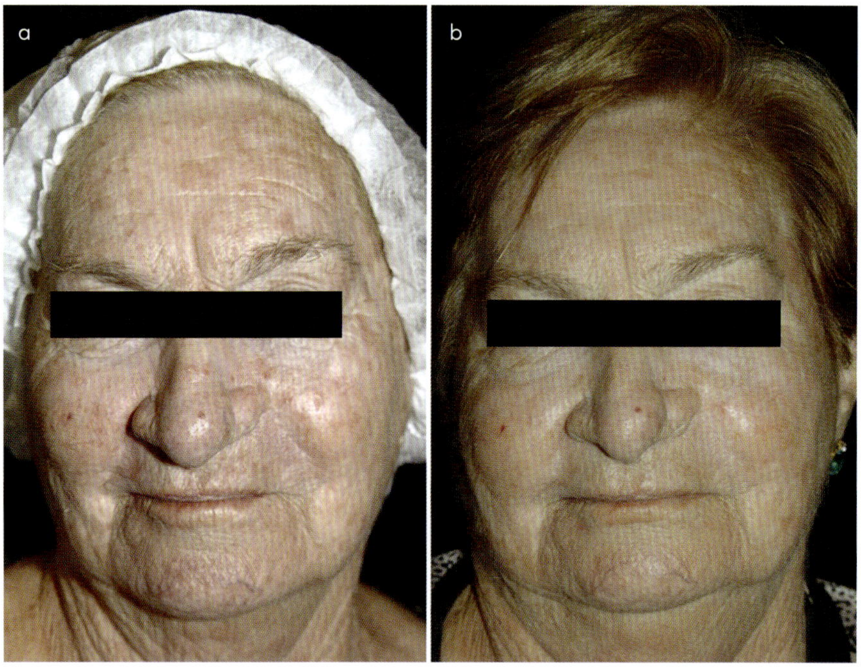

图 2-1-3 （a、b）一次 MAL-DLPDT 治疗前后对比照片

5 DL-PDT 光子嫩肤

除了治疗多发性 AK 外，DL-PDT 似乎还可改善光损伤的其他方面。

Kohl 和他的同事发表了一项关于光动力光子嫩肤的研究结果。研究者通过传统 PDT 治疗联合 IPL、蓝光和红光照射发现，患者色素沉着、细纹和皮肤紧致有所改善。Issa 及其同事发现，传统 PDT 治疗可诱导皮肤重塑、真皮金属蛋白酶 9 和 I 型胶原的表达增加。Issa 及其同事还发现传统 MAL-PDT 治疗后，胶原蛋白增加、弹性纤维减少。

2015年一个专家小组发表的文章表明，常规PDT治疗后除了能清除和预防AK外，大多数患者皮肤纹理（触觉粗糙度）、肤色苍白、皱纹、色素沉着斑、面部红斑和弹性组织变性都有改善。

文献中没有关于DL-PDT结合光子嫩肤治疗的任何临床数据，我们的经验显示，经过DL-PDT治疗的患者皮肤纹理有所改善。如前所述，已有数篇关于传统PDT后进行光子嫩肤治疗的研究论文发表，根据我们的经验，我们能观察到DL-PDT治疗后细小皱纹有改善，但改善程度比常规PDT的治疗要低一些。根据一些研究者的观点，对于应用以往的年轻化方法治疗区域性光化性损伤而言，日光光动力疗法可作为一种补充疗法和便捷治疗之选。

6 结论

DL-PDT是安全、有效、几乎无痛的，可认为是多发性和浅表型AK的一线治疗选择。除了有AK皮损的良好治愈率外，在皮肤质地、色素沉着、细小纹理方面也有一定疗效。

7 总结

- DL-PDT是浅表型AK的一种治疗选择。
- DL-PDT保持了以往常规PDT对AK的疗效。
- DL-PDT几乎是无痛的，与传统的PDT相比红斑和水肿非常轻微。
- 在使用光敏剂之前，建议先使用化学防晒霜。
- DL-PDT似乎可改善光损伤的征象。

8 参考文献

[1] Gilaberte Y, Aguilar M, Almagro M, Correia O, Guillén C, Harto A, Pérez-García B, Pérez-Pérez L, Redondo P, Sánchez-Carpintero I, Serra-Guillén C, Valladares LM. Spanish-Portuguese consensus statement on use of daylight-mediated photodynamic therapy with methyl aminolevulinate in the treatment of actinic keratosis. Actas Dermosifiliogr. 2015;106(8):623–631.

[2] Grinblat B, Galimberti G, Chouela E, Sanclemente G, Lopez M, Alcala D, Torezan L, Pantoja G. Daylightmediated photodynamic therapy for actinic damage in Latin America: consensus recommendations. Photodermatol Photoimmunol Photomed. 2016;32(2):81–87.

[3] Grinblat BM, Festa Neto C, Sanches Jr JA, Szeimies RM, Oliveira AP, Torezan LA. Daylight photodynamic therapy for actinic keratoses in São Paulo, Brazil. Photodermatol Photoimmunol Photomed. 2015b;31:54–56.

[4] Grinblat BM, Galimberti G, Pantoja G, Sanclemente G, Lopez M, Alcala D, Torezan L, Kerob D, Pascual T, Chouela E. Feasibility of daylight-mediated photodynamic therapy for actinic keratosis throughout the year in Central and South America: a meteorological study. Int J Dermatol. 2016;55(9):e488–e493.

[5] Issa MC, Piñeiro-Maceira J, Farias RE, Pureza M, Raggio Luiz R, Manela-Azulay M. Immunohistochemical expression of matrix metalloproteinases in photodamaged skin by photodynamic therapy. Br J Dermatol. 2009;161(3):647–653.

[6] Issa MC, Piñeiro-Maceira J, Vieira MT, Olej B, Mandarimde- Lacerda CA, Luiz RR, Manela-Azulay M. Photorejuvenation with topical methyl aminolevulinate and red light: a randomized, prospective, clinical, histopathologic, and morphometric study. Dermatol Surg. 2010;36(1):39–48.

[7] Kohl E, Torezan LA, Landthaler M, Szeimies RM. Aesthetic effects of topical photodynamic therapy. J Eur Acad Dermatol Venereol. 2010;24(11):1261–1269.

[8] Morton CA, Wulf HC, Szeimies RM, Gilaberte Y, Basset- Seguin N, Sotiriou E, Piaserico S, Hunger RE, Baharlou S, Sidoroff A, Braathen LR. Practical approach to the use of daylight photodynamic therapy with topical methyl aminolevulinate for actinic keratosis: a European consensus. J Eur Acad Dermatol Venereol. 2015;29(9):1718–1723.

[9] Olsen EA, Abernethy ML, Kulp-Shorten C, Callen JP, Glazer SD, Huntley A, McCray M, Monroe AB, Tschen E, Wolf Jr JE. A double-blind, vehicle-controlled study evaluating masoprocol cream in the treatment of actinic keratoses on the head and neck. J Am Acad Dermatol. 1991;24:738–743.

[10] Philipp-Dormston WG, Sanclemente G, Torezan L, Tretti Clementoni M, Le Pillouer-Prost A, Cartier H, Szeimies RM, Bjerring P. Daylight photodynamic therapy with MAL cream for large-scale photodamaged skin based on the concept of 'actinic field damage': recommendations of an international expert group. J Eur Acad Dermatol Venereol. 2016;30(1):8–15.

[11] Rubel DM, Spelman L, Murrell DF, See JA, Hewitt D, Foley P, Bosc C, Kerob D, Kerrouche N, Wulf HC, Shumack S. Daylight PDT with MAL cream as a convenient, similarly effective, nearly painless alternative to conventional PDT in actinic keratosis treatment: a randomised controlled trial. Br J Dermatol. 2014;171:1164–1171.

[12] Wiegell SR, Haedersdal M, Philipsen PA, Eriksen P, Enk CD, Wulf HC. Continuous activation of PpIX by daylight is as effective as and less painful than conventional photodynamic therapy for actinic keratoses; a randomized, controlled, single-blinded study. Br J Dermatol. 2008;158:740–746.

第2章　光化性唇炎：功效和美容效果

Marco Antônio de Oliveira

摘要

光化性唇炎（AC）是一种由于长期暴露于阳光下引起的常见疾病，是唇部的癌前病变。AC有发展为鳞状细胞癌（SCC）和转移的风险。AC引起的唇鳞状细胞癌比皮肤型更容易发生转移，前者的转移率在3%~20%之间，是最常见的口腔恶性肿瘤。AC尤其好发于皮肤苍白、下唇色素较浅的个体。5年总生存率低于75%。治疗是较为困难的，因为外科治疗可能有显著的副作用，而微创的方法可能没有那么有效。鉴于该病的恶性性质，应保持高度的临床警惕。我们强调需要定期随访，做严格的临床检查和准确的病理分析。本章将讨论应用甲基氨基酮戊酸和5-氨基酮戊酸光动力疗法（PDT）的疗效、应用时间、皮肤准备技术、疼痛、美容效果和患者满意度。

关键词

光化性唇炎、日光性唇炎、光动力疗法、5-氨基酮戊酸、甲基氨基酮戊酸、唇癌、鳞状细胞癌

目录

M.A. de Oliveira (✉)
A. C. Camargo Cancer Center, São Paulo, Brazil
e-mail: m.oliveira@jkdermatologia.com.br; dr.mao@uol.com.br

M.C.A. Issa, B. Tamura (eds.), Lasers, Lights and Other Technologies, Clinical Approaches and Procedures in Cosmetic Dermatology 3, https://doi.org/10.1007/978-3-319-16799-2_23

1 简介

3 位皮肤科医生的研究和追踪让我们开始了解光化性唇炎的本质，这 3 位皮肤科医生分别是 1896 年的 Dubreuilh、1926 年的 Freudenthal 和 1896 年的 Sutton Jr. 。光化性唇炎是一种非常常见的唇部疾病，这种不祥的癌症前兆特发于下唇，好发于长期受阳光暴晒以及经常进行户外活动的人群如渔民、农民、海滩工人、高尔夫球手。

表 2-2-1 光化性唇炎各危险因素之间的关系

主要危险因素
遗传倾向
皮肤色素沉着
紫外线照射史
次要危险因素
吸烟
酗酒
器官移植
盘状狼疮
慢性瘢痕
口腔卫生不良

基础概念

光化性唇炎，或称日光性唇炎，临床定义的描述由重而轻为严重的恶性病变到相对较轻的嘴唇日光损伤，属日光剂量依赖性的疾病（表 2-2-1）。累积超过 5~20 年的紫外线照射，免疫状态（器官移植），年龄，遗传易感性（着色性干皮病、迟发性皮肤卟啉病、眼皮肤白化病），药物（伏立康唑），地理纬度（接近赤道的国家）和使用唇部保护（唇膏、唇防晒霜）都是影响因素，还有其他影响因素如吸烟、喝酒、口腔卫生不良、盘状红斑狼疮等可致慢性瘢痕形成（表 2-2-1）。

光化性角化病向最常见的唇癌即鳞状细胞癌（SCC）转化的确切转化率尚不清楚，但其相对风险要高出 2.5 倍。然而，鳞状细胞癌是最常见的口腔癌和头颈部恶性肿瘤，在美国的发病率为每 100 000 人中有 1.8 人。SCC 由于进展缓慢，被认为是一种低侵袭性、预后较好的疾病。据估计，SCC 中 89% 发生在下唇，3% 发生在上唇，8% 发生在口角。

当早期做出诊断时，治愈率达 80% ~90%，死亡率在 10% ~15%之间。转移率在 3%~20% 之间，在发生转移的病例中，5 年的平均存活率下降至 25%。

如前所述，AC 多发生在下唇。有两种形式，急性症状在老年人中不太常见，常发生在长时间的阳光照射后，水肿和发红是最轻微的症状，严重充血、皲裂和溃疡是最严重的症状。有时在朱红色唇部边缘会出现小水疱。这些小水疱破裂引起浅表糜烂，愈合的时间从几天到几周不等。

慢性的 AC 通常表现为轻微鳞屑，累及整个下唇直至口角部位，皮损一年四季都有。鳞屑并不总是均匀的，有些区域可能比其他区域呈现更为严重的角化过度现象。黏膜白斑是一种常见的表现，用戴着手套的手指进行触诊时有粗糙的感觉。

皮肤颜色可能呈现灰白色或棕色的变化，朱红色唇缘失去了通常的柔软性，这可以通过标记皮肤褶皱的外观来进行评估。这些皱纹彼此平行，并且垂直于唇的长轴。

AC 的鉴别诊断（表 2-2-2）包括肿瘤、炎症、湿疹样和光敏性皮肤病，以及一些罕见但重要的疾病。

评价紫外线照射引起的下唇病变可能很难，因为临床方面通常与显微镜下上皮改变的严重程度不相符。当唇部界线清楚的区域出现临床症状时，此时组织学变化最严重。

然而，AC 经常表现为沿朱红色唇的弥漫性和边界不清楚的改变，在这些情况下选择合适的区域做活检切口可能是具有挑战性的。癌变转化通常以光化区的硬化、浸润或溃疡为特征。有时需要进行两次或更多次活检。

目前，反射共聚焦显微镜似乎是光化性唇炎的一个有前景的诊断工具，因为它可以在体和实时进行无创评估。

光化性唇炎的治疗可以缓解症状、改善外观，但更重要的是，可以防止往鳞状细胞癌的发展。

迄今为止，光化性唇炎最确切的治疗方法是用外科手术刀进行朱红唇切除，其次是 CO_2 激光治疗。治疗光化性唇炎有多种选择，然而，这些选项经常会有致残的副作用。

许多手段已被用于光化性唇炎的治疗，如表 2-2-3 所示。

光化性唇炎的治疗方法多种多样，每种治疗方法都有明显的优缺点。虽然每种治疗方法都有不同的潜在副作用，但在门诊环境中可以安全地进行各种治疗。其中一些方法需要凭借操作人员的专业知识来执行。

无论选择何种治疗方法，光化性唇炎都可能复发。治疗光化性唇炎的有效方法很多，每种方法都有其固有的风险、优点和可预期的后遗症。在做治疗选择时，患者年龄、并发症、心理健康、既往癌症和免疫抑制等状况都应予以考虑。关于病变部位，应考虑是单发病变还是多发病变、局限、扩展、硬化以及溃疡病灶。孤立和边界清晰的病灶可以用破坏性方法进行治疗，如冷冻手术、磨削、电干燥和刮除术以及激光等。而大面积的皮损可以用双氯芬酸凝胶、5- 氟尿嘧啶乳膏、咪喹莫特乳膏、CO_2 激光、皮肤磨削术、巨大戟醇甲基丁烯酸酯凝胶、光动力疗法、外科手术或三氯乙酸剥脱术等进行治疗，如表 2-2-3 所示。

光动力疗法可用于治疗局部或累及全唇的病灶。

表 2-2-2　光化性唇炎的鉴别诊断

鳞状细胞癌
无色素性黑色素瘤
盘状红斑狼疮
口腔扁平苔藓
转移性癌
浆细胞性唇炎
腺性唇炎
口角炎
肉芽肿性唇炎
唇部湿疹
营养性唇裂
光化性痒疹唇炎
人工唇炎
坏死性涎腺化生
Sweet 综合征

表 2-2-3　光化性唇炎的治疗

使用 3% 双氯芬酸凝胶
使用 5% 5- 氟尿嘧啶乳膏
使用 5% 咪喹莫特乳膏
使用 CO_2 激光
冷冻手术
皮肤磨削术
电干燥和刮除术
铒激光
巨大戟醇甲基丁烯酸酯凝胶
外科手术（手术刀切除、朱红唇切除、Mohs 显微外科手术）
三氯乙酸剥脱术

2 光动力疗法

2.1 PDT 的作用机制

光动力疗法已成为治疗上皮性皮肤肿瘤的一种方法，在皮肤光化性角化病、浅表基底细胞癌和 Bowen 病中显示出高疗效和高满意度。对于光化性唇炎，光动力疗法被认为是一种相对较新的标签外治疗选择。

PDT 的优点在于其高效率和耐受性，以及良好的美容效果。由于嘴唇是美容敏感部位，所以治疗光化性唇炎必须考虑美容效果。

尽管如此，PDT 治疗光化性唇炎还不常见：只有少数系列病例和研究报道了这种治疗方式对光化性唇炎的适用性和有效性。在大多数病例中，仅通过临床评估来评价治疗效果。

2.2 PDT 的适应证和禁忌证

光化性唇炎中 PDT 的标签外临床适应证总体上很少，并且是基于个别病例报道或少数的系列病例，以及纳入了针对少量患者进行短期随访的一些随机临床试验。

所有的研究者都认为 PDT 疗法的美容效果很好，从耐受性角度来讲大多数患者是可以接受的。在一项研究中，研究人员认为 81.8% 的患者美容效果良好。

如果只考虑美容效果，研究者们观察到了 PDT 疗法比传统疗法具有更好的美容效果。

溃疡、结节、萎缩、出血、界线模糊和容易破溃（尤其是皮肤伸展时）提示有恶变的可能，此时须强制性地进行皮肤活检，在组织病理学阐明良性之前应避免进行 PDT 治疗。

所有的论文都是没有进行严格对照的描述性系列研究论文，应考虑到存在有利于报道者和出版者的偏向性结论。另外，研究者采用了不同的治疗参数，随访时间差异也较大。临床反应采用非盲法的主观评估也会有失偏颇。只有一半受试者的治愈效果经过了组织学的证实。

此外，这些研究结果通常基于无控制参数的视觉评估，如组织病理学和 / 或无创成像检测。

这些因素导致临床反应和组织学治愈率研究数据差异很大，需要进行长期随访的随机对照试验来评估光化性唇炎对 PDT 疗法的临床和组织学反应，还需要更多的研究来确定最佳的治疗疗程和技术方法。

2.3 PDT 的用法和剂量

PDT 是一种无创、精确定向的治疗方法。患者要做好 PDT 治疗前的准备工作，先轻轻去除嘴唇上的鳞片和痂皮（图 2–2–1）。PDT 方案中涉及局部应用光敏剂，最常见的是在唇上涂抹 20% 的氨基酮戊酸（ALA）或 16% 的甲基氨基酮戊酸（MAL）（图 2–2–2），将该区域进行封包（图 2–2–3、图 2–2–4），预先设定时间 3h，之后应用可见光照射（通常是红光或蓝光），光照后即可随之激发活性氧的产生，进而导致局部组织破坏。

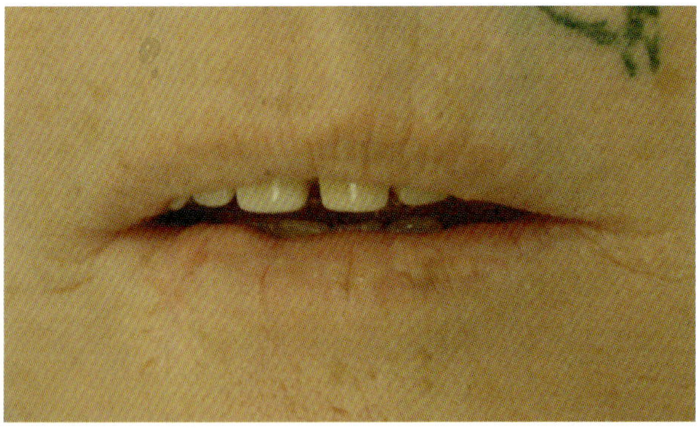

图 2–2–1 下唇部光化性唇炎

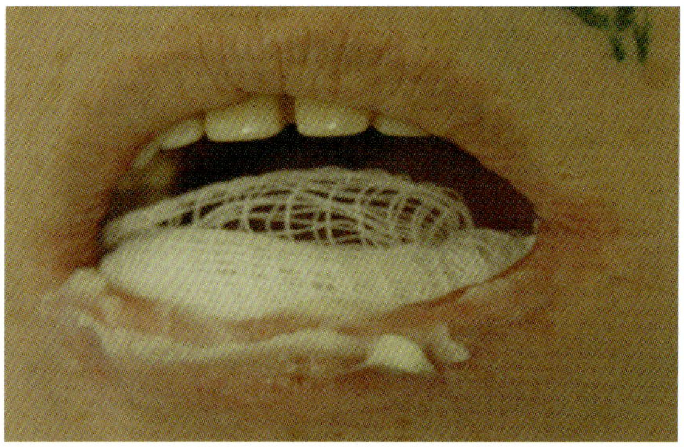

图 2–2–2 下唇部 MAL 的使用

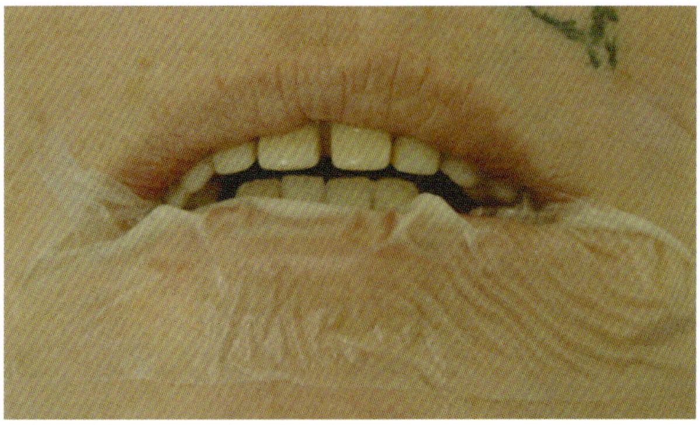

图 2–2–3 下唇部采用胶布将 MAL 封包

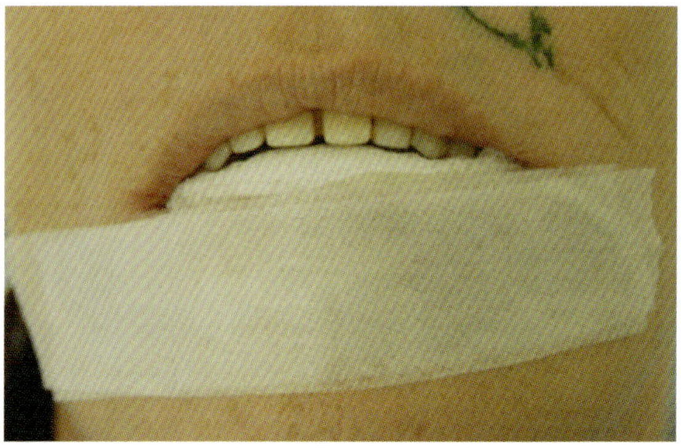

图 2–2–4 遮光保护 3h

日光光动力疗法（DL-PDT）是一种新的模式，在这种模式中，局部光敏剂的激活是由暴露在自然日光下而引起的，而不需要进行预先封包。在对12名患者进行的两项研究中，DL-PDT显示出可降低疼痛的优点。

目前还没有具体的数据可以确切解释光动力学疗法治疗对于嘴唇的美容效果。在我们的经验中，我们观察到整个唇部的年轻化效果（图2-2-5、图2-2-6），朱红色过渡界线清晰，上皮柔软且薄，脱皮减少。

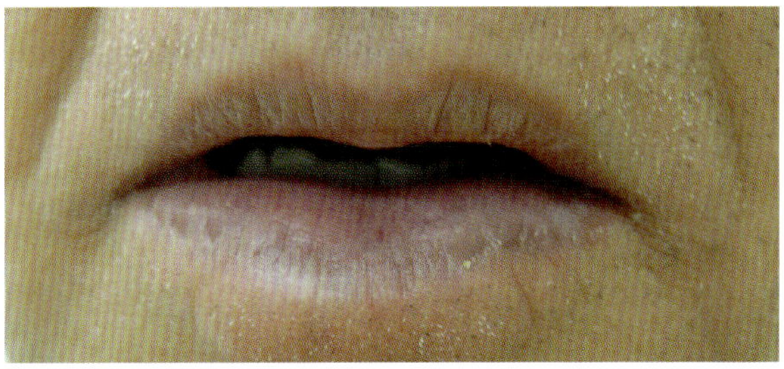
图2-2-5　下唇部光动力治疗前

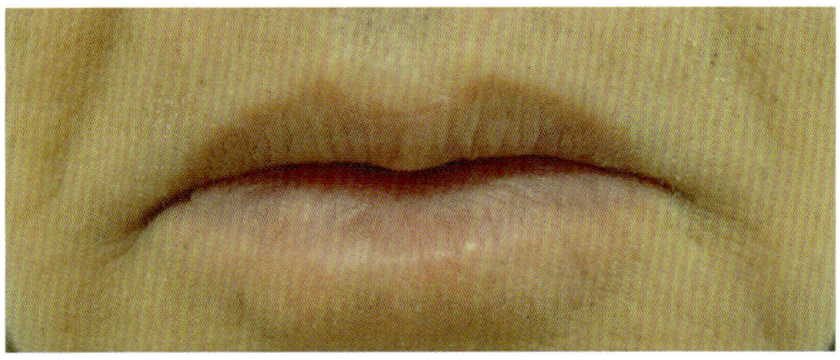
图2-2-6　下唇部光动力治疗后

2.4 PDT的副作用和管理

光照过程中可有不同程度的疼痛和灼烧感，可出现水肿、红斑、水疱、出血性结痂、瘙痒、糜烂、感觉异常、脱屑、轻微干燥。这些反应在治疗后5~14天得到缓解，降温和干燥有助于控制疼痛。PDT治疗启动后可选择性地破坏不健康的组织、增加局部免疫反应，短期治疗的优点是红斑反应最轻，瘢痕风险减少，皮肤上皮得到更新。

传统PDT治疗光化性唇炎已在许多出版物中报道过，临床和组织学治愈率在47%~100%之间。这种疗效上的巨大差异可以部分解释为不同的研究设计，包括生物学治疗终点、光源和随访时间的差异，尽管观察到了临床效果，但重要的是需记住其组织学复发率明显较高。由于唾液稀释和黏膜上皮与皮肤相比再生迅速的原因，导致光敏剂摄入不足可能导致疗效降低。PDT提供了一种有前景的治疗选择，其术后美容效果良好，将来需要开展进一步研究。

3 作者的经验

在所有的光化性唇炎治疗前，作者都要进行唇部活检。治疗部位可能只是孤立的病灶，也有可能是整个嘴唇。当选择光动力疗法时，要仔细刮除嘴唇上的结痂和鳞屑，在整个嘴唇上涂上一层1mm厚的甲基氨基酮戊酸乳膏，将棉卷置于牙龈过渡处，用绷带封包嘴唇3h，取出乳膏后，用37J/cm^{2}红光（635 nm）照射皮损部位。两次治疗间隔时间为1周。

4 结论

唇炎是一种累及嘴唇的慢性癌前病变，未治疗的病变可能转变为鳞状细胞癌，治疗方法可以是消融、手术和局部治疗。光动力疗法是光化性唇炎的一种局灶性和区域导向性的治疗方法。美容结果和治疗结果提示光动力疗法可能与其他疗法的疗效相当，疼痛和高昂的成本有时会使这种方法难以开展。然而，通过优化治疗参数来提高PDT的疗效仍然是必要的。

5 总结

- 与光化性角化病相比，光化性唇炎向鳞状细胞癌确切转化的相对风险要高 2.5 倍。
- 光化性唇炎的治疗结果应能缓解症状，改善美容外观。但更重要的是预防其向鳞状细胞癌转化。
- 由于嘴唇是一个美容敏感部位，光化性唇炎的 PDT 治疗必须考虑美容效果。
- PDT 的优势在于治疗时间短、产生轻度到中度影响美容的副作用，并将患者的不适感降至最低。

6 交叉引用

- ▸ Daylight Photodynamic Therapy and Its Relation to Photodamaged Skin
- ▸ Photodynamic Therapy for Photodamaged Skin
- ▸ Transepidermal Drug Delivery and Photodynamic Therapy

7 参考文献

[1] Alexiades-Armenakas M. Aminolevulinic acid photodynamic therapy for actinic keratoses/actinic cheilitis/acne: vascular lasers. Dermatol Clin. 2007;25:25–33.

[2] Barrado Solís N, Molés Poveda P, Lloret Ruiz C, Pont Sanjuan V, Velasco Pastor M, Quecedo Estébanez E, et al. Ingenol mebutate gel treatment for actinic cheilitis: report of four cases. Dermatol Ther. 2015;28:79–82. doi:10.1111/dth.12188.

[3] Calzavara-Pinton PG, Rossi MT, Sala R. Italian Group For Photodynamic Therapy. A retrospective analysis of real-life practice of off-label photodynamic therapy using methyl aminolevulinate (MAL-PDT) in 20 Italian dermatology departments. Part 2: oncologic and infectious indications. Photochem Photobiol Sci. 2013;12:158–165. doi:10.1039/c2pp25125f.

[4] Castaño E, Comunión A, Arias D, Miñano R, Romero A, Borbujo J. Tratamiento de queilitis actínicas con terapia fotodin^amica. Actas Dermosifiliogr. 2009;100:895–898.

[5] Choi SH, Kim KH, Song KH. Efficacy of ablative fractional laser-assisted photodynamic therapy for the treatment of actinic cheilitis: 12-month follow-up results of a prospective, randomized, comparative trial. Br J Dermatol. 2015;173:184–191. doi:10.1111/bjd.13542.

[6] Dufresne Jr RG, Curlin MU. Actinic cheilitis. A treatment review. Dermatol Surg. 1997;23:15–21.

[7] Dufresne Jr RG, Cruz AP, Zeikus P, Perlis C, Jellinek NJ. Dermabrasion for actinic cheilitis. Dermatol Surg. 2008;34:848–850. doi:10.1111/j.1524-4725.2008.34160.x.

[8] Fai D, Romanello E, Brumana MB, Fai C, Vena GA, Cassano N, et al. Daylight photodynamic therapy with methyl-aminolevulinate for the treatment of actinic cheilitis. Dermatol Ther. 2015;28:355–368. doi:10.1111/dth.12258.

[9] Heaphy Jr MR, Ackerman AB. The nature of solar keratosis: a critical review in historical perspective. J Am Acad Dermatol. 2000;43:138–150.

[10] Jadotte YT, Schwartz RA. Solar cheilosis: an ominous precursor: part I. Diagnostic insights. J Am Acad Dermatol. 2012a;66:173–184. doi:10.1016/j. jaad.2011.09.040. quiz 185–186.

[11] Jadotte YT, Schwartz RA. Solar cheilosis: an ominous precursor part II. Therapeutic perspectives. J Am Acad Dermatol. 2012b;66:187–198. doi:10.1016/j. jaad.2011.09.039. quiz 199–200.

[12] Kim SK, Song HS, Kim YC. Topical photodynamic therapy may not be effective for actinic cheilitis despite repeated treatments. Eur J Dermatol. 2013;23:917–918. doi:10.1684/ejd.2013.2199.

[13] Kodama M, Watanabe D, Akita Y, Tamada Y, Matsumoto Y. Photodynamic therapy for the treatment of actinic cheilitis. Photodermatol Photoimmunol Photomed. 2007;23:209–210.

[14] Kwon NH, Kim SY, Kim GM. A case of metastatic squamous cell carcinoma arising from actinic cheilitis. Ann Dermatol. 2011;23:101–103. doi:10.5021/ ad.2011.23.1.101.

[15] Levi A, Wulf HC, Enk CD. Two cases of actinic cheilitis responsive to daylight-activated photodynamic therapy (DA-PDT). Photodermatol Photoimmunol Photomed. 2013;29:268–271. doi:10.1111/phpp.12057.

[16] Lim GF, Cusack CA, Kist JM. Perioral lesions and dermatoses. Dent Clin N Am. 2014;58:401–435. doi:10.1016/ j.cden.2013.12.009.

[17] Lima Gda S, Silva GF, Gomes AP, de Araújo LM, Salum FG. Diclofenac in hyaluronic acid gel: an alternative treatment for actinic cheilitis. J Appl Oral Sci. 2010;18:533–537.

[18] Lucena EES, Costa DCB, Silveira EJD, Lima KC. Prevalence and factors associated to actinic cheilitis in beach workers. Oral Dis. 2012;18:575–579. doi:10.1111/j.1601-0825.2012.01910.x.

[19] Martins-Filho PRS, Silva LCP, Piva MR. The prevalence of actinic cheilitis in farmers in a semi-arid northeastern region of Brazil. Int J Dermatol. 2011;50:1109–1114. doi:10.1111/j.1365-4632.2010.04802.x.

[20] Morton CA, McKenna KE, Rhodes LE. British Association of Dermatologists Therapy Guidelines and Audit Subcommittee and the British Photodermatology Group. Guidelines for topical photodynamic therapy: update. Br J Dermatol. 2008;159:1245–1266. doi:10.1111/j.1365-2133.2008.08882.x.

[21] Nelson CG, Spencer J, Nelson Jr CG. A single-arm, openlabel efficacy and tolerability study of diclofenac sodium 3% gel for the treatment of actinic keratosis of the upper and lower lip. J Drugs Dermatol. 2007;6 (7):712–717.

[22] Nico MM, Rivitti EA, Lourenço SV. Actinic cheilitis: histologic study of the entire vermilion and comparison with previous biopsy. J Cutan Pathol. 2007;34:309–314.

[23] Picascia DD, Robinson JK. Actinic cheilitis: a review of the etiology, differencial diagnosis and treatment. J Am Acad Dermatol. 1987;17:255–264.

[24] Ribeiro AO, Silva LCF, Martins-Filho PRS. Prevalence of the risk factors for actinic cheilitis in Brazilian fishermen and women. Int J Dermatol. 2014;53:1370–1376. doi:10.1111/ijd.12526.

[25] Robinson JK. Actinic cheilitis. A prospective study comparing four treatment methods. Arch Otolaryngol Head Neck Surg. 1989;115:848–852.

[26] Rogers 3rd RS, Bekic M. Diseases of the lip. Semin Cutan Med Surg. 1997;16:328–336.

[27] Rossi R, Assad GB, Buggiani G, Lotti T. Photodynamic therapy: treatment of choice for actinic cheilitis? Dermatol Ther. 2008;21:412–415. doi:10.1111/j.1529- 8019.2008.00224.x.

[28] Samimi M. Chéilites: orientation diagnostique et traitement. Presse Med. 2016;45:240–250. doi:10.1016/j.lpm.2015.09.024.

[29] Savage NW, McKay C, Faulkner C. Actinic cheilitis in dental practice. Aust Dent J. 2010;55(Suppl 1):78–84. doi:10.1111/j.1834-7819.2010.01202.x.

[30] Shah AY, Doherty SD, Rosen T. Actinic cheilitis: a treatment review. Int J Dermatol. 2010;49:1225–1234. doi:10.1111/j.1365-4632.2010.04580.x.

[31] Sotiriou E, Apalla Z, Koussidou-Erremonti T, Ioannides D. Actinic cheilitis treated with one cycle of 5-aminolaevulinic acid-based photodynamic therapy: report of 10 cases. Br J Dermatol. 2008;159:261–262. doi:10.1111/j.1365-2133.2008.08607.x.

[32] Sotiriou E, Apalla Z, Chovarda E, Panagiotidou D, Ioannides D. Photodynamic therapy with 5-aminolevulinic acid in actinic cheilitis: an

18-month clinical and histological follow-up. J Eur Acad Dermatol Venereol. 2010;24:916–920. doi:10.1111/ j.1468-3083.2009.03550.x.

[33] Sotiriou E, Lallas A, Goussi C, Apalla Z, Trigoni A, Chovarda E, et al. Sequential use of photodynamic therapy and imiquimod 5% cream for the treatment of actinic cheilitis: a 12-month follow-up study. Br J Dermatol. 2011;165:888–892. doi:10.1111/j.1365-2133.2011.10478.x.

[34] Ulrich C, Forschner T, Ulrich M, Stockfleth E, Sterry W, Termeer C. Management of actinic cheilitis using diclofenac 3% gel: a report of six cases. Br J Dermatol. 2007;156(Suppl 3):43–46.

[35] Ulrich M, González S, Lange-Asschenfeldt B, Roewert- Huber J, Sterry W, Stockfleth E, et al. Non-invasive diagnosis and monitoring of actinic cheilitis with reflectance confocal microscopy. J Eur Acad Dermatol Venereol. 2011;25:276–284. doi:10.1111/j.1468-3083.2010.03777.x.

[36] Yazdani Abyaneh MA, Falto-Aizpurua L, Griffith RD, Nouri K. Photodynamic therapy for actinic cheilitis: a systematic review. Dermatol Surg. 2015;41:189–198. doi:10.1097/DSS.0000000000000254.

第 3 章　光损伤性皮肤的光动力疗法

Ana Carolina Junqueira Ferolla and Maria Claudia Almeida Issa

摘要

光动力疗法（PDT）是一种疗效很好的治疗非黑色素瘤皮肤癌（NMSC）的方法。它是基于光化学反应，引起炎症反应相关的靶组织的破坏。在近几年里，PDT 已被指定用于某些美容性皮肤病的治疗，如痤疮、皮脂腺增生、玫瑰痤疮和光老化。虽然人们对 PDT 对于这些皮肤病的作用机制并不完全清楚，但已有一些组织学的研究显示，PDT 可诱导光损伤皮肤的真皮重塑。本章中，我们将讨论光老化和 PDT 治疗，比较文献综述和作者的经验。

关键词

光动力疗法、光敏剂、非黑色素瘤皮肤癌、光化性角化病、基底细胞癌、鲍温病、光损伤性皮肤、胶原纤维、弹性纤维、真皮、老化、光老化、光动力嫩肤、年轻化

目录

A.C.J. Ferolla (✉)
Medical Ambulatory of Specialties, Barradas, São Paulo, Brazil
e-mail: dracaroljferolla@ig.com.br

M.C.A. Issa
Department of Clinical Medicine – Dermatology, Fluminense Federal University, Niterói, RJ, Brazil
e-mail: dr.mariaissa@gmail.com; maria@mariaissa.com.br

M.C.A. Issa, B. Tamura (eds.), Lasers, Lights and Other Technologies, Clinical Approaches and Procedures in Cosmetic Dermatology 3, https://doi.org/10.1007/978-3-319-16799-2_24

1 简介

老龄化是一个发生在所有个体身上的复杂的多因素过程，受环境、激素和遗传因素的影响。 导致皮肤的功能和外观美学发生变化。光老化的临床表现为皱纹、粗糙、干燥、下垂、色素斑、 毛细血管扩张，有时，表现为恶变前的病变和恶性皮损。

PDT 基于光化学反应，导致相关的炎症反应靶组织被破坏。在反应中，靶组织中的光敏剂介质是必需的，是光和氧的来源。它被批准用于 NMSC 治疗，包括光化性角化病（AK）、基底细胞癌（BCC）和原位鳞状细胞癌（Bowen 病，鲍温病）。两种主要的光敏剂是氨基酮戊酸（ALA）和甲基氨基酮戊酸（MAL），被批准与发射可见光的二极管（LED）一起使用。带有 ALA 蓝光的 PDT 治疗适用于皮肤浅表皮损，主要是 AK。使用 MAL-红光的 PDT 治疗适用于深在的皮肤病损，是由于 MAL 有更良好的亲脂性和红光在皮肤中的穿透性更深。

PDT 治疗 AK 病变后皮损部位周围的整体皮肤的改善引起了人们对光老化治疗的关注。很多临床研究和报告表明，在 PDT 治疗癌症后，皮肤的质地、色素沉着，皱纹、松弛都有改善。但仅在最近的几年内，一些组织学和免疫组织化学的研究才描述了 PDT 治疗后诱导皮肤年轻化的一些相关因素。

其他一些标签外的适应证包括痤疮、 玫瑰痤疮、皮脂腺增生、寻常疣、银屑病、环状肉芽肿、类脂性渐进性坏死和蕈样肉芽肿。

2 光老化

2.1 概念

衰老是一个影响皮肤功能及其外观的连续的过程。随时间顺序进展的衰老作用于所有器官，环境的（外在的）和遗传的（内在的）重叠作用引起皮肤老化的过程。有证据表明，固有的和外在的衰老过程至少在一定程度上具有生物学、生物化学和分子学的共同机制。慢性日光照射是主要的环境伤害之一。其他环境侵害，如吸烟、风和化学剂暴露也参与衰老进程。

2.2 发病机制

UVB 辐射（290~300nm）是导致日晒伤的主要因素，同时，UVA（320~400nm）能深入渗透皮肤，促进胶原蛋白和弹性纤维损伤。 UVA 和 UVB 都参与了皮肤癌和光老化的发病机制。紫外线辐射引起了表皮细胞的遗传学和分子学的改变，导致了细胞异型性。 对紫外线辐射的反应涉及复杂的路径，从细胞表面受体开始激活转录因子 AP-1 和 NF-κB。这些因素调节细胞因子、白细胞介素（IL-1、IL-6、IL-8、TNF-α）和基质金属蛋白酶如 MMP-1、MMP-9、MMP-3 和 MMP-10 的合成。这些细胞因子和白细胞介素刺激炎症过程，另一方面，它们也调节一些抗氧化酶，平衡损伤。 MMP-1 在光损伤的皮肤中增加，并且破坏Ⅰ型和Ⅲ型胶原蛋白，使其成为胶原蛋白的高分子片段，它改变细胞外基质，抑制新胶原蛋白合成。MMP-9 裂解这些片段使之成为更小的胶原蛋白片段， 改变成纤维细胞和细胞外基质之间的关系，促进胶原新生。

2.3 临床和组织病理学方面

关于光损伤性皮肤的临床发现，包括皱纹、粗糙、干燥、色素沉着、毛细血管扩张，在某些情况下，是癌前病变（光化性角化病）和恶性病变（BCC 和 SCC）。在表皮，可以观察到非典型细胞，以及失去极性的角质形成细胞和朗格汉斯细胞数量减少。在真皮中，可见嗜酸性物质（日光性弹性纤维组织变性，以及厚而卷曲弹性纤维和薄而扁平的胶原纤维）。

2.4 治疗

光老化治疗包括局部外用药、药妆和口服营养品和美容操作。化学剥脱术、 微针、经表皮给药、 激光、注射肉毒毒素和填充剂是重要的美容皮肤病学的治疗方法。如果存在癌前病变和恶性病变，有必要用不同的方法进行治疗。人们已经认识到 PDT 对光损伤皮肤的治疗效果：在皮肤癌的 PDT 治疗区域观察到皮肤质地、色素和皱纹的改善。 PDT 的对光损伤皮肤的治疗流程在不同时期的文献中的变化很大。可使用 ALA 或 MAL 和不同光源［发射蓝光和红光的二极管（LED）， 强脉冲光（IPL），激光］。

3 光动力疗法

3.1 概念和作用机制

光动力疗法基于目标组织中的光敏剂，在光和氧存在的情况下由光激活的化学反应。 ALA 和 MAL 是最重要的光敏剂，关系到日光光动力疗法及其与光损伤皮肤的关系。 实际上，它们是药物前体，被靶细胞吸收后在细胞质和线粒体内转化为原卟啉Ⅸ（PpⅨ）。可以使用不同的光源，但在癌前病变和恶性病变的治疗中。 红色光或蓝色光的 LED 光源是使用的最重要的光源（图 2-3-1）。光敏剂介质通过发生化学反应选择性地破化了靶组织。组织中的光敏剂吸收了光，通过激活，将能量传递给氧气。一系列化学反应促进活性氧（ROS）生产，尤其是单线态氧， 它对恶性肿瘤细胞具有细胞毒性作用。PDT 引起炎症反应，激活了细胞核因子，它是控制了许多细胞因子和白细胞介素（IL-1、IL-2、IL-6、IL-10、肿瘤坏死因子-α）

图 2-3-1 光源

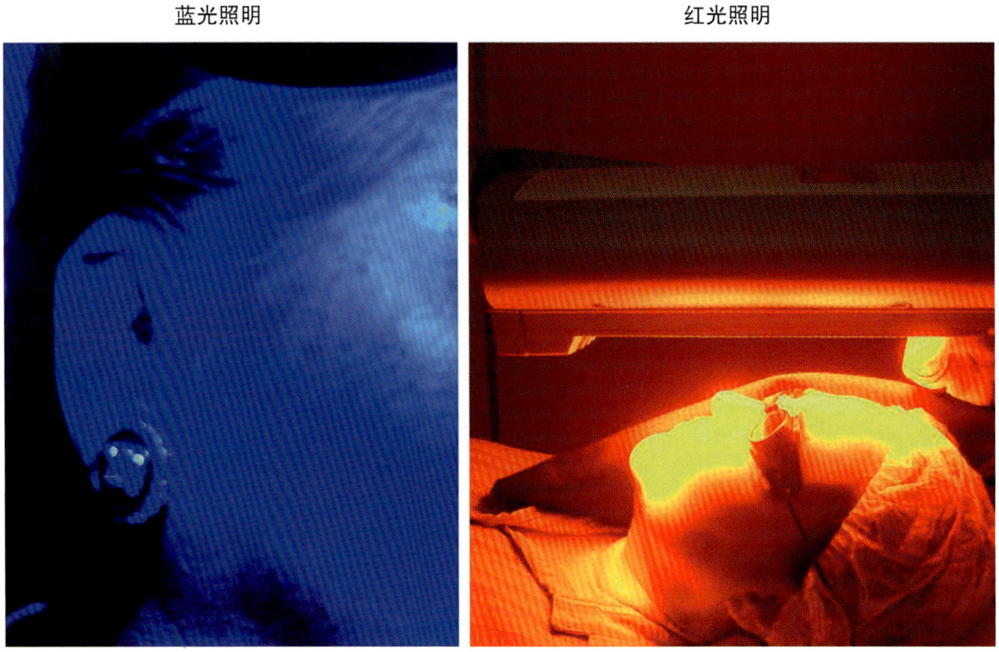

的表达的基因。

3.2 光源

发光二极管（LED）：可见光 Pp Ⅸ在 Soret 峰值为 405nm（蓝光）和稍弱些的 635nm 处的吸收带（红光）处表现出最大的光吸收峰（Soret 峰值）。蓝光吸收更好，但穿透更表浅些，1~2mm。红光穿透约 4mm，它被认为对于更深的病变（肿瘤）的治疗效果更好一些。蓝光和红光都可用于 AK 的皮损和光老化治疗。

其他光源

激光或 IPL 可用于 PDT 治疗，但是它们与用于 AK 病变治疗的 LED 相比价格昂贵，没有优势。由于它们可以直接作用于血管、色素和胶原蛋白，因此更适合进行光动力嫩肤和痤疮的治疗。

3.3 光敏剂

氨基酮戊酸（ALA）

在美国，1999 年 ALA 被 FDA 批准与蓝光联合用于 AK 的治疗。它可以作为药物棒（治疗棒）使用，商品名称为 Levulan Kerastick （DUSA Pharmaceuticals）(图 2-3-2)，在一种溶液中含 20%的 ALA 和 48%的乙醇。此药物棒（治疗棒）有两个玻璃瓶。其中一个包含 ALA 粉末，另一个含有乙醇（溶剂）。需要轻微地手动按压打开瓶子，摇动以混合粉末和溶剂。通过使用棉棒末端蘸取涂抹 ALA。

ALA 在皮肤上的孵育时间因文献不同而不同，但 NMSC 治疗至少需要 3h。当 ALA 用于光动力嫩肤时，1h 或 2h 就足够了，但通常不止需要一个疗程。

甲基氨基酮戊酸（MAL）

MAL 是 ALA 的甲酯衍生物。它是亲脂性的，因此具有更好的渗透性，能通过细胞膜。推荐用于 NMSC 治疗，不仅适用于 AK 病变也可适用于恶性病变（BCC 和 Bowen 病）。对于 NMSC，孵化时间 3h 是必要的。用 MAL 进行皮肤年轻化治疗，1h 或 2h 就足够了。与 ALA 不同，MAL 遍布全球，包括巴西。它的商品名称为 GALDERMA（图 2-3-2），它是一个含 2g 的亲脂性乳剂的软管。在许多国家，它被批准用于 AK 和 BCC 的治疗。在美国，它被批准用于 AK 的治疗。在巴西和其他一些国家，它被批准用于 AK、BCC 和鲍温病的治疗。MAL-PDT 对 AK 的治愈率为 70%~100%，对基底细胞癌的治愈率为 95%，对鲍温病的治愈率为 70%~93%。

3.4 流程

PDT 治疗 NMSC 的标准流程已经建立了。光敏剂的孵育时间是 3h，采用封闭敷料（图 2-3-3）包裹。ALA 蓝光被批准用于 AK 治疗，MAL 红光被批准用于治疗 AK、BCC 和鲍温病。一个疗程的治疗被推荐用于 AK 病变。2 个疗程间隔 1 周，适用于 BCC 和鲍温病。年轻化的标准流程在文献中变化很大，关于皮肤准备、光敏剂孵育时间、光源和疗程均有不同。在 NMSC 的标准流程中，略有不同的是，在病灶上涂抹光敏剂之前应该做轻刮的皮肤准备。

最近，为了增加光敏剂的渗透，其他方法，如烧蚀激光和微针已被评估用于临床。这种技术称为经表皮给药技术（TED）。TED -PDT 是光老化治疗的一个选择。MAL 可以治疗直径 10mm 左右的病变。

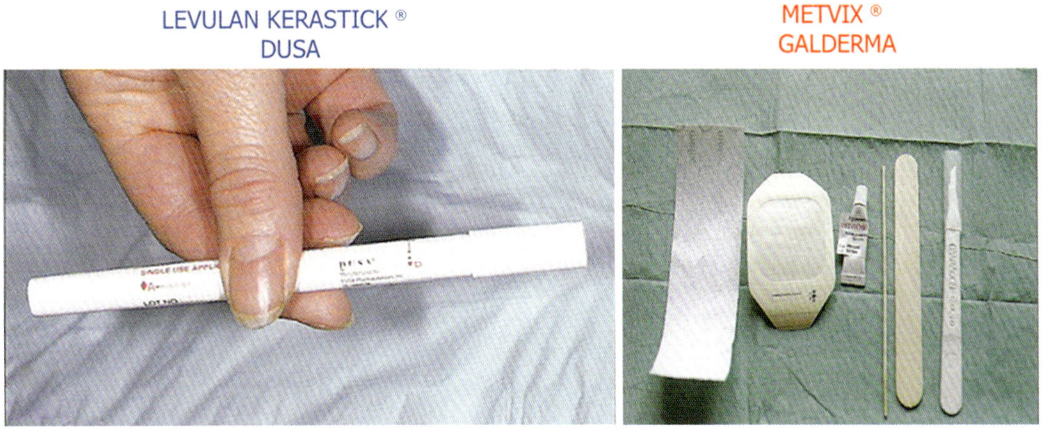

图 2-3-2　光敏剂

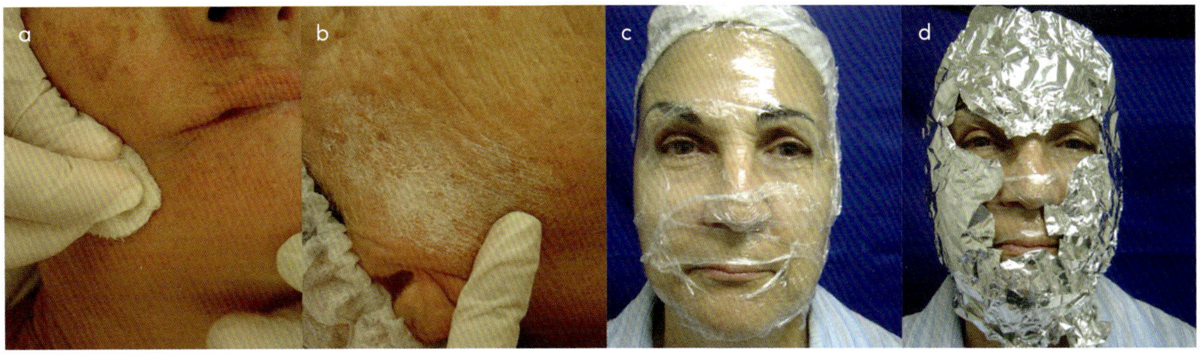

图 2-3-3　步骤：（a）清洁皮肤。（b）涂抹光敏剂。（c）用塑料薄膜包裹。（d）孵育期间避光

ALA 应做好如前所述的术前准备。在光敏剂孵化期间保持 3h 时间封闭外敷以增强渗透率，并避免环境光照射。在照明之前，用生理盐水溶液除去药物。曝光时间取决于要使用的 LED。疗程结束后应建议患者避免日晒持续 48h，并在此期间后使用防晒霜。 可以使用冷敷和保湿霜。可以开镇痛药，但应该避免使用类固醇。

3.5 副作用

局部 PDT 的副作用仅限于该治疗区域，包括疼痛和烧灼感， 在治疗后持续光照 24~48h 出现红斑、水肿和结痂，常出现在治疗后第 1 周（图 2–3–4）。 3 天后皮肤剥落，但完全恢复需要 7~10 天。在面部以外区域，需要更多的时间来脱皮和恢复。面部 2~4 周时可以出现皮肤红斑，面部以外区域红斑持续长达 3 个月。色素改变是非常罕见的，如果发生色素改变，也是暂时性的。单纯疱疹可在 2~ 3 天发生，对于既往有疱疹病史的患者建议进行抗病毒预防治疗。细菌感染很罕见，不必进行抗生素预防治疗。痤疮治疗后会有无菌脓疱出现。

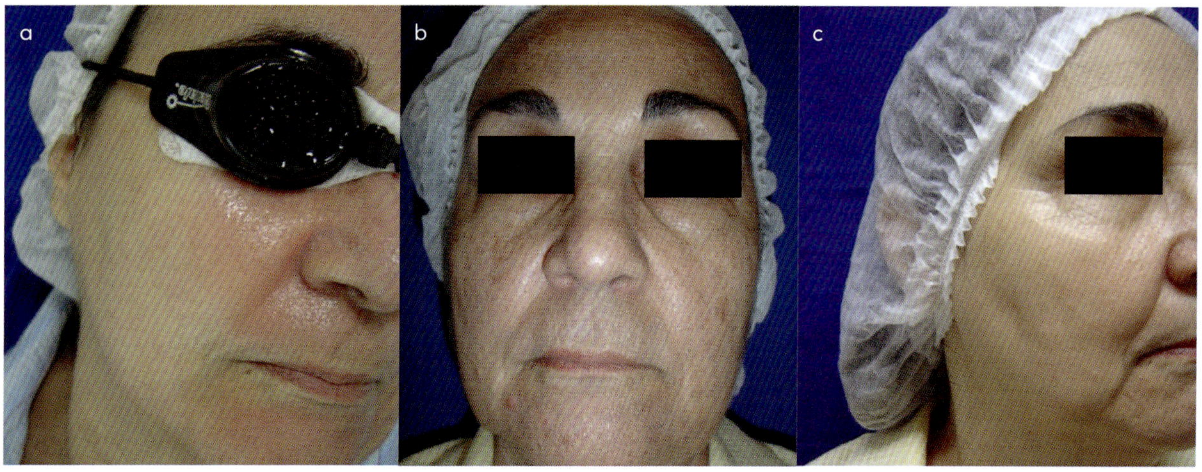

图 2–3–4 （a）手术后的红斑。（b）48h 后的鳞屑和干燥。（c）8 天后完全恢复

4 光动力疗法用于年轻化

4.1 可能涉及的机制

光对皮肤的影响涉及复杂机制。真皮的损坏和诱导修复之间的平衡似乎定义了最后的结果。光老化由直接吸收紫外线和 ROS 参与的光化学反应所介导。它们在衰老的发病机制中发挥重要作用，也参与了 PDT 的作用机制。

最近，有研究报道，PDT 可以调节白细胞介素（IL–1、IL–2、IL–6、IL–10）在肿瘤和正常组织中的表达；它们中有些是在紫外线辐射后产生的。白细胞介素激活炎症反应，导致组织受伤，但同时激活抗氧化反应，限制损伤和允许真皮修复。一些研究者报道：从正常皮肤和硬皮病皮肤中提取成纤维细胞进行体外培养，进行 PDT（ALA 和红光）的体外研究中，观察到 MMP–1 和 MMP–3 的增加和 I 型胶原蛋白的减少。结果表明， PDT 对皮肤有抗硬化作用。这种效果对皮肤年轻化来说并非是期望的，这一点激发了评估 PDT 对于皮肤年轻化中可能涉及的机制的新的研究。 Issa 等研究了 MAL–红光（两个疗程）对皮肤光损伤的患者的影响。他们评估了 MMP（1、3、7、9、12）、MMP 抑制剂（TIMP 1、TIMP 2）和Ⅰ型和Ⅲ型胶原蛋白。他们报道先是 3 个月内 MMP-9 增加， 6 个月后Ⅰ型胶原蛋白增加， 用形态测量法测定，在统计学上有显著意义。研究者得出结论认为，MMP-9 降解破碎的胶原蛋白（通过紫外线照射降解），并改变细胞外基质，允许成纤维细胞合成新的Ⅰ型胶原蛋白。这些组织学发现证实了：临床上在治疗 3 个月后皮肤质地、皱纹、色素沉着的改变，皮肤紧实，长达 6 个月后皮肤仍有持续的改善。

4.2 临床报告

Ruiz-Rodriguez 等治疗了 17 例患者（共 38 个病灶），均患有 AK 不同程度的光老化，经 ALA-PDT 2 个疗程的治疗，每疗程间隔 1 个月，孵育时间为 4h, IPL 用作光源。共有 33 个 AK 病灶 3 个月内完全治愈。所有患者对这个技术的耐受性良好，也得到了全面的改善。 Gold 等评估了 10 例有严重光老化的 AK 患者。 PDT 的治疗方案是在脸上涂抹 20% 的 ALA 溶液， 孵育时间为 30min。光源是 IPL。经过 3 次治疗， 每隔 1 个月治疗 1 次。 AK 治愈率为 85%，90% 的患者有全面改善（质地、色素沉着和面部红斑）。Alster 等比较了 ALA-IPL 和 IPL 用于光老化的疗效，报道了 ALA-IPL 有更好的临床疗效且副作用没有增加。 Marmur 等报道了 ALA-IPL 治疗光损伤后的皮肤有临床改善效果，并伴有Ⅰ型胶原蛋白增多。Touma 和 Gilrescht 比较了不同曝光时间治疗光老化的疗效，报道了即使很短的光照时间内也能有年轻化的改善。在另一项研究中，Touma 等评估了 PDT 治疗前用 40% 尿素涂抹，继而经 ALA- 蓝光治疗，但没有观察到明显的临床效果。 Alexiades-Armenakias 等报道治疗了 35 例 AK 患者，经过 ALA 3~18h 孵育。使用 585nm 血管激光治疗。他们评估了 2561 个 AK 病变（分布在面部、头皮和四肢）。10 天后治愈率为 99.9%，2 个月后为 98.4%。面部和头皮的 4 个月后为 90.1%。位于四肢的病变疗效较差，2 个月后治愈率为 49.1%。研究者得出结论，用于 PDT 治疗中，PDL 治疗未达到紫癜的参数较好，可获得良好的治愈率和最小的不适感， 停工期短，美容效果极佳。Palm 等使用 MAL-PDT 治疗 18 例光老化的患者，比较了蓝光和红光照射，没有发现两者之间有显著差异。Sanclemente 等研究了 PDT 治疗后的组织病理学，报道了 MAL- 红光治疗后胶原蛋白和弹性纤维的增多，但没有显著的统计学意义。 Ferolla 等展示了 ALA 红光对皮肤的全面临床改善效果（色素沉着、细纹、下垂、AK 病变）（图 2-3-5）。2h 的孵育后用红光照射，

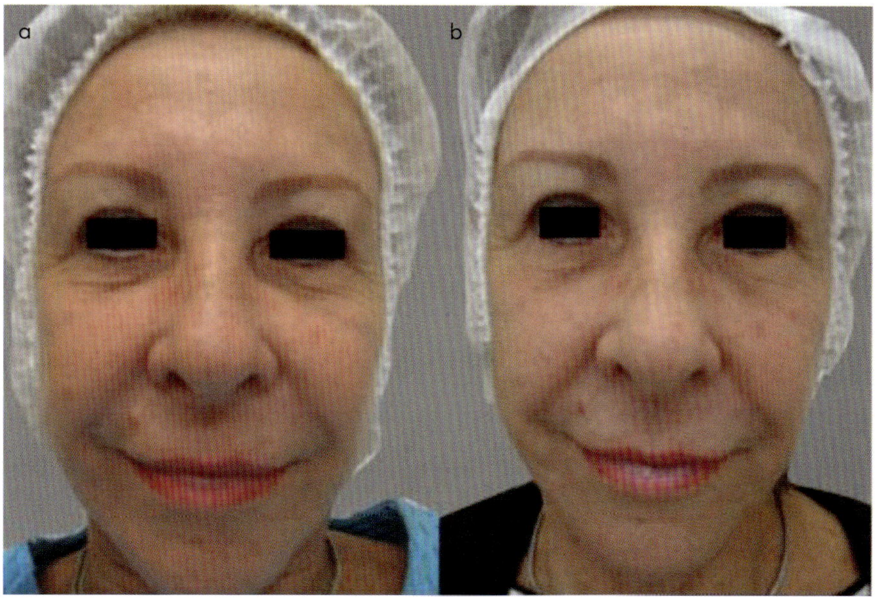

图 2-3-5　（a）治疗前。（b）治疗后。21 天经过两次 ALA-PDT- 红光治疗

照射 20min。组织学研究显示胶原纤维组织有改善（图 2-3-6）。Issa 等评估了 PDT 治疗对光损伤皮肤的反应。14 名伴有和不伴有 AK 的女性经两次治疗，用 MAL-红光照射，治疗间隔为 30 天。MAL 孵育时间为 2h 封包。光源是 LED（Aktilite - 光固化），剂量为 37J/cm^2。临床结果：皮肤质地、色素和皱纹在 3 个月和 6 个月随访时观察到改善（图 2-3-7）。6 个月后，皮肤松弛的改善更为明显（图 2-3-8）。副作用包括局部水肿、红斑和结痂。研究者还评估了组织学和形态学方面上述患者的变化，并观察到在 6 个月治疗后胶原纤维和弹性纤维在统计学上有显著的增加（图 2-3-9、图 2-3-10）。Le Pillouer-Prost 和 Cartier 报道 PDT 是一种有效的治疗光老化的方法，可以改善细纹、皮肤粗糙和皮肤松弛。患者过去有明显日照和多次曝光史、多处 AK 病变，是 PDT 光年轻化的最佳指征。

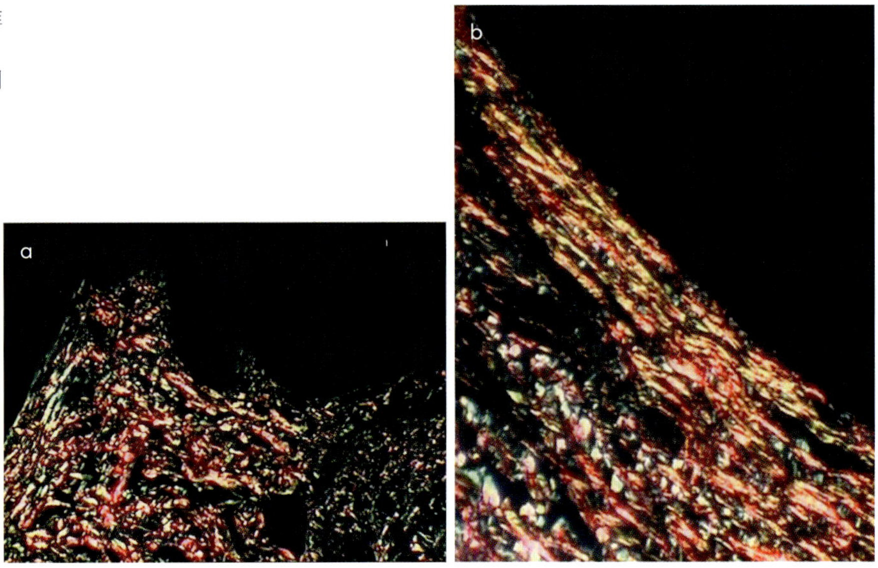

图 2-3-6 （a）治疗前：胶原纤维紊乱（天狼星红偏振光法 ×340）。（b）治疗后：胶原纤维更好地排列（天狼星红偏振光法 ×340）。

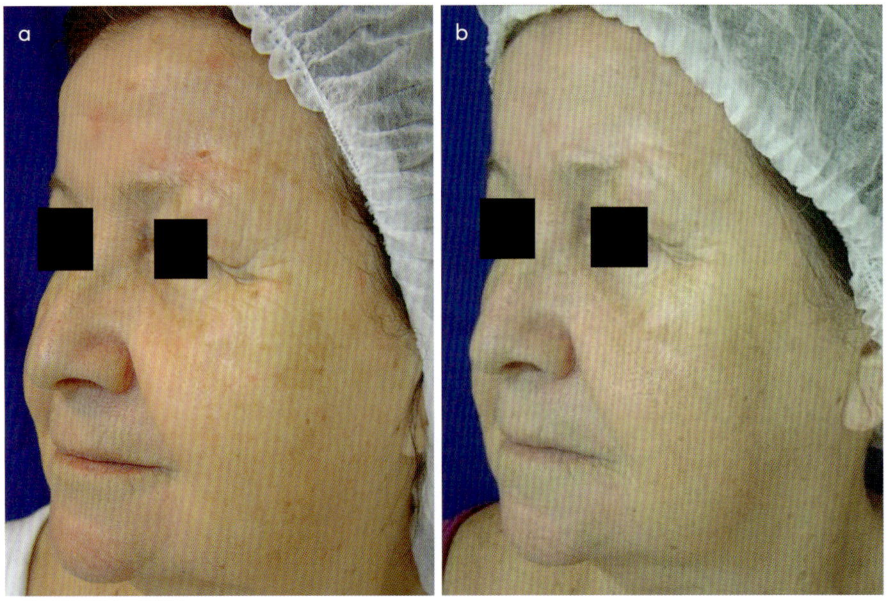

图 2-3-7 治疗前和治疗后 6 个月（两次 MAL-PDT）红光（剂量：37J/cm^2），MAL 封包累计 2h

4.3 治疗方案（PDT× 光动力年轻化）和作者的经验

（1）告知患者有关益处和技术方面的局限。

（2）拍照以进一步进行比较。

（3）如果患者有疱疹病史，用阿昔洛韦来预防。

（4）卸妆，然后涂上酒精、氯己定清洁皮肤。

（5）对 AK 病变进行轻微刮除。

（6）在要治疗的区域涂上 ALA 或 MAL。当使用 MAL 时，整个治疗区域薄薄地涂上一层，但在 AK 病变顶部皮损还是建议厚涂。

（7）用塑料薄膜封包，铝封闭的敷料可用也可不用。ALA 或 MAL 孵育，时间为 1~3h。

（8）AK 病变，最好进行 1 个疗程治疗，避光 3h，或 3 个疗程（3~4 周的间隔）治疗，避光 1~2h。

（9）对于 AK 病变，LED 优于 IPL，有更长时间的持续作用期。

（10）在开始光照前，取下敷料和去掉过量的光敏剂 。

（11）曝光时间取决于所用的灯源。通常它是编好程序的能提供一定剂量的光，并自动关闭。如果是使用 IPL 或激光，方案将根据所用光源的不同

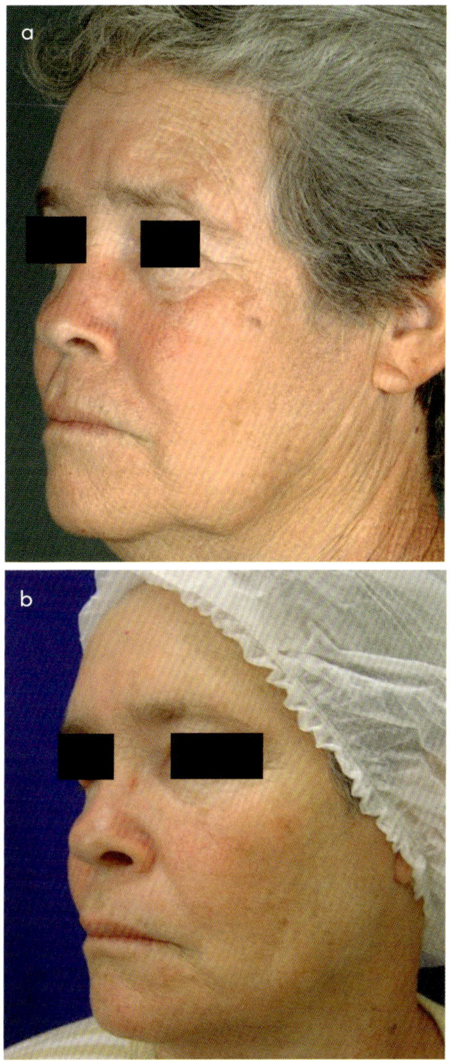

治疗前

治疗后

图 2-3-8 （a）治疗前。（b）治疗后 6 个月（2 个疗程 MAL-PDT）：红光照射（剂量：37J / cm^2），MAL 孵育时间为 2h

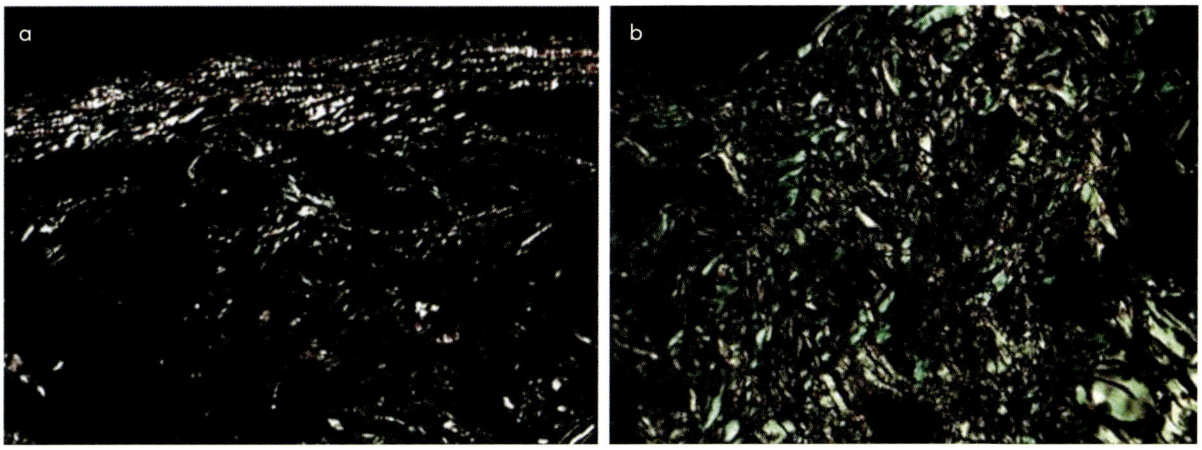

治疗前　　治疗后

图 2-3-9 （a）治疗前日光性弹性纤维组织变性。（b）MAL-PDT 治疗后 3 个月真皮网状层新生的胶原纤维（Picro sirius 400）

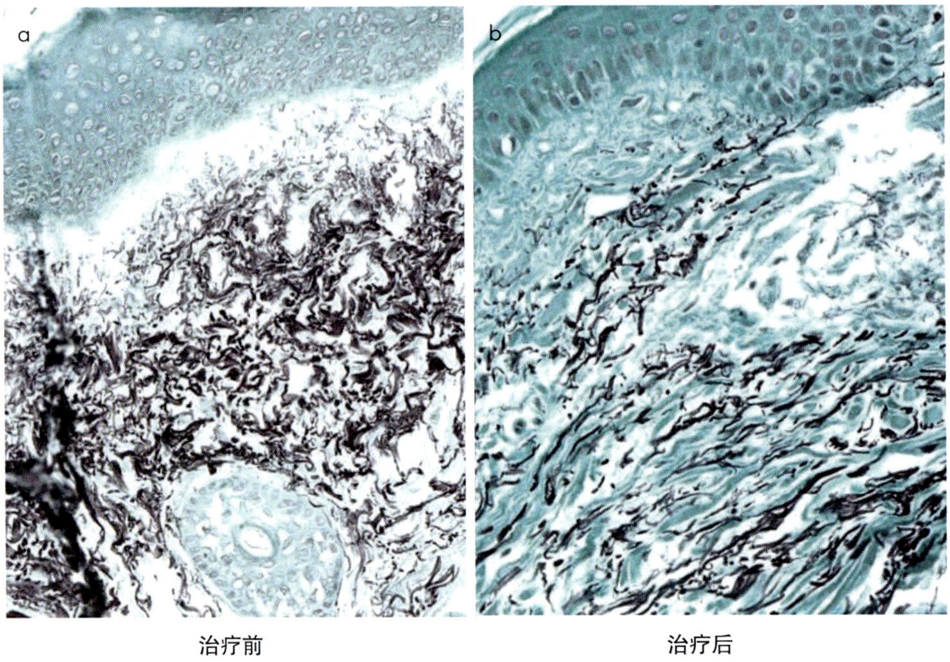

图 2-3-10 (a) 治疗前弹性纤维的堆积和无序。(b) MAL-PDT 治疗 3 个月后的有序化(Orcein×400)

而变化，该装置以其辐照度和能量密度为基础。

（12）如果封包时间为 3h，光照前和照射期间 24h 内使用镇痛剂。

（13）避免阳光暴晒 48h。之后，建议患者使用防晒霜。

（14）使用保湿霜和冷敷。应该避免使用糖皮质激素，但如果有必要也可以使用。

5 总结

（1）光对皮肤的作用机制是复杂的。皮肤的损伤和诱导修复之间的平衡似乎决定着最后的效果。

（2）光老化是通过直接吸收紫外线辐射和光化学作用所介导的 ROS 介导的反应。它们在光老化的病因学中起重要作用，并参与 PDT 的作用机制。

（3）研究显示，用于光损伤皮肤的 PDT 治疗方案有差异：ALA 或 MAL 不同；光源不同：IPL、激光或 LED。

（4）文献中的方案有所不同：不同的孵育时间：ALA 或 MAL 孵育（30min 至 3h）；封包、无封包；疗程数量（平均 2~3 次）和疗程间隔（2~4 周）不同。

（5）临床上可以观察到皮肤的全面改善：有质地、光化性角化病、色素沉着、皱纹和松弛的全面改善。

（6）从组织学角度来看，弹性纤维和胶原纤维组织有显著提升，形态测量的统计学显示在数量上有显著的增加。

（7）PDT 光疗年轻化可能的作用机制涉及治疗后 MMP-9 会明显增加，它改变细胞外基质，诱导真皮重新形成新的胶原纤维。

6 参考文献

[1] Alexiades-Armenakias MR, Gernemus RG. Lasermediated photodynamic therapy of actinic keratosis. Arch Dermatol. 2003;139:1313–1320.

[2] Almeida Issa MC, Piñeiro-Maceira J, Farias, et al. Immunohistochemical expression ofmatrix metalloproteinases in photodamaged skin by photodynamic therapy. Br J Dermatol. 2009;161(3):647–653.

[3] Alster TS, Tanzi EL. Photodynamic therapy with topical aminolevulinic acid and pulsed dye laser irradiation for sebaceous hyperplasia. J Drugs Dermatol. 2003;2:501–504.

[4] Alster TS, Tanzi EL, Welsh EC. Photorejuvenation of facial skin with topical 20% 5-aminolevulinic acid and intense pulsed light treatment: a split-face comparison study. J Drugs Dermatol. 2005;4:35–38.

[5] Babilas P, Karrer S, Sidoroff A, et al. Photodynamic therapy in dermatology: an update. Photodermatol Photoimmunol Photomed. 2005;21:142–149.

[6] Bissonnette R, Tremblay J-F, Juzenas P, Boushira M, Lui H. Systemic photodynamic therapy with aminolevulinic acid induces apoptosis in lesional T lymphocytes of psoriatic plaques. J Invest Dermatol. 2002;119:77–83.

[7] Bjerring P, Clement M, Heickendorff L, Lybecker H, Kiernan M. Dermal collagen production following irradiation by dye laser and broadband light source. J Cosmet Laser Ther. 2002;4:39–43.

[8] Bjerring P, Christiansen K, Troilius A, et al. Skin fluorescence controlled photodynamic photorejuvenation. J Lasers Surg Med. 2009;41(5):327–336.

[9] Brenneisen P, Sies H, Scharffetter-Kochanek K. Ultraviolet-B irradiation and matrix metalloproteinases: from induction via signaling to initial events. Ann N YAcad Sci. 2002;973:31–43.

[10] Bruscino N, Rossi R, Dindelli M, et al. Facial skin rejuvenation in a patient treated with photodynamic therapy for actinic keratosis. Dermatol Ther. 2010;23(1):86–89.

[11] Calvazara-Pinton P, Arisi M, Sereni E, Ortel B. A critical reappraisal of off-label indications for topical photodynamic therapy with aminolevulinic acid and methylaminolevulinate. Rev Recent Clin Trilas. 2010;5(2):112–116.

[12] Casas A, Fukuda H, Di Venosa G, et al. Photosensitization and mechanism of cytotoxicity induced by the use of ALA derivatives in photodynamic therapy. Br J Cancer. 2001;85:279–284.

[13] Chung JH, Seo JY, Choi HR, Lee MK, Youn CS, Rhie G, et al. Modulation of skin collagen metabolism in aged and photoaged human skin in vivo. J Invest Dermatol. 2001;117(5):1218–1224.

[14] Dougherty TJ, Gomer CJ, Henderson BW, Jori G, Kessel D, Korbelik M, et al. Photodynamic therapy. J Natl Cancer Inst. 1998;90(12):889–905.

[15] Dover JS, Bhatia AC, Stewart B, Arndt KA. Topical 5-aminolevulinic acid combined with intense pulsed light in the treatment of photoaging. Arch Dermatol. 2005;141:1247–1252.

[16] Ferolla ACJ. Estudo da pele humana fotoenvelhecida após tratamento com terapia fotodin^amica associada ao ácido 5 delta aminolevulínico tópico: avaliação imunoistoquímica, do colágeno e do tecido elastic [TESE]. São Paulo: Faculdade de Medicina da Universidade de São Paulo; 2007.

[17] Fink-Puches R, Soyer HA, Hofer A, et al. Long-term follow-up and histological changes of superficial nonmelanoma skin cancers treated with topical ⊠-aminolevulinic acid photodynamic therapy. Arch Dermatol. 1998;134:821–826.

[18] Fisher GJ, Kang S, Varani J, Bata-Csorgo Z, Wan Y, Datta S, et al. Mechanisms of photoaging and chronological skin aging. Arch Dermatol. 2002;138 (11):1462–1470.

[19] Gilchrest BA. Skin aging and photoaging: an overview. J Am Acad Dermatol. 1989;21:610–613.

[20] Gold MH, Goldman MP. 5-aminolevulinic acid photodynamic therapy: where we have been and where we are going. Dermatol Surg. 2004;30:1077–1084.

[21] Gold MH, Bradshow VL, Boring MM, Bridges TM, Biron JA. Split face comparison of photodynamic therapy with 5-aminolevulinic acid and intense pulsed light versus intense pulsed light versus intense pulsed light alone for photodamage. Dermatol Surg. 2006;32:795–801.

[22] Hurlimann AF, Panavizzon RG, Burg A. Topical photodynamic treatment of skin tumours and dermatoses. Dermatology. 1994;3:327.

[23] Issa MCA. Estudo Da Remodelação Dérmica Induzida Pela Terapia Fotodin^amica (MAL-TFD) Na Pele Fotodanificada [Tese]. Rio de Janeiro: Universidade Federal do Rio de Janeiro; 2008.

[24] Issa MCA, Patricia-Azulay M. Terapia Fotodin^amica: revisão da literatura e documentação iconográfica. Anais Bras Dermatol. 2010;85(4):501–511.

[25] Issa MCA, Pineiro-Maceira J, Vieira, et al. Photorejuvenation with topical methyl aminolevulinate and red light: a randomized, prospective, clinical, histopathologic, and morphometric study. Dermatol Surg. 2010;36:39–48.

[26] Kalka K, Merk H, Mukhtar H. Photodynamic therapy in dermatology. J Am Acad Dermatol. 2000;42:389–413.

[27] Kang S, Fisher GJ, Voorhees JJ. Photoaging: pathogenesis, prevention, and treatment. Clin Geriatr Med. 2001;17 (4):643–659, v–vi.

[28] Karrer S, Bäumler W, Abels C, Hohenleutner U, Landthaler M, Szeimies R-M. Long-pulse dye laser for photodynamic therapy: investigations in vitro and in vivo. Lasers Surg Med. 1999;25:51–59.

[29] Karrer S, Bosserhoff AK, Weiderer P, Landthaler M, Szeimies RM. Influence of 5-aminolevulinic acid and red light on collagen metabolism of human dermal fibroblasts. J Invest Dermatol. 2003;120(2):325–331.

[30] Kassuga LEBP, Issa MCA, Chevrand NS. Aplicação transepidérmica de medicamento associado a terapia fotodin^amica no tratamento de ceratoses actínicas. Surg Cosmet Dermatol. 2012;4(1):89–92.

[31] Kolh E, Torezan LA, Landthaler M, Smeizes RM. Aesthetics effects of topical photodynamic therapy. J Eur Acad Dermatol Venereol. 2010;24:1261–1269.

[32] Le Pilloer-Prost A, Cartier H. Photodynamic photorejuvenation: a review. Dermatol Surg. 2016;42 (1):21–30.

[33] Lee PK, Kloser A. Current methods for photodynamic therapy in the US: comparison of MAL/PDT and ALA/PDT. J Drugs Dermatol. 2013;12(8):925–930.

[34] Marmur ES, Phelps R, Goldberg DJ. Ultrastructural changes seen after ALA –IPL photorejuvenation: a pilot study. J Cosmet Laser Ther. 2005;7(1):21–24.

[35] Morton CA, Szeimies RM, Sidoroff A, et al. European guidelines for topical photodynamic therapy part 2: emerging indications: field cancerization, photorejuvenation and inflammatory/infective dermatoses. J Eur Acad Dermatol Venereol. 2013;27(6):672–679.

[36] Naderi-Hachtroudi L, Peters T, Brenneisen P, Meewes C, Hommel C, Razi-Wolf Z, et al. Induction of manganese superoxide dismutase in human dermal fibroblasts: a UV-B-mediated paracrine mechanism with the release of epidermal interleukin 1 alpha, interleukin 1 beta, and tumor necrosis factor alpha. Arch Dermatol. 2002;138 (11):1473–1479.

[37] Nestor MS, Gold MH, Kauvar ANB, et al. The use of photodynamic therapy in dermatology: results of a consensus conference. J Drugs Dermatol. 2006;5:140–154.

[38] Palm MD, Goldman MP. Safety and efficacy comparison of blue versus red light sources for photodynamic therapy using methyl aminolevulinate in photodamaged skin. J Drugs Dermatol. 2011;10(1):53–60.

[39] ParkMY, Sohn S, Lee ES, et al. Photorejuvenation induced by 5-aminolevulinic acid photodynamic therapy in patients with actinic keratosis: a histologic analysis. J Am Acad Dermatol. 2010;62(1):85–95.

[40] Ruiz-Rodriguez R, Sanz-Sanchez T, Cordoba S. Photodynamic photorejuvenation. Dermatol Surg. 2002;28(8):742–744; discussion 744.

[41] Salim A, Leman JA, McColl JH, et al. Randomized comparison of photodynamic therapy with topical 5-fluorouracil in Bowen's disease. Br J Dermatol. 2003;148:539–543.

[42] Sanclemente G, Correa LA, Garcia JJ, et al. Methyl aminolevulinate plus red light vs. placebo plus red light in the treatment of photodamaged facial skin: histopathological findings. Exp Dermatol. 2012;37 (4):379–386.

[43] Shamban AT. Current and new treatments of photodamaged skin. Facial Plast Surg. 2009;25(5):337–346.

[44] Szeimes RM, Torezan LA, Niwa A, et al. Clinical, histopathological and immunohistochemical assessment of human skin field cancerization before and after photodynamic therapy. Br J Dermatol. 2012;16(1):150–159.

[45] Szeimies R-M, Sassy T, Landthaler M. Penetration potency of topical applied -aminolevulinic acid for photodynamic therapy of basal cell carcinoma. Photochem Photobiol. 1994;59:73–76.

[46] Szeimies R-M, Calzavara-Pinton PG, Karrer S, et al. Topical photodynamic therapy in dermatology. J Photochem Photobiol. 1996a;36:213–219.

[47] Szeimies RM, Karrer S, Sauerwald A. Photodynamic therapy with topical application of 5-aminolevulinic acid in the treatment of actinic keratoses: an initial clinical study. Dermatology. 1996b;192:246–251.

[48] Szeimies RM, Karrer S, Radakovic-Fijan S, Tanew A, Calzavara-Pinton PG, Zane C, et al. Photodynamic therapy using topical methyl 5-aminolevulinate compared with cryotherapy for actinic keratosis: a prospective, randomized study. J Am Acad Dermatol. 2002a;47:258–262.

[49] Szeimies RM, Landthaler M, Karrer S. Non-oncologic indications for ALA-PDT. J Dermatolog Treat. 2002b;13 suppl 1:S13–S18.

[50] Szeimies RM, Morton CA, Sidoroff A, et al. Photodynamic therapy for non-melanoma skin cancer. Acta Derm Venereal. 2005;85:483–490.

[51] Togsverd-Bo K, Haak CS, Thaysen-Petersen D, et al. Intensified photodynamic therapy of actinic keratoses with fractional CO_2 laser: a randomized clinical trial. Erratum Br J Dermatol. 2012;167(2):461 [corrected to Hædersdal, M].

[52] Torezan L, Chaves Y, Niwa A, Sanches JA, Festa-Neto C, Szeimies RM. A pilot split-face study comparing conventional methylaminolevulinate-photodynamic therapy (PDT) with microneedling-assisted PDT on actinically damage skin. Dermatol Surg. 2013;39 (8):1197–1201.

[53] Touma DJ, Gilchrest BA. Topical photodynamic therapy: a new tool in cosmetic dermatologic. Semin Cutan Med Surg. 2003;22:124–130.

[54] Touma D, Yaar M, Whitehead S, Konnikov N, Gilchrest BA. A trial of short incubation, broad-area photodynamic therapy for facial actinic keratoses and diffuse photodamage. Arch Dermatol. 2004;140(1):33–40.

第4章 痤疮的光动力疗法

Ann-MarieWennbergLarkö

摘要

痤疮是困扰很多年轻人的一种常见病。常见的治疗包括对于中度痤疮口服抗生素。但是这有可能增加抗生素耐药的风险。此外，这些药物对周围的环境也可能造成严重影响。因此，光动力疗法（PDT）为治疗中度痤疮提供了一个新的选择。它具有良好疗效，但是，治疗参数和对未来光敏剂的选择需要详细阐述。疼痛是一种麻烦的副作用，但可以通过简单的措施加以控制。

关键词

痤疮、抗生素、光动力疗法、细菌耐药性

目录

A.-M. Wennberg Larkö (✉)
Department of Dermatology and Venereology, Institute of Clinical Sciences, Sahlgrenska Academy, University of Gothenburg, Gothenburg, Sweden
e-mail: ann-marie.wennberg@gu.se; ann-marie.wennberg@vgregion.se

M.C.A. Issa, B. Tamura (eds.), Lasers, Lights and Other Technologies, Clinical Approaches and Procedures in Cosmetic Dermatology 3, https://doi.org/10.1007/978-3-319-16799-2_25

1 简介

痤疮是一种常见的皮肤病，主要发生于青少年，也可发生于成年人。黑头粉刺可发展为炎性丘疹，甚至囊肿。痤疮在敏感的年龄会给患者带来很大的痛苦。痤疮患者与健康皮肤的人相比失业率较高。虽然痤疮还没有普遍接受的分级系统，然而在临床实践中，这并不是一个问题。中度至重度痤疮常用系统性抗生素进行治疗，尤其是四环素类抗生素。这可能导致细菌耐药性并对周围环境产生影响，因为四环素在自然界中并不容易降解。看起来细菌耐药性和疗效不佳之间似乎有某种关联性。

2 相关病因

毛囊皮脂腺单位是靶组织。皮脂分泌增加，痤疮丙酸杆菌产生脂肪酶，将甘油三酯降解为甘油和具有炎症特性的脂肪酸。痤疮丙酸杆菌也排出对光敏感的卟啉。因此，可见光和光动力疗法可以诱导光化学反应和减少痤疮丙酸杆菌。这个观点目前仍有争议。

3 光动力疗法（PDT）

光动力疗法的基本原理是光敏剂集中在快速增殖的细胞中，然后致敏剂转化为光敏卟啉。当人暴露在光线下时，光和氧气产生光化学反应，通过能量转移产生单线态氧，形成自由基并发生细胞凋亡。最常用的光敏剂是氨基酮戊酸（ALA）。其他几种衍生物也被尝试使用。ALA 及其衍生物主要用于治疗皮肤癌或其癌前病变：光化性角化病、浅表性基底细胞癌和鳞状细胞癌原位癌。临床结果是对于薄的病变疗效很好，但较厚的肿瘤较难治疗，例如结节性基底细胞癌 。ALA（MAL）的甲酯可能是今天最常用的去脂化物。MAL 是 ALA 的去脂化物。MAL 比 ALA 更具亲脂性，也更有选择性。然而，ALA 与 MAL-ALA 之间的透皮渗透是否存在显著差异这一点是值得怀疑的 。最近，人们引入一种新的配方，BF-200。它与 ALA 相比能更有效地治疗肿瘤。血红素形成的限速步骤是 ALA 合成酶和亚铁螯合酶。ALA 外源性应用程序绕过了第一个限速酶。因此，积累了原卟啉Ⅸ（PpⅨ），亚铁螯合酶可能是下调的。这个过程发生在皮脂腺细胞中，细胞内靶标是线粒体。该过程是氧气依赖性的且耗尽氧气导致较少的组织损伤 。

4 痤疮的作用机制

痤疮丙酸杆菌本身产生少量卟啉。用 UVA 照射皮肤区域时可以看到荧光。用蓝光或红光照射会激发内源性卟啉的产生和单线态氧的形成。这导致了细菌死亡。应用 ALA 或其衍生物导致 PpⅨ在皮脂腺细胞内的积累。同样，单线态氧形成，可作用于皮脂细胞。在一些研究中人们发现，皮脂产量已经下降，而在其他的研究中尚未发现这一点。

15 年前，PDT 治疗痤疮还存在争议。研究者们报道了 PDT 治疗对痤疮有良好的效果，并显示是由于受损导致的皮脂腺的皮脂排泄减少。小鼠研究表明，ALA 被皮脂腺腺体优先吸收。红光比蓝光或紫外线的组织穿透更好。有人建议使用红光的抗炎作用来治疗痤疮。在光敏化痤疮丙酸杆菌中，蓝光波长似乎是最有效的波长。看起来单独的蓝光可能对治疗痤疮有益。红光和蓝光也可以合并治疗。Jeong 等已经证明了外用 ALA-PDT 治疗痤疮可诱导皮脂腺细胞的凋亡。Kosaka 等证明了 ALA-PDT 可导致皮脂腺细胞的集中损伤。

5 PDT 的光源

激光和非相干光源都可以使用。非相干光源的优点是它们便宜而且用法简单。LED 光源在日常生活中非常普遍，就像非常便宜的指示器家用 LED 灯、车头灯等。不幸的是，用于治疗的 LED 光源由于各种原因而相当昂贵。对于宽带光源，有人喜欢用，有人不喜欢用。宽带光源的优点之一是吸收大部分的光谱，缺点之一是会产生更多的热量。激光产生相干的单色光，它可以与吸收光谱完全匹配。缺点是卟啉照射区域通常很小。此外，激光辐射的特殊性质，例如相干性，也是必需的。暴露在不同波长的环境中，认为是有益的。阳光的影响可能导致细菌破坏以及免疫抑制，这是通过它对朗格汉斯细胞的影响达到的。这可能主要是活跃的 UVA 部分产生的影响。UVB 在组织中渗透较差而且不匹配卟啉的吸收带。可见光已被证明对痤疮治疗有效。

6 临床结果

一些研究者报道了 ALA-PDT 治疗痤疮取得了良好疗效。最近，研究者推出了一种新的 LED 设备：绿光和红光。对 46 例中度、重度痤疮患者的总有效率为 90%。他们认为脉冲光源可能因氧气不足而使效果差些。使用更短波长的光照可以减轻疼痛。Ying 等发表了用 PDT 治疗痤疮具有良好疗效的文章。他们对 21 例严重痤疮的患者进行治疗，用 5%的 ALA，发射波长为 633nm 的 LED 灯，总有效率为 85%。

日本的相关研究已经证明了 PDT 对痤疮有很好的效果，宽带光源照射可能会引起更强的疼痛。最近 Das 和 Reynolds 研究了痤疮的发病机制和治疗。他们研究了不同波长和不同的光源。红外线激光可以最大限度地减少皮脂腺和脂质分泌。可见光和 ALA 都已被证实对痤疮有作用。Pinto 等比较了单独使用红光和使用 MAL-PDT 治疗轻度、中度痤疮。相比红光治疗，MAL-PDT 起效更快，有效率更高。Mei X 等在最近的一次研究中比较了 ALA-IPL-PDT 和 IPL 的治疗。ALA-IPL- PDT 治疗在减少全部皮疹数和炎性及非炎性皮疹数方面都比较有优势。痤疮的 MAL-PDT 治疗中，人们对用红光照射与 IPL 照射也进行了比较。红光照射反应最快，不过两个治疗方案都是有效的。Haedersdal、Togsverd-Bo 和 Wulf 在 2008 年做了不同光源的回顾性研究。他们的结论是多种治疗方案是有效的，但 MAL-PDT 的疗效较普通光疗更好。另一方面，Hörfelt 等 1 年后发现单一的低剂量红光用于治疗痤疮和 MAL-PDT 的疗效一致。Zheng 等最近对光动力疗法治疗痤疮进行了综述。他们进行了包括 492 例，患者在内的 14 项随机临床试验研究。结论是：有几种光敏剂都可以使用。ALA 加红光也许是最佳选择，但有必要进行进一步研究。Linkner 等评估了痤疮瘢痕的 ALA-PDT 和微晶换肤术的治疗效果。他们发现这两种方法均有很好的效果。从疗效上比较，微晶换肤术为首选，而 PDT 副作用较小。

人们对 ALA-PDT 和微剥脱 Er:YAG 激光联合用于重度痤疮的治疗也做了试验研究，并评估了 ALA-PDT 联合 Er:YAG 微剥脱激光治疗严重痤疮瘢痕皮损的有效性。起初，患者接受 4 次的 ALA-PDT 治疗，每次间隔 10 天。随后，接受 5 次的激光治疗，每隔 4 周治疗 1 次。痤疮瘢痕明显减轻。

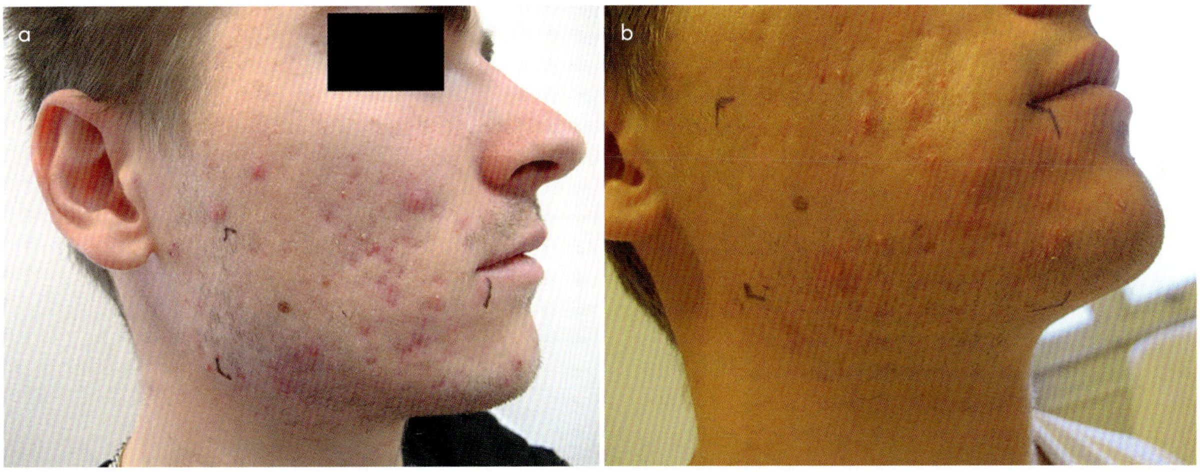

图 2-4-1 （a）PDT 治疗前。（b）两次 PDT 治疗后 4 周

Liu 等展示了 PDT、强脉冲光（IPL）和发光二极管所发射蓝光、红光治疗中度至重度痤疮的良好疗效（图 2-4-1）。他们招募了 150 名患者，PDT 有更快的清除率，但比 IPL 有更强的疼痛感。有趣的是，ALA-PDT 中观察到似有抗菌作用。ALA-PDT 或许能够用在抗生素耐药的情况下以减少生物膜的产生。

7 PDT 的副作用

短期副作用包括红斑和疼痛。通常表现为刺痛和灼烧感。疼痛感通常有个体差异，治疗区域越大，疼痛越严重。男性患者疼痛感似乎更强些。有时会出现水疱。人们对疼痛机制尚不完全清楚。疼痛控制通常通过扇冷风或冷敷来实现。Paoli 等使用神经阻滞的效果很好。MAL-PDT 与 ALA-PDT 相比似乎没有那么痛苦。到目前为止，研究者尚未观察到长期副作用，虽然没有令人信服的证据，但仍不能完全排除某些致癌作用。

8 除 ALA 外的其他光敏剂

除 ALA 外的其他光敏剂也有使用。最近的研究表明，叶绿素 -α 作为光敏剂有良好的效果，同时副作用很小。吸收叶绿素的峰值为 430nm 和 662nm。因此，在该研究中使用蓝光和红光以匹配叶绿素的吸收峰。同时发现皮脂分泌也有减少。叶绿素的孵育时间比 ALA 和 MAL 明显缩短。也有用吲哚 -3- 乙酸（IAA）配合绿光的疗法，效果很好，过程相对无痛。在该研究中，有 25 名患者参与，用 IAA 封包 15min，用绿光照射 15min。皮脂分泌也有减少。

此外，也有人使用吲哚菁绿，且效果良好。参与研究的患者有 34 名。该研究对半脸用吲哚菁绿与 805 nm 光辐射，另半脸用吲哚 -3- 乙酸和绿光（520nm）照射。研究中很少发生副作用。

9 治疗的方式

痤疮可以通过几种方式进行治疗。轻度、中度痤疮，通过局部外用药物治疗就可以了。对于更严重的痤疮，通常提倡使用口服抗生素。然而，抗生素的细菌耐药性及环境问题使之成为一个主要问题。因此，关于抗生素的替代治疗的新需求提上日程。PDT 就是这样一个新选择。现在人们所收集的大多数数据主要是关于 ALA-PDT 和 MAL-PDT 的。更多新的光敏剂成为新的选择。这就需要更多的研究来阐明适当的给药剂量和适当的光照方案。在未来的痤疮治疗中，可能会更频繁地使用 PDT。

10 总结

• 痤疮丙酸杆菌本身产生少量卟啉。用蓝光或红光照射激发其产生内源性卟啉和单线态氧，最终导致细菌死亡。

• PDT 促进了皮脂腺的损伤，减少了皮脂分泌。

• 红光比蓝光或紫外线具有更好的组织穿透力。建议使用红光很好的抗炎特性来治疗痤疮。

• 蓝光波长似乎是对痤疮丙酸杆菌作用最有效的波长。单用蓝光照射就可以治疗痤疮。也可以联合红光和蓝光进行治疗。

• 对于中度痤疮，光动力疗法被证实是一种可替代口服抗生素的新疗法。

11 参考文献

[1] Asayama-Kosaka S, Akilov OE, Kawana S. Photodynamic therapy with 5% delta-aminolevulinic acid is safe and effective treatment of acne vulgaris in Japanese patients. Laser Therapy. 2014;23(2):115–120.

[2] Cunliffe WJ. Acne and unemployment. Br J Dermatol. 1986;115(3):386.

[3] Das S, Reynolds RV. Recent advances in acne pathogenesis: implications for therapy. Am J Clin Dermatol. 2014;15(6):479–488.

[4] Divaris DX, Kennedy JC, Pottier RH. Phototoxic damage to sebaceous glands and hair follicles of mice after systemic administration of 5-aminolevulinic acid correlates with localized protoporphyrin IX fluorescence. Am J Pathol. 1990;136(4):891–897.

[5] Dong Y et al. A new LED device used for photodynamic therapy in treatment of moderate to severe acne vulgaris. Photodiagnosis Photodyn Ther. 2016;13: 188–195. doi: 10.1016/j.pdpdt.2015.06.007. Epub 2015 Jun 23.

[6] Dougherty TJ, et al. Photoradiation therapy for the treatment of malignant tumors. Cancer Res. 1978;38(8): 2628–2635.

[7] Ericson MB, et al. Fluorescence contrast and threshold limit: implications for photodynamic diagnosis of basal cell carcinoma. J Photochem Photobiol B. 2003;69(2):121–127.

[8] Grapengiesser S, et al. Pain caused by photodynamic therapy of skin cancer. Clin Exp Dermatol. 2002;27 (6):493–497.

[9] Guffey JS, Wilborn J. In vitro bactericidal effects of 405-nm and 470-nm blue light. Photomed Laser Surg. 2006;24(6):684–688.

[10] Haedersdal M, Togsverd-Bo K, Wulf HC. Evidence-based review of lasers, light sources and photodynamic therapy in the treatment of acne vulgaris. J Eur Acad Dermatol Venereol. 2008;22(3):267–278.

[11] Hong JS, et al. Acne treatment by methyl aminolevulinate photodynamic therapy with red light vs. intense pulsed light. Int J Dermatol. 2013;52(5):614–619.

[12] Hongcharu W, et al. Topical ALA-photodynamic therapy for the treatment of acne vulgaris. J Invest Dermatol. 2000;115(2):183–192.

[13] Horfelt C, et al. Photodynamic therapy for acne vulgaris: a pilot study of the dose-response and mechanism of action. Acta Derm Venereol. 2007;87(4):325–329.

[14] Horfelt C, et al. Single low-dose red light is as efficacious as methyl-aminolevulinate – photodynamic therapy for treatment of acne: clinical assessment and fluorescence monitoring. Acta Derm Venereol. 2009;89(4):372–378.

[15] Ibbotson SH. Adverse effects of topical photodynamic therapy. Photodermatol Photoimmunol Photomed. 2011;27(3):116–130.

[16] Jang MS, et al. A comparative split-face study of photodynamic therapy with indocyanine green and indole-3- acetic acid for the treatment of acne vulgaris. Br J Dermatol. 2011;165(5):1095–1100.

[17] Jeong E, et al. Topical ALA-photodynamic therapy for acne can induce apoptosis of sebocytes and downregulate their TLR-2 and TLR-4 expression. Ann Dermatol. 2011;23(1):23–32.

[18] Kosaka S, et al. Targeting of sebaceous glands by deltaaminolevulinic acid-based photodynamic therapy: an in vivo study. Lasers Surg Med. 2011;43(5):376–381.

[19] Li X, et al. Effects of 5-aminolevulinic acid-mediated photodynamic therapy on antibiotic-resistant staphylococcal biofilm: an in vitro study. J Surg Res. 2013;184 (2):1013–1021.

[20] Linkner RV, et al. Evaluating the efficacy of photodynamic therapy with 20% aminolevulinic acid and microdermabrasion as a combination treatment regimen for acne scarring: a split-face, randomized, double-blind pilot study. J Clin Aesth Dermatol. 2014;7(5):32–35.

[21] Liu LH, et al. Randomized trial of three phototherapy methods for the treatment of acne vulgaris in Chinese patients. Photodermatol Photoimmunol Photomed. 2014;30(5):246–253.

[22] Mei X, Shi W, Piao Y. Effectiveness of photodynamic therapy with topical 5-aminolevulinic acid and intense pulsed light in Chinese acne vulgaris patients. Photodermatol Photoimmunol Photomed. 2013;29 (2):90–96.

[23] Morton CA, et al. An open study to determine the efficacy of blue light in the treatment of mild to moderate acne. J Dermatolog Treat. 2005;16(4):219–223.

[24] Na JI, Suh DH. Red light phototherapy alone is effective for acne vulgaris: randomized, single-blinded clinical trial. Dermatol Surg. 2007;33(10):1228–1233. discussion 1233.

[25] Neittaanmaki-Perttu N, et al. Daylight photodynamic therapy for actinic keratoses: a randomized double-blinded nonsponsored prospective study comparing 5-aminolaevulinic acid nanoemulsion (BF-200) with methyl-5-aminolaevulinate. Br J Dermatol. 2014;171 (5):1172–1180.

[26] Paoli J, et al. Nerve blocks provide effective pain relief during topical photodynamic therapy for extensive facial actinic keratoses. Clin Exp Dermatol. 2008;33 (5):559–564.

[27] Papageorgiou P, Katsambas A, Chu A. Phototherapy with blue (415 nm) and red (660 nm) light in the treatment of acne vulgaris. Br J Dermatol. 2000;142(5):973–978.

[28] Peng Q, et al. Distribution and photosensitizing efficiency of porphyrins induced by application of exogenous 5-aminolevulinic acid in mice bearing mammary carcinoma. Int J Cancer. 1992;52(3):433–443.

[29] Pinto C, et al. Efficacy of red light alone and methylaminolaevulinate- photodynamic therapy for the treatment of mild and moderate facial acne. Indian J Dermatol Venereol Leprol. 2013;79(1):77–82.

[30] Pollock B, et al. Topical aminolaevulinic acidphotodynamic therapy for the treatment of acne vulgaris: a study of clinical efficacy and mechanism of action. Br J Dermatol. 2004;151(3):616–622.

[31] Romiti R, et al. High-performance liquid chromatography analysis of porphyrins in Propionibacterium acnes. Arch Dermatol Res.

2000;292(6):320–322.

[32] Sadick N. A study to determine the effect of combination blue (415 nm) and near-infrared (830 nm) lightemitting diode (LED) therapy for moderate acne vulgaris. J Cosmet Laser Ther. 2009;11(2):125–128.

[33] Sandberg C, et al. Bioavailability of aminolaevulinic acid and methylaminolaevulinate in basal cell carcinomas: a perfusion study using microdialysis in vivo. Br J Dermatol. 2008;159(5):1170–1176.

[34] Sigurdsson V, Knulst AC, vanWeelden H. Phototherapy of acne vulgaris with visible light. Dermatology. 1997;194(3):256–260.

[35] Song BH, et al. Photodynamic therapy using chlorophyll-a in the treatment of acne vulgaris: a randomized, singleblind, split-face study. J Am Acad Dermatol. 2014;71 (4):764–771.

[36] Thiboutot D. Dermatologists do not yet fully understand the clinical significance of antibiotic use and bacterial resistance in patients with acne: comment on “Antibiotics, acne, and Staphylococcus aureus colonization. Arch Dermatol. 2011;147(8):921–922.

[37] Wiegell SR, Wulf HC. Photodynamic therapy of acne vulgaris using 5-aminolevulinic acid versus methyl aminolevulinate. J Am Acad Dermatol. 2006;54 (4):647–651.

[38] Yin R, et al. Combination ALA-PDT and ablative fractional Er:YAG laser (2,940 nm) on the treatment of severe acne. Lasers Surg Med. 2014;46(3):165–172.

[39] Zheng W, et al. Evidence-based review of photodynamic therapy in the treatment of acne. Eur J Dermatol. 2014;24(4):444–456.

第三部分

剥脱和非剥脱射频消融术

第 1 章　非剥脱射频应用于面部年轻化治疗

Célia Luiza Petersen Vitello Kalil, Clarissa Prieto Herman Reinehr, and Celso Alberto Reis Esteves Jr.

摘要

最近 10 年，人们对无创或微创皮肤年轻化治疗技术的需求日益增长。尽管外科手术被视为治疗面部和身体皮肤松垂的“金标准”，但越来越多的求美者因为不愿意影响工作和社会生活，更愿意选择恢复期短的治疗，即使这些治疗只能带来细微的变化。为满足这个需求，一系列非剥脱设备被引入临床，例如激光、利用光能的设备（例如强脉冲光）和射频。本章讨论射频，这是一种极其有嫩肤价值的治疗手段，既能让求美者保持他们的日常活动又能达到很自然的效果。

关键词

射频、年轻化、胶原、非剥脱射频设备、皮肤松弛

目录

C.L. Petersen Vitello Kalil (✉)
Department of Dermatology, Santa Casa de Misericórdia de Porto Alegre Hospital, Porto Alegre, Brazil

Brazilian Society of Dermatology, Porto Alegre, Brazil
e-mail: celia@celiakalil.com.br; clinica@celiakalil.com.br

C. Prieto Herman Reinehr • C.A.R. Esteves Jr.
Brazilian Society of Dermatology, Porto Alegre, Brazil
e-mail: cla.reinehr@gmail.com; celsoj@ig.com.br

M.C.A. Issa, B. Tamura (eds.), Lasers, Lights and Other Technologies, Clinical Approaches and Procedures in Cosmetic Dermatology 3, https://doi.org/10.1007/978-3-319-16799-2_27

1 简介

2003 年 Fitzpatrick 教授应用射频治疗眶周细纹和松垂，经过一个单极射频疗程后，超过 80% 接受治疗的求美者有改善。

更多的研究用来评估其在治疗颈部皮肤松垂、提升下 1/3 面部的轮廓、管理萎缩性痤疮瘢痕以及治疗身体的皮肤松弛和橘皮样改变等方面的效果。

2 射频

这类设备能够产生足够的热量唤醒真皮组织用于治疗皮肤松弛。除了射频，超声波、红外线设备也是通过加热真皮来发挥作用。

射频是电磁能量的一种形式，电子在电场中移动，电子极性每秒钟改变 600 万次。这种交流电以 3kHz 至 300MHz 的频率发生振荡。当射频进入皮肤，真皮组织对高频旋转运动的电子产生阻抗，水分子产生高频振荡。根据欧姆定律，振荡能量最终转化为热能。组织对电子通过的阻抗取决于组织的特性，例如温度、含水量等。

射频产生的热能量可根据以下公式计算：

$$热能量（J）= I^2 \times R \times T$$

I = 电流

R = 组织阻抗

T = 持续时间

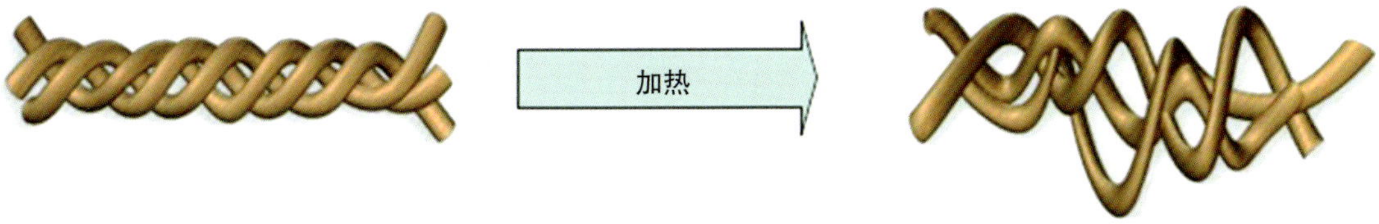

图 3-1-1　胶原纤维在真皮加热过程中发生的即刻改变

射频治疗的指导原则是反向热梯度，即用冷却方式保护表皮的同时加热真皮。在射频手具接触皮肤治疗的前、中、后均进行表皮冷却。保护表皮与剥脱治疗相比，发生感染、瘢痕、色素异常的风险很低。

真皮胶原被加热到 50~70℃，导致氢键断裂，胶原纤维失去其三维空间结构，由有序排列状态变为无定形状态，并引发胶原收缩 30% 以及随之增厚（即刻组织收缩）。胶原收缩是时间和温度相关的过程，依据阿伦尼乌斯（Arrhenius）方程每降低 5℃，需增加 10min 以获得相同的收缩程度。单极射频工作时，真皮可被加热至 65~75℃，同时表皮必须保持在 40℃以下。真皮加热达不到有效温度，皮肤松垂和皱纹将不能得到有效改善。

但是当过度加热时，可能发生萎缩、瘢痕、破溃，以及色素异常（图 3-1-1）。

皮下炎症反应启动之后，新生胶原开始合成，持续改善可达 6~12 周（迟发）。

此外，传递至更深层的热量促进脂肪组织毛细血管的血液循环并加速脂质代谢。

2.1 射频传递类型 [单极 / 多极（双极 / 三极）/ 点阵]

2.1.1 单极射频

第一代射频，可在很短时间内容积式加热真皮和皮下组织。最大深度可达 20mm，取决于治疗手具的尺寸和构造。射频能到达的深度取决于手具大小和形状。治疗中手具接触面积越大，达到的真皮加热深度越深。

单极射频只有一个活动电极与治疗部位皮肤表面接触（电极位于手具内），电流从手具内的电极流向

图 3-1-2　单极和双极射频对组织深度的影响示意图

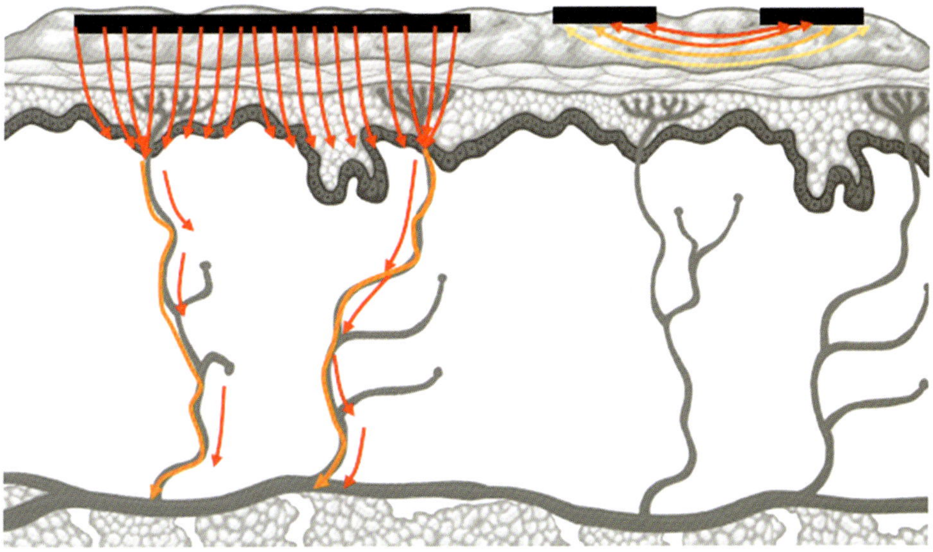

组织，或者位于远处，通常是背部的回路电极。大部分热量产生于活动电极接触的区域（图 3–1–2）。

2.1.2 热玛吉 CPT 系统（ThermaCool®）

（1）射频发生器：交流电（AC）6.78MHz，最大能量 225J/cm^2，通过显示屏可以监测电流、能量、治疗发数、治疗持续时间、阻抗等参数，能量可根据治疗区域的不同进行调整。

（2）治疗头可脉冲式发射制冷剂：在射频治疗的前、中、后都可制冷。

（3）电缆连接位于治疗头内的一次性治疗电极：只能在限定治疗发数（200 发、400 发或 600 发）和限定时间内一次性使用（一电极一患者一次治疗）。

（4）微处理器：位于治疗头内，控制压力、电流以及手具接触部位的皮肤温度。

0.25cm^2 治疗头用于治疗上眼睑和细小皱纹，3.0cm^2 治疗头用于治疗下眼睑、眶周皱纹和眉毛底部区域。另外还有 DC 身体治疗头和用于治疗橘皮样皮肤的身体治疗头。

一个完整的射频发射周期为 1.5~1.9s。

射频治疗时不需要敷麻醉药膏，一是因为治疗只有轻微疼痛，另外患者感受到疼痛程度有利于减少并发症的发生风险。术后不需要进行特别的护理，一次治疗即可有很好的效果（图 3–1–3~ 图 3–1–5）。

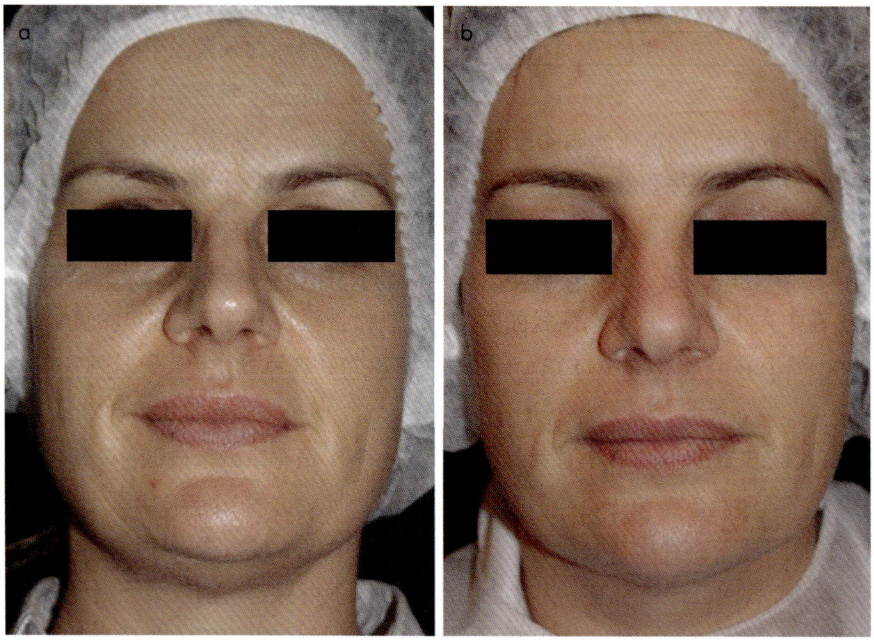

图 3–1–3　患者 1：Ther–maCool 治疗。（a）术前。（b）面部轮廓和松弛下垂治疗 1 次后 8 个月

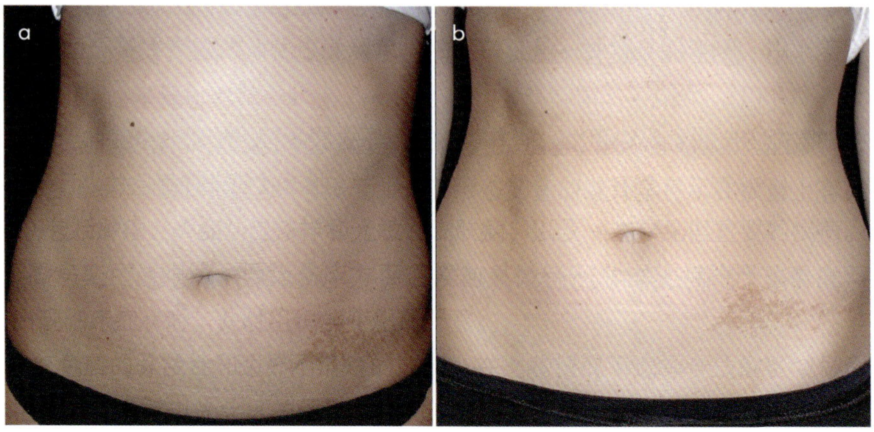

图 3–1–4　患者 2：Ther–maCool 治疗，腹部轮廓提升治疗 1 次。（a）治疗前。（b）治疗后

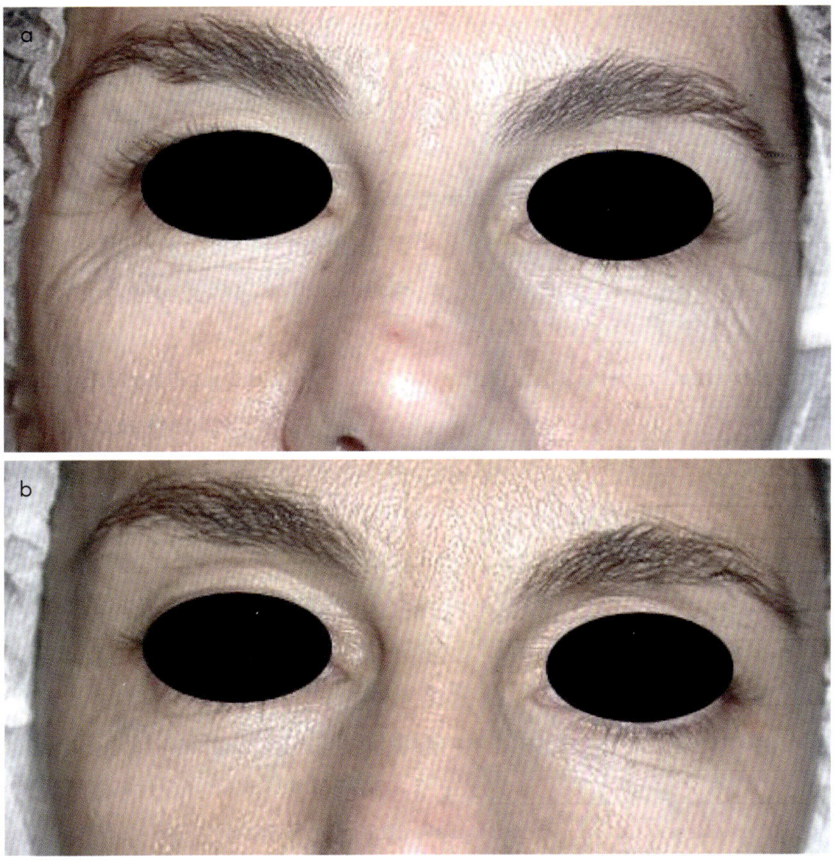

图 3-1-5 患者 3：Ther-maCool 治疗，0.25cm^2 治疗头，上眼睑和眶周治疗 1 次，上眼睑和眼外侧松弛下垂得到提升。（a）治疗前。（b）治疗后

2.1.3 多极射频（表 3-1-1）

双极射频

这种类型的射频治疗时有两个活跃电极接触被治疗区域，两个电极之间距离固定，电流局限于电极之间（封闭的电流回路）。该类型射频作用于真皮浅层进行加热，最深可达到 2~4mm，这个最大深度是两个电极间距离的一半。多次治疗可达到单极射频的治疗效果。双极射频设备中，我们推荐使用 Aluma ™ /Lumenis ®、Santa Clara 和 Accent®，以及 Accent XT ®、Alma Lasers。

表 3-1-1 射频类型的关键特征

单极	多极	
	双极	三极
1 个活跃电极	2 个活跃电极	3 个活跃电极
深度 20mm	深度 2~4mm	最深可达 20mm
比较深	比较表浅，多次治疗，较多治疗次数	比较深，能量较单极射频更集中

三极射频

这是第 3 代射频，有 3 个活跃电极发射能量和加强电流。相对于单极射频或双极射频，虽然电流小，但是能量更集中了。这项技术可以对真皮和皮下更均匀地进行加热，使用大约 50W 比较低的能量可达到 20mm 的深度。应用这项技术的设备有 Apollo TriPollar ® 、Pollogen LTDA。

点阵射频

点阵射频由双极射频应用微小侵入技术，侵入技术为电磁流产生的热量引起局灶表皮细胞消失。电磁波引起水分子振荡在真皮内产生热量。真皮内这种容积式加热最终刺激胶原新生。这类设备中的电极或者微针成对排列。这项技术可以无剥脱加热真皮，同时表皮被可控地剥脱少于 5% 的面积。这种射频模式在治疗区域内保留未治疗区域作为细胞来源加速愈合。点阵射频可用于面部年轻化和治疗痤疮瘢痕。

等离子体

最新的一种射频类型是利用等离子体这种物质，当极高的射频能量通过惰性氮气和氧气产生电离气体时，就会产生电离子体脉冲。手具引导这种能量到治疗表面。这种治疗的原理同其他类型的射频一样，也是加热真皮刺激胶原新生。

表 3–1–2 主要的非剥脱射频设备

射频设备 / 制造商	射频（RF）技术
Thermage™ /Thermage	单极射频
Aluma™ /Lumenis®, Santa Clara	双极射频和真空负压
Accent®, Accent® XL/Alma Lasers	单极射频和双极射频
Apollo TriPollar® /Pollogen LTDA	三极射频
Polaris ReFirme™ /Syneron	双极射频和二极管激光
ReFirme™/Syneron Medical	双极射频和光学能量
Reaction™ /Viora	多极射频和真空负压
PowerShape™/Eunsung Global Corp	多极射频 / 双极射频和真空负压
Apollo® /Pollogen LTDA	双极射频
Venus Freeze® /Venus Concept	多极射频
Triniti E-max® /Syneron Candela	双极射频和二极管激光

表 3–1–3 主要剥脱射频设备

射频设备 / 制造商	射频（RF）技术
Scarlet RF™ /Viol Co., LTDA	点阵双极射频
HF Fraxx® /Loktal	点阵射频微针
Matrix RF® /Syneron	点阵双极射频
Renesis® /Primaeva Medical, Inc.	点阵双极射频
ePrime® /Syneron Candela	点阵双极射频
Duet RF PowerShape® /Eunsung Global Corp	点阵射频和热量射频?

2.2 组织病理学变化

依据 Zelickson 和 Meshkinpour 等研究者的研究报道，射频治疗之后可观察到胶原纤维的变性和 Ⅰ 型胶原蛋白 mRNA 的表达。Ⅲ 型胶原蛋白较 Ⅰ 型胶原蛋白增加的强度更高，治疗后 6~10 周之间达到峰值。Javate 等研究者通过病理活检证实非剥脱射频的治疗后，表皮完整，且真皮浅层和深层的厚度增加、胶原纤维数量增加。

2011 年，El–Domyati 等研究者通过皮肤活检证实 6 次，2 周 1 次的单极射频治疗之后，表皮增生持续 3 个月，颗粒层增加、表皮组织增厚。除此之外，该研究统计学分析显示治疗后 3 个月真皮乳头弹力纤维变性减少、Ⅰ 型和 Ⅲ 型胶原数量增加。

对非剥脱激光（脉冲染料激光和 Nd:YAG 激光）的研究显示出类似的效应，刺激胶原增生，真皮细胞间基质蛋白重构的关键酶（MMP，基质金属蛋白酶）增多。

主要的非剥脱射频设备及剥脱射频设备见表 3–1–2、表 3–1–3。

2.3 适应证

一般来说，面部轮廓（下颌缘）和松弛下垂都可以得到改善。

也可用于治疗中度颏下缩窄和颈部松弛下垂。

随着鼻唇沟减淡和治疗区域的松垂减轻，中面部也可以受益。

2.4 其他适应证

- 治疗身体橘皮样组织，使用真空负压双极射频（VelaShape® – SyneronCandela）。
- 减小腰围，使用双极射频和真空负压（VelaShape® – SyneronCandela）（FDA 于 2007 年核准）。
- 治疗萎缩性痤疮瘢痕，所有类型射频（单极射频、多极射频和点阵射频）都可以应用。
- 身体治疗：上臂、腹部和臀部的松弛（FDA 于 2007 年 12 月份核准）。
- 治疗活动期痤疮，Thermage®公司报道。

• 射频用于药物传输 。

• 射频可用于脂肪代谢障碍的辅助治疗。Goldberg 等研究者评估 30 名患者每 2 周进行 1 次单极射频治疗，共治疗 6 次大腿内侧橘皮样组织的效果，治疗显示大腿腿围减少，橘皮样组织的程度得到改善，且脂质代谢无影响。

3 患者选择

理想的面部年轻化射频治疗患者年龄应介于 30~60 岁之间，轻度至中度皮肤松弛下垂和面部皱纹，且治疗期望值比较现实。做过面部提升手术后 2~3 年复发轻度松弛者，一般来说，是比较理想的射频治疗人选。

减肥后皮肤松弛和生育后腹部松弛可从射频身体治疗中获益。

选择合适的患者是影响治疗反应程度的决定因素之一。老年患者、肥胖患者、皮肤显著松弛患者效果不显著。不愿选择侵入性治疗的患者，并且在了解射频治疗的局限性之后仍愿意选择射频治疗的患者，是适合接受射频治疗的人群。

4 射频治疗的益处

我们比较非侵入性的射频技术、侵入性的治疗以及手术治疗，射频治疗恢复更快，并发症的发生风险更小。然而，结果是不确定的。另外一个益处是几乎可在各种类型皮肤上实施射频治疗，射频的治疗原理不同于激光，没有组织内黑色素的吸收或散射。并且，射频可无风险地用于毛发区域，不会伤害毛囊。

5 禁忌证

5.1 单极射频（表 3-1-4）

表 3-1-4　单极射频的禁忌证

绝对禁忌证（Abraham and Mashkevich 2007）
安装了心脏起搏器或除颤器的患者
体内植入电子设备的患者
拟治疗区域有皮肤病者
拟治疗区域发生感染者
拟治疗区域有永久性填充剂者，尤其是聚甲基丙烯酸甲酯（PMMA）
相对禁忌证
抽烟者
患有自身免疫性疾病患者
拟治疗区域既往接受过放射治疗的患者
怀孕
使用皮质激素或非甾体类抗炎药的炎症患者
其他影响愈合的情况

有金属板或有文身的区域不建议使用单极射频治疗

5.2 多极射频（表 3-1-5）

表 3-1-5　多极射频的禁忌证

绝对禁忌证
安装了心脏起搏器或除颤器的患者
体内植入电子设备的患者
拟治疗区域有皮肤病者
拟治疗区域发生感染者
拟治疗区域有永久性填充剂者，尤其是聚甲基丙烯酸甲酯（PMMA）
有弹性瘢痕的患者
使用了光敏剂者
系统性的肿瘤
使用抗凝剂的静脉血栓患者

5.3 点阵射频（表 3-1-6）

表 3-1-6　点阵射频的禁忌证

绝对禁忌证
安装了心脏起搏器或除颤器的患者
体内植入电子设备的患者
拟治疗区域有皮肤病者
拟治疗区域发生感染者
拟治疗区域有永久性填充剂者，尤其是聚甲基丙烯酸甲酯（PMMA）
拟治疗区域有硅胶的患者
使用铜制宫内节育器者（治疗下腹部的情况下）
牙周脓肿，如果治疗面部的情况下
活跃性玫瑰痤疮患者

5.4 眼睑区域射频治疗的禁忌证

接受过角膜手术者不能在眼睑区域做射频治疗，因为治疗需要放置的眼盾会伤害到角膜。

6 术前准备

治疗前标准化拍照是必需的。除标准化拍照之外，还有系统性检查检测色素、表皮厚度、皱纹的数量和深度等参数的变化，可供评估治疗反应。

7 应用技术

应用单极射频和多极射频治疗，以下防范措施必须时刻遵守。

（1）必须签署知情同意书，内容包含必要的解释、预期结果、副作用和可能发生的并发症。皮肤科医生必须遵循这个条款，患者的疑问必须阐明。确保患者没有任何射频治疗的禁忌证。

（2）治疗前，移除患者接触皮肤的金属物品及其他物品（珠宝、人造珠宝、手表）。

（3）清洁射频治疗的皮肤区域，去除化妆品，并用异丙醇消毒。

单极射频治疗遵循以下步骤：

（1）电极片贴在患者后背。

（2）在皮肤治疗区域标记临时的网格线，使用个人的治疗头。

（3）如果治疗眼睑区域，使用塑料材质的眼盾是必需的，避免发生热损伤。保护眼球，避免发生热、电场以及机械损伤。

（4）单极射频治疗时涂抹大量的特殊液体（设备厂家提供）在皮肤治疗区域，校正治疗头与皮肤的对接。发射能量时，治疗头须与皮肤完全接触。

完成以上步骤后就可以开始治疗了。射频设备可自动计算患者的阻抗。治疗区域变化时根据患者的耐受性调整能量大小。

建议在确定治疗区域后，对出现下垂和轮廓不清晰的相邻区域也进行治疗，促进真皮胶原蛋白再生。

自从应用以来，人们对算法的应用也进行了调整。现在推荐低能量多次数的治疗方法，与最初的描述（高能量单次治疗）截然相反，可取得更好的效果。

现有技术已经得到更少的不适感和更有意义与均质化的结果。

射频治疗时不需要进行麻醉，治疗中患者可感受到温热感，这个程度是可以耐受的。这样操作有助于避免表皮过热及表皮过热后的副作用。

治疗过程中，顾客会感到治疗区域有温热感。理想的加热如患者描述的“温暖感”，这种感觉是可耐受的。

单极射频治疗时包括 3 项技术如下：

（1）两遍简单的治疗。

（2）一遍交错的治疗。

（3）一遍叠加的治疗：热玛吉治疗中建议有此治疗。

在这项如上描述的技术中，需要进行两遍简单的治疗，第一遍治疗按治疗前标记的方格进行，第二遍治疗按与方格错列的圆圈标记进行。完成以上两遍治疗后，我们进行“矢量”提升治疗，按照我们设想提升皮肤的方向进行操作（提升效应）。

这项包含多遍治疗的技术，因为加热真皮减小了组织对电流通过的阻抗，维持组织被加热，效果明显。在多通道技术中，在同一位置的每一个后续通道减少所需的能量。并且，这项技术给予操作者更多的自由，操作者可在更松弛的部位进行更多遍的治疗，而较少松弛的部位治疗遍数减少。

Dover 等在 5700 例患者的治疗中对比了单次治疗技术和多遍治疗技术。单次治疗组 6 个月后 54% 的患者皮肤松弛得到改善。另一方面，多遍数治疗组 84% 的患者得到改善，同时治疗时疼痛更少，对结果满意度更高。

面部治疗发数为 400~800 发，身体治疗发数为 1000~1200 发。面部治疗时，很多操作者选择做完一侧再做另一侧。一次治疗大概需时 1h。治疗可以是全面部或者一个局部，例如下颌区或者额部。治疗可预见的效应有治疗部位的潮红和即刻缩紧，也可以有局部的肿胀。

多极射频不同于单极射频，不需要标记网格和电极板。皮肤治疗区域需涂抹甘油，不同区域（面部、下眼睑、身体）有特定的治疗头。应用红外温度计检测表皮的温度十分重要，温度不应超过 40℃，避免灼伤。

8 预期效果、治疗次数和治疗间隔

治疗效果依赖胶原新生和真皮重塑，这一过程从 2~3 个月开始，治疗效果需在 6 个月后观察。一些患者也观察到肤色、肤质的改善和瘢痕变得平滑。即使运用了恰当的治疗技术，治疗效果也是有明显差异的，一些患者的效果较其他患者更好。要评估患者的治疗效果，术前术后标准化拍照记录是必需的。

一次单极射频治疗效果的获得依赖于上述过程。不同个体，2~3 次、治疗间隔 6~12 个月的治疗是必需的。

为研究后续单极射频治疗的效果，Suh 等评估了 7 年时间内接受了热玛吉面部年轻化的单极射频治疗的 8 例患者，这些患者平均接受了 4 次治疗，间隔时间 4~45 个月。这 7 年时间内，8 例患者的 Glogau 评分没有变糟，7 例患者对治疗效果表示满意。这个发现需要更大样本的随机研究来证实。

至于多极射频治疗，更多的治疗次数，通常间隔 10~15 天的 5~6 次治疗是需要的。

治疗反应与治疗区域也有关系，中下面部治疗反应快于颈部，因为面部有更多的皮下脂肪组织。

9 即刻效果

治疗后即刻可观察到局部水肿，也是即刻提升效果的原因。也会发生轻度红斑，大约存在几分钟，可自行消退。

红斑和轻度肿胀等预期的治疗后即刻反应是治疗终点。

FDA 批准的热玛吉的应用见表 3-1-7。

表 3-1-7 FDA 批准：单极射频——热玛吉（Thermage, Inc., Hayward, California）

治疗眶周皮肤松垂（2002 年 FDA 批准）
治疗眶周皮肤皱纹（2002 年 FDA 批准）
治疗口周皮肤皱纹（2002 年 FDA 批准）
治疗面部皮肤松弛（2004 年 FDA 批准）
治疗普遍的皮肤皱纹（2005 年 FDA 批准）

副作用（表 3-1-8）

表 3-1-8 副作用

水肿	可持续 1 周
痤疮痒发疹	
线状皮肤隆起	
颈部皮肤敏感	一般持续 2~3 周
中度红斑	
皮肤灼伤	手法不熟练，高能量治疗
颈部皮肤结节（热玛吉治疗部位）	1~2 周消退
下颌轮廓暂时不规则	单极射频，老旧设备易发生
轻度至中度疼痛（热玛吉治疗部位）	治疗中发生，治疗后消退
暂时感觉异常	敏感神经周围水肿，数周内消退

据热玛吉仪器制造商的资料，99.8% 的单极射频非侵入性治疗无副作用。轻度红斑水肿一般在 24h 内消退。

治疗后当天，患者可像治疗前护肤一样恢复护肤护理。

至于点阵射频，电流过高易造成色素脱失，有色素沉着倾向的患者也可发生炎症后色素沉着。

10 临床案例

图 3-1-3：患者 1——一次热玛吉治疗，提升轮廓线和面部松垂（术前和术后 8 个月）。

图 3-1-4：患者 2——一次热玛吉治疗，提升腹部轮廓线（术前和术后）。

图 3-1-5：患者 3——一次热玛吉 0.25cm 治疗头眼睑和眶周治疗，提升外侧和上眼睑松垂。

11 联合治疗

可联合例如强脉冲光、填充剂、肉毒素、化学剥脱和微晶换肤等治疗，需根据每位患者的需求个性化制定治疗方案。

一些联合光能和电能的设备，通常是激光（半导体激光 -Polaris WR system）或光（强脉冲光 -Aurora®, SR, Syneron）协同射频，可治疗血管性损伤、脱色素性毛发，以及治疗皱纹和松垂。这种联合两种能量的设备所用光能通常低于常规需求的能量，相对于使用高能量光的患者，不良反应的发生风险更小。

我们也发现市场上有治疗脂肪代谢障碍的设备可联合双极射频和真空负压与超声（Syneron Candela VelaShape®）进行治疗。

12 总结

射频在抗衰治疗中极其有价值，射频治疗允许患者保持日常活动的同时获得“自然的”治疗效果。

正确地掌握技术和选择合适的患者对于治疗成功都极其重要，治疗要获得最佳效果需依赖这些因素。

射频可联合其他抗衰技术以获得协同效果。

13 交叉引用

- ▶ Intense Pulsed Light for Photorejuvenation
- ▶ Non-ablative Lasers for Photorejuvenation

14 参考文献

[1] Abraham MT, Mashkevich G. Monopolar radiofrequency skin tightening. Facial Plast Surg Clin N Am. 2007;15 (2):169–177.

[2] Afrooz PN, Pozner JN, DiBernardo BE. Noninvasive and minimally invasive techniques in body contouring. Clin Plast Surg. 2014;41(4):789–804.

[3] Alexiades-Armenakas MR, Dover JS, Arndt KA. The spectrum of laser skin resurfacing: nonablative, fractional, and ablative laser resurfacing. J Am Acad Dermatol. 2008;58(5):719–737.

[4] Alster TS, Lupton JR. Nonablative cutaneous remodeling using radiofrequency devices. Clin Dermatol. 2007;25 (5):487–491.

[5] Bogle MA, Dover JS. Tissue tightening technologies. Dermatol Clin. 2009;27(4):491–499.

[6] Bogle MA, Ubelhoer N, Weiss RA, Mayoral F, Kaminer MS. Evaluation of the multiple pass, low fluence algorithm for radiofrequency tightening of the lower face. Lasers Surg Med. 2007;39(3):210–217.

[7] Brightman L, Weiss E, Chapas AM, Karen J, Hale E, Bernstein L, et al. Improvement in arm and post-partum abdominal and flank subcutaneous fat deposits and skin laxity using a bipolar radiofrequency, infrared, vacuum and mechanical massage device. Lasers Surg Med. 2009;41(10):791–798.

[8] DeHoratius DM, Dover JS. Nonablative tissue remodeling and photorejuvenation. Clin Dermatol. 2007;25 (5):474–479.

[9] Dierickx CC. Lasers, light and radiofrequency for treatment of acne. Med Laser Appl. 2004;19(4):196–204.

[10] Dover JS, Zelickson B. 14-physician multispecialty consensus panel. Results of a survey of 5,700 patient monopolar radiofrequency facial skin tightening treatments: assessment of a low-energy multiple-pass technique leading to a clinical end point algorithm. Dermatol Surg Off Publ Am Soc Dermatol Surg Al. 2007;33(8):900–907.

[11] El-Domyati M, El-Ammawi TS, Medhat W, Moawad O, Brennan D, Mahoney MG, et al. Radiofrequency facial rejuvenation: evidence-based effect. J Am Acad Dermatol. 2011;64(3):524–535.

[12] Elsaie M. Cutaneous remodeling and photorejuvenation using radiofrequency devices. Indian J Dermatol. 2009;54(3):201.

[13] Fitzpatrick R, Geronemus R, Goldberg D, Kaminer M, Kilmer S, Ruiz-Esparza J. Multicenter study of noninvasive radiofrequency for periorbital tissue tightening. Lasers Surg Med. 2003;33(4):232–242.

[14] Goldberg DJ. Nonablative laser technology radiofrequency. Aesth Surg J Am Soc Aesth Plast Surg. 2004;24(2):180–181.

[15] Goldberg DJ, Fazeli A, Berlin AL. Clinical, laboratory, and MRI analysis of cellulite treatment with a unipolar radiofrequency device. Dermatol Surg Off Publ Am Soc Dermatol Surg Al. 2008;34(2):204–209; discussion 209.

[16] Gratieri T, Alberti I, Lapteva M, Kalia YN. Next generation intra- and transdermal therapeutic systems: using nonand minimally-invasive technologies to increase drug delivery into and across the skin. Eur J Pharm Sci Off J Eur Fed Pharm Sci. 2013;50(5):609–622.

[17] Hodgkinson DJ. Clinical applications of radiofrequency: nonsurgical skin tightening (thermage). Clin Plast Surg. 2009;36(2):261–268, viii.

[18] Jacob CI, Kaminer MS. Skin tightening with radiofrequency, Chapter 3. In: Goldberg DJ, editor. Laser and lights. Philadelphia: Elsevier Saunders; 2008. p. 42–50.

[19] Javate RM, Cruz RT, Khan J, Trakos N, Gordon RE. Nonablative 4-MHz dual radiofrequency wand rejuvenation treatment for periorbital rhytides and midface laxity. Ophthal Plast Reconstr Surg. 2011;27 (3):180–185.

[20] Lanigan SW. Lasers in dermatology. Med Laser Appl. 2008;23(2):51–54.

[21] Meshkinpour A, Ghasri P, Pope K, Lyubovitsky JG, Risteli J, Krasieva TB, et al. Treatment of hypertrophic scars and keloids with a radiofrequency device: a study of collagen effects. Lasers Surg Med. 2005;37 (5):343–349.

[22] Mulholland RS. Radiofrequency energy for non-invasive and minimally invasive skin tightening. Clin Plast Surg. 2011;38(3):437–448.

[23] Orringer JS, Voorhees JJ, Hamilton T, Hammerberg C, Kang S, Johnson TM, et al. Dermal matrix remodeling after nonablative laser therapy. J Am Acad Dermatol. 2005;53(5):775–782.

[24] Osório N, Torezan LA. Capítulo 13- Radiofrequência e outras tecnologias para flacidez. In: Autores: Nuno Osório, Ane Niwa. Laser e Dermatologia: Conceitos Básicos e Aplicações. 2a edição. Roca; 2009. p. 150–156.

[25] Reddy BY, Hantash BM. Emerging technologies in aesthetic medicine. Dermatol Clin. 2009;27(4):521–527.

[26] Rivera AE. Acne scarring: a review and current treatment modalities. J Am Acad Dermatol. 2008;59(4):659–676.

[27] Royo de la Torre J, Moreno-Moraga J, Muñoz E, Cornejo Navarro P. Multisource, phase-controlled radiofrequency for treatment of skin laxity: correlation between clinical and in-vivo confocal microscopy results and real-time thermal changes. J Clin Aesthetic Dermatol.

2011;4(1):28–35.

[28] Sadick N. Bipolar radiofrequency for facial rejuvenation. Facial Plast Surg Clin N Am. 2007;15(2):161–167. v.

[29] Sadick NS, Karcher C, Palmisano L. Cosmetic dermatology of the aging face. Clin Dermatol. 2009;27(3):S3–S12.

[30] Sasaki G, Tucker B, Gaston M. Clinical parameters for predicting efficacy and safety with nonablative monopolar radiofrequency treatments to the forehead, face, and neck. Aesth Surg J Am Soc Aesth Plast Surg. 2007;27(4):376–387.

[31] Site Thermage: important safety information [Internet]. [cited 2015 Mar 29]. Available from: http://www. thermage.com/isi-consumer.

[32] Spandau D, Loesch M, Somani A-K, Kingsley M, Travers J. Skin resurfacing procedures: new and emerging options. Clin Cosmet Investig Dermatol. 2014;7:231–242.

[33] Steiner D, Addor F. 22. Outras tecnologias – 22.1 Radiofrequência. In: Autoras: Célia Luiza Petersen Vitello Kalil, Flávia Pereira Reginatto. Envelhecimento Cut^aneo. 1a edição. AC Farmacêutica; 2014. p. 204–211.

[34] Subramony JA. Needle free parenteral drug delivery: leveraging active transdermal technologies for pediatric use. Int J Pharm. 2013;455(1–2):14–18.

[35] Suh DH, Lee SJ, Ryou JH, Son HC, Kim HJ, Kim HS. Monopolar radiofrequency treatment in Asian skin: do multiple RF treatments over time have beneficial effects? An observational report with long-term follow-up in eight patients. Dermatol Surg Off Publ Am Soc Dermatol Surg Al. 2013;39(4):670–672.

[36] Sukal SA, Geronemus RG. Thermage: the nonablative radiofrequency for rejuvenation. Clin Dermatol. 2008;26(6):602–607.

[37] Taub AF, Garretson CB. Treatment of acne scars of skin types II to V by sublative fractional bipolar radiofrequency and bipolar radiofrequency combined with diode laser. J Clin Aesthetic Dermatol. 2011;4 (10):18–27.

[38] Zelickson BD, Kist D, Bernstein E, Brown DB, Ksenzenko S, Burns J, et al. Histological and ultrastructural evaluation of the effects of a radiofrequency-based nonablative dermal remodeling device: a pilot study. Arch Dermatol. 2004;140(2):204–209.

第 2 章　非剥脱射频治疗橘皮组织（女性脂肪代谢障碍）和松弛

Bruna Souza Felix Bravo, Carolina Martinez Torrado, and
Maria Claudia Almeida Issa

摘要

橘皮组织，又称女性脂肪代谢障碍，是一种多因素紊乱导致的真皮、表皮和皮下脂肪组织紊乱。大多数病例为青春期后的女性，发生率 80%~90%。临床上，橘皮组织表现为皮肤表面不规整，皮肤除松弛之外还有凹陷、肿块、结节等。通常，橘皮组织发生于腹部、臀部和下肢，但是也可以发生于胳膊和背部。组织学上，橘皮组织由纤维结缔组织包裹的脂肪疝出（膨出）所致。也可观察到皮下脂肪组织厚度增加。尽管橘皮组织的病因仍不清楚，但已经有很多学说试图解释这种紊乱。治疗可分为侵入性治疗和非侵入性治疗。侵入性治疗方法包括皮下剥离术和美塑疗法，当患者想去除过多局部的脂肪时也可采用抽脂术。非侵入性治疗包括外部治疗、自律性节食、冷冻溶脂法、聚焦超声、深层负压按摩术、激光和非剥脱射频治疗。本章我们将讨论非剥脱射频治疗。射频通过热量作用收缩胶原和促进胶原新生，使真皮变厚，避免脂肪疝出。射频可促进血管扩张和淋巴引流，从而改善局部循环。临床上，射频可改善松弛和皮肤表面不规整。

关键词

橘皮组织、脂肪代谢障碍、非剥脱射频、胶原新生、松弛、脂肪疝、真皮厚度

目录

B.S.F. Bravo • C.M. Torrado
Instituto de Dermatologia Prof. Rubem David Azulay – Santa Casa da Misericórdia do Rio de Janeiro, Rio de Janeiro, RJ, Brazil
e-mail: brunabravo@globo.com; carolinamartinezt@hotmail.com

M.C.A. Issa (✉)
Department of Clinical Medicine – Dermatology, Fluminense Federal University, Niterói, RJ, Brazil
e-mail: dr.mariaissa@gmail.com; maria@mariaissa.com.br

M.C.A. Issa, B. Tamura (eds.), Lasers, Lights and Other Technologies, Clinical Approaches and Procedures in Cosmetic Dermatology 3, https://doi.org/10.1007/978-3-319-16799-2_28

1 简介

皮肤是人体外层的器官，皮肤的外观有助于展现患者的个性；皮肤疾病和美容问题显著影响患者的自尊。橘皮组织（脂肪代谢障碍）给患者造成的心理学影响常常比从皮肤病角度观察到的形态变化严重得多，可从社会、情感和性等方面影响人际关系，可影响正常的日常活动，例如去海滩、进行体育运动或穿着一些衣服。近年来，拥有理想形体的观念促进人们对橘皮组织的认识从一个美容问题转变为一个疾病问题。现今，女性寻求各种类型的治疗方法希望能够减少或消退橘皮组织。橘皮组织的发病机制包含不同机制，发展出针对每一种机制的不同治疗方法。虽然还没有理想的治疗方法，但是有很多可供选择的治疗可改善这个疾病的外观。最近，非侵入性设备例如非剥脱射频和联合其他技术的射频治疗已经显示有效性并取得成功。最常用于治疗橘皮组织的射频有单极射频、双极射频，以及联合红外光、真空负压和机械按摩的射频。

2 橘皮组织（脂肪代谢障碍）

2.1 概念和来历

橘皮组织，又名脂肪代谢障碍、结节性脂肪硬化、肥胖型水肿、畸形脂膜炎、水肿— 胶原纤维硬化、脂膜炎、脂肪团皮蝇蛆病，是真皮、表皮和皮下脂肪组织的多因素紊乱（疾病）。多数情况下，这种疾病发生于青春期后的女性，发病率 80%~90%。

最早于 1920 年 Alquier and Paviot 描述了橘皮组织。它被描述为非炎症性混合间质组织细胞营养障碍，由一种组织液造成邻近组织液体饱和的水代谢疾病引起。 在这同一个 10 年间，Laguese 描述橘皮组织为皮下组织中脂肪组织增多和间隙性水肿所致。在 1958 年，Merlem 定义橘皮组织为一种脉管疾病，在 1978 年，Benazzy 和 Curri 建议使用水肿性硬化胶原纤维病（sclerotic-fibrous-edematous panniculopathy）来描述橘皮组织。在 1978 年，Nüremberg 和 Müller 发现了男性和女性的皮肤和皮下组织的不同，解释了橘皮组织好发于女性的特点。当前，橘皮组织和脂肪代谢障碍是最多用于医学文献的词汇。

2.2 临床表现

通常，橘皮组织发生于腹部、臀部和下肢，但是也可以发生于胳膊和背部。橘皮组织由皮下纤维结缔组织包裹的脂肪疝出所致，有特征性酒窝样外观（凹陷和肿块交错）或者橘皮样皮肤外观（归因于平坦皮肤表面的水肿和毛囊开口的扩大）。主要的皮损表现为鹅卵石样外观，皮损长轴平行于皮肤的张力线。橘皮组织伴随松弛时更明显，随年龄增大变得更加糟糕。触诊时，聚拢一块橘皮组织皮肤，我们可感受到皮下脂肪组织的厚度和稳定性增加了，因为黏附其移动性下降了。

一般来说，橘皮组织是无症状的疾病，但是，在严重阶段也可发生疼痛性结节，提示在真皮和皮下脂肪组织内发生了炎症。

橘皮组织不同于肥胖，肥胖是以脂肪组织的肥大和增生为特征的，并不局限于腹部或者下肢。橘皮组织不应与肥胖症相混淆，即使脂肪新生加重了橘皮组织。

2.3 发病机制

橘皮组织的发病机制在最近数十年被广泛讨论。尽管橘皮组织仍被认为是一种原因不明的疾病，但已经有很多关于其起源的假说，例如血管变化和水肿、性别相关的结构性差异、炎症改变和激素变化。

血管变化和水肿

关于橘皮组织的病理生理学的文献记载了真皮和细胞外基质中黏多糖和橘皮组织皮肤区域真皮毛细血管增多。这可解释皮肤内保存了由黏多糖吸附的大量水分。基于这些发现，研究者认为橘皮组织的水肿与细胞外基质构成的变化有关。也有研究报道与一定程度的皮肤脉管损伤伴随毛细血管前小动脉括约肌的变化有关。另外一些发现显示了新毛细血管形成、毛细血管扩张、微血栓和微出血，把橘皮组织与慢性静脉功能不全联系起来。这些表现加剧了毛细血管渗透性，过多液体滞留于真皮、脂肪层、脂肪细胞和小叶间隔之间，增加的间隙压力归因于黏多糖的吸水特性。

血管变化、水肿、减少的静脉回流造成了组织缺氧，导致了脂肪组织浅层和真皮深层的纤维间隔增厚，这是造成橘皮组织肥厚外观的原因。

性别相关的皮肤结构差异

这个理论于1978年由Nüremberg和Müller描述，他们报道橘皮组织作为脂肪疝被称为“乳头状脂肪”。这种病理情况下，脂肪从皮下组织穿出，通过真表皮交界处脆弱的真皮这一侧，这被认为是女性解剖学的特征。这种改变已被超声检测、光谱学检测和磁共振成像（MRI）证实。组织疝出对于女性是特征性的，因为女性的纤维间隔不同于男性。对于男性，脂肪隔以一种交叉的方式分布进而形成多边形小室不易向真皮移动，女性的脂肪隔则是垂直分布。这有助于理解为什么橘皮组织可发生于极瘦的女性和肥胖的女性中。

Querleux等揭露脂肪隔以平行的、垂直的、成角的（近似于45°）的三维方式分布。他们描述了有橘皮组织的女性相对于没有橘皮组织的女性或男性有着更高比例垂直分布的脂肪隔。

炎症改变

炎症改变被列为橘皮组织的一项主要病理生理学因素。Kligman总结橘皮组织为慢性水肿细胞的模糊表现。同时，有证据显示淋巴细胞和巨噬细胞浸润纤维隔导致脂肪细胞和皮肤发生萎缩。这个假说解释了为什么一些橘皮组织患者会感到疼痛和对压力敏感。另外一些研究者不认为炎症参与了橘皮组织的发病过程。

激素改变

另外一些研究者认为橘皮组织是一种结缔组织异常疾病，雌性激素作用于成纤维细胞产生基质金属蛋白酶，基质金属蛋白酶降解脂肪组织中小梁结构中的胶原纤维从而破坏结缔组织。

橘皮组织的临床表现归咎于约束固定脂肪组织的胶原小梁的正常结构被破坏，胶原小梁将脂肪组织固定在浅层和深层。橘皮组织发生于青春期后，怀孕和接受雌激素治疗期间加重，肥胖症加重橘皮组织，伴随雌激素水平升高，因此橘皮组织和激素的关系被以上事实证实。

过多脂肪和碳水化合物饮食造成胰高血糖素症，加速脂肪合成，抑制脂肪分解，导致脂肪堆积。泌乳素增加脂肪组织的水潴留造成水肿。

其他涉及的激素如甲状腺素能够加速脂类分解和减少磷酸二酯酶活性，减少抗脂肪分解受体的活性。甲状腺功能减退的患者因为脂类分解减少更易发生橘皮组织。

2.4 易患因素

橘皮组织可发生于所有种族人群中，但是，白人女性比亚裔女性和非裔女性更易患橘皮组织。据说，橘皮组织在拉丁女性中更易发生于臀部，盎格鲁女性和日耳曼女性更易发生于腹部，这和她们的基因类型有关。

正如前面提到的，饮食也是影响因素。高水平的碳水化合物、脂肪和盐分饮食容易导致橘皮组织发生。紧身衣和高跟鞋，会造成血液回流困难，影响了血液抽吸机制，增加了橘皮组织的发生率。

吸烟也是一个易感因素，吸烟可影响皮肤微循环，加速弹力纤维和胶原纤维变性。一些避孕药和 β 受体阻滞剂可加重橘皮组织。

还有一些情况例如肥胖、局部脂肪堆积和松弛都会加重橘皮组织。

手术主要是抽脂术，可造成皮下组织纤维化或萎缩，可加重或诱发橘皮组织。

2.5 临床评估

需询问患者的创伤史、受累区域的抽脂术或注射史、慢性疾病、孕育史、手术史、家族史、日常饮食、口服避孕药和激素的用药史。

必须在患者站立状态和肌肉放松的情况下进行物理检查和分析。橘皮组织宜在挤压试验的情况下观察，试验时拇指和示指垂直，沿皮肤自然纹理挤压皮肤直到形成新的皮肤皱褶。这个触诊检查是用来分析评估皮肤和皮下组织弹性的。静脉或淋巴功能不全、肥胖、超重患者必须用身高体重指数（BMI）来评估。松弛和其他因素加重情况需进行评估。

2.6 橘皮组织分类

在确定特定医学治疗、作用机制、疗程数量、治疗间隔等之前，确定橘皮组织的临床分类是重要的环节。

临床阶段

阶段Ⅰ：患者无症状，无临床改变。

阶段Ⅱ：挤压或肌肉收缩时橘皮组织明显、皮肤苍白、皮温降低、弹性下降。

阶段Ⅲ：休息时床垫样皮肤外观和/或橘皮样皮肤明显、深层明显可触及颗粒感、触诊时疼痛、弹性下降、皮肤苍白、皮温降低。

阶段Ⅳ：除有阶段Ⅲ的特征之外，还有可触及的、可看到的、疼痛的结节，深层组织黏着，皮肤表面呈波浪状外观。

临床类型

局限或质硬的橘皮组织：皮肤厚度明显增加，突出于浅表皮肤组织。通常情况下，局限或质硬的橘皮组织好发于经常锻炼的年轻女性。因为橘皮组织是质硬的，病变局限且占据较少空间。橘皮组织的外观是紧凑的、稳定的，不随体位而改变。经常伴随白纹。一旦浸润性皮肤被挤压在手指间，伴随毛孔扩张的橘皮样粗糙外观就会显现在皮肤表面。当在手指间捻动一块皮肤，就可以看到均匀一致、质硬的小结节。同时，不能使浅层皮肤在深层组织上滑动。治疗反应良好。

质硬和弥散的橘皮组织：这类皮损组织未贴附于深层组织上，这是最常见的类型。好发于不经常锻炼的女性，常伴发肌力减退和皮肤松弛。通常通过目测可做出诊断。以解剖上的病变为其特征性变化，可引发骨盆区域的变形。通常好发于40岁以上的女性。皮肤厚度可达5~8mm。当处于站立位时，可观察到棉衣样外观，运动时和变化体位时皮肤晃动。当触摸时，可感到软组织中有小而硬的结节。考虑到移动性，皮肤的浅层和深层之间可轻松移动。还可伴随血液循环方面的并发症，例如静脉曲张、瘀斑、毛细血管扩张、沉重感、疲劳感、双足麻木、夜间痛，还有直立性低血压，这归因于外周血管扩张。或多或少地伴随发生脂肪代谢障碍。

水肿型橘皮组织：是最严重和最少见的类型，通常伴发肥胖。这个类型可观察到Godet征阳性，用手指压在皮肤上可产生凹陷，可持续数分钟才消退。浸润较前述类型严重，归因于间隙间液体由有黏性的大分子蛋白质构成，呈淋巴水肿样外观。也可伴随血管症状。患者感到沉重和疼痛。

2.7 治疗

改善这种病变的治疗需求是非常高的，在过去的数年中，治疗方法增加很多。这些治疗方法中，**侵入性治疗如下：**

抽脂术：祛除局部脂肪，不专门针对橘皮组织。

皮下剥离术是一种外科技术，无切口不留瘢痕。该技术切断纤维隔，使凹陷得到缓解。

羟化疗法（CO_2气体注射）增加血管紧张性，因CO_2作用于小动脉平滑肌细胞进而促进了微循环血管舒张活跃。

通过美塑疗法注射活性物质，这些物质有溶脂活性。

非侵入性治疗如下：

• 外用（局部）治疗：主要有4个目标：改善微循环，减少脂肪生成和促进脂肪分解，重塑真皮和皮下组织正常结构、组织或破坏自由基的生成。

• 氧气治疗：提升浅层脂肪分解。

• 控制饮食：避免超重。

• 冷冻溶脂被FDA批准用于减少局部脂肪，在零上温度是在脂肪细胞中产生冰晶，引发脂肪细胞凋亡和炎症过程，最终在2~4个月内减少脂肪。

• 聚焦超声：加热脂肪细胞，在脂肪组织中产生凝固性坏死和细胞死亡。

• 深层负压按摩术：机械化滚轮配合真空负压吸起皮肤，作用到更深结构，刺激细胞的新陈代谢和血管形成，引流淋巴。

• 激光。

• 剥脱和非剥脱射频。

• 在这章里，我们将详细讨论非剥脱射频如何治疗橘皮组织。

3 射频

射频是一种电磁能量的形式。其频率从 3KHz 到 300GHz 不等。当作用于皮肤组织时，迅速振荡的电磁场引发场内带电粒子的运动，产生与组织电阻抗成比例的热量。应用热量烧蚀的理念源于古埃及时代。然而，只有到 19 世纪利用动电电流的设备才被研发出来。Lee de Forest 是一位美国的发明家和工程师，他研制了热离子管或真空管，使射频得以放大。William Bovie 于 1920 年研制出电烙器，用于电外科，可切割、凝固、烧灼、电气烧灼组织。在 1939 年，透热治疗器被引入市场，这个设备利用低频率和高交流电（AC）电压破坏组织和止血。

射频一般以不同频率用于几个医学方面，包括美容医学，是一种简单有效的微创方法。射频作为剥脱和非剥脱治疗应用于美容医学。

利用射频能达到的组织效应取决于能量密度，以下为射频引发组织热变化在医学领域的几个应用：

• 组织剥脱：此效应用于切割或消除组织，基于组织热蒸发作用。

• 凝固：止血用于控制出血。凝固也可用于软组织坏死。

• 胶原收缩：高温引起即刻蛋白质三级结构的变化。用于非侵入性美容治疗时，产生低温作用，可避免皮肤坏死。

• 组织高热：用低于导致坏死的温度刺激产生自然生理过程，试图塑造皮肤外观和减少皮下脂肪，热玛吉就是这种应用的一个例子。

第一种非剥脱射频设备于 2002 年获 FDA 批准，它是被称为热玛吉的单极射频（Thermage, Hayward, CA）。用来治疗面部光损伤皮肤，减少皱纹和改善松弛。

非剥脱射频不被表皮黑色素吸收或散射，因而，可被应用于所有皮肤类型，无表皮损伤风险。射频通过热量刺激胶原纤维收缩和胶原新生，改善松弛和皱纹。治疗橘皮组织，刺激成纤维细胞合成新的胶原，增加真皮厚度，改善橘皮组织的临床外观。

3.1 射频频率

电流方向 1s 之内改变多少次的特征被称为频率，单位为赫兹。电流方向改变伴随电压极性的改变。最常用于医疗的频率是 200kHz 至 6MHz。

3.2 射频波

射频产生的能量在治疗区域以可控的深度进行三维立体传播。射频的穿透深度依赖射频电极配置、设备参数、治疗组织的性质。

射频电流的传导性根据治疗组织的不同是变化的。组织含水量越少，电流传导性越差。含水量越高的组织治疗效果越好，例如汗腺和皮脂腺。

射频能量可以以连续波、间歇振荡波、脉冲波的形式传播。为了大面积平缓治疗，连续波的形式最有用，允许大块组织缓慢升温，例如橘皮组织和使皮肤紧致的治疗。射频以间歇振荡波的形式传递重复性脉冲的射频能量，用于血管凝固。用于治疗较小组织且要局限热量传递到周围组织的话，脉冲波是最佳形式，还可用于皮肤点阵剥脱。

射频的阻抗匹配系统是由几个电容器和电感器组成的。对于设备的挑战是设备必须区分人体不同部位的不同阻抗。阻抗匹配系统必须弥补这些差异。一个阻抗匹配系统可以是可变化的（热玛吉），也可以是宽谱的（深蓝射频）。

3.3 射频功率

射频功率最重要的特征是其峰值功率和平均功率。峰值功率对于评估加热效果比较重要，而平均功率影响热量产生速度。

高功率密度用于大面积皮肤产生温和的热，但当较小能量通过针状电极释放作用于小接触点时，也同样产生高功率密度。

3.4 穿透深度和电极间射频能量分布

穿透深度，代表进入皮肤加热的深度，广泛用于激光皮肤病学。至于射频，电流从电极发出后因为电流分流的原因发生衰减。皮肤解剖结构的改变和电极系统的优化可影响穿透深度，穿透深度也受治疗区域的解剖结构的影响。

射频类型（表 3-2-1）

表 3-2-1　射频性能和适应证

射频类型	性能	机制 / 适应证
准单极射频	电容式耦合 活动治疗头 + 电流返回电极 加热深度依赖治疗头的尺寸和几何结构 热量随皮肤组织与电极的距离而衰减 深度：3~6mm	组织剥脱 凝固 亚坏死性加热（胶原重塑） 松弛 / 橘皮组织 皱纹
单极射频	无电流 电磁场由射频产生（高频振荡水分子） 穿透深度：最高达 20mm	身体轮廓塑形 橘皮组织
双极射频	治疗头有两个活跃电极 低穿透深度：3mm	促进纤维收缩 胶原重塑 橘皮组织 松弛 皱纹
三极射频	治疗头整合单极射频和双极射频 加热皮肤浅层和深层 低能量、更安全	松弛 橘皮组织

射频能量用以下公式计算：

$$能量（J）=I^2 \times z \times t,$$

I = 电流，z = 阻抗，t = 时间（s）。

单极射频

最早的单极射频（MRF）设备是 FDA 于 2002 年批准用于改善眼周皱纹，2004 年批准用于改善全面部皱纹的设备。除此之外，发射系统加了振动功能后用于改善橘皮组织的外观。从此以后，准单极射频是一个重要的治疗橘皮组织的设备。

单极射频（MRF）设备用偶极子发射能量，治疗头内有一个，另外一个作为接地零线或电流回流电极贴敷在患者皮肤上。电极应用电极耦合程序均匀分散能量穿透皮肤，产生一个可控的高温区域，深度为3~6mm。

暴露于电场的组织对射频波有阻抗，产生热量进而改变组织的小分子和大分子的结构。射频的电磁能量转化为热能（图 3-2-1）。热量促进胶原变性和胶原纤维收缩，刺激新的胶原纤维合成，提升成纤维细胞的活性，改善松弛和皱纹。另一方面，单极射频因为有剥脱能量也可以用于电外科学。依赖 MRF 系统，能量可以以“盖章”的方式、连续滑动方式传递，皮肤内部通过纤维隔或电极沿真皮皮下交界传递。

当电流回流电极尺寸远大于发射电极且距离远大于发射电极的尺寸时，发射电极附近的射频电流与电极的尺寸、形状以及电流回流电极的位置无关。当距离发射电极增大时加热效应急剧减少。单极射频设备的穿透深度远大于双极或准单极设备。加热深度取决于治疗头的尺寸和几何结构。射频加热真皮到65~75℃，在这个温度下胶原发生变性。

单极射频像一个电子手术刀，被广泛用于组织切割；这是一个利用射频产生热量的电子医疗设备，当1MHz 高频电流通过点状发射电极与贴敷在邻近皮肤的大面积电极之间产生热量时，可用来剥脱组织。

单极射频的治疗效应取决于射频能量密度，能量密度可通过射频功率、发射电极的尺寸来控制。

- 组织剥脱：需要非常高密度的能量。
- 切割仪器：针状电极用来将电流集中在一个很小的面积上。
- 凝固手具使剥脱装置的面积大。

亚坏死性加热用来进行胶原重塑类治疗。

因为射频通过皮肤时不会被表皮黑色素或血管系统反射或吸收，单极射频可被安全用于所有类型的皮肤上。单极射频可以用于身体各个部位，例如大腿、臀部、颈部、下颌、眉毛部位、眼睛部位、中面部、

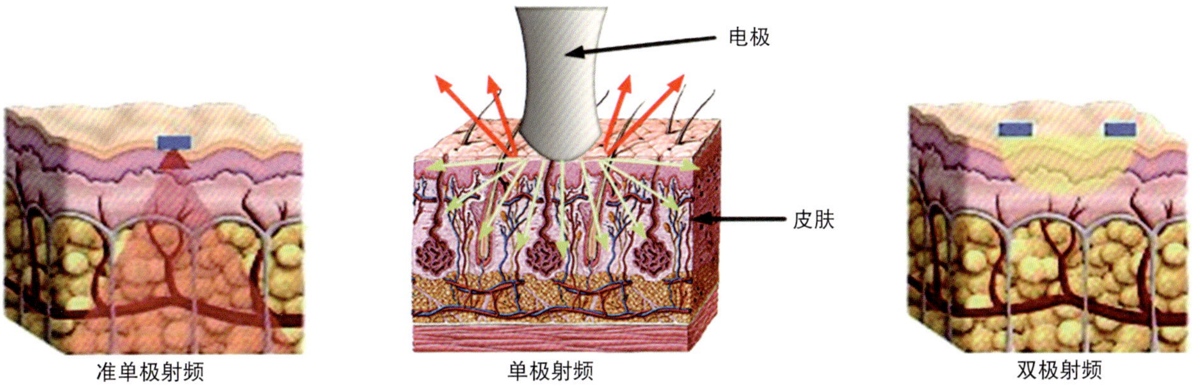

图 3-2-1 射频类型：设计作用机制

脸颊部、鼻唇沟等。

市场上可供使用的单极射频有热玛吉、Exilis 和 PellevéS5。每一款射频有不同的优点，例如速度、振动、制冷系统方面，以及渐进式加热方式。

最常见的不良反应是治疗时的灼热感。水肿和红斑在治疗后数小时可消退。烧伤、结痂、破溃、色素脱失、瘢痕、感觉障碍等很少发生。

准单极射频

准单极射频的作用机制不同于单极射频。准单极射频在组织中无电流产生。

反而，高频电磁辐射产生一个极性快速变化电磁场，导致水分子高速旋转（靶色基）。这种超高速振荡产生热量，热量随后弥散在组织中。产生电磁波的设备由某种方式控制可使加热深度最深达 20mm。水分子运动产生的热量使浅表皮肤温度稳定在 40℃上下，同时网状真皮内最高温度达 75℃。

因其穿透深度较深（20mm），且可达到较高温度，高频的准单极射频适合用于身体轮廓塑形。因其穿透深度较深，准单极射频在治疗橘皮组织方面较双极射频更有效，双极射频的穿透深度为 2~4mm。

双极射频

双极射频由短距离内的两个发射电极构成。这种类型的设备，电极之间有电流，意味着治疗是对称的，且局限于电极之间的组织中。穿透较浅，大约是两个电极之间距离的一半。

与其他类型的射频一样，可被用于各种类型的皮肤。作用机制类似于准单极射频。射频产生的热量诱导细胞外纤维收缩和刺激胶原纤维新生，增加皮肤厚度，有助于避免脂肪疝出到真皮层。临床上看起来皮肤更光滑。

双极射频与单极射频到达不同的深度，联合治疗对于身体轮廓塑形、治疗松弛和橘皮组织非常有效。人们发明出一种被称为 H3D3（Alma Lasers, Israel）的新设备，在同一次疗程中射频能量可达到不同深度。这种设备装有一个按摩滚轮的特殊治疗头，可改善局部血液循环和淋巴引流。

最常见的不良反应有治疗中有热感、红斑、轻度水肿，治疗后持续数分钟。灼伤和炎症后色素沉着很少发生，具体与操作者有关。

三极射频

三极射频整合（准）单极射频和双极射频形式在一个治疗头上，可均匀和深度容积式加热组织。射频电流在 3 个电极之间流动。电极这样排布，每一个电极作为一个共用电极，消除电极和皮肤的制冷需求，优化安全性，可同时加热皮肤的浅层和深层。3 个电极间的电流集中，在治疗区域达到高能量密度，并且低耗能、疗效持久、连续治疗无不适。

这项新技术有着特殊的电极配置，产生高密度和聚焦射频能量，大概可达 18W/cm^2，且深达皮肤各个层次。三极射频最大能量约 30W，单极射频能量可达 200~300W。三极射频配置相对低的能耗，确保其可获得安全有效的治疗效果，而不需要制冷设备。

人体皮肤体外试验表明，三极射频可明显促进真皮浅层和中层胶原合成、脂类分解活性、代谢增加，以及皮肤紧致作用。不良反应如红斑性丘疹、丘疹性风团、浅层烫伤、水疱、烫伤有可能因未充分应用甘油引起。

射频和其他设备的联合应用

一些设备，例如 VelaShape（Syneron Medical Ltd.），双极射频可联合真空负压和红外线照射。联合应用促进胶原收缩和胶原新生。真空负压刺激淋巴回流。疗效持续时间长，但达到更好的提升效果需要多个疗程。短期副作用包括红斑、水肿和挫伤。水疱、脱皮、感染、色素脱失、色素沉着几乎不会发生。

真空负压和滚轮产生的机械挤压增加了局部和淋巴引流。

4 橘皮组织和射频：临床研究

Bravo 等做过一个研究，对象为 8 名在臀部和腿部患有Ⅱ级和Ⅲ级程度橘皮组织的女性。这些患者接受间隔时间为 2 周的 4 次单极射频（Accent RF system – Alma Lasers）治疗。通过术前术后照片对比、实验室检查和超声图像进行临床效果评估。照片和超声图片在治疗开始前和最后一次治疗结束后 30 天拍摄。实验室检查分别在治疗前、第一次治疗后和最后一次治疗后进行，评估可能发生的不良反应。所有 8 名患者都有临床改善，超声图像显示 8 名患者中有 7 名患者真皮厚度增加。实验室检查显示无异常。研究者得出结论：单极射频是安全有效的治疗橘皮组织的方法（图 3-2-2、图 3-2-3）。研究者也报道射频治疗光损伤皮肤获得了好的效果，如图 3-2-4 所示：颈部松弛得到改善。

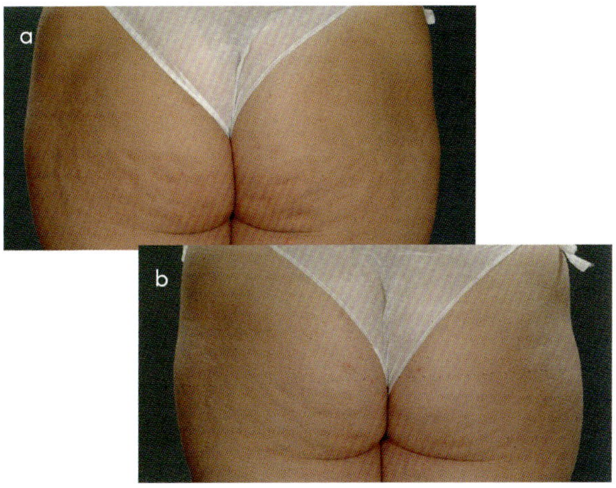

图 3-2-2　（a、b）术前和 5 次治疗后（RF – Accent – Alma Lasers）。臀部皮肤凹陷的数量和深度得到改善

Hexel 等进行了一项前瞻性研究，所用设备整合双极射频、红外线照射、真空负压和机械按摩。评估了 9 名体重指数（BMI）为 8~25、至少Ⅵ级橘皮组织（CSS）的患者。该研究所用衡量标准，由 5 项橘皮组织临床图像特征组成：①明显凹陷的数量。②凹陷的深度。③皮肤表面的形态学变化。④皮肤松弛、软，或松垂的等级。⑤最早由 Nürnberger 和 Müller 描述的分类等级。研究者报道所有患者的橘皮组织严重程度和臀围都下降了，但是接受同样治疗的大腿治疗效果不佳。

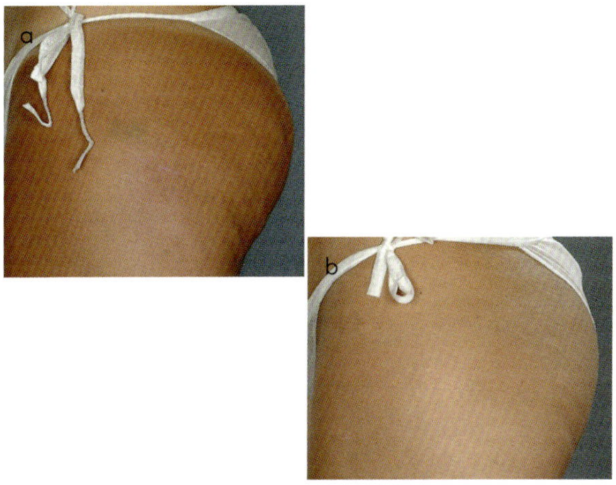

图 3-2-3　（a、b）术前和 5 次治疗后（RF – Accent – Alma Lasers）。臀部皮肤表面不规则外观得到改善

Goldberg 等评估了单极射频（Accent RF system – Alma Lasers）对 30 名患者的大腿上段Ⅲ / Ⅳ级橘皮组织的治疗效果。患者接受间隔 15 天的 6 次治疗，治疗后 6 个月接受评价。评价项目有临床大腿周长测量、皮肤活检、磁共振成像和血脂检测。27 名患者显示有临床改善。大腿周长平均减少 2.45cm。组织学改变的有真皮纤维。血脂水平和磁共振成像显示没有改变。

Sadick 和 Magro 做了一项研究，患者年龄 28~59 岁，光反应分型Ⅰ ~ Ⅵ，使用不同强度的双极射频联合红外光照射、真空负压治疗。20 名患者中有 16 名完成研究。12 次治疗，每次 30min，1 周 2 次，间隔 3 天，连续 6 周。每名患者的射频能

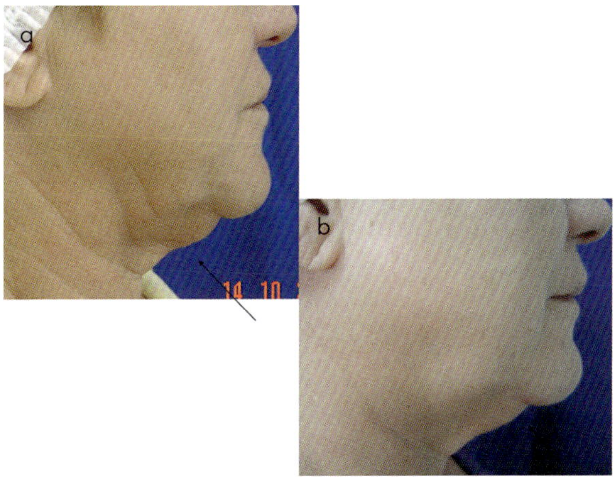

图 3-2-4　（a、b）术前和 5 次治疗后（RF – Accent – Alma Lasers）。颈部皮肤松弛得到改善

量、光照能量，以及真空负压等级等均做了调整以达到最佳治疗参数。临床效果通过照片、大腿周长测量、研究者皮肤病学检查等进行评估，65% 的患者大腿周长减少，50% 的患者改善程度超过了 51%，大部分患者中可观察到橘皮组织的外观得到一定程度的改善。

Adatto 等进行了一项研究，对象为 35 名健康女性，有皮肤松弛和腹部、臀部、大腿皮下脂肪堆积，应用高能射频技术整合红外线照射和机械按摩治疗。60% 的患者改善程度为 24.1%，27% 的患者改善程度为 25%~49%，5% 患者改善程度为 50%~74%，只有 8% 的患者无任何改善。

5 总结

- 橘皮组织，又称脂肪代谢障碍，是真皮、表皮和皮下脂肪组织多因素紊乱（疾病）。
- 尽管橘皮组织仍然是病因不清的疾病，但已经有很多假说试图解释这种疾病。
- 最近数年，拥有理想身材的观念改变了橘皮组织的概念，使之从美容问题变为疾病。
- 射频或射频谱，是一段电磁谱的命名，频率从 3kHz 到 300GHz 不等。
- 射频产生的能量可以在组织的三维空间中传播，达到控制深度。
- 射频的深度取决于多种因素，例如治疗组织（真皮、表皮、皮下组织），电极的配置（准单极、双极、三极），射频波的编程和应用温度。
- 射频不被表皮黑色素吸收或散射，因而可用于各种类型的皮肤，可显著产生热量不伴损伤表皮的风险。
- 射频产生的热效应收缩胶原和刺激胶原新生，促进真皮增厚，避免脂肪疝出。
- 射频通过促进血管扩张和淋巴回流改善局部循环。临床上可改善松弛和皮肤不规则外观。
- 新型射频已经发展整合其他技术以达到不同皮肤深度来促进淋巴回流。
- 很多研究证实射频治疗橘皮组织和身体皮肤松弛有效，仅需几次治疗且很少发生不良反应。

6 参考文献

[1] Adatto MA, Adatto-Neilson RM, Morren G. Reduction in adipose tissue volume using a new highpower radiofrequency technology combined with infrared light and mechanical manipulation for body contouring. Lasers Med Sci. 2014;29(5):1627–1631.

[2] Alan M, Drover JS. Lifting y estiramiento no quirúrgico, part 2, cap 3. USA: Elsevier; 2010.

[3] Alexiades-Armenakas MR, Dover JS, Arndt KA. Unipolar radiofrequency treatment to improve the appearance of cellulite. J Cosmet Laser Ther. 2008;10(3):148–153.

[4] Alster TS, Tanzi EL. Cellulite treatment using a novel combination radiofrequency, infrared light, and mechanical tissue manipulation device. J Cosmet Laser Ther. 2005;7:81–85.

[5] Bertin C, Zunino H, Pittet JC, et al. A double-blind evaluation of the activity of an anti-cellulite product containing retinol, caffeine, and ruscogenine by a combination of several non-invasive methods. J Cosmet Sci. 2001;52:199–210.

[6] Boisnic S. Evaluation du dispositif de radiofréquence tripolaire Regen™ en utilisant un modèle experimental de peau humaine. Nouv Dermatol. 2008;28:331–332.

[7] Bravo BSF, Issa MCA, Muniz RLS, Torrado CM. Tratamento da lipodistrofia ginoide com radiofrequência unipolar: avaliação clínica, laboratorial e ultrassonográfica. Surg Cosmet Dermatol. 2013;5 (2):138–144.

[8] Brightman L, et al. Improvement in arm and post-partum abdominal and flank subcutaneous fat deposits and skin laxity using a bipolar radiofrequency, infrared, vacuum and mechanical massage device. Lasers Surg Med. 2009;41:791–798.

[9] Carruthers J, Fabi S, Weiss R. Monopolar radiofrequency for skin tightening: our experience and a review of the literature. Dermatol Surg. 2014;40 Suppl 12:S168–S173. https://doi.org/10.1097/DSS.0000000000000232.

[10] Coringrato M, Jaled M, De Carli E, Cacabelos M. Radiofrecuencia ablativa en dermatología quirúrgica: Una revisión, Rev. dermatología argentina, vol. XIV, Julio–Septiembre 2008, Número 3.

[11] Curri SB, Bombardelli E. Local lipodystrophy and districtual microcirculation. Cosmet Toilet. 1994;109:51–65.

[12] De Peña J, Hernández-Pérez M. Lipodistrofia ginecoide (celulitis). Rev Cent Dermatol Pascua. 2005;3:132–135.

[13] Draelos ZD. In search of answers regarding cellulite. Cosmet Dermatol. 2001;14(1):55–58.

[14] Emanuele E. Cellulite: advances in treatment: facts and controversies. Clin Dermatol. 2013;31(6):725–730.

[15] Goldberg DJ, Fazeli A, Berlin AL. Clinical, laboratory, and MRI analysis of cellulite treatment with a unipolar radiofrequency device. Dermatol Surg. 2008;34 (2):204–209. discussion 209. Epub 2007 Dec 17.

[16] Goldman MP, Hexsel D, editors. Cellulite: pathophysiology and treatment. 2nd ed. Florida: Editorial Informa, Healthcare; 2010.

[17] Goldman MP, Bacci PA, Leisbachoff G, et al. Pathophysiology of cellulite. New York: Taylor & Francis; 2006.

[18] Hexsel D, DalForno T, Hexsel CL. Severity scale of cellulite. J Eur Acad Dermatol Venereol. 2009;23:523–528.

[19] Hexsel DM, Siega C, Schilling-Souza J, et al. A bipolar radiofrequency, infrared, vacuum and mechanical massage device for treatment of cellulite: a pilot study. J Cosmet Laser Ther. 2011;13(6):297–302.

[20] International Electrotechnical Commissio. http://www.iec.ch/ Isidori A. Fattori predisponenti. In: Ribuffo A, Bartoletti C, editors. La celulite. Rome: Sallus; 1983. p. 49–59.

[21] Khan MH, Victor F, Rao B, Sadick NS. Treatment of cellulite: part I. Pathophysiol J Am Acad Dermatol. 2010;62(3):361–370.

[22] Kotcher Fuller J. Surgical technology: principles and practice. 4th ed. St. Louis: Editorial Elsevier; 2005.

[23] Laguese P. Sciatique et infiltration cellulagique. These Méd Lyon; 1929.

[24] Lapidoth M, Halachmi S, editors. Radiofrequency in cosmetic dermatology, Aesthet Dermatol, vol. 2. Basel: Karger; 2015. p. I–VI.

[25] Lolis MS, Goldberg DJ. Radiofrequency in cosmetic dermatology: a review. Dermatol Surg. 2012;38(11):1765–1776.

[26] Manuskiatti W, Wachirakaphan C, Lektrakul N, Varothai S. Circumference reduction and cellulite treatment with a TriPollar radiofrequency device: a pilot study. J Eur Acad Dermatol Venereol. 2009;23(7):820–827.

[27] McKnight B B.S., Tobin R B.S., Kabir Y M.D., Moy R M.D. Improving upper arm skin laxity using a tripollar radiofrequency device. J Drugs Dermatol. 2015;14 (12):1463–1466.

[28] Morita A. Tobacco smoke causes premature skin aging. J Dermatol Sci. 2007;48:169–175.

[29] Nürnberger F, Müller G. So called cellulite: an invented disease. J Dermatol Surg Oncol. 1978;4:221–229.

[30] O'Connor JL, Bloom DA, William T. Bovie and electrosurgery. Surgery. 1996;119(4):390–396.

[31] Piérard GE, Nizet JL, Piérard-Franchimont C. Cellulite: from standing fat herniation to hypodermal stretch marks. Am J Dermatopathol. 2000;22(1):34–37.

[32] Pugliese PT. The pathogenesis of cellulite: a new concept. J Cosmet Dermatol. 2007;6:140–142.

[33] Querleux B, Cornillon C, Jolivet O, Bittoun J. Anatomy and physiology of subcutaneous adipose tissue by in vivo magnetic resonance imaging and spectroscopy: relationships with sex and presence of cellulite. Skin Res Technol. 2002;8:118–124.

[34] Rosenbaum M, Prieto V, Hellmer J, Boschmann M, Krueger J, Leibel RL, Ship AG. An exploratory investigation of the morphology and biochemistry of cellulite. Plast Reconstr Surg. 1998;101(7):1934–1939.

[35] Rossi AB, Vergnanini AL. Cellulite: a review. JEADV. 2000;14:251–262.

[36] Sadick N, Magro C. A study evaluating the safety and efficacy of the Velasmooth™ system in the treatment of cellulite. J Cosmet Laser Ther. 2007;9:15–20.

[37] Shapiro SD, Eros Y, Abrahami Y, Leviav A. Evaluation of safety and efficacy of the TriPollar technology for treatment of wrinkles. Lasers Surg Med. 2012;44(6): 453–458. doi:10.1002/lsm.22044. Epub 2012 Jun 29.

第 3 章　射频微针（非剥脱射频）治疗多汗症

Mark S. Nestor, Alexandria Bass, Raymond E. Kleinfelder,Jonathan Chan, and Michael H. Gold

摘要

多汗症是最常见的出汗紊乱疾病，会严重影响患者的生活质量。现有的治疗方法有外用氯化铝溶液、激光治疗、电离子透入疗法、口服格隆溴铵、注射 A 型肉毒素、外科切除皮肤和汗腺，或交感神经阻滞等。近年来，温热疗法已成为一个治疗选择。射频温热疗法（RFTT）利用电磁辐射产生电流，当电流遇到组织的阻抗时，就会产生热量，造成蛋白变性并永久性破坏汗腺。点阵射频不同于准单极射频、单极射频和双极射频，未受影响区域作为细胞来源可加速愈合，且保持皮肤完整性。同其他类型的射频相比，点阵射频治疗有较少的不适感和更短的停工期。研究显示可显著减少出汗量，提升生活质量。射频是多汗症治疗方案中较有前途的治疗选择方案。

关键词

多汗症、温热疗法、射频

M.S. Nestor (✉)
Center for Clinical and Cosmetic Research, Center for Cosmetic Enhancement, Aventura, FL, USA

Department of Dermatology and Cutaneous Surgery, University of Miami, Miller School of Medicine, Miami, FL, USA

Department of Surgery, Division of Plastic Surgery, University of Miami, Miller School of Medicine, Miami, FL, USA
e-mail: nestormd@admcorp.com

A. Bass • R.E. Kleinfelder • J. Chan
Center for Clinical and Cosmetic Research, Aventura, FL, USA
e-mail: al.bass@admcorp.com; r.kleinfelder@admcorp.com; jo.chan@admcorp.com

M.H. Gold
Gold Skin Care Center, Nashville, TN, USA
e-mail: drgold@goldskincare.com

M.C.A. Issa, B. Tamura (eds.), Lasers, Lights and Other Technologies, Clinical Approaches and Procedures in Cosmetic Dermatology 3, https://doi.org/10.1007/978-3-319-16799-2_29

目录

1 简介

出汗是人体维持体内平衡、阻止身体过热的机制，是生存的必需活动。其过程由自主神经系统支配。

出汗的原因包括但不限于高温、情绪、味觉刺激和轴突反射等。所有触发因素刺激汗腺产生汗液（健康个体的汗液为含水 99%~99.5% 的溶液）。然而，一些个体的出汗过程发生紊乱，分为两种：少汗症 / 无汗症（汗液分泌减少或缺失）和多汗症（过多汗液分泌）。多汗症是一种比较常见的疾病，大约 0.5% 的美国人受累，影响到他们的生活质量和日常活动。可发生于身体任何部位，通常大多数发生于腋窝、面部、手掌和脚底。发生于两性的概率相同，不过女性经常寻求治疗，尤其是腋下多汗症。

遭受多汗症痛苦的人们有几个常用治疗选择。保守方法有应用氯化铝溶液、激光、电离子透入疗法、系统性抑制副交感神经，例如口服格隆溴铵、频繁注射 A 型肉毒素。很多患者因为选择保守治疗而需要连续维持治疗而感到不满意。同时，还有一些更长久和有效的外科治疗方法可供选择，包括外科切除皮肤和汗腺或交感神经阻滞等，但是很多患者对于这些治疗的损伤性很有顾虑。

2 射频温热疗法

因为现有治疗方法的不足，近年来温热疗法作为一种治疗选择而出现。应用激光、微波以及现在的射频波，温热疗法产生的热量温度可达 56℃，热量使蛋白质变性和永久性地破坏汗腺。射频温热疗法（RFTT）通过电极或者微针发射热能，应用频率为 3kHz 至 300MHz 的电磁辐射产生电流，当电流遇到组织的阻抗时就产生热量。射频与激光相比的优势在于不被组织衍射和色基吸收。相比于以往不破坏表皮的方法，射频能量能够更精确地传递到靶组织里，类似于以前的剥脱治疗。依赖穿透深度和射频类型，这项非剥脱技术已被批准用于减少皱纹、促进皮肤紧致、处理沟纹，以及穿透更深时用于多汗症的治疗。

3 射频类型

3.1 单极射频

射频最早于 20 世纪 20 年代首先应用于电烙术中，今天已经并极广泛地应用于皮肤医学的皮肤年轻化治疗中。广为人知的 Thermage ® 和 ThermaCool ®，于 2002 年首次被 FDA 批准用于减少面部皱纹。该设备应用单极射频，意味着使用一个电极发射电流，另外一个电极接触皮肤作为接地零线。该设备加热真皮到 65~75℃，导致部分胶原变性，引起胶原收缩和增厚。同时伴随的制冷喷雾保护表皮，使表皮温度保持在 35~45℃之间。随着技术的发展，目前该设备可用于治疗皱纹、痤疮瘢痕和橘皮组织。单极射频的应用限制为患者的不适感和相比于侵入性治疗较温和的治疗效果。

3.2 准单极射频

单极射频是用在皮肤病学的另外一种形式的射频。相比于准单极射频，准单极射频应用更高频率的电磁辐射而不是电流产生热量，频率可达 40MHz。该方法允许的皮肤穿透深度更深，深度达 15~20cm，用于治疗真皮疾病例如橘皮组织。

3.3 双极射频

双极射频在治疗区域应用两个发射电极，而不是单极射频那样只有一个发射电极。电极之间的电流穿透深度为电极之间距离的一半。相比于单极射频，双极射频穿透没那么深，但是疼痛轻，能量更可控。经常配合以光能为基础的设备应用，光电协同（ELŌS）；还可配合真空负压系统，或功能性吸引配合电热刺激（FACES），以辅助控制能量穿透皮肤的深度。双极射频用于治疗面部松弛、皱纹、色素性和血管性皮损、痤疮、痤疮性瘢痕、脱毛和橘皮组织。

3.4 点阵射频微针

点阵射频是一种新型的设备，通过双极配对排列的电极或微针发射能量。微针方式可更精确地传输能量到靶组织，在治疗区域和未治疗区域之间留出空间（图 3-3-1）。同其他技术一样，这种治疗也是以热

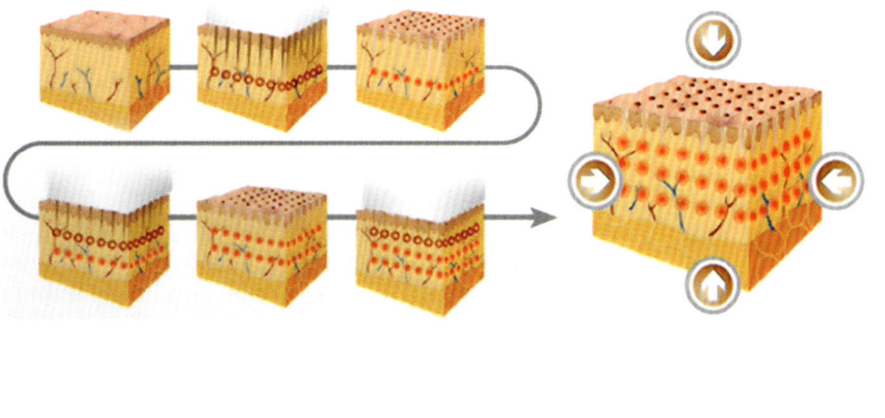

图 3-3-1 点阵微针射频显示微针如何在多个层面制造精确的点阵状真皮损伤

损伤刺激胶原重塑，不同之处在于保留未治疗区域作为细胞来源，加快修复和保持皮肤完整。同其他类型的射频相比，点阵射频治疗的患者不适感更轻和停工期更短。另外，该治疗技术已被研究用于治疗多汗症。

4 应用射频治疗皮肤多汗症的临床试验

Hong 等于 2012 年发现应用微波治疗腋下多汗症可获得长久疗效。自此之后，研究者们开始研究应用射频治疗初级腋下多汗症（PAH）的疗效。

Kim 等于 2013 年做了第一个前瞻性点阵微针射频（FMR）治疗 PAH（初级腋下多汗症）的研究。20 名严重多汗症患者被纳入研究，间隔 4 周，应用点阵微针射频治疗 2 次。用淀粉 - 碘试验标记过多出汗区域和出汗减少量，用以评估治疗效果。第 2 次治疗 8 周后发现出汗量显著下降，70% 受试者表示自觉出汗改善至少 50%（图 3-3-2）。

治疗前和治疗后采集的病理标本显示靶汗腺位于 2~4mm 的深度。另外，1 个月后，可观察到顶浆分泌和外分泌的腺体的数量和尺寸下降（图 3-3-3）。最常见的副作用都是暂时性的，包括麻刺感、水肿和

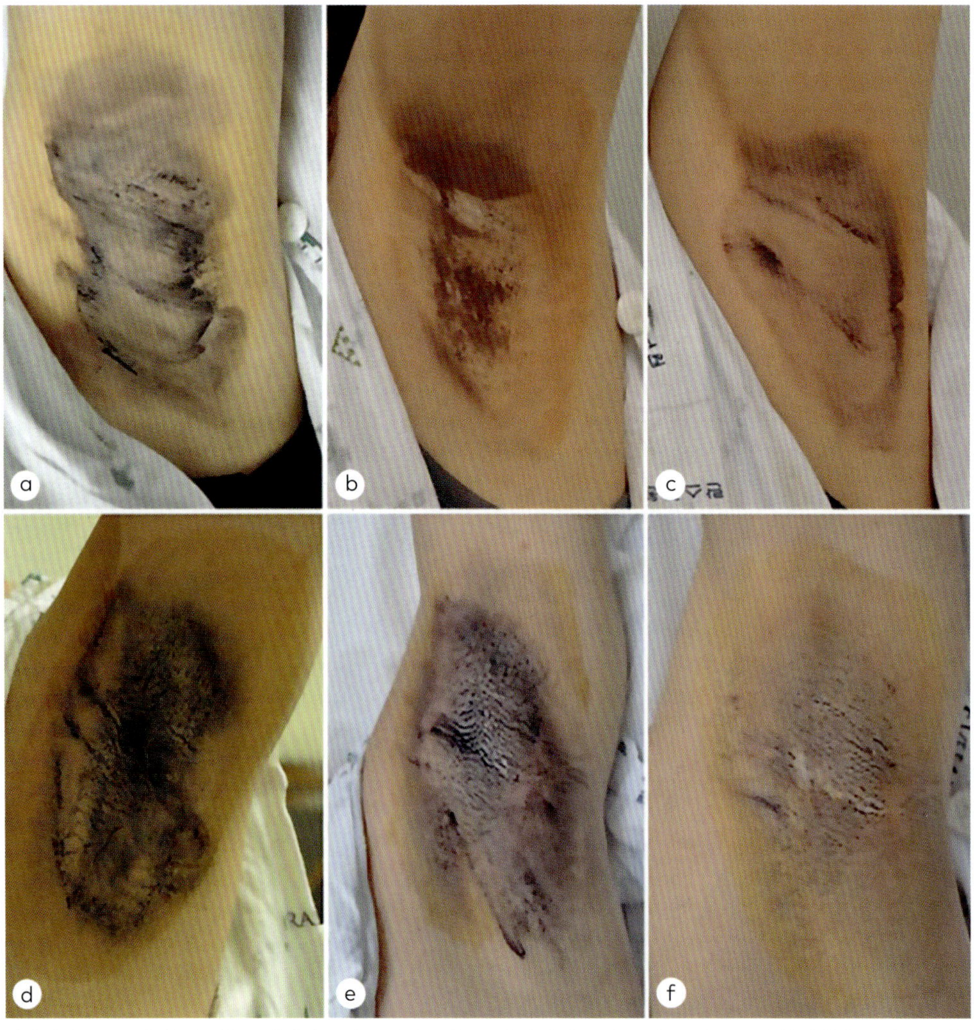

图 3-3-2 治疗前和 FMR 治疗后淀粉 - 碘试验照片。患者 1（a~c）和患者 2（d~f）。（a、d）基础状态。（b、e）第一次治疗后 1 个月。（c、f）第二次治疗后 2 个月

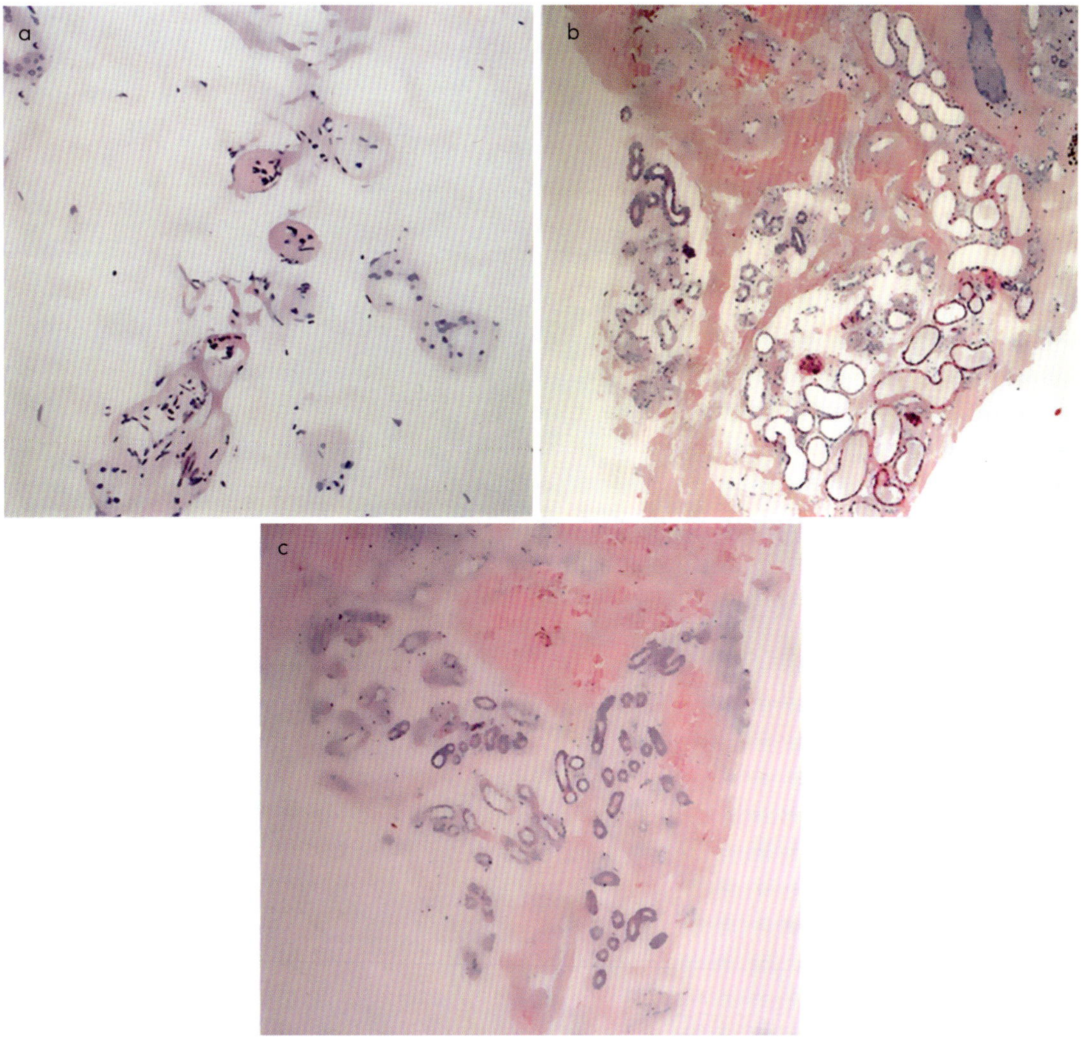

图 3-3-3　FMR 治疗前和治疗后的活检标本。（a）FMR 治疗后即刻的皮肤标本。高倍镜下观察到汗腺和真皮受热后的凝固改变。（b）基础状态的皮肤标本。（c）皮肤标本显示治疗后顶浆分泌和外分泌腺体的数量和尺寸下降

红斑。两名受试者都经历代偿性多汗症。

Abtahi-Naeini 和 Fatemi Naeini 等也发表了 3 篇有关 FMR 治疗 PAH 的文章。在他们 2014 年的研究中，纳入 25 名 PAH 保守治疗失败的患者作为受试者，接受间隔时间为 3 周的 3 次 FMR 治疗。每位受试者一侧腋下接受 FMR 治疗，一侧接受安慰治疗。最后一次治疗后 3 个月观察有显著改善，80% 的患者在研究结束后有 50% 以上的满意度。组织样本也显示治疗一侧的汗腺数量减少。常见副作用是红斑和针尖样渗血。在他们 2015 年发表的文章中，通过治疗前和治疗后干预调查问卷评估这 25 名受试者的生活质量，发现治疗后有显著改善。在他们 2016 年发表的文章中，他们继续随访这些受试者，1 年后有 10 名受试者多汗症无复发。然而，他们发现多汗症复发与体重指数的改变显著相关。

2016 年以来，Schick 等进行了一项腋下多汗症的试验，纳入 30 名之前接受过保守治疗的腋下多汗症患者。他们接受了间隔 6 周时间的 3 次射频温热疗法。每次治疗传统深度为 3mm，覆盖 2 遍。6 个月后观察，27 名受试者出汗平均减少 72%。平均生活治疗评分也显著提高。报道的副作用，开始时较常见，治疗中有水肿、渗出或结痂、麻醉后疼痛、淤青，6 个月后针刺点仍可观察到。

5 结论

总的来说，射频治疗，尤其是 FMR，为既往治疗失败的 PAH 患者提供可选择的治疗方法。需要更多的研究去探寻射频设备的参数设置及长期效果，以达到始终如一的治疗效果。

6 总结

• 多汗症是非常多见的出汗紊乱疾病，可给生活质量带来显著干扰。

• 射频温热疗法（RFTT）利用电磁辐射产生电流。在组织中电流遇到阻抗，产生热量，造成蛋白质变性和永久性损伤汗腺。

• 点阵射频是一项新技术，与以往的技术不同，可保留未治疗区域作为细胞来源促进愈合并保持皮肤完整。

• 对比其他类型的射频，点阵治疗给患者造成更轻的不适感和停工期更短。另外，这项新技术被研究用于治疗多汗症。

• 研究显示 PFTT 可显著减少出汗量，提升生活质量。

• 射频是一项有前途的治疗多汗症的治疗选择。

7 交叉引用

► Ablative Radiofrequency in Cosmetic Dermatology

► Non-ablative Radiofrequency for Cellulite (Gynoid Lipodystrophy) and Laxity

8 参考文献

[1] Abtahi-Naeini B, Naeini F, Adibi N, Pourazizi M. Quality of life in patients with primary axillary hyperhidrosis before and after treatment with fractionated microneedle radiofrequency. J Res Med Sci. 2015;20 (7):631–635.

[2] Abtahi-Naeini B, Naeini F, Saffaei A, Behfar S, Pourazizi M, Mirmohammadkhani M, Bolandnazar N. Treatment of primary axillary hyperhidrosis by fractional microneedle radiofrequency: is it still effective after long-term follow-up? Indian J Dermatol. 2016;61 (2):234.

[3] Elsaie ML. Cutaneous remodeling and photorejuvenation using radiofrequency devices. Indian J Dermatol. 2009;54(3):201–205.

[4] Hong CH, Lupin M, O'shaughnessy KF. Clinical evaluation of a microwave device for treating axillary hyperhidrosis. Dermatol Surg. 2012;38(5):728–735.

[5] Hurley HJ. Diseases of the eccrine sweat glands: hyperhidrosis. In: Dermatology, vol. 1. Spain: Mosby by Elsevier Limited; 2003. p. 567–575.

[6] Kim M, Shin JY, Lee J, Kim JY, Oh SH. Efficacy of fractional microneedle radiofrequency device in the treatment of primary axillary hyperhidrosis: a pilot study. Dermatology. 2013;227(3):243–249.

[7] Lolis MS, Goldberg DJ. Radiofrequency in cosmetic dermatology: a review. Dermatol Surg. 2012;38 (11):1765–1776.

[8] Naeini FF, Abtahi-Naeini B, Pourazizi M, Nilforoushzadeh MA, Mirmohammadkhani M. Fractionated microneedle radiofrequency for treatment of primary axillary hyperhidrosis: a sham control study. Australas J Dermatol. 2014;56(4):279–284.

[9] Schick CH, Grallath T, Schick KS, Hashmonai M. Radiofrequency thermotherapy for treating axillary hyperhidrosis. Dermatol Surg. 2016;42(5):624–630.

[10] Solish N, Bertucci V, Dansereau A, Hong HC, Lynde C, Lupin M, Storwick G. A comprehensive approach to the recognition, diagnosis, and severity-based treatment of focal hyperhidrosis: recommendations of the Canadian Hyperhidrosis Advisory Committee. Dermatol Surg. 2007;33(8):908–923.

[11] Weiner S. FINALLY. . .A radiofrequency (RF) skin tightening device that makes sense. Infini by Lutronic. Includes an overview of the RF skin tightening industry. 2013. https://stevenfweinermd.wordpress.com/ 2013/09/22/dr-steve-weiner-finally-a-radiofrequencyrf-skin-tightening-device-that-makes-sense-infini-bylutronic/. Retrieved 2 Feb 2017.

第 4 章　剥脱射频用于美容皮肤病学

Tania Meneghel and Maria Letícia Cintra

摘要

最近几年，射频技术被应用于多种皮肤病的治疗。

更确切地说，点阵微等离子体射频技术于 2007 年开始应用。利用射频电磁辐射产生等离子体，皮肤与等离子体相互作用引起皮肤加热、凝固、蒸发或剥脱。这项技术不依赖靶色基，可用于深肤色的皮肤。

点阵剥脱激光，主要是 CO_2 激光和 Er:YAG 激光，治疗毁容性皮损效果显著。但是，这种激光不适合所有类型的皮肤，尤其是 CO_2 激光治疗后的停工期很长。点阵微等离子体射频适合用于痤疮瘢痕、水痘瘢痕、萎缩性瘢痕、手术瘢痕、妊娠纹、细纹和皱纹、皮肤紧致、皮肤换肤术和皮肤年轻化（光老化皮肤）。这是一项安全、有效的治疗，停工期短。

关键词

微等离子体、点阵、射频、皮肤换肤术、瘢痕、细纹

目录

T. Meneghel (✉)
Clínica Renaissance, Americana, SP, Brazil
e-mail: taniameneghel@uol.com.br

M.L. Cintra
Pathology Department, Medical Sciences School,
Unicamp, Campinas, SP, Brazil
e-mail: marialet@fcm.unicamp.br

M.C.A. Issa, B. Tamura (eds.), Lasers, Lights and Other Technologies, Clinical Approaches and Procedures in Cosmetic Dermatology 3, https://doi.org/10.1007/978-3-319-16799-2_30

1 简介

剥脱点阵技术被广泛应用于毁容性皮损的治疗。CO_2 激光一直是主要的治疗选择。可是深肤色型皮肤是其治疗禁忌证，且停工期较长。另一个可选择剥脱点阵技术是 Er:YAG 激光，停工期较短，但是剥脱较浅，因而不能刺激胶原。CO_2 激光和 Er:YAG 激光的靶色基是水。

近年来，也许是因为社会竞争更激烈了，人们更关注自己的容貌。人们的日常活动很多，留给自己的时间很少，因此人们探寻有效的且停工期短的美容治疗。这也解释了剥脱点阵技术应用的增长趋势。点阵微等离子体射频不依赖靶色基。Er:YAG 激光的剥脱深度较 CO_2 激光和微等离子体射频的剥脱表浅，微等离子体射频的剥脱深度类似于 CO_2 激光的深度，且停工期更短。

2 基础概念

点阵激光：点阵激光发射光能量束，以点阵模式到达皮肤，制造微孔（显微治疗区，MTZ），光能量束转化为热能。点阵激光以微小和可控的热损伤，保留邻近的、激光未达到的未损伤组织，促进治疗区域得以快速恢复。

剥脱激光：剥脱激光祛除表皮全层和一部分真皮层。

等离子体：气体部分电离和分离为等离子体，通常通过在气体中放电获得。等离子体与皮肤相互作用可由简单的热作用引起蒸发或剥脱和凝固组织，具体程度依赖于能量大小和等离子体接触皮肤的时间。

射频：一种电磁能量。点阵微等离子体利用射频能量产生等离子体。

3 历史

在等离子体应用于皮肤治疗设备的开始阶段，因为等离子体技术无法分级，很难控制热量和剥脱损伤程度，效果是不可预测的。在 2007 年 8 月份，人们发明了点阵微等离子体技术，解决了以上问题。

4 点阵微等离子体的特性

这项技术在治疗头内含有一个特殊的单极射频，电磁能量（单极射频）引起治疗头和皮肤之间的空气发生电离，生成微等离子体电火花。这些电火花引起剥脱，在皮肤上制造很多微孔（显微治疗区），产生热量和由正常皮肤包围的剥脱损伤区域。该设备可以静止治疗模式（静态治疗头）或移动治疗模式（滚动治疗头）工作（图 3-4-1、图 3-4-2）。

孔眼有 100~150μm 深和直径 80~120μm（取决于所用脉宽和能量）。

静止治疗模式平均功率为 50W，脉宽 0.1~0.3s，1~5 次重叠治疗。有较小直径和较少针尖（大栅格）的治疗头用于更多侵入性的效果。重叠治疗次数取决于希望穿透程度，例如重叠治疗次数越多，穿透越深。能量相等情况下，小治疗头产生更多热量损伤。

滚动治疗头的参数取决于皮肤光反应类型：

（1）皮肤光老化分型Ⅰ～Ⅲ：平均能量 45~60W，脉宽 6~30s，重叠治疗 2~7 次。

图 3-4-1 静态治疗头的直径

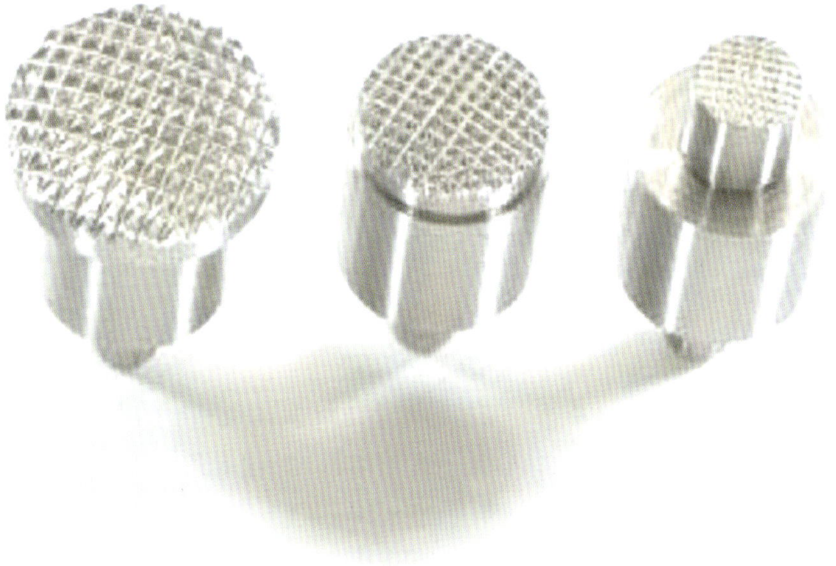

图 3-4-2 滚动治疗头（滚轮）

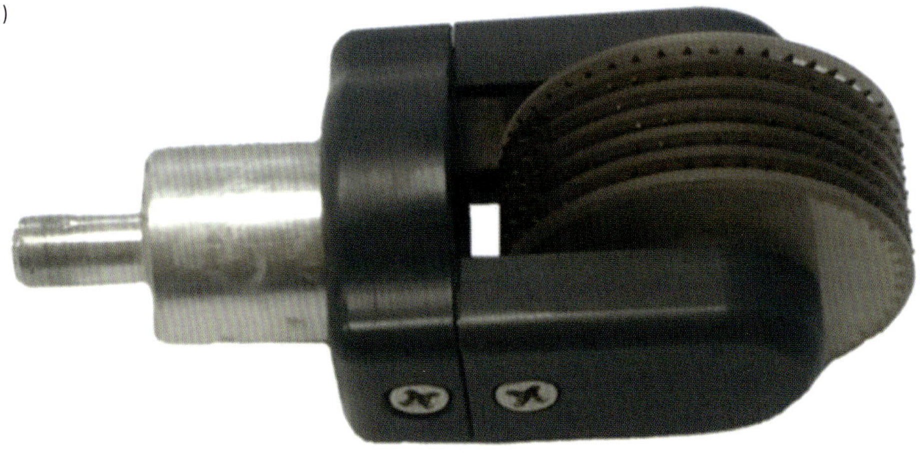

（2）光反应类型Ⅳ、Ⅴ：平均能量 40~50W，脉宽 6~30s，重叠治疗 2~7 次。

重叠治疗次数取决于希望穿透深度，例如重叠治疗次数越多，穿透越深。

无论是静止治疗模式还是移动治疗模式，治疗技术都强调治疗头要轻柔接触皮肤表面。治疗头不应压在皮肤上，只是接触以获得剥脱损伤连同热损伤（如果压得太紧，剥蚀损伤将消失）。当治疗头处于正确位置，可能观察到皮肤上有电火花，电火花产生剥脱效果。

5 适应证

这项技术明确可用于治疗皱纹、细纹、萎缩性瘢痕、扩大或未扩大的痤疮瘢痕、水痘瘢痕、膨胀纹、表面重建、嫩肤、皮肤紧致和烧伤后色素沉着。

6 治疗前皮肤准备

治疗开始前 1 个月，白天防晒、晚上应用果酸和漂白剂，以避免发生炎症后色素沉着。治疗前 1 天，口服抗病毒药预防单纯疱疹病毒。

7 操作前准备

用水和抗菌皂清洗治疗部位后，外敷麻醉剂（利多卡因 7%+ 丁卡因 7%）1h，患者应再服 1 片 7.5mg 的 Tylex ®。

开始治疗前，清除麻醉剂，治疗部位重新用水和抗菌皂清洁。用乙醇或丙醇帮皮肤脱水。有必要应用口罩和排烟装置预防吸入治疗过程产生的颗粒和病毒。应用冷风机（Zimmer）帮助患者减少疼痛。

8 术后修复要则

治疗后即刻涂凡士林覆盖塑料膜，阻止神经末梢暴露于环境之中，提供舒适感。要求患者治疗部位 24h 不能通过清洗阻止灼热感。24h 后可用水和抗菌皂清洗、使用润肤膏和防晒霜。红斑通常持续 24h，侵入性较重的区域可伴轻度水肿。当接触热量（例如热水澡）时患者可感到灼热感。

9 禁忌证

治疗的禁忌证是光反应型Ⅳ，装有起搏器，有活动细菌和 / 或病毒感染，免疫系统受损（例如服用异维 A 酸、癌症），不稳定糖尿病，怀孕，拟治疗区域下方有金属植入物，剥脱治疗后 3 个月内，近来注射过肉毒素、填充剂，患有结缔组织疾病。

10 结果

剥脱治疗的结果在 1 周后可观察到（图 3-4-3）。胶原新生的效应开始于 1 个月后，并持续 3 个月（图 3-4-4、图 3-4-5）。因而，两次治疗最少的间隔时间为 45 天。

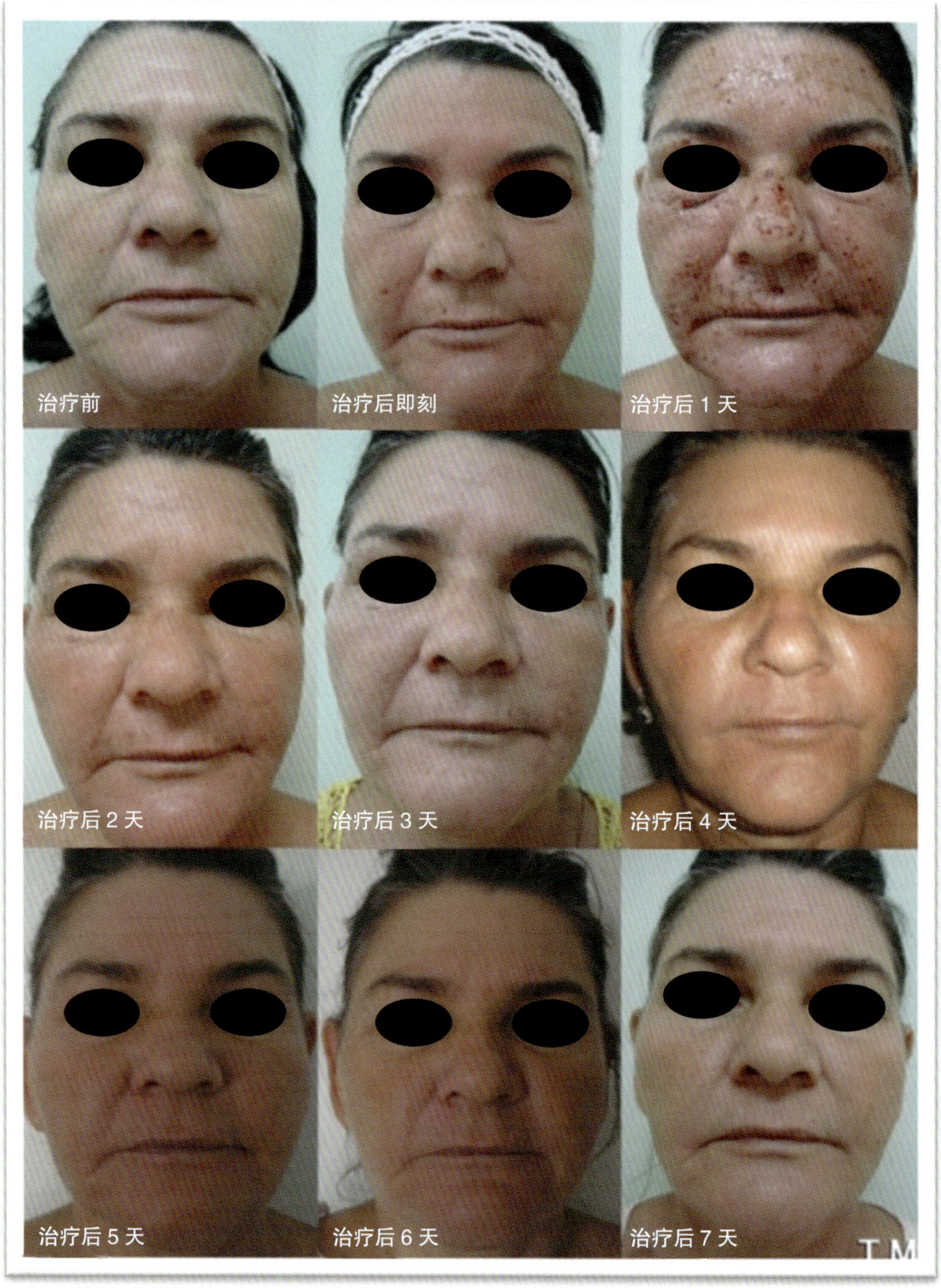

图 3-4-3 剥蚀效果

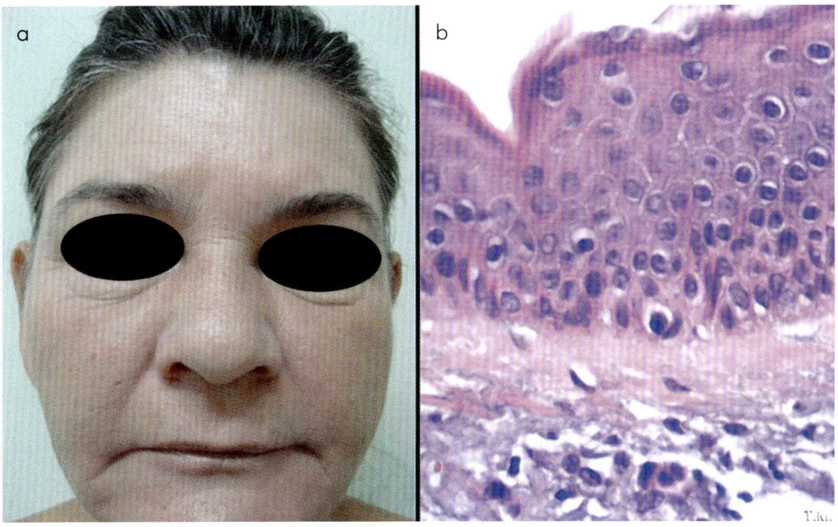

图 3-4-4　（a、b）治疗后 15 天，细条带状的胶原组织隔开表皮和含弹力纤维的真皮之间（HE 染色，放大倍数 ×100）

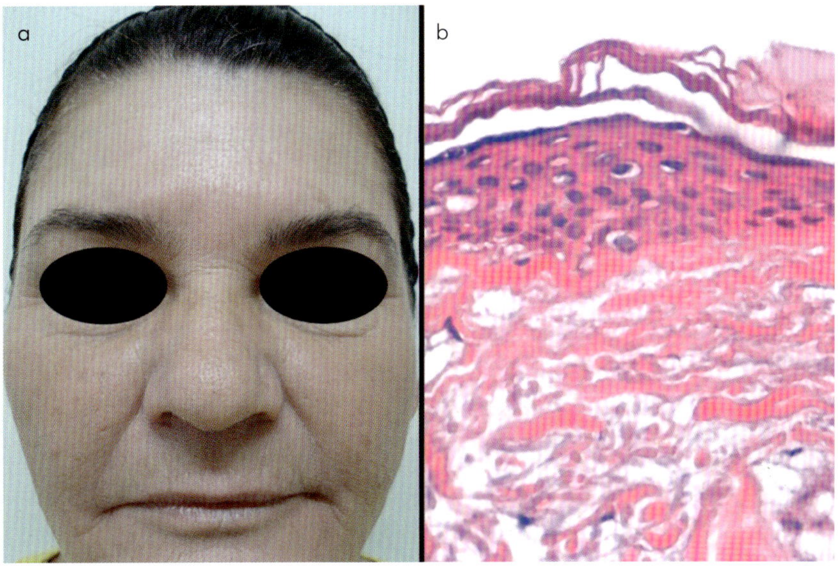

图 3-4-5　（a、b）治疗后 30 天：真皮网状结构密度高，之前的弹力纤维几乎完全被致密胶原纤维取代（HE 染色，放大倍数 ×100）

11 应用于非粘连性的痤疮瘢痕

为治疗扩大化的痤疮瘢痕，应用中等静态治疗头每个瘢痕重叠治疗 5 次，脉宽 0.2s，能量 50W，再用滚动治疗头于全面部各个方向治疗 7 遍，能量 50W，脉宽 30s（图 3-4-6）。

12 应用于粘连性的痤疮瘢痕或水痘瘢痕

为治疗粘连性的痤疮瘢痕，应用中等静态治疗头每个瘢痕（尤其是边界）重叠治疗 5 次，脉宽 0.2s 能量 50W，再用滚动治疗头于全面部沿各个方向治疗 7 遍，能量 50W，脉宽 30s（图 3-4-7）。

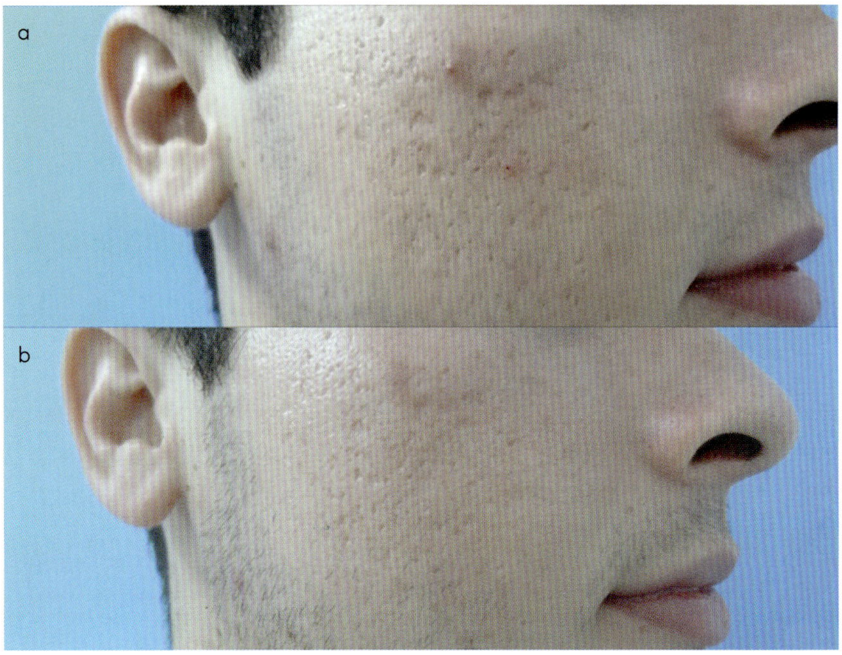

图 3-4-6 非粘连性的痤疮瘢痕：（a）治疗前。（b）治疗后

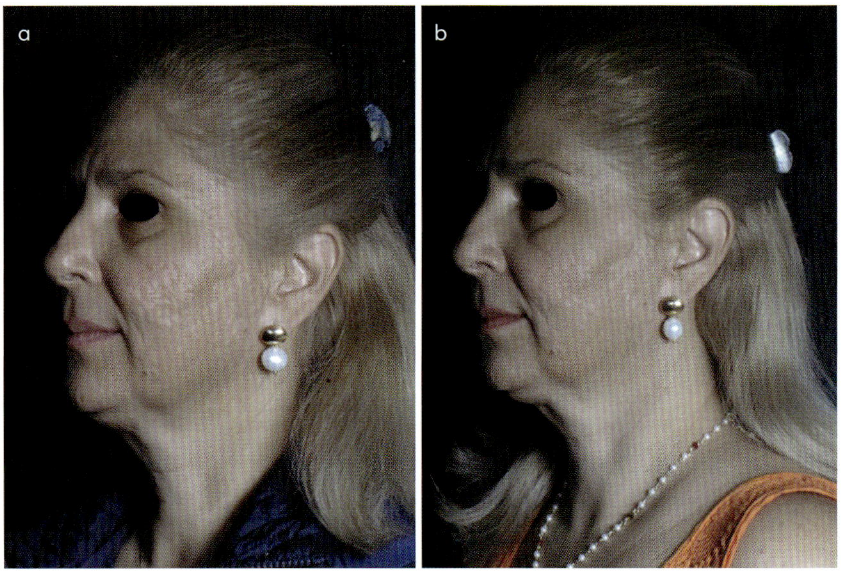

图 3-4-7 粘连性的痤疮瘢痕：（a）治疗前。（b）治疗后

13 应用于膨胀纹

为治疗膨胀纹，应用滚动治疗头，沿各个方向治疗数遍（5~10 遍），能量 50W，脉宽 30s，直至全治疗区域可见渗血点。

14 应用于皱纹和细纹

为治疗皱纹和细纹，应用中等静态治疗头于细纹处重叠治疗 3 次、于皱纹处重叠治疗 5 次，脉宽 0.2s，能量 50W，再用滚动治疗头于全面部沿各个方向治疗 7 遍，能量 50W，脉宽 30s。

15 副作用及其管理

最重要的副作用是炎症后色素沉着。为避免色素沉着，患者治疗前 1 个月就要接受果酸和美白剂（尤其是高光反应型皮肤，或混血儿类患者）治疗。完整表皮化一旦完成，就要开始应用 UVA/UVB50+ 防晒霜。色素沉着通常于治疗后第 2 周或第 3 周开始出现，因而，治疗后 10 天开始持续 1 个月，每天早上涂抹防晒霜之前涂抹糖皮质激素，同时晚上应用美白剂。另外，建议同时口服抗氧化剂（碧萝芷、白藜芦醇和青石莲提取物）。

16 总结

- 点阵微等离子体射频是一种点阵模式。
- 应用于数种美容类治疗，例如，痤疮瘢痕、细纹（皱纹）、皮肤年轻化。
- 效果与点阵 CO_2 激光类似，但停工期更短。

17 参考文献

[1] Alexiades AM, Dover JS, Ardnt KA. The spectrum of laser skin resurfacing: non-ablative, fractional and ablative laser resurfacing. J Am Acad Dermatol. 2008;58:719–737.

[2] A2lster TS, Konda S. Plasma skin resurfacing for regeneration of neck, chest and hands: investigation of a novel device. Dermatol Surg. 2007;33:1315–1321.

[3] Fitzpatrick R, Bernstein E, Iyer S, Brown D, Andrews P, Penny K. A histopathologic evaluation of the plasma skin regeneration system (PSR) versus a standard carbon dioxide resurfacing laser in an animal model. Lasers Surg Med. 2008;40:93–99.

[4] Gonzalez MJ, Sturgill WH, Ross V, Uebelhoer NS. Treatment of acne scars using the plasma skin regeneration (PSR) system. Lasers Surg Med. 2008;40:124–127.

[5] H[]alachmi S, Orenstein A, Meneghel T, Lapidot M. A novel fractional micro-plasma radio frequency technology for treatment of facial scars and rhytids: a pilot study. J Cosmet Laser Ther. 2010;12:208–212.

[6] Kono T, Groff WF, Sakurai H, Yamaki T, Soejima K, Nozaki M. Treatment of traumatic scars using plasma skin regeration (PSR) system. Lasers Surg Med. 2009;41:128–130.

[7] Lee HS, Lee JH, Ahn GY, Lee DH, Shin JW, Kim DH, et al. Fractional photothermolysis for the treatment of acne scars: a report of 27 Korean patients. J Dermatolog Treat. 2008;19:45–49.

[8] Manstein D, Herron GS, Sink RK, Tanner H, Anderson RR. Fractional photothermolysis: a new concept of thermal injury. Lasers Surg Med. 2004;34:426–438.

[9] Tanzi E, Wanitphakdeedecha R, Alster TS. Fraxel laser indications and long-term follow-up. Aesthet Surg J. 2008;28:675–678.

[10] Wang LZ, Ding JP, Yang MY, Chen DW, Chen B. Treatment of facial post-burn hyperpigmentation using micro-plasma radiofrequency

technology. Lasers Med Sci. 2015;30:241–245.

[11] Xiu F, Li-hong L, Alexiades-Armenakas MR, Luebberding S, Cui-ping S, Yue H, et al. Histological and electron microscopic analysis of fractional microplasma radio-frequency technology effects. J Drugs Dermatol. 2013;12:1210–1214.

第四部分

超声波和冷冻溶脂

第 1 章　超声溶脂

Shirlei Schnaider Borelli, Maria Fernanda Longo Borsato, and Bruna Backsmann Braga

摘要

身体塑形是指应用手术或者非侵入性技术改善身体外形。近些年来非侵入性身体塑形治疗因为低风险和低并发症发生率获得患者的关注。美学身体塑形技术包括：冷冻溶脂、射频、光能、低密度非热能聚焦超声或低能量联合机械按摩。在本章中，我们将要讨论一项新的非侵入性技术，高能聚焦超声（HIFU）消融多余脂肪组织，证实其作用机制和可能的身体塑形效果。

关键词

身体塑形、脂肪组织、超声、高能聚焦超声、非侵入性技术

目录

S.S. Borelli (✉) • M.F. Longo Borsato • B.B. Braga
Brazilian Society of Dermatology, Private Office in São Paulo, São Paulo, Brazil
e-mail: clinica@dermat.com.br; shirleiborelli@hotmail.com; mfernandaborsato@hotmail.com; bruna.bbraga15@gmail.com

M.C.A. Issa, B. Tamura (eds.), Lasers, Lights and Other Technologies, Clinical Approaches and Procedures in Cosmetic Dermatology 3, https://doi.org/10.1007/978-3-319-16799-2_31

1 简介

身体塑形治疗在全世界范围内开始流行。身体塑形是指应用手术或非侵入性技术调整身体外观。身体塑形主要针对局灶肥胖（腹部、大腿或臀部），皮肤松弛［颈部、上肢（胳膊）］，或两者都有。同时局部肥胖和皮肤松弛的患者通常要求进行联合治疗。很多年来，大范围的侵入性治疗包括抽脂术被用于身体塑形。尽管抽脂术可非常有效地祛除大量多余的脂肪，但伴发高的并发症风险和严重副作用，包括治疗后疼痛、感染、延迟恢复（愈合）、瘢痕、血肿、瘀斑，或水肿。

最近，有这样一种趋势，减少身体脂肪不伴有实质性的风险和高额花费、恢复期短、术后并发症的发生率最低。2000—2010 年，寻求最小侵入性美容治疗的患者数增长了 110%。以身体美容塑形为目标的技术包括冷冻溶脂、射频、光能、低密度非热能聚焦超声，或者联合低能量与机械按摩技术（机械操作）。一项新的非侵入性治疗技术，应用高能聚焦超声（HIFU）消融多余脂肪组织显示出积极的效果。

2 基础概念

脂肪组织细胞，又称脂肪细胞，是一种结缔组织细胞，合成和容纳大量脂肪小球。超声可通过机械压力和热能溶解脂肪细胞。超声波是一种以声速传播的振荡压力波。超声波用强度（单位为 W/cm^2）和频率（单位为 kHz 或 MHz）描述其特征。当超声波穿透或经过组织时，因为反射、散射，或被组织吸收，能量衰减。足够多的能量被吸收，可在身体组织中引发分子振荡，从而产生热量。

用于身体塑形的超声有两种分类：一种是低密度 / 低频率非热能超声，另一种是 HIFU。非热能超声通过空泡效应产生的机械压力破坏脂肪细胞。通常，空泡效应比 HIFU 的热能效应更不可预测。

3 HIFU 设备

HIFU 设备应用内置聚焦换能器将产生的超声能量聚焦在一个特定深度和位置。热立塑（LipoSonix）系统（Medicis Technologies Corporation, Scottsdale, AZ, USA）就是应用此项技术。

4 作用机制

声音是可穿过一种媒介的机械压缩波。不像射频的电磁波、激光或强脉冲光，高能聚焦超声（HIFU）是一项非侵入性技术，其机制包括热量消融脂肪组织。其强度高于诊断用超声 1000 倍。HIFU 穿过皮肤和浅表组织不引起损伤。能量迅速聚焦在小的区域，产生热量。HIFU 聚焦点的超声线数倍放大加热效应，其高强度导致非线性的效应。在皮下组织的聚焦点，温度可达 56℃以上。HIFU 可引起靶治疗区的凝固性坏死和随之而来的细胞死亡，但不影响超声波的穿透路径上的组织。温度超过 56℃持续 1s 可引起脂肪细胞不可逆性死亡。

为身体塑形，HIFU 聚焦热能足以消融靶目标的脂肪组织，使用超声波频率为 2MHz，强度超 1000W/cm^2。HIFU 紧密聚焦的 2MHz 超声线在脂肪组织中产生直径 1mm、深度 10mm 的损伤。该频率已被证实能够破坏脂肪细胞，收缩皮下层的胶原纤维，紧致皮肤。损伤方面，不影响上层的真皮和下方的筋膜，也不会伤害到靶目标区域之外的主要血管和神经组织。

破坏的脂肪细胞和释放的甘油三酸酯内容物随之被炎症细胞以一种正常的生理学过程吸收。这种脂肪组织的去除过程不引起任何急性或慢性的脂质代谢、游离脂肪酸、糖类代谢和肝脏功能的显著临床改变。

HIFU 在治疗后数小时至 8 周引起病理生理学改变。超急性（数小时内）和急性（7 天内）组织学改变显示伴随最小炎症反应，以巨噬细胞为主的界线清楚的脂肪细胞破坏区域。治疗后第 4 周，在治疗区域发现内含丰富泡沫细胞质的清道夫巨噬细胞。5 周后，75% 治疗过的脂肪组织发生纤维小管基质的塌陷。

5 适应证和禁忌证

不同国家或地区适用的治疗部位不同：

美国：适用于非侵入性减少周长的部位（例如：腹部和侧腹部）。
欧洲：适用于腹部、侧腹部、大腿、臀部，不包括腿内侧。
加拿大：适用于腹部、侧腹部、大腿、臀部。

该治疗适用于 BMI 低于 30 的患者，整体生活方式健康，皮肤中等紧致，治疗区域无皮肤皱褶。需要一定的皮下脂肪量，可通过一个夹击试验检测。夹击试验检测脂肪厚度应大于 2.5cm，才适于进行该治疗。

体重指数高于 30、焦点区域有瘢痕和 / 或伤口、皮肤严重松弛、皮肤褶皱过多的患者不适合接受该治疗。

禁忌证包括：治疗区域存在疝、妊娠或可疑妊娠。其他禁忌证包括：治疗部位有移植物或进行任何种类的异物、阻止血液凝固或血小板聚集的药物（日常口服低剂量阿司匹林是允许的）、应用糖皮质激素或进行慢性免疫抑制治疗、系统性或局限性皮肤疾病，既往行过抽脂术、注射溶脂、腹壁整形术，最近 90 天内接受过手术、激光、射频、冷冻溶脂等治疗。

6 功效和脂肪减少率

文献中，HIFU 治疗腹部、腰部区域的研究显示周长减少超过 2cm。有 3 项 HIFU 的研究报道周长减少 4.1~4.7cm，还有 4 项研究显示周长减少 2.1~2.5cm。一项 HIFU 研究显示大腿周长减少 1.6cm 。依据我们的经验，经过一个疗程的治疗，原始测量值可减少大概 10%。

7 副作用及其管理

可以建议患者在所有阶段接受 HIFU 治疗。治疗中可能敏感地感觉到不适感、冷感、热感、刺痛感、针刺感等。HIFU 研究报道，治疗部位伴有操作性疼痛（90.2%）、治疗后疼痛（56.6%）、瘀斑（66.4%）、水肿（9%~72%）、感觉障碍（59%）和红斑（45%）。

大多数副作用会在 4 周内自发缓解，但是也可持续 12 周。硬结节、长时间的敏感、不适感、烧灼感、轻度水疱、紫癜等副作用也都有报道。

可口服止痛药缓解疼痛，可于治疗后即刻服用，也可服用至症状缓解。

瘀斑可持续 2~3 周，可自行吸收，但是如果患者要求进行治疗，可应用含有香豆素、肝素，或者维生素 K 的乳膏直至症状完全缓解。

如果产生了结节，可于 3 周后进行治疗性按摩。

8 治疗前

- 评估、测量和拍照。
- 剃除毛发（治疗区域毛发过多的话）和清洁治疗区域。
- 患者站立位时标记治疗范围（画圈圈）。仰卧位时重新评估治疗区域。
- 用带编号的格子标记治疗区域。
- 去除多余的标记颜料。
- 选择治疗模式和流畅治疗流量。
- 排列治疗头在治疗部位，激活设备。
- 同一部位激发 3 次或更多治疗发数，直到总流量累积达到 140~180J/cm^2。
- 完成所有治疗发数后清理治疗区域。

9 治疗后

正确处理患者的期望值非常重要。应该提示患者测量值的减少是逐步的。通常 HIFU 的最大治疗效果发生在治疗后 8~12 周（图 4-1-1~ 图 4-1-3）。

一些研究报道，满意率为 47.5%~85%。然而，如同其他美容治疗一样，多达 20% 的患者会对结果不满意。

测量和拍摄好照片是令患者满意的基本需求。定期随访患者，并进行测量和拍照。每次随访由同一人测量患者，以降低变异性。

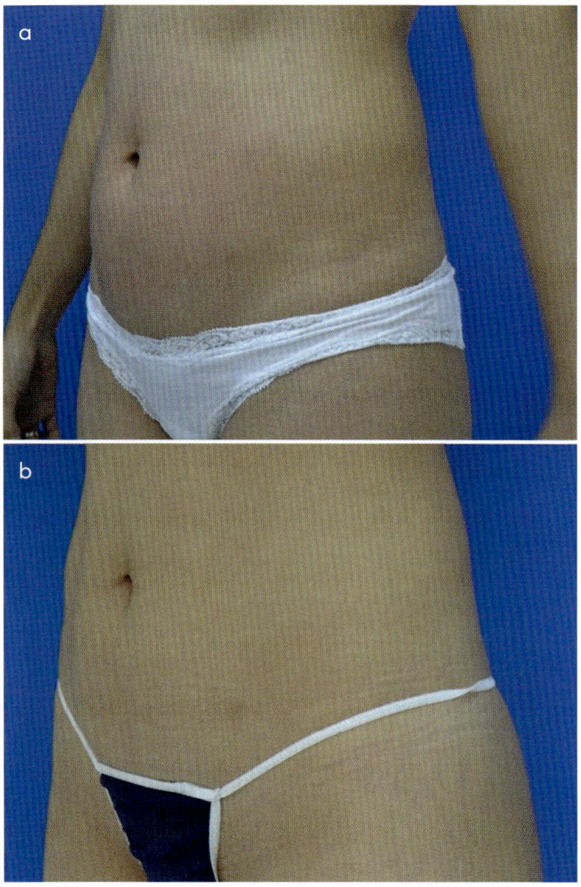

图 4-1-1 （a、b）治疗前和治疗后 12 周（斜面观）

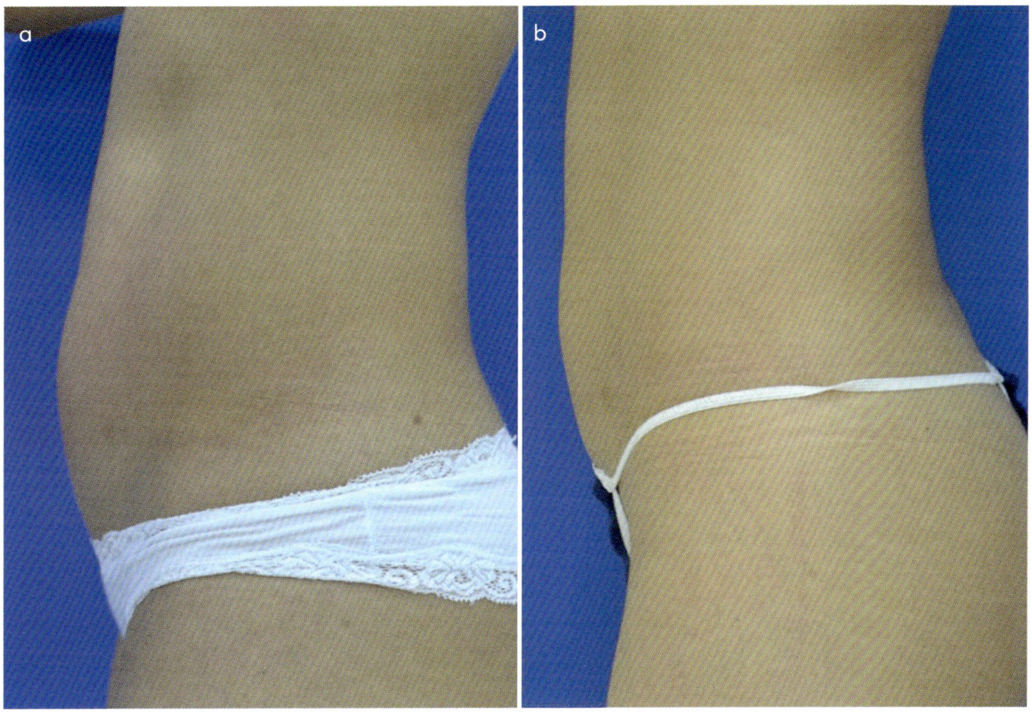

图 4-1-2　（a、b）治疗前和治疗后 12 周（侧面观）

10 总结

• 要达到最佳的效果，要选择适当的患者。

• 当涉及身体塑形技术时，调整现实期望值总是需关注的事情。

• 治疗前和治疗后 8 周（侧面观）拍摄照片。

• 治疗结果通常在治疗后 8~12 周可观察到。

• 每个人的结果通常是不同的。可能获得最初测量值大概 10% 的减少量。

11 交叉引用

▶ Cryolipolysis for Body Sculpting

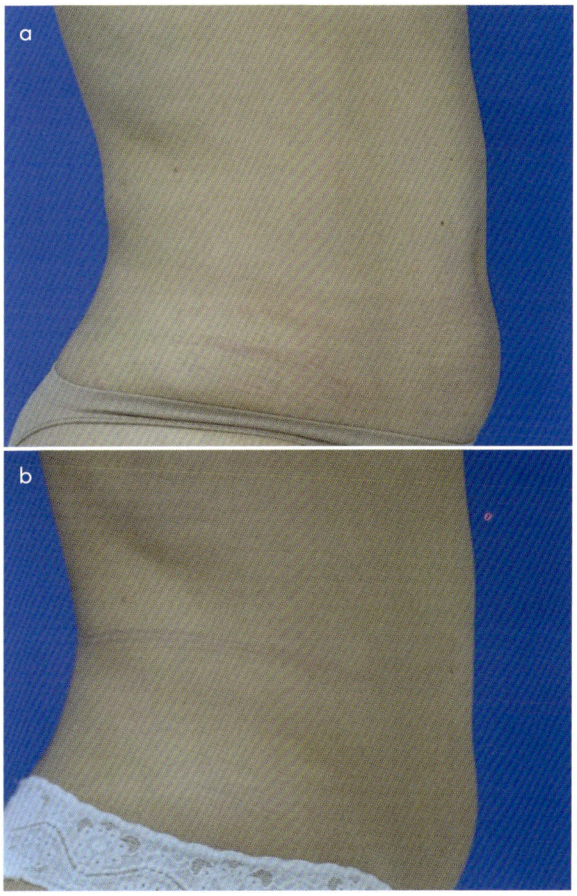

图 4-1-3　治疗前和治疗后 8 周（侧面观）

12 参考文献

[1] Fatemi A. High-intensity focused ultrasound effectively reduces adipose tissue. Semin Cutan Med Surg. 2009;28(4):257–262.

[2] Fatemi A, Kane MA. High-intensity focused ultrasound effectively reduces waist circumference by ablating adipose tissue from the abdomen and flanks: a retrospective case series. Aesthet Plast Surg. 2010;34 (5):577–582.

[3] Ferraro GA, De Francesco F, Nicoletti G, Rossano F, D'Andrea F. Histologic effects of external ultrasoundassisted lipectomy on adipose tissue. Aesthet Plast Surg. 2008;32(1):111–115.

[4] Gadsden E, Smoller B, Rock L, Aguilar MT, Jewell M, Glogau R. The clinical safety and histologic changes associated with the use of a novel high-intensity focused ultrasound device for noninvasive body sculpting. J Am Acad Dermatol. 2010;62(3):AB142.

[5] Gadsden E, Aguilar MT, Smoller BR, Jewell ML. Evaluation of a novel high-intensity focused ultrasound device for ablating subcutaneous adipose tissue for noninvasive body contouring: safety studies in human volunteers. Aesthet Surg J. 2011;31(4):401–410.

[6] Haar GT, Coussios C. High intensity focused ultrasound: physical principles and devices. Int J Hyperth. 2007;23(2):89–104.

[7] Hotta TA. Nonsurgical body contouring with focused ultrasound. Plast Surg Nurs. 2010;30(2):77–82. quiz 83–84. doi: 10.1097/PSN.0b013e3181dee9c9.

[8] Jewell ML, Solish NJ, Desilets CS. Noninvasive body sculpting technologies with an emphasis on highintensity focused ultrasound. Aesthet Plast Surg. 2011a;35(5):901–912.

[9] Jewell ML, Baxter RA, Cox SE, Donofrio LM, Dover JS, Glogau RG, et al. Randomized sham-controlled trial to evaluate the safety and effectiveness of a highintensity focused ultrasound device for noninvasive body sculpting. Plast Reconstr Surg. 2011b;128(1): 253–262.

[10] Kennedy J, Verne S, Griffith R, Falto-Aizpurua L, Nouri K. Non-invasive subcutaneous fat reduction: a review. J Eur Acad Dermatol Venereol. 2015;29(9): 1679–1688.

[11] Mordon S, Plot E. Laser lipolysis versus traditional liposuction for fat removal. Expert Rev Med Devices. 2009;6(6):677–688.

[12] Murray EG, Rivas OEA, Stecco KA, Desilets CS, Kunz L. Evaluation of the acute and chronic systemic and metabolic effects from the use of high intensity focused ultrasound for adipose tissue removal and non-invasive body sculpting: P27. Plast Reconstr Surg. 2005a;116(3):151–152.

[13] Murray EG, Rivas OEA, Stecco KA, Desilets CS, Kunz L. The use and mechanism of action of high intensity focused ultrasound for adipose tissue removal and non-invasive body sculpting: P80. Plast Reconstr Surg. 2005b;116(3):222–223.

[14] Shek SY, Yeung CK, Chan JC, Chan HH. Efficacy of highintensity focused ultrasonography for noninvasive body sculpting in Chinese patients. Lasers Surg Med. 2014;46(4):263–269.

[15] Solish N, Lin X, Axford-Gatley RA, Strangman NM, Kane M. A randomized, single-blind, postmarketing study of multiple energy levels of high-intensity focused ultrasound for noninvasive body sculpting. Dermatol Surg. 2012;38(1):58–67.

[16] Teitelbaum SA, Burns JL, Kubota J, Matsuda H, Otto MJ, Shirakabe Y, et al. Noninvasive body contouring by focused ultrasound: safety and efficacy of the Contour I device in a multicenter, controlled, clinical study. Plast Reconstr Surg. 2007;120(3):779–789.

第 2 章　超声紧肤治疗

Guilherme Bueno de Oliveira and Carlos Roberto Antonio

摘要

众所周知，超声运用于医学影像学由来已久。然而，通过对特定点位发射能量聚焦的微超声束，情况却全然不同：这一全然不同的设备可以将超声的能量聚焦于很小的点，在局部产生的高温足以引起组织凝固。这项技术完全依赖于热量对组织的影响。目的是将组织局部温度提高到至少 65℃，这是一个使胶原收缩的适宜温度。通过将聚焦的能量波定向投放到深部区域，它可以在不干扰周围非靶组织的情况下对组织进行点状热凝固。结果是组织收缩，有效地无创提升颈部和面部皮肤，改善细纹和皱纹。本章将介绍这种新技术的基本概念，并详解其操作过程及适应证。

关键词

超声波、紧致、松弛皮肤、表浅肌肉腱膜系统、胶原蛋白

目录

G.B. de Oliveira (✉)
Faculdade de Medicina Estadual de São José do Rio Preto – FAMERP, São José do Rio Preto, SP, Brazil
e-mail: drguilhermebueno@hotmail.com

C.R. Antonio
Faculdade de Medicina Estadual de São José do Rio Preto
– FAMERP, São José do Rio Preto, SP, Brazil

Hospital de Base de São José do Rio Preto, São Paulo, Brazil
e-mail: carlos@ipele.com.br

1 简介

紧肤提升无创技术的革新性发展离不开皮肤病学。在最近为这一目的开发的众多设备和各种能量传输技术中，微聚焦超声也包括在内。Alam 等提到，有不同类型的超声设备被研发出来，它们都通过对组织深部进行微点加热，使每一个点升至足够高温，引起组织热凝固。

类似传统的超声波成像过程，聚焦的超声能量束可以无害地穿过表皮，聚焦到更深层次的组织中，如真皮深层、皮下及表浅肌肉腱膜系统 (SMAS), 在毫秒级的时间内将组织升温到大约 65℃，并引起胶原蛋白变性。

根据 Kim 等报道，区分这两种同样用于医学的聚焦超声有一个要点：高密度聚焦超声 (HIFU) 使用高能波，主要用于 1.1~1.8cm 之间的深层皮肤组织的相关临床适应证，例如消除脂肪组织来为身体塑形。相比之下，微聚焦超声 (MFU) 使用低得多的能量波来处理深度在 1.5~4.5mm 之间的皮肤浅层。尽管能量较低，但 MFU 仍能激发组织升温到 60℃以上，并产生微小热凝结点 (小于 $1mm^3$)，深度可达 5mm 以上，从而在跨过表皮的情况下作用到真皮深层和 SMAS。

据 Baumann 和 Zelickson 的研究报道，MFU 对组织的影响只取决于热量。其目标是将局部温度提高到至少 65℃，这是胶原蛋白收缩的开始。通过将聚焦的能量波定向引导至组织深部，MFU 在不干扰邻近非靶组织的情况下，在局部制造出热凝结点。除了局部热凝固的作用之外，这一热作用还能使 SMAS 和皮下脂肪层的胶原纤维变性收缩。这是通过打断分子间的氢键实现的，并决定了胶原纤维三维结构链的折叠方式，由于纤维更加粗壮，结构会更驱稳定。此外，组织热凝固区域内有新生胶原出现，新的具有黏弹性的胶原可使松弛皮肤组织得以收缩紧致。MFU 的目标是治疗面部 SMAS，这是一层覆盖面部并连接面部肌肉和真皮的扇形结构。对这层结构进行治疗的结果是组织收缩，对颈部和面部的所有皮肤都有无创的提升作用，同时还连带改善了细纹和皱纹。

MFU 的治疗方案可通过调整超声波的发射能量和聚焦深度实现个体化治疗，以满足每个患者独特的生理特征。这些选择的不同在于它们的波长和聚焦点不同，其在治疗过程中达到的深度和传递的能量就不同，从而可以在目标组织层中达到预期的效果。目前可用的换能器发射频率分别为 10.0 MHz、7.0 MHz 和 4.0 MHz，焦距分别为 1.5mm、3.0mm 和 4.5mm。两个 10MHz /1.5mm 和 7.0MHz/3.0mm 的换能器也很有用——可以将能量释放到更小的解剖区域，而更大的换能器则很难到达。这些传感器可以一起使用，以作用到真皮浅层 (1.5mm)、真皮深层 (3.0mm)，或皮下组织和 SMAS (4.5mm)。

据 Dayan 等报道，一些商用 MFU 设备已能在皮下 8mm 深度生成高分辨率的超声影像，并可让患者看到能量投放的位置。根据 Hitchcock 和 Dobke 的说法，每个使用高分辨率的超声手具，都能够清晰地生成面部目标的解剖图像，包括面部皮肤、皮下脂肪、SMAS、肌肉和底层骨骼。这可确保治疗在适当深度进行，并能避免无意中伤及非目标组织，如骨头和更大的血管。该图像还能让操作者在投放 MFU 能量之前预先确定传感器和皮肤之间适合的声学耦合范围。

2 患者选择：适应证和禁忌证

据 Oni 等报道，MFU 的绝对禁忌证相对较少。它包括治疗区域有感染和开放性皮损，严重的痤疮或活动期囊肿，治疗区域有金属植入物如起搏器或除颤器。需要谨慎对待的情况包括在瘢痕疙瘩上或永久性真皮填充剂上直接治疗，以及一些可能影响或对抗伤口愈合的因素，如吸烟等。

虽然不是所有的人都能通过 MFU 达到完美的效果，但选择适当的患者并给出合理的期望值后，治疗满意率可得到提升。根据 MacGregor 和 Tanzi 报道，MFU 最适合治疗肌肉和皮肤轻度到中度松弛的患者。理想的患者应该较年轻而具有正常的组织愈合能力，MFU 的临床治疗效果部分依赖于新胶原蛋白的合成和所谓的创伤愈合能力。当患者年龄较大或皮肤严重光老化、松垂，颈阔肌条索明显松弛时，需要提高单次治疗时的能量或者进行多次治疗以达最佳疗效。同理，具有大范围光老化皮肤，皮肤严重下垂，以及可见明显颈阔肌条索的老年患者，就不是 MFU 治疗的很好选择了，推荐进行手术治疗或者其他辅助技术。

3 应用技术

3.1 皮肤预处理

就作者的临床经验，通常给患者提前 45min 外用 12% 利多卡因乳膏外加口服对乙酰氨基酚片 500mg+可待因 30mg，如果患者非常焦虑，再给予安定 5~10mg。

3.2 标记治疗区域

根据要使用的超声探头的类型和待治疗的皮肤区域，MFU 设备具有标准化的处理方案。根据 Brobst 等的说法，这些方案具有标准划界并可预先设定每个区域的处理次数。需要遵循划界进行操作以避免发生副作用，因为 MFU 不能应用于有浅表神经的区域。

做好行业推荐的划界之后，要做与设备匹配的标度，因为它代表了处理路径之间的合适距离，所以需要有与其设备相匹配的尺寸。这样，可以更好地避免 MFU 在待处理区域的处理次数超限。根据 Fabi 的说法，应该使用白色铅笔完成标记，并且必须遵循以下步骤：①在整个下颌骨轮廓和颏部画一条线。②在颧骨的弧线上画一条线，绕过眼眶区直至鼻区。③划分将 MFU 应用于面部的危险区——在鼻根沟中画出一条线，延伸至下颌线。在这些线条的交会处，横向扩展 2cm，纵向扩展 1cm，得到一个方形，作为下颌骨边缘神经分支的受保护区。要将眶下神经区域标记为危险区域，请遵循以下步骤操作：（a）在上 1/3 面部处，外侧内眦赘皮和植发线之间画一条线，将适配的尺子一侧压线置于此线上方，在其上方再画一条线，从而得到操作区；在眉毛尾部和植发线之间画一条线，并且保持标尺在内侧，绘制第二条线，从而得到前部的操作区。（b）在颈部区域，触摸感知甲状软骨隆起，在其两侧和上方各 1cm 处做标记，并在气管所在整个区域划出一个安全区域，在锁骨线上画出第二条线。（c）在这些定位线画好之后，我们必须在面部和颈部上，以标尺宽度为间距做垂直于定位线的平行线，标记操作区，面部每侧有 2~3 个操作区，颈部有 2~3 个操作区，外加 1 个中间操作区。每个区域都有制造商定义的总处理次数，且因设备不同而有所区别。

在作者的实践中，标记是在识别下垂矢量之后执行的。面部和颈部的松弛都是偏向中央的斜向下垂。但是因为不同患者的 SMAS 下垂程度有所不同，其角度需要在临床检查时确定。方法包括用手指夹起皮肤的一部分并拉起，使皮肤达到最理想的提升效果，拉起方向的反面即是下垂方向。基于此，我们确定必要的角度来绘制 MFU 的操作线。我们仍需要尊重所有的安全线，仅改变标记线的方向，具体操作按前文所述顺序执行。面部每侧有 3~5 个操作区，颈部有 4~6 个操作区，外加 1 个中间操作区。每个区域的总处理次数由手术时的即时临床反应来确定。每个区域的总处理次数不得超过设备预设的总次数，但每个区域的总处理次数不等。这取决于患者皮肤的即时反应（图 4–2–1、图 4–2–2）。

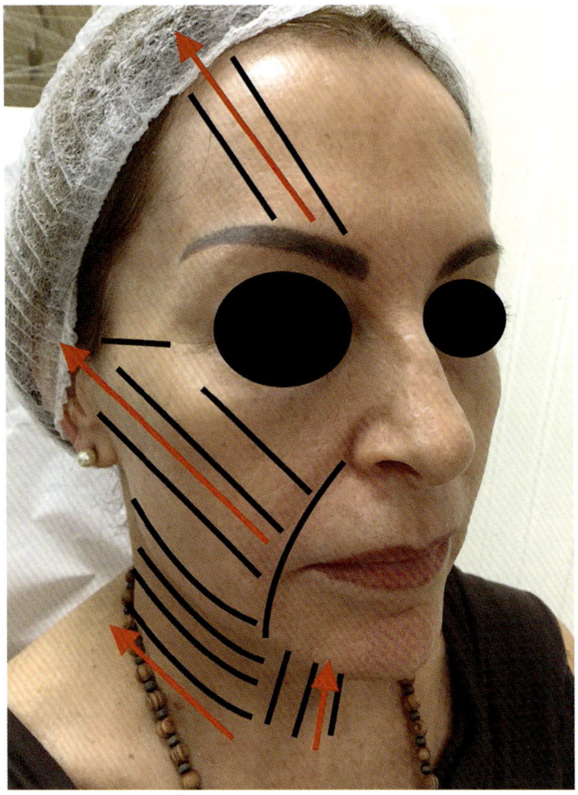

图 4–2–1 斜线标记，右侧

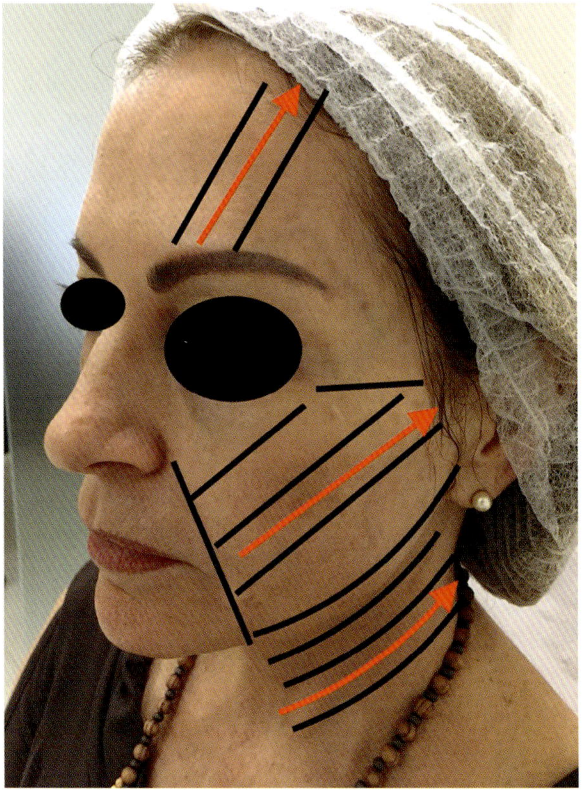

图 4–2–2 斜线标记，左侧

3.3 应用

设备制造商事先针对每种超声探头为每个区域规定了最大和最小处理次数。优先选择装置的最大能量，但如果患者的疼痛敏感性较低，则应降低装置能量。一开始都应该使用作用深度较大的探头，然后再用其他探头处理较浅层的皮肤。

作者在实践中，遵循了制造商预定的处理数最小值和最大值。然而，最终的处理数取决于即时的临床反应。

3.4 疗效

同时使用多个探头可取得更好的效果。双深度治疗的优点体现在中面部、下颌骨边界的提升效果，以

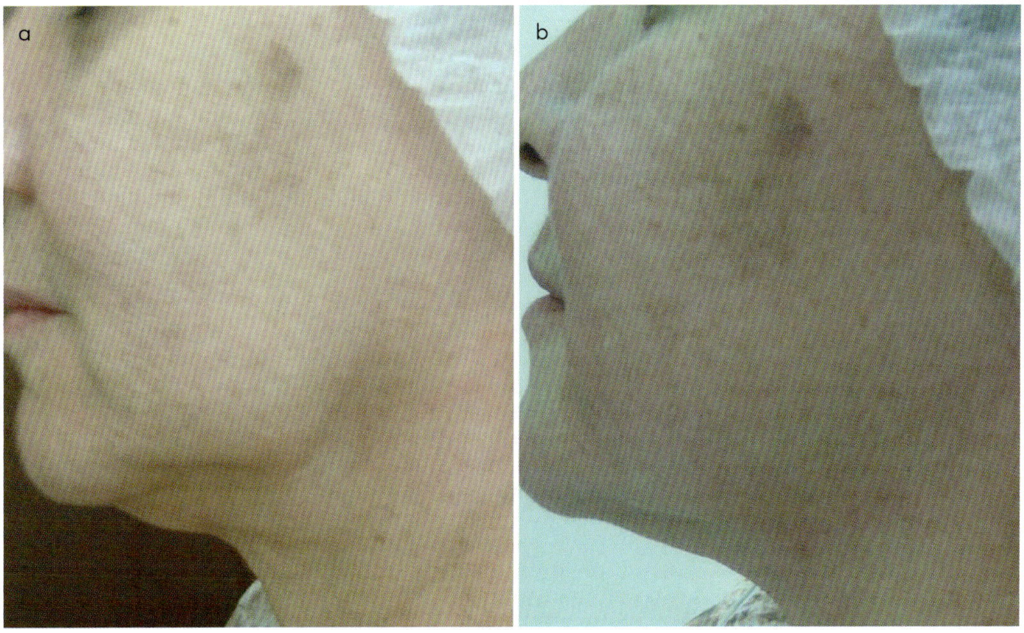

图 4-2-3 （a、b）治疗后下颌外形的改善

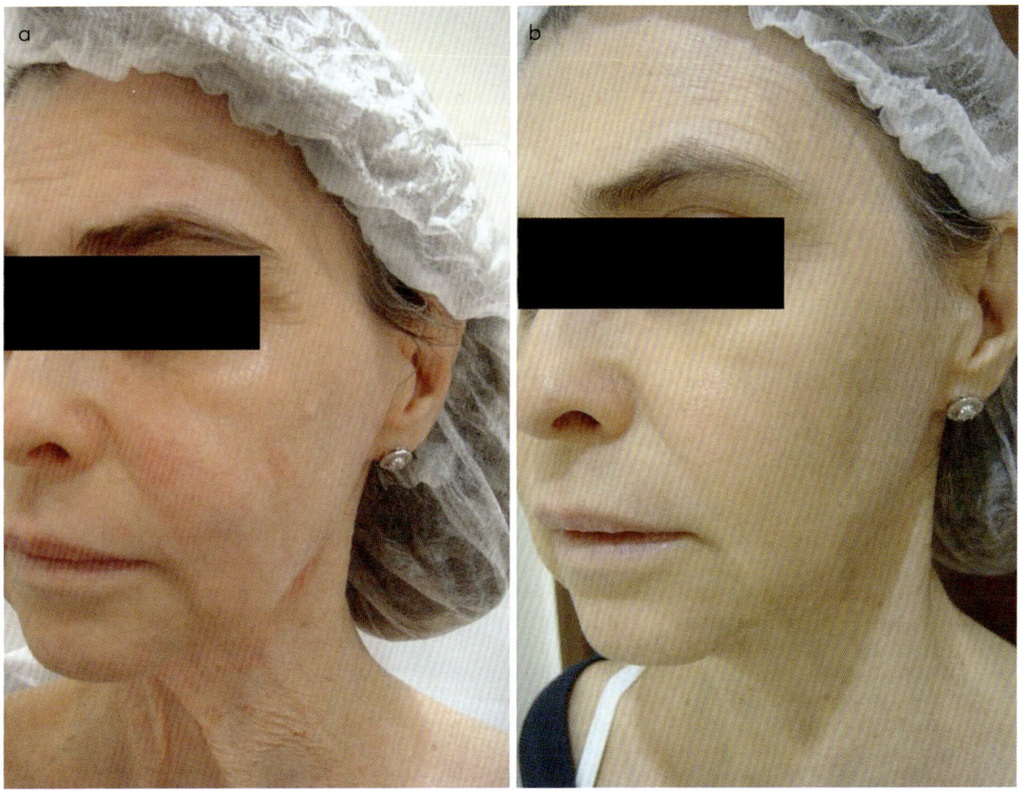

图 4-2-4 （a、b）下颌轮廓的改善和面部紧致效果

及颏下皮肤的下垂减轻。通常在处理后 90 天，显露出最终的效果。只有在这一时间之后，才能开始新的疗程。通常需要在 10~18 个月时进行维持治疗。

参见图 4-2-3~ 图 4-2-5 中使用 Ulthera ®（Ultherapy ®; Ulthera Inc.）和图 4-2-6 中使用 AccuTyte ®（Vydence ®）达到的效果。

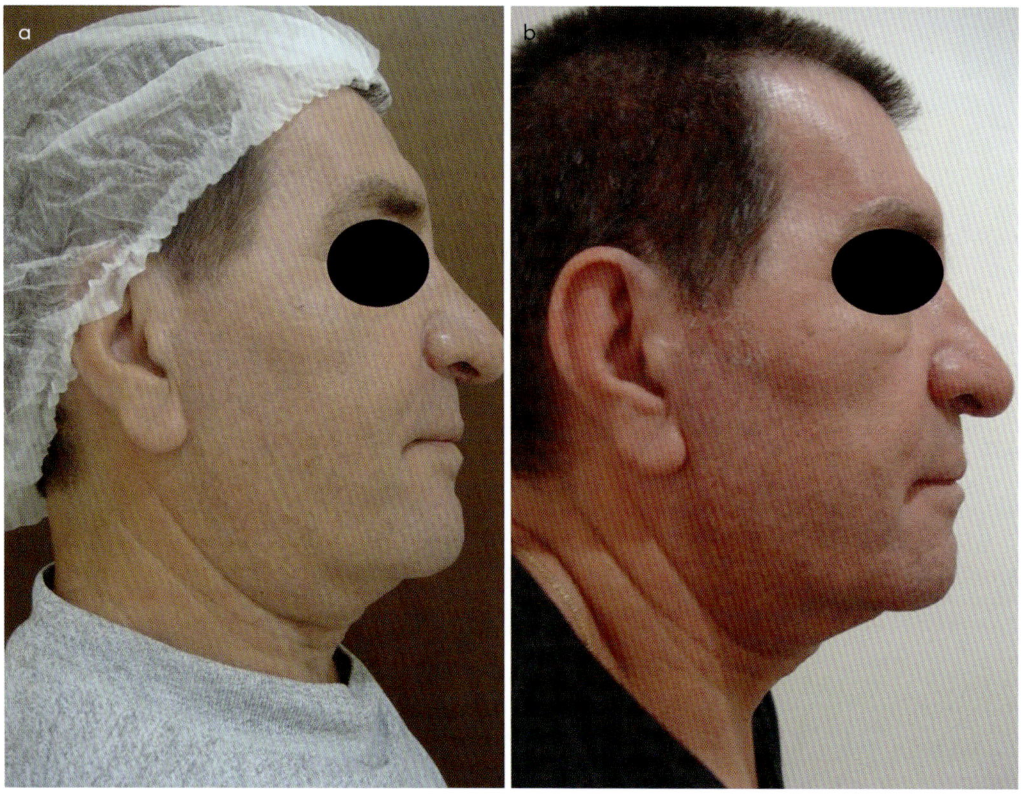

图 4-2-5 （a、b）治疗后下颌轮廓的改善

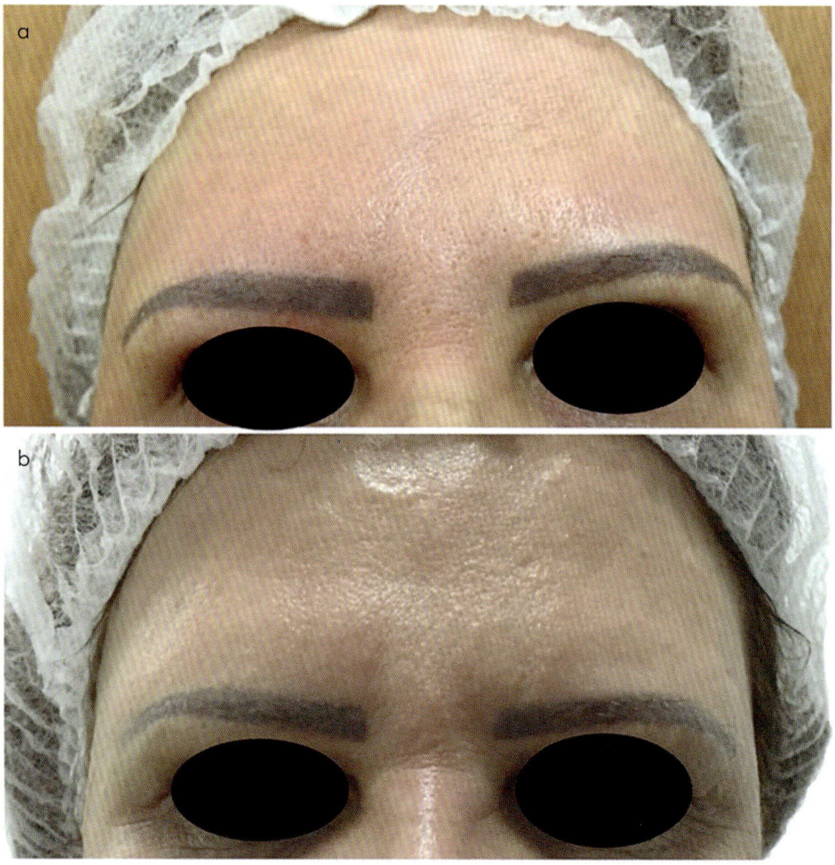

图 4-2-6 （a、b）前额治疗纠正右眉

4 副作用及其处理

4.1 疼痛

根据 Pak 等的说法，MFU 所致最常见的副作用是治疗期间的疼痛和不适，但疼痛并不很严重。根据 Kakar 等的说法，减轻治疗期间不适的方法包括预先口服对乙酰氨基酚、非甾体类消炎药或麻醉镇痛药，在使用 1.5 mm 换能器时使用利多卡因做局部麻醉，并且根据耐受性应尽可能使用高能量。

在作者的实践中，患者通常在手术前 45min 接受局部注射利多卡因 12% 和口服对乙酰氨基酚 500mg+

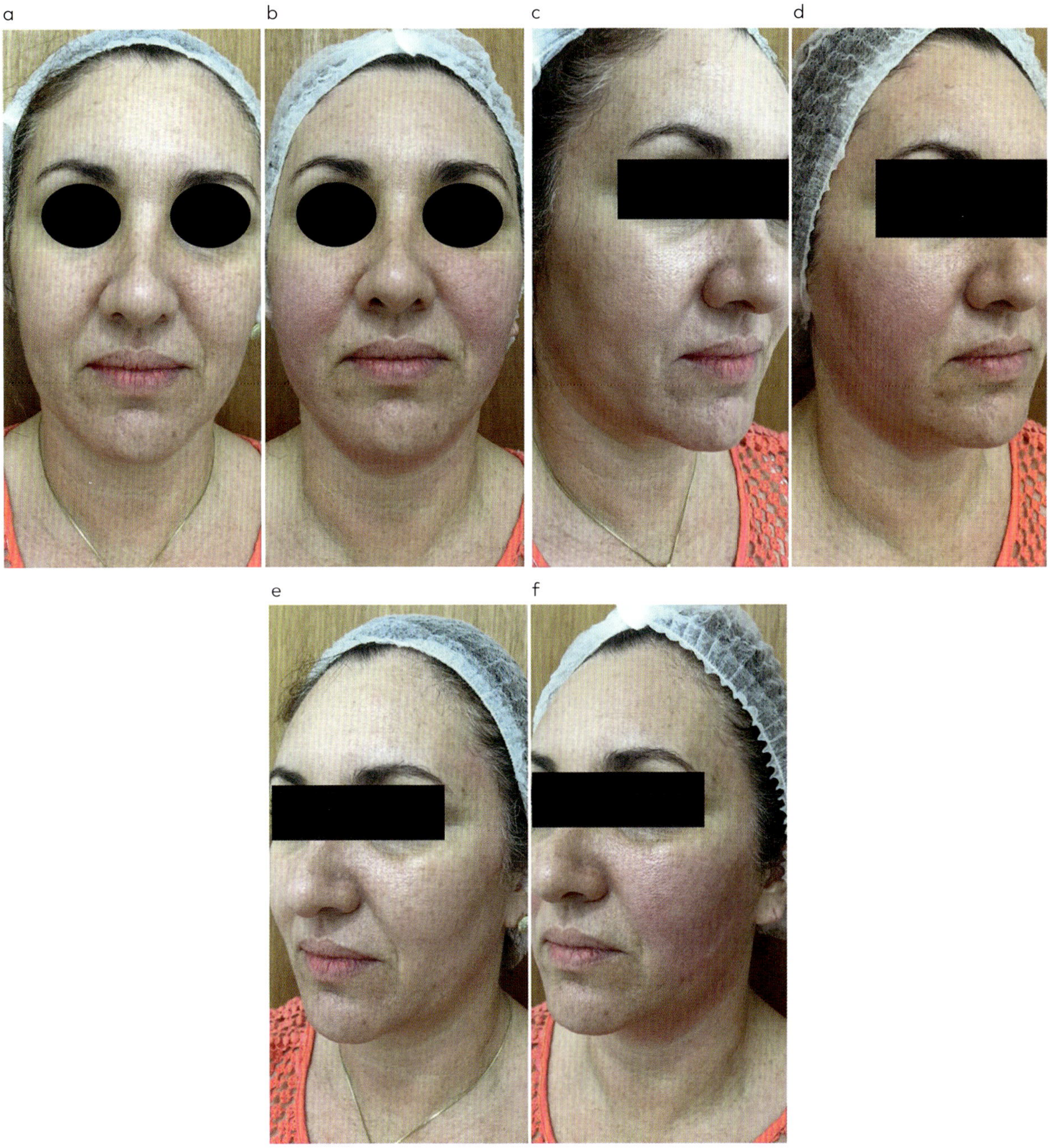

图 4-2-7 （a、b）面部即时效果，正面视图。（c、d）右侧视图。（e、f）左侧视图

可待因 30mg，只有在患者严重焦虑时才给予地西泮 5~10mg。

4.2 一过性红斑

第二常见的副作用是一过性红斑和水肿（图 4-2-7）。这通常是短暂的，在大多数情况下会在治疗后 3h 内消退。其原因是局部热效应、炎性反应和血管舒张。患者通常并不介意这一情况；但是，可以进行冷敷以加速这些症状的改善。

4.3 不常见的副作用

较少见的副作用包括治疗后 1 个月的炎症后色素沉着过度、肌肉无力和短暂的局部麻木、纹状线性皮肤划痕和丘疹形成。丘疹似乎与医师操作技术不到位有关，并且更容易发生在使用 3mm 和 1.5mm 探头操作时。

文献中报道的最严重的副作用是面瘫。报道中发生面瘫的病例之前做过整容手术（这会导致面部解剖结构的改变），或在已知不安全的区域使用了这一技术。

5 总结

- 微聚焦超声（MFU）作用于面部 SMAS，这是一种覆盖面部并将面部肌肉连接到真皮层的扇形结构。
- MFU 使用特殊的声学传感器，将超声波的能量引导到一个小焦点，在那里产生高温导致组织凝固。
- 应针对每位患者独特的身体特征，定制 MFU 治疗，包括调整超声波的能量和焦深，以及发射的能量。
- MFU 最适合轻度至中度肌肉和皮肤松弛的患者。可以通过选择适当的患者和设定合理的预期，提高患者的满意度。
- 存在广泛皮肤光损伤、严重皮肤下垂和非常明显的颈阔肌条索的老年患者不适合接受 MFU 治疗，建议采用手术治疗或其他辅助技术。

6 参考文献

[1] Alam M, White LE, Martin N,Witherspoon J, Yoo S,West DP. Ultra-sound tightening of facial and neck skin: a rater-blinded prospective cohort study. J Am Acad Dermatol. 2010;62:262–269.

[2] Baumann L, Zelickson B. Evaluation of micro-focused ultrasound for lifting and tightening neck laxity. J Drugs Dermatol. 2016;15(5):607–614.

[3] Brobst RW, Ferguson M, Perkins SW. Ulthera: initial and six month results. Facial Plast Surg Clin North Am. 2012;20:163–176.

[4] Brobst RW, Ferguson M, Perkins SW. Noninvasive treatment of the neck. Facial Plast Surg Clin North Am. 2014;22:191–202.

[5] Dayan SH, Fabi SG, Goldman MP, Kilmer SL, Gold MH. Prospective, multi-center, pivotal trial evaluating the safety and effectiveness of micro-focused ultrasound with visualization (MFU-V) for improvement in lines and wrinkles of the décolletage. Plast Reconstr Surg. 2014;134(4 suppl 1):123–124.

[6] Fabi SG. Noninvasive skin tightening: focus on new ultrasound techniques. Clin Cosmet Investig Dermatol. 2015;8:47–52.

[7] Hitchcock TM, Dobke MK. Review of the safety profile for microfocused ultrasound with visualization. J Cosmet Dermatol. 2014;13(4):329–335.

[8] Kakar R, Ibrahim O, Disphanurat W, et al. Pain in naïve and non- naïve subjects undergoing nonablative skin tightening dermatologic procedures: a nested randomized control trial. Dermatol Surg. 2014;40 (4):398–404.

[9] Kim YS, Rhim H, Choi MJ, Lim HK, Choi D. Highintensity focused ultrasound therapy: an overview for radiologists. Korean J Radiol. 2008;9:291–302.

[10] MacGregor JL, Tanzi EL. Microfocused ultrasound for skin tightening. Semin Cutan Med Surg. 2013;32:18–25.

[11] Oni G, Hoxworth R, Teotia S, Brown S, Kenkel JM. Evaluation of a microfocused ultrasound system for improving skin laxity and tightening in the lower face. Aesthet Surg J. 2014;34(7):1099–1110.

[12] Pak CS, Lee YK, Jeong JH, Kim JH, Seo JD, Heo CY. Safety and efficacy of ulthera in the rejuvenation of aging lower eyelids: a pivotal clinical trial. Aesthetic Plast Surg. 2014;38(5):861–868.

第 3 章　冷冻溶脂与身体塑形

Roberta Bibas, Alexandra Cariello Mesquita, Diego Cerqueira Alexandre, and Maria Claudia Almeida Issa

摘要

冷冻溶脂是一种用于局部减少脂肪的非手术技术，它是一种有前景的非手术减脂和塑身方法。它是抽脂手术和其他侵入性方法的有吸引力的替代方法。现有数据显示，该方法的短期安全性良好，副作用有限，并且能有效地减少局部脂肪。

关键词

冷冻溶脂、非手术减脂、塑身、抽脂

目录

R. Bibas (✉) • A.C. Mesquita
Brazilian Society of Dermatology, Rio de Janeiro, Brazil
e-mail: rb@robertabibas.com.br;
alexandradermato@gmail.com

D.C. Alexandre
Fluminense Federal University, Niterói, RJ, Brazil
e-mail: diegocerqueira_dca@hotmail.com

M.C.A. Issa
Department of Clinical Medicine – Dermatology,
Fluminense Federal University, Niterói, RJ, Brazil
e-mail: dr.mariaissa@gmail.com;
maria@mariaissa.com.br

M.C.A. Issa, B. Tamura (eds.), Lasers, Lights and Other Technologies, Clinical Approaches and Procedures in Cosmetic Dermatology 3, https://doi.org/10.1007/978-3-319-16799-2_37

1 简介

塑形手术是美国开展得较多的整容手术。源自美国整形外科学会的数据表明，隆胸术不再是最流行的整容手术。抽脂术在 2013 年取代了隆胸术成为最流行的整容手术，当年，美国共开展 363 912 例抽脂术。

虽然抽脂术是一种有效的减脂手段，但它仍然是一种侵入性手术，并且具有手术相关的固有风险。现在出现了一些新的侵入性较低的塑形方法。这些方法通过靶向脂肪细胞区别于表皮和真皮组织的特性，选择性地裂解脂肪细胞。相应的设备使用了高频超声、射频能量和激光，可以有更好的效果、更低发生率的副作用，以及术后更快恢复。热破坏、空洞破坏，或在脂肪细胞膜上制造临时的孔洞，均可导致脂肪细胞数量减少，从而导致脂肪明显减少。

冷冻溶脂是通过受控的冷却处理对脂肪组织进行无创、选择性的破坏。该方法有以下观察结果为理论：富含脂质的细胞比周围富含水的细胞更容易受到冷冻损伤，即脂肪细胞比其上层的真皮和表皮细胞更容易受到冷冻损伤。该装置使用一个杯形装置，它拉起一片皮肤和皮下脂肪组织，将其置于两块冷却板之间。这部分组织的温度会被降低到 0℃，通常需要 1h。脂肪细胞中细胞质脂质的结晶引发一系列反应，表现为脂肪细胞凋亡、脂膜炎和最终的脂肪细胞的减少。临床上，这通常表现为脂肪层厚度的减少。2008 年，FDA 首先批准将冷冻溶脂治疗用于腰侧减脂，随后又在 2011 年批准将其用于腹部减脂。治疗的常见副作用包括一过性红斑、水肿和轻微疼痛。有时，治疗后疼痛可能持续数天。

2 局部脂肪

肥胖通常被定义为因摄入和燃烧的热量之间的不平衡而导致的身体脂肪过度积累。在过去的 20 年中，肥胖已成为一种非常常见的营养过剩疾病，并成为全球慢性非传染性疾病的主要危险因素。肥胖的预防和管理非常复杂，因为没有明确和容易的解决方案。大部分肥胖者在体重管理方面需要外部帮助。为了预防和治疗肥胖，目前存在不同类型的无创减肥和美容系统（例如射频、冷冻溶脂）和外科手术干预措施（例如抽脂术和激光脂解术）。也有一些预防方法，比如改变生活方式和饮食习惯。非侵入性方法和侵入性方法治疗肥胖的有效性、安全性和成本效益仍不明确。

最近，非侵入性的基于能量的新技术已经被开发出来，代表着减脂和塑形方法将发生革命性的转变。这些现代疗法的主要目标包括减少组织量，可能实现非侵入性的身体塑形。

3 冷冻溶脂的作用机制

1970 年，Epstein 和 Oren 描述了这样一个病例：一个婴儿在吮吸冰棒后，发生了红斑性硬结节，然后还发生了短期的面部脂肪坏死。他们发明了“冰棒性脂膜炎”一词来描述这一情况。虽然对低温性脂膜炎的首次描述发生于一名婴儿，但成人也可发生这一情况。这些观察使研究者认识到，富含脂质的细胞比周围富含水的细胞更容易受到冰冻伤害。

2007年，Manstein推出了一种新的被称为冷冻溶脂的无创方法用于减脂。该技术通过在目标区域上使用特殊器械，将皮肤温度降低至指定温度并持续指定的时间。这会损伤脂肪细胞，同时不至于对皮肤、神经、血管和肌肉造成损伤。

通过程序化受控降温，冷冻溶脂仅损伤脂肪细胞。FDA于2010年批准将该方法用于腰侧减脂，又于2010年批准将其用于腹部减脂，最近又于2014年批准将其用于大腿减脂。研究表明，将其用于背部、手臂和胸部多余脂肪也是安全和有效的。

该技术的基础在于，脂肪细胞比周围组织对低温更敏感。冷暴露可通过诱导脂膜炎选择性损伤皮下组织，导致表面脂肪层减少。这种损伤引发脂肪细胞的死亡，死亡的脂肪细胞随后被巨噬细胞吞噬和消化。脂肪细胞在暴露于低温环境后发生细胞凋亡和坏死。

处理后第2天可以观察到初始的组织学脂肪细胞损伤，这种损伤在此后的1个月持续加重。治疗后14~30天，巨噬细胞和其他吞噬细胞包围、包裹和消化脂肪细胞，这是身体对损伤的自然反应的一部分。治疗4周后，炎症减轻，脂肪细胞体积减少。手术后2~3个月，小叶间隔明显增厚，炎症进一步缓解。此时，治疗区域的脂肪量明显减少，隔膜占到组织体积的大部分。

尽管其机制尚不完全清楚，但与真空抽吸和受控冷冻切断了血流并诱导了靶细胞的脂质结晶有关。此外，这种冷冻缺血性损伤可能通过细胞水肿、降低Na-K-ATP酶活性、降低三磷酸腺苷、提高乳酸水平和线粒体自由基释放来促进脂肪组织中的细胞损伤。研究者还提出了另一种机制：初始脂质结晶和冷缺血性损伤之后，还会发生进一步的缺血再灌注损伤，引起活性氧的产生，细胞质钙离子水平升高和凋亡途径的激活。最后，靶向脂肪细胞的脂质结晶和冷缺血性损伤诱导细胞凋亡和明显的炎症反应，导致它们在接下来的几周内最终从治疗部位移除。

组织学研究表明，主要是巨噬细胞负责清除受损细胞和碎片。由于内部脂肪细胞被去除，冷冻溶脂可能会升高血脂和肝酶水平，这可能给患者带来额外的风险，尤其是心血管系统方面的风险。然而，多项研究表明，血液中胆固醇、甘油三酯、低密度脂蛋白、高密度脂蛋白、天冬氨酸/谷丙转氨酶、总胆红素、白蛋白和葡萄糖水平在此过程中和之后均保持不变。

由于冷冻溶脂是一种相对较新的技术，因此仍需要考虑和研究一些问题，包括哪种类型的患者能从该方法中获益最多。研究表明，在具有局部脂肪组织和脂肪团堆积的患者中，效果最为明显。

常见的治疗领域包括腹部、胸周围、腰椎周围、臀部/侧腹、大腿内侧、膝关节内侧、股骨头周围区域、手臂和脚踝。随访时间通常为2~6个月。一项研究对比了2例患者在治疗前以及治疗后2年和5年的照片，发现在这些时间点脂肪组织持续减少（图4-3-1~图4-3-5）。

虽然在每个检查区域都观察到脂肪减少，但仍不清楚哪个区域冷冻溶脂效果佳。很多因素可能影响到冷冻溶脂的效果，例如血管分布、局部细胞结构和特定脂肪堆积的代谢活动。

后续重复治疗可以进一步减少脂肪，但效果不如第一次治疗明显。然而，一项研究表明，第二次治疗增强了腹部区域的脂肪层减少，但对腰部赘肉无明显效果。第二次治疗的效果较差，其原因可能是第二次冰冻治疗的脂肪更接近肌肉层。肌肉层的血管供应可能导致降温效果较差，未达到预设的最佳温度（4℃）。

另一种猜想是，第一次治疗后存活的脂肪细胞对低温更具有耐受性。

除了后续重复治疗，治疗后按摩也被证明可增强单次冷冻溶脂治疗的效果。一种猜想是，治疗后按摩对脂肪细胞造成了额外的伤害，这种伤害可能源于缺血后再灌注损伤。组织学分析显示，按摩不会导致坏死或纤维化，因此治疗后手动按摩是一种安全有效的方法，可进一步减少冷冻溶脂后的脂肪层，效果极佳。

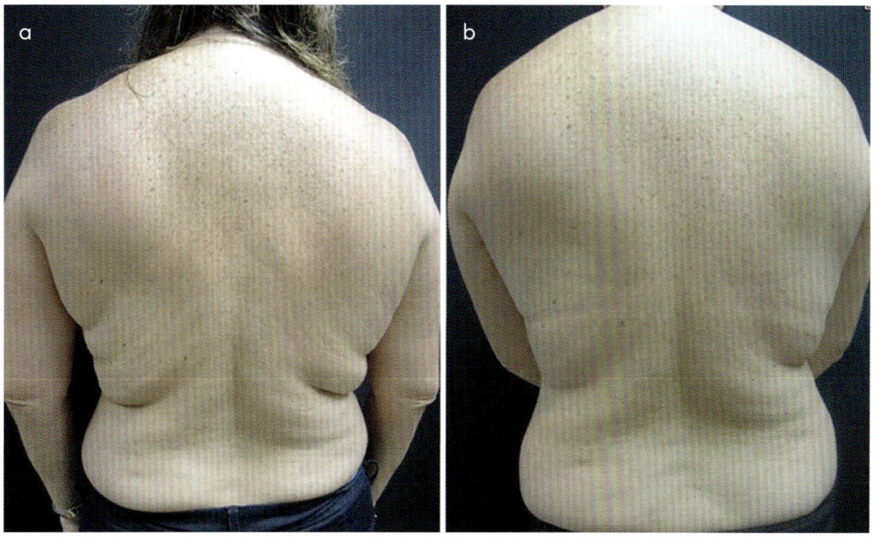

图 4-3-1　（a、b）治疗前和一次治疗后 2 个月的背部对比

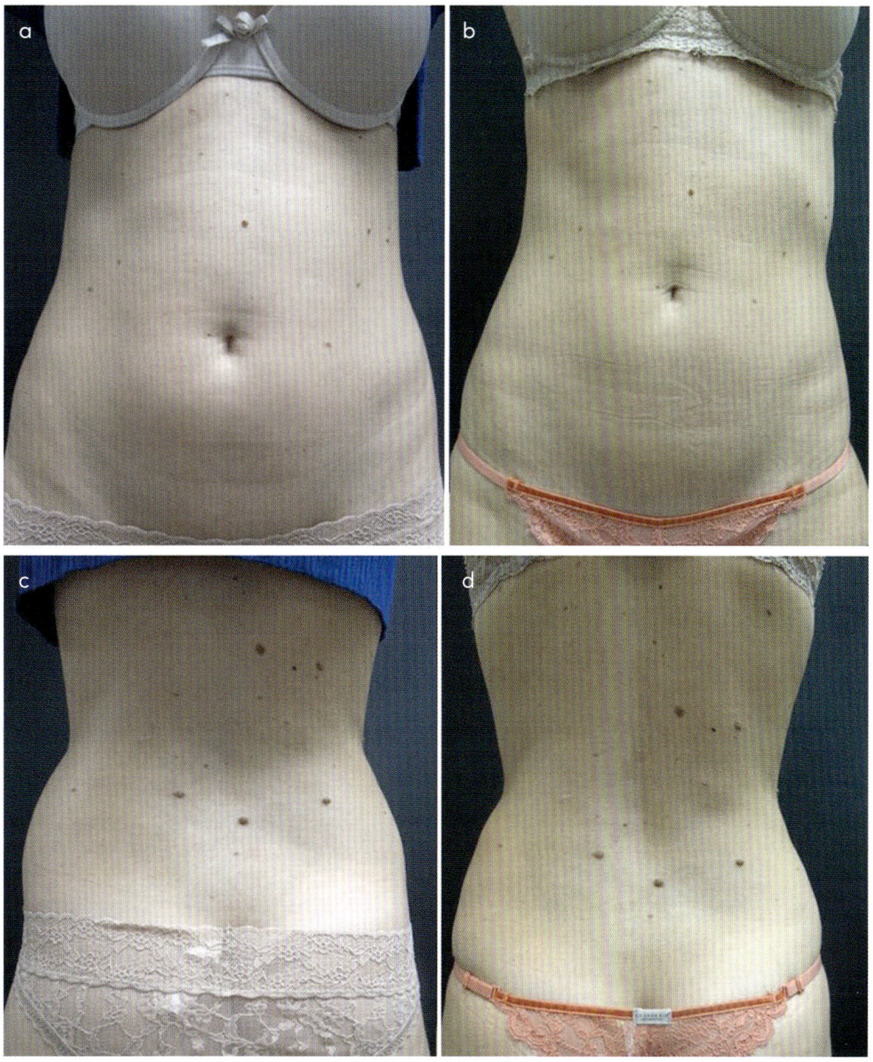

图 4-3-2　治疗前和 1 次治疗后 2 个月，局部脂肪对比。（a、b）正面，（c、d）背面

图 4-3-3　治疗前和 1 次治疗后 2 个月，体侧脂肪对比。（a、b）正面。（c、d）左侧面

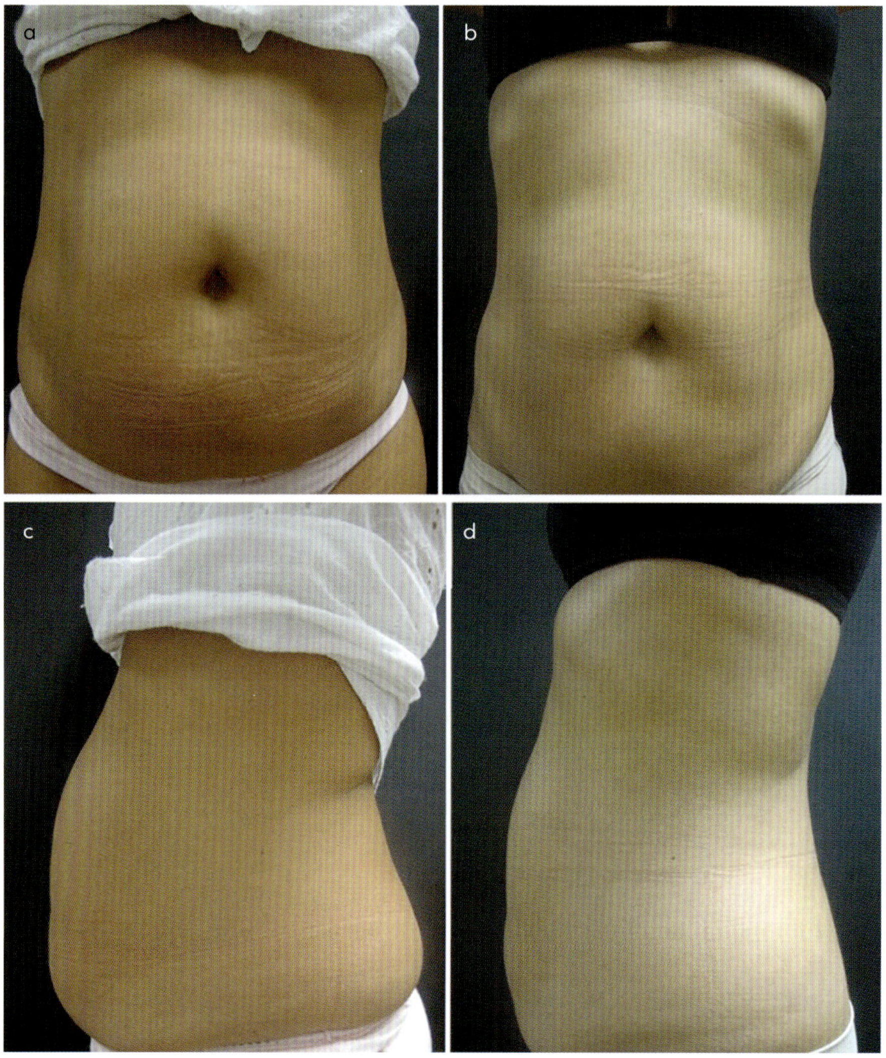

图 4-3-4　（a、b）治疗前和一次治疗后 2 个月，腹部脂肪对比

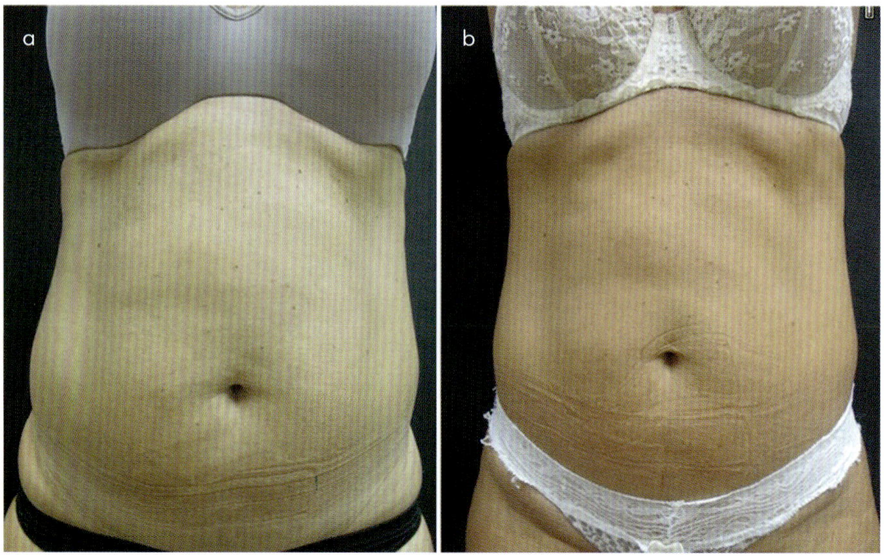

图 4-3-5 （a、b）治疗前和一次治疗后 2 个月，腹部脂肪对比

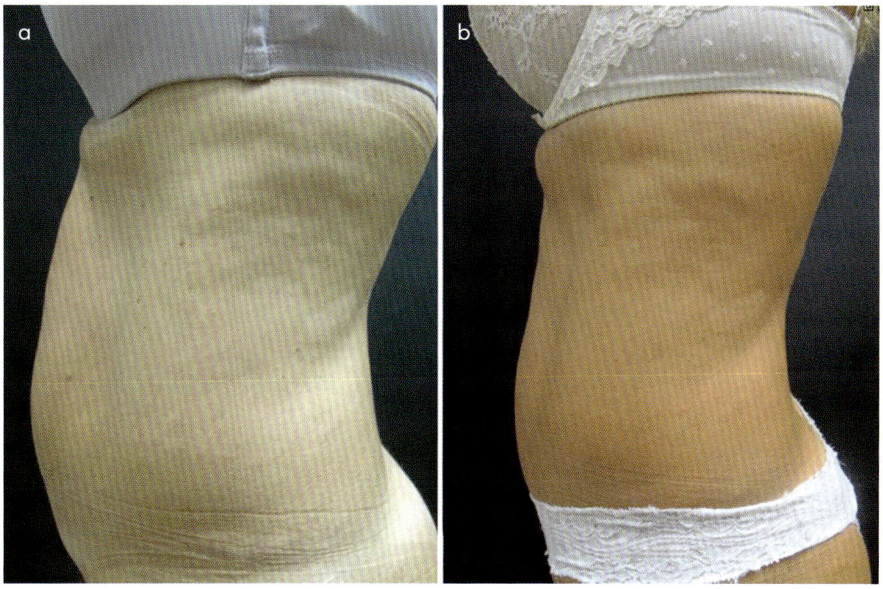

4 不良反应

冷冻溶脂的主要优点之一是产生极少的不良反应，特别是与更具侵入性的手术相比。文献中仅报道了轻微的短期副作用，如红斑、瘀青、感觉改变、超敏反应，以及疼痛。这些不良反应可能和冷冻时的负压真空强度和冷冻组织时间长短相关，而这些不良反应对患者不会产生严重后果。

患者的治疗部位通常会发红，在几小时后消失。在某些情况下，可能会出现持续数周的瘀青。在一些治疗区域可能会出现麻木感。神经敏感性减弱会持续 1~6 周（平均 3.6 周），但会在 2 个月后完全消失。这种感觉减退的情况是自限性的，不需要任何干预。还没有发生持续性溃疡、瘢痕形成、感觉异常、血肿、水疱、出血、色素沉着过度或感染的报道。与红斑相比，治疗区域还可能出现相对较轻的肿胀和瘀青，不用进行特殊处理可以自行消退。

一项研究显示，在大约 96% 的时间里，手术无明显疼痛或仅有可耐受的低度疼痛。一些研究在治疗 3 个月后做了神经活检，未观察到神经纤维的长期改变，其结论是冷冻溶脂的温度和持续时间对周围神经组织没有永久性影响。已知的罕见副作用包括血管迷走神经反应和反常的脂肪增生。Jalian 等估计反常性脂肪增生的发生率为 0.005 1%，即约 1/20 000。

少数研究中做了组织学分析，没有发现纤维化的迹象。大多数研究表明，在冷冻溶脂后的不同阶段会发生炎症反应，炎症细胞浸润在 30 天达到峰值。

冷冻溶脂的禁忌证包括冷诱导的病症，例如冷凝球蛋白血症、冷激性荨麻疹和阵发寒冷性血红蛋白尿。不应在有严重静脉曲张、皮炎或其他皮肤病变的区域进行冷冻溶脂。

5 治疗流程和作者的经验

根据我们的经验，冷冻溶脂的治疗不需要预先准备。患者不应该禁食，也不需要停止常规使用的药物。我们建议患者在冷冻溶脂期间穿着比基尼或运动短裤。

首先，我们对治疗区域进行体检评估，包括照片记录、治疗区域的测量和脂肪百分比计量。

给予所有患者的知情同意书明确了治疗的作用机制、预期结果、禁忌证和不良反应。

患者签署知情同意书后，我们在适当的位置标记待治疗的区域以获得更好的美学效果（例如，腹部的菱形标记）。

调整患者的位置，使其比较方便地开展治疗，并且比较舒适，能够长期保持，然后我们应用配套的特殊的凝胶和保护毯，连接治疗装置开始抽吸。

在最初的 10min 内，会有疼痛和不适，它们会随着该区域的冷冻镇痛而消失。装置的冷冻过程大约需要 1h，这取决于设备和 / 或制造商。

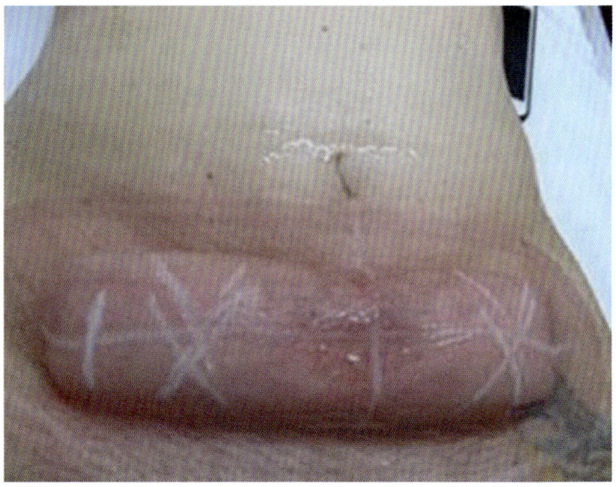

图 4-3-6 在腹部冰冻溶脂后立即出现具有顶端红斑和水肿的冷冻“肿块”

完成治疗周期后，解除装置，会发现装置形状的冷冻“肿块”（图 4-3-6）。处理区域的皮肤应该是红色的，略微肿胀，但完好无损。治疗后不应出现糜烂、水疱或其他伤害。然后我们应该开始进行温和的手动按摩，旨在温暖治疗区域。

我们通常观察到的不良反应包括暂时性疼痛、红斑和水肿。也可能发生瘀斑和结节。根据我们的经验，最大的不适发生在腹部治疗期间。可以通过口服加巴喷丁减轻这种疼痛，可以在治疗后为患者提供此药，有必要时可连续服用 2 周。不应对这些水肿做抽吸治疗。瘀青可以持续 2~3 周，但它们会自行消失，但是如果患者要求治疗，可以涂抹含有香豆素和肝素或维生素 K 的一些乳膏，直至瘀斑完全消退。

治疗后不必限制身体活动。此外，治疗后按摩并未被纳入常规操作。患者在 2 个月内接受评估，如有必要，我们会重复治疗，目的是尽可能减少局部脂肪。

6 结论

冷冻溶脂正成为脂肪抽吸最常用的替代方案之一，可有效减少局部脂肪组织。因其方便易用且副作用有限，该方法成为一种领先的非侵入性技术。由于冷冻溶脂是一种相当新颖的方法，因此治疗方案仍有改进空间，以获得更好的效果。

与传统的美容外科手术相比，冷冻溶脂的副作用极少，并发症的发生率非常低。一些研究使用卡尺、超声、三维成像和手动胶带测量评估了冷冻溶脂的效果。虽然没有哪项研究使用了上述全部方法，但现有的研究数据显示治疗方式有效。

冷冻溶脂最初于 2007 年被报道，虽然受欢迎程度大大增加，但文献报道仍比较有限。相关报道的研究设计、所用器械和结果评估方法都存在巨大差异。由于缺乏一致性，尺寸效应的比较变得困难，对已有数据的荟萃分析的价值也是有限的。

7 总结

- 塑形手术仍是美国开展得较多的整容手术。
- 冷冻溶脂是一种用于局部减少脂肪的非手术技术，它是一种有前景的非手术减脂和塑形方法。
- 冷冻溶脂正成为脂肪抽吸最常用的替代方案之一，可有效减少局部脂肪组织。
- 冷冻溶脂通过受控的皮肤降温，选择性地损伤脂肪细胞。
- 相关副作用的报道很少。

8 参考文献

[1] Avram MM, Harry RS. Cryolipolysis for subcutaneous fat layer reduction. Lasers Surg Med. 2009;41(10):703–708.

[2] Beacham BE, Cooper PH, Buchanan CS, Weary PE. Equestrian cold panniculitis in women. Arch Dermatol. 1980;116(9):1025–1027.

[3] Bernstein EF. Longitudinal evaluation of cryolipolysis efficacy: two case studies. J Cosmet Dermatol. 2013;12(2):149–152.

[4] Boey GE, Wasilenchuk JL. Enhanced clinical outcome with manual massage following cryolipolysis treatment: a 4-month study of safety and efficacy. Lasers Surg Med. 2014;46(1):20–26.

[5] Coleman SR, Sachdeva K, Egbert BM, Preciado J, Allison J. Clinical efficacy of noninvasive cryolipolysis and its effects on peripheral nerves. Aesthet Plast Surg. 2009;33(4):482–488.

[6] Epstein Jr EH, Oren ME. Popsicle panniculitis. N Engl J Med. 1970;282(17):966–967.

[7] Ferraro GA, De Francesco F, Cataldo C, Rossano F, Nicoletti G, D'Andrea F. Synergistic effects of cryolipolysis and shock waves for noninvasive body contouring. Aesthet Plast Surg. 2012;36(3):666–679.

[8] Ingargiola MJ, Motakef S, Chung MT, Vasconez HC, Sasaki GH. Cryolipolysis for fat reduction and body contouring: safety and efficacy of current treatment paradigms. Plast Reconstr Surg. 2015;135(6):1581–1590.

[9] Jalian HR, Avram MM, Garibyan L, Mihm MC, Anderson RR. Paradoxical adipose hyperplasia after cryolipolysis. JAMA Dermatol. 2014;150(3):317–319.

[10] Klein KB, Zelickson B, Riopelle JG, Okamoto E, Bachelor EP, Harry RS, Preciado JA. Non-invasive cryolipolysis for subcutaneous fat reduction does not affect serum lipid levels or liver function tests. Lasers Surg Med. 2009;41(10):785–790.

[11] Manstein D, Laubach H, Watanabe K, Farinelli W, Zurakowski D, Anderson RR. Selective cryolysis: a novel method of non-invasive fat removal. Lasers Surg Med. 2008;40(9):595–604.

[12] Munavalli G. Cryolipolysis for the treatment of male pseudogynecomastia. Lasers Surg Med. 2013; 45(S25):16.

[13] Nelson AA, Wasserman D, Avram MM. Cryolipolysis for reduction of excess adipose tissue. Semin Cutan Med Surg. 2009;28(4):244–249.

[14] Pinto HR, Garcia-Cruz E, Melamed GE. A study to evaluate the action of lipocryolysis. Cryo Letters. 2012;33(3):177–181.

[15] Pinto H, Arredondo E, Ricart-Jane D. Evaluation of adipocytic changes after a simil-lipocryolysis stimulus. Cryo Letters. 2013;34(1):100–105.

[16] Riopelle JT, Kovach B. Lipid and liver function effects of the cryolipolysis procedure in a study of male love handle reduction. Lasers Surg Med. 2009;41(S21):82.

[17] Sasaki GH, Abelev N, Tevez-Ortiz A. Noninvasive selective cryolipolysis and reperfusion recovery for localized natural fat reduction and contouring. Aesthet Surg J. 2014;34(3):420–431.

[18] Stevens WG, Pietrzak LK, Spring MA. Broad overview of a clinical and commercial experience with coolsculpting. Aesthet Surg J. 2013;33(6):835–846.

[19] Zelickson B, Egbert BM, Preciado J, Allison J, Springer K, Rhoades RW, et al. Cryolipolysis for noninvasive fat cell destruction: initial results from a pig model. Dermatol Surg. 2009;35(10):1462–1470.

第 4 章　超声波辅助经皮药物递送

Joseph Lepselter, Alex Britva, Ziv Karni, and Maria Claudia Almeida Issa

摘要

大多数外用药物的皮肤渗透和生物利用度都非常低。外用药物要起作用，它必须首先穿过角质层这一屏障。许多药物分子因分子量太大（>500Da）而无法穿透该屏障，需要注射或全身用药。应用激光点阵剥脱，可控地在皮肤的角质层、表皮形成剥脱微通道，使得局部点阵剥脱给药系统成为皮肤病治疗中的常见方法之一。点阵剥脱给皮肤穿孔，同时配合局部给药，增加药物渗透和吸收，成了很多皮肤疾病的治疗选择。但是，皮肤的点阵剥脱穿孔造成皮肤损伤愈合过程，而且局部热损伤后的渗出也对药物吸收和渗透造成了不利影响。近日，一种新型超声辅助给药装置（IMPACT™）被引入并临床，用于配合局部剥脱后，推进和加强药物通过剥脱微孔的输送，提高药物的渗透和利用度。可以用于多种皮肤疾病，如瘢痕、膨胀纹、光化性角化病或发育不良等。这种超声辅助给药装置操作，需要从业者经过设备的合理使用培训，并具备了解皮肤疾病和外用药物的药理的素质，从而选择合适的适应证患者。

关键词

经皮给药、激光、超声波

目录

J. Lepselter (✉) • A. Britva • Z. Karni
Laser and Ultrasound Laboratory, Alma Lasers Ltd., Caesarea, Israel
e-mail: yossil@almalasers.co.il; alexb@almalasers.co.il; zivk@almalasers.co.il

M.C.A. Issa
Department of Clinical Medicine – Dermatology, Fluminense Federal University, Niterói, RJ, Brazil
e-mail: dr.mariaissa@gmail.com; maria@mariaissa.com.br

M.C.A. Issa, B. Tamura (eds.), Lasers, Lights and Other Technologies, Clinical Approaches and Procedures in Cosmetic Dermatology 3, https://doi.org/10.1007/978-3-319-16799-2_33

1 简介

皮肤是人体唯一直接暴露在外的器官，表面积达 $2m^2$，接收循环血量的 1/3。皮肤是由表皮、真皮和皮肤附属物（例如穿过表皮和真皮的毛发）组成的复杂系统。皮肤的最外层即表皮是无血管的，其所需营养从真皮毛细血管经基底膜向上扩散而来。表皮的最外层称为角质层，这一保护性覆盖物作为屏障防止下面的组织过度失水并阻止外部有害物质进入，当然也会阻碍药物的经皮吸收。表皮层由嵌入脂质区域的角质细胞组成。

经皮给药具有一些优于传统注射和口服给药方式的优势。经皮给药避免了药物在胃肠道中的代谢，减少了副作用，并且可实现药物的持续释放。“经皮”是一种较宽泛的说法，药物的扩散通常只会穿过上皮，然后会被毛细血管吸收和带走。

然而，由于内部生理因素和外部环境因素的变化，局部用药的扩散速率将有所变化。扩散速率还取决于所递送药物的物理和化学性质。需要仔细评估患者的皮肤，以最大限度地减少经皮给药的生理障碍（例如皮肤干燥、皮肤厚、脱水、血液循环不良、新陈代谢水平低下），并最大限度地借助有利生理因素（例如确保患者皮肤水分充足，选择较薄、温暖、湿润、血液灌注良好的皮肤区域）。角质层是透皮递送的限速屏障，因此通常会预先处理角质层以增强药物的扩散。可以使用各种方法增强药物递送，比如预热皮肤以增强皮肤代谢和扩张毛囊，在施用药物后使用封闭敷料覆盖该区域以保持水分并提高皮肤的保存药物能力。

经皮药物的增强剂通常用于改变角质层的性质以便于药物的扩散。这种改变可能是由于角质层中的结构角蛋白变性、角化层的剥离或分层、细胞渗透性的改变，或角质细胞之间富含脂质结构的改变所致。可将增强剂掺入透皮受控药物递送系统中，或者在局部施用药物之前、期间或之后使用它们。良好的增强剂允许药物活跃且快速地扩散，但不使药物分子失活、损害皮肤的健康、引起疼痛，或具有毒理学副作用。

尽管超声波已被广泛用于医学诊断和物理治疗，但它最近才成为流行的药物输送增强剂。大量研究表明，超声波通常是安全的，没有长期或短期的不良副作用，但超声波作为增强促进经皮药物递送的机制尚不清楚。

2 超声与皮肤相互作用

超声是频率在 20kHz 和 10MHz 之间的声波。超声波的属性特征包括其幅度和频率不同。类似于听得见的声波，当超声波遇到具有不同特性的另一种介质时，会发生反射和折射。如果遇到与传输介质特性不同的介质，超声波束的声能在该介质处发生反射而衰减。超声波在组织中的吸收和散射衰减也限制了其穿透深度。

超声在生物组织中传播时，可以造成各种效应。包括热、机械、化学和光学效应。更具体地说，机械效应可能包括声空化、辐射力、剪切应力和声流 / 微流。

使用超声来增强物质通过液体介质传输的方法被称为超声促渗或超声透入。超声促渗可以单独使用或与其他增强剂联合使用，例如化学增强剂、离子电渗疗法、电穿孔、磁力场、电磁力、机械压力场或电场。

高频声波的热和非热特性都可以增强局部药物的扩散。超声波的热效应增加了药物和细胞膜中分子的动能（迁移率），扩张了毛囊和汗腺等进入点，并促进了治疗区域的血液循环。这些生理变化增加了药物分子通过角质层扩散至真皮并被其中的毛细血管网络吸收的机会。超声波的热效应和非热效应都会增加细胞的通透性。声波的机械特性还通过高速振荡细胞，改变细胞膜的静息电位，并可能破坏该区域某些细胞的细胞膜来增强药物扩散。超声透入机制的理论之一是，假设超声可通过在角质层中的角蛋白层之间形成脂质桥来增强皮肤的渗透性。

可能影响药物扩散的另一个重要因素是，相同膜结构的相邻部分以不同的相位振动时产生的剪切力。声波在药物介质和皮肤层中引起流动和 / 或空化，也有助于药物分子扩散进入皮肤。"流动"基本上是指液体中的振荡，该效应迫使液体远离能量源，而"空化"是指受到强烈振动的液体中形成气泡。空化是当声波具有高于某一阈值的振幅时，在液体中纵向声波传播中声波稀疏区发生的现象。

当这些气泡出现在皮肤的特定细胞中时，随着气泡扩大和变得不稳定，可能发生细胞的失活或破裂。超声传输路径中细胞的破坏可促进药物分子的细胞间扩散。空化也可破坏角质层中脂质的组织结构，导致脂质层之间的距离增加。结果，角质层中水含量相对增加，从而增强了水溶性成分通过细胞间隙的扩散。由于局部应用药物的渗透途径主要是曲折的细胞间途径，角质层中的脂质在正常皮肤屏障功能中起关键作用。

超声透入是一种使用超声波（20~16MHz）作为物理力来增强药物皮肤渗透的技术。它是超声治疗与局部药物治疗的组合，可以在皮肤的选定部位达到治疗所需药物浓度。在该技术中，药物通常与超声偶联剂混合，偶联剂可以是凝胶，有时也使用乳膏或软膏，它们将超声能量从装置传递到皮肤。低频超声（20~100 kHz）较高频超声（1~16MHz）能更有效地增强皮肤渗透性。超声透入的机制涉及角质层脂质的破坏，从而允许药物通过皮肤。研究者还观察到皮肤因空化、微流和热效应，对药物的阻滞作用降低。

考虑到这一点，在使用超声波时，应当考虑到表皮可能出现的热损伤和机械损伤。超声经空气作用于皮肤只会产生声压而不至于破坏皮肤表皮。然而，将超声波发生器耦合到皮肤的液体中发生的空化，可能对表皮和真皮造成空化破坏。虽然这种空化有助于被递送药物的主动穿透，但它也可能破坏表皮。使用超声波时的另一个问题是，由于缓冲液悬浮液中的气穴现象导致效率降低，并且为了防止热损伤和其他伤害的发生必须降低声压和超声波能量。

迫切需要通过改进的装置和方法来增强透皮药物和化妆品成分的递送，尤其是基于超声的装置和技术。一种低频（千赫兹级）超声辅助药物递送技术，用于经皮局部递送药物或药妆品等，使用时可与点阵激光或射频辅助技术配合（图 4-4-1）。

经皮药物递送中的激光辅助皮肤渗透是 2004 年首次描述的一种特殊的激光—皮肤相互作用现象，它是一种光热分解。点阵剥脱激光（YAG 激光和 CO_2 激光）或其他点阵剥脱模式（如射频）将激光束分裂成微束。这些微束在皮肤中产生微观的垂直剥脱通道。这些通道的产生可以为局部施用的药物分子提供进入途径，否则这些药物分子将因为分子量太大而不能穿过表皮层。可以通过激光或射频的设置来控制或操纵这些通道的位置、直径、深度和其他特征。

目前已经有大量关于促进药物渗透的点阵激光装置的体外 / 体内有效性的研究。然而，很少有探讨激光辅助药物递送的人体临床研究。

Oni 等使用猪作为动物模型，通过分次 Er:YAG 激光促进了利多卡因的吸收。该研究中，研究者在局部施用 4% 利多卡因后检测了血清中的药物水平。未处理组血清中利多卡因的浓度低于检测限值。激光处理后可在血清中检测到利多卡因。孔深度为 250μm 时，血清峰浓度最高，达 0.62mg/L，其余孔深度下的

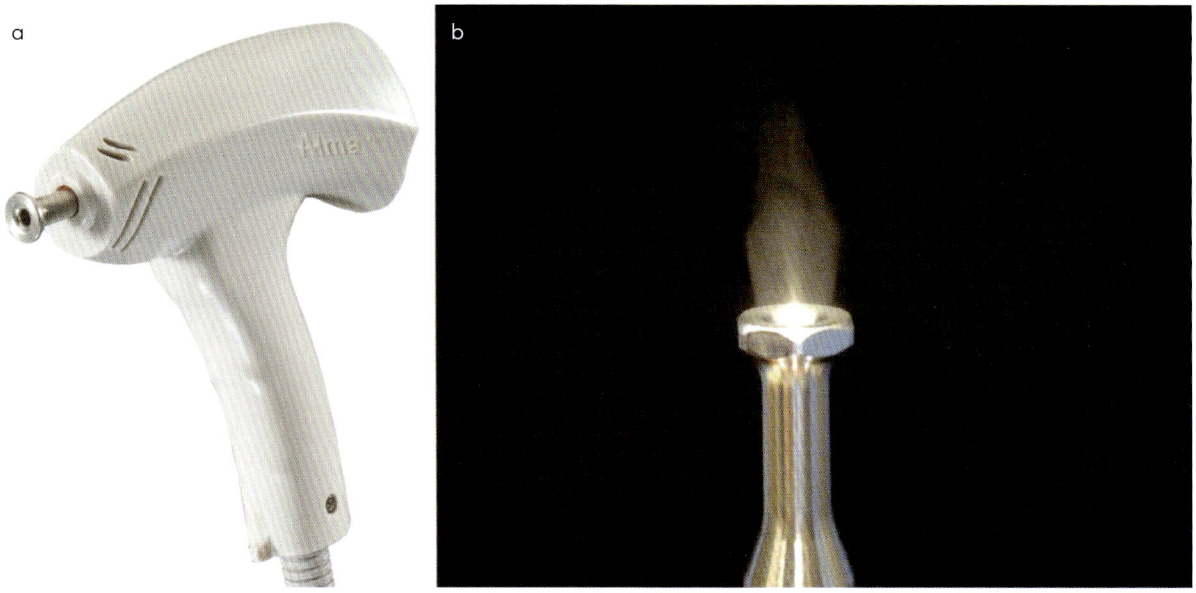

图 4-4-1 低频（kHz）超声辅助药物输送技术（IMPACT ™）。超声波装置：（a）手持部分。（b）探头

血清峰浓度分别为 500μm（0.45mg/L）、50μm（0.48mg/L）和 25μm（0.3mg/L）。最大的孔深度并没有带来最好的递送效果。

Haersdal 等使用了甲基氨基酮戊酸（MAL）模型渗透物来评估由点阵 CO_2 激光辅助的经皮递送效率。MAL 是氨基酮戊酸（ALA）的前药酯。他们先用点阵 CO_2 激光处理了猪的皮肤，随后封闭 MAL。通过荧光显微镜在 1800μm 的皮肤深度测量源自原卟啉Ⅸ（PpⅨ）的荧光。点阵激光产生了直径为 300μm，深度为 1850μm 的锥形通道。与完整皮肤相比，这种剥脱增强了药物递送，在毛囊和真皮中检测到更高水平的荧光。点阵激光照射有助于将卟啉前体局部递送到皮肤深处。Haedersdal 等还在猪中，通过量化 PpⅨ在皮肤中的分布和皮肤表面到 1800μm 深度范围内的光动力疗法（PDT）诱导的光漂白，研究了通过点阵 CO_2 激光增强 MAL 渗透。用于产生光漂白的红光源自流量为 $37J/cm^2$ 和 $200J/cm^2$ 的 LED 光阵列。$37J/cm^2$ 激光照射后，卟啉荧光的降低要低于 $200J/cm^2$ 激光照射。点阵激光极大地促进了 PpⅨ对皮肤的透入，并且光漂白卟啉的比例在浅表层和深层皮肤层相似。PpⅨ在激光处理过的皮肤中的分布可能取决于微通道深度和药物施用时间。Haak 等进一步评估了点阵激光的深度和药物施用时间是否影响 MAL 渗透。他们分别使用 37mJ、190mJ 和 380mJ 的点阵 CO_2 激光处理猪，分别产生 300μm（浅表）、1400μm（中层）和 2100μm（深真皮 / 皮下）的微通道。MAL 乳膏的孵育时间为 30min、60min、120min 和 180min。通过 180min 的孵育，在整个皮肤层中观察到了类似的 PpⅨ荧光，而与激光通道的深度无关。与完整皮肤相比，激光照射后 MAL 孵育 60min 增加了皮肤表面的荧光。与完整皮肤相比，激光暴露后 MAL 孵育 120min 增加了毛囊和真皮中的荧光。

瘢痕（包括肥厚性瘢痕和瘢痕疙瘩）因其多样性和纤维化，给药物递送造成困难，特别是在考虑递送到中深层真皮时。多年来，皮质类固醇、5- 氟尿嘧啶（5-FU）、咪喹莫特、氨甲蝶呤和其他免疫调节剂已被用于辅助瘢痕治疗。然而，在局部使用时，这些药剂仅表现出轻微的功效并且可能具有皮质类固醇相关表皮萎缩等风险。病灶内使用可能更有效，但同时也可能造成显著的疼痛、萎缩、色素变化和高复发率。此外，通过点阵剥脱激光或非激光点阵技术造成的附带损伤，以及微通道内的创伤后渗出物（间质液或纤维蛋白）也对药物递送造成不利影响。因为将渗出性流体推出组织，进入通道的流体静力将直接与局部施用的物质的扩散作用对抗。因此，这降低了被动经皮扩散的可行性，需要压力辅助技术立即将物质推入可用的微通道空间。

3 超声波辅助经皮分次给药

在过去的 20 年中，许多研究已经描述了低频超声对改善皮肤渗透性的作用。直到最近，才有研究者报道了使用激光和射频的点阵剥脱方法在皮肤病学研究和应用中的潜在作用，它们可在表皮中形成微通道以增强局部药物的渗透，改善对肥厚性瘢痕萎缩性瘢痕和其他皮肤瑕疵的治疗效果。表 4-4-1 描述了目前测试过的可用点阵剥脱辅助递送的化合物。

图 4-4-1 展示了一种新颖的超声辅助药物输送装置（IMPACT ™）。超声波施加器是在低频（千赫兹级）下运行的专利声波技术设备。超声波施加器具有超声波发生器，其发出声波并产生机械气压，有助于将局部化妆品 / 药物推进到皮肤的深层，在组织的通道内产生负压 / 正压循环（“推拉”效应）（图 4-4-2），释放细胞内积聚的液体并帮助化妆品更快速地进入皮肤至目标组织深度。

超声波探头通过增加振荡的幅度，改变声波分布以及使声阻抗与基板的声阻抗匹配来提供各种功能，比如声波的转

表 4-4-1 点阵消融应用中被辅助递送的化合物

ALA 和 MAL（PDT）
局部麻醉剂
NSAID
阿片类药物
化疗药物
皮质类固醇
疫苗
外用维生素 C
咪喹莫特
同种异体间充质干细胞
肉毒毒素
抗氧化剂
β 受体阻滞剂
抗真菌药
骨髓移植
5- 氟尿嘧啶（5-FU）
干扰素
填充剂

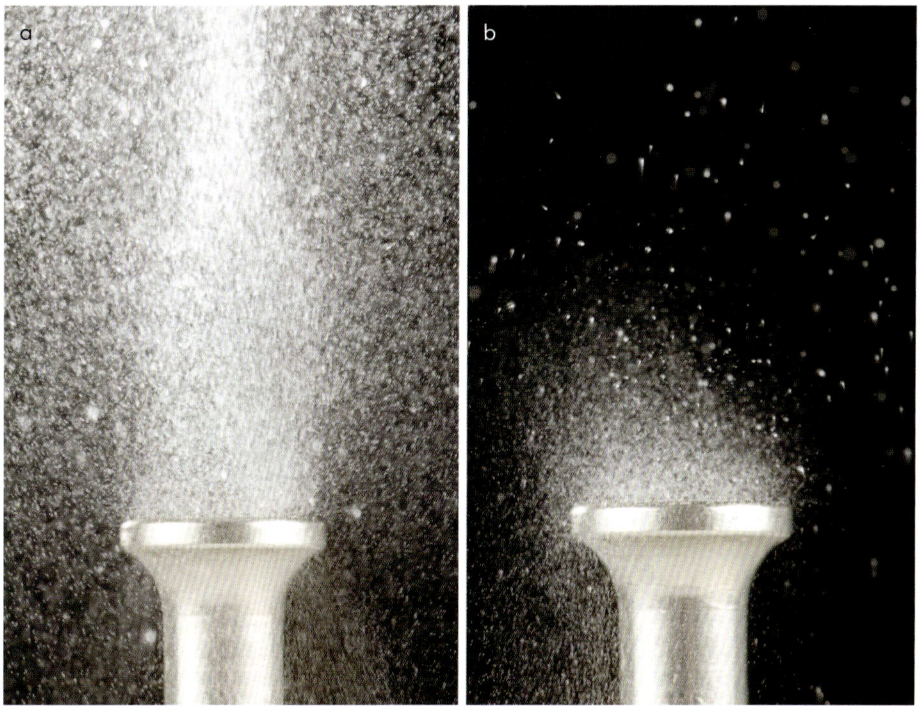

图 4-4-2 超声探头发射声波，造成周期振荡的机械（a）正压和（b）负压

换。超声波探头的共振可增加声波的振幅，共振只发生在出现特定的频率时，而这些频率取决于超声波发生器的材料弹性模量和密度、通过材料声速。超声波探头的尺寸和形状（圆形、方形、异形）取决于振动能量的强度和每种特定应用的物理要求。与超声换能器连接的超声探头，尤其是用于透皮递送药物的超声探头，其长度通常为$L=n(\lambda/2)$，其中 λ 是超声波发生器中的超声波的波长，并且 n 是正整数。这样，声波的最大振幅会出现在超声波发生器的近端和超声波探头前方 $\lambda/2$ 处。在超声波发生器远端的孔内振动的空气柱、环形端面的振动一起，具有周期性地减少和增加皮肤界面处的压力的作用，这种吹吸作用可促进药物进入点阵激光或射频产生的穿过角质层的微通道。

作用模式基于超声压力和超声波通过发生器传播到远端角质产生的扭矩，以及在化妆品和超声探头远端表面之间的薄层中产生的类似锤击的“推拉”效果。超声探头器通常应用于皮肤表面，与皮肤表面连续接触。振动循环（推拉）通过皮肤微通道增强药物递送。因此，这种超声波辅助技术发出声波，产生超声波压力，并在通道内产生“推拉”效应，释放细胞内积累的液体并增强药物成分到组织深度的递送。

超声波需要通过超声探头施加，超声波探头的扩口端（图 4-4-1、4-4-2）发射的超声波被认为有助于已穿过穿孔角质层的化合物通过真皮，并且端部扩张使超声波扩散在更大的区域上以帮助药物的扩散。

超声波探头的形状可以达到两方面的效果。首先，中空颈部形成振动的空气柱，其交替地吹吸，可帮助药物转移通过角质层。其次，将超声探头的长度设定为 $\lambda/6$，可将声能集中于皮肤下 0.3~2mm 范围内的某点。这种能量聚集可以在焦点处造成更强的空化、脂质破坏等效应，促进药物的吸收或化妆品的吸收。

在手术皮肤病学中，点阵消融技术和超声辅助技术的联合使用已经引起了人们的注意，其目的是促进皮肤渗透以促进经皮给药。在过去的 5 年中，IMPACT 技术的临床疗效和安全性已经在各种临床前和临床离体和体内模型中进行了测试和验证。

Lepselter 等分析了大鼠模型中皮肤分次剥脱后的促经皮渗透作用。他们首先使用腹腔注射或肌肉注射氯胺酮（60mg/kg）和甲苯噻嗪（10mg/kg）的混合物麻醉 SD 大鼠（未区分性别）。剃除大鼠背侧和侧面的毛发。他们在 5 种条件下分析了皮肤穿孔（SP）后续给予低频超声辅助渗透（US）的药物递送效果，包括：正常皮肤（对照）、局部 Evans 蓝（EB）、局部 EB+US、局部 SP+EB、局部 SP+EB+US。在孵育开始时和 15min 后取皮肤活组织制成冷冻切片，使用高分辨率数字显微镜进行组织学检查。通过先进的成像软件分析穿透面积（穿透深度 + 宽度）和不同深度的着色。研究在两个波长下测定的反射强度：665nm（对 EB 敏感）和 772nm（对 EB 不敏感）。665nm/772nm 反射强度的比例被用作渗透指标——低比率表示较高的 EB 渗透率，高比率表示较低的 EB 渗透率。进行组织取样并冰冻做组织学检查，使用数字显微镜（Olympus, Japan）拍摄照片并使用 ImageJ 图像处理软件（Burger and Burg, Hagenberg, Austria）进行数据分析。渗透面积被定义为染色面积除以凹陷面积，并表示为百分数。渗透宽度被定义为染色宽度除以凹陷宽度，并表示为百分数。渗透深度被定义为染色深度除以凹陷深度，并表示为百分数。为了直观分析超声辅助设备的效果，使用了偏振成像系统。CCD 相机（Olympus, Japan）被置于制备好的皮肤样品载玻片的上方，用于图像采集。SP + EB + US 组的 EB 染色纵向强度显著高于 SP + EB 组（99.66 ± 23.67 像素与 52.33 ± 25.34 像素），SP + EB + US 组的 EB 染色横向强度也显著高于 SP + EB 组（80.83 ± 15.41 像素与 66.83 ± 28.56 像素）（P<0.05 或P<0.01）。类似地，EB 组（2.1 ± 0.4）和 EB + US（1.8 ± 0.3）光谱反射强度比率较高，表明 EB 渗透率较低。相比之下，相比 SP + EB（1.4 ± 0.08），SP + EB + US（0.4 ± 0.02）的光谱反射强度比率较低，表明其 EB 渗透率较高（P<0.01）。冷冻切片的高分辨率数字照片的结果与客观测量结果一致。在孵育时间为 0 时，70W 下 EB 的渗透率显著高于 40W 时的渗透率（P<0.01）。在孵育时间为 15min 时，70W 和 40W 下的渗透率均高于 0 时同功率的渗透率（P<0.01）。RF + EB + US 组的 EB 染色纵向强度显著高于 RF + EB 组（99.66 ± 23.67 像素与 52.33 ± 25.34 像素），RF + EB + US 组的 EB 染色横向强度也显

著高于 RF + EB 组（80.83 ± 15.41 像素与 66.83 ± 28.56 像素）（P <0.05 或 P <0.01）。类似地，局部 EB 组（2.1 ± 0.4）和局部 EB + US（1.8 ± 0.3）光谱反射强度比率较高，表明 EB 渗透率较低。RF + EB（1.4 ± 0.08）相比，RF + EB + US（0.4 ± 0.02）的光谱反射强度比率较低，表明其 EB 渗透率较高（P <0.01）。冷冻切片的高分辨率数字照片的结果与客观测量结果一致。结论是，深度、宽度和颜色强度证明，超声波辅助渗透在射频剥脱后显著增加了 EB 渗透量（图 4-4-3）。

Kassuga 及其同事在 2011 年报道了辅助超声给药装置的首次临床应用。该案例研究描述了两名患有多光化性角化病（AK）的女性患者。该研究评估了使用 PDT 和超声辅助慈善器械经皮应用甲基氨基酮戊酸（MAL）前药的有效性。基于 AK 数量以及皮肤纹理和颜色的改善评估临床效果。使用标准 MAL-PDT 作用于左前臂，同时使用改良的点阵射频（RF）和超声辅助装置（MAL-GT）作用于右前臂。单次治疗后，6 个月随访时即观察到两侧皮肤的纹理和色素沉着均有明显改善，且 MAL-GT 方法的效果更明显。患者 1 在右前臂有 34 个病灶（MAL-GT 方案），左前臂有 54 个病灶（标准 MAL-PDT 方案）。治疗 6 个月后，MAL-GT 侧还有 8 处 AK 病灶，而在 MAL-PDT 侧还有 34 个病灶，即 MAL-GT 和 MAL-PDT 分别减少了 76.4% 和 37% 的病灶。患者 2 最初在右侧前臂和左侧前臂分别有 24 个和 21 个病灶，分别经 MAL-GT 和 MAL-PDT 治疗后还剩下 2 个和 6 个病灶，减少幅度分别为 91.6% 和 71.4%。总的来说，对于这些病例，经皮递送 MAL 孵育 1h 后进行 PDT，用于治疗 AK，取得了比标准方案更好的效果。

Issa 等评估了乳房萎缩纹（SD）患者使用 0.05% 视黄酸乳膏、声压波超声（US）和点阵技术（Pixel RF）的功效、安全性和患者满意度。8 名患者接受了三步手术治疗：点阵剥脱 RF 皮肤穿孔，穿孔皮肤局部应用 0.05% 维 A 酸，超声处理加强渗透率。另外 8 名患有腹部阿尔巴型 SD 的患者接受了不含维 A 酸或 US 的 RF 治疗。3 名乳腺区 SD 患者从“严重”改善为“中度”，2 名患者从“严重”改善为“轻度”，2 名患者从“中度”改善为“轻度”，1 名患者从“显著”改善为“轻度”。临床评估显示所有患者的 SD 外观均有显著改善（P = 0.008），副作用发生率低，患者满意度高。在仅接受 RF 治疗的患者中，2 名患者从“严重”改善为“显著”，1 名患者从“显著”改善为“中度”，1 名患者从“显著”改善为“轻度”，4 名患者未见任何改善。

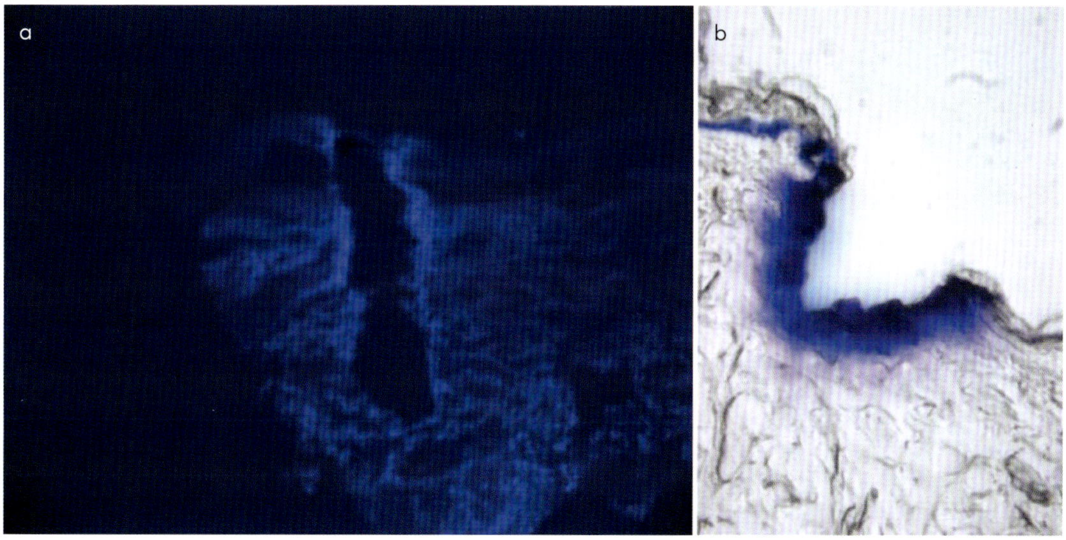

图 4-4-3　（a）EB 染色的组织学冷冻切片的高分辨率数码照片。（b）EB 染色辅助装置在射频消融渗透后显著增加了 EB 量

临床评估显示，单独使用 RF 的患者的 SD 外观没有显著改善，副作用发生率低，但患者满意度也低。结论：声压超声和 0.05% 维 A 酸乳膏配合 RF 剥脱对阿尔巴型 SD 的治疗是安全有效的。

Issa 等进行的这项研究的目的是评估点阵剥脱和低频声压超声（US）辅助的经皮给药技术对身体和面部肥厚性瘢痕的疗效和副作用。4 名患有肥厚性瘢痕的患者使用了点阵剥脱 RF 和 US 辅助递送曲安奈德做治疗。治疗程序包括 3 个步骤：①用点阵剥脱做皮肤穿孔。②在穿孔皮肤上局部施用 20mg/mL 曲安奈德。③应用声压 US 增强药物渗透。研究结果表明，患者在鼻腔和下颌区域的瘢痕在一次治疗后完全消退。颈部瘢痕（气管切开术所致）在 4 个疗程后显示完全消退（图 4–4–4）。4 个疗程后，膝盖上的瘢痕得到显著改善。颈部肥厚性瘢痕出现了轻度和均匀的萎缩。

本研究使用的方法可改善类固醇在增生性瘢痕治疗中的功效，降低了局部萎缩和瘢痕外观不规则改变的风险。同样三步法（图 4–4–5）也可用于改善非增生性瘢痕，不过对于非增生性瘢痕，维 A 酸和维生素 C 比曲安奈德的效果更好（图 4–4–6）。

Trelles 等在最近的一项研究中评估了经皮给药方法治疗痤疮瘢痕的有效性和安全性。共有 19 名患有中度至重度瘢痕的患者使用了单极点阵剥脱技术（Pixel RF）来创建真皮微通道，然后进行声压超声治疗。所有患者每隔 3 周接受 1 次治疗，共接受了 4 次治疗。该研究表明，该方法对面部、背部和肩部的瘢痕有显著的改善（$P<0.0001$）。在 2 个月的随访中，瘢痕总消退率在面部为 57%，在背部和肩部均为 49%。6 个月后，面部和背部 / 肩部的消退率分别增加到 62% 和 58%。16% 的患者表示基本满意，53% 的患者表示满意，31% 的患者表示非常满意。未观察到剥脱的意外副作用或过敏反应。结论是该方法对减少痤疮瘢痕是安全有效的。

早些时候，Trelles 等尝试使用点阵二氧化碳（CO_2）激光（iPixel CO_2）、超声发射器（IMPACT）和术中应用的保养品对面部年轻化的功效和安全性进行分析。14 名患者参加了这项左右脸对比的双盲随机前瞻性研究；对于每个患者，一半的面部仅用点阵 CO_2 激光治疗，而另一半接受同样的激光治疗，外加保养品和声压超声治疗。两种治疗均显著改善了所有参数，但 US 和保养品在细纹和皱纹减少方面得分较高，6 个月随访时面部衰老总体改善率为 80%。患者对治疗的耐受性良好，未观察到不良反应。86% 的患者表示他们对结果感到满意或非常满意。他们的结论是，点阵剥脱 CO_2 激光和声压超声辅助保养品渗入，经一次治疗即可有效改善皮肤衰老。

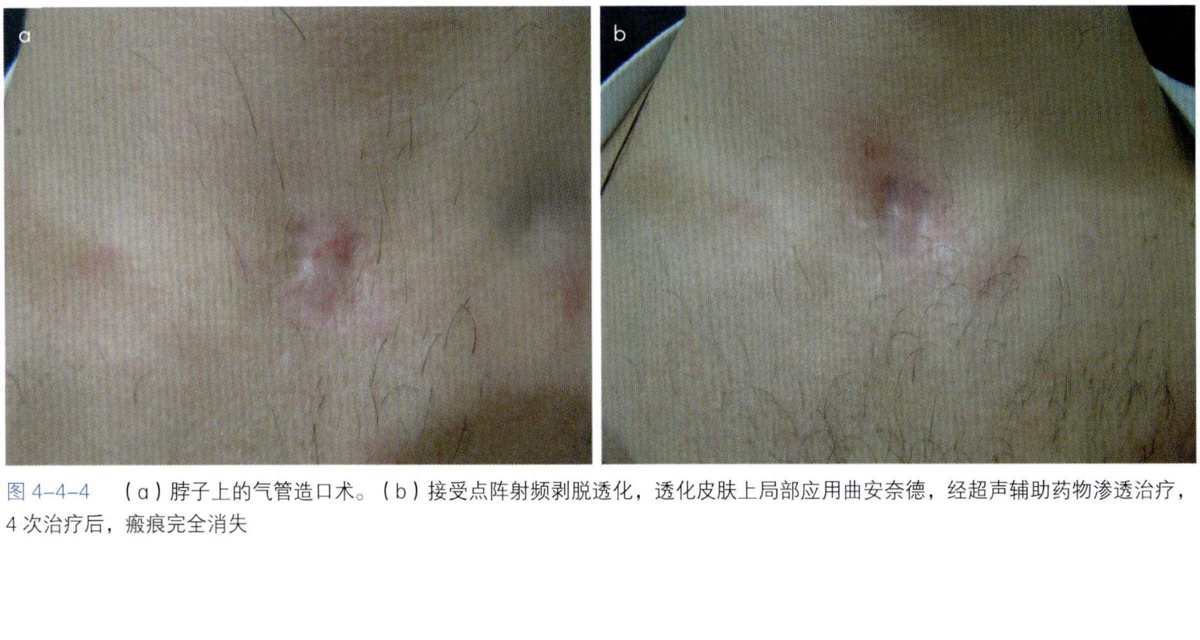

图 4–4–4 （a）脖子上的气管造口术。（b）接受点阵射频剥脱透化，透化皮肤上局部应用曲安奈德，经超声辅助药物渗透治疗，4 次治疗后，瘢痕完全消失

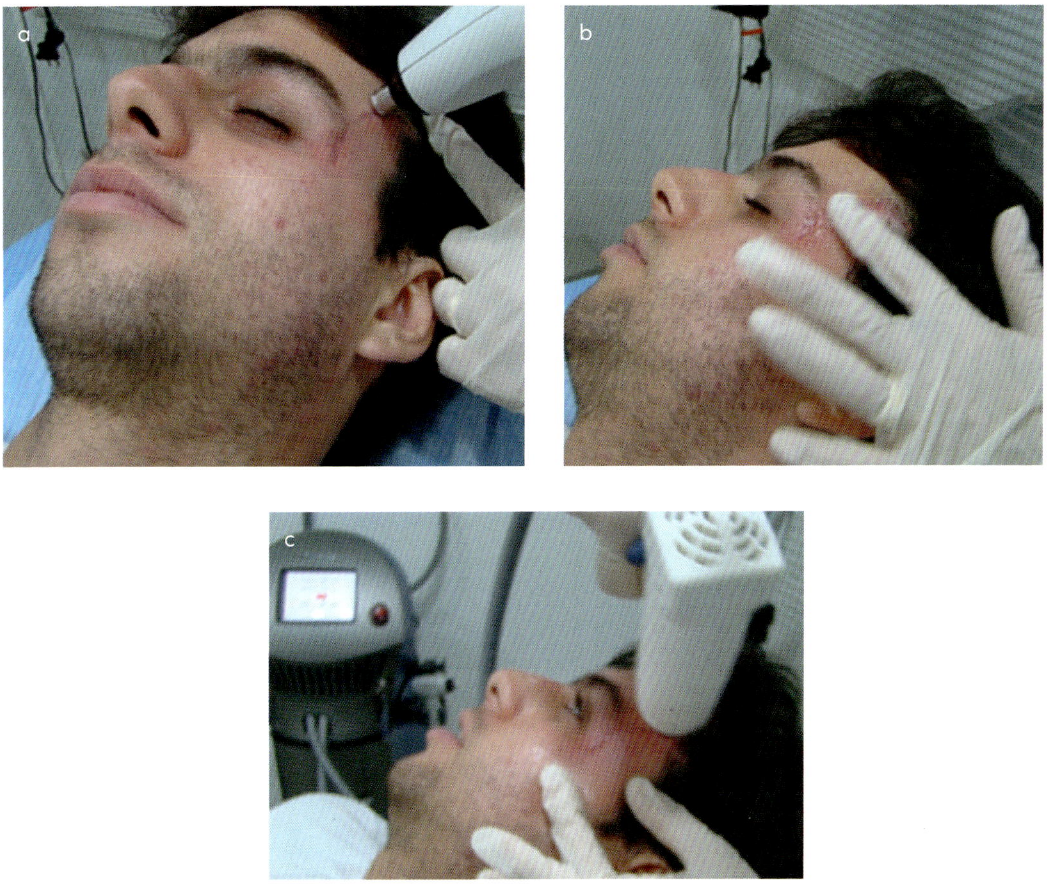

图 4-4-5　治疗分为 3 个步骤：（a）点阵剥脱做皮肤穿孔。（b）在穿孔皮肤上局部施用 20mg/mL 曲安奈德。（c）应用声压 US 增强药物渗透

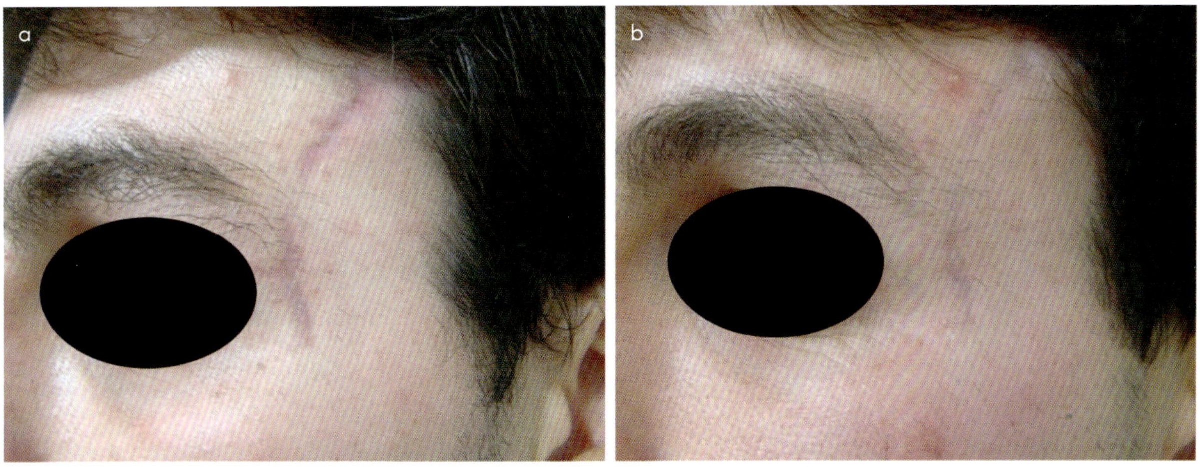

图 4-4-6　面部创伤后非增生性瘢痕。（a）治疗前。（b）经点阵消融做皮肤穿孔，局部施用 20mg/mL 曲安奈德，声压超声增强药物渗透治疗之后

最近，Issa 及其同事使用点阵剥脱法和声压超声（US）研究了经皮给予曲安奈德对斑秃（AA）的临床疗效和副作用。治疗程序包括 3 个步骤：点阵或 CO_2 激光剥脱做皮肤穿孔，局部使用曲安奈德，应用声压 US 增强药物渗透。疗程数根据临床反应做调整（1~6 次）。治疗导致所有患者的治疗区域完全恢复；

其中 4 名患者甚至在 12 个月后的随访中仍表现出疗效。2 名患者接受 RF 剥脱 + 曲安奈德 + 超声治疗，在 3 次和 6 次治疗后有完全缓解。另外 2 名患者接受 RF 剥脱 + 曲安奈德 + 超声治疗，在 1 次治疗后即完全缓解（图 4–4–7）。研究人员得出结论，声压 US 联合分次 RF 剥脱是 AA 治疗的新选择，具有良好的临床效果和较低的副作用发生率。

Waibel 等在最近的一项研究中通过组织学免疫荧光评估了点阵激光剥脱联合即时透皮声波（IMPACT）增强药物递送是否具有更好的疗效。研究使用了氨基酮戊酸（ALA）作为模型药物来评估点阵激光剥脱联合即时透皮声波是否增强了药物疗效。6 名患者的各 4 个部位分别接受了治疗：1 个部位仅接受局部 ALA 治疗，1 个部位接受了激光剥脱 + 局部 ALA 治疗，1 个部位接受了 ALA+ 经皮给药系统的治疗，最后 1 个部位接受了激光剥脱 + 局部 ALA 治疗 + 透皮给药系统的治疗。通过荧光显微镜测量 ALA 横向和纵向扩散的幅度，并在各个部位间进行比较。使用激光 +ALA+ 声学装置，原卟啉Ⅸ侧向荧光平均为 0.024mm，而激光 +ALA 组仅为 0.008 4mm。使用声学装置后，扩散宽度提高一个数量级。研究者得出结论，点阵 CO_2 激光和 IMPACT 装置的组合使 ALA 穿透深度得到了最大的增加（图 4–4–3）。

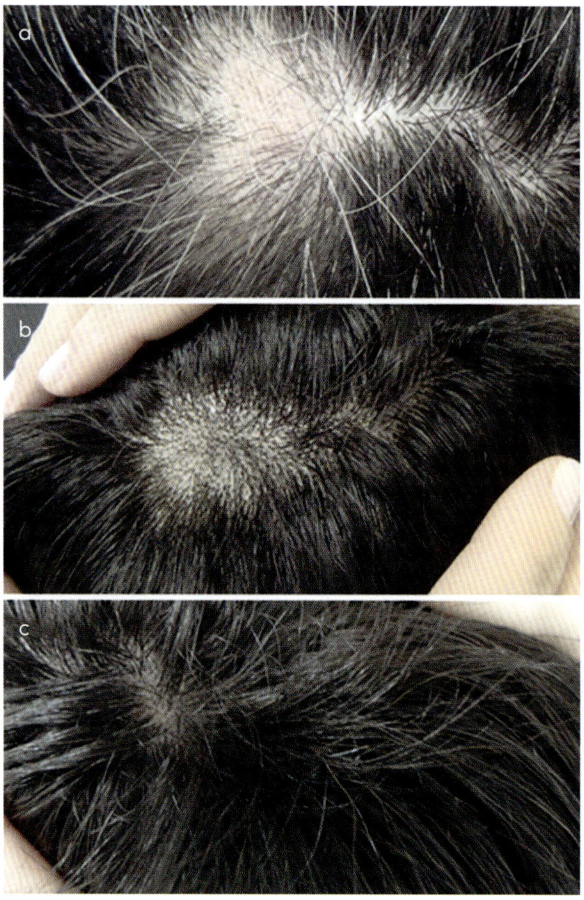

图 4–4–7 用点阵 CO_2 激光 + 曲安奈德 + 声压超声一次治疗后，斑秃获得完全改善。（a）治疗前。（b）治疗 1 个月后。（c）治疗 3 个月后

Suh 等进行了一项研究，经点阵射频处理血浆后，使用超声促进富血小板血浆（PRP）渗透，分次射频治疗皮肤萎缩纹的有效性和安全性。参与者接受了超声辅助药物递送装置与点阵射频技术（Pixel RF）的联合治疗，每隔 3 次接受 1 次治疗，共接受 3 次治疗。最后一次处理后 2 个月，最宽条纹的平均宽度从 0.75mm 减少到 0.27mm；共有 18 名参与者，其中 13 名接受盲法评估，被两名评价者评价为“优秀”或“非常好”的整体改善。72.2% 的参与者报道对总体改善“非常满意”或“极为满意”。报道的仅有的副作用是炎症后色素沉着过度（11.1%）。研究人员得出结论，点阵射频和超声辅助经表皮输送 PRP 对治疗皮肤萎缩纹是有效和安全的。

在最近的一项前瞻性对照研究中，Trelles 等使用点阵射频剥脱技术透化皮肤并使用超声辅助药物递送装置促进保养品的渗入，并使用荧光技术做了定性和定量测定。治疗在 16 例患者的耳后区进行，并在手术后 10min 和 15h 进行活组织检查。以自发荧光对照（AC）和技术对照（TC）为对照，评估处理样品真皮中的荧光强度。结果表明，在处理后 10min 和 15h，用 Pixel RF + US 处理的样品显示出比 AC 和 TC 组更高的荧光强度。荧光的增加分为中等或强烈，但在任何情况下都不是 0 或轻微。10min 的结果为 Pixel RF + US（55.4 ± 10.1）、AC（8.6 ± 2.8）、TC（8.2 ± 3.6），15h 的结果为 Pixel RF + US（54.2 ± 7.2）、AC（8.9 ± 1.7）、TC（8.3 ± 2.4）。样品和对照之间的差异在 10min 和 15h 都是显著的（$P<0.008$）。研究者得出结论，RF 和 US 辅助的经表皮递送程序促进了局部应用产品长期和有效的皮肤渗透。

4 结论

新的超声辅助药物递送装置造成机械空气压力，帮助推送皮肤表面应用的保养品 / 药物进入皮肤上层，更重要的是，超声还能在微孔道内造成循环的负压 / 正压（即推拉效应），可释放细胞内积聚的液体，帮助保养品和药物向目标组织深度的递送。

在使用局部药物之前做消融处理，以增强药物递送的方法也引起程序皮肤病学领域的关注。

鉴于现有局部用药方法的缺点和局限性，这种新型超声辅助药物递送装置为局部药物递送提供了新的可能性。超声辅助药物递送装置与点阵能量输送技术联合使用已在过去 5 年中做了临床测试和验证，它被证明是一种有前景的方法，为治疗皮肤癌等难治皮肤疾病，或瘢痕、痤疮、脱发等美学问题提供了新的机遇。

5 总结

• 许多药物分子因分子量太大（>500Da）而无法穿透该屏障，需要注射或全身递送。

• 分次剥脱皮肤治疗成为程序性皮肤病学中的常见方法，能够以可预测的方式在角质层和其他表皮层中产生不同深度的剥脱微通道，从而为药物递送创造新的机会。

• 新型超声辅助药物递送装置造成机械空气压力，在剥脱方法产生的微孔道内造成负压 / 正压循环。

• 这种推拉效应可以释放微通道内细胞内积聚的液体，增加保养品 / 药物向皮肤的渗透。

• 超声辅助药物递送装置与点阵能量输送技术联合使用，可有效促进药物向皮肤内的渗透，可用于各种皮肤问题。

6 参考文献

[1] Akomeah FK. Topical dermatological drug delivery: Quo Vadis? Curr Drug Deliv. 2010;7:283–296.

[2] Alexiades-Armenakas MR, Dover JS, Arndt KA. The spectrum of laser skin resurfacing: nonablative, fractional, and ablative laser resurfacing. J Am Acad Dermatol. 2008;58(5):719–737.

[3] Anselmo AC, Mitragotri S. An overview of clinical and commercial impact of drug delivery systems. J Control Release. 2014;190:15–28.

[4] Arno AI, Gauglitz GG, Barret JP, Jeschke MG. Up-to-date approach to manage keloids and hypertrophic scars: a useful guide. Burns. 2014;40(7):1255–1266.

[5] Bloom BS, Brauer JA, Geronemus RG. Ablative fractional resurfacing in topical drug delivery: an update and outlook. Dermatol Surg. 2013;39(6):839–848.

[6] Brauer JA, Krakowski AC, Bloom BS, Nguyen TA, Geronemus RG. Convergence of anatomy, technology, and therapeutics: a review of laser-assisted drug delivery. Semin Cutan Med Surg. 2014;33:176–181.

[7] Britva A, et al. European patent EP2459268B1 “A sonotrode”. Byl NN. The use of ultrasound as an enhancer for transcutaneous drug delivery: phonophoresis. Phys Ther. 1995;75:539–553.

[8] Carniol PJ, Hamilton MM, Carniol ET. Current status of fractional laser resurfacing. JAMA Facial Plast Surg. 2015;17:360–366.

[9] David SJ, Gary PM. Themed issue: recent advances in transdermal drug delivery. J Pharm Pharmacol. 2010;62:669–670.

[10] Elias PM, Menon GK. Structural and lipid biochemical correlates of the epidermal permeability barrier. Adv Lipid Res. 1991;24:1–26.

[11] Erlendsson AM, Anderson RR, Manstein D, Waibel JS. Developing technology: ablative fractional lasers enhance topical drug delivery. Dermatol Surg. 2014a;40 Suppl 1:S142–S146.

[12] Erlendsson AM, Philipsen PA, Anderson RR, Paasch U, Haedersdal M. Fractional ablative erbium YAG laser: histological characterization of relationships between laser settings and micropore dimensions. Lasers Surg Med. 2014b;46(4):281–289.

[13] Forster B, Klein A, Szeimies RM, Maisch T. Penetration enhancement of two topical 5-aminolaevulinic acid formulations for photodynamic therapy by erbium:YAG laser ablation of the stratum corneum: continuous versus fractional ablation. Exp Dermatol. 2010;19(9):806–812.

[14] Gauglitz GG. Management of keloids and hypertrophic scars: current and emerging options. Clin Cosmet Investig Dermatol. 2013;6:103–114.

[15] Guy RH. Transdermal drug delivery. Handb Exp Pharmacol. 2010;197:399–410.

[16] Haak CS, Illes M, Paasch U, Haedersdal M. Histological evaluation of vertical laser channels from ablative fractional resurfacing: an ex vivo pig skin model. Lasers Med Sci. 2011;26(4):465–471.

[17] Haak CS, Bhayana B, Farinelli WA, Anderson RR, Haedersdal M. The impact of treatment density and molecular weight for fractional laser-assisted drug delivery. J Control Release. 2012a;163:335–341.

[18] Haak CS, Farinelli WA, Tam J, et al. Fractional laserassisted delivery of methyl aminolevulinate: impact of laser channel depth and incubation time. Lasers Surg Med. 2012b;44:787–795.

[19] Haedersdal M, Sakamoto FH, Fairinelli WA, et al. Fractional CO_2 laser-assisted drug delivery. Lasers Surg Med. 2010;42:113–122.

[20] Haedersdal M, Katsnelson J, Sakamoto FH, et al. Enhanced uptake and photoactivation of topical methyl aminolevulinate after fractional CO_2 laser pretreatment. Lasers Surg Med. 2011;43:804–813.

[21] Haftek M, Teillon MH, Schmitt D. Stratum corneum, corneodesmosomes and ex vivo percutaneous penetration. Microsc Res Tech. 1998;43(3):242–249.

[22] Issa MC, de Britto Pereira Kassuga LE, Chevrand NS, do Nascimento Barbosa L, Luiz RR, Pantaleão L, Vilar EG, Rochael MC. Transepidermal retinoic acid delivery using ablative fractional radiofrequency associated with acoustic pressure ultrasound for stretch marks treatment. Lasers Surg Med. 2013a;45(2):81–88.

[23] Issa MC, Kassuga LE, Chevrand NS, Pires MT. Topical delivery of triamcinolone via skin pretreated with ablative radiofrequency: a new method in hypertrophic scar treatment. Int J Dermatol. 2013b;52(3):367–370.

[24] Issa MC, Pires M, Silveira P, Xavier de Brito E, Sasajima C. Transepidermal drug delivery: a new treatment option for areata alopecia? J Cosmet Laser Ther. 2015;17(1):37–40.

[25] Kassuga PEL, Issa MC, Chevrand NS. Transepidermal medication application associated with photodynamic therapy in actinic keratosis treatment. Surg Cosmet Dermatol. 2011;3(4):89–92.

[26] Kurihara-Bergstrom T, Good WR. Skin development and permeability. J Control Release. 1987;6:51–58.

[27] Lee KL, Zhou Y. Quantitative evaluation of sonophoresis efficiency and its dependence on sonication parameters and particle size. J Ultrasound Med. 2015;34 (3):519–526.

[28] Lepselter J, Ben-Yosef T, Kostenich G, Orenstein A. Enhanced trans-epidermal delivery using fractional radiofrequency ablation and ultrasound pressure: in-vivo rat model pilot study. ASLMS Annual Conference, Boston; 2013.

[29] Lin CH, Aljuffali IA, Fang JY. Lasers as an approach for promoting drug delivery via skin. Expert Opin Drug Deliv. 2014;11(4):599–614.

[30] Loesch MM, Somani AK, Kingsley MM, Travers JB, Spandau DF. Skin resurfacing procedures: new and emerging options. Clin Cosmet Investig Dermatol. 2014;7:231–241.

[31] Manstein D, Herron GS, Sink RK, Tanner H, Anderson RR. Fractional photothermolysis: a new concept for cutaneous remodeling using

microscopic patterns of thermal injury. Lasers Surg Med. 2004;34:426–438.

[32] Mason TJ. Therapeutic ultrasound an overview. Ultrason Sonochem. 2011;18:847–852.

[33] Menon GK, Elias PM. Morphologic basis for a porepathway in mammalian stratum corneum. Skin Pharmacol. 1997;10(5–6):235–246.

[34] Michael R, Mark P, Sheree Elizabeth C. Skin transport. In: Walters K, editor. Dermatological and transdermal formulations. New York: Informa Healthcare; 2002. p. 89–195.

[35] Mitragotri S. Breaking the skin barrier. Adv Drug Deliv Rev. 2004a;56:555–6. Mitragotri S. Breaking the skin barrier. Adv Drug Deliv Rev. 2004b;56:555–564.

[36] Mitragotri S. Healing sound: the use of ultrasound in drug delivery and other therapeutic applications. Nat Rev Drug Discov. 2005;4:255–260.

[37] Mitragotri S, Kost J. Low-frequency sonophoresis: a noninvasive method of drug delivery and diagnostics. Biotechnol Prog. 2000;16:488–492.

[38] Mitragotri S, Kost J. Transdermal delivery of heparin and low-molecular weight heparin using low-frequency ultrasound. Pharm Res. 2001;18:1151–1156.

[39] Mitragotri S, Edwards D, Blankschtein D, Langer R. A mechanistic study of ultrasonically-enhanced transdermal drug delivery. J Pharm Sci. 1995;84:697–706.

[40] Mormito Y, Mutoh M, Ueda H, Fang L, Hirayama K, Atobe M, Kobayashi D. Elucidation of the transport pathway in hairless rat skin enhanced by low frequency sonophoresis based on the solute water transport relationship and confocal microscopy. J Control Release. 2005;103:587–597.

[41] Nino M, Calabro G, Santoianni P. Topical delivery of active principles: the field of dermatological research. Dermatol Online J. 2010;16(1):4.

[42] Oni G, Brown SA, Kenkel JM. Can fractional lasers enhance transdermal absorption of topical lidocaine in an in vivo animal model. Lasers Surg Med. 2012;44:168–174.

[43] Park D, Park H, Seo J, Lee S. Sonophoresis in transdermal drug deliverys. Ultrasonics. 2014;54(1):56–65.

[44] Pitt WG, Husseini GA, Staples BJ. Ultrasonic drug delivery – a general review. Expert Opin Drug Deliv. 2004;1:37–56.

[45] Prausnitz MR, Langer R. Transdermal drug delivery. Nat Biotechnol. 2008;26:1261–1268.

[46] Prausnitz MR, Elias PM, Franz TJ, et al. Skin barrier and transdermal drug delivery. In: Bolognia JL, Jorizzo JL, Schaffer JV, editors. Dermatology. 3rd ed. St. Louis: Elsevier Health Sciences; 2012.

[47] Pua EC, Pei Z. Ultrasound-mediated drug delivery. IEEE Eng Med Biol Mag. 2009;28:64–75.

[48] Rkein A, Ozog D, Waibel JS. Treatment of atrophic scars with fractionated CO_2 laser facilitating delivery of topically applied poly-L-lactic acid. Dermatol Surg. 2014;40(6):624–631.

[49] Scheuplein RJ, Blank IH. Permeability of the skin. Physiol Rev. 1971;51(4):702–747.

[50] Sivakumari M, Tachibana K, Pandit AB, Yasui K, Tuziuti T, Towatai A, Iidaa Y. Transdermal drug delivery using ultrasound theory, understanding and critical analysis. Cell Mol Biol. 2005;51:OL767–784.

[51] Sklar LR, Burnett CT, Waibel JS, Moy RL, Ozog DM. Laser assisted drug delivery: a review of an evolving technology. Lasers Surg Med. 2014;262:249–262.

[52] Smith NB. Perspectives on transdermal ultrasound mediated drug delivery. Int J Nanomedicine. 2007;2 (4):585–594.

[53] Suh DH, Lee SJ, Lee JH, Kim HJ, Shin MK, et al. Treatment of striae distensae combined enhanced penetration platelet-rich plasma and ultrasound after plasma fractional radiofrequency. J Cosmet Laser Ther. 2012;14(6):272–276.

[54] Tang H, Wang CCJ, Blankschtein D, Langer R. An investigation of the role of cavitation in low-frequency ultrasound- mediated

transdermal drug transport. Pharm Res. 2002;19:1160–1169.34.

[55] Taudorf EH, Haak CS, Erlendsson AM, Philipsen PA, Anderson RR, Paasch U, Haedersdal M. Fractional ablative erbium YAG laser: histological characterization of relationships between laser settings and micropore dimensions. Lasers Surg Med. 2014;46(4):281–289.

[56] Terahara T, Mitragotri S, Langer R. Porous resins as a cavitation enhancer for low-frequency sonophoresis. J Pharm Sci. 2002;91:753–759.

[57] Togsverd-Bo K, Haak CS, Thaysen-Petersen D, Wulf HC, Anderson RR, Haedersdal M. Intensified photodynamic therapy of actinic keratoses with fractional CO_2 laser: a randomized clinical trial. Br J Dermatol. 2012;166(6):1262–1269.

[58] Togsverd-Bo K, Lei U, Erlendsson AM, Taudorf EH, Philipsen PA, Wulf HC, Skov L, Haedersdal M. Combination of ablative fractional laser and daylight-mediated photodynamic therapy for actinic keratosis in organ transplant recipients – a randomized controlled trial. Br J Dermatol. 2015;172(2):467–474.

[59] Trelles MA, Martínez-Carpio PA. Attenuation of acne scars using high power fractional ablative unipolar radiofrequency and ultrasound for transepidermal delivery of bioactive compounds through microchannels. Lasers Surg Med. 2014;46(2):152–159.

[60] Trelles MA, Leclère FM, Martínez-Carpio PA. Fractional carbon dioxide laser and acoustic pressure ultrasound for transepidermal delivery of cosmeceuticals: a novel method of facial rejuvenation. Aesth Plast Surg. 2013;37:965–972.

[61] Trelles MA, Alcolea JM, Martínez-Carpio PA. Transepidermal delivery of cosmeceuticals using radiofrequency and ultrasound: study of the penetration of a cosmetic gel in vivo by fluorescence microscopy. Glob Dermatol. 2015;2(3):143–146.

[62] Waibel JS, Rudnick A. Current trends and future considerations in scar treatment. Semin Cutan Med Surg. 2015;34(1):13–16.

[63] Waibel JS,Wulkan AJ, Shumaker PR. Treatment of hypertrophic scars using laser and laser assisted corticosteroid delivery. Lasers Surg Med. 2013;45(3):135–140.

[64] Waibel J, Rudnick A, Nousari C. Fractional ablative laser followed by transdermal acoustic pressure wave device to enhance the drug delivery of aminolevulinic acid – in-vivo fluorescence microscopy study. Abstract AAD San Francisco; 2015.

第五部分

经皮药物传输

第 1 章　经皮药物传输：概述、概念和应用

Andrés Már Erlendsson, Emily Wenande, and Merete Haedersdal

摘要

激光辅助给药 (LADD) 作为一种改善皮肤状态的新方法，目前逐渐成为皮肤科诊所经常应用的局部治疗手段。相比常规局部应用，临床证据显示该方法对肿瘤病变、光损伤皮肤、瘢痕、甲真菌病和局部麻醉方面有其独特的优势。特别是在光动力疗法 (PDT) 上的应用，使用激光辅助给予甲基氨基酮戊酸 (MAL)，与传统的 PDT 疗法相比，在治疗和缓解日光性角化病方面具有显著优势。不过，安全问题和相关副作用仍然存在，特别是在大面积皮肤上给予激光辅助给药治疗，有可能引发局部和系统性的风险。然而，随着技术的发展，LADD 在皮肤问题治疗领域，有望成为一种新的给药方式。

关键词

点阵激光、皮肤、药物传递、激光、激光辅助给药、局部药物治疗

目录

A.M. Erlendsson • E. Wenande •
M. Haedersdal (✉)
Department of Dermatology, Bispebjerg Hospital,
University of Copenhagen, Copenhagen, Denmark
e-mail: andres.erlendsson@gmail.com; emily.cathrine.
wenande@regionh.dk; mhaedersdal@dadlnet.dk

M.C.A. Issa, B. Tamura (eds.), Lasers, Lights and Other Technologies, Clinical Approaches and Procedures in Cosmetic Dermatology 3, https://doi.org/10.1007/978-3-319-16799-2_34

1 简介

1.1 皮肤屏障

局部药物治疗是皮肤科的基本方法。局部药物的治疗效果与它们的内在药效和药物经皮穿透能力有关。药物的渗透主要限制在角质层。角质层位于表皮层的最外层，是皮肤阻挡药物输送的有效屏障。根据 Fick 定律，穿越角质层的方式主要是被动扩散。因此，局部应用药物根据浓度梯度，通过细胞间和滤泡扩散途径进入皮肤，然后到达特定区域的靶细胞。总的来说，局部药物治疗的主要特征是完全吸收量少，皮肤生物利用度差，只有 1%~5% 的药量能被皮肤吸收。

1.2 突破皮肤屏障阻碍

完整的角质层可以渗透到小的、亲脂的、无电荷的分子，大约 500Da（道尔顿）。相比之下，分子量超过 500Da 的亲水、有电荷和亲脂的化合物很难穿透皮肤屏障。许多局部应用的药物只有少量能渗透到深层的皮肤细胞。因此，人们对开发新的药物给药方法很感兴趣。目前可用的药物传递策略包括应用化学生物调节和物理能量基础技术破坏皮肤屏障，从而促进药物的吸收。局部药物的化学生物调节通过优化药物载体成分来增加皮肤渗透性和药物扩散，通过渗透促进剂、过饱和系统、前药、脂质体、纳米颗粒和其他载体系统来实现。然而，由于皮肤的屏障并没有从根本上改变，因此对整体药物输送的限制仍然存在。因此，传统上，化学生物调节虽然一直被用于传递小化合物，但与物理增强技术相比，在增强大分子药物的皮肤穿透能力方面效果有限。

1.3 物理增强技术

物理增强技术包括利用外部能量来破坏皮肤屏障，帮助局部应用药物的吸收。一些新概念已经被提出，并逐渐开始应用于实践，包括使用电穿孔、离子导入、激光、微晶磨皮、微针、压力、射频、超声促渗（表 5–1–1)。这些技术已经被证明能有效改善皮肤的状态，促进各种药物治疗方法的经皮传输效率，这些药物应用包括小型局部给药和全身药物的应用，如 5– 氨基乙酰丙酸）和氨甲蝶呤 (MTX)，还有＞ 20 000Da 的大分子包括人类生长激素和促红细胞生成素。然而，这些文献报道在很大程度上基于体外试验，而且由于各种实际限制，大多数技术还没有获得实质性的临床效果。尽管如此，包括微针疗法、射频疗法和部分激光疗法在内的许多疗法都显示出了类似效果，而且在皮肤病的临床中也越来越受到重视。在下一章中，我

表 5-1-1　不同类型的促进皮肤渗透的物理增强技术，其作用机制和传递的化合物

类型	技术 外部物理驱动能量	作用机制	传递的化合物
电穿孔	高电压脉冲（≥ 100V）	形成一过性的穿膜微孔和细胞膜破坏	ALA (177Da) 氨甲蝶呤 (455Da) 博来霉素 (1500Da) 疫苗
电离子导入	低电流（最大 0.5mA/cm^2）	外加电场驱动活化离子流动	ALA (177Da) 利多卡因 (234Da) 氨甲蝶呤 (455Da) 肉毒毒素 (150kDa)
激光技术	（1）组织剥脱 （2）光机械波 （3）部分组织剥脱	（1）通过热效应去除角质层和真皮层 （2）光能转化成机械能 （3）点阵剥脱和非剥脱表皮重建	5- 氟尿嘧啶 (130Da) ALA/MAL (177~182Da) 利多卡因 (234Da) 氨甲蝶呤 (455Da)
微晶换肤术	机械磨损	晶体或砂纸，表皮剥脱，机械去除角质层	5- 氟尿嘧啶 (130Da) Ascorbic acid (176Da) ALA (177Da) 胰岛素 (5.8kDa)
微针	点阵列针机械导入	通过垂直穿皮的针孔通道物理破坏皮肤屏障	维生素 C (176Da) ALA/MAL (177~182Da) 维 A 酸 (300Da) hGH (22.1kDa)
压力	机械压力	外部压力	咖啡因 (194Da) 聚乙二醇 (400Da)
射频	高频交替电流（~100kHz）	细胞内离子的振动，导致局部加热和剥脱	ALA (177Da) hGH (22.1kDa)
超声促渗	超声，大多使用低频超声波，频率范围 20~100kHZ。也可使用高频超声（>3MHz）促渗	主要机制是在细胞间脂质瞬态空化。也包括热效果，引起对流运输，因压力变化产生的机械影响	ALA (177Da) 双氯芬酸钠 (296Da) 氢化可的松 (363Da) EPO (48.0kDa)

ALA: 氨基酮戊酸；EPO: 促红细胞生成素；hGH: 人生长激素；MAL: 甲基氨基酮戊酸

们将重点讨论部分激光辅助给药。

2 点阵激光辅助给药

2.1 历史

激光辅助给药 (LADD) 最早于 1988 年被报道，最初是通过应用全剥脱的激光来实现的，这种激光可

以完全去除角质层全层。局灶性光热作用的概念是在 2004 年提出的，其使用聚焦激光束在皮肤上创建一系列微小的损伤，同时能保持中间皮肤的完整。基于该理论的第一台设备在非剥脱波长下运行，在保留角质层的同时产生局部组织凝固。2007 年人们引入了剥脱点阵激光器 (AFL)。通过激光作用在皮肤中产生小的孔道，从而为皮肤提供了一种直接而有效的药物传递途径。

2.2 点阵激光系统

点阵激光系统包括非剥脱点阵激光 (NAFL) 设备和剥脱点阵激光设备。最广泛使用的系统包括掺铒钇铝石榴石激光 (Er:YAG 激光 : AFL；波长 2940nm)，CO_2 激光（AFL; 波长 10600nm），铒激光 (非剥脱 ; 波长 1530~1560 nm)，激光吸收光谱中所有吸收水的光波长 > 1000nm。因为波长的差异导致水吸收能力不同，因此设备之间的组织反应存在巨大差异。非剥脱点阵激光通过在近红外光谱作用，吸水均匀，可导致局部组织变性和热沉积。而剥脱点阵激光作用的中红外光谱，水吸收能力强，进而产生更大的能量沉积和局部组织蒸发。NAFL 和 AFL 治疗的组织学反应如图 5-1-1 所示。

2.3 剥脱点阵激光

剥脱点阵激光在经皮给药中具有独特优势，因为它具有可预测、可操控的组织反应，同时能快速、无菌地治疗大面积的皮肤。在剥脱点阵激光辅助给药中，有两个主要的参数可以进行调整：激光通道密度和深度。密度表示剥落的皮肤表面积，该表面积由单位皮肤面积上的斑点大小和施加的点阵数量决定。通道深度表示激光通道延伸到皮肤的深度，主要由脉冲能量控制。通过校准激光密度和深度，可以：①增加皮肤积累的药物量，提高临床疗效。②调整药物的给药率，可用于减少潜伏期。根据应用的脉冲能量和波长，残余热损伤可能不同 ;CO_2 激光器产生的凝固层比 Er:YAG 激光器产生的更大，因为在 10 600nm ($800cm^{-1}$) 中比在 2940nm (12 $800cm^{-1}$) 中吸水率低。虽然残余热损伤的重要性目前尚不清楚，但 CO_2 激光治疗后出

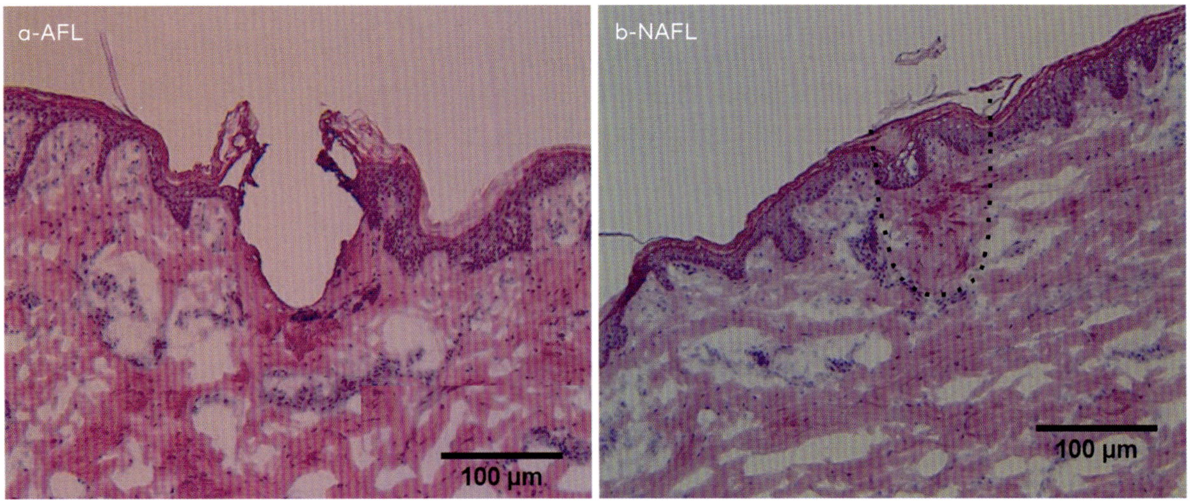

图 5-1-1 AFL 和 NAFL 作用后皮肤的组织学组织反应。(a) 苏木精和伊红 (H&E) 染色皮肤切片显示，使用 10 600nm CO_2 激光器 (GME DotScan 10600) 以 30mJ/ 微束、1ms 脉冲持续时间进行处理，皮肤部分剥脱，出现一个显微消融区 (MAZ)。(b) 采用 1540nm 铒玻璃激光器 (StarLux-500TM superficial Extra-Fast 手具) 以 26 mJ/ 微束、15ms 脉冲持续时间进行部分非剥脱处理后的微热损伤带 (MTZ)

血较少见，这一因素有利地证明了剥脱激光辅助给药的优势。

2.4 剥脱点阵激光：理论概念

剥脱点阵激光辅助经皮给药的原理遵循菲克扩散定律，表述为药物通过介质被动扩散（流量），公式是$J=-D\times K\frac{\delta C}{\delta L}$。AFL 如何影响给药的解释如下：假定在稳态条件下，药物浓度在载体中恒定，药物浓度在真皮层底部可以忽略不计。然后常数通量可以被描述为$J=D\times K\frac{\Delta C}{L}$。在这些假设下，给药效果主要取决于以下 4 个因素：①浓度梯度（ΔC）。②给药基质和皮肤之间的分配系数（K）。③皮肤扩散系数（D）。④扩散距离（L）。用激光去除角质层的部分后，药物通过直接进入细胞表皮和真皮来促进药物扩散。在激光通道上，载体和水溶性皮肤之间的部分（K）可以改善亲水化合物的传递。药物离开载体后，直接进入细胞表皮，扩散系数（D）高于角质层，导致小分子和大分子在通道周围迅速广泛分布。对于位于真皮深处的治疗靶点，可以增加激光通道的深度，以减少扩散距离（L），理论上有助于药物进入皮肤深层。

2.5 剥脱点阵激光：给药

迄今为止，在人们进行的绝大多数药物给药研究中，剥脱点阵激光已经被证明能有效地提高给药的效率，其中包括亲脂分子和亲水分子，它们的分子量为 177~13 300Da。在临床前试验中，检测的化合物包括 ALA、MAL、咪喹莫特、巨大戟醇甲基丁烯酸酯、双氯芬酸、氨甲蝶呤、5－氟尿嘧啶、泼尼松、氨甲环酸、维 A 酸、四环素、维生素 C、利多卡因、米诺地尔、二苯莎草酮、小干扰 RNA (siRNA)、曲安奈德的聚合物微粒。

给药方式可通过改变激光密度进行调整，经皮给药量随着密度的增加而增加直至达到饱和点。在 MAL 给药中，激光密度与经皮药物吸收量的关系最为确切，高达 5% 的激光密度覆盖导致药物吸收增加，而使用更高的激光密度，则药物的吸收得不到进一步的增强。MAL 水平分布在距单个激光孔 1.5mm 处，为低激光密度促进给药吸收足够提供了理论依据。类似的结果也在其他小剂量药物中得到了证实，如恩替诺 (431Da)、双氯芬酸 (296Da)、曲替诺因 (300Da)。目前，在剥脱点阵激光辅助药物传递给药中，似乎没有必要应用超过 5% 的密度，但目前需要更多参数来调控和验证经皮扩散模式和生物分布的影响的相关数据。

理论上，激光通道的深度可以调节到预先确定的特定皮肤层。然而，人们对于通道深度与药物沉积之间的关系的研究尚未完全明确。亲水化合物如氨甲蝶呤和轻度亲脂化合物（如强的松和双氯芬酸）均有深度依赖性摄取，但更多的疏水药物如利多卡因、巨大戟醇甲基丁烯酸酯在激光治疗后不久，间质液体和纤维蛋白就堵塞了通道，可能阻碍了药物和载体渗透到通道的更深部位。因此，点阵激光打孔促进药物在通道深度上的渗透优势，可能依赖于个体药物在介质填充通道中分隔和扩散的能力，而进一步活化堵塞的通道的方法目前正在进一步研究中。然而，目前单个药物的激光通道深度与药物渗透累积之间的具体关系还有待进一步研究明确。

2.6 剥脱点阵激光辅助给药的临床应用

剥脱点阵激光辅助药物孵育吸收已被证明可增强不同皮肤病的局部治疗效果，包括光化性角化病 (AK)、非黑色素瘤皮肤癌 (NMSC)、光化性唇炎、局部麻醉、细小皱纹、瘢痕、伤口愈合、血管瘤、白癜风，以及甲真菌病、疣和皮肤感染。现将剥脱点阵激光经皮给药技术应用在皮肤科常见的疾病中的重要研究成果总结如下：

肿瘤病变

关于发育不良病变的大量研究显示，集中在光动力治疗与甲基氨基酮戊酸 (MAL) 对日光性角化病的治疗上，这些研究表明，AFL 比单独用光动力治疗更有效。因此，随机对照临床试验报告显示，AFL 辅助光动力治疗，AK 清除率为 87%~92%，而治疗后 3 个月的 AK 清除率为 61%~67%。与常规 PDT 相比，AFL 辅助光动力疗法对光化性唇炎 (85% 与 29%) 和 Bowen 病 (79% 与 45%) 的长期疗效也得到了类似的证据支持。AFL 辅助光动力疗法治疗后的长期疗效确定，12 个月随访的复发率为 8%~10%，而常规光动力治疗的复发率为 22%~27%。AFL 除了可以提高疗效外，还可以减少光动力治疗的敷药时间，并且在 AFL 辅助光动力治疗后，AK 清除率分别为 77% (敷药 2h) 和 71.4% (敷药 1.5 h) ，与传统的 3h 光动力治疗敷药相似 (64.7%~66%)。虽然和光动力治疗单独治疗相比，AFL 辅助治疗后更容易发生副作用，但总体看来，AFL 辅助光动力治疗是安全的，而且副作用也是可接受的。对于使用免疫抑制剂或有严重光老化损伤的个体，AFL 辅助光动力治疗比常规光动力治疗的疗效更好，疗程更短。

AFL 辅助局部 5% 5– 氟尿嘧啶 (5–FU) 治疗 Bowen 病和浅表 BCC 已初见成效。但与 AK 治疗相比，没有足够的证据支持 AFL 对于辅助光动力治疗结节性基底细胞癌 (BCC) 有促进作用。尽管如此，AFL 辅助 5–FU 和光动力治疗给药都需要进一步改进，以保证 NMSC 治疗的疗效 。图 5–1–2 和图 5–1–3 给出了使用 MAL (图 5–1–2) 和 5–FU (图 5–1–3) 在 AFL 辅助下光动力治疗日光性角化病的解释和说明。

局部麻醉

与对照假设激光照射预处理相比，AFL 后使用局部麻醉药，在一些临床试验中被证明可以显著降低受试者的疼痛。作为载体配方的重要指标之一，与面霜中利多卡因 + 普鲁卡因相比，使用盐酸阿替卡因 + 肾上腺素液体溶液 (AHES) 结合 AFL 给药可以获得更好的麻醉效果。

美容

点阵激光不但可以单独作为一种新的美容治疗手段，点阵激光辅助给药还能辅助加强美容和抗衰老药物的吸收，改善治疗的功效。值得注意的是，与正常生理盐水相比，AFL 辅助的局部 A 型肉毒毒素给药具有更好的临床疗效。对于治疗光老化、血红蛋白异常和痤疮瘢痕，使用 AFL 辅助美容药物吸收更好，效果更理想。然而，AFL 辅助美容药物的给药仍然是全新的研究领域，未来的研究需要更全面的疗效和安全性证据。

瘢痕

AFL 辅助药物治疗瘢痕的初步证据证明有一定效果。在治疗顽固的瘢痕疙瘩过程中，AFL 辅助给予倍他米松能提高 50% 的临床有效率 。而 AFL 辅助曲安奈德给药治疗肥厚性瘢痕，能明显改善外观，主要表现在改善瘢痕组成的质地、减少肥大和改善肤色 (0~3 分评分系统得到 2.73 分的改善)。对于萎缩性瘢痕，

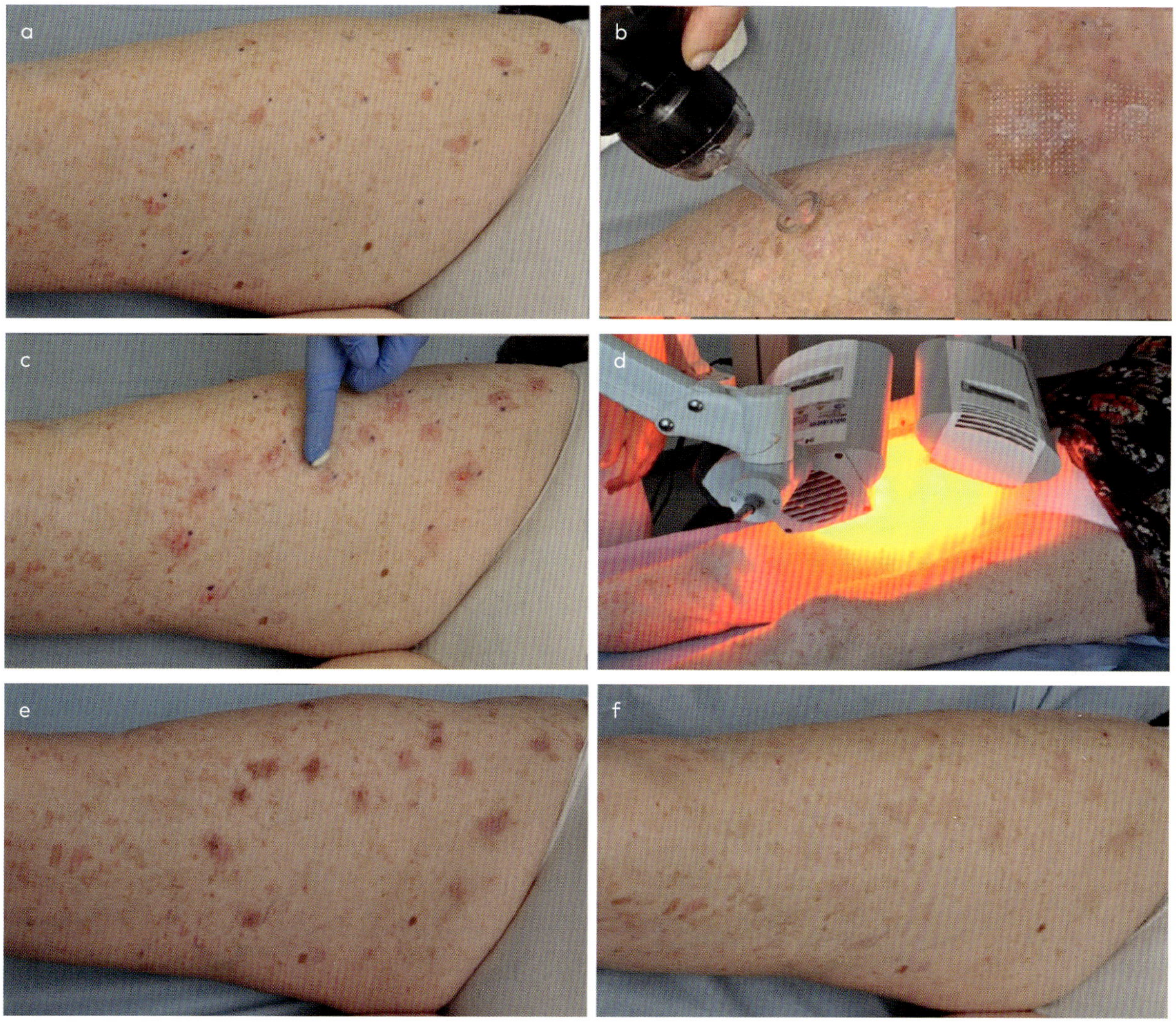

图 5-1-2　点阵 CO_2 激光辅助 MAL 光动力治疗日光性角化病过程（注：图 5-1-2 和图 5-1-3 显示为两种不同治疗方式在同一患者两条不同的腿上同时进行的治疗）。一个 72 岁的多发性日光性角化病患者腿部接受剥脱激光辅助甲基氨基酮戊酸（MAL）给药的光动力治疗。（a）治疗前。（b）正在接受点阵激光处理的日光性角化病皮损，根据角化过度的程度不同，选择 20~40mJ/ 微束，图片显示为 5% 密度的激光网格局部特写（Deep FX, Lumenis® UltraPulse）。（c）局部外用 MAL 霜，孵育吸收 3h。（d）局部应用红光照射 (630nm, 37J/cm^2 , 8min, Aktilite®)。（e）治疗 14 天后的局部皮肤反应。（f）治疗 10 周后的效果

联合 AFL 给予聚左旋乳酸 (PLLA) 治疗提供了平均临床改善分为 2.18 分 (0~3 分)，而 AFL 辅助自体富含血小板血浆治疗后的疗效被证明可与皮内注射相似。尽管大量的瘢痕类型可能从 AFL 辅助给药治疗中获益，但仍需要进行随机对照临床试验加以进一步论证。

甲真菌病

用激光辅助给药能有效增加治疗的效果，AFL 辅助局部应用阿莫罗芬治疗红毛癣菌、须毛癣菌和絮状表皮癣菌引起的甲真菌病，在经过 12 周内的 3 次治疗后，临床和真菌治愈率达到 50%。最近，点阵 CO_2 激光辅助给予特比萘芬，在治疗 3 个月后真菌培养阴性率为 92%， 3 个疗程后间隔 6 个月进行随访，真菌培养阴性率分别为 80% 。与瘢痕治疗一样，未来需要进行随机对照试验，以证实 AFL 辅助给予抗真菌药物的确切临床疗效。

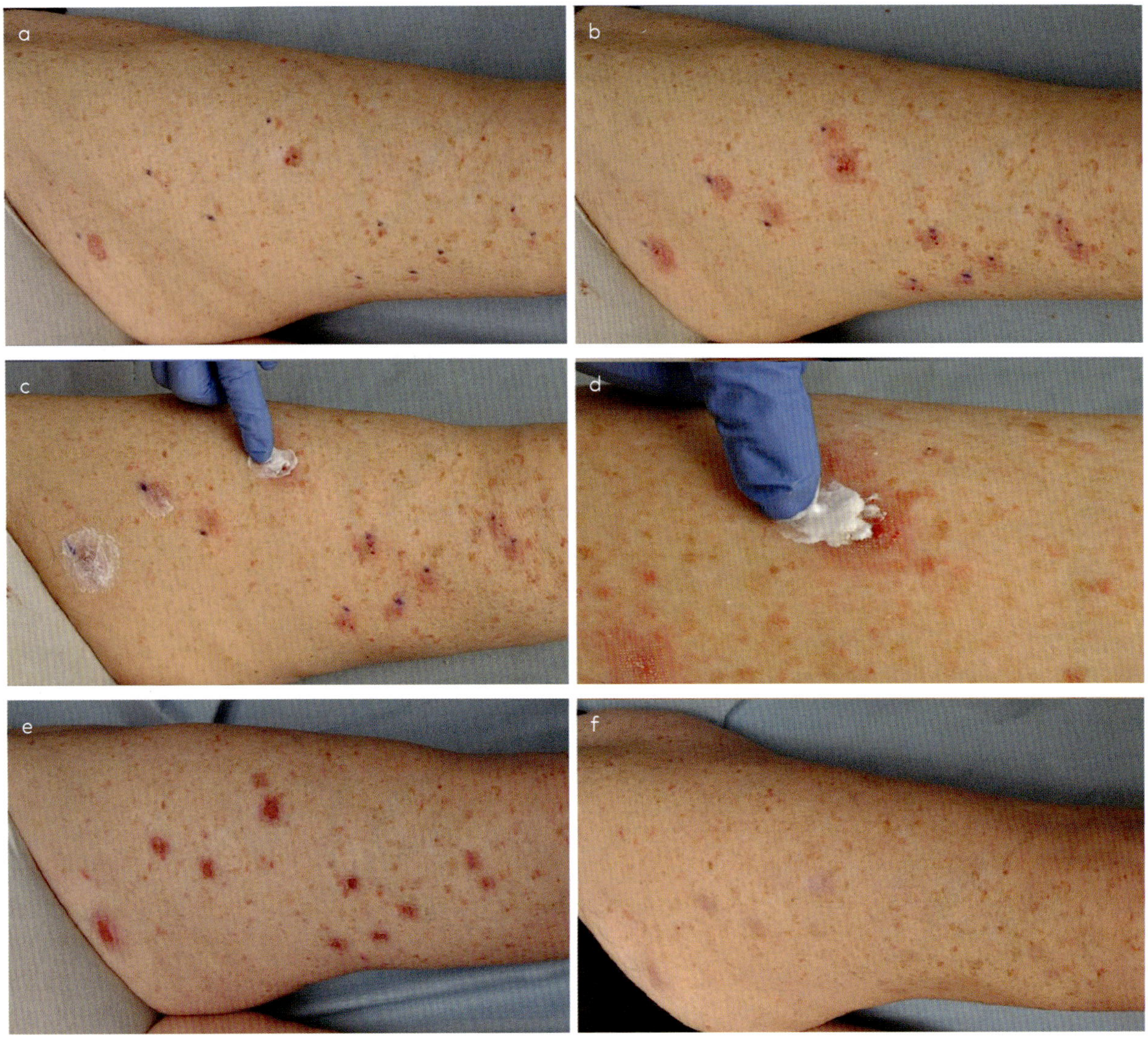

图 5-1-3 剥脱点阵激光辅助 5% 5- 氟尿嘧啶治疗日光性角化病过程（注：图 5-1-2 和图 5-1-3 显示为两种不同治疗方式在同一患者两条不同的腿上同时进行的治疗）。一个 72 岁的多发性日光性角化病患者腿部接受剥脱点阵激光辅助 5% 5- 氟尿嘧啶霜治疗。（a）治疗前。（b）5% 密度给予 CO_2 激光处理后 (Deep FX,Lumenis® UltraPulse)。（c、d）局部给予 5- 氟尿嘧啶霜，之后封包 5 天。（e）治疗 14 天后的局部皮肤反应。（f）治疗 10 周后的效果

2.7 非剥脱点阵激光

由于对水的吸收较弱，非剥脱点阵激光不是通过建立微孔直接促进药物的渗透，而是诱发热损伤的圆柱形区，也称为微热损伤带 (MTZ，图 5-1-1)。MTZ 向表皮下和真皮延伸，使得低含水量的角质层相对完好。与 AFL 类似，MTZ 的深度和密度与 NAFL 的可调参数有关，被证明对激光辅助给药的调节具有参考价值。然而，对于 NAFL 来说，激光设置与药物摄取量和效率之间的关系仍处于初期研究阶段。

NAFL 后经皮水分丢失增加，提示皮肤屏障功能暂时被破坏。然而，NAFL 增加局部用药的机制尚不清楚。除了通过 NAFL 的直接光热效应产生 MTZ 外，可能的理论还包括通过光物理波 (PW) 临时增加皮肤细胞间隙，形成表皮空泡和真皮—表皮连接破坏。然而，目前仍需要进一步的研究才能确定 AFL 辅助给药的作用机制。

3 非剥脱激光辅助给药

与 AFL 相比，目前很少有关于 NAFL 作为给药策略的研究。在临床前研究中，NAFL 已被证明能增强双氯芬酸、舒马曲坦酸盐、ALA、咪喹莫特、维 A 酸和多肽的局部药物吸收。此外，临床试验表明，NAFL 与以下药物联合使用有疗效：外用曲替诺因、比马前列素、MAL 、ALA、富含血小板血浆和 A 型肉毒毒素。展望未来，NAFL 的药物传递能力和良好的安全性将为激光辅助给药提供新的策略。然而，NAFL 是否能像 AFL 那样有效地增强皮肤局部药物的穿透作用还有待研究。

安全方面，AFL 辅助给药破坏了皮肤的天然屏障，作用深达皮肤和真皮乳头层。激光和局部药物的联合作用常常加重局部皮肤反应，作用深度因靠近皮下血管可能导致全身毒性和从皮肤菌群或非无菌制剂中带入致病病原体。局部外用制剂一般是为完整皮肤外用设计的，成分通常未考虑进入皮下或者吸收入血的影响。尽管据研究报道，与完全剥脱过程相比，这些风险明显降低，这些药物的摄入可能会引起不必要的毒性和潜在的免疫敏感性，导致过敏反应。NAFL 对角质层的影响降低，显著降低了与治疗相关的副作用的严重程度和持续时间。虽然没有研究直接对比 NAFL 和 AFL 辅助给药的安全性，但 NAFL 理论上具有的优势包括较短的停工期和较少的炎症后色素沉着、红斑、结痂和疼痛反应。与 AFL 相比，NAFL 的感染风险更低， NAFL 后细菌的皮肤渗透率与完整皮肤的渗透率相当。当确定在激光辅助给药中需要应用哪种激光技术时，与 AFL 相比，NAFL 具有更好的安全性，但会降低疗效，需要综合考虑后再选择。

总而言之，激光辅助给药应谨慎选择，应该在条件可控的情况下选择，并使用适合于局部注射的配方和剂量。在操作点阵激光辅助给药时，提供者必须充分考虑已知的、与激光相关的副作用、感染、过敏反应、系统性摄取的风险以及其他未报道的不良事件的可能性。生长因子和富含血小板的血浆在 AFL 治疗后越来越多地被用于减少停工期，它们是否会促进异常细胞的增殖还有待进一步的研究；因此，目前尚不清楚 AFL 辅助给药的长期后果，需要临床研究结合具体的外用药物充分评估其疗效和安全性。

4 结论

点阵激光辅助给药应用效能、潜力尚有很大的提升空间。到目前为止，一些新兴的研究表明，AFL 不仅能促进局部药物的经皮吸收，而且还能辅助治疗性抗体、大分子、核酸、过敏原、支架材料、细胞甚至是治疗光的传递。临床上目前已成功地进行了由 AFL 协助接种白蛋白疫苗的免疫接种，AFL 与其他药物输送技术 (如离子电泳、电穿孔和声波) 的结合即将问世。AFL 和 NAFL 能够使以前没有通过皮肤给药的全身性药物通过局部给药成为可能，为治疗多种疾病提供了新的药物治疗选择和管理途径。无论是在皮肤科领域还是其他领域，尽管还处于初始研究阶段，但点阵激光辅助给药已是一种有效、微创的药物输送系统。

5 总结

- 剥脱点阵激光和非剥脱点阵激光辅助给药 (LADD) 被越来越多地用于增强皮肤吸收和增强局部药物的临床疗效。
- 目前的临床前证据和临床证据证实了利用剥脱点阵激光 (AFL) 进行光动力疗法治疗光化性角化病的疗效。

• 点阵激光辅助给药可能提高目前临床批准应用的局部药物治疗的疗效。

• 在操作点阵激光辅助给药时，操作者必须注意局部皮肤反应增强、药物全身吸收的可能性、感染的迹象、对药物配方成分的过敏反应，以及以前未报道过的其他不良反应。

6 参考文献

[1] Ai J-J, Zha W-F, Guo B, Song W-M. A randomized guinea pig study on external cell growth factors after fractional ultrapulsed CO_2 laser therapy. J Cosmet Laser Ther. 2013;15(4):219–224.

[2] Alexiades M. Randomized, double-blind, split-face study evaluating fractional ablative erbium:YAG lasermediated trans-epidermal delivery of cosmetic actives and a novel acoustic pressure wave ultrasound technology for the treatment of skin aging, melasma, and acne sc. J Drugs Dermatol. 2015;14(11):1191–1198.

[3] Alexiades-Armenakas MR, Dover JS, Arndt KA. The spectrum of laser skin resurfacing: nonablative, fractional, and ablative laser resurfacing. J Am Acad Dermatol. 2008;58(5):719–737-740.

[4] Ali FR, Al-Niaimi F. Laser-assisted drug delivery in dermatology: from animal models to clinical practice. Lasers Med Sci. 2016;31(2):373–381.

[5] Alvarez-Figueroa MJ, Blanco-Méndez J. Transdermal delivery of methotrexate: iontophoretic delivery from hydrogels and passive delivery from microemulsions. Int J Pharm. 2001;215(1–2):57–65.

[6] Ameri M, Kadkhodayan M, Nguyen J, et al. Human growth hormone delivery with a microneedle transdermal system: preclinical formulation, stability, delivery and PK of therapeutically relevant doses. Pharmaceutics. 2014;6(2):220–234.

[7] Andrews S, Lee JW, Choi S-O, Prausnitz MR. Transdermal insulin delivery using microdermabrasion. Pharm Res. 2011;28(9):2110–2118.

[8] Bach D, Weiss R, Hessenberger M, et al. Transcutaneous immunotherapy via laser-generated micropores efficiently alleviates allergic asthma in Phl p 5-sensitized mice. Allergy. 2012;67(11):1365–1374.

[9] Bachhav Y, Summer S, Heinrich A, Bragagna T, Böhler C, Kalia Y. Effect of controlled laser microporation on drug transport kinetics into and across the skin. J Control release. 2010a;146(1):31–36.

[10] Bachhav YG, Summer S, Heinrich A, Bragagna T, Böhler C, Kalia YN. Effect of controlled laser microporation on drug transport kinetics into and across the skin. J Control release. 2010b;146(1):31–36.

[11] Bachhav YG, Heinrich A, Kalia YN. Using laser microporation to improve transdermal delivery of diclofenac: increasing bioavailability and the range of therapeutic applications. Eur J Pharm Biopharm. 2011;78(3):408–414.

[12] Bachhav YG, Heinrich A, Kalia YN. Controlled intra- and transdermal protein delivery using a minimally invasive Erbium:YAG fractional laser ablation technology. Eur J Pharm Biopharm. 2013;84(2):355–364.

[13] Baron ED, Harris L, Redpath WS, Shapiro H. Laserassisted penetration of topical anesthetic in adults. 2014;139(4):1288–1290.

[14] Basnett A, Nguyen TA, Cannavino C, Krakowski AC. Ablative fractional laser resurfacing with topical paromomycin as adjunctive treatment for a recalcitrant cutaneous leishmaniasis wound. Lasers Surg Med. 2015;47(10):788–791.

[15] Transepidermal Drug Delivery: Overview, Concept, and Applications 457Benson HAE. Transdermal drug delivery: penetration enhancement techniques. Curr Drug Deliv. 2005;2 (1):23–33.

[16] Bhatta AK, Keyal U, Huang X, Zhao JJ. Fractional carbondioxide (CO_2) laser-assisted topical therapy for the treatment of onychomycosis. J Am Acad Dermatol. 2016;74(5):916–923.

[17] Brown MB, Martin GP, Jones SA, Akomeah FK. Dermal and transdermal drug delivery systems: current and future prospects. Drug Deliv. 2006;13(3):175–187.

[18] Cavalié M, Sillard L, Montaudié H, Bahadoran P, Lacour J-P, Passeron T. Treatment of keloids with laser-assisted topical steroid delivery: a retrospective study of 23 cases. Dermatol Ther. 2015;28(2):74–78.

[19] Chen X, Shah D, Kositratna G, Manstein D, Anderson RR, Wu MX. Facilitation of transcutaneous drug delivery and vaccine immunization by a safe laser technology. J Control Release. 2012;159(1):43–51.

[20] Chen W-Y, Fang C-L, Al-Suwayeh SA, Yang H-H, Li Y-C, Fang J-Y. Risk assessment of excess drug and sunscreen absorption via skin with ablative fractional laser resurfacing : optimization of the applied dose for postoperative care. Lasers Med Sci. 2013;28 (5):1363–1374.

[21] Chitvanich S, Rerknimitr P, Panchaprateep R, Pongprutthipan M, Asawanonda P. Combination of non-ablative fractional photothermolysis and 0.1% tacrolimus ointment is efficacious for treating idiopathic guttate hypomelanosis. J Dermatolog Treat. 2016;27(5):456–460.

[22] Choi SH, Kim KH, Song KH. Efficacy of ablative fractional laser-assisted photodynamic therapy with shortincubation time for the treatment of facial and scalp actinic keratosis: 12-month follow-up results of a randomized, prospective, comparative trial. J Eur Acad Dermatology Venereol. 2015a;29(8):1598–1605.

[23] Choi SH, Kim KH, Song K-H. Efficacy of ablative fractional laser-assisted photodynamic therapy for the treatment of actinic cheilitis: 12-month follow-up results of a prospective, randomized, comparative trial. Br J Dermatol. 2015b;173(1):184–191.

[24] Doukas AG, Kollias N. Transdermal drug delivery with a pressure wave. Adv Drug Deliv Rev. 2004;56 (5):559–579.

[25] Elias PM, Menon GK. Structural and lipid biochemical correlates of the epidermal permeability barrier. Adv Lipid Res. 1991;24:1–26.

[26] Erlendsson AM, Taudorf EH, Eriksson AH, et al. Ablative fractional laser alters biodistribution of ingenol mebutate in the skin. Arch Dermatol Res. 2015;307(6):512–522.

[27] Erlendsson AM, Doukas AG, Farinelli WA, Bhayana B, Anderson RR, Haedersdal M. Fractional laser-assisted drug delivery: active filling of laser channels with pressure and vacuum alteration. Lasers Surg Med. 2016;48 (2):116–124.

[28] Fan X, Yin Y, Wang S, et al. Clinical assessment of the safety and effectiveness of nonablative fractional laser combined with transdermal delivery of botulinum toxin A in treating periocular wrinkles. Plast Reconstr surgery Glob open. 2016;4(8):e1004.

[29] Fang J-Y, Lee W-R, Shen S-C, Fang Y-P, Hu C-H. Enhancement of topical 5-aminolaevulinic acid delivery by erbium:YAG laser and microdermabrasion: a comparison with iontophoresis and electroporation. Br J Dermatol. 2004;151(1):132–140.

[30] Forster B, Klein A, Szeimies R-M, Maisch T. Penetration enhancement of two topical 5-aminolaevulinic acid formulations for photodynamic therapy by erbium: YAG laser ablation of the stratum corneum: continuous versus fractional ablation. Exp Dermatol. 2010;19 (9):806–812.

[31] Franz TJ. Kinetics of cutaneous drug penetration. Int J Dermatol. 1983;22(9):499–505.

[32] Fukushima K, Ise A, Morita H, et al. Two-layered dissolving microneedles for percutaneous delivery of peptide/protein drugs in rats. Pharm Res. 2011;28 (1):7–21.

[33] Ganti SS, Banga AK. Non-ablative fractional laser to facilitate transdermal delivery. J Pharm Sci. 2016;105 (11):3324–3332.

[34] Gawdat HI, Hegazy RA, Fawzy MM, Fathy M. Autologous platelet rich plasma: topical versus intradermal after fractional ablative carbon dioxide laser treatment of atrophic acne scars. Dermatol Surg. 2014;40(2):152–161.

[35] Gothelf A, Mir LM, Gehl J. Electrochemotherapy: results of cancer treatment using enhanced delivery of bleomycin by electroporation. Cancer Treat Rev. 2003;29(5):371–387.

[36] Govil S. Transdermal drug delivery systems. In: Tyle P, editor. Drug delivery devices: fundamentals and applications. 1st ed. New York: Marcel Dekker; 1988. p. 385–420.

[37] Griffin JE, Echternach JL, Price RE, Touchstone JC. Patients treated with ultrasonic driven hydrocortisone and with ultrasound alone.

Phys Ther. 1967;47 (7):594–601.

[38] Gupta AK, Studholme C. Novel investigational therapies for onychomycosis: an update. Expert Opin Investig Drugs. 2016;25(3):297–305.

[39] Haak CS, Farinelli WA, Tam J, Doukas AG, Anderson RR, Haedersdal M. Fractional laser-assisted delivery of methyl aminolevulinate: impact of laser channel depth and incubation time. Lasers Surg Med. 2012a;44 (10):787–795.

[40] Haak CS, Bhayana B, Farinelli WA, Anderson RR, Haedersdal M. The impact of treatment density and molecular weight for fractional laser-assisted drug delivery. J Control Release. 2012b;163(3):335–341.

[41] Haak C, Togsverd-Bo K, Thaysen-Petersen D, et al. Fractional laser-mediated photodynamic therapy of highrisk basal cell carcinomas – a randomized clinical trial. Br J Dermatol. 2015;172(1):215–222.

[42] Haak CS, Christiansen K, Erlendsson AM, et al. Ablative fractional laser enhances MAL-induced PpIX accumulation: impact of laser channel density, incubation time 458 A.M. Erlendsson et al.and drug concentration. J Photochem Photobiol B. 2016;159:42–48.

[43] Haedersdal M, Sakamoto FH, Farinelli WA, Doukas AG, Tam J, Anderson RR. Fractional CO(2) laser-assisted drug delivery. Lasers Surg Med. 2010;42(2):113–122.

[44] Haedersdal M, Katsnelson J, Sakamoto FH, et al. Enhanced uptake and photoactivation of topical methyl aminolevulinate after fractional CO_2 laser pretreatment. Lasers Surg Med. 2011;43(8):804–813.

[45] Haedersdal M, Sakamoto FH, Farinelli WA, Doukas AG, Tam J, Anderson RR. Pretreatment with ablative fractional laser changes kinetics and biodistribution of topical 5-aminolevulinic acid (ALA) and methyl aminolevulinate (MAL). Lasers Surg Med. 2014;46 (6):462–469.

[46] Haedersdal M, Erlendsson AM, Paasch U, Anderson RR. Translational medicine in the field of ablative fractional laser (AFXL)-assisted drug delivery: a critical review from basics to current clinical status. J Am Acad Dermatol. 2016;74(5):981–1004.

[47] Hantash BM, Mahmood MB. Fractional photothermolysis: a novel aesthetic laser surgery modality. Dermatol Surg. 2007;33(5):525–534.

[48] Hantash BM, Bedi VP, Chan KF, Zachary CB. Ex vivo histological characterization of a novel ablative fractional resurfacing device. Lasers Surg Med. 2007a;39 (2):87–95.

[49] Hantash BM, Bedi VP, Kapadia B, et al. In vivo histological evaluation of a novel ablative fractional resurfacing device. Lasers Surg Med. 2007b;39(2):96–107.

[50] Helsing P, Togsverd-Bo K, Veierød MB, Mørk G, Haedersdal M. Intensified fractional CO_2 laser-assisted photodynamic therapy vs. laser alone for organ transplant recipients with multiple actinic keratoses and wart-like lesions: a randomized half-side comparative trial on dorsal hands. Br J Dermatol. 2013;169(5):1087–1092.

[51] Hsiao C-Y, Huang C-H, Hu S, et al. Fractional carbon dioxide laser treatment to enhance skin permeation of ascorbic acid 2-glucoside with minimal skin disruption. Dermatol Surg. 2012;38(8):1284–1293.

[52] Hsiao C-Y, Sung H-C, Hu S, Huang C-H. Fractional CO_2 Laser Treatment to Enhance Skin Permeation of Tranexamic Acid with Minimal Skin Disruption. Dermatology. 2015;230(3):269–275.

[53] Hsu SH, Gan SD, Nguyen BT, Konnikov N, Liang CA. Ablative fractional laser-assisted topical fluorouracil for the treatment of superficial basal cell carcinoma and squamous cell carcinoma in situ: a follow-up study. Dermatol Surg. 2016;42(9):1050–1053.

[54] Huth S, Marquardt Y, Amann PM, et al. Ablative non-sequential fractional ultrapulsed CO_2 laser pretreatment improves conventional photodynamic therapy with methyl aminolevulinate in a novel human in vitro 3D actinic keratosis skin model. Exp Dermatol. May 2016: Epub ahead of print.

[55] Jacques SL, McAuliffe DJ, Blank IH, Parrish JA. Controlled removal of human stratum corneum by pulsed laser. J Invest Dermatol. 1987;88(1):88–93.

[56] Kim JH, Park HY, Jung M, Choi EH. Automicroneedle therapy system combined with topical tretinoin shows better regenerative effects

compared with each individual treatment. Clin Exp Dermatol. 2013;38(1):57–65.

[57] Kim JM, Kim WI, Ko HC, Kim MB, Kim BS. Epidermal barrier function changes after ablative and non-ablative fractional laser administration. J Eur Acad Dermatol Venereol. July 2016: Epub ahead of print.

[58] Ko D-Y, Jeon S-Y, Kim K-H, Song K-H. Fractional erbium: YAG laser-assisted photodynamic therapy for facial actinic keratoses: a randomized, comparative, prospective study. J Eur Acad Dermatol Venereol. 2014a;28 (11):1529–1539.

[59] Ko DY, Kim KH, Song KH. A randomized trial comparing methyl aminolaevulinate photodynamic therapy with and without Er:YAG ablative fractional laser treatment in Asian patients with lower extremity Bowen disease: results from a 12-month follow-up. Br J Dermatol. 2014b;170(1):165–172.

[60] Krishnan G, Grice JE, Roberts MS, Benson HAE, Prow TW. Enhanced sonophoretic delivery of 5-aminolevulinic acid: preliminary human ex vivo permeation data. Skin Res Technol. 2013;19(1):e283–e289.

[61] Laubach H-J, Tannous Z, Anderson RR, Manstein D. Skin responses to fractional photothermolysis. Lasers Surg Med. 2006;38(2):142–149.

[62] Lee W, Shen S, Wang K, Hu C, Fang J. The effect of laser treatment on skin to enhance and control transdermal delivery of 5-fluorouracil. J Pharm Sci. 2002;91 (7):1613–1626.

[63] Lee W-R, Shen S-C, Kuo-Hsien W, Hu C-H, Fang J-Y. Lasers and microdermabrasion enhance and control topical delivery of vitamin C. J Invest Dermatol. 2003;121(5):1118–1125.

[64] Lee W-R, Tsai R-Y, Fang C-L, Liu C-J, Hu C-H, Fang J-Y. Microdermabrasion as a novel tool to enhance drug delivery via the skin: an animal study. Dermatologic Surg. 2006;32(8):1013–1022.

[65] Lee W-R, Shen S-C, Fang C-L, Zhuo R-Z, Fang J-Y. Topical delivery of methotrexate via skin pretreated with physical enhancement techniques: low-fluence erbium:YAG laser and electroporation. Lasers Surg Med. 2008;40(7):468–476.

[66] Lee W-R, Shen S-C, Al-Suwayeh SA, Yang H-H, Yuan C-Y, Fang J-Y. Laser-assisted topical drug delivery by using a low-fluence fractional laser: imiquimod and macromolecules. J Control Release. 2011a;153(3):240–248.

[67] Lee YB, Lee KJ, Park HJ, Cho BK. Topical application of growth factors after carbon dioxide fractional laser therapy: a randomized controlled split-face study. J Cosmet Laser Ther. 2011b;13(1):38–40.

[68] Lee W-R, Shen S-C, Al-Suwayeh SA, Yang H-H, Li Y-C, Fang J-Y. Skin permeation of small-molecule drugs, macromolecules, and nanoparticles mediated by a fractional carbon dioxide laser: the role of hair follicles. Pharm Res. 2013;30(3):792–802.

[69] Lee W-R, Shen S-C, Aljuffali IA, Li Y-C, Fang J-Y. Erbium-yttrium-aluminum-garnet laser irradiation Transepidermal Drug Delivery: Overview, Concept, and Applications 459ameliorates skin permeation and follicular delivery of antialopecia drugs. J Pharm Sci. 2014a;103 (11):3542–3552.

[70] Lee W-R, Shen S-C, Chen W-Y, Aljuffali IA, Suen S-Y, Fang J-Y. Noninvasive delivery of siRNA and plasmid DNA into skin by fractional ablation: erbium:YAG laser versus CO_2 laser. Eur J Pharm Biopharm. 2014b;86(3):315–323.

[71] Lee W-R, Shen S-C, Aljuffali IA, Lin Y-K, Huang C-W, Fang J-Y. Non-ablative fractional laser assists cutaneous delivery of small- and macro-molecules with minimal bacterial infection risk. Eur J Pharm Sci. 2016;92:1–10.

[72] Levin G, Gershonowitz A, Sacks H, et al. Transdermal delivery of human growth hormone through RF-microchannels. Pharm Res. 2005;22(4):550–555.

[73] Lim E-H, Kim H, Park Y-O, et al. Toenail onychomycosis treated with a fractional carbon-dioxide laser and topical antifungal cream. J Am Acad Dermatol. 2014a;70 (5):918–923.

[74] Lim HK, Jeong KH, Kim NI, Shin MK. Nonablative fractional laser as a tool to facilitate skin penetration of 5-aminolaevulinic acid with minimal skin disruption: a preliminary study. Br J Dermatol. 2014b;170 (6):1336–1340.

[75] Lippert J, Smucler R, Vlk M. Fractional carbon dioxide laser improves nodular basal cell carcinoma treatment with photodynamic therapy with methyl 5-aminolevulinate. Dermatol Surg. 2013;39 (8):1202–1208.

[76] Ma G, Wu P, Lin X, et al. Fractional carbon dioxide laserassisted drug delivery of topical timolol solution for the treatment of deep infantile hemangioma: a pilot study. Pediatr Dermatol. 31(3):286–291.

[77] Mahmoud BH, Burnett C, Ozog D. Prospective randomized controlled study to determine the effect of topical application of botulinum toxin A for crow's feet after treatment with ablative fractional CO_2 laser. Dermatol Surg. 2015;41(Suppl 1):S75–S81.

[78] Manstein D, Herron GS, Sink RK, Tanner H, Anderson RR. Fractional photothermolysis: a new concept for cutaneous remodeling using microscopic patterns of thermal injury. Lasers Surg Med. 2004;34(5):426–438.

[79] Marini LG, Krunic AL. In: Katsambas A, editor. European handbook of dermatological treatments. 3rd ed. Berlin/ Heidelberg: Springer Verlag; 2015.

[80] Marro D, Kalia YN, Delgado-Charro MB, Guy RH. Optimizing iontophoretic drug delivery: identification and distribution of the charge-carrying species. Pharm Res. 2001;18(12):1709–1713.

[81] Massaki ABMN, Fabi SG, Fitzpatrick R. Repigmentation of hypopigmented scars using an erbium-doped 1550- nm fractionated laser and topical bimatoprost. Dermatol Surg. 2012;38(7 Pt 1):995–1001.

[82] Meesters AA, Bakker MM, de Rie MA, Wolkerstorfer A. Fractional CO_2 laser assisted delivery of topical anesthetics: a randomized controlled pilot study. Lasers Surg Med. 2016;48(2):208–211.

[83] Mikolajewska P, Donnelly RF, Garland MJ, et al. Microneedle pre-treatment of human skin improves 5-aminolevulininc acid (ALA)- and 5-aminolevulinic acid methyl ester (MAL)-induced PpIX production for topical photodynamic therapy without increase in pain or erythema. Pharm Res. 2010;27(10):2213–2220.

[84] Mitragotri S, Blankschtein D, Langer R. Ultrasoundmediated transdermal protein delivery. Science. 1995;269(5225):850–853.

[85] Morrow DIJ, Garland MJ, McCarron PA, Woolfson AD, Donnelly RF. Innovative drug delivery strategies for topical photodynamic therapy using porphyrin precursors. J Environ Pathol Toxicol Oncol. 2007;26 (2):105–116.

[86] Oni G, Brown S. a, Kenkel JM. Can fractional lasers enhance transdermal absorption of topical lidocaine in an in vivo animal model? Lasers Surg Med. 2012;44 (2):168–174.

[87] Oni G, Rasko Y, Kenkel J. Topical lidocaine enhanced by laser pretreatment: a safe and effective method of analgesia for facial rejuvenation. Aesthetic Surg J. 2013a;33(6):854–861.

[88] Oni G, Lequeux C, Cho M-J, et al. Transdermal delivery of adipocyte-derived stem cells using a fractional ablative laser. Aesthet Surg J. 2013b;33(1):109–116.

[89] Pacini S, Gulisano M, Punzi T, Ruggiero M. Transdermal delivery of Clostridium botulinum toxin type A by pulsed current iontophoresis. J Am Acad Dermatol. 2007;57(6):1097–1099.

[90] Park S-M, Kim G-W, Mun J-H, et al. Fractional laserassisted topical imiquimod 5% cream treatment for recalcitrant common warts in children: a pilot study. Dermatol Surg. September 2016a: Epub ahead of print.

[91] Park JM, Jeong K-H, Bae MI, Lee S-J, Kim N-I, Shin MK. Fractional radiofrequency combined with sonophoresis to facilitate skin penetration of 5-aminolevulinic acid. Lasers Med Sci. 2016b;31 (1):113–118.

[92] Pathan IB, Setty CM. Chemical penetration enhancers for transdermal drug delivery systems. Trop J Pharm Res. 2009;8(2):173–179.

[93] Paudel KS, Milewski M, Swadley CL, Brogden NK, Ghosh P, Stinchcomb AL. Challenges and opportunities in dermal/transdermal delivery. Ther Deliv. 2010;1 (1):109–131.

[94] Prens SP, de Vries K, Neumann HAM, Prens EP. Non-ablative fractional resurfacing in combination with topical tretinoin cream as a field treatment modality for multiple actinic keratosis: a pilot study and a review of other field treatment modalities. J Dermatolog Treat.

2013;24(3):227–231.

[95] Rkein A, Ozog D, Waibel JS. Treatment of atrophic scars with fractionated CO_2 laser facilitating delivery of topically applied poly-L-lactic acid. Dermatol Surg. 2014;40(6):624–631.

[96] Rosim GC, Barbieri CH, Lanças FM, Mazzer N. Diclofenac phonophoresis in human volunteers. Ultrasound Med Biol. 2005;31(3):337–343.

[97] Erlendsson et al.Ruiz-Rodriguez R, López L, Candelas D, Zelickson B. Enhanced efficacy of photodynamic therapy after fractional resurfacing: fractional photodynamic rejuvenation. J Drugs Dermatol. 2007;6(8):818–820.

[98] Sardesai NY, Weiner DB. Electroporation delivery of DNA vaccines: prospects for success. Curr Opin Immunol. 2011;23(3):421–429.

[99] Shin M-K, Lee J-H, Lee S-J, Kim N-I. Platelet-rich plasma combined with fractional laser therapy for skin rejuvenation. Dermatol Surg. 2012a;38(4):623–630.

[100] Shin M-K, Lee J-H, Lee S-J, Kim N-I. Platelet-rich plasma combined with fractional laser therapy for skin rejuvenation. Dermatol Surg. 2012b;38(4):623–630.

[101] Singhal M, Del Río-Sancho S, Sonaje K, Kalia YN. Fractional laser ablation for the cutaneous delivery of triamcinolone acetonide from cryomilled polymeric microparticles: creating intraepidermal drug depots. Mol Pharm. 2016;13(2):500–511.

[102] Song HS, Jung S-E, Jang YH, Kang HY, Lee E-S, Kim YC. Fractional carbon dioxide laser-assisted photodynamic therapy for patients with actinic keratosis. Photodermatol Photoimmunol Photomed. 2015;31 (6):296–301.

[103] Surber C, Davis AF. Bioavailability and bioequivalence dermatological formulations. In: Walters KA, editor. Dermatological and transdermal formulations. Boca Raton, FL, USA: 119 CRC Press; 2002. p. 401–474.

[104] Taudorf EH, Haak CS, Erlendsson AM, et al. Fractional ablative erbium YAG laser: histological characterization of relationships between laser settings and micropore dimensions. Lasers Surg Med. 2014;46(4):281–289.

[105] Taudorf E, Lerche C, Vissing A, et al. Topically applied methotrexate is rapidly delivered into skin by fractional laser ablation. Expert Opin Drug Deliv. 2015;12 (7):1059–1069.

[106] Taudorf EH, Lerche CM, Erlendsson AM, et al. Fractional laser-assisted drug delivery: laser channel depth influences biodistribution and skin deposition of methotrexate. Lasers Surg Med. 2016;48(5):519–529.

[107] Tian T, Luo Y, Jiang T, et al. Clinical effect of ablative fractional laser-assisted topical anesthesia on human skin: a randomized pilot study. J Cosmet Laser Ther. August 2016: Epub ahead of print.

[108] Togsverd-Bo K, Haak CS, Thaysen-Petersen D, Wulf HC, Anderson RR, Hædersdal M. Intensified photodynamic therapy of actinic keratoses with fractional CO_2 laser: a randomized clinical trial. Br J Dermatol. 2012;166 (6):1262–1269.

[109] Togsverd-Bo K, Lei U, Erlendsson AM, et al. Combination of ablative fractional laser and daylight-mediated photodynamic therapy for actinic keratosis in organ transplant recipients – a randomized controlled trial. Br J Dermatol. 2015;172(2):467–474.

[110] Treffel P, Panisset F, Humbert P, Remoussenard O, Bechtel Y, Agache P. Effect of pressure on in vitro percutaneous absorption of caffeine. Acta Derm Venereol. 1993;73(3):200–2002.

[111] Vachiramon V, Chaiyabutr C, Rattanaumpawan P, Kanokrungsee S. Effects of a preceding fractional carbon dioxide laser on the outcome of combined local narrowband ultraviolet B and topical steroids in patients with vitiligo in difficult-to-treat areas. Lasers Surg Med. 2016;48(2):197–202.

[112] Waibel JS, Wulkan AJ, Shumaker PR. Treatment of hypertrophic scars using laser and laser assisted corticosteroid delivery. Lasers Surg Med. 2013;45(3):135–140.

[113] Waibel JS, Mi Q-S, Ozog D, et al. Laser-assisted delivery of vitamin C, vitamin E, and ferulic acid formula serum decreases fractional laser postoperative recovery by increased beta fibroblast growth factor expression. Lasers Surg Med. 2015;48(3):238–244.

[114] Waibel JS, Rudnick A, Nousari C, Bhanusali DG. Fractional ablative laser followed by transdermal acoustic pressure wave device to enhance the drug delivery of aminolevulinic acid: in vivo fluorescence microscopy study. J Drugs Dermatol. 2016;15 (1):14–21.

[115] Walsh JT, Deutsch TF. Er:YAG laser ablation of tissue: measurement of ablation rates. Lasers Surg Med. 1989;9(4):327–337.

[116] Wenande E, Olesen UH, Nielsen MM, et al. Fractional laser-assisted topical delivery leads to enhanced, accelerated and deeper cutaneous 5-fluorouracil uptake. Expert Opin Drug Deliv. 2016;1–11.

[117] Wolfshohl JA, Geddes ERC, Stout AB, Friedman PM. Improvement of erythema dyschromicum perstans using a combination of the 1,550-nm erbium-doped fractionated laser and topical tacrolimus ointment. Lasers Surg Med. 2016: Epub ahead of print.

[118] Yang YJ, Lee G-Y. Treatment of striae distensae with nonablative fractional laser versus ablative CO_2 fractional laser: a randomized controlled trial. Ann Dermatol. 2011;23(4):481–489.

[119] You S-K, Noh Y-W, Park H-H, et al. Effect of applying modes of the polymer microneedle-roller on the permeation of L-ascorbic acid in rats. J Drug Target. 2010;18(1):15–20.

[120] Yu J, Bachhav Y, Summer S, et al. Using controlled lasermicroporation to increase transdermal delivery of prednisone. J Control release. 2010;148:e71–e73.

[121] Yu J, Kalaria DR, Kalia YN. Erbium:YAG fractional laser ablation for the percutaneous delivery of intact functional therapeutic antibodies. J Control Release. 2011;156(1):53–59.

[122] Zaleski-Larsen LA, Fabi SG. Laser-assisted drug delivery. Dermatol Surg. 2016;42(8):919–931.

第 2 章　使用剥脱方式进行经皮给药（激光和射频）

Maria Claudia Almeida Issa and Paulo Santos Torreão

摘要

大多数亲水分子和带电分子几乎是不能通过皮肤的。500Da 的分子量 (MW) 被认为是亲脂分子被动扩散的上限。目前已经被用来改善和提高药物进入皮肤的方法和手段包括：微针、超声和最近研究很热的经皮给药 (TED) 技术。经皮给药技术是一种通过烧灼剥脱的方法 (CO_2 激光、铒激光、剥脱射频）实现给药的技术。到目前为止，已经有很多关于剥脱点阵激光的报道，这种点阵激光可以创建垂直的通道来帮助局部应用药物进入皮肤。本章将讨论射频、激光和微针等剥脱方法在经皮给药中的应用。

关键词

剥脱、经皮给药、激光辅助经皮给药、射频

目录

M.C.A. Issa (✉)
Department of Clinical Medicine – Dermatology,
Fluminense Federal University, Niterói, RJ, Brazil
e-mail: dr.mariaissa@gmail.com;
maria@mariaissa.com.br

P.S. Torreão
Hospital dos Servidores do Estado do Rio de Janeiro,
RJ, Brazil
e-mail: pstorreao@gmail.com

M.C.A. Issa, B. Tamura (eds.), Lasers, Lights and Other Technologies, Clinical Approaches and Procedures in Cosmetic Dermatology 3, https://doi.org/10.1007/978-3-319-16799-2_35

1 简介

皮肤点阵剥脱技术于 2004 年首次被报道，是一种特殊的激光皮肤相互作用的光热反应。点阵剥脱激光 (Er:YAG 激光和 CO_2 激光) 或其他点阵剥脱方式，如点阵射频能够部分剥脱皮肤。剥脱产生了许多微垂直通道，为局部应用的不能穿过表皮层的大分子药物提供了通路。小分子药物的渗透也得到增强。这些通道的位置、直径、深度和其他特性可以通过激光或射频技术的设置和类型来控制或调整。

目前已在许多不同的研究中报道了以经皮给药为目的应用的点阵剥脱激光，如 Er:YAG 激光和 CO_2 激光。为了形成表皮中的微通道，激光会根据波长和激光设置的不同产生不同比例的蒸发、凝固和其他热效应。与激光不同的是，射频设备不使用光，而是使用另一种电磁能量，然后将其转化为热能。为了引起射频消融，必须电离氧气，产生皮肤表面的微等离子 (微火花)。当射频手具与皮肤之间有薄层间隙 (空间) 时，微火花在皮肤表面形成，在表皮产生微通道。

许多药物可以用于经皮给药，应该根据疾病的不同选择特定的药物和治疗方法。

在 2010 年，为了加强经皮给药技术对药物的渗透，研究者应用了低频高压的“冲击超声”(Impact US)。这些超声波通过预先形成的通道推动分子运动。在此之前需要使用剥脱方法来达到其目的，这通常被称为冲击超声经皮给药 (Impact US + 经皮给药)（图 5–2–1）。

2 组织病理学研究

在激光治疗后的组织中，通过苏木精和伊红 (HE) 染色，可以观察到由汽化柱形成的垂直通道。在激光剥脱部分，可见一个网格状显微治疗区 (MTZ)。每个 MTZ 由剥脱通道、显微剥脱区 (MAZ) 和被凝固组织包围的炭化边界、显微热区组成，这些是光源热损伤后所产生的。

创建皮肤通道所需的理想参数因激光类型、设备模型和设置不同而各有差异。同时，现有的关于皮肤给药的最佳能量和通道深度的数据目前仍有争议。然而，有证据表明，对于亲水分子和轻度亲脂分子，药物摄取依赖于通道深度，而亲脂药物的摄取则与通道深度关系不大。

Haak 等报道了激光治疗密度 (通道占皮肤的百分比) 和分子量 (MW) 对部分 CO_2 激光辅助给药的影响。点阵剥脱治疗大大增加了分子量在 240~4300Da 的聚乙二醇 (PEG) 在皮内和经皮传送的效率。将激光密度从 1% 提高到 20%，可增加真皮内和透皮总体药物输送量，但密度高于 1% 则会减少单独每个通道的药物输送量。质谱分析表明，药物经皮渗透时，如果药物分子较大时，皮内滞留的药量则会比经皮渗透的药量要高。

Skovbølling 等通过建立在动物体外的皮肤模型，开展了点阵 CO_2 激光的组织病理学研究、目的是建立一个标准模型来描述激光处理后的组织病理损伤特征。结果表明，所研究的激光产生了一个圆锥形病灶，基部为圆形表皮病灶，顶点指向真皮，他们提出了一个能够预测圆锥体积的数学公式。也证明了激光能量

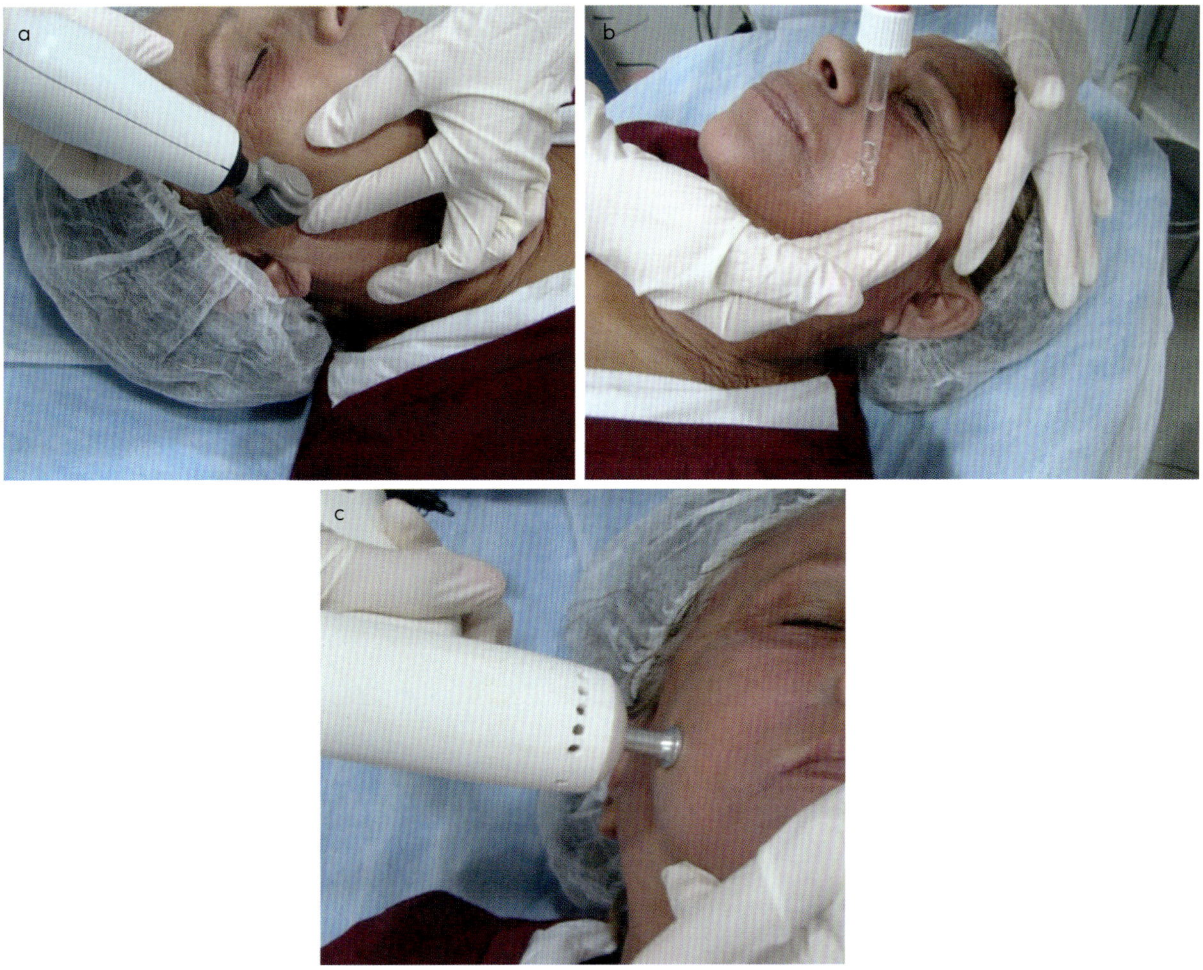

图 5-2-1　(a~c) 经皮给药处理三步骤，剥脱射频、局部药物处理和超声加压冲击

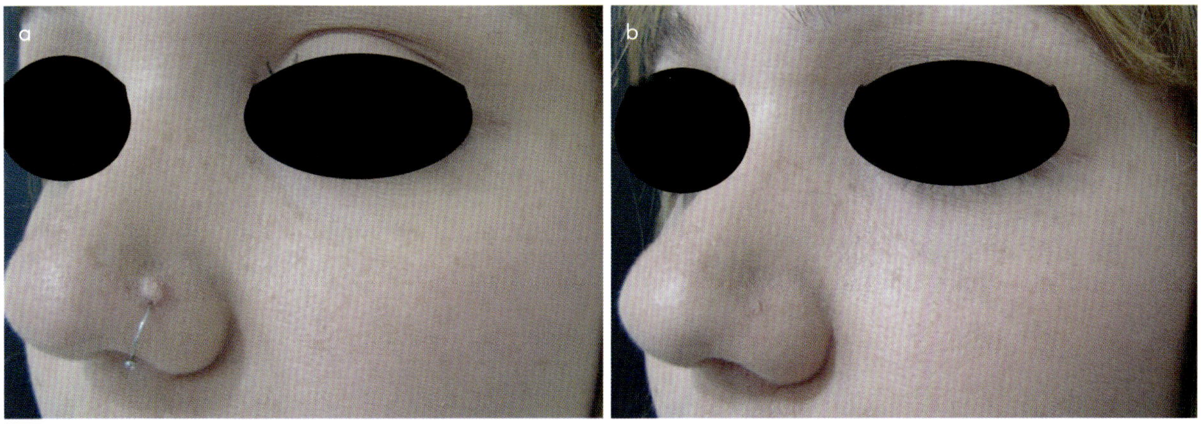

图 5-2-2　（a、b）鼻部增生性瘢痕：治疗一个疗程前后对比（射频 45W + 曲安奈德 20mg/mL + 冲击超声，50Hz，80%）

增加与剥脱深度增加的线性关系，增加能量能略微增加真皮消融宽度，此外激光在某个特定能量水平上，凝固区厚度会达到稳定的平台水平 。

Taudorf 等用 2940nm 激光进行了动物体外研究，目的是确定激光参数、脉冲频率和组织效应的影响。结果表明，低脉冲能量和高重复频率需要在同一点上多次叠加脉冲以产生剥脱效果，而增加脉冲能量，减少脉冲重复和低脉冲累积，也会产生剥脱，但剥脱损伤上叠加的总的脉冲能量比较少。剥脱深度不仅受到脉冲叠加产生的总能量的影响，还受到脉冲能量、脉冲重复频率和脉冲持续时间变化的影响。低脉冲重复和减少累积脉冲数量对于避免积累残余热损伤是很重要的，因为受到热损伤的组织可以在脉冲之间实现冷却，减少剥脱损伤，否则会导致表浅而宽泛的损伤，而不会增加消融深度。该研究还讨论了使用 Er:YAG(2940nm) 激光相对于 CO_2 激光的优势，Er:YAG 激光有可能产生单纯剥脱组织，而避免凝固损伤区。虽然凝固损伤区的重要性还没有完全研究清楚，但较厚的凝固损伤区可能是影响分子传递的阻碍屏障。Brauer 等证明了点阵治疗会导致 MTZ 之间的治疗区域出现更快的愈合反应。

Banzhaf 等研究表明，在激光治疗后的前 30min，部分剥脱 CO_2 激光产生的所有通道都保持打开状态。此后，打开的通道比例逐渐下降，从 6h 开始大幅下降。Olesen 等已经证明液体基载体比霜或凝胶更适合用于经表皮给药。

目前仍然无法确定激光辅助给药所需的具体参数。尽管如此，在进行激光辅助经皮给药时，重要的是要考虑到激光类型、设备模式、激光设置和所预期的效果。与 Er:YAG 激光相比，CO_2 激光可能产生更厚的凝固区。高能量、极短脉冲宽度和低密度的参数设置可促进药物的渗透，特别是增加对亲水分子和轻度亲脂分子的渗透量。

3 适应证

3.1 光动力疗法的经皮给药

已经有研究报道称，在进行光动力疗法前，先用剥脱激光 (Er:YAG 激光或 CO_2 激光) 辅助给予甲基氨基酮戊酸 (MAL)。一些研究也报道了事先使用微针技术辅助光敏剂给药的应用。

最近一项研究评估和比较了单独使用光动力疗法与点阵剥脱射频辅助给药联合光动力治疗 (PDT) 的临床效果。结果表明，联合治疗不但可以将光敏剂 (MAL) 的孵育时间从 3h 减少到 1h，也可以观察到光化性角化病和皮肤纹理的改善。与单纯的光动力疗法相比，光动力疗法联合经皮给药更能有效减少前臂光化性角化病变的数量。此外，使用光动力疗法联合经皮给药处理的一侧，皮肤质地和色素沉着的改善效果更好。

3.2 瘢痕

增生性瘢痕和瘢痕疙瘩是由于易感个体在面对不同类型的真皮损伤 (如创伤、炎症、手术、烧伤，甚至昆虫叮咬) 时，在愈合过程中产生的愈合紊乱。尽管在伤口修复和胶原代谢领域的研究进展越来越多，但瘢痕的治疗仍然是皮肤科医生和整形外科医生面临的挑战之一。在临床上，增生性瘢痕仅局限于最初的损伤部位，瘢痕疙瘩超过这个原发损伤范围，到达邻近的皮肤。在损伤发生 4 周后，出现增生性瘢痕，在几个月内剧烈增长，然后消退。在瘢痕疙瘩中，胶原蛋白的产生是正常愈合组织的 20 倍，且很少自发消失。在最初的生长阶段很难区分增生性瘢痕和瘢痕疙瘩。

皮质内类固醇是治疗瘢痕的一线药物。使用最广泛的类固醇是曲安奈德 (Triamcinolone Acetonide)，是由氢化可的松 (Hydrocortisone) 衍生出来的一种合成皮质类固醇，具有强烈的抗炎作用，其作用机制是抑制成纤维细胞增殖和胶原合成，增加胶原酶的产生，拮抗胶原酶抑制剂的作用。应每 2~6 周使用 1 次，直到病灶出现临床改善或出现局部副作用才停用。皮质类固醇治疗过程非常疼痛，其注射部位药量分布一般不均匀。

Garg 等证实，仅使用 CO_2 剥脱激光治疗瘢痕疙瘩是不够的，需要在激光治疗后 6 个月的时间内，每隔 3~4 周注射 1 次曲安奈德。在瘢痕疙瘩治疗中，局部注射类固醇是目前使用最广泛的治疗方法，因为它在技术上操作简单，对患者来说成本更低，与其他方法相比，疗效的满意度高。但是，整个注射过程是伴有痛苦的，有些患者对于疼痛无法耐受，该注射也很难保证药物均匀，有时会造成局部病灶萎缩。

Issa 等进行了点阵射频联合冲击超声辅助经皮辅助给予曲安奈德治疗增生性瘢痕的应用研究。结果显示增生性瘢痕得到改善或完全恢复，具有良好的美学效果（图 5–2–2）。这项技术患者的疼痛较常规注射治疗轻。然而，在另一项未发表的研究中，使用同样的技术治疗瘢痕疙瘩，没有观察到同样的疗效。

萎缩纹

皮肤萎缩纹是一种常见的、易于识别的皮损改变，通常给患者带来美观上的压力。萎缩纹的病因还不清楚。有许多治疗方法，但没有一种是有效的，也没有任何单一的治疗方法是解决这个问题的关键。由于发病率高，治疗效果差，因此相关的研究也越来越多。皮肤萎缩纹的治疗策略有很多，但没有非常确切的治疗方法。对皮肤科医生来说，皮肤萎缩纹的改善仍然是个问题。新发的皮肤萎缩纹可以用维 A 酸等局部药物治疗，并结合皮下注射等外科手术后获得更好的疗效。长期存在的皮肤萎缩纹采取同样方式的治疗结果却不理想。随着激光治疗技术的进步，未来的治疗前景比较乐观。许多研究报道使用激光来治疗。

最近一项研究表明，经皮辅助给予 0.05% 的维 A 酸乳膏 (点阵射频后给予维 A 酸) 治疗白色萎缩性条纹可以获得理想疗效。研究比较了单独使用点阵剥脱射频和联合治疗 (射频 + 0.05% 维 A 酸霜 + 超声冲击) 治疗腹部妊娠纹的疗效，后者疗效更加明显。因此研究者认为，使用剥脱射频联合超声冲击，辅助经皮给予维 A 酸乳膏，能够增强药物渗透，是一种新的治疗白色陈旧性萎缩纹特别是乳房部位的萎缩性条纹的方法 (图 5–2–3)。

斑秃

斑秃 (AA) 是非瘢痕性脱发最常见的原因。它是一种可能具有遗传倾向的自身免疫性疾病。同时也受到环境和种族特征的影响。它的临床表现通常为患者出现椭圆形或圆形的非瘢痕性脱发区。类固醇激素特别是曲安奈德已被广泛用于治疗斑秃，疗效确切但治疗过程患者感觉比较疼痛。Issa 等报道了 5 例使用点阵剥脱设备 (CO_2 激光或 RF) 联合超声辅助给予曲安奈德经皮给药治疗斑秃的病例。曲安奈德溶液滴在剥脱区域上方，在使用药物后立即施加冲击超声，将药物推入皮肤。在所有病例中，大部分患者均表现出症状得到改善，只有 1 名患者在随访 12 个月后仍未恢复。CO_2 激光联合超声辅助给予曲安奈德治疗斑秃的

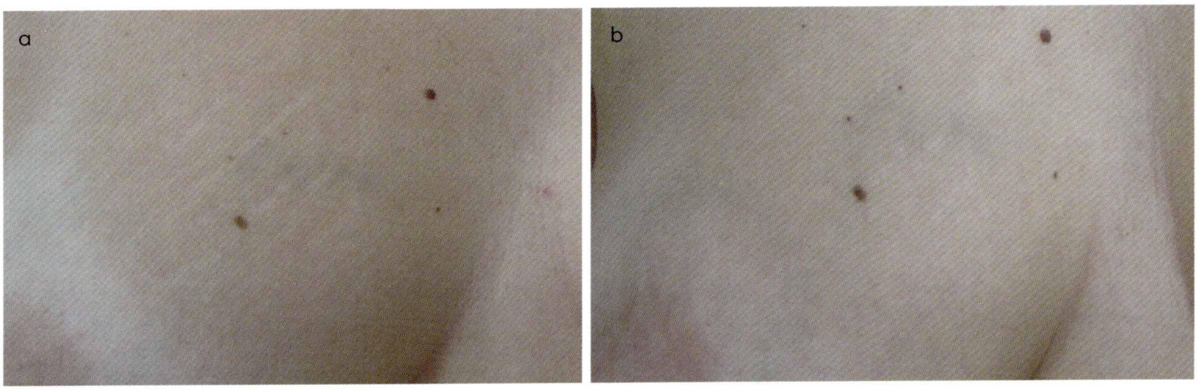

图 5–2–3　(a、b) 白色萎缩性条纹：射频 45W + 局部应用 0.05% 维 A 酸霜 + 冲击超声，50Hz，80% 治疗前后 (3 个疗程)

单次处理效果就非常理想（图 5-2-4）。剥脱射频联合超声辅助给予曲安奈德治疗斑秃时也取得了较好的效果，但需要进行多次治疗。研究者观察到在不使用超声冲击的情况下，点阵 CO_2 激光联合曲安奈德治疗区域的临床效果有微小的改善，但在单独使用点阵 CO_2 激光治疗的区域，而没有应用曲安奈德或联合超声治疗时，其临床效果没有任何改善。

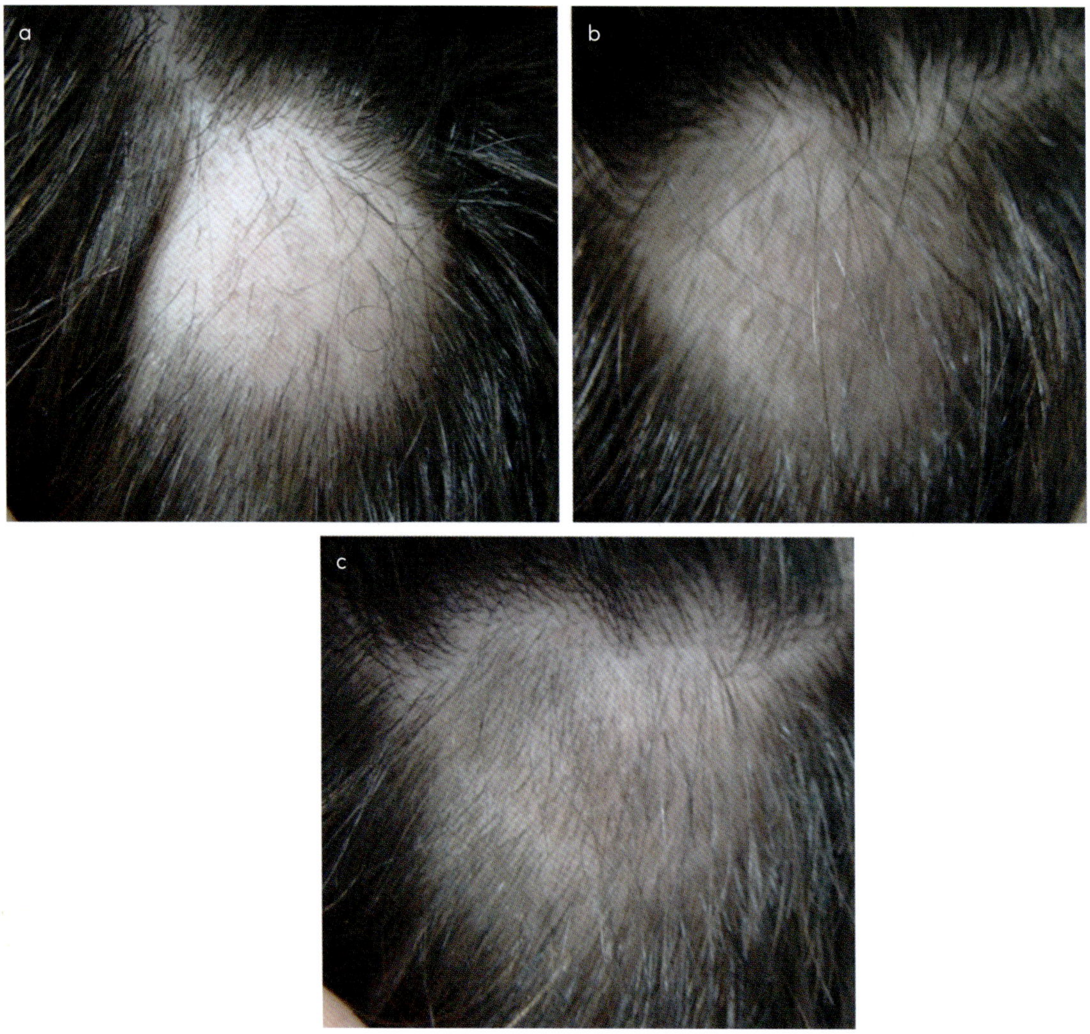

图 5-2-4 （a~c）斑秃。（a）治疗前。（b）1 个疗程后。（c）3 个疗程后（射频 45W + 曲安奈德 20mg/mL + 冲击超声，60Hz，80%）

3.3 经皮给药治疗光老化和黄褐斑

用于光老化和黄褐斑治疗的药物包括维 A 酸霜、5%~10% 维生素 C 霜或乳液单独或与其他成分联合使用［如阿魏酸、透明质酸 (5%)、氢醌霜 (4%) 或含有 10% 乙醇酸的保湿霜］（图 5-2-5）。

在黄褐斑的病例中，CO_2 激光应该以非常低的能量使用，只是为了在皮肤表面产生微通道；辅助给予氢醌霜 (4%) 后疗效显著，无炎症后色素沉着（图 5-2-6）（这是本章作者本人的研究结果，尚未发表）。

在一项针对光损伤性皮肤的自身左右面部对比研究中，点阵激光剥脱治疗后给予 CE 阿魏酸配方 (L' oreal- skinceticals)，治疗侧术后恢复时间缩短，新生胶原蛋白增多。该研究也对点阵剥脱激光辅助给予外用维生素 C 进行了评估，但结果需要进一步的分析和研究来验证。

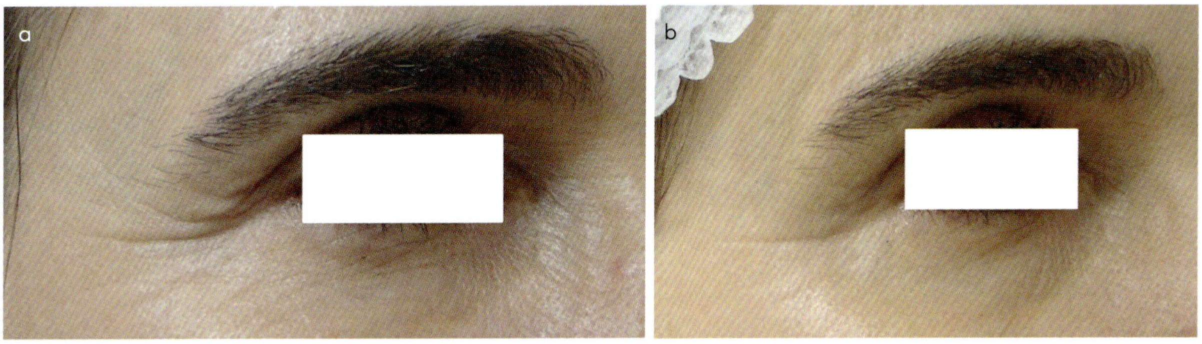

图 5-2-5 （a、b）光损伤性皮肤：治疗前与 4 个疗程后的对比（射频 45W + 局部应用 0.05% 维 A 酸霜 + 维生素 C + 冲击超声，50Hz，80%）

图 5-2-6 （a、b）黄褐斑：治疗前与 3 个疗程后对比（CO_2 激光 10mJ/Pixel 滚轴手具 +5% 氢醌霜 + 超声，50Hz，80%）

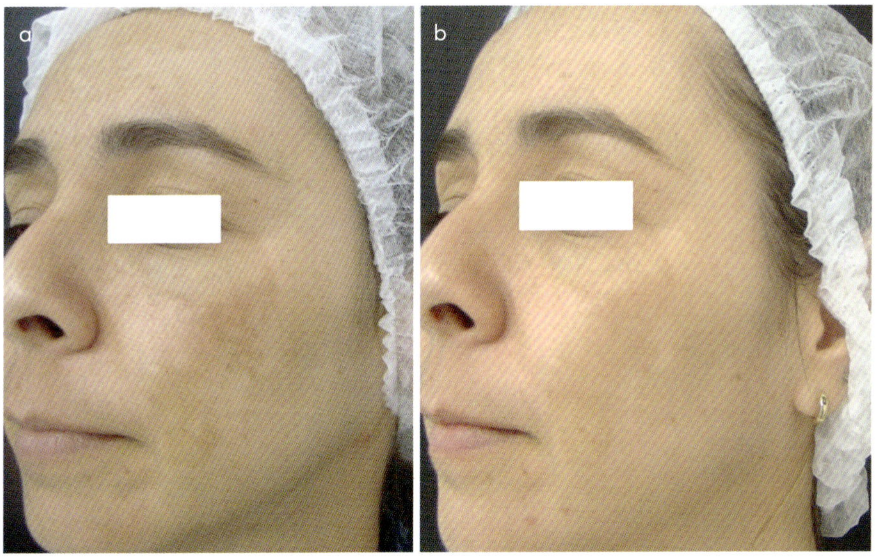

3.4 经皮给药的其他适应证

有一些研究表明，经皮给药辅助使用生长因子可促进伤口愈合，经皮给予抗真菌药物和抗菌剂能够治疗皮肤感染。

腋窝和掌跖多汗症是另一种可能的适应证。在一些患者的临床试验中，一侧通过经皮给药技术给予肉毒毒素，对照侧通过标准注射应用进行比较。在碘淀粉测试中观察到两种处理方式都出现了汗液分泌减少。

4 操作程序说明

首先是使用不含皂基和氯已定溶液的清洁剂清洁皮肤。在局部用药前，应用点阵剥脱法，根据病情选择合适的药物进行治疗。药物载体可以是乳霜、溶液或乳液，其浓度与一般外用产品相同，不需要剥脱腐蚀液那样高浓度。如果条件允许，可以利用冲击超声辅助药物渗透，这是最后一步，目的是通过剥脱法预先形成的孔道将药物推入真皮，这被称为“锤击效应”。

术后指导在处理 8h 后，应用抗菌肥皂进行局部清洁消毒。避免在处理区域发生摩擦，不要穿紧身衣。建议每天使用 3~5 次润肤修复膏，避免痂壳形成。建议患者不要将结痂去除，这些结痂会自行脱落，并在整个愈合过程中避免日晒 (7~14 天，视区域而定)。局部照相应在第 3 天开始。同时我们也建议口服光保护剂，特别是针对黄褐斑的术后患者。

无论是否有单纯疱疹病史，在开始治疗前 3 天，建议使用常规治疗剂量的抗病毒药物来预防。

术后残余色素沉着的预防可以在第一次治疗前 3 周使用去色素药物，每次治疗后待皮肤恢复后立即重新补充服用去色素药物，在整个治疗期间持续服用。

5 副作用

对于所有的适应证，由于经皮给药使用的治疗密度较小，所以产生的副作用通常比单独使用点阵剥脱激光要少。另一方面，副作用可能与激光和应用的药物类型有关。此外，也可能出现系统性不良反应。不良反应包括发红、肿胀、疼痛、结痂和短暂的色素沉着残留。通常，局部使用的药物，包括维 A 酸，都不能减轻事先使用的激光或射频引起的不适。感染是常见的并发症之一。

6 结论

点阵剥脱方法辅助经皮给药，能够使病灶内药物的应用更均匀、更方便，在治疗效果上比单纯应用局部药物或单独应用激光治疗更有优势。

根据文献报道，经皮给药的同时使用射频和激光 (CO_2 激光和铒激光) 可以提升许多治疗方法的疗效。每种方法都可能有其优缺点。射频可用于所有皮肤类型，因为它不会引起色素沉着；另一方面，CO_2 激光可以带来更好的疗效和更短的疗程。

因此经皮给药可被用于治疗多种皮肤疾病和美容相关适应证。

7 总结

• 经皮给药通过剥脱方法在表皮产生微穿孔，从而有利于局部药物通过这些微通道渗透到皮肤中。

• 创建皮肤通道所需的参数设定依据激光和设备类型有很大差异。得到公认的观点是，低密度的剥脱促进药物渗透的效果是最理想的。

• 许多化学成分，药妆产品或药物，可用于经皮给药，并根据不同的疾病选择不同的产品。

- 剥脱方法辅助经皮给药可用于光动力疗法、瘢痕、萎缩性条纹、斑秃、黄褐斑、光子嫩肤等治疗项目。
- 与单独使用激光相比，联合经皮给药可以获得更好的临床疗效。

8 参考文献

[1] Al-Attar A, Mess S, Thomassen JM, Kauffman CL, Davison SP. Keloid pathogenesis and treatment. Plast Reconstr Surg. 2006;117(1):286–300.

[2] Alexiades-Armenakas MR, Dover JS, Arndt KA. The spectrum of laser skin resurfacing: nonablative, fractional, and ablative laser resurfacing. J Am Acad Dermatol. 2008;58(5):719–737.

[3] Bak H, Kim BJ, Lee WJ, et al. Treatment of striae distensae with fractioanal photothermolysis. Dermatol Surg. 2009;35(8):1215–1220.

[4] Banzhaf CA, Thaysen-Petersen D, Bay C, Philipsen PA, Mogensen M, Prow T, Haedersdal M. Fractional laserassisted drug uptake: Impact of time-related topical application to achieve enhanced delivery. Lasers Surg Med. 2017;49(4):348–354.

[5] Baron ED, Harris L, Redpath WS, Shapiro H, Hetzel F, Morley G, Bar-Or D, Stevens SR. Laser assisted penetration of topical anesthetic in adults. Arch Dermatol. 2003;139(10):1288–1290.

[6] Brauer JA, Krakowski AC, Bloom BS, Nguyen TA, Geronemus RG. Convergence of anatomy, technology, and therapeutics: a review of laser-assisted drug delivers. Semin Cutan Med Surg. 2014;33 (4):176–181.

[7] Carniol PJ, Hamilton MM, Carniol ET. Current status of fractional laser resurfacing. JAMA Facial Plast Surg. 2015;17(5):360–366.

[8] Chrousos GP, Margioris AN. Adrenocorticosteroid & cortico-adrenal antagonists in Katzung BG. Basic and clinical pharmacology. 8th ed. The McGraw-Hill: United States of America. 2003. p. 574–589.

[9] Donelly RF, Morrow DI, McCarron PA, Woolfson AD, Morrissey A, Juzenas P, Juzeniene A, Iani V, McCarthy HO, Moan J. Microneedle-mediated intradermal delivery of 5-aminolevulinic acid: potential for enhanced topical photodynamic therapy. J Control Release. 2008;129(3):154–162.

[10] Elsaie ML, Baumann LS, Elsaie LT. Striae distensae (stretch marks) and different modalities of therapy: an update. Dermatol Surg. 2009;35(4):563–573.

[11] Farris PK. Topical vitamin C: a useful agent for treating photoaging and other dermatologic conditions.Dermatol Surg. 2005;31(7 Pt 2):814–817.

[12] Forster B, Klein A, Szeimies RM, Maisch T. Penetration enhancement of two topical 5-aminolaevulinic acid formulations for photodynamic therapy by erbium: YAG laser ablation of the stratum corneum: continuous versus fractional ablation. Exp Dermatol. 2010;19 (9):806–812.

[13] Garg GA, Sao PP, Khopkar US. Effect of carbon dioxide laser ablation followed by intralesional steroids on keloids. J Cutan Aesthet Surg. 2011;4(1):2–6.

[14] Gómez C, Costela A, García-Moreno I, Llanes F, Teijón JM, Blanco D. Laser treatment on skin enhancing and controlling transdermal delivery of 5-fluorouracil. Laser Surg Med. 2008;40(1):6–12.

[15] Haak CS, Illes M, Paasch U, Haedersdal M. Histological evaluation of vertical laser channels from ablative fractional resurfacing: an ex vivo pig skin model. Lasers Med Sci. 2011;26(4):465–471.

[16] Haak CS, Bhayana B, Farinelli WA, Anderson RR, Haedersdal M. The impact of treatment density and molecular weight for fractional laser-assisted drug delivery. J Control Release. 2012;163(3):335–341.

[17] Haedersdal M, Sakamoto FH, Farinelli WA, Doukas AG, Tam J, Anderson RR. Pretreatment with ablative fractional laser changes kinetics

and biodistribution of topical 5-aminolevulinic acid (ALA) and methyl aminolevulinate (MAL). Lasers Surg Med. 2014;46 (6):462–469.

[18] Haerdersdal M, Sakamoto FH, Farinelli WA, Doukas AG, Tam J, Anderson RR. Fractional CO_2 laserassisted drug delivery. Laser Surg Med. 2010;42(2): 113–122.

[19] Haedersdal M, Erlendsson AM, Paasch U, Anderson RR. Translational medicine in the field of ablative fractional laser (AFXL)-assisted drug delivery: A critical review from basics to current clinical status. J Am Acad Dermatol. 2016;74(5):981–1004.

[20] Hsiao CY, Huang CH, Hu S, Ko YS, Sung HC, Chen CC, Huang SY. Fractional carbon dioxide laser treatment to enhance skin permeation of ascorbic acid 2-glucoside with minimal skin disruption. Dermatol Surg. 2012;38 (8):1284–1293.

[21] Issa MCA, Kassuga LEBP, Chevrand NS, Pires MTF. Topical delivery of triamcinolone via skin pretreated with ablative radiofrequency: a new method in hypertrophic scar treatment. Int J Dermatol. 2012;52:367–370.

[22] Issa MC, de Britto Pereira Kassuga LE, Chevrand NS, do Nascimento Barbosa L, Luiz RR, Pantaleão L, Vilar EG, Rochael MC. Transepidermal retinoic acid delivery using ablative fractional radiofrequency associated Transepidermal Drug Delivery with Ablative Methods (Lasers and Radiofrequency) 471with acoustic pressure ultrasound for stretch marks treatment. Lasers Surg Med. 2013;45(2):81–88.

[23] Kassuga LEBP, Issa MCA, Chevrand NS. Aplicação transepidérmica de medicamento associado a terapia fotodin^amica no tratamento de ceratoses actínicas. Surg Cosmet Dermatol. 2012;4(1):89–92.

[24] Lee WR, Shen SC, Kuo-Hiesen W, Hu CH, Fang JY. Lasers and microdermoabrasion enhance and control topical delivery of vitamin C. J Invest Dermatol. 2003;121(5):1118–1125.

[25] Lin CH, Aljuffali IA, Fang JY. Lasers as an approach for promoting drug delivery via skin. Expert Opin Drug Deliv. 2014;11(4):599–614.

[26] Manstein D, Herron GS, Sink RK, Tanner H, Anderson RR. Fractional photothermolysis: a new concept for cutaneous remodeling using microscopic patterns of thermal injury. Lasers Surg Med. 2004;34:426–438.

[27] Mikolajewska P, Donnelly RF, Garland MJ, Morrow DI, Singh TR, Iani V, Moan J, Juzeniene A. Microneedle pre-treatment of human skin improves 5-aminolevulininc acid (ALA)- and 5-aminolevulinic acid methyl ester (MAL)-induced PpIX production for topical photodynamic therapy without increase in pain or erythema. Pharm Res. 2010;27(10):2213–2220.

[28] Mitragotri S, Edwards D, Blankschtein D, Langer R. A mechanistic study of ultrasonically-enhanced transdermal drug delivery. J Pharm Sci. 1995;84:697–706.

[29] Olesen UH, Mogensen M, Haedersdal M. Vehicle type affects filling of fractional laser-ablated channels imaged by optical coherence tomography. Lasers Med Sci. 2017;32(3):679–684.

[30] Shen SC, Lee WR, Fang YP, Hu CH, Fang JY. In vitro percutaneous absorption and in vivo protoporphiryn IX accumulation in skin and tumors after topical 5-aminolevulinic acid application with enhancement using an Erbium:YAG laser. J Pharm Sci. 2006;95 (4):929–938.

[31] Sklar LR, Burnett CT, Waibel JS, Moy RL, Ozog DM. Laser assisted drug delivery: a review of an evolving technology. Lasers Surg Med. 2014;46(4):249–262.

[32] Skovbølling Haak C, Illes M, Paasch U, Hædersdal M. Histological evaluation of vertical laser channels from ablative fractional resurfacing: an ex vivo pig skin model. Lasers Med Sci. 2011;26(4):465–471.

[33] Stumpp OF, Welch AJ, Milner TE, Neev J. Enhancement of transepidermal skin clearing agent delivery using a 980 nm diode laser. Lasers Surg Med. 2005;37 (4):278–285.

[34] Taudorf EH, Haak CS, Erlendsson AM, Philipsen PA, Anderson RR, Paasch U, Haedersdal M. Fractional ablative erbium YAG laser: histological characterization of relationships between laser settings and micropore dimensions. Lasers Surg Med. 2014;46(4):281–289.

[35] Waibel J, Wulkan A. Split face comparison of the effects of vitamin CE ferulic formula serum to decrease postoperative recovery and increase neocollagenosis in fractional ablative laser resurfacing for photodamage. Laser Surg Med. 2013;45 Suppl 25:1.

[36] Wang KF, Fang JY, Hu CH, Lee WR. Erbium: YAG laser pretreatment accelerates the response of Bowen's disease treated by topical 5-fluorouracil. Dermatol Surg. 2004;30(3):441–445.

[37] Wenande E, Olesen UH, Nielsen MM, Janfelt C, Hansen SH, Anderson RR, Haedersdal M. Fractional laserassisted topical delivery leads to enhanced, accelerated and deeper cutaneous 5-fluorouracil uptake. Expert Opin Drug Deliv. 2017;14(3):307–317.

[38] Wolfram D, Tzankov A, Pülzl P, Piza-Katzer H. Hypertrophic scars and keloids – a review of their pathophysiology, risk factors, and therapeutic management. Transepidermal Drug Delivery: Overview, Concept and Applications. Dermatol Surg. 2009;35(2): 171–181.

第 3 章　经皮给药与光动力疗法

Marianna Tavares Fernandes Pires, Livia Roale Nogueira, and Maria Claudia Almeida Issa

摘要

经皮给药（Transepidermal Drug Delivery, TED）一直被用来增加药物对皮肤透入性，它与光动力疗法（Photodynamic therapy, PDT）联合，用于非黑色细胞来源皮肤癌、汗孔角化症和光子嫩肤的治疗。目前已经报道 TED 联合 PDT 治疗可以与点阵剥脱方法（剥脱激光和剥脱射频技术），以及非剥脱激光和微针联用。TED 联合 PDT 是光化性角化病（区域性癌化）和光子嫩肤的一种有效治疗方法。

关键词

光动力疗法、光老化、嫩肤、药物输送、经皮给药、光化性角化病、区域性癌化

目录

M.T.F. Pires (✉) • L.R. Nogueira
Universidade Federal Fluminense, Niterói, RJ, Brazil
e-mail: marianna.pires@gmail.com; liviaroale@gmail.com

M.C.A. Issa
Department of Clinical Medicine – Dermatology, Fluminense Federal University, Niterói, RJ, Brazil
e-mail: dr.mariaissa@gmail.com; maria@mariaissa.com.br

M.C.A. Issa, B. Tamura (eds.), Lasers, Lights and Other Technologies, Clinical Approaches and Procedures in Cosmetic Dermatology 3, https://doi.org/10.1007/978-3-319-16799-2_36

1 简介

局部光动力疗法（PDT）已被批准用于非黑色细胞来源皮肤癌（NMSC）、光化性角化病（AK）、基底细胞癌（BCC）和 Bowen 病（BD）的治疗。然而，由于光敏剂的渗透能力有限，常规 PDT 不能治疗 NMSC 较厚的皮损，因此，这限制了 PDT 的局部生物利用度。

角质层是经皮药物和颗粒吸收的重要屏障。在过去几年中，学者们研究了用剥脱方法（点阵剥脱激光和点阵剥脱射频）、非剥脱激光和微针等几种方法联合 PDT，目的是提高光敏剂在皮肤中的渗透能力。这种新的治疗理念被称为经皮给药（TED）。研究发现：TED 和甲基氨基酮戊酸（MAL）-PDT 无论在免疫功能正常还是存在免疫功能抑制的 AK 和区域性癌化皮损中都显示有明确疗效。

也有研究报道，在 TED 和常规应用 PDT 之后，即使减少光敏剂的孵育时间，区域性癌化皮损经过治疗后同样能显示较好的嫩肤效果：比如皮肤质地改善，色素、皱纹减少和松弛度降低。同时，本章也对一些使用 TED 和日光 PDT 的新的治疗方案进行了研究，这种方法取得了较好的治疗效果。

2 光动力疗法

2.1 发展史

1900 年，德国医学生 Oscar Raab 第一次报道了光动力学反应现象。他发现吖啶橙染料和单独光照均不会对草履虫有毒；然而，当两者联合时，可以在不到 2h 内诱导细胞死亡。这源于在他使用吖啶橙染料做实验时，巧遇一次雷电的激发，使其意识到了这一点。后来，von Tappeiner 和 Jesionek 一起使用伊红和普通光源来治疗皮肤癌、寻常狼疮和尖锐湿疣。此时，他们推测伊红与吖啶橙染料一样，掺入细胞后，在氧气存在的情况下暴露于足够的光源时会产生细胞毒性反应。20 世纪 90 年代，Kennedy 等描述了局部应用氨基酮戊酸（ALA），一种原卟啉Ⅸ（Protoporphyrin Ⅸ，PpⅨ）的前体，可避免全身光敏反应。

自 1999 年以来，FDA 已经批准局部外涂 ALA 联合光动力（PDT）治疗光化性角化病（AK）。在欧洲，自从 2001 年以来，甲基氨基酮戊酸（MAL），一种具有亲脂特性的 ALA 酯化物，已被批准用于治疗 AK 和基底细胞癌（BCC）。2004 年，MAL 用于治疗 AK 在美国已被批准。随后 2006 年，在巴西 MAL 获得了治疗 AK 以及浅表和结节性 BCC 的许可。目前，MAL 已在欧洲、亚洲和美洲的许多国家获得批准，主要用于治疗 AK、BCC 和 Bowen 病。2009 年，MAL 也被巴西批准用于 Bowen 病的治疗。

2.2 概念

PDT 被定义为一种选择性破坏靶组织的光化学反应。光动力作用需要 3 种要素：光源、氧和光敏剂。

当这些组分联合时，它们对靶细胞产生毒性。它是一种两阶段治疗技术，在有氧条件下局部外涂光敏剂，随后进行光照激发，引发氧化应激、炎症和细胞死亡。

2.3 光敏剂

用于局部 PDT 主要有两种前体药物：ALA 和 MAL。二者都是内源性光敏剂 PpⅨ的前体。局部应用药物后，光敏剂主要被异常细胞吸收并通过血红素循环转化为 PpⅨ。异常肿瘤细胞亚铁螯合酶的活性和铁离子浓度较低，限制了血红素循环的最后一步，因此促进了 PpⅨ的积累。含卟啉的光敏剂选择性地浓缩在人类癌组织中，并在有氧条件下被光激活，从而启动细胞毒性的化学反应。基于对来自同一个体相同肤色正常组织和肿瘤组织荧光强度的比较，使用 ALA 光敏剂后，非黑色细胞来源皮肤癌和正常皮肤之间的 PpⅨ荧光强度的比例高达 15：1。

2.4 光源

光必须被 PpⅨ吸收，PpⅨ在光谱蓝紫色部分（Soret 波段）具有最大值为 410nm 的激发峰。但这部分光谱组织穿透能力非常差（1mm）。因此，通常使用红光（630~635nm），其也被 PpⅨ吸收并具有更深的组织穿透能力（最大 6mm）。

PDT 基于化学反应发挥作用，其中 PpⅨ可由不同光源光活化，包括非相干、连续红光或蓝光、强脉冲光（IPL）以及脉冲染料激光（PDL）。与激光相比，普通的 LED（Light-emitting Diode）二极管光源因容易维护、成本较低，是局部 PDT 治疗的主要光源。

最近的研究表明，天然日光源可以成功地用于局部 PDT 的治疗。日光 PDT（Daylight PDT，DL-PDT）是一种治疗光化性角化病（AK）和区域性癌化的新方法。DL-PDT 与传统 PDT 一样有效，具备几乎无痛的优点。

2.5 适应证

局部 PDT 已被批准用于非黑色素细胞来源皮肤癌、光化性角化病（AK）、基底细胞癌（BCC）和 Bowen 病（BD）的治疗。对于鳞状细胞癌来说，尽管偶尔也会产生令人鼓舞的初始治疗效果，但通常由于无法接受的高复发率，不推荐使用 PDT。

许多随机、对照和开放的研究已经核查了局部 PDT 在 AK、BD 和 BCC 中的治疗效果，并且得到了英国和欧洲 PDT 治疗指南的认可。就区域性癌化而言，PDT 是一种非常有效的治疗方法，许多研究者报道，它不仅可以治愈 AK，还可以对皮损部位达到嫩肤效果：使皮肤质地、皱纹和色素沉着均得到明显改善。因此，PDT 也被进一步研究用于嫩肤治疗。

光化性角化病

AK 是与慢性紫外线（UV）辐射相关的常见表皮病变，具有发展为鳞状细胞癌（SCC）的潜力，在老年人和皮肤白皙的人群中发病率最高。在美国，AK 是皮肤科医生接诊的第二种常见疾病，估计每年直接治疗费用超过 10 亿美元，间接治疗费用接近 3 亿美元。

AK 的早期识别和治疗至关重要，因为要预测哪些病变可能发展成为侵袭性或转移性 SCC 是非常困难甚至不可能的。事实上，65%~97%的鳞状细胞癌源于 AK 或区域性癌化，突出了对这些病变进行治疗的必要性。

光动力疗法的目的不仅是治疗临床或肉眼可见的 AK，而且还治疗其亚临床病变。PDT 还可能具有降低皮肤肿瘤早期标志物 Ki-67 和 p53 表达的潜力，这得到了给予甲基氨基酮戊酸 -PDT（MAL-PDT）后经非相干红光照射的多项研究的证实。对比 PDT 和冷冻治疗 AK 的研究发现，PDT 组临床疗效与冷冻方法相等或甚至更好，还具有超强的美肤效果。同样，一些研究者认为，与用于 AK 治疗的三氯乙酸（TCA 50%）相比，MAL-PDT 具有更好的美容治疗效果。

Bowen 病

Bowen 病（BD）是一种表皮内原位癌，临床表现为边界清晰、形状不规则的红斑 - 鳞状型斑块。有时呈疣状、色素减退或色素沉着，最终形成溃疡。BD 发展缓慢而渐进，通常是无症状的。也可能发生局部疼痛、刺激、瘙痒和出血。

治疗方法包括手术、放疗、注射 5-FU、刮除、冷冻和 PDT 疗法。为选择最佳的治疗措施，皮肤科医生应考虑患者的年龄、体弱状况、并发症和病变部位。通常建议 PDT 用于治疗难以愈合的局灶性病变，如下肢病变。

对比研究发现，与冷冻或 5-FU 治疗 BD 相比，ALA-PDT 已被证明更有效，并且其副作用更小。一项关于 MAL-PDT 与冷冻或 5-FU 的大样本随机对照试验发现，治疗后 12 个月随访时发现，持续反应在 PDT 组 80%、冷冻治疗组 67%、5-FU 组 69%，而且 PDT 组有超强的美容效果。

器官移植受者

器官移植受者（OTR）发生 SCC 的风险是未接受移植者的 65~250 倍，且随着移植时间的延长而增加，并依赖于器官移植类型。

局部 PDT 可以潜在性用于器官移植受者的治疗，这些患者具有明显增加发生皮肤发育不良和非黑色细胞来源皮肤癌的风险。对于 AK 和 BD 的治疗来说，免疫抑制患者接受局部 PDT 的初始治愈率与免疫功能正常的患者相当，但随着长期随访，免疫抑制患者的复发率更高。免疫抑制患者的 PDT 治疗方案与免疫功能正常的患者相同，但是为获得更好疗效，每次治疗周期内的疗程的数量，以及治疗周期的间隔时间可能会有所不同。

基底细胞癌

基底细胞癌（BCC）是最常见的皮肤癌。它来源于表皮基底层的非角化型细胞。在美国人群中皮肤癌的发病率高于其他癌症组合，并且估计 1/5 的美国人在其一生中会患上皮肤癌（95%以上是非黑色素细胞来源的皮肤癌）。

由于存在高风险并发症，在某些情况下，BCC 不应成为 PDT 的首选适应证。这些情况包括患者年龄在 24 岁或以下，免疫功能低下，遗传易感（例如，Gorlin 综合征），复发或治疗不彻底的 BCC，位于鼻和唇部的病变（包括鼻面沟和鼻唇沟）或眼睛周围（眶周）或耳朵的病变，扁平皮损，肥厚质硬皮损（硬斑病样 BCC），边界不清楚，某些组织学亚型（硬斑病样、小结节、浸润生长和基底鳞状细胞样型），锁骨下方直径大于 2 cm 或锁骨上方大于 1cm（表 5-3-1）。此外，不建议将 PDT 用于较严重的色素型 BCC，因为色素可能影响肿瘤细胞对光的吸收。同样地，硬斑病样或浸润型 BCC 是侵袭性肿瘤，并且在 ALA 或 MAL 应用后不能选择性地累积 PpⅨ。因此，对局部 PDT 治疗反应差，应该避免使用该疗法。

PDT 是一种微创操作，能实现可接受的 BCC 短期治愈率。与 ALA 相比，局部 MAL-PDT 因为具有较深的组织穿透能力，被认为是表浅型、小结节型 BCC 的有效治疗方法。然而，组织学厚度＞ 2mm 的结节型 BCC 不太可能对局部 PDT 有较好反应。

一项随机、多中心、开放、非随机对照研究比较了 MAL-PDT 与标准手术治疗表浅型 BCC（直径

表 5-3-1 基底细胞癌的危险因素

临床危险因素	低危险因素	高危险因素
部位和尺寸	低危险区域 <20mm[a] 中危险区域 <10mm[b] 高危险区域 <6mm[c]	低危险区域≥ 20mm[a] 中危险区域≥ 10mm[b] 高危险区域≥ 6mm[c]
原发和复发	原发病变	复发病变
肿瘤亚型	结节、浅表	侵袭性生长方式

注：[a]：低危险区域，包括躯干和四肢，不包括胫前、手、脚、指甲和脚踝。

[b]：中危险区域，包括面颊、前额、颈部、下颚线、头皮和胫骨。

[c]：高危险区域，包括面部中心、眼睑、眉毛、眶周、鼻、唇、颏、耳前后下颌骨、太阳穴、耳、生殖器、足部、指甲单元、脚踝、乳头和乳晕。

8~20mm）的差别，发现两组在治疗后 12 个月都有较高且相同的疗效，其中 PDT 复发率为 9.3%，而手术组无复发。然而，PDT 组报道了超强的美容效果。与表浅或结节性 BCC 接受冷冻疗法相比，PDT 不仅有相同的疗效，而且有较好的美容效果。

光损伤性皮肤

老化是发生在所有人群中的一个复杂的多因素过程，受环境因素、激素水平和遗传因素的影响。光老化，或外源性老化，是由于暴露于多种不同的环境因素，主要是暴露于紫外线（UV）辐射中所致。与光老化相关的临床症状包括面部、颈部和手背等暴露部位出现的皮肤松弛、皱纹、色素沉着、黄色调、皮革外观、毛细血管扩张和皮肤恶性肿瘤等。

真皮细胞外基质（ECM）的主要成分是胶原蛋白，尤其是Ⅰ型和Ⅲ型胶原蛋白，它们为皮肤提供强度和弹性支撑。然而，在光老化的皮肤中，胶原蛋白前体——原胶原的产生减少。转化生长因子 -β（TGF-β）是人体皮肤中 ECM 合成的主要调节分子，可刺激真皮中的成纤维细胞增殖，以促进胶原蛋白的合成。紫外线照射引起的 TGF-β/ Smad 通路受损可能使胶原蛋白合成减少。紫外线辐射还可诱导基质金属蛋白酶（MMP），主要是 MMP-1 的表达，促进胶原蛋白降解。

在 PDT 治疗及嫩肤后，光损伤性皮肤中发生许多显著的组织学变化。表皮改变包括表皮厚度（角质层）变薄和异型角质形成细胞减少。p53 作为表皮恶性肿瘤的早期标志物，在正常皮肤中不表达，PDT 治疗后其表达水平也降低。真皮改变包括弹性物质减少、原胶原、Ⅰ型和Ⅲ型胶原的增加，以及降解基质金属蛋白酶（MMP-1，MMP-3 和 MMP-12）表达的胶原蛋白和弹性蛋白的减少。表皮和真皮中的所有这些组织学变化可以解释在 PDT 治疗后观察到的临床效果。

局部 PDT 的缺点主要与治疗后发生轻微的预期不良反应有关。术中和术后出现疼痛、红斑，以及轻度结痂和不同程度的水肿。ALA 浓度过高和光敏剂孵育时间过长通常会导致严重的副作用，例如剧烈疼痛、红斑和水肿。

3 常规 PDT（MAL-LED）的流程和后续随访

待治疗的区域选择浅表刮除术。采用利多卡因、丙胺卡因、奥替卡因进行局部麻醉，虽然麻醉能最大限度地缓解疼痛，但是还可能因皮损处 pH 变化而影响 PDT 的治疗效果。将 MAL 涂于待治疗区域的皮肤上，1mm 厚，AK、BCC 或 Bowen 病变边缘外 5mm。该区域应用塑料薄膜和贴膜纸封包 3h，然后用红光照射，剂量为 37J/cm^2。建议 AK 1 个疗程，BCC 和 Bowen 病 2 个疗程，中间间隔 1 周。3 个月后进行疗效评估，如果临床和组织学未恢复正常，则在第 2 个治疗周期后再进行治疗。通常对 Bowen 病或 BCC 接受治疗的患者随访长达 5 年时间。

4 经皮给药

皮肤是人体最大的器官，体表面积约为 2.0m^2，占成人体重的 15%，接受身体大约 1/3 的循环血量。角质层是经皮药物和颗粒吸收的重要屏障。有几种方法可减少这种屏障作用以增强药物透皮吸收，比如剥脱方法（点阵剥脱激光和点阵剥脱射频）、非剥脱激光和微针。

剥脱和非剥脱方法

点阵剥脱激光能在表皮中产生微通道，增加局部药物穿透皮肤的能力。目前主要有两种类型的点阵剥脱激光用于辅助药物输送：铒 / 钇铝石榴石（Er:YAG）激光和二氧化碳（CO_2）激光。这些点阵激光产生由凝固组织包围的垂直微剥脱通道。而在通道之间保留正常的健康组织。在选择药物治疗之前，应即刻在皮肤中建立这些通道。这些通道深度和直径依据激光类型和参数的变化而变化，这与激光—组织相互作用直接相关。

在过去几年中，许多不同的物质已被用于 TED。在 Er:YAG 激光治疗后，用利多卡因行表面麻醉，目的是减少激光术后针刺样疼痛。这种方法包括使用 5–FU、咪喹莫特和 PDT 治疗光化性角化病。Lee 等（2011）报道了用 Er:YAG 激光和 CO_2 激光预处理 AK 皮损后，增加了 5–FU 透皮吸收的能力。Kassuga 和 Issa 将 MAL 与剥脱 RF 联合用于 AK 治疗，获得较好的疗效。

而在点阵剥脱激光治疗之后外涂曲安奈德溶液对于增生性瘢痕和斑秃有良效。Issa 等报道点阵剥脱 RF 处理后局部外涂 0.05% 维 A 酸乳膏对于妊娠纹的治疗也是安全有效的。研究者同时也对其他药物，如维生素 C 和双氯芬酸进行了疗效评估。Issa 等研究在 CO_2 激光处理后用肉毒毒素治疗手掌多汗症的疗效。

非剥脱点阵激光使皮肤加热可控，而不会对表皮造成明显结构损伤。这是另一种具有不同作用机制的 TED 治疗选择。它涉及表皮细胞之间黏附力的丧失，促进药物的穿透能力。有些研究者使用 1550nm 点阵铒玻璃激光对 AK 进行预处理，并得出结论：由于 ALA 摄取增加，其孵育时间可能会缩短。

微针

微针是一种最近发展起来的皮肤病治疗新技术。它利用微米级针头，引起最小皮肤创伤，促进生长因子释放，并刺激真皮乳头层中新的胶原蛋白和弹性蛋白的合成。这种治疗方法对皮肤屏障损害小，具有微创、无痛或无出血的优点，因此被认为是 TED 的新技术。在 TED 治疗期间，微针穿透角质层并产生微通道（孔）。研究已经表明，使用 Dermaroller 设备（192 针，长度 200μm 和直径 70μm）在一个区域滚动 15 次，将产生大约 250 个孔 /cm^2。为增加与皮肤表面接触面积，通常这些微针被设计成点阵序列。微针阵列上的突起可以将化合物精确地输送到表皮或表皮下。与皮下注射相比，使用微针几乎没有疼痛。

对于 PDT 治疗，微针在角质层中产生微孔，改变细胞间脂质，增加光敏剂的扩散，从而增加 PpⅨ的产生。据研究报道，微针与 PDT 联合可改善皮肤质地，达到较好的嫩肤效果。Torezan 等使用 1.5mm 长的微针创建微孔并促进 MAL 的渗透能力。在微针处理之前也可以用 MAL 乳膏外涂以增加药物的透皮吸收。研究已经明确，微针辅助 PDT 治疗可使光老化皮肤得到明显改善。该方法安全有效，与传统的 MAL–PDT 相比，具有更好的美容效果。在皮肤细纹数量上与单独使用 PDT 治疗相似，文献已报道，经联合治疗可使皮肤质地（色素沉着和细纹）得到明显改善。Clementoni 等还报道，微针与 PDT（红光）和强脉冲光的联合可用于光动力嫩肤。

5 经皮给药和光动力疗法

常规 PDT 不适用于治疗肥厚性的 NMSC 皮损。这是由于光敏剂的渗透有限、局部生物利用度降低、PDT 在深层组织反应差所致。鉴于这个原因，一些新的研究也对 TED 和 PDT 联合用于提高光敏剂渗透皮肤的有效性进行了评估。

6 TED 联合局部常规 PDT 操作流程

当联合剥脱方法和 PDT 时，治疗方案如下：对皮损行浅表刮除后，用低密度剥脱激光或剥脱 RF 在治疗区域上进行照射，结束后立即外涂 MAL 光敏剂，并用塑料薄膜和贴膜纸封包，孵育时间可缩短 1~2 h。与标准的常规 PDT 方案（图 5-3-1）一样进行红光照射，剂量为 37J/cm^2。

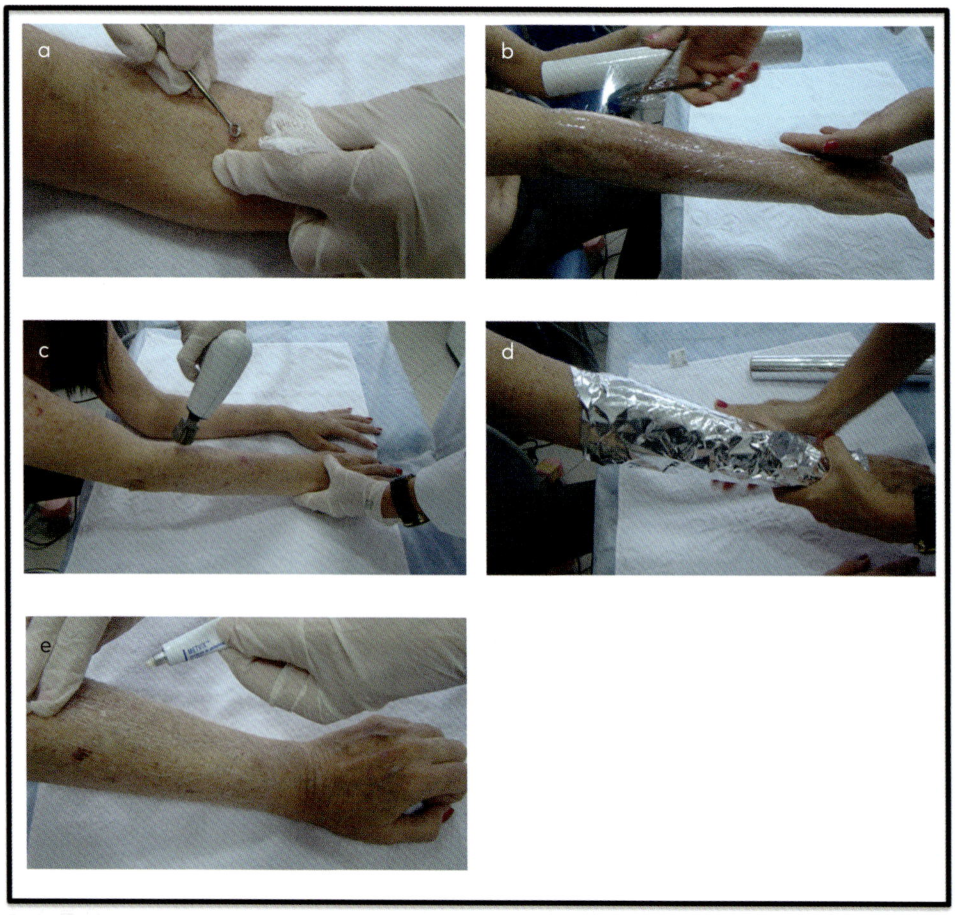

图 5-3-1 （a）第 1 步：刮除浅表皮损。（b）第 2 步：点阵剥脱。（c）第 3 步：外涂 MAL 于待治疗区域。（d）第 4 步：用塑料薄膜和贴膜纸封闭。（e）第 5 步：红光照射

7 文献回顾与作者的经验分享

有些研究已经报道了关于 PDT 联合剥脱激光方法治疗非黑素细胞来源皮肤癌、乳房外 Paget 病和汗孔角化症，并取得了良好效果。在临床实践中，人们已经对 AFL(Ablative Fractional Laser, AFL) 辅助 MAL-PDT 进行了研究，结果显示对免疫功能正常的患者和伴免疫功能抑制 AK 和区域性癌化患者有较好的疗效。

Kassuga 和 Issa 等报道，联合剥脱及 RF 进行 PDT 治疗 AK 之前，在保持 AK 治愈率和较好嫩肤效果的前提下（图 5-3-2），孵育时间可减少 1h。研究者在行 PDT 治疗 AK 区域性癌化之前也具有较好的 CO_2 激光治疗经验（图 5-3-3、图 5-3-4）。

针对 TED × PDT，研究者报道了 3 组 AFL，包括：CO_2 激光（10 600nm），Er:YAG（铒/钇-铝石榴石，

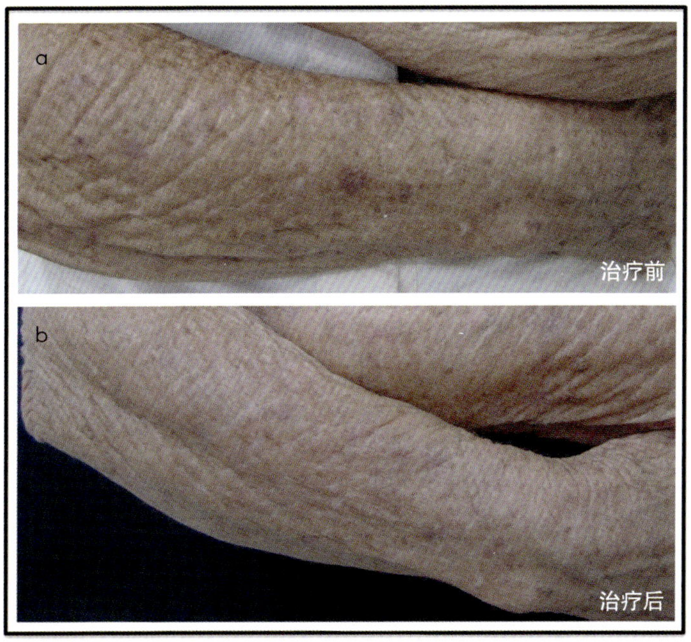

图 5-3-2 （a、b）治疗前和治疗后 6 个月的效果对比：使用剥脱 RF+PDT 进行 TED+PDT 治疗前臂 AK（区域性癌化）

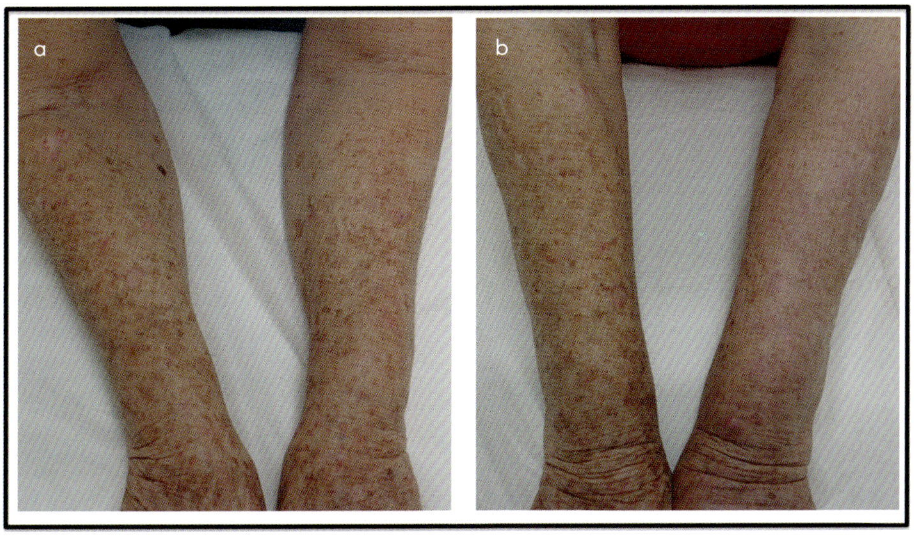

图 5-3-3 （a、b）治疗前和治疗后 3 个月的效果对比：右前臂行标准 PDT 治疗（孵育时间 3 h）与左前臂行 CO_2 激光 +PDT 治疗的比较（孵育时间 1 h）

2940nm）激光和 Er:YSGG（钇钪镓石榴石，2790nm）激光。这些激光产生垂直通道，促进局部外涂 MAL 光敏剂渗透到皮肤浅层和深层，并强化 PDT 治疗反应。

据研究报道，一旦点阵剥脱激光破坏角质层，为了促进局部光敏剂渗透而创建更深的激光通道并不能产生较好的治疗效果。鉴于此，一些研究者认为铒激光尽管不能像 CO_2 激光那样产生更深的通道，但是仍然可获得良好的效果。与铒激光相比，CO_2 激光产生更深通道的优势仍然受到质疑。

点阵激光换肤的预处理，可通过增加皮肤内 MAL 的生物利用度和增强 PDT 反应来提高 PDT 对光化性唇炎的治疗效果。

最近，日光光动力疗法（DL-PDT）被批准用于 AK 和区域性癌化的治疗，与常规 PDT 相比，疗效类似、副作用少、疼痛很轻或几乎无痛。临床上，在 DLPDT 治疗后也可观察到皮肤质地和色素沉着的改善，因此可用于嫩肤。但 DL-PDT 治疗禁用于皮肤肿瘤。

目前人们已经建立单独的 DL-PDT 治疗方案，与传统 PDT 治疗方法类似，也进行皮损浅表刮除。然而，在外涂 MAL（未封包）之前 15min，应在皮肤上涂抹化学防晒剂。在日光照射前 2h，患者应在室内，最长待 30min。TED 联合 DL-PDT 是一种非常新的治疗策略，目前关于治疗经验的报道仍旧较少。与单独使用 DL-PDT 相比，TED 联合 DL-PDT 似乎对嫩肤也有更好的效果。

根据研究者的经验，微针和激光可以安全地与 DL-PDT 联合使用，但是对区域性癌化治疗而言， 在 DL-PDT 之前使用 CO_2 激光与使用微针相比看起来效果更好（图 5-3-5）。

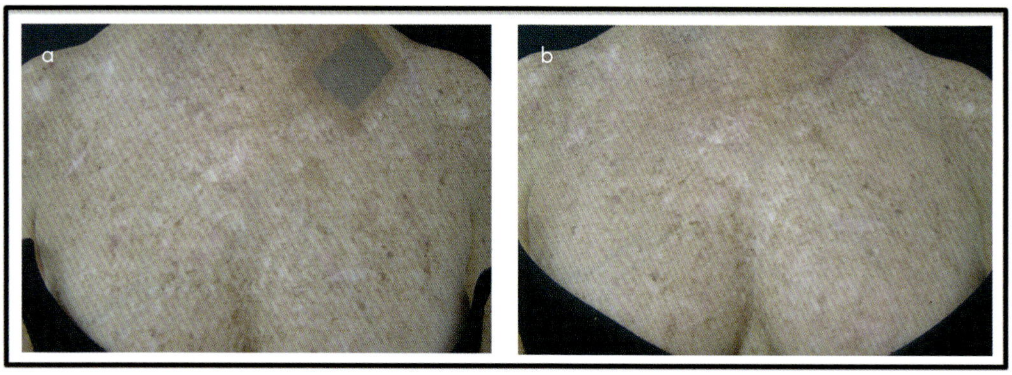

图 5-3-4　（a、b）CO_2 激光联合红光 PDT 治疗（孵育时间 1 h），用于免疫功能抑制患者区域性癌化的治疗

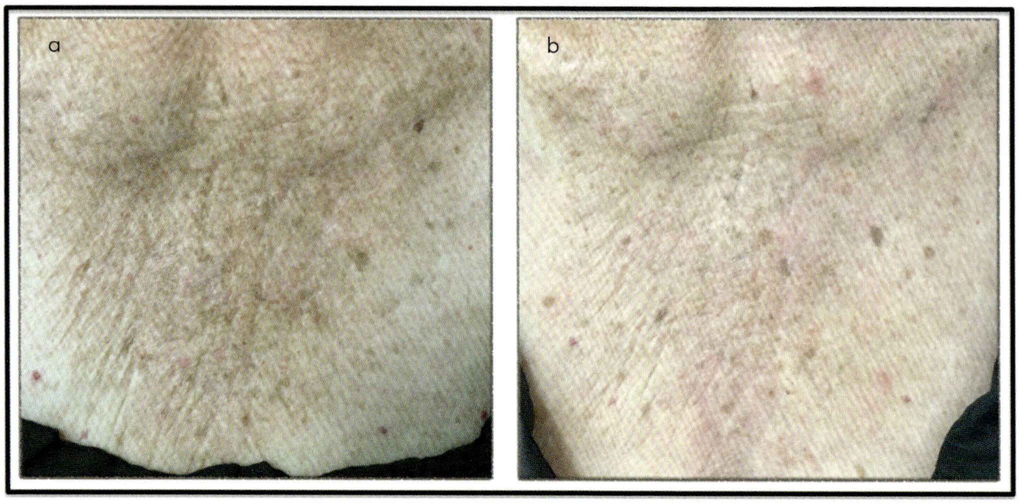

图 5-3-5　（a、b）治疗前、后 30 天效果对比：CO_2 激光联合日光 PDT（DL-PDT）用于免疫功能正常患者的区域性癌化的治疗

8 总结

• PDT 可以同时简单、有效地治疗多发皮损，避免进行多次手术和不美观瘢痕的产生。

• 当用常规 PDT 治疗 NMSC 时，由于光敏剂的渗透能力有限，较厚的病变可能疗效较差。

• 许多研究对 TED 联合 PDT 治疗的有效性进行评估，目的是提高光敏剂透皮吸收的能力。

• 目前人们已经开展对 AFL 辅助 MAL-PDT 疗法在临床实践中应用的研究，该疗法在免疫功能正常的患者和接受器官移植伴 AK 和区域性癌化的免疫功能抑制患者中显示较好的疗效。

• 当使用 PDT 进行嫩肤治疗时，TED 也是增强 ALA 或 MAL 吸收的新方法。为此，微针技术和点阵激光都可能用于 TED 联合 PDT 疗法。

• 在使用 MAL 和红光进行常规 PDT 之前，治疗者对剥脱 RF 和 CO_2 激光治疗要具有丰富的经验。

• DL-PDT 与激光、微针联合治疗是一种有前景的嫩肤新方法。

9 参考文献

[1] Aust MC, Fernandes D, Kolokythas P, Kaplan HM, Vogt PM. Percutaneous collagen induction therapy: an alternative treatment for scars, wrinkles and skin laxity. Plast Reconstr Surg. 2008;121(2):1421–1429.

[2] Bachhav YG, Summer S, Heinrich A, Bragagna T, Bohler C, Kalia YN. Using laser microporation to improve transdermal delivery of diclofenac: Increasing bioavailability and the range of therapeutic applications. Eur J Pharm Biopharm. 2011;78(3):408–414.

[3] Bagazgoitia L, Cuevas Santos J, Juarranz A, Jaén P. Photodynamic therapy reduces the histological features of actinic damage and the expression of early oncogenic markers. Br J Dermatol. 2011;165:144–151.

[4] Baron ED, Harris L, Redpath WS, Shapiro H, Hetzel F, Morley G, Bar-Or D, Stevens SR. Laser-assisted penetration of topical anesthesia in adults. Arch Dermatol. 2003;139(10):1288–1290.

[5] Borelli C, Herzinger T, Merk K, et al. Effect of subcutaneous infiltration anesthesia on pain in photodynamic therapy: a controlled open pilot trial. Dermatol Surg. 2007;33:314–318.

[6] Brancaleon L, Moseley H. Laser and non-laser light sources for photodynamic therapy. Lasers Med Sci. 2012;17:173–186.

[7] Choi SH, Kim KH, Song K-H. Efficacy of ablative fractional laser-assisted photodynamic therapy for the treatment of actinic cheilitis: 12-month follow-up results of a prospective, randomized, comparative trial. Br J Dermatol. 2015;173:184–191.

[8] Chung JH, Hanft VN, Kang S. Aging and photoaging. J Am Acad Dermatol. 2003;49:690–697.

[9] Clementoni MT, B-Roscher M, Munavalli GS. Photodynamic photorejuvenation of the face with a combination of microneedling, red light, and broadband pulsed light. Lasers Surg Med. 2010;42:150–159.

[10] Cox NH, Eedy DJ, Morton CA. Guidelines for management of Bowen's disease: 2006 update. Br J Dermatol. 2007;156:11–21.

[11] Di Nuzzo S, Cortelazzi C, Boccaletti V, et al. Comparative study of trichloroacetic acid vs. photodynamic therapy with topical 5-aminolevulinic acid for actinic keratosis of the scalp. Photodermatol Photoimmunol Photomed. 2015;31(5):233–238.

[12] Dragieva G, Prinz BM, Hafner J, et al. A randomized controlled clinical trial of topical photodynamic therapy with methyl aminolaevulinate in the treatment of actinickeratosesintransplantrecipients.BrJDermatol. 2004;151:196–200.

[13] Ericson MB, Wennberg A-M, Larkö O. Review of photodynamic therapy in actinic keratosis and basal cell carcinoma. Ther Clin Risk Manag. 2008;4(1):1–9.

[14] Friedmann DP, Goldman MP, Fabi SG, Guiha I. The effect of multiple sequential light sources to activate aminolevulinic acid in the

treatment of actinic keratoses: a retrospective study. J Clin Aesthetic Dermatol. 2014;7(9):20–25.

[15] Fukui T, Watanabe D, Tamada Y, et al. Photodynamic therapy following carbon dioxide laser enhances efficacyinthetreatmentofextramammarypaget'sdisease. Acta Derm Venereol. 2009;89:150–154.

[16] Gill HS, Prausnitz MR. Coated microneedles for transdermal delivery. J Control Release. 2007;117:227–237.

[17] Haak CS, Farinelli WA, Tam J, et al. Fractional laserassisted delivery of methyl aminolevulinate: impact of laser channel depth and incubation time. Lasers Surg Med. 2012;44:787–795.

[18] Haedersdal M, Katsnelson J, Sakamoto FH, Farinelli WA, et al. Enhanced uptake and photoactivation of topical methyl aminolevulinate after fractional CO_2. Lasers Surg Med. 2011;43(8):804–813.

[19] Hai-yan Zhang, Jie Ji, Yi-mei Tan, Ling-lin Zhang, et al. Evaluation of 5-aminolevulinic acid-mediated photorejuvenation of neck skin. Photodiagnosis Photodyn Ther. 2014;11(4):498–509.

[20] HarteveltMM,BavinckJN,KootteAM,etal.Incidenceof skin cancer after renal transplantation in The Netherlands. Transplantation. 1990;49:506–509.

[21] Hsiao CY, Huang CH, Hu S, Ko YS, Sung HC, Chen CC, Huang SY. Fractional carbon dioxide laser treatment to enhance skin permeation of ascorbic acid 2-glucoside with minimal skin disruption. Dermatol Surg. 2012;38 (8):1284–93.

[22] IssaMC,KassugaLE,ChevrandNS,PiresMT,etal.Topical delivery of triamcinolone via skin pretreated with ablative radiofrequency: a new method in hypertrophic scar treatment. Int J Dermatol. 2013a;52:367–370.

[23] Issa MCA, Kassuga LEBP, Chevrand NS, et al. Transepidermal Retinoic acid delivery using ablative fractional RF associated with acoustic pressure ultrasound for stretch marks. Lasers Surg Med. 2013b;45:81–88.

[24] Issa MCA, Pires M, Silveira P, et al. Transepidermal drug delivery: a new option for areata alopecia? J Cosmet Laser Ther. 2015;17:37–40.

[25] Kalka K, Merk H, Mukhtar H. Photodynamic therapy in dermatology. J Am Dermatol. 2000;42(3):389–413.

[26] Kassuga LEBP, Issa MCA, Chevrand NS. Transepidermal application of medication combined with photodynamic therapy in the treatment of actinic keratosis. Surg Cosmet Dermatol. 2011;3(4):89–92.

[27] Kaviani A, Ataie-Fashtami L, Fateh M, et al. GE. Photodynamic therapy of head and neck basal cell carcinoma according to different clinicopathologic features. Lasers Surg Med. 2005;36:377–382.

[28] KennedyJC,PottierRH,ProssDC.Photodynamic therapy with endogenous protoporphyrins IX: basic principles and present clinical experience.J Photochem Photobiol B. 1990;6:143–148.

[29] Lee WR, Shen SC, Wang KH, Hu CH, Fang JY. The effect of laser treatment on skin to enhance and control transdermaldeliveryof5-fluorouracil.JPharmSci.2002;91 (7):1613–1626.

[30] Lee WR, Shen SC, Al-Suwayeh SA, Yang HH, Yuan CY, FangJY. Laser-assisted topical drug delivery by using a low-fluence fractional laser:imiquimod and macromolecules. J Control Release. 2011;153(3):240–248.

[31] Lien MH, Sondak VK. Nonsurgical treatment options for basal cell carcinoma. J Skin Cancer. 2011;5:1–6.

[32] Lim HK, Jeong KH, Kim NI, Shin MK. Nonablative fractional laser as a tool to facilitate skin penetration of 5-aminolaevulinic acid with minimal skin disruption: a preliminary study. Br J Dermatol. 2014a;170:1336–1340.

[33] LimHK,Jeong KH,KimNI, ShinMK,Ko D-Y, JeonS-Y, Kim K-H, Song K-H. Fractional erbium: YAG laserassisted photodynamic therapy for facial actinic keratoses: a randomized, comparative, prospective study. J Eur Acad Dermatol Venereol. 2014b;28:1529–1539.

[34] Manstein D, Herron GS, Sink RK, Tanner H, Anderson RR. Fractional photothermolysis: a new concept for cutaneous remodeling using microscopic patterns of thermal injury. Lasers Surg Med. 2004;34(5):426–438.

[35] Mikolajewska P, Donnelly R, Garland M, Morrow DIJ, Thakur RS, Juzeniene A. Microneedle pre-treatment of human skin improves

5-aminolevulininc acid (ALA)- and 5-aminolevulinic acid methyl ester (MAL)-induced PpIX production for topical photodynamic therapy without increase in pain or erythema. Pharm Res. 2010;27(10):2213–2220.

[36] Moraes AM. Doença de Bowen na região perianal tratada com criocirurgia com nitrogênio líquido. An Bras Dermatol. 2002;77(5):571. [online].

[37] Morton CA, Whitehurst C, Moseley H, et al. Comparison of photodynamic therapy with cryotherapy in the treatment of Bowen's disease. Br J Dermatol. 1996;135:766–771.

[38] MortonC,MacKieRM,WhitehurstC,etal.Photodynamic therapy for basal cell carcinoma: effect of tumor thickness and duration of photosensitizer application on response. Arch Dermatol. 1998;134:248–249.

[39] Morton C, Horn M, Leman J, et al. Comparison of topical methyl aminolevulinate photodynamic therapy with cryotherapy or fluorouracil for treatment of squamous cell carcinoma in situ: results of a multicenter randomized trial. Arch Dermatol. 2006;142:729–735.

[40] Morton CA, Szeimies R-M, Sidoroff A, et al. European guidelines for topical photodynamic therapy part 1: treatment delivery and current indications – actinic keratoses, Bowen's disease, basal cell carcinoma. J Eur Acad Dermatol Venereol. 2013a;27:536–544.

[41] Morton CA, Szeimies R-M, Sidoroff A, et al. European guidelines for topical photodynamic therapy part 2: emerging indications – field cancerization, photorejuvenation and inflammatory/infective dermatoses. J Eur Acad Dermatol Venereol. 2013b;27:672–679.

[42] Morton CA, Wulf HC, Szeimies RM, Gilaberte Y, BassetSeguin N, Sotiriou E, Piaserico S, Hunger RE, Baharlou S, Sidoroff A, Braathen LR. Practical approach to the use of daylight photodynamic therapy with topical methyl aminolevulinate for actinic keratosis: a European consensus. J Eur Acad Dermatol Venereol. 2015;29(9):1718–1723.

[43] Moseley H, Allen JW, Ibbotson SH, et al. Ambulatory photodynamic therapy: a new concept in delivering photodynamic therapy. Br J Dermatol. 2006;154:747–750.

[44] Neidecker MV, Davis-Ajami ML, Balkrishnan R, et al. Pharmacoeconomic considerations in treating actinic keratosis. Pharmacoeconomics. 2009;27(6):451–464.

[45] Orringer JS, Hammerberg C, Hamilton T, Johnson TM, Kang S, Sachs DL, Hamilton T, Fisher GJ. Molecular effects of photodynamic therapy for photoaging. Arch Dermatol. 2008;144:1296–1302.

[46] Paasch U, Haedersdal M. Laser systems for ablative fractional resurfacing. Expert Rev Med Devices. 2011;8 (1):67–83.

[47] Park MY, Sohn S, Lee ES, Chan KY. Photorejuvenation induced by 5-aminolevulinic acid photodynamic therapy in patients with actinic keratosis: a histologic analysis. J Am Acad Dermatol. 2009;62(1):85–95.

[48] Raab O. Uber die Wirkung fluoreszierenden Stoffe auf Infusorien. Z Biol. 1900;39:524–546.

[49] Rigel DS, Friedman RJ, Kopf AW. Lifetime risk for development of skin cancer in the U.S. population: current estimate is now 1 in 5. J Am Acad Dermatol. 1996;35 (6):1012–1013.

[50] Rosen T, Lebwohl MG. Prevalence and awareness of actinic keratosis: barriers and opportunities. J Am Acad Dermatol. 2013;68:S2–S9.

[51] Rubel DM, Spelman L, Murrell DF, et al. Daylight photodynamic therapy with methylaminolevulinate cream as a convenient, similarly effective, nearly painless alternative to conventional photodynamic therapy in actinic keratosis treatment: a randomized controlled trial. Br J Dermatol. 2014;71:1164–71.

[52] SandbergC,HalldinCB,EricsonMB,etal.Bioavailability ofaminolaevulinic acidandmethylaminolaevulinate in basal cell carcinomas: a perfusion study using microdialysis in vivo. B J Dermatol. 2008a;159:1170–1176.

[53] Sandberg C, Halldin CB, Erickson MB, et al. Bioavailability of aminolevulinic acid and methylaminolevulinate in basal cell carcinomas: A perfusion study using microdialysis in vivo. Br J Dermatol. 2008b;159(5):1170–1176.

[54] SjerobabskiMasnecI,SitumM.Photorejuvenation–topical photodynamic therapy as therapeutic opportunity for skin rejuvenation. Coll Antropol. 2014;38(4):1245–1248.

[55] Sklar LR, Burnett CT, Waibel JS, Moy RL, Ozog DM.Laser assisted drug delivery:a review of an evolving technology. Lasers Surg Med. 2014;46:249–262.

[56] Svanberg K, Andersson T, Killander D, et al. Photodynamic therapy of non-melanoma malignant tumours of the skin using topical aminolevulinic acid sensitization and laser irradiation. Br J Dermatol. 1994;130:743–751.

[57] Szeimies RM, Ibbotson SH, Murrell DF, et al. A clinical study comparing methyl aminolevulinate photodynamic therapy and surgery in small superficial basal cell carcinoma with a 12-month follow-up. J Eur Acad Dermatol Venereol. 2008;22:1302–1311.

[58] Tarstedt M, Rosdahl I, Berne B, et al. A randomized multicenter study to compare two treatment regimens of topical methyl aminolevulinate (Metvix)-PDT in actinic keratosis of the face and scalp. Acta Derm Venereol. 2005;85:424–428.

[59] Togsverd-Bo K, Haak CS, Thaysen-Petersen D, et al. Intensified photodynamic therapy of actinic keratoses with fractional CO_2 laser:arandomizedclinicaltrial.Br J Dermatol. 2012;166:1262–1269.

[60] TorezanL,ChavesY,NiwaA,etal.Apilotsplit-facestudy comparing conventional methyl aminolevulinate photodynamic therapy (PDT) with microneedling assisted PDT on actinically damaged skin. Dermatol Surg. 2013;39:1197–1201.

[61] Traianou A, Ulrich M, Apalla Z, et al. Risk factors for actinic keratosis in eight European centres: a case–control study. Br J Dermatol. 2012;167:36–42.

[62] vonTappeinerH,JesionekH.Therapeutischeversuchemit fluoreszierenden stoffen. Munch Med Wochenschr. 1903;47:2042–2044.

[63] Wang I, Bendsoe N, Klinteberg CAF, et al. Photodynamic therapy vs. cryotherapy of basal cell carcinoma: results of a phase III clinical trial. Br J Dermatol. 2001;144:832–840.

[64] Wermeling DP, Banks SL, Hudson DA, Gill HS, Gupta J, Prausnitz MR, Stinchcomb AL. Microneedles permit transdermal delivery of a skin-impermeant medication to humans. Proc Natl Acad Sci U S A. 2008;105 (6):2058–2063.

[65] Zhang H, Zhai Y, Yang X, Zhai G. Breaking the skin barrier: achievements and future directions. Curr Pharm Des. 2015;21(20):2713–2724.

第 4 章　微针结合经皮给药治疗膨胀纹

Gabriela Casabona and Paula Barreto Marchese

摘要

膨胀纹（SM）是一种常见的皮肤病，很少引起全身疾病，但往往是困扰患者的一个重要医学问题。妊娠纹病因不明，目前有多种治疗方法，但都不是一直有效，并且没有一种疗法能成为这种疾病的治疗“金标准”。化学剥脱、微晶换肤术、非剥脱和剥脱激光技术以及光、射频设备等多种治疗方法也用来改善 SM 的外观。微针联合经表皮给药是一种治疗 SM 的新方法。它基于刺激胶原蛋白产生和增强某些活性物质透皮吸收能力来获得令人满意的治疗效果。

关键词

微针、经表皮给药、膨胀纹、胶原蛋白

目录

G. Casabona (✉) • P.B. Marchese
Clinica Vida – Cosmetic, Laser and Mohs Surgery Center,
São Paulo, Brazil
e-mail: grcasabona@uol.com.br;
paulabarreto_@hotmail.com

M.C.A. Issa, B. Tamura (eds.), Lasers, Lights and Other Technologies, Clinical Approaches and Procedures in Cosmetic Dermatology 3, https://doi.org/10.1007/978-3-319-16799-2_38

1 简介

膨胀纹（SM）是一种让人烦恼的皮肤病，会引起严重的美容问题，对患者的心理影响很大。组织学上表现为真皮中下部间断的胶原缺失。迄今为止，人们还未发现一直有效且副作用最小的单一治疗方法。目前常用的几种治疗方法包括外用 0.1%维 A 酸乳膏和 20%乙醇酸、微晶换肤术、激光、光和射频设备。微针治疗是一种治疗 SM 的新技术，简单易行，费用低，停工期短，有利于刺激胶原蛋白合成和经表皮药物吸收（TDD）。经皮胶原诱导的目标是使用任何创伤后发生的化学级联反应来刺激胶原生成。在皮肤损伤后大约 5 天，形成纤粘连蛋白基质，伴随决定胶原蛋白沉积的一系列成纤维细胞生成。皮肤针刺治疗能够促进陈旧的受损胶原的吸收，并在表皮下诱导更多的胶原蛋白生长。微针设备以微米尺寸的针头穿透皮肤，创伤小、疼痛轻，从而产生水溶性的运输微通道。许多活性物质可以通过微针输送到皮肤中。在本章中，我们将重点介绍 3 种有效治疗妊娠纹的药物，包括维生素 A、维生素 C 和富血小板血浆（PRP）。微针联合经皮药物吸收是治疗 SM 的良好选择，能够有效地改变胶原蛋白组成，最终将 SM 皮肤转化为更健康的皮肤。

2 膨胀纹

膨胀纹（SM）是一种能引起明显美容、心理问题、让人烦恼的皮肤病。它主要发生在青春期、怀孕和肥胖的人群中。

SM 的病因尚不清楚，人们已提出与多种理论有关。感染导致隆纹菌毒素释放并以微生物毒性方式破坏组织，机械牵拉引起结缔组织框架结构破坏（例如怀孕、肥胖和超重），正常生长如青春期特定身体部位体积突然增加，促肾上腺皮质激素和皮质醇的水平升高，这些均可以促进成纤维细胞活性，导致蛋白质分解代谢增加，引起胶原和弹力纤维的改变（库欣综合征、局部或系统性激素治疗），遗传因素（患 Ehlers Danlos 综合征的人群妊娠期缺乏妊娠纹，而妊娠纹是马方综合征一个次要的诊断标准，支持遗传因素的作用）。

SM 可分为红色膨胀纹（图 5-4-1a）和白色膨胀纹（图 5-4-1b）。它们是 SM 特有的进化关联形式，二者的区别对治疗也有影响。SM 的颜色与进化阶段、黑色素细胞的力学—生物学影响有关。

红色膨胀纹是一种红斑状条纹，伴随它进一步成熟，最终颜色变白、表面萎缩；它也是一种萎缩性皮肤瘢痕，其上表皮萎缩。最初，皮纹看起来是暗红色、扁平的皮疹，可能伴瘙痒。随着时间的推移，它们长度和宽度通常会增加，最终表面呈暗紫红色外观。这些陈旧的白色凹陷条纹随着时间的推移，其长轴与正常的皮肤张力线平行。

组织学上，膨胀纹表现为萎缩变薄的表皮，表皮突变平，真皮中下部正常胶原随机分布的模式消失。弹力纤维染色显示受影响区域内的真皮乳头层和网状层的弹力纤维缺乏或缺失，并且原纤维蛋白减少；残存的弹力纤维断裂、排列杂乱。膨胀纹的发生和那些 SM 易感的患者可能存在原纤维蛋白 54 的缺陷有关。这种组织学表现可能是肥大细胞脱颗粒和巨噬细胞活化的结果，从而导致胶原纤维和弹力纤维的破坏。

迄今为止，还没有一种综合性评估 SM 的严重程度，以及一贯有效、副作用最少的治疗方法。

仅有几种治疗方法如下：

（1）局部治疗：

• 0.1%维 A 酸乳膏可以通过其对成纤维细胞高亲和性和诱导胶原蛋白合成而发挥作用。它尤其对红色膨胀纹有效，但是对于白色妊娠纹疗效差或不确定。日常使用几个月后，它可以减少 SM 的平均长度和宽度。也有研究表明，维 A 酸治疗膨胀纹的临床表现的改善与新的原纤维蛋白生成有关。

• 含有积雪草提取物、维生素 E、维生素 A、胶原蛋白和弹性蛋白水解物、泛醇和薄荷醇等含生物活性的乳膏和溶液主要用于孕妇。但目前可获得的研究数据不足以认为这些乳膏是有效的，需要更广泛的研究来确定这些产品的有效性和安全性。也没有显著的统计学证据支持这些药物可用来预防 SM。

• 局部 20%乙醇酸（GA）单独使用或与其他药物混合，如与 0.05%维 A 酸或 10% L- 维生素联用可改善白色膨胀纹的外观，但 GA 确切的作用机制尚不清楚。据研究报道，GA 通过刺激成纤维细胞产生胶原蛋白、促进增殖，但仍需要进一步的调查和研究来证明这种观点。

（2）激光和光设备：强脉冲光（515~1200nm）、585nm 闪光灯泵脉冲染料激光（PDL）、308nm 氯化氙激光（准分子激光）、577nm 溴化铜激光、1450nm 二极管激光、1064nm Nd:YAG 激光、二氧化碳（CO_2）激光、1550nm 掺铒光纤点阵激光和点阵光热作用都是用于 SM 治疗的一些设备。在选择一种设备治疗前，必须对 SM 和患者的 Fitzpatrick 皮肤分型进行正确分类，以减少皮肤损伤和色素改变的发生风险。

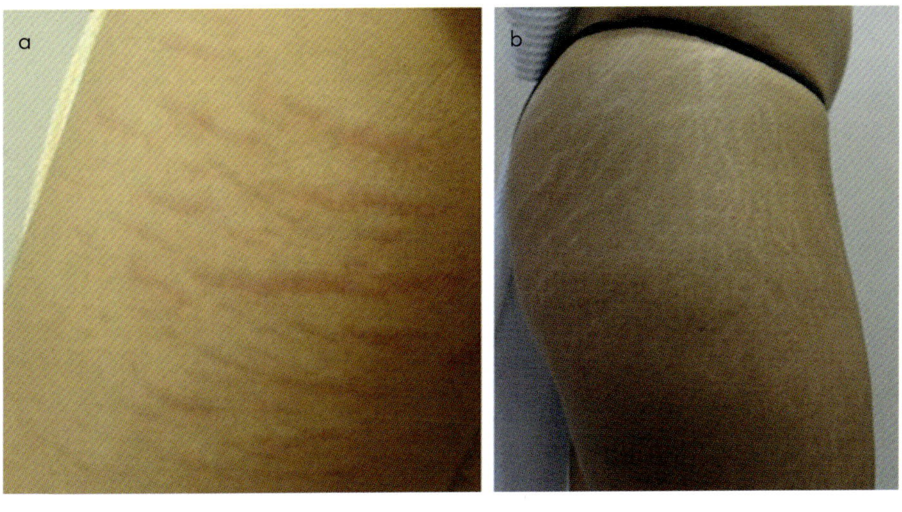

图 5-4-1 (a) 红色膨胀纹。(b) 白色膨胀纹

（3）射频（RF）：对皮肤加热的作用已得到大家的认可，包括刺激真皮成纤维细胞合成新胶原纤维（新胶原生成）和弹力纤维（新弹力纤维生成），直接影响胶原结构，改善 SM 的外观和病理组织学表现。

（4）微晶换肤术这是一种使用氧化铝的皮肤表面重塑技术。据研究报道，它可以增加 I 型胶原蛋白的生成，对膨胀纹有较好的疗效。该技术可与富含皮内血小板的血浆（PRP）联合使用；在一项研究中，患者在同一治疗周期内接受了皮内 PRP 和微晶换肤术，与仅接受微晶换肤术的患者相比，接受 PRP 和微晶换肤术联合治疗的患者的 SM 临床外观改善显著。可见，同一治疗周期内 PPR 和微晶换肤术联合使用能在短时间内表现出较好的治疗效果。

（5）微针疗法是一项治疗 SM 的新技术。它简单、廉价、停工期短，可刺激胶原生成和促进经表皮药物吸收（TDD）。维生素 A（棕榈酸视黄酯和乙酸视黄酯）、维生素 C 和富血小板血浆（PRP）等物质都可用于 TDD。在本章中，我们将介绍微针作为一种刺激胶原生成、活性成分透皮吸收至妊娠纹病变部位的使用方法。

3 微针

3.1 发展史

1995 年，Orentreich 描述了皮针刺激胶原用来治疗瘢痕。随后 1997 年，Camirand 和 Doucet 报道用“文身手枪”磨削皮肤治疗瘢痕。仅在 2006 年，来自南非的医生 Desmond Fernandes 用 Dermaroller® 设备开发了经皮胶原诱导治疗技术（图 5-4-2）。2010 年，澳大利亚研制了一种成本低、效率高的新型电子笔形设备（Dermapen®）（图 5-4-3）。这种“笔”可以选择不同长度的针和振动速度，依赖于该技术，不仅可以进行微针治疗，也能进行一定程度的皮肤磨削。

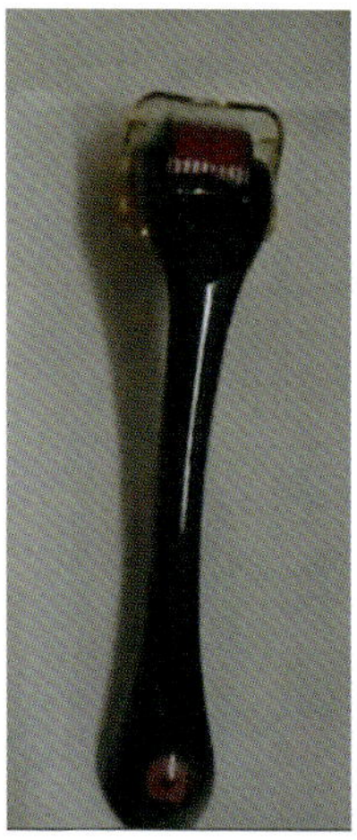

图 5-4-2 Dermaroller® 设备

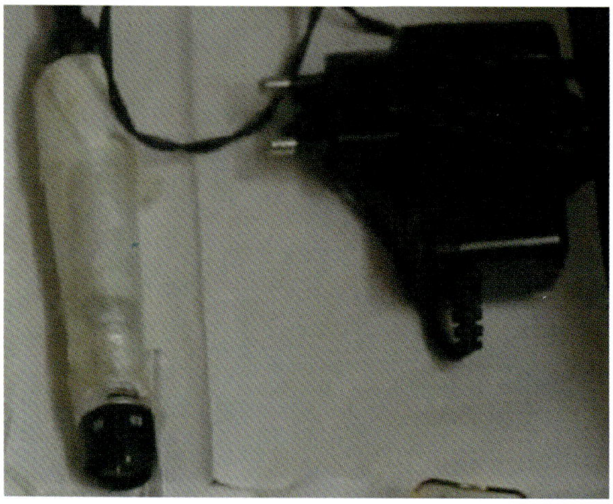

图 5-4-3 Dermapen® 设备

从那时起，微针设备的使用随着适应证的增多而应用得越来越广泛。微针联合经皮药物吸收疗法使得某些疾病的治疗（例如妊娠纹和黄褐斑）更加有效。

3.2 设备

自从 2006 年 Fernandes 博士首先使用 Dermaroller® 设备以来，该设备经历了多次革新，以达到最能符合人体工程学和耐用性的要求。用于痤疮瘢痕治疗的标准 Dermaroller® 是一个鼓形滚轮，镶嵌有 8 排 192 根长 0.5~1.5mm、直径 0.1mm 的纤细微针。微针是通过反应离子蚀刻技术在硅或医用不锈钢上合成的，并

通过 γ 射线灭菌。现在可以制造更细或更大型号的针，并且针的长度可以达到 2.5mm。

如果设备是一次性的，那么治疗上需要不同长度的针头，医生将不得不使用多个滚轮，这对患者来说是不经济的。例如，如果想要治疗患者眼睛下方和颧骨区域的瘢痕，必须使用 1.0mm 和 1.5~2.0mm 长的两种针头。

其他电子笔形微针设备使用一次性针头。可以控制外露针的进出长度和振动速度。最终，通过这些设备，我们不仅可以创建微通道，如果需要，还可以实现对表皮的一定程度的磨削。

3.3 作用机制

微针设备产生的微通道深度为 0.5~2.5mm。经皮胶原诱导的目的是通过任何创伤后发生的化学级联反应来刺激胶原蛋白生成。机体创伤愈合过程分为 3 个阶段，这些阶段前后关联，可以预见。这在 Falabella 和 Falanga 编著的*The Biology of the Skin*一书中有详细描述。血小板和最终嗜中性粒细胞释放生长因子，如结缔组织生长因子、TGF-β1、TGF-β3、血小板衍生生长因子、结缔组织激活蛋白Ⅲ等，它们共同作用以增加细胞间基质的产生（图 5-4-4）。只有在这种情况下，单核细胞才能分泌生长因子，以增加Ⅲ型胶原、弹性蛋白、糖胺聚糖等物质合成。

皮肤损伤后大约 5 天，纤连基质蛋白生成，伴随成纤维细胞重排，决定了胶原蛋白的沉积。最终，Ⅲ型胶原转化为Ⅰ型胶原蛋白，并持续 5~7 年。这种转化使得胶原蛋白在几个月内就会自然收紧。

正常来说，在通常伤口愈合的情况下，瘢痕形成常伴随正常组织的最小化再生。经皮胶原蛋白诱导使得在受伤后数周甚至数月内松弛的皮肤进一步收紧、瘢痕和皱纹变得平滑。此外，经皮胶原蛋白诱导通过促进正常胶原代替瘢痕胶原蛋白、减少凹陷和挛缩瘢痕，这在减少痤疮和烧伤瘢痕方面非常有效。

微针治疗应该能够促进陈旧胶原吸收，诱导表皮下更多胶原生长。在痤疮瘢痕中多次针刺皮肤会增加胶原蛋白和弹性蛋白沉积量。因此有学者提出这样的假说：皮肤针刺在 SM 中也是有效的，因为 SM 似乎是一种伴表皮萎缩的真皮瘢痕。

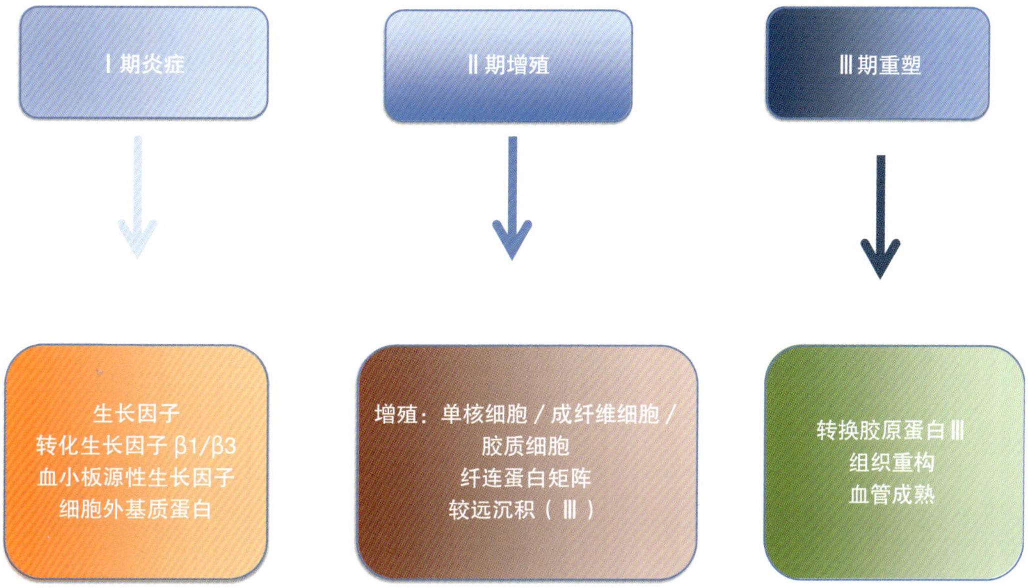

图 5-4-4 创伤和胶原沉积后的愈合级联反应

3.4 微针治疗和膨胀纹

2012 年在韩国进行了一项研究，共招募 16 名 SM 患者，他们以 4 周为间隔共接受 3 次微针治疗。通过比较治疗前后的临床照片、皮肤活组织检查和患者满意度评分来评估疗效。治疗前病变部位的组织病理学显示表皮变薄，胶原纤维束呈直线排列；治疗后，表皮变厚，真皮胶原纤维和弹力纤维数量增加。该研究证明微针用于 SM 治疗安全、有效。除了这项技术，可联合经表皮药物吸收以增加胶原蛋白的生成。

4 微针和经皮给药

在没有预先打孔的情况下，由于皮肤角质层屏障作用，药物活性成分在皮肤中的弥散和有效性受到严重限制，因此绝大多数药物不能以治疗速率穿过皮肤。

2004 年，Prausnitz 描述用微针进行经皮给药。微针的特别之处在于它们可以提供一种微创手段，将药物分子输送至皮肤中。

与激光一样，微针技术开始被用作一种以更有效的方式通过角质层把活性药物成分输送至皮肤中的方法。

角质层（SC）位于皮肤的最外层，可阻止分子穿过皮肤的屏障。诸如肽、蛋白质和寡核苷酸等药物难以通过常规方法或局部输送进入皮肤深层。

微针技术（MT）使用微米尺寸的针，穿透皮肤创伤小，疼痛轻，从而在皮肤内产生被称为微通道的水溶性运输通路。

此外，这些微通道对分子大小没有限制。然而就尺寸而言，微通道在微米范围内，所输送的大分子通常为纳米尺寸。

剩下的唯一问题是，在微针处理后，血液和纤维蛋白会侵入微通道，为这种渗透造成新的障碍。因此，我们建议，如图 5-4-5 病理活检所示，进行逆向技术操作，在微针治疗之前给药，以确保每一步骤都能更有效地传递药物活性成分。

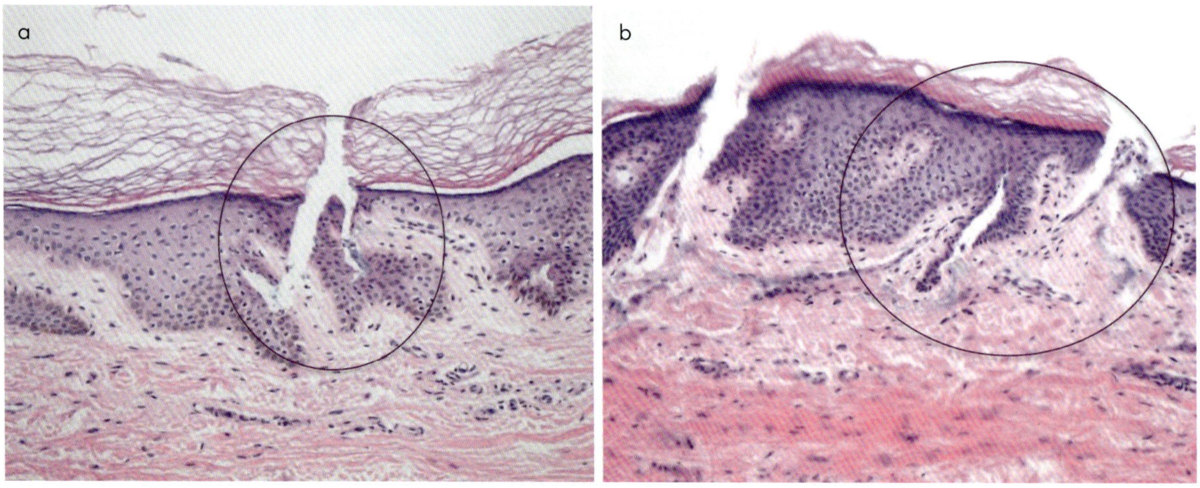

图 5-4-5　将亚甲基蓝墨水用维生素 C 稀释后进行药物输送，后行皮肤组织病理学检查，在每次进行 Dermroller® 之前应用，应用 20 次。（a）在 0.5mm Dermaroller® 之后，（b）在 1mm Dermaroller® 之后。根据针的长度不同，两者都显示墨水在不同水平的渗透深度

过去，Pistor 在法国引入了局部显微注射，即所谓的中胚层疗法。中胚层疗法是一种广泛使用的医学技术，该技术将 0.05~0.1mL 高度稀释的药物混合物或单一药物进行皮内或皮下显微注射，对影响医学或美学问题的身体部位进行治疗。尽管如此，最近的研究表明，微针治疗比中胚层疗法更有效，因为它不仅允许活性成分渗透到皮肤中，而且还诱导创伤后发生的化学级联反应，这将进一步刺激胶原蛋白的产生。

许多活性物质可以通过微针输送至皮肤中。根据治疗疾病的不同，可以选择多种药物，例如用于治疗肥厚性瘢痕和斑秃的类固醇（曲安奈德）、治疗黄褐斑的氨甲环酸、治疗雄激素性脱发的米诺地尔和治疗光化性角化病的 ALA。在本章中，我们将重点介绍 3 种有效治疗妊娠纹的药物。它们是维生素 A、维生素 C 和富含血小板的血浆（PRP）。

4.1 维生素 A

2008 年，Aust 描述了使用维生素 A 和维生素 C 进行经皮胶原诱导的可能性。维生素 A 作为一种视黄醇，是一种人体必需的维生素，因此也是皮肤的激素。它可对多种调控表皮、真皮中主要细胞增殖和分化的基因产生影响。经皮胶原蛋白诱导和维生素 A 启动成纤维细胞产生胶原蛋白，从而增加维生素 C 的需求。维生素 A 可以控制 TGF-β3 的释放，而不是 TGF-β1 和 TGF-β2，因为通常来说，维 A 酸似乎更有利于胶原的再生，而不是瘢痕中胶原的平行沉积。

棕榈酸视黄酯（RP）是视黄醇的酯化形式，是表皮中维生素 A 的主要形式。它分子量高、结构稳定。为了活化，RP 必须在皮肤中酶促作用下通过切割酯键转化为视黄醇，再通过氧化转化为维 A 酸。研究已经明确在大鼠中局部应用 RP 14 天后可使蛋白质和胶原蛋白表达增加，以及表皮增厚。

4.2 维生素 C

维生素 C 对于正常胶原蛋白的生成也是必需的。经皮胶原蛋白诱导和维生素 A 刺激成纤维细胞产生胶原蛋白，因此增加了对维生素 C 的需求。局部使用维生素 A 和维生素 C 都能最大限度地释放生长因子并刺激胶原蛋白的产生。

除了抗氧化之外， 维生素 C 还作为赖氨酰羟化酶和脯氨酰羟化酶必需辅助因子起作用，这两种酶都是Ⅰ型和Ⅲ型胶原蛋白翻译后加工所必需的。

维生素 C 刺激真皮中胶原生成，并且可以增加成纤维细胞的增殖，从而可能导致更多胶原蛋白生成。可以设想维生素 C 还具有增加胶原蛋白产生的潜力并改善 SM 外观。维生素 C 甚至在基因表达水平上促进胶原合成。此外， 维生素 C 可上调胶原合成，并增加金属蛋白酶抑制剂 -1 的表达，进而减少 UV 诱导的胶原降解。

4.3 富血小板血浆（PRP）

PRP 是促进创伤修复和愈合的众多生长因子来源。它是一种潜在的生长因子储备池，包括血小板源性生长因子、血管内皮生长因子、转化生长因子 β1 和胰岛素样生长因子，这些生长因子对皮肤创伤恢复起着重要作用。

研究发现，PRP 可加速内皮细胞、上皮细胞和表皮再生、刺激血管生成、增强胶原合成、促进组织愈合、减少皮肤萎缩，增强对创伤的止血反应，并逆转由糖皮质激素对伤口愈合的抑制。

PRP 有不同的配方，临床医生应考虑其生物分子的特征和患者适应证后选择合适的 PRP 制剂。

发表于 2014 年的一项针对萎缩性痤疮瘢痕治疗的同一患者左、右面部对照研究显示，微针联合 PRP 效果要优于微针联合维生素 C 疗法。30 名痤疮后萎缩性患者在一侧面部进行 4 次微针联合 PRP 治疗，并在另一侧以 1 个月的间隔用微针联合维生素 C 进行治疗，结果显示微针联合 PRP 的效果更好。

由于患者自身存在高浓度的生长因子，微针联合 PRP 疗法将加强自然创伤愈合级联反应。它与皮肤针刺诱导的生长因子起协同作用，以增强伤口愈合。由于妊娠纹是萎缩性瘢痕，可以假设微针联合 PRP 对其有良好的效果。

4.4 用法和剂量

在微针处理之前，要保证用于皮肤表面的药物在皮内或静脉内均可以使用，这一点非常重要。对于膨胀纹的治疗，我们指出下列药物的用法：

- 15% ~20%维生素 C 针剂（0.15g/mL 或维生素 C 或 0.2g/mL 的 L- 维生素 C）。
- 用于静脉内给药的视黄醛乙酸酯针剂（Anesterofretinol）可以安全地局部应用。
- MTS® 针剂：3%棕榈酰三肽 -28 和 10%生长因子的组合。
- PRP 准备（遵循适当的配方）。

4.5 程序

在治疗期间，针刺穿过角质层并产生微管（孔）而不损伤表皮。在一个区域上用 Dermaroller® 设备（192 针，长度 200mm 和直径 70mm）滚动 15 次可产生大约 250 孔 /cm^2。

微针治疗是一种伴轻微疼痛的药物传输过程。由于皮肤角质层没有神经，皮肤的解剖学提供了刺穿角质层而不刺激神经的理论基础。虽然微针插入深度足以达到真皮浅层，但这并不很痛苦，可能是因为它们尺寸小，可减少损伤或刺激神经以产生强烈疼痛的概率（图 5-4-6、图 5-4-7）。

（1）拍摄治疗区域的照片时使用一致的背景、位置和光源，并将它们与治疗后图像进行对比。

（2）局部厚涂麻醉药膏，麻醉约 60min，手术前将其彻底清除，以防止局部麻醉剂中毒。

（3）用酒精氯己定消毒治疗区域。

（4）选择设备：滚轴或笔。

（5）选择针的深度和笔的速度（振动越快，磨损越小）。

（6）选择要使用的活性成分（使用无菌的或注射产品，对于避免感染风险和减少接触性皮炎的风险很重要）。

（7）用一次性刷子涂抹一层薄薄的液体。

（8）传递设备并反复重复此操作过程。以不同的方式在同一区域滚动至少 20 次，并且每个区域的“笔”通过至少 10 次，进行圆周运动。

（9）清洁多余液体和血液（留下一层薄薄的血液至少 4h，形成一种天然 PRP 外膜，有助于促进创伤愈合）。

（10）用含无菌活性成分糖胺聚糖（AntiageFlash®Mesoestetic）的油剂外涂皮肤，以防止水分过度流失。

（11）盖上薄薄的塑料盖布。

（12）指导患者遵循严格的光防护。每次治疗间隔 4 周。

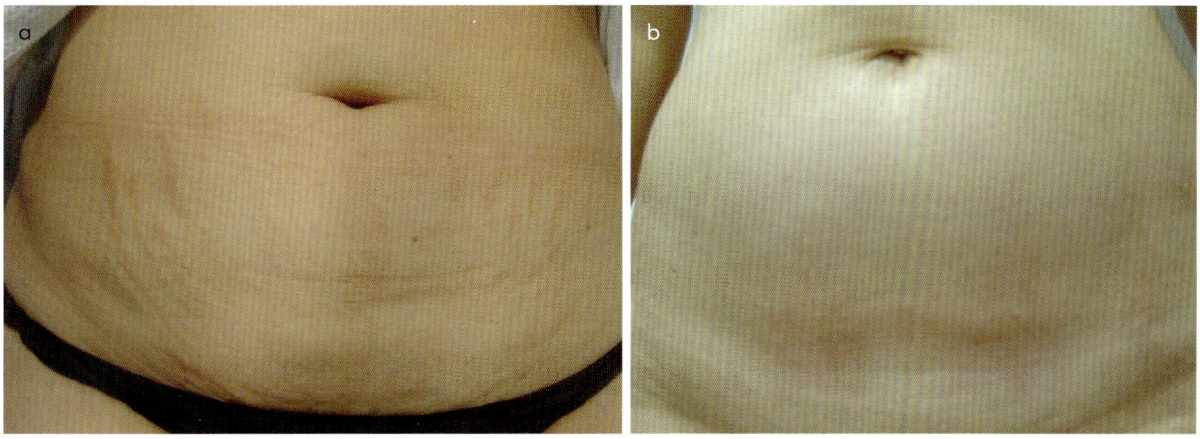

图 5-4-6　(a) 治疗前 1 天。(b) 在微针联合 TDD 含维生素 C 和非交联透明质酸 (HA) 治疗 1 个疗程后 30 天

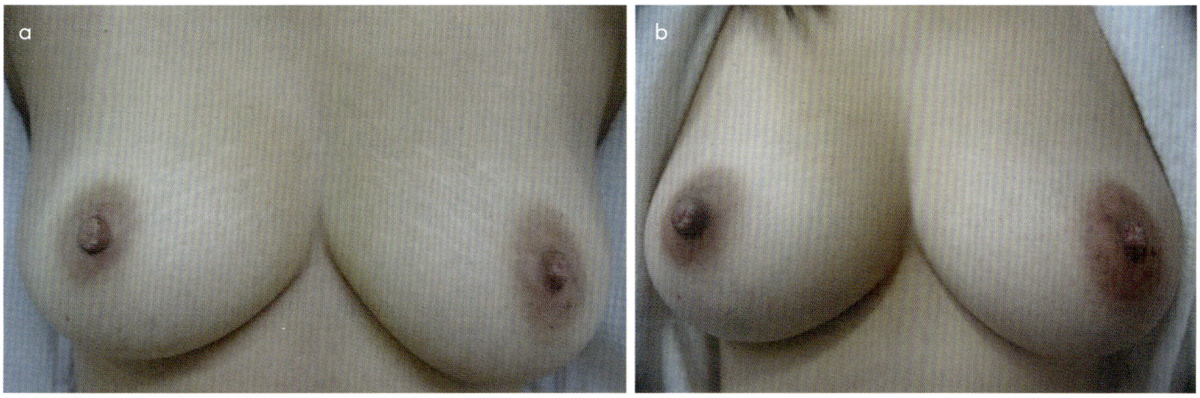

图 5-4-7　(a) 治疗之前。(b) Dermapen® 联合 TDD 含维生素 C+ 非交联 HA 治疗 1 个疗程后 30 天

4.6 其他适应证

- 雄激素性脱发、斑秃、痤疮瘢痕、增生性瘢痕、黄褐斑、皮肤再生以及脂肪移植前准备。

4.7 禁忌证

- 接触性皮炎病史，特别是对金属和对治疗用活性成分过敏。
- 慢性荨麻疹。
- 免疫抑制。
- 糖尿病。
- 脓疱或结节性酒渣鼻或痤疮。
- 抗凝药物。
- 妊娠。
- 色素痣（在治疗之前要明确是否为色素痣，尽量避免在色素痣表面使用微针）。
- 瘢痕疙瘩。
- 皮肤感染。
- 银屑病（Koebner 现象）。

4.8 优点

- 非剥脱性。
- 愈合快（1~5 天，依赖于进针长度和穿过次数），与剥脱技术相比，并发症较少。
- 即时效果是皮肤变厚、抵抗力增强。
- 可用于各种肤质，即使在面部以下的皮肤。
- 与激光相比，成本低。

4.9 缺点

- 需要进行培训。
- 如果使用密度高的物品覆盖，那么愈合时间和红斑可以持续更长时间。
- 不会使胶原纤维即刻紧缩。
- 需要多个治疗周期才能取得良好效果。

5 副作用及其管理

微针治疗的耐受性良好。研究已报道的轻微副作用包括轻度疼痛、红斑、斑点状出血和手术后 2~3 天出现瘙痒，但无须进行任何特殊治疗即可缓解。可使用保湿霜来保持水分，从而减少不适。治疗部位感染发生概率极低。由于微孔几乎立即闭合，术后感染很少见。如果发生感染，口服或局部使用抗生素即可。

根据用于皮肤表面物质的特性和患者的免疫状态，可能发生刺激性或过敏性接触性皮炎，必要时可口服抗组胺药和局部应用类固醇激素治疗。

色素沉着罕见，如果发生，可以局部使用经典 Kligman 配方。对于持久性红斑，可以使用微脉冲 YAG 激光、脉冲染料激光（PDL）和强脉冲光（IPL）治疗。治疗区域出现丘疹和脓疱必须用痤疮和酒渣鼻治疗中使用的局部或口服抗生素来处理。

2014 年发表的 1 项病例报告显示，3 例患者在微针给药治疗后出现面部过敏性肉芽肿反应和全身超敏反应。微针是经皮药物吸收的有力手段。因此，只有经批准用于皮内注射的化学药品才能与微针一起安全使用。在微针治疗之前，应用各种未经批准的局部产品可以将免疫原性颗粒引入真皮，增强局部或全身超敏反应。对于面部过敏性肉芽肿反应和全身过敏反应，可以口服激素和米诺环素，但治疗并不总是有效。

微针和维生素 C 药物输送加钙羟基磷灰石填充剂：一项关于妊娠纹的回顾性研究

钙羟基磷灰石（CH）是由羧甲基纤维素凝胶中的 CH 微球（45mm）制成的白色物质，是一种填充剂和生物刺激剂，它可以在注射后的前 6 个月内诱导新生胶原的生成。CH 可以在皮下脂肪层中使用以增大容积，或在真皮中用以治疗真皮萎缩。它被用于皮下等更深的层次，当行浅表注射时，呈黄色外观。CH 可以不同深度注入 SM，都旨在通过刺激内源性胶原蛋白的产生来改善萎缩，并产生更符合正常皮肤颜色的自然外观。

6 作者的经验

在巴西圣保罗私立诊所进行了一项回顾性研究，在3年期间（2012年1月至2015年7月）共登记35名SM患者，SM在身体不同区域（臀肌、大腿、膝盖、腹部和乳房）并评估新SM联合疗法的有效性；向皮内注射钙羟基磷灰石以及微针联合维生素C药物递送，以改善SM外观。

35名患者中，包括1名男性（2.85%）和34名女性（97.14%）；25名（71.42%）患红色SM，10例（28.57%）患白色SM。年龄介于21~34岁之间，他们接受相同的SM治疗（表5-4-1）。

患者的SM由临床医生观察评估，并且根据视觉模拟评分（Manchester瘢痕量表）赋值（表5-4-2）。评估应在治疗期开始和结束后进行，比较前后评分以确定妊娠纹外观是否有改善。患者接受4个疗

表5-4-1 在微针处理之前使用的具有科学证据的药物和维生素及其作用

药物	作用
维生素A	释放生长因子，调节表皮和真皮的分化和增殖，皮肤再生，增加蛋白质和胶原蛋白生成，使表皮增厚
维生素C	刺激真皮中的胶原蛋白生成，增加成纤维细胞增殖，从而产生更多的胶原蛋白
血小板血浆	增加胶原合成

表5-4-2 副作用：如何管理

副作用	管理
感染	口服及局部抗生素[a]
接触性皮炎	口服抗组胺药和局部使用类固醇激素
色素沉着	外用Kligman配方
持久红斑	微脉冲YAG激光，PDL或IPL
痤疮和玫瑰痤疮	口服抗生素[a]和局部治疗痤疮
面部过敏性肉芽肿反应和全身超敏反应	口服类固醇、米诺环素

[a]：莱姆环素，米诺环素，四环素

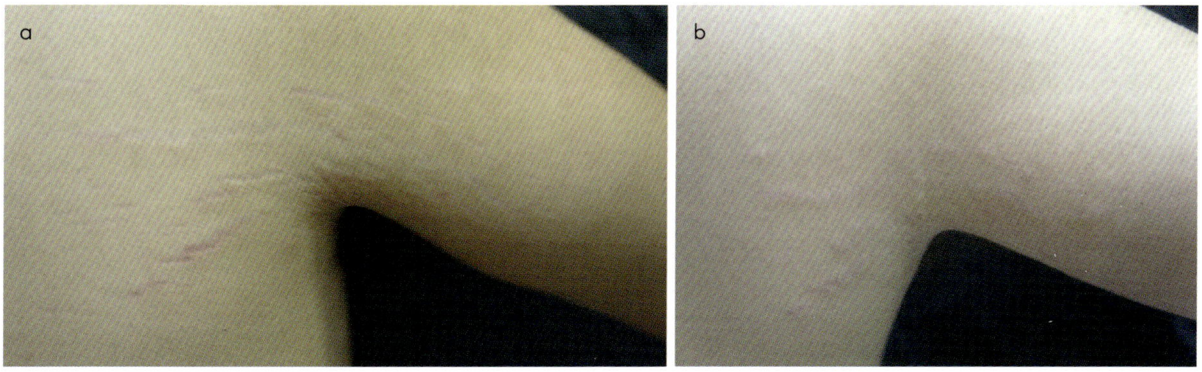

图5-4-8 （a）治疗之前和Dermapen® TDD联合维生素C治疗2个疗程之后。(b)在这种情况下，行TDD之前也进行1次CaHa注射

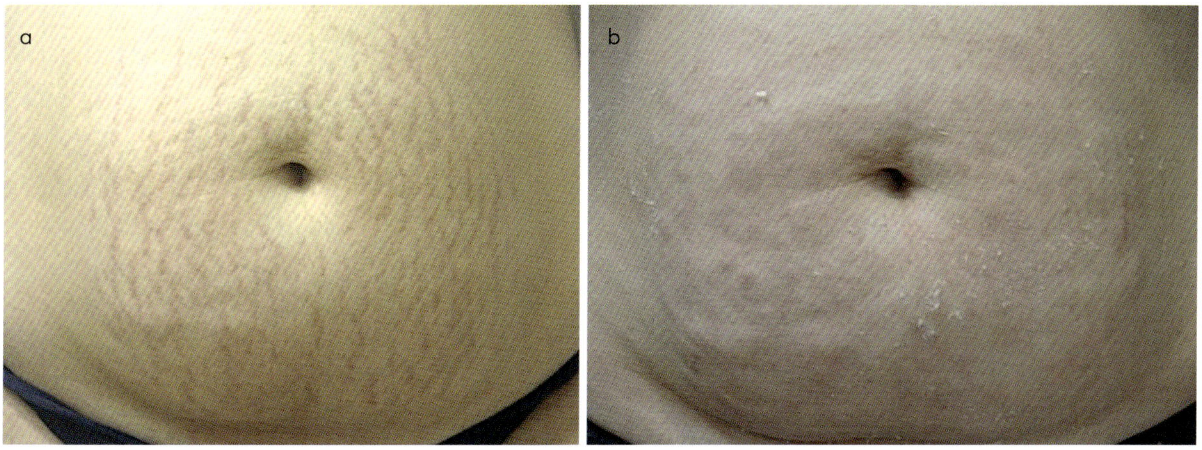

图5-4-9 （a）治疗之前和Dermapen® TDD联合维生素C治疗2个疗程之后。(b)在这种情况下，行TDD之前也进行1次CaHa注射

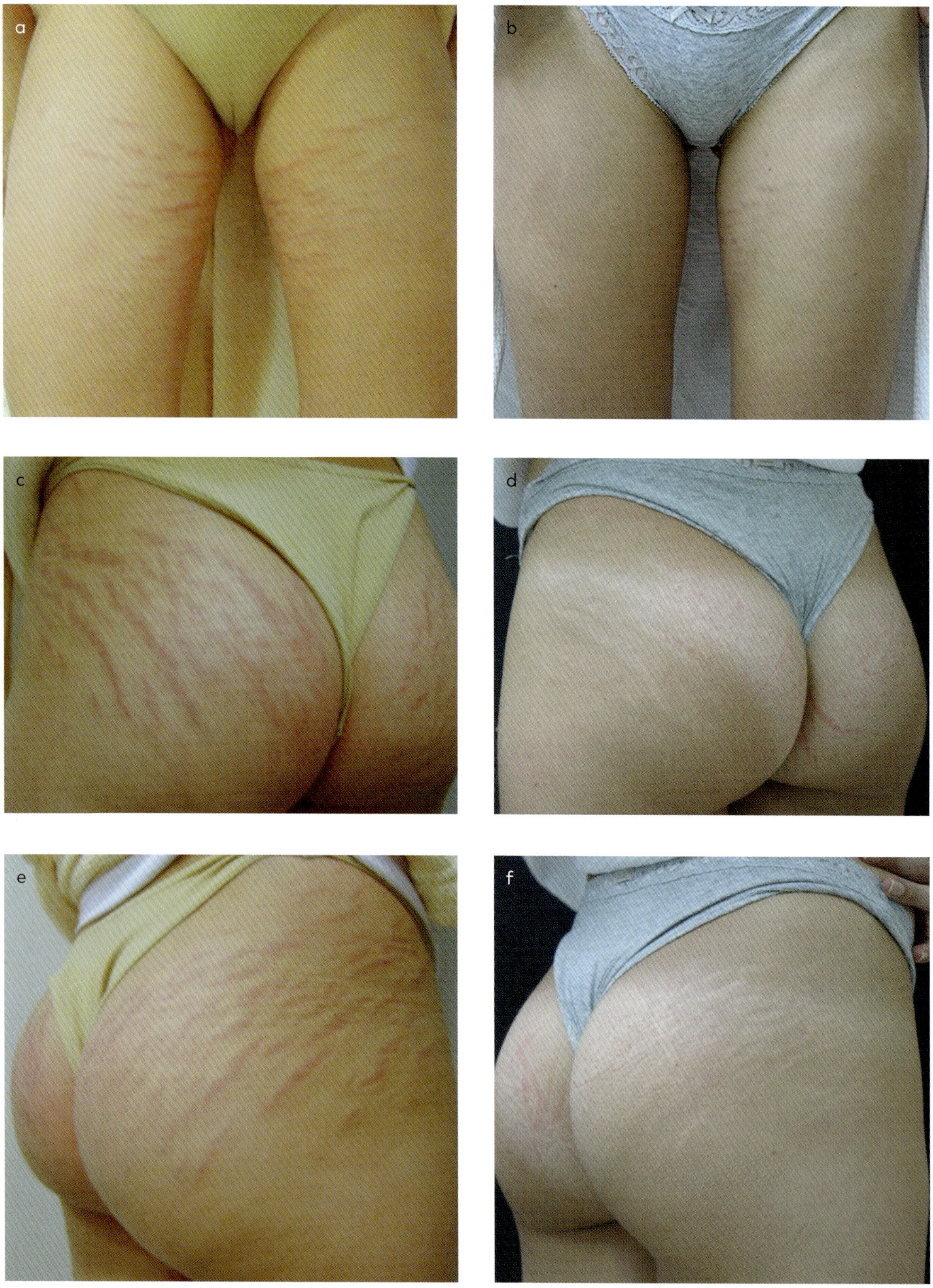

图 5-4-10　治疗之前和 Dermapen® TDD 联合维生素 C 治疗 2 个疗程之后。在这种情况下，行 TDD 之前也进行 2 次 CaHa 注射。（a）治疗前。（b）治疗后的大腿内侧。（c）治疗前臀肌左侧。（d）治疗后臀肌左侧。（e）治疗前臀肌右侧。（f）治疗后臀肌右侧

程的治疗，每个疗程间隔 4 周。第 1 次治疗包括向皮内注射钙羟基磷灰石（Radiesse®），再进行微针治疗（Dermapen®）和局部应用 20% 维生素 C。余下 3 个疗程仅行微针联合维生素 C 药物输送，未行皮下注射。

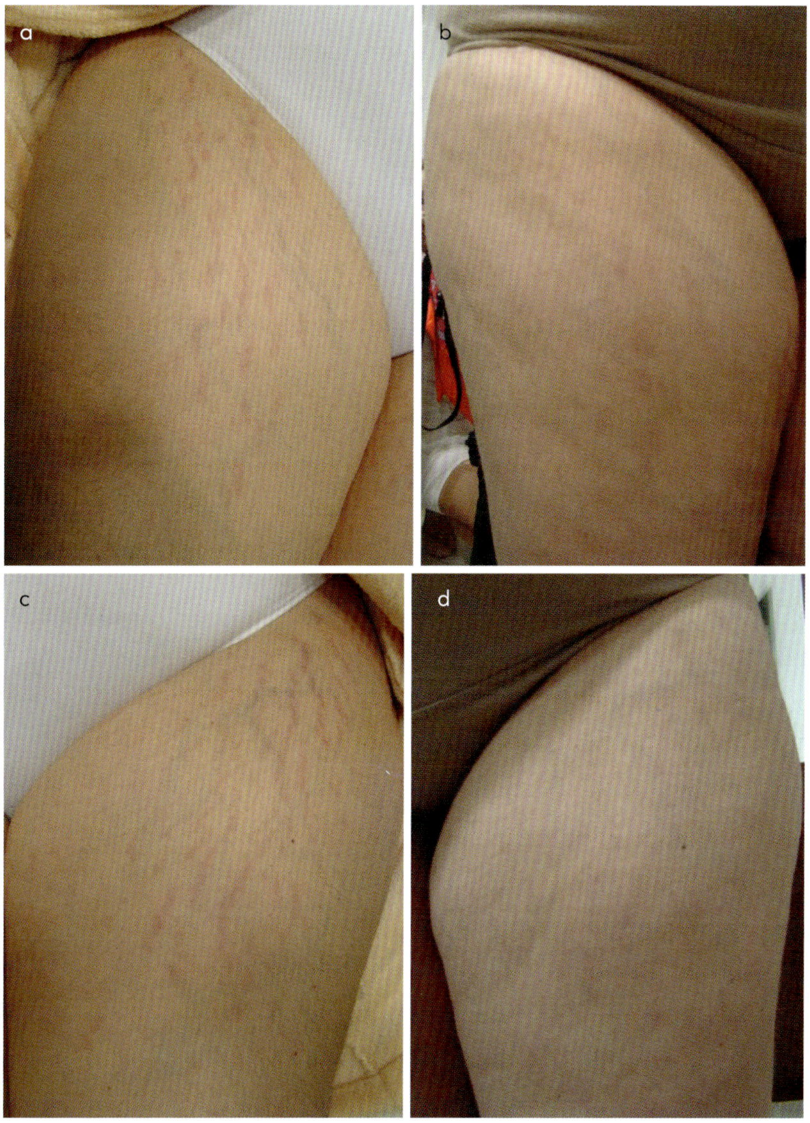

图 5-4-11　治疗之前和 Dermapen® TDD 联合维生素 C 治疗 2 个疗程之后。在行 TDD 之前也进行 1 次 CaHa 注射。（a、b）大腿治疗前后。（c、d）左大腿治疗前后

根据 Manchester 瘢痕评分，在研究结束时，所有 35 名患者的评分均较高。并对治疗满意度进行调查，结果为：8 名（27%）患者非常满意、15 名（50%）患者基本满意、5 名（7%）患者疗效不确切、2 名（6%）患者不满意和无人非常不满意。结果令人鼓舞。通过注射钙羟基磷灰石和微针联合局部应用维生素 C，可以同时通过 3 种不同途径刺激胶原蛋白生成。应用这种组合技术可能比单独技术有更好的效果（图 5-4-8~图 5-4-11）。

7 结论

SM 比较现实的治疗目标是改善其临床外观，而不是完全去除。SM 完全消失可能偶尔会遇到；尽管如此，这种情况并不常见，因此不应作为理想目标交代给患者。在较长时间内使用联合治疗可以改善 SM 的外观。除非能够应用显著改善 SM 的革命性单一药疗法，否则多模式治疗的使用会越来越普遍。微针治疗联合药物输送相关技术的开发是 SM 治疗的良好选择。二者结合能够有效地改变胶原蛋白组织，将 SM

皮肤转化为更健康的皮肤。

8 总结

- 妊娠纹往往是造成患者精神痛苦的一个重要原因，并且没有任何单一疗法是该疾病的治疗共识。
- 微针联合经表皮药物输送是一种治疗选择，可以获得满意效果。
- 皮肤针刺促进旧的受损胶原蛋白吸收，诱导表皮下更多胶原蛋白生长，并在皮肤内产生水性运输通路用于药物递送。
- 维生素 A、维生素 C 和富血小板血浆是可用于药物输送的物质。
- 微针联合经皮药物吸收是一种经济有效、耐受性良好，并且几乎没有副作用和停工期短，可以安全地用于 SM 治疗。
- 微针联合局部应用维生素 C 在处理之前将羟基磷灰石钙注入 SM 中是一种创新的组合技术，可能会产生更好的效果。
- SM 治疗一个更现实的目标是改善外观，而不是完全去除妊娠纹。

9 参考文献

[1] Al-Himdani S, Ud-Din S, Gilmore S, Bayat A. Striae distensae: a comprehensive review and evidencebased evaluation of prophylaxis and treatment. British J Dermatol. 2014;170:527–547.

[2] Alster TS, Handrick C. Laser treatment of hypertrophic scars, keloids and striae. Semin Cutan Med Surg. 2000;19:287–292.

[3] Alster TS, Handrick C. Laser treatment of scars and striae. In: Kuvar ANB, Hruza G, editors. Principles and practice.es in cutaneous laser surgery. New York: Marcel Decker; 2005. p. 625–641.

[4] Aust MC, Knobloch K, Reimers K, Redeker J, Ipaktchi R, Altintas ML, Gohritz A, Schwaiger N, Vogt PM. Percutaneous collagen induction therapy: an alternative treatment for burn scars. Burns. 2010;36 (6):836–843.

[5] Aust M, et al. Percutaneous collagen induction therapy: an alternative treatment for scars, wrinkles, and skin laxity. Plast Reconst Surg. 2008;121(4):1421–1429.

[6] Berlin AL, Mussarratt H, Goldbergv DJ. Calcium hydroxylapatite filler for facial rejuvenation: a histologic and immunohistochemical analysis. Dermatol Surg. 2008;34:S64–S67.

[7] Bernard FX. Comparison of gene expression profiles in human keratinocyte mono-layer cultures, reconstituted epi- dermis and normal human skin: transcriptional effects of retinoid treatments in reconstituted human epidermis. Exp Dermatol. 2002;11:59.

[8] Brauer J, et al. Convergence of anatomy, technology, and therapeutics: a review of laser-assisted drug delivery. Semin Cutan Med Surg. 2014;33:176.

[9] Budamakuntla L. A randomised, open-label, comparative study of tranexamic acid microinjections and tranexamic acid with microneedling in patients with melasma. J Cutan Aesthet Surg. 2013;6(3):139.

[10] CamirandA,DoucetJ.Needledermabrasion.AesthetPlast Surg. 1997;21:48–51.

[11] CasabonaG,MichalanyN.Ultrasoundwithvisualizationand fillers for increased neocollagenesis:clinical and histological evaluation. Dermatol Surg. 2014;40:S194–S198.

[12] Chawla S. Split face comparative study of microneedling with PRP versus microneedling with vitamin C in treating atrophic post acne scars. J Cutan Aesthet Surg. 2014;7(4):209–212.

[13] Cho CW. In vitro characterization of the invasiveness of polymer microneedle against skin. Int J Pharm. 2010;397:201–205.

[14] Elsaie ML MD, Baumann LS MD,Elsaaiee LT MD. Striae distensae (Stretch Marks) and different modalities of therapy: an update. Dermatol Surg. 2009;35:563–573.

[15] Falabella AF, Falanga V. Wound healing. In: Feinkel RK, Woodley DT, editors. The biology of the skin. New York: Parthenon; 2000. p. 281–299.

[16] Faler BJ. Transforming growth factor-beta and wound healing. Perspect Vasc Surg Endovasc Ther. 2006;18:55.

[17] Fat graft. Fenske NA. Structural and functional changes of normal aging skin. J Am Acad Dermatol. 1986;15:571.

[18] Fernandes D. Percutaneous collagen induction: an alternative to laser resurfacing. AestheticSurgJ.2002;22:315.

[19] Fernandes D. Minimally invasive percutaneous collagen induction. Oral Maxillofac Surg Clin North Am. 2006;17:51–63.

[20] Fisher C. Retinoid receptors and keratinocytes. Crit Rev Oral Biol Med. 1995;6:284.

[21] Gold MH MD. Noninvasive skin tightening treatment. J Clin Aesthet Dermatol. 2015;8(6):14–18.

[22] GoldbergDJ, Marmur ES, Schmults C, Hussain M, Phelps R. Histologic and ultrastructural analysis of ultraviolet B laser and light source treatment of leukoderma in striae distensae. Dermatol Surg. 2005;31:385–387.

[23] Henry S, McAllister DV, Allen MG, Prausnitz MR. Microfabricated microneedles: a novel approach to transdermal drug delivery. J Pharm Sci. 1998;87:922–925. 93.

[24] Noh Y-W, Kim T-H, Baek J-S, Park H-H, Lee SS, Han M, Shin SC. Ibrahim ZA1, El-Tatawy RA1, El-Samongy MA1, Ali DA2. Comparison between the efficacy and safety of platelet-rich plasmavs.microdermabrasion inthetreatment of striae distensae: clinical and histopathological study. J Cosmet Dermatol. 2015;14:336.

[25] Johnstone CC. The physiologicalbasics ofwound healing. Nurs Stand. 2005;19:59.

[26] Kaushik S, Hord AH, Denson DD, McAllister DV, Smitra S, Allen MG, et al. Lack of pain associated with microfabricated microneedles. Anesth Analg. 2001;92:502–504.

[27] Kumar V, Banga AK. Modulated iontophoretic delivery of small and large molecules through microchannels. Int J Pharm. 2012;434:106–114.

[28] Lima E, Lima M, Takano D. Microneedling experimental study and classification of the resulting injury. Surg Cosmet Dermatol. 2013;5(2):110–114.

[29] Lynch SE. Growth factors in wound healing: single and synergistic effects on partial thickness porcine skin wounds. J Clin Invest. 1989;84:640.

[30] Majid I. Microneedling therapy in atrophic facial scars: an objective assessment. J Cutan Aesthet Surg. 2009;2:26–30.

[31] Martin P. Inflammatory cells during wound repair: the good, the bad and the ugly. Trends Cell Biol. 2005;15:599.

[32] McCrudden MTC, McAlister E, Courtenay AJ, GonzalezVazquez P, Raghu T, Singh R, Donnelly RF. Microneedle applications in improving skin appearance. Exp Dermatol. 2015;24:561–566.

[33] McDaniel D. Laser therapy of stretch marks. Dermatol Clinics. 2002;20(1):67–76.

[34] Menon GK, Cleary GW, Lane ME. The structure and function of the stratum corneum. Int J Pharm. 2012;435:3–9.

[35] Milewski M, Brogden NK, Stinchcomb AL. Current aspects of formulation efforts and pore lifetime related to microneedle treatment of skin. Expert Opin Drug Deliv. 2010;7:617–629.

[36] Nusgens BV. Topically applied vitamin C enhances the mRNA level of collagens I and III, their processing enzymes and tissue inhibitor of matrix metalloproteinase1 in the human dermis.JInvestDermatol. 2001;116:853.

[37] Oh JH, Kim W, Park KU, Roh YH. Comparison of the cellular composition and cytokine-release kinetics of various platelet-rich plasma preparations. Am J Sports Med. 2015;43:3062.

[38] Oliveira MB, Prado AHd, Jéssica B, Sato CS, Iguatemy LourençoB,MariaVirgíniaS,GislaineRicciL,Friberg SE, ChorilliM. Topical application of retinyl palmitate based drug delivery systems for the treatment of skin aging. Biomed Res Int. 2016;2014:632570, Article ID 632570, 7 pages.

[39] Orentreich DS, Orentreich N. Subcutaneous incisionless (subcision) surgery for the correction of depressed scars and wrinkles. Dermatol Surg. 1995;21:6543–6549.

[40] Palma SD. Potential use of ascorbic acid-based surfactants as skin penetration enhancers. Drug Dev Ind Pharm. 2006;32:821.

[41] Park KY, Kim HK, Kim SE, Kim BJ, Kim MN. Treatment of striaed is tensae using needling therapy: apilot study. Dermatol Surg. 2012;38:1823–1828.

[42] Pavicic T. Complete biodegradable nature of calcium hydroxylapatite after injection for malar enhancement: an MRI study. Clin Cosmet Investig Dermatol. 2015;8:19–25.

[43] Petchsangsai M, Rojanarata T, Opanasopit P, Ngawhirunpat T. The combination of microneedles with electroporation and sonophoresis to enhance hydrophilic macromolecule skin penetration. Biol Pharm Bull. 2014;37(8):1373–1382.

[44] Pistor M. Un defi therapeutiche: la mesotherapie. 3rd ed. Paris: Maloine; 1979. p. 1–50.

[45] PrausnitzMR.Microneedles for transdermal drug delivery. Advanced Drug Delivery Rev. 2004;56:581–587.

[46] Ro J, Kim Y, Kim H, Park K, Lee K-E, Khadka P, Yun G, Park J, Tai Chang S, Lee J, Jeong JH, Lee J. Pectin micro- and nano-capsules of retinyl palmitate as cosmeceutical carriers for stabilized skin transport.Korean J Physiol Pharmacol. 2015;19:59–64.

[47] Rosdahl I. Vitamin A metabolism and mRNA expression of retinoid-binding protein and receptor genes in human epi- dermal melanocytes and melanoma cells. Melanoma Res. 1997;7:267.

[48] Ruszczak Z. Effect of collagen matrices on dermal wound healing. Adv Drug Deliv Rev. 2003;55:1595.

[49] SatishD.Microneedling with Dermaroller.J Cutan Aesthet Surg. 2009;2(2):65.

[50] Singh G, Kumar LP. Striae distensae. Indian J Dermatol Venereol Leprol. 2005;71:370–372.

[51] Soltani-Arabshahi R, et al. Facial allergic granulomatous reaction and systemic hypersensitivity associated with microneedle therapy for skin rejuvenation. JAMA Dermatol. 2014;150(1):68–72.

[52] Sonker A, Dubey A, Bhatnagar A, Chaudhary R. Platelet growth factors from allogeneic platelet-rich plasma for clinical improvement in split-thickness skin graft. Asian J Transfus Sci. 2015;9(2):155–158. https://doi. org/10.4103/0973-6247.162712.

[53] Stamford NP. Stability, transdermal penetration, and cutaneous effects of ascorbic acid and its derivatives. J Cosmet Dermatol. 2012;11(4):310–317.

[54] Suh DH, Chang KY, Son HC, et al. Radiofrequency and 585-nmpulsed dye laser treatment of striae distensae: a report of 37 Asian patients. Dermatol Surg. 2007;33:29–34.

[55] Tejero-Trujeque R. Understanding the final stages of wound contraction. J Wound Care. 2001;10:259.

[56] Tran KT. Extracellular matrix signaling through growth factor receptors during wound healing. Wound Repair Regen. 2004;12:262.

[57] Widgerow A. Bioengineered matrices Part 2: focal adhesion,integrins,and the fibroblast effect.Ann Plast Surg. 2012;68(6):574.